LEHRBUCH DER INNEREN MEDIZIN

VON

H. ASSMANN · K. BECKMANN · G. v. BERGMANN
H. BOHNENKAMP · R. DOERR · H. EPPINGER · E. GRAFE
FR. HILLER · G. KATSCH · W. NONNENBRUCH
A. SCHITTENHELM · R. SCHOEN · R. SIEBECK
R. STAEHELIN · W. STEPP · H. STRAUB† · F. STROEBE

VIERTE UMGEARBEITETE UND ERGÄNZTE AUFLAGE

ERSTER BAND

MIT 192 ABBILDUNGEN

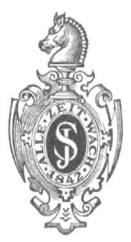

SPRINGER-VERLAG BERLIN HEIDELBERG GMBH 1939

ISBN 978-3-662-37142-8   ISBN 978-3-662-37855-7 (eBook)
DOI 10.1007/978-3-662-37855-7

ALLE RECHTE, INSBESONDERE DAS DER ÜBERSETZUNG
IN FREMDE SPRACHEN, VORBEHALTEN.
COPYRIGHT 1939 BY SPRINGER-VERLAG BERLIN HEIDELBERG
URSPRÜNGLICH ERSCHIENEN BEI JULIUS SPRINGER IN BERLIN 1939
SOFTCOVER REPRINT OF THE HARDCOVER 4TH EDITION 1939

Geleitwort.

Seit dem Erscheinen der vorigen Auflage unseres Lehrbuches hat der Tod zwei bewährten Mitarbeitern, die auf der Höhe ihres Schaffens standen, die Feder aus der Hand genommen. Am 1. Juli 1936 starb PAUL MORAWITZ, ihm folgte am 18. Juni 1938 HERMANN STRAUB. Die von den Verstorbenen geschriebenen Abschnitte sind beispielhafte Darstellungen im Sinne des in diesem Werk erstrebten Aufbaues der Klinischen Lehre auf naturwissenschaftlicher Erkenntnis, als der Grundlage der Pathologie. Die Beiträge haben sich fruchtbringend bei zahlreichen Studierenden und Ärzten ausgewirkt.

Als neue Mitarbeiter wurden gewonnen NONNENBRUCH-Prag, der die Bearbeitung der Krankheiten des Herzens und Mediastinums übernahm und SCHOEN-Göttingen für das Kapitel über Vergiftungen. Der von HERMANN STRAUB zum Teil bereits neu bearbeitete Beitrag über die Nierenkrankheiten wurde von seinem Freunde und Schüler BECKMANN-Stuttgart ergänzt und abgeschlossen.

Die Grundlage des Werkes, dessen einzelne Teile sorgfältig neu durchgearbeitet wurden, blieb unverändert.

Herrn Dr. V. SALLE, der sich um die Herausgabe dieses Lehrbuchs von der ersten Auflage an die allergrößten Verdienste erworben hat, gebührt aufrichtiger Dank.

Die Verfasser.

Inhaltsverzeichnis.

Seite

Einleitung (Begriff und Stellung der Medizin. Der Kranke und seine Lage. Der Arzt und seine Aufgabe). Von Professor Dr. R. SIEBECK-Berlin 1
  I. Begriff und Stellung der Medizin 1
  II. Der Kranke und seine Lage 4
    1. Organ und Organismus, Leib und Seele, Persönlichkeit und Lebensraum . 4
    2. Gesund und krank (Subjektives und objektives Kranksein. „Organisch", „funktionell" und „neurotisch") 8
    3. Entstehung und Ablauf der Krankheiten. Der Begriff der Konstitution 12
    4. Der Kranke und sein Lebensraum 19
  III. Der Arzt und seine Aufgabe 21
    1. Die allgemeine Aufgabe und ihre Voraussetzungen 21
    2. Die Krankenuntersuchung 24
      a) Die Anamnese 24
        Schema der Anamnese 27
      b) Der Befund 28
        Schema des Befundes (Status praesens) 29
      c) Die Krankenbeobachtung. Klinik und Laboratorium 30
      d) Familien- und Umgebungsuntersuchungen 31
    3. Die Krankenbeurteilung 32
      a) Die Krankheitsdiagnose 32
      b) Die Individualdiagnose 34
      c) Die Prognose 36
      d) Die sozialärztliche Beurteilung und Begutachtung 37
        Einige Hinweise zur Ausführung von Gutachten 40
    4. Die Krankenbehandlung 40
  Literatur 46

Allgemeine Erbpathologie innerer Krankheiten. Von Professor Dr. R. SIEBECK-Berlin. (Mit 8 Abbildungen) 47
  I. Die Grundzüge der allgemeinen und menschlichen Erblehre 47
  II. Die Aufgaben der klinischen Erbpathologie 52
  III. Die Methoden der klinischen Erbpathologie 55
  IV. Beispiele aus der klinischen Erbpathologie 57
  Literatur 67

Infektionskrankheiten. 1. Die Lehre von den Infektionskrankheiten in allgemeiner Darstellung. Von Professor Dr. R. DOERR-Basel. (Mit 6 Abbildungen) 68
  Einleitung 68
  Die Infektionen 71
    A. Die Empfänglichkeit des Wirtes 71
      a) Abhängigkeit der Disposition von der Artzugehörigkeit des Wirtes 71
      b) Rassedisposition und individuelle Empfänglichkeit 74
    B. Die Eigenschaften der Infektionsstoffe und ihre Variabilität 79
      Anhang. Virusartige Infektionsstoffe und Viruskrankheiten 84
    C. Die Infektketten 87
      a) Die Sonderstellung des Tetanus, des Gasbrandes und des Botulismus 87
      b) Homogene und heterogene Infektketten 88
      c) Die Übertragung der Infektionsstoffe 92
      d) Der Infektionsweg 97
    D. Die Ausbreitung der Infektionsstoffe im menschlichen Organismus . . 98
      a) Der Blutweg 101
      b) Die Lymphbahn 106
      c) Die Nervenbahnen 107
    E. Die latenten Infektionen 110
      a) Wesen und verschiedene Formen der latenten Infektionen 110
        System der latenten Infektionen 111
      b) Die Inkubationsperiode und ihr Mechanismus 114
    F. Klinische und ätiologische Diagnostik der Infektionskrankheiten . . . 119
      a) Die Entnahme des Materials 120
      b) Die Verpackung und Einsendung der entnommenen Proben . . . 121
      e) Die Bewertung der Befunde 122
    G. Misch- und Sekundär-Infektionen 123

	Seite
H. Pathogenese der klinischen Erscheinungen	125
Das Fieber	129
Die Immunitätserscheinungen	139
A. Die erworbene Immunität	139
a) Die erworbene antitoxische Immunität und die antitoxischen Schutzimpfungen	142
b) Die antiinfektiöse Immunität und die antiinfektiösen Schutzimpfungen	144
B. Die Serodiagnostik	150
C. Die Allergien und ihre diagnostische Verwertung	151
Epidemiologie	156
A. Statistische Epidemiologie	156
B. Induktive Epidemiologie	159
C. Deduktive Epidemiologie	161
D. Die wichtigsten epidemiologischen Phänomene	162
Literatur	169

2. Allgemeine Therapie der Infektionskrankheiten.

Von Professor Dr. R. STAEHELIN-Basel	170
1. Spezifische Therapie	170
a) Passive Immunotherapie	171
b) Aktive Immunotherapie	173
2. Unspezifische Therapie	174
a) Die unspezifische Behandlung mit Blut und mit Serum	174
b) Die Reizkörpertherapie	175
c) Unspezifische Chemotherapie	177
d) Die Behandlung des Fiebers	178
e) Die Behandlung der Zirkulationsstörungen	180
f) Die Diät bei Infektionskrankheiten	181
Literatur	182

3. Spezielle Pathologie und Therapie der Infektionskrankheiten.

Von Professor Dr. R. STAEHELIN-Basel. (Mit 15 Abbildungen)	183
I. Akute Exantheme	183
1. Masern	184
2. Scharlach	190
3. Röteln	199
4. Vierte Krankheit	200
5. Pocken	200
6. Windpocken	208
7. Erythema infectiosum	210
8. Schweißfriesel (Febris miliaris)	211
9. Febris herpetica	211
II. Andere in Mitteleuropa heimische kontagiöse Krankheiten	211
1. Influenza, Grippe	211
a) Pandemische Grippe	212
b) Sporadische Grippe, sporadische Influenza	217
c) Influenzabacillenerkrankungen	219
2. Pertussis	219
3. Parotitis epidemica	222
4. Diphtherie	225
5. Die typhösen Erkrankungen	232
a) Typhus abdominalis	232
b) Paratyphus	248
c) Andere Nahrungsmittelvergiftungen	251
Botulismus	252
6. Febris undulans (Brucellosis)	253
a) Maltafieber (Mittelmeerfieber, Febris undulans caprina)	254
b) BANGsche Krankheit (Febris undulans bovina)	254
7. Ruhr, Dysenterie	257
a) Bacillenruhr	257
b) Die Amöbenruhr	263
8. Icterus infectiosus (WEILsche Krankheit)	266
9. Maul- und Klauenseuche	269
10. Milzbrand	269
11. Rotz	270
12. Aktinomykose	272

Inhaltsverzeichnis (Band I).

	Seite
III. Nicht kontagiöse Infektionskrankheiten	273
1. Sepsis	273
2. Erysipel	286
IV. In Mitteleuropa nur zeitweise epidemisch auftretende Krankheiten	290
1. Cholera	290
2. Fleckfieber	295
Anhang: Fleckfieberähnliche Krankheiten	298
3. Lepra	298
4. Pest	301
5. Tularämie	303
6. Psittacosis	305
7. Rückfallfieber	306
8. Fünftagefieber	308
9. Malaria	309
Anhang: Schwarzwasserfieber	317
V. Exotische, d. h. in Mitteleuropa nicht epidemisch auftretende Krankheiten	317
1. Gelbfieber	317
2. Dengue	318
3. Pappatacifieber und ähnliche kurz dauernde Fieber	318
4. Leishmaniosis	319
5. Afrikanische Schlafkrankheit	320
6. Chagassche Krankheit	320
7. Rattenbißkrankheit	321
8. Carrionsche Krankheit, Oroyafieber, Verruga peruviana	321
VI. Durch Metazoen verursachte Infektionskrankheiten	321
1. Trichinosis	321
2. Bilharziosis (Schistosomiasis)	323
3. Filariosis	324
Literatur	326

Krankheiten des Kreislaufes. Von Professor Dr. W. Nonnenbruch-Prag.
(Mit 34 Abbildungen) 327

	Seite
I. Allgemeine Physiologie und Pathologie des Kreislaufes	327
A. Atem- und Kreislaufleistung	327
1. Die Lungenleistung	327
2. Die Kreislaufleistung	328
a) Die Herzleistung und ihre Anpassung an eine Belastung	330
b) Das Blutgefäßsystem und seine Anpassung an die wechselnde Kreislaufbelastung	333
c) Die Regulation des Blutdruckes und die Blutdepots	336
d) Die Regulation der gesamten Kreislaufgröße	337
B. Die Insuffizienz des Kreislaufes	338
1. Die Herzschwäche	339
a) Die Stauung im kleinen Kreislauf (Lungenstauung)	340
b) Die Stauung im großen Kreislauf	342
Atemstörungen bei Kreislaufkranken	344
2. Die Gefäßschwäche (Der Kollaps)	345
C. Die Funktionsprüfung des Kreislaufes	346
D. Die Behandlung der Kreislaufinsuffizienz	349
1. Die Entlastungsbehandlung	349
2. Die Leistungssteigerung des Kreislaufes	351
a) Die Digitalistherapie	351
b) Nicht digitalisartige herzerregende Mittel	355
3. Die Behandlung der Gefäßschwäche (Kollaps)	355
4. Bädertherapie	356
E. Die Störungen des Herzrhythmus	357
1. Das Elektrokardiogramm	357
2. Störungen der Reizbildung	360
a) Nomotope Reizbildungsstörungen	360
b) Heterotope Reizbildungsstörungen	361
3. Störungen der Reizleitung	368
a) Überleitungsstörungen zwischen Vorhof und Kammer	368
b) Reizleitungsstörung innerhalb der Kammer	371
4. Störungen der Kontraktilität	372

Inhaltsverzeichnis (Band I).

	Seite
II. Die Beurteilung des Kreislaufkranken	372
A. Die Anamnese	372
B. Die Untersuchung	374
Die Röntgenuntersuchung des Herzens und der Gefäße. Nach Dozent Dr. BEUTEL (Klinik NONNENBRUCH)	374
III. Pathogenese der Erkrankungen des Herzgefäßsystems	377
1. Dysplasien	378
2. Die Induration (Sklerose)	378
3. Die infektiöse und allergische Schädigung	378
4. Die neuroendokrine Schädigung des Herzgefäßsystems	380
IV. Spezielle Kreislaufpathologie	381
A. Erkrankungen des Herzens	381
1. Die Endokarditis	381
a) Die abakterielle Endocarditis verrucosa	382
b) Die bakterielle Endocarditis septica (maligna, ulcerosa)	384
2. Die Herzklappenfehler	387
a) Folgezustände der Klappenfehler (Kompensation und Dekompensation)	387
b) Allgemeine Diagnostik der Klappenfehler	391
c) Die Prognose der Klappenfehler	394
d) Die Therapie der Klappenfehler	395
e) Aorteninsuffizienz	395
f) Aortenstenose	400
g) Mitralstenose	401
h) Mitralinsuffizienz	404
i) Tricuspidalinsuffizienz	405
k) Angeborene Herzfehler	407
3. Erkrankungen des Herzmuskels	408
a) Infektiös-toxische Herzmuskelerkrankungen (Myokarditis)	410
b) Herzmuskelschädigung durch Coronarinsuffizienz und die Angina pectoris	412
c) Endokrine und metabolische Herzmuskelschäden, Schilddrüse und Herz	419
4. Herzneurosen	421
5. Krankheiten des Herzbeutels	425
a) Die Perikarditis	425
b) Hydro-, Hämo- und Pneumoperikard	431
B. Die Erkrankungen der Gefäße	431
1. Das arterielle System	431
a) Die essentielle Hypertonie (Blutdruckkrankheit)	434
b) Die Hypotonie	441
c) Die Arteriosklerose	441
d) Die Entzündungen der Arterien	448
2. Die Erkrankungen der Venen	457
3. Die funktionell bedingten Erkrankungen des peripheren Zirkulationsapparates (Angioneuropathien)	459
Literatur	460

Krankheiten des Mediastinum. Von Professor Dr. W. NONNENBRUCH-Prag. (Mit 3 Abbildungen) 461
   A. Verlagerung des Mediastinum durch Druck und Zug von außen 462
   B. Die raumbeengenden Prozesse im Mediastinum 462
      1. Intramediastinale Prozesse diffuser Art 462
      2. Raumbeschränkende von den im Mediastinum gelegenen Organen ausgehende Prozesse, die keine Tumoren im engeren Sinne des Wortes sind 462
      3. Tumoren im engeren Wortsinne 463
   C. Änderungen in den Spalten des Mediastinum (Madiastinitis, Emphysem, Blut im Mediastinum) 467
Literatur 468

Krankheiten der Atmungsorgane. Von Professor Dr. H. ASSMANN-Königsberg i. Pr. (Mit 63 Abbildungen) 469
   I. Allgemeine Pathologie der Atmung 469
      A. Vorbemerkungen zur normalen Anatomie und Physiologie der Atmungsorgane 469
      B. Pathologische Physiologie der Atmung 473

	Seite
II. Spezielle Pathologie der Atmungsorgane	476
A. Erkrankungen der oberen Luftwege (Nase und Kehlkopf)	476
1. Akuter Nasenkatarrh (Schnupfen)	476
2. Heuschnupfen	478
3. Angioneurotischer Schnupfen (Rhinitis vasomotoria)	479
4. Chronischer Nasenkatarrh	480
5. Geschwülste der Nase	481
6. Nasenbluten	481
7. Akuter Kehlkopfkatarrh	482
8. Chronischer Kehlkopfkatarrh	483
9. Glottisödem	484
10. Kehlkopftuberkulose	484
11. Kehlkopfsyphilis	485
12. Perichondritis laryngea	485
13. Kehlkopflähmungen	486
14. Laryngospasmus	488
15. Geschwülste des Kehlkopfes	488
B. Erkrankungen der Luftröhre und Bronchien	489
1. Akute Tracheitis und Bronchitis	489
2. Besondere Formen der akuten Bronchitis	491
3. Chronische Bronchitis	493
4. Bronchiektasien	495
5. Stenosen der Trachea und Bronchien	499
6. Asthma bronchiale	500
C. Erkrankungen der Lunge	507
1. Lungenemphysem	507
2. Atelektase	512
3. Akuter Lungenkollaps	513
4. Lungenödem	514
5. Lungenstauung	516
6. Lungenembolie und -infarkt	518
7. Fett- und Luftembolie	522
8. Croupöse Lungenentzündung	523
9. Bronchopneumonie	539
10. Lungenabsceß	545
11. Lungengangrän	548
12. Lungenschrumpfung	550
13. Pneumonokoniosen	551
14. Lungenerkrankungen der Atmungsorgane infolge von Einwirkung ätzender Gase	554
15. Lungentuberkulose	558
a) Geschichtliche Einleitung	558
b) Verbreitung und Häufigkeit der Tuberkulose	559
c) Ätiologie	561
d) Infektionsquellen und -wege	563
e) Disposition	564
f) Allergie und Immunität	565
g) Entwicklung der Lungentuberkulose	569
h) Tuberkuloseformen der verschiedenen Lebensalter	586
i) Pathologisch-anatomische Zustandsbilder	587
k) Klinische Symptomatologie	590
l) Komplikationen der Lungentuberkulose	613
m) Diagnose	614
n) Prognose	616
o) Therapie	617
p) Vorbeugungs- und Bekämpfungsmaßnahmen	622
16. Lymphogranulomatose der Lunge	623
17. Aktinomykose der Lunge	623
18. Streptothrichose, Sporotrichose, Soor, Pneumomykose, Blastomykose	625
19. Lungensyphilis	625
20. Lungentumoren	627
a) Gutartige Geschwülste	627
b) Bronchialcarcinom	627
c) Sekundäre Lungengeschwülste	635

	Seite
21. Lungenechinococcus	637
22. Distomum pulmonale	639
D. Erkrankungen des Brustfelles	639
1. Brustfellentzündung (Pleuritis)	639
a) Pleuritis sicca	640
b) Pleuritis exsudativa serosa und serofibrinosa	641
c) Eitrige Brustfellentzündung (Empyem)	646
d) Abweichende Formen von Pleuritis	647
2. Hydrothorax	650
3. Chylothorax	651
4. Hämatothorax	651
5. Pleuraschwarte	651
6. Pneumothorax	653
7. Pleuratumoren	657
Literatur	657

Krankheiten der Verdauungsorgane. Von Professor Dr. W. Stepp-München. (Mit 40 Abbildungen) 658

I. Pathologie und Therapie der Erkrankungen der Mundhöhle, des Rachens und der Speiseröhre	658
Allgemeiner Teil	658
1. Mund- und Rachenhöhle	658
2. Oesophagus	660
3. Allgemeine Therapie der Erkrankungen der Mundhöhle, der Rachenhöhle und des Oesophagus einschließlich Prophylaxe	661
Spezieller Teil	662
1. Mundhöhle	662
2. Zunge	667
3. Speicheldrüsen	669
4. Zähne	670
5. Rachenhöhle	672
a) Die Anginen und ihre verschiedenen Verlaufsformen	672
b) Zur Diagnose der verschiedenen Anginaformen	677
c) Verlauf und Komplikationen der Anginen	677
d) Therapie	678
e) Hyperplasie der Tonsillen	679
f) Erkrankungen und Hyperplasie der Zungenmandel	680
g) Akuter und chronischer Rachenkatarrh (Pharyngitis)	680
h) Retropharyngealabsceß	682
i) Tumoren des Rachens und andere seltenere Erkrankungen	683
6. Oesophagus	683
a) Stenosen (mit Ausschluß des Carcinom)	685
b) Erweiterungen des Ösophagus	685
c) Neubildungen. Carcinom	691
II. Pathologie und Therapie der Erkrankungen des Magens	696
Allgemeiner Teil	696
Allgemeine Therapie der Magenerkrankungen	707
Spezieller Teil	710
1. Geschwür des Magens und des Zwölffingerdarmes	710
Anhang: Einige Bemerkungen zum peptischen Geschwür des Jejunum (Ulcus jejuni pepticum)	730
2. Gastritis	731
3. Der Reizmagen	738
4. Achylia gastrica (Magensaftmangel)	739
5. Magenkrebs (**Carcinoma ventriculi**)	742
6. Verengerungen des Magenausganges (Pylorus- und Duodenalstenose)	749
7. Störungen der Lage, des Tonus und der Motorik des Magens	753
8. Magen- und Duodenaldivertikel	758
9. Seltene Erkrankungen des Magens und des Duodenum	760
10. Magenneurosen	762
III. Pathologie und Therapie der Erkrankungen des Darmes	764
Allgemeiner Teil	764
Allgemeine Therapie der Darmerkrankungen	769

Spezieller Teil 770
  1. Darmdyspepsien und entzündliche Erkrankungen des Darmes . . 770
    a) Diarrhöen 771
    b) Dyspepsien 772
    c) Entzündliche Erkrankungen des Darmes 776
    d) Spru und Coeliakie 782
    e) Vorwiegende Erkrankungen des Dickdarmes 784
  2. Spezifische Erkrankungen des Darmes mit Geschwürsbildung . . 796
  3. Störungen der Darmwegsamkeit. Ileus 798
  4. Erkrankungen der Darmgefäße 805
  5. Obstipation 807
  6. Neubildungen des Darmes 813
  7. Divertikel des Dickdarmes 817
  8. Die wichtigsten tierischen Darmschmarotzer des Menschen . . . 817
IV. Pathologie und Therapie der Erkrankungen des Peritoneum 830
  Allgemeiner Teil 830
  Spezieller Teil 832
    1. Ascites (Bauchwassersucht) 832
    2. Akute Peritonitis (akute Bauchfellentzündung) 834
    3. Chronische Peritonitis 840
    4. Pneumoperitoneum 843
    5. Geschwülste des Peritoneum 844
Literatur 844

Allgemeine und spezielle Zwerchfellpathologie. Von Professor Dr. H. Eppinger-Wien. (Mit 7 Abbildungen) 846
  I. Anatomie 846
  II. Physiologie 847
  III. Allgemeine Symptomatologie 849
  IV. Allgemeine Pathologie 850
    a) Zwerchfellhochstand 850
    b) Zwerchfelltiefstand 851
    c) Das Verhalten des Zwerchfells bei Concretio cordis 852
    d) Bedeutung der Zwerchfelltätigkeit für kardiale Zirkulationsstörungen . . 852
  V. Spezielle Pathologie 853
    a) Zwerchfellhernien 853
    b) Nervöse Krankheiten des Zwerchfells 855
  Literatur 856

Krankheiten der Leber und Gallenwege. Von Professor Dr. G. v. Bergmann-Berlin und Professor Dr. F. Stroebe-Bremen. (Mit 15 Abbildungen) 857
  1. **Grundzüge der Physiologie und funktionellen Pathologie.** Von Professor Dr. F. Stroebe-Bremen 857
    1. Topographie, Anatomie und ihre Beziehungen zur Funktion 857
    2. Physiologie und Pathologie der Leberfunktionen 859
      a) Intermediärer Stoffwechsel (Kohlehydrat, Fett, Eiweiß) . . . 859
      b) Entgiftende Funktion 862
      c) Wasser- und Mineralhaushalt 862
      d) Gallenbereitung und Gallenausscheidung. Der Ikterus . . . 863
      e) Beziehung zu den Vitaminen 868
      f) Die gegenseitige Abhängigkeit der Teilfunktionen 869
    3. Physiologie und Pathologie der Funktion der intra- und extrahepatischen Gallenwege 869
    4. Die Gallensteinbildung 871
    5. Die Leber im Rahmen des Gesamtorganismus 873
    6. Leberfunktionsprüfungen 874
      Beispiele für Leberfunktionsprüfung 875
  2. **Klinik der Krankheiten der Leber und Gallenwege.** Von Professor Dr. G. v. Bergmann-Berlin 876
    I. Allgemeine Nosologie der Hepato-Cholecystopathien 876
      Einleitung 876
      Die Hepatopathien 878
      Die Cholecystopathien 883

	Seite
II. Spezielle Nosologie	887
A. Die Erkrankungen der Leber	887
I. Die diffusen Hepatopathien	887
1. Der Icterus simplex („catarrhalis") —, als akute ikterische diffuse Hepatopathie	887
2. Latente diffuse Hepatopathien	891
3. Die Fettleber	894
4. Die akute und subakute Leberatrophie (akute Leberinsuffizienz) als schwere diffuse Hepatopathie	896
5. Die Cirrhosen (als chronische, entzündliche Hepatopathien — Hepatitis chronica [RÖSSLE])	899
a) Die gewöhnliche hämatogene diffuse Lebercirrhose	900
b) Die biliären Cirrhosen	910
6. Die Amyloidleber	912
7. Die Pigmentleber	913
II. Circumscripte Lebererkrankungen	913
1. Lebersyphilis	914
2. Die Leberabscesse	916
3. Die Lebertumoren	918
4. Die Parasiten der Leber	919
5. Die Tuberkulose der Leber	921
6. Die Lymphogranulomatose	921
7. Die Aktinomykose der Leber	922
B. Die Erkrankungen der Gallenwege	922
I. Die „Cholecystopathien" (Stauung, Steine, Entzündung)	922
II. Die Entzündung der intrahepatischen Gallenwege (Cholangitis, Cholangiolitis, „Cholangie")	953
III. Die Carcinome der extrahepatischen Gallenwege	954
IV. Krankheiten der Vena portarum	955
Literatur	957

Krankheiten der Bauchspeicheldrüse. Von Professor Dr. G. KATSCH-Greifswald. (Mit 1 Abbildung) 958
  I. Funktionelle Pathologie 958
  II. Allgemeine Diagnostik der Pankreaserkrankungen 959
  III. Allgemeine Therapie 962
  IV. Spezielle Pathologie des Pankreas 963
    1. Akute Pankreasnekrose 963
    2. Die leichten Pankreasschäden 965
    3. Pankreassteine 967
    4. Pankreaskrebs 967
    5. Pankreascysten 969
  Literatur 969

Inhalt des zweiten Bandes.

Krankheiten des Wasser- und Salzstoffwechsels, Krankheiten der Nieren und Harnwege sowie der männlichen Geschlechtsorgane. Von Professor Dr. H. STRAUB†-Göttingen. Für die vierte Auflage bearbeitet von Professor Dr. K. BECKMANN-Stuttgart . . 1

Krankheiten des Stoffwechsels und der Ernährung.
Von Professor Dr. E. GRAFE-Würzburg 97

Die Krankheiten der Drüsen mit innerer Sekretion.
Von Professor Dr. H. EPPINGER-Wien 186

Die Krankheiten des Blutes und der blutbildenden Gewebe.
Von Professor Dr. A. SCHITTENHELM-München 240

Krankheiten der Bewegungsorgane.
Von Professor Dr. H. ASSMANN-Königsberg i. Pr. 342

Organische Nervenkrankheiten. Von FR. HILLER-München 412

Neurosen. Von Professor Dr. R. SIEBECK-Berlin 651

Vergiftungen. Von Professor Dr. R. SCHOEN-Göttingen 698

Krankheiten aus äußeren physikalischen Ursachen.
Von Professor Dr. G. KATSCH-Greifswald 722

Schädigungen durch radioaktive Strahlen.
Von Professor Dr. A. SCHITTENHELM-München 735

Allgemeine Therapie. Von Professor Dr. H. BOHNENKAMP-Freiburg i. Br. 753

Sachverzeichnis (für beide Bände) 820

Einleitung.

Von

R. SIEBECK-Berlin.

I. Begriff und Stellung der Medizin.

Die *„Medizin"* oder *„Heilkunde"* ist die *Lehre von der ärztlichen Kranken, beurteilung und Krankenbehandlung,* von der Verhütung von Krankheiten und der Erhaltung der Volksgesundheit. Sie enthält die lehrbaren Voraussetzungen, die wissenschaftlichen Grundlagen der Betätigung des Arztes in seinem Berufe.

Was der *Beruf des Arztes* sei, darüber ist man sich immer klar gewesen: er soll Kranken zur Heilung helfen und Gesunde vor Krankheit behüten. Um das richtig zu verstehen, müssen wir von der ganz konkreten Lage ausgehen: der Kranke tritt vor den Arzt mit der Frage, wie steht es um mich, wie werde ich gesund? Es stehen einander gegenüber der Arzt in seinem Berufe· mit seinem Wissen und Können, und der Kranke in seiner Not, verlangend nach Hilfe, weil er in seinem Leben mit seinen Bindungen und Verpflichtungen durch Krankheit irgendwie gestört ist. Aus dem Zusammensein dieser zwei Menschen ergibt sich, was nun geschehen soll: es sollen Ratschläge gegeben, Anordnungen getroffen, es soll geholfen werden; nicht Gelehrsamkeit, sondern wirkliche Hilfe ist verlangt.

Mit der Sorge für die Volksgesundheit ist die ärztliche Aufgabe erweitert worden: der Arzt ist nicht nur für den einzelnen, für „seinen" Kranken verpflichtet, sondern darüber hinaus für die Gemeinschaft, die ihn wie den Kranken trägt, an die beide gebunden sind.

Die Betätigung des Arztes ist eine *praktische* von Mensch zu Mensch, in einem bestimmten, oft sehr kritischen Augenblicke. Es versteht sich von selbst, daß die „Lehre" allein fruchtbare ärztliche Arbeit nicht gewährleistet; der Arzt bedarf persönlicher Eigenschaften, die nicht gelernt, nur gepflegt und geübt werden können. Aber es versteht sich ebensosehr von selbst, daß der mit den besten ärztlichen Qualitäten Geborene versagt, wenn er nicht gelernt hat, was man über die Krankheiten und ihre Heilung, über Krankenbeurteilung und Krankenbehandlung weiß. Der Streit, ob Medizin Wissenschaft oder Kunst sei, ob es mehr auf Studium und Methodik oder mehr auf Intuition ankomme, ist deshalb verfehlt und unfruchtbar.

Die *Medizin als Lehre* ist *aus der ursprünglichen, lebendigen Betätigung Helfender an Leidenden entstanden,* und sie hat *der ärztlichen Arbeit* am Kranken *zu dienen;* von da aus fließen ihre Quellen, von da aus ist die kritische Frage an sie gestellt, ob sie ihrer Aufgabe entspreche.

Die *Medizin als Lehre und Wissenschaft* hat ihren besonderen Ausgang und ihre besondere Aufgabe, ihr besonderes Gesetz und ihre besondere Kritik.

Die Medizin befindet sich wie jede lebendige Lehre, jede wirkliche Wissenschaft in einem dauernden Flusse, sie wird immer wieder neu geschaffen, vom

Arzte aus der Gesamtlage einer Epoche heraus. Sie ist eng verwachsen mit anderen Wissenschaften, mit der universalen Kultur, mit geschichtlich Gewordenem und durch die gesellschaftliche Struktur Bedingtem. Die Medizin kann immer nur aus ihrer Zeit heraus richtig verstanden werden, aus historischen und soziologischen Gegebenheiten, aus dem Boden, auf dem sie geschaffen wird.

Die uns überkommene Medizin ist geworden durch das *Einströmen der modernen Naturwissenschaften in das Erfahrungsgut aus alter Überlieferung*. Mit den modernen Wissenschaften, mit unserer heute oft in Frage gestellten Kultur steht auch die Medizin vor neuen entscheidenden Fragen. Neue, im Grunde wohl sehr alte Strömungen machen sich geltend, bedeutende Ärzte stehen fernab von der wissenschaftlichen Medizin, nicht selten ausgesprochen feindlich gegen sie; mit den Nöten des Ärztestandes geht ein beträchtliches Anwachsen des Kurpfuschertums einher. Der Ruf nach „natürlichen" und „volkstümlichen" Heilmethoden ertönt laut. All das sind Symptome, aus denen der „Schulmedizin" die dringende Pflicht erwächst, ihre Lage und ihre Ziele zu prüfen.

Die letzte klassische, in ihrer Haltung klare und sichere Epoche der Medizin von der wir ausgehen, ist, wie gesagt, gekennzeichnet durch das Einströmen der Naturwissenschaften. Von der Begründung der Medizin „als Naturwissenschaft" hat NAUNYN, einer der größten Vertreter dieser Epoche, gesprochen, und dieses Lehrbuch wird erfüllt sein von Ergebnissen naturwissenschaftlicher Forschung in der Medizin. Es besteht kein Grund, diese Ergebnisse gering zu schätzen, ihre Bedeutung zu verkennen. Es wurden äußerst wichtige neue Erkenntnisse gewonnen und man kann heute manche Krankheit viel besser behandeln und verhüten als früher. Es wäre unheilvoll, das neu Errungene nicht zu gebrauchen. Auch ist naturwissenschaftliche Schulung durch die exakten Methoden und die scharfe Kritik an den Tatsachen von unersetzlichem Werte für die Ausbildung des Arztes. Dennoch sagen wir heute nicht mehr die Medizin sei „angewandte Naturwissenschaft" —, sie *wendet Naturwissenschaften an, jedoch nach ihrem eigenen Gesetze*. Medizin enthält als wichtigen Bestandteil Naturwissenschaftliches, aber sie ist wesentlich etwas für sich und enthält auch vieles andere.

Es ist hier nicht am Platze zu fragen, was eigentlich Naturwissenschaft sei; auch die Naturwissenschaft befindet sich — heute ganz besonders — in dauernder Entwicklung, und die naturwissenschaftlichen Begriffe in der Medizin haben sich nicht unbeträchtlich erweitert und verschoben. Wir gehen von der ärztlichen Aufgabe aus und fragen, was diese erfordere. Es wird sich ergeben, daß der Kranke durchaus nicht nur nach den Gesetzen der Physik und Chemie verstanden werden kann, sondern daß er ein „lebendiger Organismus" mit eigentümlicher Gestaltung und Ordnung, daß ihm eine besondere „Konstitution" eigentümlich ist, die sich aus der ererbten Anlage unter dem ununterbrochenen Einflusse der Umwelt entwickelt, daß er Leib und Seele hat, daß er als Persönlichkeit im Leben steht, in einem gegebenen Raume, in sozialer Verbundenheit, mit Aufgaben und Konflikten. All das greift ohne Zweifel weit über „naturwissenschaftliche" Betrachtung hinaus, aber es ist doch von größter Bedeutung für den Arzt und darum auch für die Medizin, die uns not tut. Auch die damit berührten Probleme bedürfen wissenschaftlicher Klärung und Vertiefung; das hat zuerst KREHL mit Nachdruck gefordert.

Ob und welche „geisteswissenschaftlichen" Methoden sich dieser wissenschaftlichen Aufgabe bieten, was Medizingeschichte, was Soziologie des Kranken und des Arztes hier leisten mögen, das ist zur Zeit nicht zu übersehen. Aber die

Erweiterung des Begriffes der medizinischen Wissenschaft über das *nur* Naturwissenschaftliche hinaus ist das Erfordernis unserer Tage. Nicht um Wissenschaft oder Kunst in der Medizin geht es, sondern um die weitere Entwicklung der Wissenschaft Medizin, die in der nun umfassenderen und oft viel schwierigeren ärztlichen Aufgabe neue Probleme, aber auch immer wieder neue Kritik findet.

Das Gesetz der Persönlichkeit ist eingeordnet in das Gesetz der Gemeinschaft; damit steht der Arzt vor weiteren, wichtigen Aufgaben: über der Sorge für den einzelnen Kranken ist ihm die Sorge für die Volksgesundheit übertragen. Er trägt vielfach die Verantwortung dafür, daß Kranke und Genesene durch zweckmäßige Behandlung, durch Entwicklung ihrer Leistungsfähigkeit rasch und sicher wieder zu tätigen und nützlichen Gliedern der Gemeinschaft werden, und er hat darüber zu wachen, daß die Tüchtigkeit des Volkes durch gesunde und naturgemäße Lebensführung erhalten wird und nicht durch Anwachsen ungünstiger Erbmischungen leidet. Diese „*politische Medizin*" hat heute für uns eine ganz neue und besondere Bedeutung gewonnen.

Dieses Lehrbuch handelt von der „*inneren Medizin*". Die „innere Medizin" — oder auch die „*Medizin*" *im engeren, im ursprünglichen Sinne* — hat zum Inhalte zunächst *die allgemeinen ärztlichen Aufgaben*. Sie handelt von den Krankheitszeichen, ihrer Entstehung und Bedeutung, von der Beurteilung und Behandlung der Kranken; sie bildet den Grundstock ärztlichen Wissens, sie ist vor allem *Lehre und Wissenschaft der allgemeinen ärztlichen Praxis*.

Die innere Medizin hat aber überdies ein *besonderes Arbeitsgebiet*; auch der „Internist" bedarf „fachärztlicher" Ausbildung. Es ist nicht leicht, seinen Bereich zu bezeichnen. Sagt man seine Aufgabe sei „innere Krankheiten" oder „Erkrankungen innerer Organe" zu behandeln, so gibt das keinen ganz richtigen Begriff. Der „Gelenkrheumatismus" betrifft vor allem die Gelenke und gehört doch gewiß in das Gebiet der „inneren Medizin", und manche „innere Erkrankung", etwa eine schwere Blinddarmentzündung, bedarf unbedingt chirurgischer Behandlung. Besser würde es der Sachlage entsprechen, nach therapeutischen Methoden abzugrenzen; aber die Behandlung mit „inneren oder innerlichen Mitteln" ist nur eine und nicht allzuoft die entscheidende seiner therapeutischen Aufgaben.

Was wir heute als das besondere Gebiet der inneren Medizin abgrenzen, ist entstanden durch Absplitterung anderer Gebiete, die durch den Ausbau besonderer Methoden und Techniken eine spezielle Ausbildung erforderten. Chirurgie und Frauenheilkunde, die Augenheilkunde und andere Teilgebiete, Psychiatrie und Pädiatrie wurden selbständig; die Stellung der Neurologie ist umstritten, mit gutem Grunde hat sie auch in diesem Lehrbuch der inneren Medizin den ihr gebührenden Platz gefunden. *Spezialisierung ist das unvermeidliche Schicksal der heutigen Medizin; ihre Gefahren werden am besten vermieden, wenn die innere Medizin ihre zentrale Stellung zu erhalten versteht.*

In diesen einleitenden Kapiteln des Lehrbuches sollen die *allgemeinen Grundlagen der „inneren Medizin"*, sollen die Voraussetzungen jeder ärztlichen Arbeit entwickelt werden. Gerade in der heutigen Lage ist es dringend geboten, sich über den Standpunkt klar zu werden, von dem aus die Lehre entwickelt werden soll. Der Standpunkt ist gegeben, er wird deutlich in dem Augenblicke, in dem wir als Ärzte vor den Kranken stehen. Von da gehen wir aus, von da aus suchen wir die notwendigen Einsichten zu gewinnen, von da aus zu zeigen, wie wir uns zu unserer Aufgabe stellen und wie wir die allgemeinen Grundbegriffe der Medizin gebrauchen.

II. Der Kranke und seine Lage.

1. Organ und Organismus, Leib und Seele, Persönlichkeit und Lebensraum.

Wir unterscheiden beim Gesunden und beim Kranken *die Organe und ihre Funktion*, Herz, Lungen, Magen, Darm usw. Die *„Anatomie"* hat diese Trennung zuerst gelehrt und die *„Physiologie"*, die aus ihr hervorging, ist ihr darin gefolgt, indem sie sich zur Aufgabe gemacht hat, die Vorgänge in den Organen auf die Gesetze der Physik, Chemie und physikalischen Chemie zurückzuführen. Der Versuch ist in weitem Ausmaße geglückt, und er hat die Medizin unvergleichlich gefördert. Das Herz treibt das Blut in den Gefäßen wie das Pumpwerk einer Wasserleitung, es gelten die Gesetze der Mechanik für Arbeitsleistung und Wirkung. Die Nahrungsstoffe werden im Körper verbrannt und liefern die gleiche Energie wie bei der Verbrennung im Experiment. Man kennt weitgehend die Zusammensetzung, die chemische Konstitution der Stoffe des Körpers, des Blutfarbstoffes, der Gehirnsubstanz. Man hat tiefe Einblicke in das allerfeinste Gefüge und Getriebe in den Zellen gewonnen, man hat die Eigenschaften von Fermenten kennengelernt, durch die die Verbrennungsprozesse des elementaren Stoffwechsels in den Zellen unterhalten werden. Man kann die Fülle dieser Erkenntnisse und ihre Bedeutung für die Medizin kaum überschätzen, die Einsicht in die *Elementarvorgänge* hat uns unvergleichlich gefördert, ist uns unentbehrlich geworden.

Aber betrachten wir nun einmal den *Ablauf* eines Vorganges im Körper: wir trinken eine größere Menge Wasser und scheiden kurz danach eine entsprechende Menge Harn aus. Zunächst ist das anscheinend ganz einfach zu verstehen: das Wasser wird vom Magendarmkanal ins Blut aufgenommen, an die Nieren gebracht und dort ausgeschieden. Sieht man aber genauer zu, verfolgt man die Vorgänge im Blute, so ergibt sich, daß mit dem ersten Anstoß durch die Wasseraufnahme ins Blut ein höchst kompliziertes, ganz unübersehbares Gefüge in Bewegung gesetzt wird. Wasser mit den verschiedensten gelösten Stoffen beladen, geht aus dem Blute ins Gewebe und aus den Geweben ins Blut, ein vielgestaltiger Ablauf, dessen Ausgang von vielen Faktoren, von der Bildung und Wirksamkeit von Hormonen, von nervösen Einflüssen, von der Einstellung des Organismus durch Nahrung und Getränke an den Vortagen, ja auch von psychischen Momenten, von der „Stimmung" abhängt. Es sind durchaus nicht nur die Nieren beteiligt, sondern ganz verschiedene „Organe", Herz und Gefäße, die Leber, Hormone bildende Gewebe, das Nervensystem mit seiner zentralen Spitze, ja, man kann fast sagen, kein Organ, kein Gewebe bleibt ganz unbeteiligt. Und doch können wir den ganzen Vorgang gewissermaßen als etwas in sich Abgeschlossenes betrachten: das Spiel läuft ab, der gesunde Körper bewahrt seinen Bestand. Es besteht eine *Ordnung dieser vielen ineinandergreifenden Abläufe*, sie werden derart geregelt, daß der Körper in seiner Zusammensetzung erhalten bleibt.

Das gleiche ließe sich an beliebigen anderen Beispielen aufzeigen. Die *physiologischen Vorgänge*, wie sie im Leben ablaufen, *sind nicht an ein einzelnes Organ gebunden, sondern an das ganze Gefüge des Organismus*. Der Herzmuskel arbeitet entsprechend den Anforderungen, die etwa durch körperliche Anstrengungen an den Kreislauf gestellt sind; ein tätiger Muskel braucht und erhält mehr Sauerstoff, mehr Blut als ein ruhender. Die Funktionen im Körper sind „reguliert". Wir kennen eine ganze Anzahl von „*Regulationsmechanismen*", Nerven, Hormone, die Ionenmischung im Blute und den kolloidalen Zustand des Plasmas. *Alles Einzelne ist zu einem Ganzen zusammengefügt, und dies Ganze sehen wir in einer eigentümlichen Gestaltung und Entwicklung.*

Das Einzelne, die Elemente, können wir weitgehend physikalisch und chemisch erklären, aber das Ganze, der Ablauf, die Verwirklichung, daß und wie es nun wirklich geschieht, die „Geschichte" ist dieser mechanischen Betrachtung schlechterdings unzugänglich. CLAUDE BERNARD hat das so treffend wie klar ausgedrückt: L'élément ultime est physique, l'arrangement est vital. Aber was ist „*vital*"? Der alte mystische Begriff einer besonderen „Lebenskraft" ist für uns nicht tragbar. Kraft kommt von Kraft, nach den Gesetzen der Physik in der belebten wie in der unbelebten Natur. Aber im Lebendigen, im Organismus nehmen die physikalischen Kräfte, die Bildung und Wandlung der Stoffe einen eigentümlichen *Ablauf, der gebunden ist an besondere Formungen, an die Organismen,* die sich immer aus ähnlichen entwickeln, die entstehen und vergehen und neue hervorgehen lassen.

Der *Organismus* ist durchaus *nicht die Summe einzelner Organe,* er ist vielmehr ein Ganzes, *eine Integration.* Es gibt im lebenden Körper nicht die Funktion eines „einzelnen Organes", es gibt nur die Leistung der im Organismus verbundenen, zusammengeordneten Organe. Jeder Vorgang, jede Handlung, jedes Verhalten, wie etwa Schlafen und Wachen, läßt das ohne weiteres erkennen.

Das Wesentliche ist die *Ordnung zu einem einheitlichen Ganzen.* Wir betrachten die Vorgänge in ihrer Ordnung, wie sie Bestand und Entwicklung des Körpers gewährleisten. Man hat das als „finale" Betrachtung der „kausalen" gegenübergestellt. Wenn nun aber diese Ordnung als eine „zweckmäßige", die Anschauung als eine „teleologische" bezeichnet wird, so ist Vorsicht geboten. Zweckmäßig ist ein relativer Begriff. Welches ist der entscheidende Zweck? Man sagt, die physiologischen Vorgänge sind zweckmäßig für die Erhaltung des Organismus, für die Erhaltung der Art. Aber ist Altern, ist der stete Wechsel der Organismen zweckmäßig? Ich möchte mich hier damit begnügen, vor voreiligen Mißverständnissen zu warnen.

Der Organismus ist eine räumlich und zeitlich begrenzte Einheit, ist ein Unteilbares, ein „*Individuum*". Das Individuum wird geboren, wächst heran, altert und stirbt. Aber das Individuum ist nicht etwas für sich, es lebt — untrennbar — in der Natur, in der Familie, im Volk. Wir können den Menschen gar nicht als Einzelwesen verstehen, er ist *unlösbar mit seiner Umwelt,* mit der Gemeinschaft anderer Menschen verflochten. Die Umwelt bildet den Menschen und der Mensch formt sich seine besondere Umwelt. Die Umwelt ist Funktion der Innenwelt, aber auch die Innenwelt ist Funktion der Umwelt (v. UEXKÜLL).

Der Mensch steht in der Welt, er trägt sein Maß in sich, wie er geworden ist als Glied der aufeinanderfolgenden Generationen und als Glied der Gemeinschaft. Mehr und mehr haben wir gelernt, was das „*Erbgut*" für das Schicksal bedeutet. Mit der Vereinigung der Keime „erbt" das neue Individuum „Anlagen", die unter dauernder Einwirkung der Umwelt zu Eigenschaften sich entwickeln. Das „Erbgut", die Summe der Erbanlagen, wird als „*Genotypus*" (JOHANNSEN), die Summe der Umwelteinflüsse als „*Peristase*" (E. FISCHER) bezeichnet. Was aus dem Genotypus durch die Peristase wirklich wird, „in Erscheinung tritt", heißt *Phänotypus* (Erscheinungsbild). Nur der Phänotypus ist gegeben, faßbar, der Genotypus kann nur aus Kenntnissen über die Vererbung und Entwicklung von Eigenschaften erschlossen werden.

All das sieht *der Arzt am Kranken:* die Physik und Chemie der Teile und die Gestaltung und Entwicklung des Ganzen, das Individuum und seine Umwelt, er sieht den „Phänotypus" und sucht den „Genotypus" zu erschließen. Aber er erfährt noch etwas ganz anderes: Der Kranke sucht ihn auf, weil er *leidet*.

Leiden ist eine psychische Gegebenheit, abhängig nicht nur von den Vorgängen im Körper, sondern auch von *seelischen Zusammenhängen.*

Heute beschäftigt sich die Medizin ungleich mehr mit den seelischen Zusammenhängen als noch zu Anfang des Jahrhunderts. Was gewiß in der ärztlichen Praxis immer geübt wurde, darauf ist jetzt in ganz anderer Weise Lehre und Forschung gerichtet. Neue Wege, neue Einsichten haben sich ergeben und man muß es — trotz mancher unverständiger und unsachlicher Übertreibungen — nachdrücklich hervorheben: es ist für die Medizin von größter Bedeutung, daß hier durch neue Methoden ein neues Gebiet eröffnet wurde. Es ist dies ohne Zweifel einer der entscheidenden Punkte, an dem die Medizin zuletzt sich gewandelt, erweitert und vertieft hat, oder mehr noch, in einer großen Wandlung begriffen ist.

Wohl hat man immer gewußt, daß Körperliches an Seelisches und Seelisches an Körperliches gebunden ist, man braucht nur an Rot- oder Blaßwerden, an Übelkeit oder Erbrechen durch seelische Eindrücke zu erinnern. Die Ärzte waren sich mehr oder weniger stets dessen bewußt, wie sehr der Nutzen einer Arznei vom ,,Glauben" abhänge — aber die ,,Medizin" hat sich für diese alten Erfahrungen wenig interessiert. Erst die fortschreitende Ausbildung psychotherapeutischer Methoden, seit den Beobachtungen LIEBAULTS und BERNHEIMs über die Wirkungen von Hypnose und Suggestion bis zur Psychoanalyse haben den Anstoß gegeben. Die zwar rein physiologisch gedachten und gedeuteten Versuche PAWLOWS über ,,bedingte Reflexe" zeigten die ungeheuer komplexe Natur der Reaktionen auf Sinneseindrücke. Nun wurden wichtigste Tatsachen festgestellt: gibt man einem Hypnotisierten die Suggestion, er verzehre Fleisch oder Brot, so wird die Sekretion der Verdauungssäfte ebenso angeregt, wie durch wirklichen Genuß der Speisen (HEYER). Gibt man die Suggestion, er trinke Wasser, so wird sein Blut in dem gleichen Ablaufe verdünnt, es wird viel verdünnter Harn ausgeschieden wie nach wirklichem Trinken. In gleicher Weise lassen sich die Vorgänge des Wärmehaushaltes, des Zuckerstoffwechsels und viele andere beeinflussen. Es ergibt sich: *auch solche körperlichen Vorgänge, die der Willkür, ja die überhaupt dem Bewußtsein völlig entzogen sind, sind in hohem Maße beeinflußbar durch seelische Einwirkung.*

Und weiter: *im Seelischen hat man eine eigentümliche Dynamik* kennengelernt. Es hat sich gezeigt, daß die seelische Haltung, das Verhalten eines Menschen aus dem ihm Bewußten durchaus nicht richtig verstanden werden kann. Aus unbewußten Sphären werden Kräfte wirksam und besondere Methoden gewähren Einblick in das merkwürdige Spiel dieser Kräfte.

Aus neuen Einsichten wurde — freilich in allzu mechanistischer Auffassung — eine *Triebpsychologie* entwickelt: in den *tiefen Urgründen der Seele* wirksame, gewaltige Energien quellen aus dem Triebhaften. Dies *Triebhafte*, wie man es nun im einzelnen ausdeuten und bezeichnen mag, ist *körperlich gebunden und strebt unersättlich nach seelischer und körperlicher Entladung,* nach einem ,,Lustgewinn" am Körperlichen, nach ,,Organlust". Es findet seinen Ausdruck in körperlichen Vorgängen, die körperlichen Vorgänge haben eine gewisse Bedeutung im Seelischen. Es ist nicht nur ein Zusammenhang der Wirkung, sondern ein ,,Sinnzusammenhang" zwischen Körperlichem und Psychischem. Die physiologischen Funktionen haben ,,spezifische psychische Valenzen" (VON WEIZSÄCKER). Angst macht Herzklopfen, Störung der Herztätigkeit macht Angst — Angst und Herztätigkeit hängen in *einem psychisch-somatischen Lebensbereiche* zusammen. Wir können diese psychisch-somatischen, vitalen Zusammenhänge aufzeigen aber nicht weiter erklären, ein Anstoß auf der einen Seite löst eine Wirkung auch auf der anderen aus; wir sehen sie gebunden an die tieferen Schichten der Person, an das Leben mit seinem Ablaufe von der Geburt zum Tode.

Nur ein Teil des psychischen Bereiches ragt ins Bewußtsein. Zwischen Bewußtem und Unbewußtem findet ein dauerndes Auf und Ab statt, Wirkungen hin und her. Alles Psychische ist gespeist von den tiefen triebhaften Quellen, in jedem Verhalten, in jedem Tun und Fühlen lassen sie sich aufzeigen.

Das „*Unbewußte*" umfaßt die *Summe aller früheren Erlebnisse,* die längst dem Gedächtnis und der Erinnerung entschwunden sind, besonders die mächtigsten Eindrücke aus der frühen Kindheit. Es enthält aber zugleich „*allgemein Menschliches*", Gemeinschaftsgut; es gibt nicht nur ein persönliches, sondern auch ein unpersönliches und überpersönliches, ein „*kollektives Unbewußtes*" (JUNG). Es gibt „große urtümliche Bilder der Menschheit, die in jeder Seele ruhen" (JAKOB BURKHARDT).

Es ist bekannt, daß versucht wurde, auch alle geistigen Leistungen aus dem Spiel und Gegenspiel von Trieben zu erklären, und es ist in der Tat gar nicht zu bestreiten, daß in allem Menschlichen diese eigentümliche Dynamik wirksam ist, aber wir müssen auch das erkennen: selbst wo wir die Wege und Läufe, die Triebkräfte und ihre Gesetze ziemlich weitgehend zu sehen meinen, bleibt doch immer die letzte, entscheidende Triebkraft, die Verwirklichung des Ablaufes vorausgesetzt und unserer Analyse unzugänglich. Alle Bedingungen und Bindungen, die wir kennen, lassen viele und ganz verschiedene Möglichkeiten offen; welche verwirklicht wird, vermögen wir aus den Bedingungen und Bindungen nicht zu bestimmen. Die Wirklichkeit ist immer eine unerschöpfliche Fülle; wir greifen Teilvorgänge heraus, die wir zu fassen vermögen, die für uns höchst wichtig sind, weil wir durch sie einwirken können, aber die Wirklichkeit ist viel umfassender und zusammengefaßter. Aus den gebundenen und bedingten Trieben sehen wir im Menschen etwas entstehen, das in seinem eigentlichen Wesen als „Triebprodukt" schlechterdings nicht zu erfassen ist. Gewiß kann nichts Menschliches die deutlichen Spuren des Triebhaften abstreifen und verleugnen, aber wir erleben am Menschen, an uns selbst und an den Mitmenschen, auch etwas ganz anderes, wir erleben, *daß wir Stellung nehmen,* ablehnend oder anerkennend, wir erleben, daß wir *beteiligt* sind.

Wenn wir in dieser Weise beteiligt sind, wenn wir Stellung nehmen, so werden uns die *Ereignisse zum Schicksal und zur Aufgabe.* Wir finden uns in einer eigentümlichen Spannung: wir wissen uns *gebunden* und sind *doch gehalten zu wählen, zu werten, zu entscheiden.* Diese Spannung von Bindung und Freiheit erleben wir als *Verpflichtung und Verantwortung.* Wir stehen in diesem Leben, wir wissen von Recht und Unrecht — so verschieden sie uns gelten, die Phänomene *sind* in unserem Leben. Gerade der Arzt kann sie nicht übersehen, er würde sonst die wirkliche Lage eines Kranken nicht richtig verstehen.

Freilich darüber müssen wir uns ganz klar sein: wie nirgends im Organismus die Gesetze der Physik und Chemie aufgehoben sind, so ist auch das ganze Leben der menschlichen Seele von den triebhaften Gewalten bewegt. Wie im Somatischen das Physikalische und das „Vitale" nicht nacheinander oder nebeneinander sind, nicht verschiedene Vorgänge, Vorgänge auf verschiedenen Stufen, verschiedener Größen- oder Rangordnung, sondern durchaus ein *Ineinander,* das *eine* Leben und sein Ablauf, so ist auch Triebhaftes und Geistiges nur *ein* Geschehen, das wir in verschiedenartigen Zusammenhängen sehen.

Im Menschen, der in Gebundenheit und Freiheit lebt, fügen sich die Eigenschaften zum *Charakter.* Unter Charakter verstehen wir *die seelische Struktur, die wir werten,* die uns etwas bedeutet, zu der wir Stellung nehmen. Und indem der Mensch, in seine Umwelt eingefügt, zu dieser Stellung nimmt, in bewußten und gewollten Beziehungen zu ihr steht, wird er zur *Persönlichkeit, gestaltet er sich die Umwelt zu seinem Lebensraume.*

Der Mensch steht in Beziehungen zu seinen Mitmenschen, er empfindet wie sie, er fühlt mit ihnen. Man kann diese Verbundenheit nicht genetisch aus Strebungen und Erlebnissen des Individuums ableiten; es muß vielmehr ein *ursprüngliches Gemeinsames* vorausgesetzt werden.

Der Mensch ist zur Gemeinschaft geschaffen und hat, bewußt und unbewußt, teil am Gemeinschaftsbesitze der Menschheit. Er lebt in der geschichtlich gewordenen, sozial gestalteten Umwelt.

Doch indem wir vom Menschen und seinem Schicksal, von sozialer Ordnung und von Geschichte reden, sind wir selbst beteiligt, in diese Beziehungen einbezogen, sind gebunden und verpflichtet, ein Glied der Gemeinschaft.

2. Gesund und krank. (Subjektives und objektives Kranksein. „Organisch", „funktionell" und „neurotisch".)

Der *Gesunde* fühlt sich wohl. Er hat ein unmittelbares *Gefühl der Integrität*, er ist nicht nur frei von Beschwerden, „nicht krank", sondern es ist ihm auch ein positives Gefühl der Frische, der Leistungsfähigkeit und der Widerstandsfähigkeit eigen. Was es eigentlich ist, dessen ist er sich nicht bewußt, aber er empfindet, daß er gesund ist.

Seinem subjektiven Empfinden entspricht seine *körperliche Unversehrtheit*. Der Körper ist durch seine Regulationen in weitem Maße *anpassungsfähig* an wechselnde Bedingungen der Umwelt, er kann ungünstige Einflüsse ertragen und ausgleichen und ist erheblichen Anforderungen gewachsen, ohne daß dadurch sein Zustand beeinträchtigt würde.

Endlich *findet sich der Gesunde in seinem Lebensraume zurecht*. Er schafft oder gestaltet sich seinen Raum und fügt sich in die durch seine inneren und äußeren Möglichkeiten gegebene Lage ein, seiner Bindung und seiner Verpflichtung bewußt.

Dem *Kranken* mangelt Wohlbefinden und Unversehrtheit. Er *leidet*.

Das *Krankheitsgefühl* ist, mehr oder weniger ausgesprochen, ein allgemeines Gefühl der Versehrtheit, der Beeinträchtigung, ein Gefühl verminderter Kräfte und verminderter Leistungsfähigkeit; der Kranke fühlt sich gehemmt, hinfällig oder gar gefährdet, hilfs- und pflegebedürftig. Je nach seinen Beschwerden, führt er sein Kranksein auf irgendwelche körperlichen Veränderungen zurück, aber das Krankheitsgefühl ist als Ganzes gegeben, ein verändertes Allgemeingefühl.

Dieses „*subjektive Kranksein*" kann durch die verschiedensten Störungen im Körper hervorgerufen werden: durch Schmerzen und Funktionsstörungen aller Art, durch Entkräftung oder durch materielle Einwirkung auf die nervösen Zentralapparate, etwa bei akuten Infekten. Körperliche Vorgänge, nicht nur die normalen, sondern vor allem die „nach Art und Gestalt veränderten", sind mit psychischen gekoppelt. Aber das „subjektive Kranksein", das „Erlebnis der Krankheit", hängt als eine psychische Gegebenheit, als ein Betroffensein der Persönlichkeit immer auch vom psychischen Gesamtzustande, von der persönlichen Einstellung und Haltung ab.

Herzstörungen, leichtere Atembeschwerden werden oft als belanglos ertragen und erst dann als Zeichen einer Erkrankung empfunden, wenn irgendein Ereignis, etwa der Tod eines nahen Angehörigen, das Gleichmaß der Alltäglichkeit stört, wenn an einem eindrucksvollen Erlebnis die reduzierte Leistungsfähigkeit erkannt wird, oder wenn durch eine wirtschaftliche oder soziale Schwierigkeit Sorge und Unruhe entstehen.

Auch *die Entwicklung des krankhaften Zustandes*, die Geschwindigkeit der Änderung, das „*Gefälle*" spielt bei der Entstehung des Krankheitsgefühles eine große Rolle. Das „anders als sonst" wird eben als krankhaft empfunden. Andererseits kann durch Gewöhnung und Anpassung vieles ausgeglichen werden.

Der Übergang von gesund zu krank und krank zu gesund bedeutet eine *Umstellung der Gesamthaltung*, durch die nun auch körperliche Eindrücke umgewertet werden. Wenn ich weiß, daß ich ein Magengeschwür habe, empfinde ich Sodbrennen und Magenschmerz anders, als wenn ich weiß, daß sie nur durch ungeeignete Speisen bedingt sind.

Der Kranke weiß es, fühlt es unmittelbar, daß er krank ist, und er macht sich ein mehr oder weniger deutliches Bild von seiner Krankheit („*Autoplastisches Krankheitsbild*", GOLDSCHEIDER). In dieses Bild gehen, ohne Zutun des Kranken allerlei Erfahrungen und Kenntnisse, Vorstellungen aus Mitteilungen von der Umgebung und vom Arzte, Erlebnisse an anderen Kranken, besonders an nahestehenden, Stimmungen, Sorgen und Nöte bewußt und mehr noch unbewußt mit ein, und all das kann nun wieder von wesentlichem Einfluß auf das Krankheitsgefühl sein.

Dem „*subjektiven Kranksein*" steht ein „*objektives*" gegenüber, das der Arzt am Kranken feststellt. Es ist gekennzeichnet durch „*veränderte Lebenserscheinungen*", durch Abweichungen im Ablaufe der Vorgänge und im Aufbau der Organe. *Die Integrität des Organismus ist gestört*. Der kranke Organismus kann sich wechselnden und besonders belastenden Umweltbedingungen nicht mehr so gut anpassen, er ist nicht mehr so leistungsfähig, er ist gefährdet oder bedroht. Das entspricht den gebräuchlichsten Krankheitsbegriffen. So ist Krankheit nach LENZ: „der Zustand des Organismus an der Grenze seiner Anpassungsfähigkeit", nach GROTE: „gestörte Responsivität", nach ASCHOFF und HERXHEIMER: „Gefährdung der Existenz".

Aber alle diese Begriffsbestimmungen sind für das ärztliche Urteil nicht ganz ausreichend. Der Arzt hat es auch mit ungefährlichen Krankheiten zu tun und die Ausgeglichenheit, der Spielraum der Anpassungsfähigkeit hängt auch von den Lebensbedingungen, von der Umwelt ab.

Wollte man bei der Abgrenzung von krank von dem Begriffe der „Norm" ausgehen, so erwiese sich weder die „statistische" noch die „ideale" Norm als entscheidend. Nach der ersten wären cariöse Zähne normal, ein ungewöhnlich großer Mensch krank, und welcher Lebende sollte nach der idealen Norm gesund sein?

Folgerichtig lehnt RICKER, der „Pathologie als Naturwissenschaft" fordert, den Begriff krankhaft als „unwissenschaftlich" ab. Daß der Arzt dem nicht folgen kann, versteht sich von selbst.

Krankheit ist nicht nur ein somatisches, sondern auch ein *psychologisches*, nicht nur ein *biologisches*, sondern auch ein *persönliches* und *soziales Phänomen*. *Das Urteil „krank" ist ein komplexes*, das bald mehr durch das subjektive Befinden, bald mehr durch den objektiven Befund bestimmt ist.

Man könnte subjektives Kranksein als „Leiden" (Erleiden), objektives als Krankheit bezeichnen; aber beide Ausdrücke werden in anderem Sinne gebraucht. In der Pathologie (ASCHOFF) wird Krankheit, $\nu\acute{o}\sigma o\varsigma$ = Ablauf und Leiden, $\pi\acute{a}\vartheta o\varsigma$ = Zustand unterschieden.

Subjektives und objektives Kranksein brauchen sich durchaus nicht zu entsprechen. Nicht selten besteht eine auffallende Diskrepanz zwischen beiden. Dem Träger einer bedrohlichen Krankheit (etwa einer beginnenden bösartigen Geschwulst) kann jedes Krankheitsgefühl fehlen, und auch der an Migräne Leidende ist krank, selbst wenn wir keine veränderten Lebensvorgänge an seinem Körper feststellen können.

Die einzelnen Zeichen eines Krankheitsbildes, die krankhaften Erscheinungen bezeichnen wir als „*Symptome*". Es ist wichtig, die verschiedenartigen Symptome in ihrem Wesen und ihrer Bedeutung richtig zu verstehen. Es liegen ihnen zugrunde teils *organische Veränderungen*, teils *Funktionsstörungen*.

Unter *organischen Veränderungen* versteht man Veränderungen im *Aufbau der Organe*. „Organisch" heißt in diesem Sinne *morphologisch faßbar*, es ist das, was der Pathologe an dem abgestorbenen, vom Organismus losgetrennten Materiale feststellen kann. Es ist klar, daß die Grenze fließend ist und ganz vom Stande der Wissenschaft, besonders der histologischen Technik, abhängt. Beim „Katarrh" einer Schleimhaut kommen erkennbare Veränderungen des Gewebes vor, diese können aber so geringfügig sein, daß sie vom Bilde einer normalen, in lebhafter Funktion begriffenen Schleimhaut nicht zu unterscheiden sind.

Organische Veränderungen sind oft auf ein oder einzelne Organe beschränkt. Organisch Krankhaftes hat eine gewisse *Dauer*. Oft ist es überhaupt irreparabel, irreversibel; kranke Zellen gehen häufig zugrunde und werden durch unspezifisches Narbengewebe ersetzt, so daß auch nach Ablauf des krankhaften Vorganges im Körper irgendein Defekt, eine Narbe, zurückbleibt. In jedem Falle sind organische Veränderungen weniger flüchtig, weniger leicht beeinflußbar. Darin liegt ihre große Bedeutung für die Krankheit: es sind mit ihnen be- besondere *Gefahrenquellen* verbunden.

Die moderne Medizin hat sich ganz wesentlich auf dem Boden der pathologischen Anatomie entwickelt. Und wenn wir — etwas weniger schematisch — mehr auf das Bewegliche, das Vielgestaltige, auf die biologischen Zusammenhänge im Organismus sehen, so behält doch die pathologische Morphologie durchaus ihre grundlegende Bedeutung. Denn in den meisten Fällen hängt der Verlauf der Erkrankung von der Entwicklung der organischen Veränderungen ab. Und wie wichtig und unentbehrlich ist ihre Betrachtung an der Leiche zur Kritik ärztlicher Feststellungen!

Als *Funktionsstörungen* werden krankhafte Vorgänge *ohne* „organische Veränderungen" bezeichnet; selbstverständlich müssen auch sie als „morphologische Vorgänge", als „strukturgebunden", verstanden werden, aber sie laufen ohne länger dauernde Alterationen der feineren Struktur des Gewebes ab, jedenfalls ohne Alterationen, die an dem vom Organismus getrennten Organe oder an der Leiche nachweisbar sind. Daß dieser Begriff relativ ist, wurde erwähnt.

Das Wesentliche an den „funktionellen" Störungen ist das mehr *Wechselnde* und *Schwankende*, das Unbeständige, leichter *Reversible*, Ausgleichbare und *Beeinflußbare*. Es ist im Prinzip beeinflußbar, auch wenn im einzelnen Falle einer Beeinflussung größte, ja unüberwindliche Schwierigkeiten entgegenstehen.

Funktionsstörungen sind Entgleisungen der normalen Funktion. Sie hängen in hohem Maße von äußeren Einflüssen, von körperlichen und auch von seelischen Einwirkungen ab. Sie können also „*psychogen*", d. h. eben durch Seelisches hervorgerufen sein, aber man darf durchaus nicht etwa „funktionell" und „psychogen" gleichsetzen.

Bei einer Funktionsstörung des Magens wird auf geringfügige Nahrungsreize soviel Magensaft mit so hohem Säuregehalt abgesondert, wie beim Gesunden nur nach den allerstärksten Sekretionsreizen beobachtet wird. Es besteht eine abnorme Empfindlichkeit der Reaktion, eine *größere Reizbarkeit*. Bei anderen Kranken finden wir zu wenig Magensaft, zu wenig Säure, die Funktion ist gehemmt oder gelähmt. Die Vorgänge sind also entweder gesteigert oder gehemmt im Vergleiche zu dem, wie sie unter gleichen Bedingungen beim

Gesunden ablaufen; *die Einordnung des Einzelvorganges in den Organismus ist gestört.*

Oft, besonders bei Störungen der „inneren Organe", des Kreislaufes, des Verdauungsapparates u. dgl. betrifft die Störung ausgedehntere Funktionssysteme; wir schließen daraus, daß die übergeordneten regulierenden Apparate beteiligt sind und sprechen von einem „*labilen vegetativen System*" (vgl. den Abschnitt über Neurosen in Bd. II).

Aus Funktionsstörungen können organische, bleibende Veränderungen entstehen. Ja, alles Organische, Entzündung wie Entartung, beginnt mit Funktionellem, und Ablauf, Progredienz und Heilung organischer Erkrankung, wie die Beschwerden, die sie verursacht, hängen wesentlich auch von Funktionellem ab. Oft besteht ein echter Circulus vitiosus: Funktionelles hat Organisches und Organisches Funktionelles zur Folge. Das Funktionelle ist für die ärztliche Aufgabe so wichtig, weil vielfach durch den Ausgleich einer gestörten Funktion, durch Schonung und Übung günstige Bedingungen für den Verlauf auch „organischer" Erkrankungen geschaffen werden können.

Endlich spielen bei allen Erkrankungen *psychische Erscheinungen* eine große Rolle: Schmerzen und Beschwerden, typische Zusammenhänge zwischen krankhaften Abläufen und psychischen Phänomenen, das „Krankheitsgefühl", alles was in das „*subjektive Kranksein*" eingeht.

Ich habe bereits erwähnt, wie wirksam Psychisches und Somatisches verbunden sind. Wenn durch eine besondere psychische Dynamik bei einer Persönlichkeit, die sich in ihrem Lebensraume nicht zurechtfindet, krankhafte Erscheinungen entstehen, so bezeichnen wir sie als „*neurotisch*" (vgl. den Abschnitt über Neurosen in Bd. II). Da viele körperlich Kranke und Geschwächte zu neurotischen Auswirkungen neigen, oft gerade in den erkrankten Funktionsbezirken, kommen komplizierte Zusammenhänge und Wechselwirkungen zwischen neurotischer und somatischer, funktioneller wie organischer Erkrankung oft vor. Wir finden überaus häufig an Kranken Organisches, Funktionelles und Neurotisches zusammen, nicht nebeneinander, sondern ineinander. Gerade darauf kommt es an, diese Zusammenhänge richtig zu erfassen; niemals ist mit dem Nachweise des einen Momentes die Frage nach dem anderen erledigt.

Man hat zwischen *Organerkrankungen* und *Allgemeinerkrankungen* unterschieden. Wenn Virchow gesagt hat, es gibt keine Allgemeinerkrankungen, sondern nur Organerkrankungen, so kann man heute gerade das Umgekehrte betonen hören. Aber beides hat nur einen beschränkten Sinn. Bei der engen Verflochtenheit aller Vorgänge im Organismus versteht es sich von selbst, daß schließlich immer das „Allgemeine", daß der ganze Organismus irgendwie betroffen ist, aber wie oft steht die Veränderung eines Organes ganz überragend im Vordergrunde! Wieweit wir das erkennen, das hängt von unseren Kenntnissen und Einsichten ab. Ist der Diabetes heute noch eine „Allgemeinerkrankung" oder eine des Pankreas? Im Grunde ist jede Erkrankung eine allgemeine *und* eine örtliche, wenn auch im einzelnen Falle der eine oder der andere Begriff fast bedeutungslos sein kann.

Endlich ein Letztes, man hat gesagt: der Arzt habe es nicht mit *Krankheiten*, sondern mit dem *kranken Menschen* oder mit dem „ganzen Menschen" zu tun; aber auch diese Schlagworte haben selbstverständlich nur einen Sinn in der Situation, in der sie geprägt wurden: sie sollten warnen vor zu einseitiger Betrachtung einzelner Krankheitszeichen, vor allzu schematischen Überlegungen und allzu einfachen Vorstellungen über Kranksein, und sie sollten die Aufmerksamkeit auch auf die funktionellen und psychischen Momente, auch auf die persönlichen und sozialen Phänomene des Krankseins lenken.

3. Entstehung und Ablauf der Krankheiten.
Der Begriff der Konstitution.

Erkrankung entsteht auf Grund der Körperverfassung und durch äußere Einwirkung, durch *„innere"* und *„äußere" Krankheitsursachen*. Abgesehen von den Grenzfällen wirken immer beide Momente oder Momente beiderlei Art zusammen. Was wir am Kranken sehen, ist das Produkt zahlreicher Faktoren, es ist immer das *Ergebnis der ganzen Geschichte des Kranken* bis zum gegenwärtigen Augenblick. Keine Einwirkung geht spurlos vorüber, auch leichte und harmlose Erkrankungen hinterlassen kleinste Defekte oder eine veränderte Reaktionsfähigkeit, und die neue Krankheit ist die Reaktion des im Leben Gewordenen auf eine neue Einwirkung. Man hat deshalb statt von *Krankheitsursachen* von *Krankheitsbedingungen* gesprochen („*Konditionalismus*", RIBBERT, E. H. HERING u. a.). Gewiß ist es für den Arzt wichtig, die verschiedenen Bedingungen zu erfassen, die im einzelnen Krankheitsfalle zusammenwirken, allein in sehr vielen Fällen ist doch *eine* Bedingung so sehr die entscheidende, sie ist die unerläßliche („obligate") gegenüber den anderen wechselnden und entbehrlichen („fakultativen"), daß man sie mit einer gewissen Berechtigung als „die Ursache" bezeichnen kann. Niemand, der überhaupt versteht, was Krankheit ist, wird das mißverstehen. Freilich hängt es weitgehend von Kenntnissen und Erfahrungen, vom Stande der Wissenschaft ab, oft auch von der persönlichen Einstellung und von praktischen Möglichkeiten der Untersuchung und Behandlung, welche der Bedingungen als die entscheidende angesehen und als „Ursache" bezeichnet wird.

Die Lehre von den Krankheitsursachen heißt *Ätiologie*, die von Ort und Art der auslösenden Prozesse *Pathogenese*. Man kann Krankheiten nach ätiologischen und nach pathogenetischen Begriffen bezeichnen (z. B.: Scharlachnephritis und Glomerulonephritis).

Der *Vielheit der Krankheitsbedingungen* entspricht die *Vielgestaltigkeit der Krankheitsbilder*. Man kann in der Tat sagen, daß jeder Kranke Neues zeigt. Aber dennoch ist die Vielgestaltigkeit keine Regellosigkeit. Wir kennen *typische Krankheitsbilder*, sie aufzuzeigen ist eben die Aufgabe der speziellen Pathologie. Die Typik der Erkrankungen, die Möglichkeit eines (wenn auch unvollkommenen und widerspruchsvollen) Systems der Krankheiten beruht auf biologischen Gesetzmäßigkeiten im Organismus und seiner Umwelt. Wir kennen eine umschriebene Anzahl wesentlicher Krankheitsursachen (z. B. gewisse Arten von Bakterien) und wir kennen ordnungsmäßige Zusammenhänge im Organismus, die die Reaktion bestimmen.

Man darf sich nun aber nicht vorstellen, daß eine Krankheitsursache immer nur an einem Punkte angreife. Im Gegenteil, meist sind es verschiedene Stellen im Körper, die ergriffen werden: bei manchen Infekten werden z. B. die verschiedenen Gewebe des Herzens und die Gefäße oder die Nieren und das Gefäßsystem betroffen. Auch im Zusammenspiel der ersten Prozesse spielt die Koordination im Organismus eine große Rolle. Teils sind es entwicklungsgeschichtliche, teils funktionelle Zusammenhänge, die in dieser „*pathogenetischen Koordination*" in Erscheinung treten. Oft hängt es nur von unseren Kenntnissen ab, welchen der verschiedenen Prozesse wir in den Vordergrund rücken.

Aus „inneren Krankheitsursachen" entstehen die *Erbkrankheiten*. Wir verstehen darunter solche, die durch Besonderheiten der Keimanlage, die „genotypisch" bedingt sind; das Individuum übernimmt sie in bestimmtem Erbgange von seinen Vorfahren (vgl. z. B. hämolytischer Ikterus, Hämophilie, Myotonie, FRIEDREICHsche Ataxie). Nicht das Fehlen einer „äußeren" Ursache beweist, daß eine Krankheit eine erbliche ist; viele „äußere Ursachen" sind uns unbekannt. Auch familiäre Häufung von Krankheitsfällen kann durch die Übereinstimmung peristatischer Bedingungen in einer Familie (z. B. bei Infekten) bedingt sein. Nur der *Nachweis der Erblichkeit*, am besten der des besonderen Erbganges, berechtigt dazu, eine Krankheit als eine erbliche anzusprechen. (Vgl. den folgenden Beitrag über ,,allgemeine Erbpathologie".)

Wie nicht jede Erbkrankheit ,,angeboren" (,,konnatal") auftritt, so ist auch lange nicht jede *angeborene Krankheit* eine hereditäre. Erkrankungen können durch äußere Einflüsse während des Fetallebens entstehen. Es gibt z. B. eine angeborene, aber keine hereditäre Syphilis.

Mißbildungen sind angeborene Körperdefekte, die teils durch eine krankhafte Erbanlage bedingt sind (z. B. Polydaktylie), teils durch Ereignisse im Fetalleben entstehen (z. B. Abschnürung von Gliedern durch Stränge).

Auch Krankheiten, die durch *Keimschädigung* (,,Keimesinduktion") entstehen, dürfen nicht als erbliche bezeichnet werden. Durch Alkoholismus entsteht keine erbliche Krankheit; die Keime, vielleicht auch die mehrerer Generationen (Paraphorie) können geschädigt sein, so daß kranke Individuen entstehen, aber der Genotypus ist nicht verändert, der Schaden erschöpft sich spätestens in einigen Generationen. Eine ganz andere Bedeutung hat es natürlich, wenn Alkoholismus als Symptom einer erblichen Minderwertigkeit aufgefaßt werden muß.

Von ,,*äußeren Krankheitsursachen*" kennen wir *Infekte, Vergiftungen, Verletzungen aller Art*, schließlich *psychische Erlebnisse*. Die Infektionskrankheiten, die Vergiftungen, die Krankheiten aus äußeren physikalischen Ursachen und die Neurosen werden in besonderen Abschnitten dieses Lehrbuches behandelt; auf diese muß verwiesen werden. Hier kommt es nur darauf an zu betonen, daß immer, wenn nicht unmittelbar durch die äußere Einwirkung der Tod erfolgt, immer, wenn es zu einer ,,Erkrankung", zu einem *Ablaufe*, einer Entwicklung kommt, die Erkrankung eben die *Reaktion des Organismus auf die pathogene Einwirkung* und der Ablauf immer auch von den im Organismus selbst gelegenen Bedingungen abhängt.

Auch bei Entstehung und Verlauf der Infektionskrankheiten, die typisch durch ,,äußere Ursachen", eben durch die Einwirkung von Bakterien, bedingt sind, spielen ,,innere Momente" eine große Rolle, und diese inneren Momente sind weitgehend in der Erbanlage gegeben. Es ist eine sehr wichtige Aufgabe, die Erbbedingtheit auch der Infektionskrankheiten aufzuklären. So ist es in letzter Zeit der Zwillingsforschung gelungen, die Bedeutung erblicher Momente für die Entwicklung der Lungentuberkulose einigermaßen klar und sicher zu erfassen.

Bei sehr vielen Krankheiten kann eine besondere äußere Ursache nicht nachgewiesen werden. Viele entstehen durch mehrfache und dauernde Schädigung, durch eine nicht mehr differenzierbare Summe von ungünstigen Einwirkungen. Auch der Abwehr und dem Ausgleich, der Anpassung an die Belastungen des täglichen Lebens sind Grenzen gezogen, die mit dem Verbrauche reaktionsfähigen Materiales, mit dem Alter immer enger werden. Gerade bei ,,*Abnutzungs*"- und ,,*Alterskrankheiten*" ist aber außer der Beanspruchung die Anlage von entscheidender Bedeutung.

Wichtige neue Einsichten wurden gewonnen über die Bedeutung seelischer Erlebnisse für die Entstehung und Auslösung von Krankheiten. Nicht nur bei ,,nervösen", auch bei organischen Erkrankungen, etwa bei Infektionskrankheiten (z. B. Anginen, v. WEIZSÄCKER) kann die ,,*Psychogenese*" eine wesentliche Rolle spielen. Nachdem wir durch ganz klare und eindeutige Beobachtungen gelernt haben, wie weitgehend körperliche Abläufe, wie die ,,vegetativen Funktionen" von seelischen Einflüssen abhängen, leuchtet es ein, daß in einer kritischen Lebenslage die Resistenz gegen irgendeine Schädigung, die Reaktion bei einem

Infekt verändert sein kann. (Vgl. darüber auch den Beitrag über Neurose, Bd. II.)

Die im Organismus selbst gelegenen Bedingungen für den Krankheitsablauf fallen unter den Begriff der *Konstitution*.

Der Begriff der *Konstitution* stammt aus alter ärztlicher Erfahrung. Er hat für uns ein besonderes ärztliches Interesse, damit er aber wirklich brauchbar ist, bedarf es einer genauen und klaren Bestimmung.

Konstitution ist *genotypisch* und *peristatisch* bedingt, also *phänotypisch*. Nur der Phänotypus ist erfaßbar; der Genotypus ist nicht der Träger irgendeiner somatischen Qualität, vielmehr ist jede somatische Qualität das Ergebnis von Erbmasse und Einflüssen der Umwelt. Konstitution ist aber nur dann ein klinisch verwertbarer Begriff, wenn sie am Objekt faßbar ist, also „phänotypisch" verstanden wird (PFAUNDLER). Die von TANDLER vorgeschlagene Begrenzung des Konstitutionsbegriffes auf den Genotypus und die Bezeichnung des phänotypischen Begriffes als „Kondition" hat sich in der Klinik aus gewichtigen Gründen nicht durchsetzen können. Der Erbbiologe A. KÜHN sagt: „Die Konstitution wird in der individuellen Lebensgeschichte geschaffen durch die aufeinanderfolgenden Entwicklungsreaktionen auf die Umweltbedingungen nach der erblich festgelegten Reaktionsnorm."

Der Genotypus spielt zweifellos in der Konstitution eine überragende Rolle, denn von ihm hängen alle phänotypischen Entwicklungen ab. Deshalb wird die konstitutionelle Betrachtung in der Medizin durch eine sorgfältige Erbforschung unvergleichlich gefördert, ja man kann sagen, daß diese erst die notwendige Klärung der Begriffe und zugleich sichere Grundlagen auch für die Umweltbewertung ermöglicht hat.

Konstitution ist *relativ dauernd, wenngleich schwankend und wechselnd*. Ein rasch vorübergehendes Verhalten, etwa die Schwäche nach einer schweren Krankheit, bezeichnen wir nicht als konstitutionell. Andererseits hinterlassen Krankheiten dauernde Spuren; so können Infektionskrankheiten eine dauernde Umstimmung des Organismus bewirken, eine von nun an andere Reaktionsfähigkeit auf diese oder auch andere Infekte, die wir in den Begriff des Konstitutionellen einbeziehen. (Vgl. dazu die beiden folgenden Beiträge von SIEBECK und von DÖRR.)

Durch äußere Einflüsse aller Art, durch Krankheiten, wie auch durch ärztliche Behandlung, durch Klima und Jahreszeit, kann die Konstitution sich ändern.

Die Konstitution kann auch aus inneren Gründen schwanken: wir kennen Schwankungen in der Lebenskurve. Die Konstitution ist im Alter eine andere als in der Jugend. Vor allem die kritischen Zeiten mit tiefgreifenden Umstellungen, wie Pubertät und Klimakterium, haben besondere konstitutionelle Eigentümlichkeiten. Es gibt auch spontane periodische Schwankungen der Konstitution.

Nicht immer kann man innere und äußere Gründe des Konstitutionswechsels unterscheiden. So sind wohl die jahreszeitlichen Schwankungen, die wir besonders am vegetativen System beobachten, endogen und exogen zugleich. Es gibt eben vitale, nicht weiter analysierbare Zusammenhänge des Organismus mit seiner Umwelt.

Konstitution ist „*individuell*"; sie hängt mit dem ganzen Organismus zusammen, äußert sich in *körperlichen und psychischen Eigenschaften;* sie hängt ab von den tieferen Schichten der Person, von den psychisch-somatischen Lebensbereichen.

Wir erkennen Konstitution bald mehr am *Körperbau*, bald mehr an besonderen *Funktionsäußerungen,* an der Reaktion auf irgendwelche Reize, endlich an *Besonderheiten der Entwicklung*, sei es, daß kindliche Stufen im ganzen oder in einzelnen Beziehungen nicht oder nicht vollständig überwunden werden („Infantilismus"), sei es, daß ein vorzeitiges Altern eintritt („Senium praecox", „Senilität" oder „Senilismus").

Wesentlich ist aber für uns, daß der Begriff ein *ärztlich-wertender* ist: was das Individuum leisten kann, wie es wechselnden, besonders ungünstigen Umwelteinflüssen gegenüber seinen Bestand, seine Eigenart bewahrt und erhält, wie es sich an die ihm gegebenen Lebensbedingungen anzupassen vermag, seine Lebensfähigkeit, nicht zuletzt die Art und Weise, wie es auf pathogene Einflüsse, auf Infekte oder Vergiftungen reagiert, das suchen wir mit dem Begriffe der Konstitution auszudrücken.

Konstitution ist, kurz gesagt, *die Reaktionsbereitschaft des Individuums, die seine Leistungs- und Anpassungsfähigkeit bedingt.* Will man die genaue Begriffsbestimmung in einem Satze *zusammenfassen*, so ergibt sich:

Konstitution ist die individuelle, genotypisch und peristatisch bedingte, relativ dauernde, wenngleich schwankende und wechselnde, körperliche und psychische Eigentümlichkeit einer Person, die in morphologischen oder funktionellen Besonderheiten oder in solchen der Entwicklung, besonders in der Leistungsfähigkeit, Widerstandsfähigkeit und in der Reaktionsfähigkeit auf pathogene Einflüsse in Erscheinung tritt. Das entspricht dem klinischen Begriffe, wie ihn besonders F. KRAUS und PFAUNDLER entwickelt haben.

Die genauere Charakterisierung der Konstitution, die *Aufstellung besonderer „Konstitutionstypen"* stößt auf große Schwierigkeiten. Es kann sich nur um die Bildung von Gruppen handeln, die nach irgendeinem Gesichtspunkte nach besonderen Merkmalen um eine deutlich faßbare Mitte zusammengeordnet sind, die aber an den Grenzen zerfließen. Alte rein körperbaulich bestimmte Typen, wie etwa die von SIGAUD: Typus muscularis, cerebralis, respiratorius und digestivus sagen ziemlich wenig. Auch die klinisch-pathologischen Typenbildungen, wie etwa der „Arthritismus" der Franzosen, wie der „Status thymolymphaticus" (PALTAUF) oder „hypoplasticus" (BARTEL) sind wenig scharf umschrieben und werden recht verschieden verwertet. Klarer ist die Bestimmung des „Lymphatismus" von PFAUNDLER, der darunter eine systematische Minderwertigkeit, Reizbarkeit und Abnutzbarkeit der Mesenchymderivate, des Bindegewebes, des Gefäßsystems, des lymphatischen Gewebes und der glatten Muskulatur versteht.

Die von EPPINGER und HESS aufgestellten Typen der Vagotonie und Sympathicotonie ließen sich nicht aufrechterhalten, es blieb nur der Begriff der *„vegetativ Stigmatisierten oder Labilen"* (v. BERGMANN). (Vgl. Abschnitt Neurosen in Bd. II.) Wichtig ist an diesen Begriffen der Hinweis darauf, daß das *„vegetative System"*, daß vegetative Nerven und Hormone (im weitesten Sinne) an *der Konstitutionsbildung hervorragend beteiligt* sind.

TANDLER unterscheidet „hypotonische" und „hypertonische" Typen, entsprechend etwa den Figuren in den Bildern von BOTTICELLI und MICHELANGELO.

Einen gewissen Fortschritt bedeuteten die Typen KRETSCHMERs, die nach anthropologischen, also körperbaulichen Merkmalen und nach typischen, mit diesen zusammenhängenden Charaktereigenschaften aufgestellt sind. Der Fortschritt ist außer in der Aufdeckung eben dieser Zusammenhänge vor allem darin zu sehen, daß die Grundzüge der Typen bei Gesunden und Kranken aufgezeigt und daß der Versuch unternommen wurde, sie vererbungsbiologisch zu begründen. Es handelt sich vorerst um Versuche, deren einzelne Ergebnisse umstritten sind, aber der Ansatz ist wichtig genug.

Nach KRETSCHMER kann man, zum Teil im Anschlusse an CARUS, DE GIOVANNI, STILLER u. a., drei Grundtypen unterscheiden: den *leptosomen (asthenischen)*, den *athletischen* und den *pyknischen* Typ. Als weitere Gruppe kommen noch die verschiedenen *dysplastischen* Typen hinzu.

Der *Pykniker* zeigt ein rundliches, wohlgenährtes Aussehen und frische Gesichtsfarbe. Sein Knochenbau ist eher zart, seine Muskulatur weich; er ist, besonders im mittleren Lebensalter, kurzgliedrig und gedrungen. Er neigt zu reichlichem Fettansatz an Gesicht, Hals und Stamm. Die Schultern sind relativ schmal. Der Hals ist gedrungen, das Hinterhaupt gut gerundet. Das Gesicht („die Visitenkarte der individuellen Gesamtkonstitution") ist weich, rund und breit. Der Pykniker hat harmonische Höhenproportionen und ein weiches Profil mit fleischiger Nase. Der Frontalumriß des Gesichtes bildet ein Fünfeck oder eine breite „Schildform". Bart und Körperhaar ist gleichmäßig reichlich, es besteht aber Neigung zu Glatzenbildung.

Der *Athletiker* ist schlank, eher kurzgliedrig; der Schultergürtel breit ausladend und muskulös, das Becken schmal, die Beine sind schlank. Der Knochenbau ist derb und die Muskulatur straff, plastisch durchtretend. Der kräftige hohe Hals trägt einen derben Hochkopf mit kräftiger Physiognomie, vortretendem Kinn und markiertem Knochenrelief. Der Frontalumriß des Gesichtes neigt zu steiler Eiform.

Der *Leptosome* hat einen zylindrischen Rumpf mit langgezogenem schmalem Thorax und schmalen Schultern. Glieder und Halsrücken sind lang. Knochen, Muskeln und Haut sind grazil, dünn und mager. Der Kopf ist klein, hoch oder rundlich, die Nase schmal, langgezogen, scharf, der Unterkiefer hypoplastisch (Neigung zum Winkelprofil). Der Frontalumriß des Gesichtes neigt zu verkürzter Eiform. Das Gesicht ist fein, differenziert. Kopf- und Brauenhaar ist dicht, derb, hereinwachsend und lang dauernd, die Terminalbehaarung relativ schwach.

Als *asthenischer* Typus wird zweckmäßig nur die extreme Kümmerform der Leptosomen bezeichnet.

Bei Leptosomen findet man auch „eunuchoide Züge": überlange Glieder, vermehrte Beckenbreite bei Männern, Maskulinismus und Genitalhypoplasie bei Frauen. Oft bestehen Kleinwuchs und Verkümmerungen des Gesichtes.

Bei den *Dysplastikern* kommen außer eunuchoidem Hochwuchs andere Hochwuchsformen vor, Gigantismus, eunuchoider Fettwuchs, Intersexe (Maskulinismus und Feminismus), Dystrophia adiposogenitalis, Akromegalie, Infantilismus, Kretinismus, Kümmer- und Zwergformen u. a. (vgl. Bd. II).

Daß diese Typen durch allerlei Mischungen und Zwischenformen verbunden sind, versteht sich von selbst. Die Beziehungen zu charakterologischen Eigentümlichkeiten sind im Abschnitt über Neurosen in Bd. II besprochen.

Man darf mit diesen konstitutionellen Körperbautypen nicht ohne weiteres Werturteile verbinden. Nicht jeder „Athletiker" strotzt von Kraft und er ist vor allem pathogenen Einwirkungen gegenüber lange nicht immer in besonderem Maße widerstandsfähig. Auch ist längst nicht jeder „Astheniker" ein Schwächling und in jeder Hinsicht besonders gefährdet (eben deswegen wird der Ausdruck „leptosom" vorgezogen).

Über die Beziehung dieser Konstitutionstypen zu besonderen Erkrankungen ist noch recht wenig bekannt. Der Pykniker neigt zu Fettsucht, vielleicht auch mehr zu manchen chronischen Gelenkerkrankungen, zu Diabetes und Arteriosklerose, der Leptosome zu den chronischen Formen der Lungentuberkulose; das scheint mir wichtig, wenn auch der „phthisische Thorax" sicher vielfach erst durch die tuberkulöse Erkrankung entsteht. Wer Kranke über lange Zeit hin verfolgt, wird überhaupt sehr oft feststellen, wie großen Einfluß chronische Erkrankungen auf die Körperform haben. Es gibt aber „*anthropometrische*" Maße, besonders am Schädel, die eine sichere Bestimmung ermöglichen.

Unter „*Konstitutionsanomalien*" versteht man konstitutionelle Besonderheiten, die an der Grenze von gesund und krank stehen, bei denen die Leistungs- und Anpassungsfähigkeit des Trägers wohl beeinträchtigt ist, ohne daß jedoch seine Lebensmöglichkeiten wesentlich gestört sind. In diesem Sinne spricht man etwa von „vegetativ Stigmatisierten oder Labilen", von Neuropathen und Psychopathen.

Der Begriff der „*Konstitutionskrankheit*" wurde meist ohne klare Bestimmung gebraucht, bis MARTIUS auf das Bedenkliche des Mißbrauches hinwies. Ist es eine Krankheit, die konstitutionell bedingt ist? Welche aber ist das nicht? Oder ist es eine Krankheit, die die Konstitution betrifft, beeinflußt? In dem Sinne hat man etwa von „konstitutioneller Syphilis" gesprochen. Aber solche Begriffe sind für uns nicht mehr tragbar. Man kann auch nicht wohl die Erbkrankheiten als Konstitutionskrankheiten bezeichnen, nachdem wir Konstitution phänotypisch, d. h. eben genotypisch und peristatisch bedingt definiert haben. Es scheint mir deshalb richtig, den Begriff der Konstitutionskrankheit zu vermeiden, und vielmehr von konstitutionellen Momenten bei Krankheiten zu sprechen.

Unter „*Disposition*" versteht man die im Individuum gelegenen, *konstitutionellen Momente, die für Entstehung und Entwicklung oder für die Verhütung einer Krankheit maßgebend sind.*

Man hat auch unter Disposition im weiteren Sinne *alle* Bedingungen verstanden, die bei Entstehung oder Verhütung einer Krankheit eine Rolle spielen (SIEMENS, HANHART). Es ist aber zweckmäßiger, den Begriff der Disposition auf die „inneren" Bedingungen zu beschränken und die „äußeren" unter dem Begriffe der „Exposition" zusammenzufassen.

Die Disposition kann latent bleiben, sie tritt in Erscheinung, wenn ein pathogener Einfluß das Individuum trifft. Konstitution ist der weitere, Disposition der engere Begriff. Disposition bezieht sich auf bestimmte Krankheiten (Disposition zu Typhus) oder auf besondere Komplikationen (Disposition zu spastischen Erscheinungen).

Synonym ist *Diathese*, das in ähnlichem Sinne gebraucht wird; im allgemeinen wird damit mehr die Neigung zu ätiologisch unspezifischen krankhaften „Reaktionen auf sonst unschädliche Umwelteinflüsse" bezeichnet (PFAUNDLER). So bedeutet etwa „exsudative Diathese" die Neigung zu exsudativen Entzündungen der Haut und der Schleimhäute, „fibroplastische Diathese" die Neigung zu Überproduktion von Bindegewebe, zu massigen Narben, Verwachsungen und Gelenkversteifungen (PAYR).

Als „*Organminderwertigkeit*" bezeichnet man die *konstitutionelle Neigung eines Organes oder eines Organsystemes zu krankhaften Reaktionen*, sei es zu abnormer (verminderter oder gesteigerter) Funktion, oder zu krankhaften morphologischen („organischen") Veränderungen. Wenn mehrere Organe betroffen sind, so sind es entwicklungsgeschichtlich oder funktionell zusammengehörige *(„Systemminderwertigkeit")*. Die Organminderwertigkeit ist phänotypisch, sie kann also genotypisch, ererbt, oder durch irgendeine Schädigung, durch Krankheit erworben sein.

Minderwertige Organe sind minderwertig gegenüber den übrigen Organen des Organismus und minderwertig gegenüber den gleichen Organen anderer Individuen. Bei einer allgemeinen Schädigung des Individuums werden gerade sie besonders häufig und besonders schwer betroffen (sie bilden einen „Locus minoris resistentiae"), und Individuen mit minderwertigen Organen neigen unter den verschiedensten Einflüssen mehr zu Erkrankung als andere Individuen. Organminderwertigkeiten können auch durch Kompensation und Überkompensation des Defektes zu allgemeineren Störungen führen.

Endlich muß hier zu dem Begriffe der *Degeneration* oder *Entartung* Stellung genommen werden. Degeneration ist *eine von Generation zu Generation fortschreitende, erbbedingte Verschlechterung der Art* (BUMKE). Durch äußere Einwirkung, etwa durch chronische Vergiftung mit Alkohol, kann Degeneration nicht entstehen. Degeneration gibt es nur dann, wenn die Zeugung durch Generationen hindurch immer wieder zu ungünstigen Erbmischungen führt. Das kommt aber in einer Bevölkerung nicht zu oft vor, die natürliche Auslese („Selektion") wirkt dagegen; wirklich degenerierte Familien sterben aus, wenn nicht die „Degeneration" durch günstigere Erbmischungen wieder aufgehoben wird. Vor dem so häufigen Mißbrauch des Wortes Degeneration ist dringend zu warnen (BUMKE). So kann z. B. nicht behauptet werden, daß höheres Alter der Eltern die Gefahr eines „degenerierten" Nachwuchses bedeutet. Auch Verwandtenehen führen nur dann mehr als andere Ehen zu Degeneration, wenn die Verwandten mit erblichen Mängeln in der Anlage behaftet sind, die freilich nicht manifest zu sein brauchen.

Erkrankung ist die Reaktion des Organismus auf eine pathogene Einwirkung oder, im Falle der Erbkrankheiten, die Reaktion eines krank angelegten Organismus auf die Umwelt. Wie die Entstehung, so hängen auch *Verlauf, Entwicklung und Gestaltung des Krankheitsbildes wesentlich von inneren und äußeren Bedingungen ab*. Erkrankung bedeutet Beeinträchtigung des Organismus. Der Organismus verfügt aber über Regulationen, die ziemlich weitgehend Anpassung an verschiedene Umweltbedingungen ermöglichen, die seine Unversehrtheit wahren — *die gleichen Regulationen* werden auch *bei der Erkrankung wirksam, um die Versehrtheit zu überwinden oder auszugleichen. Die krankhaften Erscheinungen,* die wir sehen, sind *teils direkte Folgen der Schädigung*, gestörte Funktion und veränderter Aufbau, *teils auch Vorgänge der Abwehr und des Ausgleiches*, die durch die komplizierten Regulationen im Organismus eingeleitet werden. So wird allgemein Entzündung als ein Abwehrvorgang angesehen, so kann ein Herzklappenfehler durch eine andere Einstellung des Herzmuskels ausgeglichen werden. Aber die Frage der „Zweckmäßigkeit" darf auch hier im einzelnen nicht zu rasch beantwortet werden. Wir wissen nicht, ob das Fieber für den Ablauf der Infektionskrankheiten zweckmäßig ist. Wichtig ist jedoch, daß wir den einzelnen Krankheitsvorgang nur in Zusammenhang mit dem Organismus richtig verstehen können.

Die *Anordnung der pathologischen Prozesse* und ihr *Ablauf* ist teils in den äußeren Ursachen, etwa in den Eigenschaften, in Art, Virulenz, Masse der pathogenen Bakterien, teils auch konstitutionell begründet. Minderwertige Organe neigen mehr zur Erkrankung. Auch hier spielt der Genotypus eine erhebliche Rolle: es gibt familiär typische Verlaufsarten der Infektionskrankheiten, eine besondere, genotypische Neigung zu Komplikationen. So tritt in manchen Familien viel häufiger beim Scharlach Nephritis auf als bei der gleichen Epidemie in anderen Familien. Bei erbgleichen Zwillingen wurde auffallend übereinstimmender Verlauf eines Nierenleidens beobachtet.

Durch die Verbindung krankhafter Erscheinungen entstehen *typische Krankheitsbilder*. Es ist aber eine wichtige Aufgabe der Medizin, die Variationen des Typischen, die Gestaltung der Bilder, die Entwicklung einzelner Symptome durch die verschiedenen erblichen und umweltbedingten Momente zu analysieren („*Strukturanalyse*", F. CURTIUS). Um festzustellen, ob zwischen verschiedenen Erscheinungen oder zwischen einer Erscheinung und einer Ursache eine mehr oder weniger feste Beziehung *(„Korrelation")* besteht, muß untersucht werden, ob der Zusammenhang besonders oft beobachtet wird.

Statistisches Material muß immer mit großer Kritik, mit Berücksichtigung aller Fehlerquellen gesammelt werden. Um es zahlenmäßig zu erfassen, bedient man sich der

„Korrelationsrechnung", deren Ergebnis angibt, „um wieviel die Wahrscheinlichkeit des Zusammentreffens zweier Ereignisse von dem Produkt der einzelnen Wahrscheinlichkeiten abweicht" (LENZ). Als Beispiel für die Anwendung soll eine Beobachtung von PFAUNDLER dienen. Zugrunde liegt die Untersuchung von 34 555 Kindern, von denen 764 an Kropf, 87 an Kretinismus und 80 an Kropf und Kretinismus litten. Danach wird folgende Korrelationstabelle aufgestellt:

	Kretinismus	Nichtkretinismus
Kropf	(a) 80	(b) 684
Nichtkropf	(c) 7	(d) 33 784

Der Korrelationsindex von LENZ ist nun:
$$K = 1/4 \left(\frac{a-c}{a+c} + \frac{d-b}{d+b} + \frac{a-b}{a+b} + \frac{d-c}{d+c} \right)$$
$$= 0{,}5.$$

Die Berechnung des Fehlers der kleinen Zahl ergibt sich nach der Formel $\frac{1-k^2}{\sqrt{n}}$, wenn n die Anzahl der untersuchten Fälle ist; in unserem Falle $= \pm 0{,}004$.

Die Korrelation zwischen Kropf und Kretinismus ist also $= +0{,}5 \pm 0{,}004$. Wenn die Wahrscheinlichkeit des Zusammentreffens nicht größer wäre als die des Einzelvorkommens, betrüge die Korrelation 0, kämen beide Ereignisse nur zusammen vor, so betrüge sie $+1$, wenn sie sich ausschlössen, $= -1$.

Die Reaktion des Organismus auf eine pathogene Schädigung bedeutet teilweise Anpassung und Ausgleich, bedeutet damit Einleitung des *Heilungsvorganges*. Wie die Entstehung, so hängt auch jede Heilung *von inneren und von äußeren Bedingungen* ab. Immer, auch bei jeder ärztlichen Behandlung, spielen die konstitutionellen Momente eine ganz wesentliche Rolle. Der Organismus, d. h. die „Natur", macht die Heilung, äußere Einwirkung kann sie günstig oder ungünstig beeinflussen. Auf die Fähigkeit, Krankheit zu überwinden, ging vor allem der alte Begriff der Konstitution, in diesem Sinne spricht der Laie von „guter" oder „schlechter Konstitution". Vom Verhältnisse von Schädigung und Abwehrkraft, von pathogener Einwirkung und ausgleichenden Vorgängen hängen Verlauf und Ausgang der Krankheit ab. Die meisten akuten Infektionskrankheiten heilen von selbst aus; gelingt die Abwehr nicht oder nicht vollständig, so führen sie zum Tode oder zur Entwicklung eines chronischen Leidens. Andere chronische Erkrankungen, auch chronische Infektionskrankheiten, entstehen von Anfang an schleichend. Chronische Krankheiten können stationär bleiben, es besteht ein mehr oder weniger belangreicher, gleichbleibender Schaden, oder sie entwickeln sich langsam oder schneller, zum Guten oder Schlechten, sie verlaufen progredient oder führen zur Heilung. Der Verlauf hängt einerseits von Ausmaß und Häufung der Schädigung, von Verbrauch und Abnutzung durch das alltägliche Leben, von Möglichkeiten der Behandlung, andererseits von der konstitutionellen Reaktion auf diese Einwirkungen ab. Der Tod tritt in den allermeisten Fällen durch Versagen des Kreislaufes oder durch eine direkte Schädigung des Zentralnervensystems, durch Lähmung des Atemzentrums ein.

4. Der Kranke und sein Lebensraum.

Im vorhergehenden Kapitel wurde erörtert, wie *Krankheit als ein biologisches Phänomen* entsteht und verläuft; nun muß noch kurz etwas über ihre Bedeutung als *persönliches* und *soziologisches Phänomen* bemerkt werden. Was bedeutet die Krankheit für die Persönlichkeit des Kranken und seine besondere Lage, und was bedeuten Persönlichkeit und Lage für den Ablauf der Krankheit? Diese Fragen sind zu stellen, wenn wir den Kranken in seinem Lebensraume sehen, in seinen persönlichen und sozialen Bedingungen. Endlich müßte auch noch gefragt werden, was bedeutet Krankheit für den sozialen Organismus, für Sippe und Volk? Aber diese letzte Frage führt weit über die Aufgabe der inneren Medizin hinaus, sie kann nur im Zusammenhang mit allgemeineren politischen, wirtschaftlichen und sozialen Problemen betrachtet werden, deren Erörterung besondere Methoden und Kenntnisse erfordert. Die Frage führt in das Gebiet der sozialen und Rassenhygiene, in das einer „sozialen Anthropologie" oder einer „medizinischen Soziologie" und politischen Medizin.

Krankheit heißt Beeinträchtigung. In welchem Maße sich das am Kranken und an seiner Stellung im Leben auswirkt, das hängt ab nicht nur von Art und Schwere der Krankheit, sondern wesentlich auch von seiner *Haltung, seiner Einstellung zur Krankheit* und von *seinen Lebensbedingungen.*

Es hängt von seiner *Haltung und Einstellung zur Krankheit* ab. Bei akuten Krankheiten ist die Lage einfach: man ist eine Zeitlang ausgeschaltet, wenn das nicht gar so lange dauert, ist es in den meisten Fällen nicht allzu belangreich. Je länger aber die Erkrankung, die Beeinträchtigung währt, desto schwieriger wird die Situation. Nun kommen die großen und schweren Probleme des Schicksals, nun drohen Not und Entbehrungen, auf materiellem oder auf geistigem Gebiete, nun liegt die Gefahr von Ausflüchten, von neurotischen Irrwegen gar so nahe. Die Irrwege können in ganz verschiedene Richtungen führen: der eine kann sich nicht fügen, vermag nicht die Bedingungen einzuhalten, die seine Krankheit nun einmal erfordert — der andere findet in der Krankheit den willkommenen Anlaß, unerwünschte und im Grunde immer unbefriedigende Verpflichtungen aufzugeben und verliert damit einen sehr wesentlichen Antrieb zur Gesundung. Zwischen beiden Wegen gibt es viele Kreuzungen und Verbindungen, sie enden aber — vielleicht oft unvermeidlich — schließlich in der Neurose. Man denke etwa an Lungen- oder Herzkranke. Man muß es sich ganz klarmachen, *wie* schwer es ist, sich auf die Dauer mit einem kranken Körper zurechtzufinden, zumal wenn auch die psychische Widerstandsfähigkeit und Elastizität, Frische, Geduld und Mut durch die Krankheit geschwächt sind. Lange Krankheit ist eine große Belastung, eine große Aufgabe und auch eine erhebliche Gefahr für die Persönlichkeit, ganz abgesehen von den körperlichen Gefahren, und um so mehr ist sie es, je schwerer der körperliche Zustand ist und vor allem, je länger die Krankheit dauert.

Freilich kommt es auch vor, daß mit der schweren Aufgabe die Kraft wächst, trotz körperlicher Schwäche. Es kann sein, daß ein Neurotiker durch eine schwerere körperliche Krankheit von seiner Neurose frei wird.

Auch die *wirtschaftliche und soziale Stellung* wird *durch Krankheit bedroht.* Der Mann muß den Beruf, die Frau Familie und Haus versäumen. Wohl wird durch soziale Einrichtungen versucht, der größten wirtschaftlichen Not zu steuern, ja, es bestand eine Zeitlang die Gefahr, daß dem einzelnen die Verantwortung viel zu sehr abgenommen, daß nicht nur bewußter Wille, sondern auch der so wichtige vitale Trieb zur Gesundung gehemmt wurde. Aber in vielen anderen Fällen, oft besonders in den mittleren Schichten der Gesellschaft, bringt Krankheit trotz aller „sozialen Fürsorge" bitterste Not. Wie oft führt Krankheit zum sozialen Abstieg oder gar zum Ruin einer ganzen Familie, und was bedeutet das für die Betroffenen und für den sozialen Organismus!

Es geht längst nicht nur um materielle Not, oft ist die geistige noch viel größer. Wieviel kühne Pläne werden durch Krankheit zerstört, wieviel Ehrgeiz enttäuscht, wieviel natürliches Geltungsbedürfnis schwer bedroht!

Die Persönlichkeit und ihr Lebensraum bedeuten ihrerseits *wichtigste Momente bei der Entstehung und beim Ablauf der Krankheiten.*

Viele Krankheiten *entstehen aus der besonderen Lage heraus.* Infektionskrankheiten durch die Exposition im Beruf, Berufs- und Gewerbekrankheiten durch toxische Einwirkungen, Alkoholismus aus sozialer Not, Neurosen aus wirtschaftlichen Schwierigkeiten oder auch aus falscher sozialer Befürsorgung. Es braucht nicht besonders erwähnt zu werden, daß auch hier außer diesen Umweltfaktoren immer konstitutionelle Momente sehr wesentlich mitspielen.

Ablauf und Ausgang vieler Krankheiten hängen in hohem Maße davon ab, ob der Kranke sich zweckmäßig, den notwendigen ärztlichen Anordnungen entsprechend verhält und verhalten kann. Fast immer sind Beschränkungen und Verzichte notwendig. Der ist besser gestellt, dessen soziale und wirtschaftliche Existenz größere Belastungen erträgt, aber auch der, der zu entsagen und zu überwinden vermag, der einsieht, um was es geht, und der richtig zu seiner Krankheit eingestellt ist. Es handelt sich hier zunächst um ganz einfache, materielle Beziehungen. Man denke etwa an Lungenkranke in einem Sanatorium, man denke an Zuckerkranke, die dauernd Diät halten, an Herzkranke, die sich lange Zeit schonen müssen. Die Entscheidung liegt hier wirklich ganz einfach an der Lage und an der Haltung des Kranken.

Seitdem wir gelernt haben, wie weitgehend der Willkür und dem Bewußtsein entzogene körperliche Vorgänge psychisch beeinflußbar sind, können wir aber auch das nicht mehr als eine befremdende und „unwissenschaftliche" Vorstellung ablehnen, daß Energie und Wille zur Gesundung und mehr noch ein urwüchsiger Lebensdrang, ein vitaler Trieb zu leben und zu arbeiten, daß andererseits Angst und Unruhe auf den Ablauf krankhafter Prozesse an einem kritischen Punkte entscheidend einwirken können, sei es etwa bei einem akuten Infekt, bei einer Tuberkulose oder auch bei arteriellen Erkrankungen.

In alledem liegt sehr viel an der *Persönlichkeit*, an der Persönlichkeit mit all ihren menschlichen Bindungen; es liegt aber auch an dem *Arzt*, dem die Aufgabe erwächst, den Kranken richtig zur Krankheit einzustellen — ein sehr wesentlicher Teil ärztlicher Krankenbehandlung.

Freilich sind oft allzu enge Grenzen gesetzt durch *äußere Bedingungen*, durch *wirtschaftliche* und *soziale Verhältnisse*. Der Lungenkranke, der sich erlauben kann, viele Monate oder gar jahrelang kurgemäß zu leben, der hat Aussicht gesund zu werden. Und auch hier sind nicht nur die Kosten maßgebend — wiewohl sie eine harte Notwendigkeit sind —, sondern auch die Verhältnisse im Beruf, drohende Arbeitslosigkeit oder unerträgliche Störung des Weiterkommens.

Es kann und braucht all das hier nicht weiter ausgeführt zu werden, es scheint nur dringend geboten, auch auf diese Probleme hinzuweisen; sie sind für den Arzt wirklich keine nebensächlichen und sie werden noch immer von vielen nur allzuwenig beachtet. Diese Momente machen die Krankheit zum Leiden, zur Not, und in dieser Not sucht der Kranke Hilfe beim Arzt.

III. Der Arzt und seine Aufgabe.
1. Die allgemeine Aufgabe und ihre Voraussetzungen.

Was des *Arztes Aufgabe* ist, ist klar: er soll *Krankheiten heilen und verhüten*, oder vielleicht richtiger gesagt, er soll Kranken zur Gesundung helfen und Gesunde vor Erkrankung schützen. Beides ist wichtig. Die Verhütung von Krankheiten, die *Prophylaxe*, wird im allgemeinen in der Hygiene behandelt, aber wo sie in unmittelbarem Zusammenhang mit einem Kranken steht, bei ansteckenden Krankheiten, oder wo es gilt, Gesunde zu beraten, daß sie ihr Leben zweckmäßig, ihren Kräften entsprechend gestalten, da ist der Arzt gefragt. Immer wird von ihm zunächst ein richtiges *Urteil über die Lage* verlangt: der Arzt muß verstehen, um was es geht, welche Gefahren zu vermeiden sind, welche Maßnahmen günstig erscheinen, und dieses ärztliche Urteil muß auf ärztlicher Untersuchung aufgebaut werden. *Untersuchung, Beurteilung* und *Behandlung,* damit sind die drei Wegstrecken bezeichnet, die der Arzt zurücklegen muß.

Die Aufgabe verlangt vom Arzt *Kenntnisse und Fähigkeiten.* Die Kenntnisse muß er durch den Unterricht und aus dem Lehrbuche erwerben, die Fähigkeiten durch Übung entwickeln; das ist unerläßlich, auch für den Glücklichen, dem sie in reichem Maße gegeben sind.

Der Arzt braucht umfassendes und tiefschauendes Interesse für die Vorgänge in der Natur, besonders der belebten, er braucht aufgeschlossenen Sinn für alles Menschliche, teilnehmendes und nach Betätigung verlangendes Verständnis für andere, ein offenes und warmes Herz, aber vor allem auch klaren Verstand, gutes Gedächtnis und Verschwiegenheit, — feste Entschlußkraft und Entschiedenheit bei vollem Bewußtsein der Verantwortung, — Beweglichkeit und Bestimmtheit, Zielsicherheit und Zuverlässigkeit. Der Arzt muß auf das Einzelne und auf das Ganze sehen, er muß nicht nur hören und sehen, sondern auch reden und handeln können, muß feinfühlend und energisch sein.

Die Aufgabe des Arztes ist an *seine Beziehung zum Kranken gebunden.* Diese ist begründet durch *das Bedürfnis des Kranken* und *durch den Beruf des Arztes,* und sie *ist begrenzt durch die ärztliche Sachlichkeit.* Es ist wichtig, das immer im Auge zu behalten. *Alles was notwendig ist, aber auch nur was notwendig ist,* muß in dem Zusammensein des Kranken und des Arztes berührt werden. Das gilt für den ganzen Weg der ärztlichen Betätigung, vom ersten bis zum letzten Augenblick, für Untersuchung, Beurteilung und Behandlung.

Der Arzt muß dies Verhältnis richtig verstehen: für ihn ist es die gewohnte, alltägliche Lage, für den Kranken ist es meist ein kritischer, beängstigender, erwartungsvoll gespannter Augenblick, in dem auf jede Miene, jeden Ausdruck oft allzu ängstlich geachtet wird; der Kranke ist in Not, der Arzt im Beruf, das ist ein großer Unterschied, und der Arzt muß sich davor hüten, daß Gewohnheit ihn zur Nachlässigkeit oder Gleichgültigkeit verleite.

Der Arzt wird um Hilfe angegangen, der Kranke bedarf des Beraters, des Führers — aber der Führer muß sich vom Rechte des Geführten führen lassen. Es ist ein gegenseitiges Verhältnis, beide sind beteiligt, beide geben und nehmen, beide sind eingeordnet in die Gemeinschaft, die sie beide trägt.

Man sagt: es muß ein *Vertrauensverhältnis* bestehen zwischen dem Kranken und dem Arzt, und es sei Sache des Arztes, Vertrauen zu gewinnen. Zweifellos ist ein gewisses Maß von — gegenseitigem — Vertrauen unentbehrlich, aber daß es in einer gegebenen Lage entsteht, das hängt von unzähligen, unfaßbaren Momenten ab, von Stimmungen und von der Einstellung auf beiden Seiten, von alten Erfahrungen und ersten Eindrücken des Kranken, von Name und Ruf des Arztes, von berechtigten und unberechtigten Meinungen; nur zum Teil ist das in die Hand des Arztes gegeben.

Vor naheliegenden, aber unsachlichen Wegen zum Vertrauen des Kranken ist dringend zu warnen, wenngleich sie nicht selten zu großen Erfolgen und zu Massenwirkungen führen. Wer sich nur darauf verläßt, daß er durch seine Persönlichkeit und durch allerlei symbolische Handlungen wirkt, der verliert sich über kurz oder lang in seinem uneinsichtigen oder gar unredlichen Getriebe und verliert mehr und mehr den festen Boden unter den Füßen. Vom Arzte muß sachliche und gediegene Arbeit, die sich ihrer Tragweite und ihrer Grenzen bewußt ist, verlangt werden.

Das Erste und Wichtigste ist, daß der Arzt sich gründlich und gewissenhaft mit dem Kranken beschäftigt, daß er mit Verständnis auf ihn eingeht (soweit es eben nötig ist), daß er ihn mit ruhiger Sorgfalt und mit aller Rücksicht behandelt, daß er klar und bestimmt seine Auskunft und seinen Rat erteilt. Die meisten

Kranken haben ein sehr feines Empfinden dafür, ob der Arzt in dieser Hinsicht seiner Aufgabe entspricht.

Mit dem Vertrauen stellt sich eine gewisse *Bindung* zwischen dem Kranken und dem Arzte ein. Auch sie ist notwendig, die moderne Psychotherapie hat ihre Bedeutung als „Übertragung" aufgezeigt; sie ist die Voraussetzung wirklich „umfassender" ärztlicher Beratung und Behandlung.

Aber Vertrauen und Bindung dürfen nur auf einer ganz bestimmten Ebene stattfinden, auf einer Ebene, die bestimmt und begrenzt ist durch die ärztliche Sachlichkeit. Es darf nicht dazu kommen, daß Vertrauen zu Vertraulichkeit und daß die Bindung zu einer — bewußt oder unbewußt — allzu intimen wird. Die Gefahr ist groß genug, und es ist Sache des Arztes, die Grenze zu wahren. Wie weit und wie tief er zu greifen hat, das hängt ganz von der besonderen Lage ab. Man soll bei einer harmlosen Angina nicht zu viel, aber bei einem schweren, unheilbaren Herzleiden auch nicht zu wenig tun.

Um das richtige Maß zu finden, muß der Arzt über das nötige Wissen von der Krankheit verfügen, er muß den Kranken, das „objektive" und das „subjektive" Kranksein kennen, die krankhaften Erscheinungen und das Erlebnis der Krankheit richtig erfassen. Er muß endlich auch die Grenze sehen, die seinen Zugriffen gesetzt ist, denn der Kranke ist nicht nur das Objekt seiner Behandlung, sondern eine Persönlichkeit mit ihren Pflichten und Rechten und Nöten, für die andere Beziehungen noch wichtiger sein können als die Zugriffe des Arztes. Gesundheit ist nicht letzter Selbstzweck, sondern hat nur einen Sinn, wenn sie richtig gebraucht wird.

Auch in der Zeit ist das Verhältnis zwischen dem Kranken und dem Arzt begrenzt; es hat die Gesundung des Kranken zum Ziele und findet mit ihr, eben wenn es fruchtbar geworden ist, sein natürliches Ende. Wir werden sehen, daß der *Abbau der Behandlung* so wichtig und oft so schwierig ist, wie ihr Aufbau.

In alledem wird vom Arzte, viel, sehr viel verlangt; mit Absicht werden die Schwierigkeiten der Lage nicht verdeckt. Jedoch soll der Arzt wohl die Schwierigkeiten sehen, aber er darf sich nicht in ihnen verlieren. Er muß seinen Weg finden — für jeden kann es ein anderer sein —, aber er muß *seinen* Weg entschlossen und entschieden gehen.

Die „persönliche" Beziehung ist durchaus nicht die einzige im Verhältnis zwischen dem Arzt und dem Kranken; es gibt auch eine *wirtschaftliche Beziehung*, und auch diese muß richtig verstanden werden. Auch die ärztliche Arbeit ist ihres Lohnes wert. Es ist nicht gut, wenn der Arzt sich die Rolle des Wohltäters anmaßt. Wenn er es in einzelnen Fällen wird, so mag es natürlich und taktvoll geschehen; entscheidend ist immer, wie dem Kranken am besten geholfen werde.

Das private wirtschaftliche Verhältnis wird mehr und mehr durchsetzt von *Beziehungen zu öffentlichen Institutionen*. Man mag das im Interesse des „Vertrauensverhältnisses" bedauern, aber mit der Tatsache muß gerechnet werden. Es ist sicher nicht gleichgültig, wenn der Kranke nicht zum Arzte seiner Wahl gehen kann, sondern auf den Beamten irgendeiner Behörde angewiesen ist, und es gibt heute genug Situationen, in denen der Kranke nicht mit Vertrauen, sondern mit Mißtrauen zum Arzte kommt, in denen er nicht den Berater und Helfer sucht, sondern Ansprüche auf Heilbehandlung oder irgendeinen Vorteil, auf Rente oder „Versorgung" geltend macht und sein Recht oder sein vermeintliches Recht deutlich zum Ausdruck bringt. Der Arzt, der weiß, daß der Kranke in ihm mehr einen Gegner als einen erwünschten Berater sieht, kann sich nicht mehr auf die Äußerungen des Kranken verlassen, muß mißtrauisch sein, muß Täuschungsversuche aufdecken und unberechtigte

Ansprüche ablehnen. Daß man hier nicht mehr von einem „Vertrauensverhältnisse" reden kann, das liegt auf der Hand; es ist eine schwierige, unerwünschte, im Grunde ganz unärztliche Situation, aber sie ist heute unvermeidlich, und der Arzt muß sich in ihr zurechtfinden. Das wird ihm um so besser gelingen, je strenger er sich an seine Befugnisse gebunden weiß, je mehr er bedenkt, daß er nun nicht nur „seinem Kranken" verantwortlich ist, sondern darüber hinaus auch der Gemeinschaft, die ihn mit seiner schweren Aufgabe betraut hat.

Wenn die Entwicklung mehr und mehr dazu führt, daß der Arzt, zu Massenarbeit gezwungen, dem einzelnen Kranken nicht mehr die erforderliche Zeit widmen kann, dann ist das freilich eine Gefahr, die nicht groß genug angesehen werden kann. Ärztliche Arbeit kann nicht im Akkordlohn, nicht am laufenden Band geleistet werden, sonst geht wirklich das Beste an ihr verloren. Ärztliche Arbeit ist eine schwierige Aufgabe und wird es immer bleiben, ja immer noch mehr werden. Es können hier nicht wirtschaftliche oder politische Fragen angerührt werden, aber das muß gesagt werden, daß es kein Ausweg ist, für den Kassenarzt und damit für die Kassenkranken eine „einfache" Medizin zu schaffen. Man kann vieles, aber durchaus nicht alles einfach behandeln, und der Arzt muß auch schwierigen Lagen gewachsen sein.

Mit dem zunehmenden Umfange der öffentlichen, sozialen Institutionen wird die Aufgabe des Arztes erweitert. Es ist ihm nun nicht nur die Sorge anvertraut, daß der Kranke gesund werde, sondern auch die, daß die Arbeitskräfte erhalten bleiben und richtig verwertet werden. Außer Beratungen über Arbeitsfähigkeit spielen hier auch vorbeugende Maßnahmen eine große Rolle. Es kommt darauf an, daß Krankheiten frühzeitig erkannt und erfaßt werden, damit die Behandlung möglichst rasch und mit möglichst geringen Mitteln und günstigem Erfolge durchgeführt werden kann; und es kommt darauf an, daß die Ausbreitung ansteckender Krankheiten unterdrückt, endlich, daß das Überhandnehmen ungünstiger Erbmischungen hintangehalten wird.

Es entwickeln sich hier neue Arbeitsgebiete der sozialen Fürsorge, der Prophylaxe, der sozialen Hygiene und der Eugenik. Aber auch auf diesen neuen Gebieten müssen die Grenzen ärztlicher Sachlichkeit gewahrt werden. Es muß bedacht werden, daß ein einfaches und naturgemäßes, ein tätiges und arbeitsames Leben zugleich das gesündeste, daß eine günstige Lage der Wirtschaft wertvoller ist als allzu viele, sie belastende Institutionen, daß Erhaltung der Arbeitsfähigkeit ohne Arbeitsmöglichkeit nichts nützt, daß zwangsweise Untersuchungen nur bis zu einer gewissen Grenze möglich sind, und daß wir zwar die Häufung von Erbkrankheiten einschränken, aber nicht das Würfelspiel der Erbmischung beherrschen können.

2. Die Krankenuntersuchung.

a) Die Anamnese.

Die Anamnese enthält die *Feststellungen, die der Arzt durch sachgemäßes Befragen des Kranken* gewinnt. Je mehr der Arzt weiß und kann, desto mehr wird ihm die Anamnese ergeben, desto mehr wird er ihre überragende Bedeutung erkennen. In eingehender und überlegter Unterhaltung mit dem Kranken sucht der Arzt zu erfassen, was dieser selbst über seine Krankheit, sein Befinden, seine Lage und sein Leben auszusagen hat.

Alle Angaben des Kranken kann der Arzt aber nur dann richtig verwerten, wenn er sich ein Urteil über dessen Persönlichkeit gebildet hat. Man kann deshalb zwei *Aufgaben der Anamnese* unterscheiden, die freilich an vielen Punkten ineinandergreifen; der Arzt hat sich 1. über die *Persönlichkeit des Kranken und seine Lage* und 2. über die *Vorgeschichte der Krankheit* zu unterrichten.

Der Kranke sucht den Arzt auf, weil er leidet. Beschwerden, Schmerzen, Beeinträchtigung der Leistungsfähigkeit und des Wohlbefindens bilden den Ausgangspunkt des Gespräches. Vielfach sind die *„subjektiven Krankheitssymptome"*, die vom Kranken selbst empfundenen, von größter Bedeutung für die Diagnose; nicht selten können wir unsere Schlüsse nicht durch objektive Befunde begründen, so daß wir in unserem Urteile auf die Äußerungen des Kranken angewiesen sind. Nun wissen wir aber, daß jede Empfindung und jede Äußerung von sehr komplexen Faktoren abhängt. Es wurde besprochen, was die Persönlichkeit des Kranken und was seine Haltung und Einstellung, was seine Erlebnisse und seine Lage im Lebensraume ausmachen. All das muß der Arzt bedenken, wenn er richtig verstehen will, was der Kranke erlebt. Und wie verschieden sind nun gar die *Äußerungen der Kranken!* Wie verschieden sind die Angaben zu bewerten, auch wenn wir von bewußter Täuschung ganz absehen! Der eine erzählt weitschweifig, umständlich, mit ungeheurer Wichtigkeit von ziemlich Unerheblichem, von einem anderen erfahren wir schwerwiegende Beschwerden nur nach eindringlichen Fragen. Der gleiche Kranke berichtet ausführlich etwas ganz Nebensächliches, während er bedenkliche Erscheinungen unerwähnt läßt. Empfindlichkeit, Wehleidigkeit, Schwäche und Energie, Verständnis und Unvernunft müssen am Kranken erkannt und bei der Beurteilung berücksichtigt werden, auch da, wo sie nicht etwa ein besonders auffälliges Ausmaß zeigen. Das Gespräch mit dem Kranken muß uns darüber Aufschluß geben.

Zu der Persönlichkeit des Kranken gehört auch seine *Geschichte*. Wir kennen die Bedeutung der *ererbten Anlage*. Durch eingehende Fragen über die Familie und über familiäre Verhältnisse müssen wir uns ein Urteil über den Genotypus bilden. Es genügt nicht zu fragen, ob bemerkenswerte Krankheiten in der Familie bekannt seien, vielmehr muß man sich nach den einzelnen Familienmitgliedern und nach bestimmten Krankheiten und Krankheitszeichen erkundigen. Man frage nach Eltern, Geschwistern und Kindern, nach Voreltern, Onkeln, Tanten und deren Kinder, und man frage nicht nur nach „erblichen Krankheiten" (wer weiß, was alles dazu gehört!), nicht nur nach Lungen- und Nervenkrankheiten, sondern man frage nach Husten und Auswurf, nach Fieber und Abmagerung, nach nervösen Anfällen, nach Krämpfen und Lähmungen und anderen wichtigen und auffälligen Symptomen. Je mehr und je eingehender man frägt, desto mehr wird man erfahren. In dem Abschnitte über „Familien- und Umgebungsuntersuchung" werde ich darauf zurückkommen.

Wichtig ist ferner *Kindheit und Entwicklung* des Kranken. Man frage, wie er frühere Erkrankungen überstanden, wie er auf diese oder jene Behandlung, auf ärztliche Eingriffe reagiert, wie er Belastungen durch den Beruf, durch Militärdienst und Krieg, oder wie die Frau Schwangerschaften, Geburt und Wochenbett ertragen hat.

Der andere Teil der Anamnese soll nun die *Vorgeschichte der Erkrankung*, ihre *Entstehung und Entwicklung* enthalten. Oft ist es sehr wichtig, den ersten Beginn möglichst genau mit dem Kranken zu besprechen: was da war, wie er sich vorher fühlte, was er zuerst als krankhaft empfand, welche Anlässe und Ursachen in Betracht kommen, Ereignisse, Erkrankungen in der Umgebung, besondere Erlebnisse oder Belastungen. Vor allem, wo psychische Momente eine größere Rolle spielen, gibt oft die Situation beim Auftreten der ersten krankhaften Erscheinungen wichtigste Fingerzeige; man muß sich Ort und Zeit, womöglich Tag und Stunde oder Tageszeit, die anwesenden Personen genau angeben lassen, muß eindringlich fragen, was damals eigentlich passierte. Wenn die Erkrankung schleichend, vielleicht unmerklich sich entwickelt hat, wenn der Kranke allmählich sich mehr und mehr unwohl fühlte oder wenn es ihm auf einmal bewußt wurde, daß er krank sei, immer ist die Erörterung gerade der ersten Eindrücke aufschlußreich.

Und dann der *Verlauf der Erkrankung*: man bespreche den Wechsel der Erscheinungen und alle Einflüsse darauf, das Verhalten des Kranken in der Krankheit, vor allem die Reaktion auf ärztliche Einwirkungen, auf Änderungen der Lebenshaltung. — Wie der Kranke auf Arznei oder andere Verordnungen, wie er auf die Persönlichkeit und das Verhalten früherer Ärzte angesprochen hat, ist oft ganz besonders lehrreich; wer auf solche, oft scheinbar nur nebensächliche Angaben achtet, kann manchen Fehlgriff vermeiden. Man muß sich freilich auch immer darüber klar sein, daß die Folgen jeden Eingriffes, jeder ärztlichen Äußerung ein sehr kompliziertes Gefüge sind, abhängig vom Augenblick, von Stimmung und Haltung, von unendlich vielen Eindrücken, von der Persönlichkeit des Arztes.

Die Vorgeschichte schließt mit dem *jetzigen Augenblick*, den *Klagen und Beschwerden* und mündet damit in Erörterungen, von denen schon die Rede war. Mit einer allgemeinen Frage: was haben Sie zu klagen, erfährt man meistens allzu wenig. Man muß mit *bestimmten Fragen* nach allen möglichen Symptomen fragen, je nach der gegebenen Lage. Am besten fragt man, ganz systematisch, nach bedachter und gewohnter Ordnung, nach Allgemeinsymptomen und Symptomen von seiten der verschiedenen Organe und Organsysteme, gewissermaßen in einem Querschnitt durch den ganzen Organismus.

Das Schema am Schlusse dieses Kapitels gibt Hinweise auf die wichtigsten Fragen, die — außer in ganz klaren und einfachen Fällen — alle berührt, aber je nach dem einzelnen Falle mehr oder weniger eingehend besprochen werden müssen.

Zur Beurteilung des jetzigen Zustandes ist immer der *Vergleich mit dem Befinden in früherer, gesunder Zeit* wichtig; daß einer sich *anders* fühlt, weniger leisten kann als sonst, das zeigt, daß er krank ist. Nur nach diesem Vergleiche kann man unterscheiden, was eigentlich an der Erkrankung und was an den Eigenschaften der Persönlichkeit liegt, was den Kranken nun getroffen hat, wie er beeinträchtigt ist und was das für ihn bedeutet.

Über *Technik und Methode der Anamnese* ist grundsätzlich folgendes zu bemerken:

Es versteht sich von selbst, daß auch die Anamnese *in den Rahmen der ärztlichen Aufgabe am einzelnen Kranken eingefügt* werden muß. Je nach den besonderen Verhältnissen, je nach der Erkrankung, nach der Persönlichkeit und der Lage des Kranken muß man an diesem oder jenem Punkte tiefer dringen, muß man den Bereich der Fragen mehr oder weniger ausdehnen. Alles was nötig ist, aber auch nur was sachlich wichtig ist, ist zu erörtern; darauf kommt es gerade an. Eine eingehende Anamnese ist von größtem Werte, aber Fragen, die nicht zur Sache gehören, sind überflüssig und störend. Man wird oft auch peinliche Dinge berühren müssen, aber die Sachlichkeit soll Peinlichkeit nicht aufkommen lassen. Nur unsachliche Fragen, die zur Beurteilung des vorliegenden Falles nichts von Belang ergeben, sind indiskret und deshalb unbedingt zu vermeiden.

Die Fragen sollen stets *bestimmt, klar und deutlich*, dem Kranken verständlich formuliert werden. Sie müssen mit einer gewissen Zielstrebigkeit einander folgen, in überlegtem Zusammenhange, der jedoch immer der besonderen Situation angepaßt werden muß. Der Arzt muß fragen, muß bei der Unterhaltung die Führung behalten und darf sich nicht auf Abwege ziehen lassen. Es ist wichtig, daß der Arzt hört, was der Kranke zu sagen hat, ja er muß ihn zum Reden bringen, und es ist wichtig, daß der Kranke das Gefühl hat, er könne sich hier ruhig und offen aussprechen.

Der Arzt soll eingehend fragen, aber er muß auch bedenken, *welche Vorstellungen seine Fragen im Kranken wecken* können. Er darf mit seinen Fragen nicht schaden und muß es vermeiden, falsche Angaben aus dem Kranken herauszufragen.

Jede Angabe muß als solche vermerkt und verwertet werden. Man hüte sich davor, Angaben des Kranken mit ärztlichen Urteilen zu vermengen und zu verwechseln. Man muß sich überlegen, was mit jedem Wort eigentlich gesagt und gemeint ist. Man soll nicht Diagnosen übernehmen, sondern Erscheinungen und Eindrücke beschreiben lassen. Wenn der Kranke etwa berichtet, er habe „Gelenkrheumatismus" gehabt, so erkundige man sich nach Fieber, nach Schmerzen und Schwellungen an den Gelenken usw. Auch was der Kranke von Äußerungen anderer Ärzte angibt, soll man immer sehr vorsichtig und zurückhaltend verwerten; vieles wird verkannt und mißverstanden.

Die *Anordnung der Fragen* richtet sich nach der besonderen Aufgabe. Am Krankenbett, in der Sprechstunde ist es das Natürliche und Gegebene, von der augenblicklichen Situation auszugehen und von da aus die Anamnese nach rückwärts und in weiterem Umfange, je nach Bedarf, auszubauen. Beim Niederschreiben einer Krankengeschichte wird häufig mit Angaben über Familie und Kindheit begonnen, und es werden die über die weitere Entwicklung über frühere Erkrankungen, schließlich die über den jetzigen Zustand und seine Entstehung angeschlossen.

Es ist nicht möglich, die Anamnese vor Beginn der Untersuchung abzuschließen; *während und auch nach der Untersuchung* muß das Fragen fortgesetzt und weiter entwickelt werden. Es ist wichtig, die Angaben auch *während der Beobachtung und Behandlung* immer wieder nachzuprüfen, zu ergänzen und zu berichtigen. Besonders bei Schwerkranken muß man sich zunächst auf das Nötigste beschränken, erst nach und nach kann die Anamnese vervollständigt werden.

Sehr oft sind *Äußerungen aus der Umgebung* von größter Wichtigkeit. Charakterveränderungen durch die Krankheit, familiäre, soziale und wirtschaftliche Verhältnisse können oft nur beurteilt werden, wenn man mit Angehörigen oder anderen Personen der Umgebung spricht. Auch dabei müssen alle Äußerungen mit Vorsicht, je nach der aussagenden Persönlichkeit und ihrem Verhältnisse zum Kranken verwertet werden. Bei jeder Unterredung mit anderen, auch mit Familienangehörigen, muß streng auf die *Wahrung des ärztlichen Berufsgeheimnisses* geachtet werden.

Von größtem Werte ist es, und zwar nicht nur dann, wenn mit mehr oder weniger bewußt falschen Angaben zu rechnen ist, nach Möglichkeit *objektive Unterlagen* über die Persönlichkeit und ihre Verhältnisse, über die Krankheit und ihre Bedeutung beizuschaffen: Zeugnisse, ärztliche Berichte, frühere schriftliche Äußerungen der Kranken selbst, Akten über eine frühere oder die jetzige Erkrankung, schließlich auch über die soziale Haltung und Stellung des Kranken u. dgl. *(„Objektivierung der Anamnese").* In vielen Fällen gelingt es erst damit, Entstehung und Entwicklung einer Krankheit richtig zu verstehen.

Zum Abschluß dieses Kapitels sei ein Schema für die Anamnese angeführt, das gewisse Richtlinien geben soll, aber *je nach dem einzelnen Falle* angewandt werden muß. Das Schema ist mit Absicht ausführlich gehalten, damit Versäumnisse vermieden werden. Was im einzelnen Falle notwendig ist, muß sich aus der besonderen Lage ergeben.

Schema der Anamnese.

Beginn der jetzigen Erkrankung. Zeitliche Angabe. Begleitumstände, besondere Erlebnisse: Beschäftigung, Situation in Beruf und Haus; Erkrankungen in der Umgebung (Infekte oder Vergiftungen).

Erste Erscheinungen; wie empfunden? Entstehung des subjektiven Krankheitsgefühles.

Verlauf der jetzigen Erkrankung. Wechsel der Erscheinungen. Einflüsse darauf. Verhalten des Kranken. Ärztliche Behandlung, wie und mit welchem Erfolge?
Augenblicklicher Zustand. Krankheitsgefühl. Leistungsfähigkeit. Ermüdbarkeit. Änderungen des Ernährungszustandes (des Körpergewichtes). Fieber, Frost und Schweiße? Nachtschweiße. Kopfschmerzen, Schwindel. Schlaflosigkeit. Hunger und Durst. Halsschmerzen.

Atembeschwerden, Atemnot (in Ruhe oder bei Anstrengung; Anfälle, wodurch?), Husten, Auswurf (wie? blutig?), Schmerzen bei der Atmung, auf der Brust. „Herzbeschwerden". Herzklopfen. Anhaltend oder in Anfällen? wodurch?

Schmerzen in der Herzgegend, ausstrahlend? Art der Schmerzen. Wodurch bedingt, durch Erregung, Anstrengung? Was kann ohne Herz- und Atembeschwerden geleistet werden?

„Verdauungsbeschwerden." Appetit. Sodbrennen. Aufstoßen, Übelkeit, Erbrechen. Magen- oder Leibschmerzen. Wo? (nicht „am Magen" oder dgl., sondern an zu beschreibenden und aufzuzeigenden Stellen). Wann? (genau, Tageszeit!) Zusammenhang mit Nahrungsaufnahme, nach welchen Speisen? welche werden ertragen?

Stuhlgang. Regelmäßigkeit. Beschaffenheit des Stuhles. Stuhldrang.

Blasen- und Harnbeschwerden. Harndrang. Harnmenge. Beschaffenheit des Harnes (Trübung, Blut). Harnentleerung. Schmerzen dabei? wie oft und wie große Portionen werden entleert? — Schmerzen in der Blasen- oder Nierengegend. Wann? Wodurch?

Frühere Geschichte. Erbliche Reaktionsbereitschaften (nach den einzelnen Verwandten und nach besonderen Erscheinungen).

Kindheit: Verhältnis zu Eltern und Geschwistern. Stellung in der Geschwisterreihe. Kinderkrankheiten; wie überstanden? — Entwicklung: Berufsausbildung. Militär- und Arbeitsdienst. — Schwangerschaften und Geburten.

Frühere Krankheiten. Erfahrungen über ärztliche Behandlung, über die Wirkung von Arzneien, von Eingriffen u. dgl.

Persönliche und berufliche Verhältnisse. Familie. Soziale, wirtschaftliche Lage. Einstellung zum Leben und den gegebenen Lebensbedingungen, zur Volksgemeinschaft. Einstellung zur Krankheit, Vorstellungen über sie, ihre Bedeutung für die Stellung im Leben.

b) Der Befund.

Die Technik der verschiedenen Untersuchungsmethoden muß in den entsprechenden Lehrbüchern nachgelesen und durch gründliche Übung erlernt werden. Hier sind nur *einige prinzipielle Bemerkungen* notwendig. *Auch die Untersuchung ist ein Teil der Krankenbehandlung*, auch sie dient der Sorge um das Wohl des Kranken. Sie muß vollständig sein und mit aller Sorgfalt und Genauigkeit, aber auch mit Rücksicht, ohne unnötige Belästigung und Ermüdung des Kranken durchgeführt werden. Man bedenke immer, wie jedes Wort und jeder Griff auf den Kranken einwirkt.

Durch die Untersuchung soll der *Allgemeinzustand* des Kranken und der *Befund an den verschiedenen Organen des Körpers* festgestellt werden. Je eingehender man untersucht, je empfindlichere Methoden man anwendet, desto feinere Organveränderungen wird man feststellen können. Immer aber muß auch mit großer Vorsicht und Kritik geprüft werden, was das Festgestellte eigentlich bedeutet. Handelt es sich wirklich um eine „organische", eine beständige, mehr oder weniger tiefgreifende Alteration oder nur um eine flüchtige Erscheinung? Ist der „Organbefund" wirklich geeignet, die geklagten Beschwerden und ihren Wechsel zu erklären, oder müssen noch andere Momente herangezogen werden, etwa die gesteigerte Erregbarkeit einer Funktion oder eine besondere Empfindlichkeit, eine besondere psychische Reaktion des Kranken? Nur mit solchen Erwägungen können die Ergebnisse richtig verwertet werden. Je feiner die Methode, desto notwendiger sind die kritischen Überlegungen. Auch die Organbefunde sind vielfach von augenblicklichen Verhältnissen abhängig, die Rasselgeräusche über der Lunge von der Tageszeit, das Schleimhautbild des Magens von Spannung und Erregung des Kranken usw.

Um den Gang der Untersuchung kurz zu zeigen, führe ich ein Schema für den Befund an.

Schema des Befundes (Status praesens).

Allgemeines. Größe, Gewicht, Körperbau. Ernährungszustand. Muskulatur, Fettpolster. Haut (Farbe, Turgor, Schwellung, Ausschläge, Geschwüre oder Narben). Körperhaltung. Allgemeineindruck (frisch, hinfällig u. a.). Gesamtverhalten (Ruhe und Unruhe, Bewußtsein). Temperatur. *Kopf:* Schädelform. — *Gesicht* (Farbe, Ausdruck, Mimik, Innervation der Gesichtsmuskulatur). — *Augen* (Skleren. Bewegungen. Pupillen [Weite, Gleichheit und Reaktion]). Sehvermögen. Augenhintergrund. — *Ohren* und *Nase*. — Lippen, Zähne, Zahnfleisch, Mundschleimhaut. — *Zunge* (Belag, Konfiguration und Innervation). *Gaumen* und *Rachen* (Mandeln). *Hals:* Form. Schilddrüse. Lymphdrüsen (Narben). Füllung der Venen. — *Rumpf:* Konfiguration. Wirbelsäule. (Verlauf, Beweglichkeit, [Bücken), Schmerzhaftigkeit, Druckempfindlichkeit, Stauchschmerz.) — *Brust:* Form, Symmetrie, ruhige Atmung und maximale Atemexkursionen. — *Lungen:* Perkussion und Auskultation. Stimmfremitus. Röntgendurchleuchtung und -aufnahme. — *Herz:* Inspektion und Palpation der Pulsation, besonders des Spitzenstoßes. Perkussion (absolute und relative Dämpfung) und Auskultation. Evtl. Kontrolle durch Röntgenuntersuchung (Fernaufnahme, Orthodiagraphie). Elektrokardiographie. — *Puls:* Beschaffenheit (Rigidität, Schlängelung der Arterien, auch größerer, z. B. der Brachialis). Qualität, Frequenz und Rhythmus des Radialpulses. Füllung und Pulsation der Venen. Blutdruck. — *Bauch:* Form, Umfang, Spannung, Resistenz und Druckempfindlichkeit. Fluktuation. Dämpfung. Palpation (Perkussion) von Leber und Milz (Größe, Konsistenz). Bruchpforten. Rectaluntersuchung. Geschlechtsorgane. — *Gliedmaßen:* Lage und Haltung. Knochen und Gelenke. Venen. Motilität (Tonus, Koordination), Sensibilität (Berührung, Schmerz, Wärme und Kälte, Zahlenschreiben, Bewegung und Stellung der Glieder). — *Reflexe:* (Eigen- und Fremdreflexe). Untersuchung des *Urines* (Menge, Farbe, spezifisches Gewicht; Eiweiß, Zucker u. a., Sediment), des *Auswurfes,* des *Stuhles.* — *Blutuntersuchung:* Senkungszeit, Wassermann; Hämoglobin, Blutpräparat, Zählung der roten und weißen Blutkörperchen.

Vielfach sind besondere „**Funktionsprüfungen**" für die Krankenbeurteilung wertvoll. Man belastet die Funktion eines Organes oder eines Organsystems durch eine bestimmte Anforderung und beobachtet die Reaktion. Man läßt eine bestimmte körperliche Arbeit ausführen und prüft an Atmung, Puls und Blutdruck die Reaktion des Herzens. Aber man bedenke: die Belastung trifft nicht nur das Herz, sondern den ganzen Organismus und an der Reaktion ist nicht nur das Herz, sondern der Organismus beteiligt.

Die *Belastung* muß *dem Kranken angepaßt* sein. Sie darf nicht schaden, sie soll soweit wie möglich den natürlichen Verhältnissen entsprechen, sie muß aber auch bei verschiedenen Kranken einigermaßen vergleichbar sein. Die gleiche Leistung bedeutet für verschiedene Personen eine sehr unterschiedliche Anstrengung. Wer täglich turnt, wird zehn Kniebeugen kaum als Belastung empfinden, während das gleiche für einen gänzlich Ungeübten schon recht mühsam sein kann. Jede Belastung ist immer nur dann erlaubt, wenn die unbelastete Funktion einigermaßen ausgeglichen ist. Einem Nierenkranken, der Harnstoff schlecht ausscheidet und im Blute anhäuft, soll man nicht eine größere Menge Harnstoff geben, um die Nierenfunktion zu prüfen.

Und weiter: *an der Reaktion auf die Belastung ist der ganze Organismus und seine augenblickliche Einstellung beteiligt.* Wir müssen immer genau überlegen, was aus den beobachteten Anzeichen wirklich geschlossen werden kann. Wie zugeführte Stoffe durch die Nieren ausgeschieden werden, hängt nicht nur von der Funktion der Nieren, sondern auch vom Kreislaufe und vom Stoffaustausch zwischen Blut und Gewebe ab; auf die Magensaftsekretion wirkt nicht nur der Nahrungsreiz ein, sondern auch die Stimmung des Kranken.

Faßt man das zusammen, so kann man sagen: es gibt *keine Funktionsprüfung einzelner Organe,* sondern nur *Leistungsprüfungen des kranken Menschen hinsichtlich bestimmter Funktionszusammenhänge.*

Damit ist auch auf die weitere wichtige Überlegung hingewiesen: jede Funktionsprüfung gibt nur ein *Augenblicksbild,* das von zahllosen Einflüssen, von der ganzen Lage des Kranken abhängt und das sich im Verlaufe der Krankheit rasch ändern kann. Jede „einmalige" Untersuchung, und wenn sie noch so exakt durchgeführt wird, hat nur einen beschränkten Wert. Man soll deshalb die Funktionsprüfungen wiederholen, unter möglichst vergleichbaren oder doch übersehbaren Bedingungen, dann wird man sich am ehesten ein Urteil über ihren Wert, zugleich aber auch über den Verlauf der Erkrankung bilden können. Jedenfalls kann man nicht ohne weiteres aus der *Leistungsfähigkeit* einer Funktion auf die weitere *Entwicklung der krankhaften Prozesse* schließen; Leistungsfähigkeit und Widerstandsfähigkeit sind lange nicht immer aneinander gebunden.

Endlich muß bedacht werden: die künstlichen Belastungen des Kranken sind nicht die für sein Leben entscheidenden. *Wie der Kranke in der ganzen Situation seiner Alltäglichkeit auf die Anforderungen seines Lebens, seines Berufes reagiert, darauf kommt es an;* es ergibt sich hier die große Wichtigkeit einer eingehenden Anamnese (vgl. auch S. 38 f.).

c) Die Krankenbeobachtung. Klinik und Laboratorium.

Es wurde betont, wie notwendig es ist, den *Wechsel der Erscheinungen* und seine *Bedingungen* zu erfassen; daraus ergibt sich sehr oft die Notwendigkeit, sich nicht mit einer einmaligen Untersuchung zu begnügen, sondern den Kranken zu beobachten. *Wiederholte Sprechstundenuntersuchungen* können von großem Vorteil sein; in allen nicht sofort zu klärenden Fällen sind sie unerläßlich.

Da heute oft umständliche Methoden mit schwer zu handhabenden Apparaten nicht entbehrt werden können, kann die *Beobachtung auf einer klinischen Abteilung* notwendig werden. Die Aufnahme in ein Krankenhaus hat Vorteile und Nachteile, die man kennen muß. Die Bedingungen im Krankenhaus sind geregelte, gleichmäßige und übersichtliche. Es kann beobachtet werden, wie der Kranke sich während des Tageslaufes und während der Nacht verhält. Regelmäßige Feststellungen, wie Temperaturmessungen, die so wichtigen Bestimmungen des Körpergewichtes u. a., sind mit großer Sicherheit und ohne Schwierigkeit durchzuführen. Alle Nahrung und die Ausscheidungen können (freilich nur unter sorgfältig geprüften Bedingungen, bei gewissenhafter Pflege und nötigenfalls bei geeigneter Isolierung) kontrolliert werden. Auf der anderen Seite ist aber auch zu berücksichtigen, daß die Bedingungen des Krankenhauses nicht die natürlichen, die dem Kranken gewohnten alltäglichen, die für sein Leben und Arbeiten maßgebenden sind.

Der Wechsel des Milieus, die Entfernung aus dem häuslichen, mit Sorgen und Spannungen erfüllten Umkreise kann krankhafte Erscheinungen zum Verschwinden, eine gestörte allzu labile Funktion zum Ausgleiche und zur Beruhigung bringen. Deshalb kann etwa die Kost im Krankenhaus ganz anders wirken als zu Hause. Allzuleicht verleitet es zu Trugschlüssen, wenn man die Arbeitsfähigkeit eines Kranken nur nach dem Krankenhausaufenthalt beurteilen will.

Die Beobachtungen in der Klinik müssen durch *anamnestische Feststellungen* und wo es angeht, durch *Untersuchungen während des alltäglichen Lebens*, bei oder doch bald nach der Berufsarbeit ergänzt werden. Hier ergibt sich, wie überaus wichtig es ist, daß der *praktische Arzt* und der *im Krankenhaus* möglichst *zusammenarbeiten*, durch gegenseitige Berichte oder am besten durch Besprechungen.

Bei den klinischen Untersuchungen nehmen heute *Apparate* und *Analysen im Laboratorium* einen ziemlich breiten Raum ein. Es kann gar nicht bezweifelt werden, daß mit diesen Kranke oft sehr viel besser beurteilt und behandelt werden können als ohne sie und daß sich Unterlassungen oft bitter rächen. Man kann eben tatsächlich auf der Röntgenplatte viele Veränderungen der

Lungen nachweisen, die anders nicht zu erkennen sind. Man kann manche Zuckerkranke mit Bestimmungen des Blutzuckers sicherer behandeln. Aber: alle Ergebnisse dieser Methoden müssen richtig verwertet werden. Je mühsamer und umständlicher eine Untersuchungsmethode ist, desto eher wird sie nur einmal oder allzu selten am Kranken angewandt; da sie aber nur ein Augenblicksbild gibt, kann das Resultat durch alle möglichen wechselnden Umstände beeinflußt sein. Sehr oft sind deshalb gerade regelmäßige Reihenuntersuchungen notwendig. *Der Wert der Laboratoriumsarbeit darf nicht verkannt, muß aber richtig eingeschätzt und benutzt werden.* Auch muß unterschieden werden zwischen dem, was für wissenschaftliche Forschung und was für die praktische Krankenbeurteilung notwendig ist.

d) Familien- und Umgebungsuntersuchungen.

Es wurde erwähnt, wie wichtig für die Krankenbeurteilung das Erfassen der *ererbten Anlage* ist. Nur aus möglichst genauen und umfangreichen Angaben über die Mitglieder der Familie können die notwendigen Aufschlüsse gewonnen werden. Die Häufigkeit familiärer Krankheiten und konstitutioneller Eigentümlichkeiten muß festgestellt werden. Auch durch äußere Einflüsse entstandene Krankheiten, Infektionskrankheiten und Vergiftungen zeigen oft bei Geschwistern und Verwandten einen recht typischen Verlauf.

Die *Familienanamnese* ist ein wichtiger Bestandteil der Anamnese, ihrer Verwertbarkeit sind aber Grenzen gezogen, denn es ist einleuchtend, wie unsicher die Mitteilungen über Verwandte sind, oft schon die über die allernächsten, fast immer die über fernerstehende. Ärztlich Wichtiges und Unwichtiges kann noch weniger unterschieden werden als im eigenen Leben. Wo es geboten und möglich ist, besonders wo neue Erfahrungen über die erblichen Bedingungen einer Krankheit gewonnen werden sollen, muß die Familienanamnese unbedingt durch *Familienuntersuchungen* ergänzt bzw. ersetzt werden. Die Familienmitglieder müssen in möglichst weitem Umfange sorgfältig erfaßt werden, am besten durch persönliche Untersuchung, wo dies nicht möglich ist, durch objektive Unterlagen, durch ärztliche Berichte, durch Zeugnisse, Akten u. dgl. Historisches und archivarisches familiengeschichtliches Material ist nur selten ausreichend, da die Angaben über Krankheiten und Krankheitsabläufe, über Konstitutionseigentümlichkeiten meist nicht mit genügender Sachlichkeit und Sachkenntnis überliefert sind.

In den familiengeschichtlichen Aufzeichnungen unterscheidet man die *Stammtafel,* die von einem Ahnenpaare, und die *Ahnentafel,* die von einem gegenwärtigen Familienmitgliede, dem *Probanden,* ausgeht. Die Stammtafel (oder Descendententafel) verzeichnet alle Nachkommen (im „Stammbaum" die Nachkommen gleichen Namens) des Ahnenpaares, die Ahnentafel (oder Ascendententafel) alle Vorfahren des Probanden. Für die zahlenmäßige Auswertung ist aber eine möglichst umfassende *Familien- oder Sippentafel* erforderlich, die auch die Geschwisterschaften, die Seitenlinien und möglichst viele Vorfahren enthält. (Vgl. den Beitrag über allgemeine Erbpathologie.)

In anderer Hinsicht kann es, besonders bei Infektionskrankheiten oder auch bei gehäuften Vergiftungen, wichtig sein, die *Umgebung des Kranken* zur Untersuchung mit heranzuziehen. Leichte, „abortive", d. h. nicht voll zur Ausprägung gekommene Erkrankungsfälle wird man oft nur im Zusammenhange mit anderen typischen Fällen in der Umgebung richtig deuten können. Es ist aber sowohl für die Behandlung des einzelnen wie auch für die Verhütung weiterer Ausbreitung eines Infektionsherdes von größter Bedeutung, daß die wenig eindrucksvollen Erkrankungen erfaßt werden. Nur wenn man die Umgebung eines bacillenstreuenden Lungenkranken untersucht, kann man die frühen Stadien der Lungentuberkulose auffinden, deren rechtzeitige Behandlung für den weiteren Verlauf so entscheidend ist. Nur wenn auch die fast beschwerdelosen Typhuskranken isoliert werden, kann das Umsichgreifen einer Epidemie eingedämmt werden. Untersuchungen im Hause des Kranken, in Schulklassen, in Internaten, Kranken- und Fürsorgeanstalten, Gefängnissen usw. können erforderlich sein.

3. Die Krankenbeurteilung.

Jede ärztliche Krankenbehandlung hat eine klare Krankenbeurteilung zur Voraussetzung. Darin unterscheidet sich der wirkliche Arzt vom „Kurpfuscher", daß er den Kranken auf Grund von Erkenntnissen behandelt. Wohl hängt das ärztliche Urteil über den Kranken vom Stande der Medizin, auch von den Erfahrungen und der Einstellung des Arztes ab, jedoch sind Gediegenheit und auch Erfolg der Behandlung daran gebunden, daß die krankhaften Erscheinungen und Vorgänge, aber auch Persönlichkeit und Lage des Kranken richtig verstanden und erfaßt werden.

a) Die Krankheitsdiagnose.

Man sagt mit gutem Grunde, die erste Aufgabe des Arztes sei, eine gute *Diagnose* zu stellen. Was ist darunter zu verstehen? Zunächst ist die Diagnose *die in einem Worte oder Wortgefüge zusammengefaßte Bezeichnung der Krankheit.* Was wir am Kranken festgestellt und erkannt haben, ordnen wir in einen der gebräuchlichen Krankheitsbegriffe ein. Die Krankheitsbegriffe entnehmen wir der Krankheitslehre, der *„speziellen Pathologie"*, wie sie sich in der Geschichte der Medizin gebildet haben. Alt überlieferte Begriffe werden immer wieder auf Grund neuer Erkenntnisse mit neuem Inhalte gefüllt; neue Methoden bieten neue Möglichkeiten und führen zu neuen Begriffen. Die Medizin befindet sich in einer dauernden, lebendigen Entwicklung. Ein geschlossenes, nach einem einheitlichen Prinzip geordnetes System der Krankheitsbegriffe gibt es daher nicht, vielmehr gebrauchen wir Begriffe mit sehr unterschiedlicher Bedeutung, ja zuweilen wird sogar das gleiche Wort in verschiedenem Sinne gebraucht, woraus leicht bedauerliche Mißverständnisse entstehen können.

Wenn wir die heute gebräuchlichen Krankheitsbegriffe — etwa nach dem Inhaltsverzeichnisse dieses Lehrbuches — betrachten, so finden wir zunächst Infektionskrankheiten. Seit den glänzenden Ergebnissen der modernen Bakteriologie unterscheiden wir sie nach den Erregern, also nach der Ursache. Wir gebrauchen hier *ätiologische Krankheitsbegriffe*. Mit den neuen Ergebnissen haben sich neue und klarere Begriffe entwickelt. Typhus, ursprünglich das durch getrübtes Bewußtsein („Umnebelung") gekennzeichnete Krankheitsbild, ein „symptomatischer" Begriff, wurde durch die Entdeckung der Erreger und der durch sie hervorgerufenen typischen Erkrankungsformen aufgeteilt in verschiedene ätiologisch, eben nach dem Erreger gekennzeichnete Begriffe. Diphtherie, früher die besondere Form einer Entzündung der Schleimhaut, ist heute die durch den Diphtheriebacillus hervorgerufene Erkrankung.

Dann werden die Krankheiten der Lungen, des Herzens u. a. angeführt, nach den erkrankten Organen und ihren pathologisch-anatomischen Veränderungen: Lungenentzündung, Herzklappenfehler u. a. Die Begriffe sind hier meistens *pathologisch-anatomische* oder *morphologische*. Da die heutige Medizin seit MORGAGNI, ROKITANSKY und VIRCHOW in weitem Umfange auf dem Boden der pathologischen Anatomie aufgebaut wurde, nehmen diese morphologischen Begriffe in ihr einen breiten Raum ein.

Wieder etwas anderes besagen Krankheitsbegriffe, wie Herzmuskelschwäche, Diabetes, Diarrhöe; sie weisen auf krankhafte Vorgänge, auf Funktionsstörungen hin und können deshalb als *pathologisch-physiologische* oder *funktionelle* bezeichnet werden.

Endlich beziehen sich manche Begriffe auf eine besondere Eigentümlichkeit der Kranken; weder die Ursache, noch die morphologische Veränderung oder die Vorgänge sind das eigentlich Kennzeichnende: in den Kapiteln über Fettsucht, über manche endokrine Störungen und besonders über die Neurosen wird das deutlich werden. Der Begriff umschließt dann eine Gruppe von Menschen, die ohne scharfe Grenze in den Bereich der Gesunden übergeht, er bezeichnet einen Typus und mag deshalb *Typusbegriff* heißen.

Wie nun diese Begriffe angewandt, wie die Diagnosen gestellt werden, das eben *lehrt die spezielle klinische Pathologie*. Vielfach ist ein Symptom oder ein Symptomkomplex so charakteristisch („pathognomonisch"), oder eine morphologische Veränderung ist durch die Untersuchung so eindeutig festgestellt, daß die Diagnose ohne weiteres gegeben ist. Nicht selten ist ja die Diagnose nichts anderes als eben der Ausdruck für einen besonderen Vorgang oder eine besondere Veränderung. Aber mit allen allzu raschen und kurzschlüssigen Diagnosen sollte man sehr vorsichtig sein.

Wenn zwischen mehreren in Frage kommenden Diagnosen entschieden werden muß, so spricht man von „*Differentialdiagnose*". Man geht dann einmal von den am Kranken nachgewiesenen Symptomen aus und prüft, welchem Krankheitsbilde sie am besten entsprechen und ob etwa irgendein Befund eine der fraglichen Krankheiten ausschließt oder unwahrscheinlich macht. Man muß aber dann auch von den verschiedenen, konkurrierenden Krankheiten ausgehen und überlegen, welche ihrer Symptome am Kranken nachzuweisen sind. Diese doppelte Überlegung schützt am besten vor Versäumnissen.

Nicht selten kann die Differentialdiagnose — wenigstens ehe weitere Ergebnisse der Untersuchung und Beobachtung vorliegen — nicht bis zu einer sicheren Entscheidung zu Ende geführt werden. Man soll sich dann doch soweit wie möglich über die größere oder kleinere Wahrscheinlichkeit der verschiedenen Diagnosen und deren Bedeutung klar werden.

Es ist eine sehr wichtige Aufgabe des Arztes, schon die ersten, oft nur wenig erheblichen Krankheitszeichen zu erkennen und *frühzeitig* die richtige Diagnose zu stellen, denn je früher die notwendige Behandlung eingeleitet werden kann, desto günstiger sind ihre Aussichten. Bei Infektionskrankheiten kommt es überdies darauf an, frühzeitig weitere Ansteckungen zu verhüten.

Der Arzt muß wissen, welche Krankheiten überhaupt und besonders in seinem Bereiche *häufig* vorkommen, und er soll an die häufigen immer zuerst denken.

Krankheitsdiagnosen sind unbedingt *notwendig*. Wir brauchen sie zur Verständigung untereinander. Sie sind wichtig für die Forschung, die je nach ihrem Stande gewisse Resultate unter vorläufig abschließenden Begriffen zusammenfaßt, um an ihnen weiterzuarbeiten; sie sind aber auch unentbehrlich für den praktizierenden Arzt, denn sie bilden Grundlage und Ausgangspunkt für seine weiteren Überlegungen. Die Aufgabe der Diagnostik zwingt dazu, alles genau und sorgfältig aufzuklären und durchzudenken, das ist immer von größtem Werte.

Freilich besteht hier auch eine gewisse Gefahr: man ist versucht zu pressen und zu deuten, man kann leicht auch einmal etwas Nichtpassendes übersehen oder verdrängen, zumal wenn man allzu rasch mit der Diagnose fertig ist. Und ferner: wenn die Diagnose einmal festgelegt ist, wird leicht die freie Beweglichkeit der Gedanken eingeengt, so daß dann neu auftretende Erscheinungen, die nicht zu dem diagnostizierten Krankheitsbilde gehören, nicht rechtzeitig erkannt oder nicht richtig gedeutet werden. Zumal bei langwierigen Erkrankungen ist in dieser Hinsicht große Vorsicht geboten.

Vor allem aber muß man sich immer über *die Bedeutung der gestellten Diagnose* klar sein. Ihre *Art* und ihr *Inhalt* müssen genau bedacht werden. Nach dem, was über die verschiedenen Krankheitsbegriffe ausgeführt wurde, sind ätiologische, morphologische, funktionelle und Typusdiagnosen zu unterscheiden. Die erste Regel ist die, daß *diese Diagnosen wirklich im Sinne ihres Begriffes gebraucht*, und daß unklare Vermengungen und Vermischungen vermieden werden.

Diphtherie, Typhus sind für uns heute ätiologische Diagnosen, die nur gebraucht werden dürfen, wenn die Ätiologie wirklich gesichert ist; in allen nicht ganz klaren Fällen ist der Nachweis der Erreger oder der der Ansteckung unerläßlich. Herzinsuffizienz ist ein funktioneller Begriff, der nicht ohne weiteres durch den pathologisch-anatomischen der Myokarditis oder Myodegeneratio cordis ersetzt werden sollte. Nur wenn wir nach der Entstehung — etwa im Anschlusse an eine Infektionskrankheit — und nach dem Verlaufe auf organische Veränderungen im Herzmuskel schließen können, so ist das berechtigt.

Es mag vorkommen, daß zwei Ärzte beim gleichen Kranken verschiedene Diagnosen stellen und doch beide Recht haben. Verschiedenartige Krankheitsbegriffe überschneiden sich nicht selten; welcher zur Diagnose gewählt wird, hängt davon ab, welche Beziehungen im Krankheitsbilde in den Vordergrund gestellt werden. Es ist immer die Diagnose vorzuziehen, die am meisten über den Kranken aussagt; die Entscheidung darüber liegt aber teilweise auch an der Einstellung des Arztes. Doch selbst bei verschiedenen Diagnosen werden sich die Ärzte ohne Schwierigkeiten miteinander verständigen können, wenn jeder sich über die Begründung und Bedeutung seiner Diagnose klar ist.

b) Die Individualdiagnose.

Jede Diagnose ist zunächst nur die Zusammenfassung der festgestellten Krankheitszeichen unter einem der bekannten Krankheitsbegriffe. Sie *muß* mit Kritik, d. h. *mit Erkenntnis ihrer Bedeutung gebraucht werden;* jede hat ihre sehr beachtenswerten Grenzen. Zur wirklich ausreichenden und erschöpfenden Beurteilung des einzelnen Kranken bedarf die Diagnose der Ergänzung; der allgemein gefaßte Rahmen muß mit den einzelnen Zügen ausgefüllt, die Krankheitsdiagnose zur *Individualdiagnose* ausgebaut werden.

Man gewinnt den ersten Ansatz, wenn man sagt, es genügt nicht, eine ätiologische, morphologische, funktionelle oder Typusdiagnose zu stellen, *vielmehr muß in jedem einzelnen Falle ätiologisch, morphologisch, funktionell und nach dem Typus und der Persönlichkeit diagnostiziert werden*. An jedem Kranken haben wir zu überlegen: welche ursächlichen Momente kommen in Betracht, wie sind die morphologischen Veränderungen, wie ist der Ablauf der Lebensvorgänge alteriert und was für ein Typus, was für eine Persönlichkeit steht da vor uns. Und damit sind wir zugleich vor die weitere Frage gestellt, was bedeutet all dies? Was bedeutet Ursächliches, Morphologisches, Funktionelles und Persönliches hier in diesem Falle?

Es muß die *ätiologische Frage* gestellt werden. Aber auch, wo eine „ätiologische Diagnose" eine erste Antwort gibt, muß die Frage nach allen möglichen Richtungen aufgeklärt werden. Wenn eine „äußere Krankheitsursache", etwa ein bestimmter Erreger, festgestellt ist, muß untersucht werden, was der Erreger und was Konstitution und Disposition des Kranken bedeutet, wie aus genotypischen und peristatischen, aus somatischen und psychischen Momenten, wie aus der ganzen Lebensgeschichte des Kranken die Entstehung des gegebenen Krankheitsbildes verstanden werden kann. Jede Krankheit ist nur eine Episode im Leben, sie trifft nicht einen unberührten und unversehrten Menschen. Die ätiologische Frage stellen, heißt auch auf diese weiteren Zusammenhänge sehen.

Besonders können atypische Krankheitsbilder nur durch eine genaue Analyse der Symptomgenese, durch sorgfältige Erfassung der prämorbiden, oft ererbten konstitutionellen Momente und aller im Laufe des Lebens erlittenen äußeren Schädigungen geklärt werden (Strukturanalyse).

Was wir unter *organischen, morphologischen Veränderungen* verstehen, ist eingehend erörtert (vgl. S. 10 f.). Wir müssen die morphologischen Veränderungen mit allen Möglichkeiten der Untersuchungstechnik und Diagnostik feststellen, aber wir müssen uns immer auch überlegen, was unsere Befunde bedeuten, ob sie nicht etwa nur Augenblicksbilder rasch wechselnder Zustände sind und ob es sich wirklich um mehr bleibende, nicht ausgleichbare Alterationen handelt und was diese bedeuten, welche Gefahren mit ihnen verbunden sind und wie sie etwa die Heilung hemmen oder beeinträchtigen.

Die *funktionellen Störungen* sind durch ihren größeren Wechsel, durch die größere Beeinflußbarkeit gekennzeichnet. Deshalb kommt es gerade darauf an, ihre Bedingungen kennenzulernen. Ich verweise auf die Ausführungen über die Krankenuntersuchung. Je schwerer die Funktionsstörungen sind, je häufiger sie wiederkommen, je weniger gut sie behoben werden können, desto eher muß angenommen werden, daß sie mit morphologischen Veränderungen verbunden sind.

Nicht nur nach den krankhaften Erscheinungen, auch nach seinen *persönlichen Eigenschaften und Lebensbedingungen* müssen wir den Kranken beurteilen. Es ist uralte Erfahrung: für den Ablauf einer Krankheit ist die Konstitution, der Typus von größter Bedeutung. Nur ein bekanntes Beispiel: Fette überstehen akute Infektionskrankheiten viel weniger leicht. Je besser wir einen Kranken nach seiner Erbanlage und nach seiner Geschichte kennen, desto besser können wir seine Lage in der Krankheit beurteilen.

In jedem Fall muß man sich die Frage vorlegen: Wieweit ist durch die festgestellten objektiven Erscheinungen das Verhalten des Kranken wirklich erklärt, oder was liegt vielmehr an der besonderen Art und Weise, wie die Krankheit erlebt und verarbeitet wird? Psychische Beziehungen, Krankheitseinsicht, Einstellung und Haltung spielen auch bei organischen Krankheiten eine ungeheure Rolle, durchaus nicht nur bei Neurotikern und bei Psychopathen. Neurotische Verarbeitung ist so häufig, auch wo sie zunächst gar nicht eindrucksvoll zutage tritt. Es muß hier auf den Abschnitt über Neurosen verwiesen werden; nur eine prinzipielle Bemerkung ist erforderlich: es geht eben nicht an, wenn eine organische Diagnose gestellt ist, die Neurosendiagnose für entbehrlich zu halten; auch nicht durch eine noch so feine und minutiöse somatische Diagnostik (gerade durch sie nicht!) kann die Neurosendiagnostik abgebaut werden. Auch bei der Entstehung oder Auslösung „organischer" Krankheiten können Schwierigkeiten, kann eine „Krise" in der Lebensgeschichte eine sehr wesentliche Rolle spielen.

Was die Krankheit für den Kranken bedeutet, das hängt außer von seiner Persönlichkeit wesentlich auch von seiner ganzen *Lebenslage* ab. Lebenshaltung, Haus und Familie, Arbeit und Beruf, wirtschaftliche und soziale Verhältnisse sind für die Individualdiagnose von größtem Belange. Die Hinweise mögen hier genügen (vgl. S. 19f.).

Es *ergibt* sich also: die *Individualdiagnose erfordert* eine nach bestimmten Gesichtspunkten angeordnete Reihe von Überlegungen, nicht ein System von Krankheiten und Krankheitszeichen, sondern *ein System von Fragen*.

Die Aufgabe könnte allzu umständlich und schwierig erscheinen, sie ist es aber nicht, wenn sie wirklich folgerichtig erfaßt wird. Selbstverständlich hängt es immer vom einzelnen

Falle ab, was notwendig ist. Vor allem bei unerheblichen und bei den meisten akuten Erkrankungen genügen oft einfachere Überlegungen. Der Arzt muß und wird es lernen, was die sachgemäße Beurteilung eines Kranken jeweils erfordert. Mit diesem Vorbehalt sei folgendes *Schema für die Individualdiagnose* angegeben.

Die *ätiologische Frage*. Äußere Krankheitsursachen. Disposition. Erbanlage und Lebensgeschichte, Bedeutung psychischer Momente, Konflikte und Schwierigkeiten.

Die *Frage nach den morphologischen Veränderungen*. Bedeutung der Befunde: Dauer und Ausgleichbarkeit, Heilbarkeit. Gefahren. Auslösung von Funktionsstörungen.

Die *Frage nach den Funktionsstörungen*. Wechsel, Bedingungen und Beeinflußbarkeit. Beziehung zu organischen Veränderungen.

Die *Frage nach den persönlichen Eigenschaften des Kranken*. Konstitutionelle Reaktionsweise des Organismus. Psychische (neurotische) Verarbeitung. Genese des Neurotischen (aus Persönlichkeit und Umweltbedingungen). Krankheitseinsicht, Einstellung zur Krankheit.

Die *Frage nach der Lebenslage*. Lebenshaltung und Krankheit. Haus und Familie, Arbeit und Beruf, wirtschaftliche und soziale Verhältnisse.

Krankenbeurteilung ist nun nicht irgendeine theoretische Erkenntnis, sie hat vielmehr eine eminent **praktische Aufgabe**; sie soll die Antwort liefern auf ganz bestimmte Fragen: wie ist der Kranke gestellt, in welcher Weise und in welchem Maße ist er beeinträchtigt, was hat er zu erwarten?

Die erste Frage, die dem Arzt vorgelegt ist, ist die, ob eine *Behandlung notwendig* ist. Besonders wichtig ist es, daß *drohende Gefahren* sofort erkannt werden. Auch wo eine sichere und endgültige Diagnose noch nicht möglich ist, muß doch immer der schwere Zustand als solcher richtig erfaßt werden, damit die notwendigen Maßnahmen nicht versäumt werden.

Die Beurteilung ist weiter auf die Frage nach der *Leistungsfähigkeit* gerichtet. Was kann dem Kranken zugemutet, wie muß er geschont werden? Gerade hier müssen die Lebensverhältnisse in vollem Umfange berücksichtigt werden. Nicht nach diesen oder jenen Funktionsprüfungen, nicht nur nach Schäden und veränderten Abläufen, sondern wesentlich nach dem Verhalten der Persönlichkeit und nach den gegebenen sozialen Bedingungen muß die Leistungsfähigkeit beurteilt werden.

c) Die Prognose.

Die *Aussagen über den weiteren Verlauf* der Krankheit, über die Zukunft, die der Kranke zu erwarten hat, werden als „*Prognose*" bezeichnet. Zunächst ist zu unterscheiden, ob die Erkrankung eine *akute* oder eine *chronische* ist. Akute Krankheiten heilen in den meisten Fällen. Die Heilungsaussichten hängen von der Krankheit und von der Widerstandsfähigkeit des Organismus ab, von drohenden Komplikationen, von rechtzeitiger und sachgemäßer Behandlung. Bei *chronischen Erkrankungen* kann es sich um bleibende, *stationäre Defekte* handeln, die etwa nach einer akuten Krankheit zurückgeblieben sind, oder um *Prozesse, die rascher oder langsamer* zum Besseren oder Schlechteren *verlaufen*.

Wie wir zwischen Krankheits- und Individualdiagnose unterschieden haben, so sprechen wir auch von einer *Krankheits-* und *Individualprognose*.

Die *Krankheitsprognose* ist durch die Ergebnisse und Erfahrungen der Medizin mit der Krankheitsdiagnose gegeben. Man weiß, daß bei einer Pneumonie, bei einer akuten Nephritis die und die Ausgänge vorkommen, und man kennt wenigstens ungefähr die Häufigkeit der verschiedenen Ausgänge. Man weiß, daß eine Schrumpfniere nicht heilbar ist und daß ein Carcinom, das nicht entfernt werden kann, zum Tode führt. So sind mit der Diagnose gewisse Möglichkeiten und Wahrscheinlichkeiten gegeben. Selbstverständlich muß bei allen Schlüssen die Sicherheit der Diagnose berücksichtigt werden.

Aber auch bei recht gut bekannten Krankheiten ist das doch nur ein ziemlich weiter Rahmen, der nun durch die Züge des einzelnen Falles ausgefüllt werden muß. Wird *diese* akute Nephritis heilen oder in Schrumpfniere übergehen? Was spricht für die eine oder andere Möglichkeit, mit welcher Wahrscheinlichkeit kann Heilung hier erwartet werden? Das sind die Fragen der *Individualprognose*.

Ob die Erkrankung schwerer oder leichter sei, erschließen wir aus Art und Ausdehnung der morphologischen Veränderungen, aus dem Grade, dem Wechsel und der Beeinflußbarkeit der Funktionsstörungen, aus besonderen Komplikationen und ihren Gefahren. Aber auch die Persönlichkeit des Kranken, seine Geschichte und seine Lebenskreise sind zu berücksichtigen. Von der Einstellung des Kranken, von seiner Einsicht, aber auch von seinen wirtschaftlichen Verhältnissen hängt oftmals die Möglichkeit einer gründlichen und genügend ausgedehnten Behandlung und damit in weitem Maße sein weiteres Schicksal ab.

Wichtigste Anhaltspunkte geben oft der *Verlauf* und *das Ergebnis der Behandlung*. Nach dem Aufwande der Therapie, der zum Erfolge notwendig ist, kann man vielfach die Schwere der Erkrankung beurteilen — etwa nach der erforderlichen Menge der Digitalisstoffe den Grad der Herzinsuffizienz.

Je genauer wir den einzelnen Kranken kennen, desto eher werden wir uns auch ein Urteil über sein weiteres Schicksal bilden können. Aber wir müssen uns immer der Grenzen unseres Urteiles bewußt sein, die von den allgemeinen Erfahrungen und den Beobachtungen im einzelnen Falle abhängen. Man kann meist nur von *Möglichkeiten und Wahrscheinlichkeiten* reden. *Sicherheit* gibt es *nur selten*, nur in den allerleichtesten und in aussichtslosen Fällen. Aber auch da sei man kritisch und vorsichtig; allzu leicht kann man sich täuschen! Selbst beim Betasten während einer Operation kann ein gutartiger Tumor für ein inoperables Carcinom gehalten werden. Es ist ein guter Grundsatz, nie zu früh die Hoffnung aufzugeben. Daß der Arzt sich nicht die Rolle eines Propheten anmaßen soll, versteht sich nach alledem von selbst.

d) Die sozialärztliche Beurteilung und Begutachtung.

Die heutigen sozialen Verhältnisse, die Struktur der Gemeinschaft in den Industrieländern und schließlich vor allem die durch die soziale Gesetzgebung geschaffenen öffentlichen Einrichtungen stellen den Arzt vielfach vor besondere, neuartige Aufgaben. Er hat der *sachverständige Berater* der mit der sozialen Fürsorge (im weitesten Sinne) betrauten Behörden und Organisationen zu sein. Es ist wichtig — und es scheint mir auch richtig zu sein —, daß dem praktizierenden Arzt die Beratung und Begutachtung obliegt und nicht der Vollzug; er ist an die *ärztliche Sachlichkeit* gebunden. Diese muß aber unbedingt dahin verstanden werden, daß er nicht nur wie stets dem Kranken, dem einzelnen verpflichtet ist, sondern, daß er *vor der Gemeinschaft die Verantwortung* dafür trägt, daß nach seinem Gutachten die zur Verfügung stehenden Mittel möglichst gerecht und billig verteilt werden. Nicht nur der einzelne, der Beiträge bezahlt und vielleicht in Not ist, hat Ansprüche geltend zu machen, sondern auch die Gemeinschaft. Und nur dann kann soziale Fürsorge wirklich sinnvoll sein, wenn sie jedem die Pflicht auferlegt, seine Kräfte, soweit es eben möglich ist, auszunützen und einzusetzen.

Es ist hier nicht der Ort, Vorzüge und Nachteile unserer sozialen Gesetzgebung zu erörtern. Vom Arzte wird *Sachlichkeit und Beachtung der bestehenden Gesetze* verlangt. Wenn er darüber hinaus, auf Grund seiner besonderen Erfahrungen, Stellung zu den Gesetzen nehmen will, so wird er doch jedenfalls auch die entscheidenden politischen Gesichtspunkte entsprechend berücksichtigen müssen.

Der Arzt hat sachlich zu sein: er ist an die Erfahrungen der Medizin und an seine ärztlichen Feststellungen gebunden; er hat nicht Wohltaten auf Kosten anderer auszuteilen und darf in keinem Falle „seinen" Kranken zu unrechtmäßigen Vorteilen verhelfen. Auch in kleinen Dingen sind „Gefälligkeitszeugnisse" ein großes Übel und Unrecht.

Das *Urteil des Arztes gründet sich auf sorgfältige Untersuchung und Beobachtung*, wie auf *gründliches Studium vorliegender Akten*. Alles, was über Krankenuntersuchung und Krankenbeurteilung gesagt wurde, muß hier genau beachtet werden. Hier kommt es wirklich gerade darauf an, daß die Persönlichkeit in ihrer Lage richtig erfaßt wird.

Die Glaubwürdigkeit der Kranken ist leider, wo es sich um Begutachtung handelt, fast immer eine zweifelhafte. Auch Äußerungen aus der Umgebung besonders aus der näheren, sind allzuoft durch Gunst oder Mißgunst entstellt. Wirklich objektive Unterlagen für die anamnestischen Angaben sind häufig kaum zu gewinnen. *Sorgfältiges Aktenstudium* ist deshalb immer unerläßlich. Nie soll ein Gutachten ohne Kenntnis der Akten abgegeben werden. Bei unvollständigen Akten muß allenfalls Ergänzung durch weitere Erhebungen von den Behörden gefordert werden. In den Akten sind meistens die ersten Äußerungen, etwa die ersten Anträge der Kranken, ihre Veranlassung, ihr Inhalt und ihr Ton besonders wichtig. Je mehr der Kranke untersucht, begutachtet und behandelt, je mehr Renten gewährt und entzogen, je mehr Instanzen durchkämpft wurden, desto mehr sind die Angaben (bewußt oder unbewußt) entstellt. Gerade die ersten Anlässe der Ansprüche sind wichtig; oft findet man in irgendeiner beiläufigen, unbeabsichtigten und deshalb unbefangenen Bemerkung die beachtlichsten Hinweise, etwa auf eine soziale Schwierigkeit oder auf eine familiäre Komplikation, auf die die Notlage mehr als auf das angeschuldigte Ereignis zurückgeführt werden muß.

Oft genügen die vorliegenden Akten nicht, und durch Beschaffung eines möglichst vollständigen urkundlichen Materials über die Persönlichkeit (Personalakten bei Beamten, Militärpapiere wie Stammrollenauszüge, alte Krankengeschichten, Krankenkassenausweise u. dgl. findet nicht selten die Beschädigungsfrage eine unerwartete Lösung. Was wir „Objektivierung der Anamnese" nannten, ist hier gerade von besonderer Wichtigkeit.

Die Fragen, die dem Arzt gestellt sind, beziehen sich im allgemeinen auf die *Arbeitsfähigkeit* und auf die *Ursachen ihrer Minderung*.

Über die *Arbeitsfähigkeit* wird ein zahlenmäßiges Urteil in Prozenten verlangt. Das entspricht sehr viel mehr juristischem Formalismus als ärztlicher Krankenbeurteilung. Man muß sich einen gewissen freieren Spielraum bewahren. Entscheidende Punkte sind: Erwerbsminderung um 25%, um 50% und um mehr als $^2/_3$. Unter 25% wird von manchen Einrichtungen (z. B. Versorgung der Kriegsbeschädigten) keine Entschädigung gewährt. Man sollte auch als Arzt im allgemeinen volle Arbeitsfähigkeit annehmen, wenn man ihre Minderung auf weniger als 25% schätzt. Es kann sich dann nur um belanglose Schädigungen handeln, die keine merkliche Rolle spielen. Mit einer Minderung der Arbeitsfähigkeit um 50% genießt ein Kranker die Vorteile des „*Schwerbeschädigten*" (erschwerte Kündigungsbedingungen u. a.), bei einer Einbuße von mehr als $^2/_3$ seiner Arbeitsfähigkeit wird ein Kranker „*invalide im Sinne des Gesetzes*", d. h. er ist zum Bezug der Reichsinvalidenrente berechtigt.

Daß die Leistungsfähigkeit nicht nur nach Funktionsprüfungen, nicht *nur* nach der Krankenhausbeobachtung beurteilt werden kann, ist schon angeführt (vgl. S. 29 f.). Aber Arbeitsfähigkeit ist noch anders zu beurteilen als Leistungsfähigkeit. Es kommt immer auch auf die *Art der Arbeit* an und auf die *Bedingungen*, unter denen sie geleistet werden muß. Die ganze soziale und wirtschaftliche Situation muß mitberücksichtigt werden (z. B. auch wenn Krankheit eine besondere Diät oder sonst vermehrten Aufwand fordert).

Der Arzt muß sich ein möglichst vollständiges Bild von der Lage und von den Arbeitsbedingungen des Kranken machen. Zuweilen sind Angaben in den Akten, Zeugnisse u. dgl. verwertbar. Erwünscht ist es, daß die begutachtenden Ärzte auch das alltägliche Leben der Versicherten im Hause und bei der Arbeit kennenlernen, daß sie, soweit das möglich ist, Arbeitsplätze, Fabriken und Bergwerke, aber auch Hof und Feld aufsuchen, um sich eine Vorstellung davon zu machen, was da verlangt wird.

Es entsteht nun oft die Frage, *ob und wie* eine *beschränkte Arbeitsfähigkeit verwertet werden kann*. Die Entscheidung darüber muß Behörden und Gerichten überlassen bleiben. Der Arzt kann natürlich nicht alle die, die keine Arbeit finden, als arbeitsunfähig begutachten; das würde zu unerträglichen Mißständen führen. Unbilligkeiten sind aber zu vermeiden. Wenn die in Frage kommenden Arbeiten durch die erforderte körperliche Anstrengung oder durch unvermeidliche ungünstige Einwirkungen (etwa der Witterung) für den Kranken wirklich gefährlich sind, so ist er tatsächlich arbeitsunfähig.

In der *Ursachenfrage* handelt es sich darum, *ob eine Minderung der Arbeitsfähigkeit durch ein "entschädigungspflichtiges" Ereignis entstanden oder verschlimmert wurde*. Solche Ereignisse sind vor allem Betriebsunfälle, Unfälle, für die ein anderer haftpflichtig ist, Berufskrankheiten oder Kriegsbeschädigungen. Auf die rechtlichen Begriffsbestimmungen kann hier nicht eingegangen werden. Die Ursachenfrage zu klären ist oft, gerade bei inneren Erkrankungen, mit größten Schwierigkeiten verbunden. Immer da, wo konstitutionelle Momente eine größere Rolle spielen, ist die Bedeutung äußerer Krankheitsursachen umstritten. In dem Gebiete der inneren Medizin handelt es sich sehr oft nicht um direkte, unmittelbar gegebene Folgen eines Unfalles (wie meistens in chirurgischen Fällen). Oft kann nicht sicher entschieden werden, ob die Erkrankung nicht auch ohne den Unfall entstanden, wie sie ohne ihn verlaufen wäre. Wenn die Erkrankung erst längere Zeit nach dem Unfalle in Erscheinung trat, so muß nach *"Brückensymptomen"* geforscht werden, d. h. nach Erscheinungen, die auf einen früheren Beginn der Erkrankung hinweisen. Ein *zeitlicher Zusammenhang genügt* aber *nicht ohne weiteres, um einen ursächlichen* anzunehmen. Jedoch müssen *indirekte wie direkte Zusammenhänge* anerkannt werden. Die Voraussetzungen für die Anerkennung einer Betriebskrankheit sind durch Gesetze und besondere Verfügungen geregelt. Alles Einzelne muß in den speziellen Abschnitten nachgelesen werden. Die Verschlimmerung einer Krankheit, die schon vor dem Unfalle o. dgl. bestanden hat, wird wie ihre Entstehung entschädigt; war die Arbeitsfähigkeit schon vorher *nachweisbar* beeinträchtigt, so wird der Grad dieser Beeinträchtigung bei der Bemessung der Rente berücksichtigt.

Hier ist aber noch eine prinzipielle Bemerkung notwendig. Ein ursächlicher Zusammenhang zwischen dem angeführten Ereignis und der Erkrankung muß mit *Wahrscheinlichkeit* (oder sogar mit überwiegender Wahrscheinlichkeit) angenommen werden. Die *"Möglichkeit"* eines Zusammenhanges *genügt nicht*. Es genügt also in keinem Falle zu sagen, „ein Zusammenhang ist nicht auszuschließen". Damit wäre erst die Möglichkeit behauptet, Wahrscheinlichkeit muß durch besondere Hinweise, die *für* die Annahme eines Zusammenhanges sprechen, begründet werden.

Einige Hinweise zur Ausführung von Gutachten.

Alle Feststellungen aus den Akten, aus Anamnese, Untersuchung und Beobachtung müssen möglichst eingehend und genau formuliert werden. *Alles Tatsächliche,* das festgelegt wird, ist für die Entscheidung und auch für spätere Begutachtungen von größtem Werte.

Die Beurteilung wird zweckmäßig getrennt in die *rein ärztliche* und in die *sozialärztliche.* Zunächst soll die *ärztliche Diagnose,* die Krankheits- und die Individualdiagnose, ausführlich begründet werden. Darauf wird dann die *sozialärztliche Begutachtung* aufgebaut, das Urteil über die *Arbeitsfähigkeit* und über die *Ursachenfrage* entwickelt. Sind von der Behörde *bestimmte Fragen* gestellt, so muß auf diese eingegangen werden. Soweit es die ärztliche Sachlichkeit erlaubt, aber auch nur soweit, sind eindeutige Antworten zu geben. Es soll nie mehr gesagt werden, als zu sagen nach dem ärztlichen Urteile berechtigt und begründet ist. Unsichere Annahmen müssen ausdrücklich als solche gekennzeichnet, unbeantwortbare Fragen offengelassen werden. Es ist Recht und Pflicht des Arztes, sich nicht aus seiner ärztlichen Sachlichkeit drängen zu lassen.

4. Die Krankenbehandlung[1].

Das *Ziel* der ärztlichen Behandlung ist es, *dem Kranken* „rasch, sicher und angenehm" zur *Gesundheit* oder, wo dies nicht erreichbar ist, zu *einem möglichst erträglichen und ersprießlichen Zustande zu verhelfen.* Krankheit ist immer eine Aufgabe, zu ihrer Bewältigung wird der Arzt um Hilfe angegangen; die „Anpassungsfähigkeit", die Einordnung in den Lebensraum ist beeinträchtigt, aus dieser Lage heraus soll der Arzt dem Kranken Führer sein. Wie Krankheit als Schicksal und Erlebnis des Menschen zu verstehen, wie über die „Diagnose der Krankheit" hinaus „Beurteilung des Kranken" erforderlich ist, so kann auch die Behandlung nicht mit einigen Verordnungen erledigt sein; sie umfaßt mehr. Doch gilt auch hier der Grundsatz: *alles was nötig, aber nur was nötig ist.* Die Lage kann tiefe Eingriffe, erhebliche Zumutungen verlangen, während in anderen Fällen ein einfacher Rat genügt.

Vor allem muß der Arzt sich darüber klar sein, *was* eigentlich *an seinen Maßnahmen gelegen ist.* Wir haben gesehen, daß viele Erkrankungen durch die Regulationen im Organismus zu einer „Selbstheilung" führen, daß schließlich immer die *Heilkraft der Natur* die Heilung schafft. Aber die Heilkräfte der Natur sind nur wirksam, wenn sie *vernünftig gepflegt und gebraucht,* wenn *günstige Bedingungen* für sie geschaffen werden. Dafür zu sorgen, das ist die Aufgabe des Arztes. Er hat *Wegbereiter* zu sein, Diener, nicht Herr des Lebens. Therapie heißt eigentlich Bedienung, Pflege, das weist auf Bescheideneres, zugleich aber auch Umfassenderes hin als Heilung.

Was nun der Arzt zu tun hat, das kann nur im Anschlusse an die Krankheitslehre besprochen werden. Die verschiedenen Methoden sind in dem Kapitel über „*allgemeine Therapie*" zusammenhängend und eingehend dargestellt. Hier soll nur einiges *Grundsätzliche* bemerkt werden, *was für die Haltung und Einstellung des Arztes bestimmend sein muß.*

Wenn der Arzt den Kranken zu behandeln hat, so entsteht zunächst die Frage, *was soll ihm von der Beurteilung mitgeteilt werden.* Das hängt natürlich ganz von der Lage und von der betroffenen Persönlichkeit ab. Auch diese Mitteilungen müssen als ein Teil der Krankenbehandlung betrachtet werden. Selbstverständlich hat der Kranke Anspruch auf Aufklärung; er kann zu wissen

---

[1] Vgl. auch Abschnitt Allgemeine Therapie in Bd. II.

verlangen, wie es um ihn steht, warum und inwiefern er sich Einschränkungen auferlegen muß.

Jede Mitteilung muß (nach Inhalt und Form) dem Verständnisse des Kranken angepaßt werden; man beurteile dieses aber nicht vorschnell zu gut oder zu schlecht. Bei Verständigen kann man auf Wunsch mit Auskünften ziemlich weit gehen. Man sei aber vorsichtig mit Erklärungen, die allzuleicht nur Scheinerklärungen sind und zu Mißverständnissen führen. Es ist dann schon besser darauf hinzuweisen, wie kompliziert die Zusammenhänge und Bedingungen biologischer Vorgänge sind. Zu einfache Vorstellungen über die Krankheit verleiten meist zum Verlangen nach zu einfacher, leicht verständlicher Therapie, und das ist gefährlich. Am günstigsten ist es, wenn der Arzt es versteht, das Vertrauen seiner Kranken zu gewinnen, so daß sie seine Ratschläge annehmen, ohne allzuviel Begründungen zu verlangen.

Der Arzt soll ehrlich sein und soll es auch unbedenklich sagen, wenn etwas dem Kranken nicht erklärt werden kann.

Meist wird der Kranke peinlich berührt, wenn der Arzt keine klare Auskunft zu geben vermag. Man soll offen auf die Grenzen der ärztlichen Möglichkeit hinweisen; das muß sich der Arzt erlauben können und viele sind einsichtig, wenn der Arzt ruhig und entschieden sagt, daß eine Entscheidung im Augenblick nicht möglich ist. Bedenklich ist es die Unsicherheit mit Ausflüchten zu verdecken und zu rasch allerlei Diagnosen, die noch nicht begründet sind, anzuführen und sie immer wieder zu ändern; das besonders muß den Kranken mißtrauisch machen. Liegt die Unsicherheit in den persönlichen Möglichkeiten des Arztes, so soll er einen anderen zur Beratung hinzuziehen.

Unter Umständen muß der Arzt dem Kranken auch unangenehme Wahrheiten sagen. Als solche wird es häufig empfunden, wenn festgestellt wird, daß der „Kranke" nicht krank ist. Das soll klar und deutlich gesagt werden. Freilich darf „nicht krank" nicht einseitig verstanden werden; auch viele Neurotiker sind „krank" und der Behandlung bedürftig (vgl. den Abschnitt über Neurosen).

Die Frage, was dem Kranken zu sagen ist, wird brennend, wenn die *Lage hoffnungslos* erscheint. Der Ernst der Lage darf nicht verschwiegen werden. Aber man kann kaum vorsichtig genug sein. Man muß wissen, was der Kranke ertragen kann, und meist, fast immer ist das nicht allzuviel; der Gesunde kann sich wohl kaum genügend in die Lage versetzen.

Oft wird man nicht gefragt oder so, daß eine ausweichende Antwort sehr nahegelegt ist. Nicht selten kann sich der Arzt mit Recht sagen, daß sein Urteil nicht untrüglich, daß der weitere Verlauf abzuwarten ist und daß auch ganz überraschende Wendungen vorkommen. Er wird dann dem Kranken um so besser zusprechen können.

Besonderen Notwendigkeiten im Leben des Kranken muß Rechnung getragen werden, unmögliche Unternehmungen müssen verhindert, dringend gebotene Regelungen veranlaßt werden. Aber jeder ehrliche Arzt wird zugeben, daß es bei unheilbaren Krankheiten meistens ein ärztlicher Fehler wäre, die volle Wahrheit zu sagen. Man soll wenigstens der Hoffnung Raum lassen. Zweierlei braucht der Arzt, um das Richtige zu finden: er muß einmal den Kranken und seine Lage kennen, ohne sich täuschen zu lassen durch Aufmachung und scheinbare Gefaßtheit, allzuoft nur eine dünne Fassade. Und er muß überdies wissen, daß er nicht das allerletzte Wort hat; er soll helfen und beraten, er muß auf die Gefahren hinweisen, die eine Aufklärung mit sich bringt, aber er muß auch anderen, übergeordneten Erwägungen Raum geben.

Der Arzt ist nun gefragt, *was zum Wohle des Kranken zu tun* ist. Wie wir zwischen Krankheits- und Individualdiagnose und -prognose unterschieden haben, so kann man auch von *Krankheits-* und *Individualtherapie* reden. Die „Krankheit" erfordert gewisse Maßnahmen: bei Lungenentzündung muß das Bett gehütet, bei Magengeschwür eine besondere Kost eingehalten werden. Aber mit den Ergebnissen der speziellen Pathologie und Therapie ist nur ungeformtes Material gegeben, das im einzelnen Falle durch bestimmte Anordnungen gestaltet werden muß, d. h. die Therapie muß dem einzelnen Kranken und seiner besonderen Lage angepaßt werden.

Bei jeder Krankheit sind bestimmte *Anzeigen für die Behandlung („Indikationen")* gegeben; diese betreffen das allgemeine Verhalten des Kranken, die Diät, Arzneien, physikalische Einwirkungen oder auch Psychotherapie. Das eine ist geboten, anderes verboten („kontraindiziert", es besteht eine „Gegenindikation"). Jede Indikation muß genau erwogen werden. Jeder Eingriff kann nicht nur nützen, sondern auch schaden. Je *wirksamer* ein Eingriff ist, ob es sich um eine Arznei oder sonst etwas handelt, desto *„differenter"*, desto weniger harmlos ist er, desto eher muß auch mit *Gefahren* gerechnet werden. Nicht immer können gefährliche Eingriffe vermieden werden; es kommt dann darauf an, wie dringend die Lage ihn erfordert, welcher Nutzen tatsächlich zu erwarten ist, mit welcher Sicherheit man auf einen Erfolg rechnen kann und wie groß andererseits die Gefahr erscheint. In vielen Fällen wird man mit dem Kranken oder seinen Angehörigen das Für und Wider ruhig überlegen, manchmal (z. B. bei manchen nicht unbedingt notwendigen Operationen) ihnen die Entscheidung überlassen können, aber stets muß der Arzt sich der Verantwortung bewußt sein.

Nicht nur die Gefahr, auch der *Aufwand,* den eine Behandlung erfordert, notwendige Ausgaben, wirtschaftliche und berufliche Schädigung müssen sorgfältig überlegt werden. Der Arzt soll sich darüber klar sein, was seine Anordnungen für die betroffene Persönlichkeit bedeuten.

Jede Verordnung muß gewissenhaft begründet sein. Nichts ist so verderblich wie unüberlegtes, gedankenloses „Verschreiben", wie planlose Vielgeschäftigkeit, wenn immer wieder etwas Neues, das Neueste, kritiklos gebraucht wird, vielerlei und ganz Verschiedenes auf einmal, nur damit möglichst viel geschieht.

Es wird von der Indikation *„ut aliquid fiat oder fieri videatur"* gesprochen. Es liegt klar zutage, daß bei ärztlichen Anordnungen die Suggestion eine große Rolle spielt. Mit dieser Tatsache muß gerechnet werden nicht nur bei „Nervösen", sondern auch bei ernsten „organischen" Erkrankungen. Aber *Scheinverordnungen* sind immer eine *schlechte Methode psychischer Therapie.* Gewiß, Einsicht und Zugänglichkeit der Kranken sind sehr verschieden und in schwierigen Situationen gilt es nicht Prinzipien durchzuführen, sondern dem Kranken zu helfen, so gut es eben geht. Zugeständnisse sind nicht immer zu vermeiden, aber man sei möglichst vorsichtig und zurückhaltend. Jede Scheinverordnung führt leicht zu einer *falschen Einstellung des Kranken,* das ist immer bedenklich. Meist ist es sehr schwer, aus einem einmal eingeschlagenen schlechten Wege in einen besseren abzubiegen und *ein* Zugeständnis zieht meist viele andere nach sich. Daß nie ein differentes Mittel ohne strenge Indikation gebraucht werden darf, das versteht sich von selbst.

Wenn somit vor allzuvielem „Verordnen" gewarnt werden muß, so muß andererseits die *Behandlung wirklich weit genug verstanden* werden. Es kommt nicht nur auf Arzneien und Spritzen, auf Wickel und Operationen an, sondern vor allem darauf, daß der Kranke vernünftig beraten wird; nicht nur darauf, *was* verordnet wird, sondern auch *wie* es geschieht. Wie der Kranke Leib und Seele ist, wie es nicht nur um krankhafte Vorgänge und Veränderungen, sondern auch um das Erlebnis der Krankheit geht, so hat *jede Therapie auch Psychotherapie* zu sein, längst nicht immer mit besonderen Heilmethoden, aber auf Grund eines besonderen Verständnisses des Kranken. *Die psychische Behandlung soll in die somatische einfließen.* Jedes Wort, jede Geste kann entscheidend sein.

Vor allem ist es wichtig, daß der *Kranke* und wo es nötig ist, auch seine Umgebung *richtig zu seiner Krankheit eingestellt* wird. Je besser es gelingt dem Kranken verständlich und deutlich zu machen, worauf es ankommt, was der Zustand erfordert, je besser es der Arzt versteht, dem Kranken zur richtigen Haltung und Einstellung zu helfen, desto mehr kann erwartet werden, daß die Anordnungen richtig und sinngemäß eingehalten werden, desto mehr wird auch bewußte und unbewußte psychische Dynamik dazu beitragen, günstige Heilungsbedingungen zu schaffen.

Individualtherapie erfordert, daß jeder Eingriff dem einzelnen Kranken und der besonderen Lage angepaßt wird. Nicht nur Arzneien, auch Diät und Bäder wirken individuell sehr verschieden. Die Reaktion des Kranken hängt von vielen konstitutionellen und persönlichen Momenten von seinem augenblicklichen Zustande, von seiner ganzen Haltung und von der Gesamtsituation ab. Im Krankenhaus, bei richtiger Allgemeinbehandlung wirkt manche Maßnahme ganz anders als in der Unruhe der Alltäglichkeit. Oft geben frühere Erfahrungen des Kranken Anhaltspunkte, die mit Kritik zu verwerten sind.

Besonders bei *differenten Medikamenten ist Vorsicht* geboten, zumal wenn, wie nicht selten, auch die Wirksamkeit des Präparates keine konstante ist. Man muß dann mit zwei Unbekannten rechnen.

Die *wissenschaftliche Pharmakologie* hat in zwei Richtungen Fortschritte erzielt: sie hat einmal zur Darstellung von reineren und damit gleichmäßiger wirkenden Präparaten geführt, und sie hat überdies ihre Wirkung besser aufgeklärt und damit eine genauere Indikation ermöglicht.

Heute liefert die moderne Industrie eine Unmenge auch wirklich guter Präparate. Solche, die bewährt sind, sind mit Vorteil zu gebrauchen. Aber man sei mißtrauisch gegen die lauten Reklamen und Empfehlungen, die täglich Neues anbieten, und man halte sich an zuverlässige Beobachtungen. Überdies sollen auch die Vorzüge der alten Rezepturen nicht verkannt werden. Sie haben etwas mehr Persönliches, und man kann bei Mischungen mehr dem einzelnen Falle Rechnung tragen.

In vielen Fällen muß unter sorgfältiger Beobachtung ein *vorsichtiger Gebrauch des Mittels versucht* werden. Je nach der Wirkung wird dann weiterhin mehr oder weniger gegeben.

Jede einzelne Verordnung muß in die ganze Behandlung eingefügt sein man soll nicht eine einzelne Maßnahme, sei es die Verordnung eines Medikamentes, eine Methode oder Technik einseitig üben, überschätzen und übertreiben.

Es gibt also keine absoluten, allgemein gültigen Vorschriften für die Verordnungen, sondern alle müssen mit Überlegung gebraucht werden.

Das Ziel der Behandlung ist, den Kranken wieder in sein Leben einzuführen. Auch der *Abbau der Behandlung* muß vorsichtig durchgeführt werden. Allmählich müssen die Stützen genommen, allmählich die Anforderungen gesteigert werden. Schließlich müssen die *Lebensbedingungen entsprechend* geregelt werden. Bei chronischen Erkrankungen ist es oft viel wichtiger, wie der Kranke sich auf die Dauer verhält, als wie er während einer vorübergehenden Kur behandelt wird. Der ganze Tageslauf, das Maß des Erlaubten in Arbeit und Genuß muß mit dem Kranken durchgesprochen werden. Unnötige Einschränkungen sollen vermieden, aber die notwendigen strenge durchgeführt werden.

Was kann nun von ärztlichen Anordnungen erwartet werden, welches sind die Wege ihrer Wirkung? Wir haben gesagt, es sollen *günstige Bedingungen für die Heilung* geschaffen werden. Das erfordert zunächst *Schonung.* Krankheit ist verminderte Anpassungsfähigkeit, Funktionsstörungen sind Ausgleichstörungen. Durch Schonung, durch Einschränkung der Anforderungen soll der Ausgleich erreicht, die Anpassung ermöglicht werden. Aber Funktionen sind übungsfähig, sie können durch ganz allmählich gesteigerte Anforderungen entwickelt werden. So ergibt sich eine ganz allgemeine Formel für die Behandlung: *Schonung und Übung, Entlastung und Anspannung, Beruhigung und Anregung.* Darin gilt es, das rechte Maß zu finden, das Zweite im richtigen Augenblick an das Erste anzuschließen. Man kann diese auf die Funktion gerichtete Therapie „*funktionelle Therapie*" nennen. Jedoch wissen wir, was die Funktion bedeutet: sie ist nicht nur vom Aufbau des Organes abhängig, sie bestimmt auch den Aufbau des Organes, und von der Funktion hängt in weitem Maße der Ablauf krankhafter Prozesse ab. Wenn diese Therapie auf krankhafte Symptome gerichtet, als „*symptomatische Therapie*" bezeichnet wird, so kann sie doch oft genug die *wesentliche* und *entscheidende* Therapie sein.

Freilich, das Symptom muß richtig verstanden werden im Zusammenhange des Organismus, in der Bedeutung für den Kranken. Nicht die *Einzelfunktion* muß geschont und geübt werden, sondern der Organismus, der kranke Mensch. (Wie es auch nicht auf die Funktionsprüfung eines Organes, sondern auf die Leistungsprüfung des Kranken ankommt. Vgl. S. 29.)

Schonung und Übung umschließt vielerlei: Bettruhe und körperliche Übungen aller Art, Medikamente und physikalische Einwirkungen zur Beruhigung und zur Anregung und nicht zuletzt auch Psychotherapie, die beruhigend und „erschütternd" sein kann. In allem muß aber die Wirkung auf den Organismus, die Bedeutung für die Persönlichkeit bedacht werden. Auch „Bettruhe" kann ein schwerer Eingriff sein!

Besonders bei allen „*beruhigenden Medikamenten*" muß die Persönlichkeit berücksichtigt, muß bedacht werden, was hier wirklich *notwendig*, und was hier ohne die Gefahr der Gewöhnung und des Mißbrauches *erlaubt* ist.

Nicht nur gymnastische Übungen, auch die Anregung durch das Klima, durch Strahlen aller Art, durch Schwitzprozeduren müssen dem einzelnen angepaßt werden. Diese Hinweise mögen hier genügen, alles einzelne wird in dem Abschnitte über „Allgemeine Therapie" besprochen.

Durch andere Methoden der Behandlung soll *direkt auf den krankhaften Prozeß* eingewirkt werden. Bei äußeren Krankheitsursachen kann versucht werden, die Ursache zu bekämpfen *(„kausale Therapie")*. Das ist das Ziel der modernen wissenschaftlichen Therapie auf dem Gebiete der Infektionskrankheiten. Man hat die in Versuchstieren gebildeten Abwehrkräfte für den Menschen nutzbar gemacht durch bactericide und antitoxische Sera *(„passive Immunisierung")*, und man hat „spezifisch wirkende" chemische Verbindungen gesucht, die die eingedrungenen Keime abtöten oder wenigstens hemmen, ohne die Gewebe des Körpers zu schädigen *(Chemotherapie, „Therapia sterilisans")*. Manches ist geglückt, aber manche Hoffnungen wurden enttäuscht.

Andere Bemühungen sind darauf gerichtet, die *natürlichen Abwehrkräfte des Organismus anzuregen und zu unterstützen* durch abgestimmte, spezifische Einwirkung, durch Einverleibung abgeschwächter Krankheitsstoffe. Man hat abgetötete oder geschwächte Bakterien oder infektiöses Material von Tieren gebraucht *(„aktive Immunisierung")* und auch damit wichtige Erfolge erreicht.

Es hat sich ergeben, daß die meisten auf die Bakterien einwirkenden chemischen Verbindungen zugleich Abwehrvorgänge in den Geweben hervorrufen, und daß ihre Wirkung immer auch von der konstitutionellen Reaktionsfähigkeit abhängt. So kann man auch diese spezifische kausale Therapie unter die beiden Begriffe „Entlastung" und „Anregung" fassen.

Wenn die Einwirkung nicht auf die besonderen Krankheitserreger abgestimmt ist, so spricht man von „*unspezifischer*" Behandlung. Besonders unspezifische Reizbehandlung spielt in der modernen Therapie eine ziemlich große

Rolle. Durch Injektion von artfremdem Eiweiß unter die Haut, in die Muskeln oder Venen, aber auch mit Strahlen, mit Heißluftbädern und mit einem differenten Klima kann man eine „Umstimmung" des Organismus erzielen, d. h. die Reaktionsfähigkeit des Organismus ändern und offenbar unter Umständen die Entwicklung seiner Abwehrkräfte fördern. Wahrscheinlich handelt es sich dabei um eine veränderte Einstellung der Regulationsapparate, aber auch um Reizung empfindlicher Zellen und vermehrter Funktion mesenchymalen Gewebes (des „*reticuloendothelialen Systems*").

Es ist klar, daß auch solche Einwirkungen immer dem Organismus und seiner bestehenden Reaktionsfähigkeit angepaßt werden müssen.

Schließlich kann die Behandlung darin bestehen, daß *Hemmungen für die Heilung beseitigt* und daß *künstlich bessere Heilungsbedingungen geschaffen* werden, ja, es kann notwendig werden, den *Krankheitsherd zu entfernen* oder das *krankhafte Gewebe zu zerstören*. Beispiele sind etwa die Eröffnung eines Eiterherdes, Operation oder auch Strahlenbehandlung eines bösartigen Tumors, alles mehr oder weniger eingreifende Maßnahmen; auch sie müssen in den Rahmen einer umfassenderen Allgemeinbehandlung eingepaßt werden, bedürfen immer der Ergänzung durch zweckmäßige Vor- und Nachbehandlung.

Es seien hier noch einige Bemerkungen angeschlossen über besondere *Anforderungen* an den Arzt, *die mit der Lage des Kranken gegeben* sind.

Bei nicht zu schweren akuten Erkrankungen ist meist nur ein geringer Aufwand notwendig. Die Hauptsache ist die entsprechende Schonung; Fieber verlangt Bettruhe. Man soll nicht unnötig eingreifen; es ist eine üble Unsitte, immer sofort zu irgendeiner Spritze zu greifen. Dagegen ist es notwendig, daß die Schonung lange genug durchgeführt und vorsichtig abgebaut wird. Langsam soll der Kranke seine Kräfte üben, langsam sich an die gewöhnliche Kost gewöhnen. Auch die *Erholungszeit*, die „Rekonvaleszenz", muß vom Arzte sorgfältig überwacht werden; es gelingt dann, manchen Rückfall, manch langwieriges Leiden zu verhüten. Erst wenn der Kranke den Anforderungen *seines* Lebens gewachsen ist, darf er aus der Behandlung entlassen werden.

Sehr viel schwieriger ist die Aufgabe bei *chronischen Erkrankungen*. Vom Kranken und auch vom Arzte wird da sehr viel mehr verlangt. Hier gilt es vor allem Geduld und Ausdauer, Energie und Zuversicht aufrechtzuerhalten, damit auch in langer Zeit die notwendigen Anordnungen gewissenhaft durchgeführt werden. Auch der Arzt muß immer wieder einen neuen Anlauf nehmen, aufs neue alles gründlich überlegen, jede Möglichkeit ins Auge fassen und mit allem Nachdruck das Gebotene erzwingen. Sehr oft ist es zweckmäßig, immer wieder einmal eine strenge Behandlung wie bei akuten Erkrankungen durchzuführen und dann allmählich mit den Vorschriften etwas nachzulassen. Wie oft kann in Monaten viel erreicht werden, wenn Wochen ergebnislos verstrichen sind. Ich denke etwa an Herzkranke. Gerade bei chronischen Erkrankungen kommt soviel auf die richtige Einstellung des Kranken und seiner Umgebung an, um so mehr dann, wenn die Wiederherstellung der Gesundheit und vollen Leistungsfähigkeit nicht mehr erwartet werden kann.

Der Arzt hat zunächst die Aufgabe, durch Schonung und Übung den bestmöglichen Zustand herbeizuführen. Die Übung ist mit „*Arbeitstherapie*" abzuschließen, das ist Therapie *durch Arbeit zur Arbeit*. Daß der Übergang zum natürlichen und tätigen Leben im Berufe vom Arzte geregelt und überwacht wird, ist oft für den Erfolg ganz entscheidend.

Wo begrenzte Leistungsfähigkeit als Dauerzustand erkannt ist, müssen die Lebensbedingungen soweit wie möglich dem Zustande angepaßt werden; auch das ist eine ebenso wichtige wie schwere Aufgabe für den Arzt, und gerade hier kann eine wirklich umfassende Behandlung von größtem Nutzen sein.

Je *schwerer der Zustand ist*, desto schwerer werden die Anforderungen an Behandlung und an Pflege. Ist die Lage *hoffnungslos*, so erwachsen dem Arzte neue Pflichten. Seine Sorge ist es nun, zu erleichtern und zu helfen, so gut es geht. Es ist schon besprochen, wie er seine Äußerungen abzuwägen hat. Auch der Arzt soll nie zu früh die Hoffnung aufgeben, und er soll sich immer wieder fragen, ob seine Diagnose sicher sei. Schließlich gilt es vor allem Leiden zu lindern. Jedoch muß auch mit beruhigenden Medikamenten Maß gehalten werden; sie verbrauchen sich sonst zu rasch. Es handelt sich nun darum, die Lage des Kranken zu erleichtern, deshalb verlieren allzu strenge Verordnungen und Verbote ihren Sinn. Wie oft wird ein Glas Wein oder eine Tasse Kaffee Wohltat, wie mancher Kranke fühlt sich besser, wenn er etwas aufstehen darf! Aber man soll nicht allen raschen Wünschen des Kranken nachgeben, oft sind sie nur gar zu flüchtig, und leicht wachsen sie immer mehr zum Unerfüllbaren.

Der Arzt hat, solange es angeht, das Leben zu erhalten. Damit kann nicht gemeint sein, daß er dem herannahenden Tode mit allzu vielen vergeblichen Bemühungen oder gar mit Belästigung des Kranken entgegentreten soll. Auch dem vom Tode Gezeichneten soll geholfen werden. Es steht dem Arzt als solchem nicht zu, zu entscheiden, ob ein Leben noch lebenswert, welches der Sinn eines Lebens und Leidens sei. Erleichterung für den Sterbenden (*"Euthanasie"*) ist geboten, das Leben zu verkürzen aber verboten.

Auch hier gilt, was wir immer wieder fordern mußten: der Arzt muß die Persönlichkeit des Kranken und seine Lage verstehen, er muß sich mit allem, was ihm zu Gebote steht, einsetzen, aber er muß auch die Grenze seines Bereiches achten.

Literatur.

(In den angeführten Werken finden sich weitere Hinweise auf das Schrifttum.)

DIEPGEN: Die Heilkunde und der ärztliche Beruf. Eine Einführung. München 1938.
GOLDSCHEIDER: Therapie innerer Krankheiten. 2. Aufl. Berlin: Julius Springer 1931.
KOCH: Die ärztliche Diagnose, 1. Aufl. Wiesbaden 1917.
KREHL, L.: Entstehung, Erkennung und Behandlung innerer Krankheiten. Bd. 1. Pathologische Physiologie, 14. Aufl. Berlin: F. C. W. Vogel 1932. Bd. 2. Die Erkennung innerer Krankheiten. 2. Aufl. Berlin: F. C. W. Vogel 1933. Bd. 3. Die Behandlung innerer Krankheiten. Berlin: F.C.W. Vogel 1933.
MÜLLER, FR. v.: Taschenbuch der medizinisch-klinischen Diagnostik, 27. Aufl. München: J. F. Bergmann 1931.
PETERSEN: Hauptmomente in der geschichtlichen Entwicklung der medizinischen Therapie. Kopenhagen 1877.
SIEBECK: Über Beurteilung und Behandlung von Kranken. Berlin: Julius Springer 1928. Altes u. Neues aus der Heilkunde. München 1936.
SIGERIST: Einführung in die Medizin. Leipzig 1931. (Einführung in das *Studium* mit wertvollen historischen Bemerkungen.)
SUDHOFF: Geschichte der Medizin, 3. u. 4. Aufl. Berlin 1922.
Vorträge des Instituts für Geschichte der Medizin an der Universität Leipzig, Bd. 1—3.
v. WEIZSÄCKER, Ärztliche Fragen. Leipzig 1934.

Allgemeine Erbpathologie innerer Krankheiten.

Von

R. SIEBECK-Berlin.

Mit 8 Abbildungen.

I. Die Grundzüge der allgemeinen und menschlichen Erblehre.

Es ist uralte Erfahrung, daß die Eigenart von Ländern und Völkern auch im Auftreten von Krankheiten, in deren Häufung und Verlaufsart zum Ausdruck kommt, und schon früh wurde das auf die allgemeinen Lebensbedingungen, auf Klima und Kultur, vor allem aber auf die Eigentümlichkeiten der verschiedenen Rassen bezogen. Auch das war schon in der alten Medizin bekannt, daß die Glieder einer Sippe nicht selten in gleicher oder ähnlicher Weise erkranken und daß manche Krankheiten von den Eltern auf die Kinder vererbt werden. Durch die Entwicklung der modernen Erblehre in den jüngsten Jahrzehnten hat die wissenschaftliche Erforschung dieser Zusammenhänge eine tragfähige Grundlage erhalten.

In diesem Lehrbuch der inneren Medizin, in dem die Kenntnisse über Entstehung und Entwicklung der inneren Krankheiten zusammengefaßt und die ärztliche Aufgabe am Krankenbett dargestellt werden sollen, handelt es sich vor allem darum, zusammenhängend kurz zu besprechen, was die auf diesem Gebiete gewonnenen Ergebnisse für das richtige Verständnis und für die ärztliche Beurteilung Kranker bedeuten. Die wichtigen Aufgaben der Rassenhygiene und Eugenik können nur oberflächlich berührt werden, da die heute so notwendige Ausbildung der Ärzte auf diesem Gebiete durch seine große Wichtigkeit und seinen bedeutenden Umfang zu einem besonderen Anliegen wurde und eine sehr viel breitere Erörterung erfordert, als sie im Rahmen dieses Kapitels möglich ist. Ich sehe die Aufgabe dieses kurzen Abschnittes wesentlich darin, die allgemeinen Grundlinien dieser Forschung aufzuzeigen und die ärztliche Einstellung nach den neuen Zielen auszurichten.

Das Eigentümliche eines jeden Lebewesens, sein inneres Gesetz ist in der Erbanlage begründet. In der Erbanlage werden Entwicklungsmöglichkeiten, Reaktionsnormen von Eltern und Vorfahren auf die Nachkommen übertragen. Die Ausbildung der Eigenschaften ist aber immer die Reaktion der Anlage auf die Einflüsse der Umwelt, die von der Vereinigung der Keime, vom ersten Augenblick der Entwicklung an in einer ununterbrochenen und vielfach verschlungenen Kette einwirken. *Vererbt werden also Anlagen, nicht Eigenschaften.* Es kann sich keine Eigenschaft entwickeln, die nicht im Keime angelegt ist, aber es gibt auch keine Erbanlage, die unabhängig von der Außenwelt in Erscheinung tritt.

Man bezeichnet die Summe der Erbanlagen als Erbbild oder *Genotypus* (JOHANNSEN), die Summe der Umwelteinflüsse als *Peristase* (E. FISCHER), das Gefüge der Eigenschaften als Erscheinungsbild oder *Phänotypus*.

Die moderne Wissenschaft der Erbbiologie geht aus von den Vererbungsgesetzen, die GREGOR MENDEL 1865 durch seine jetzt berühmt gewordenen Versuche gefunden hat und die um 1900 von CORRENS, TSCHERMAK und DE VRIES wieder entdeckt wurden. In den letzten 35 Jahren hat sich durch gewaltige experimentelle und cytologische Arbeit ein neuer Zweig der Biologie entwickelt, der auch für die Medizin von allergrößter Bedeutung ist. Um so mehr wird das fruchtbar werden, je mehr die medizinische Forschung auch auf diesem Gebiete auf den exakten Ergebnissen der Grundwissenschaft aufbaut, wie es auf dem Gebiete der Physik und Chemie längst gefordert wird.

Die *wichtigsten Ergebnisse* sind zunächst folgende: das Erbgut, der *Genotypus*, ist *aus* verschiedenen *Elementen zusammengesetzt* und jedes Element enthält je ein Teilchen vom Vater und von der Mutter. Diese paarig angelegten Elemente bezeichnet man als *Gene,* die einzelnen Paarlinge als *Allele*. Im Erbgange vereinigen sich die beiden analogen Allele aus der väterlichen und mütterlichen Keimzelle zu einem „*Allelomorphenpaar*", das die Erbeinheit, das Gen, bildet. Die analogen Allele enthalten die Anlage für das gleiche Merkmal, etwa für die Augenfarbe, können aber dessen Entwicklung in verschiedener Richtung bestimmen, also etwa die Anlage zu blauer oder zu brauner Irisfarbe enthalten.

Das Grundgesetz der Vererbungslehre besagt nun: die einzelnen *Erbelemente beider Eltern werden im Erbgang getrennt, nach den Gesetzen der Wahrscheinlichkeit gemischt und verbunden an die Nachkommen weitergegeben, die Elemente selbst aber sind unveränderlich und werden von Umwelteinflüssen,* von der phänotypischen Entwicklung des Individuums, *nicht berührt*. Auch die einzelnen Paarlinge, die Allele in den Genen sind zwar aneinander gebunden, aber sie verschmelzen nicht, sie werden bei der Bildung der neuen Keimzellen wieder getrennt, nur je ein Paarling geht in die Keimzelle ein, der andere kommt nicht zur Entwicklung.

Die *cytologische Forschung* hat festgestellt, daß die Gene in den *Chromosomen* (Kernstäbchen) der Zellkerne gelagert sind. Die Zahl der Chromosomen ist für jede Art eine konstante und jede Zelle des Organismus enthält die gleiche, artspezifische Anzahl Chromosomen. Bei der Bildung der Keimzellen findet eine „Reduktionsteilung" der Chromosomen statt, d. h. die paarig angelegten Chromosomen werden gespalten und die Keimzelle enthält nur je einen Paarling. Bei der Befruchtung legen sich die entsprechenden Chromosomen vom Vater und von der Mutter so nebeneinander, daß je zwei entsprechende Allele zusammen ein Gen bilden. Die cytologisch aufgedeckten Vorgänge geben also ein genaues Bild dessen, was aus erbbiologischen Beobachtungen erschlossen wurde.

Experimenteller Forschung ist es gelungen, interessante Austauschvorgänge unter den Chromosomen aufzudecken (Faktorenaustausch, MORGAN); ich führe das an, um zu zeigen, wie tief eindringende Analyse hier gelungen ist, kann aber auf diese komplizierten Verhältnisse nicht näher eingehen.

Sind die beiden Allele eines Gens in bezug auf die Entwicklung einer Eigenschaft gleichsinnig, enthalten sie z. B. beide die Anlage zu blauer Augenfarbe, so nennt man das *Gen homozygot,* sind sie verschieden, so nennt man es *heterozygot*.

In heterozygoten Genen kann das eine Allel für die Entwicklung bestimmend sein, es ist „*dominant*", während das andere unterdrückt wird, sich „*recessiv*" verhält. Ein in einem heterozygoten Gen recessiv angelegtes Erbmerkmal kommt nicht zur Entwicklung und tritt nicht in Erscheinung. Aber das recessive Allel geht mit der gleichen Wahrscheinlichkeit wie das dominante in die neuen Keimzellen. Treffen nun bei der Befruchtung zwei recessive Allele aufeinander, so bildet sich ein doppelt recessives, also ein homozygotes Gen, das die Entwicklung des vorher unterdrückten (recessiven) Erbmerkmales bedingt.

Wenn wir in einem etwas vereinfachten Beispiele annehmen, die Anlage zu dunkler Haarfarbe sei dominant, die zu blonder recessiv und die erste mit H, die zweite mit h bezeichnen, so sind folgende Kombinationen möglich:

HH, wenn aus der Keimzelle vom Vater und Mutter ein dominantes Allel H kommt, H h wenn ein dominantes und ein recessives Allel und h h, wenn zwei recessive Allele sich verbinden. H H und H h entwickeln dunkle Haare, nur hh blonde. Wenn eines der Eltern HH ist, so können in der Nachkommenschaft nur dunkle Haare entwickelt werden, weil in jedes Gen ein dominantes H von diesem Elternteil eingehen muß. Wenn beide Eltern h h, also blond sind, so können auch die Kinder nur h h, d. h. blond sein. In allen anderen Fällen (Hh × Hh oder Hh × hh) können in der Nachkommenschaft dunkle und blonde Haare sich entwickeln. Tatsächlich sind freilich die Verhältnisse bei der Vererbung der Haarfarbe komplizierter.

Nach den MENDELschen Erbregeln werden die Gene nach den Gesetzen der Wahrscheinlichkeit kombiniert; daraus ergibt sich die Häufigkeit, mit der ein Merkmal bei der Vererbung auftritt. Es versteht sich aber — nach den Grundsätzen der Wahrscheinlichkeitsrechnung — von selbst, daß zahlenmäßig diese Regeln nur bei großen Zahlen gelten.

Bei einfach dominantem Erbgang wird die Anlage von den Eltern auf die Kinder übertragen *(direkte Vererbung)*. Jeder Träger eines dominant vererbten Erbleidens hat nach der Regel mindestens einen kranken Vater oder eine kranke Mutter, wenn der kranke Elternteil homozygot ist, trägt mindestens die Hälfte der Geschwisterschaft — nach der Wahrscheinlichkeit — die krankhafte Anlage.

Es gibt aber auch bei dominantem Erbgang Ausnahmen von der direkten Vererbung; eine Generation wird übersprungen. Das kann daran liegen, daß die Anlage phänotypisch nicht oder nur schwach zur Entwicklung kommt, daß sie nicht bemerkt wird. Aber auch damit muß bei Erbkrankheiten gerechnet werden, daß die Anlage erst in späterem Lebensalter in Erscheinung tritt (später „Manifestationstermin"). Wenn der Träger der Anlage früher stirbt, so ist die Anlage nicht nachzuweisen.

Bei recessiven Erbgängen sind die Eltern kranker Kinder meist gesund, aber beide tragen in heterozygoten Genen die recessive Anlage. Nach der MENDELschen Regel wäre dann zu erwarten, daß ein Viertel der Kinder krank ist. Wenn eines der Eltern ein einfach recessives Erbleiden hat, d. h. also in bezug auf diese Anlage homozygot ist, so erbt jedes Kind die Anlage; denn jedes kann von dem phänotypisch kranken Elternteil nur ein krankes Allel erben. Wenn gesunde Eltern ein krankes Kind haben, so müssen beide Eltern ein heterozygotes, recessives Gen tragen, denn nur dann kann beim Kinde Homozygotie, d. h. Krankheit, entstehen. Wenn eines der Eltern frei von der recessiven Anlage ist, so wird bei keinem der Kinder die Anlage zur Erkrankung führen, auch wenn das andere der Eltern homozygot erbkrank ist, denn jedes Kind erhält vom Erbgesunden der Eltern das dominante, nicht kranke Gen; welche Kinder die krankhafte Anlage tragen und welche frei von ihr sind, kann dann zunächst nicht entschieden werden.

Alle weiteren Vorkommnisse lassen sich aus den MENDELschen Regeln leicht ableiten, einzelne Beispiele werden später noch angeführt.

Die Wahrscheinlichkeit, daß zwei recessive Gene zusammentreffen, wächst bei *Verwandtenehen*. Gerade in Familien, in denen recessive Erbleiden vorkommen, sind deshalb Verwandtenehen gefährlich, während sie in erbgesunden Sippen unbedenklich sind.

Wenn die beiden Allele eines heterozygoten Gens zwar die Anlage für divergente Entwicklungen eines Merkmales enthalten, aber in ihrer Durchschlagskraft gleichwertig sind, entwickeln sich „*intermediäre*" *Merkmale,* die eine Zwischenstufe zwischen beiden ursprünglichen Merkmalen darstellen.

Bei manchen Erbkrankheiten werden aus heterozygoten Anlagen leichtere, aus homozygoten schwerere Grade der Krankheit entwickelt. So wurde in einer Familie, in der Brachyphalangie (Verkürzung der mittleren Phalanx des zweiten Fingers und der zweiten Zehe) einfach dominant vererbt wird, aus einer Verwandtenehe (Vetter und Base) eine Tochter mit fehlenden Fingern und Zehen und mit schweren Störungen des Skeletsystems geboren (nach MOHR und WRIEDT). Ferner konnte CURTIUS zeigen, daß die Kinder von Eltern, die beide an erblichen Venenerweiterungen leiden, häufig früher und schwerer daran erkranken. Bei Verwandtenehen ist immer die Wahrscheinlichkeit einer homozygoten Genkonstitution größer.

Es gibt offenbar Übergänge von mehr oder weniger ausgesprochener Dominanz; das dominant heterozygot angelegte Merkmal zeigt dann doch gewisse Abweichungen von einem homozygot angelegten.

In diesen Fällen können unter Umständen solche, die eine krankhafte Anlage tragen, aber selbst gesund sind, durch den Nachweis geringfügiger Symptome erkannt werden. Es ist eine wichtige Aufgabe der klinischen Erbpathologie, in diesem Punkte möglichst viele und gesicherte Erfahrungen zu gewinnen (vgl. die Ausführungen über die Vererbung der Hämophilie S. 57ff.).

Nach neueren Ergebnissen sind „*dominant*" und „*recessiv*" *relativ,* d. h. eine Anlage kann je nach der Genkombination dominant sein oder nicht. Man hat überhaupt immer mehr gelernt, daß die Entwicklung eines Merkmales vielfach vom ganzen *Gengefüge* abhängt. Es gibt „*übergeordnete*" *Gene,* die die Entwicklung einer Mehrzahl anderer Gene mitbestimmen, Gene, durch welche *die ganze Erscheinungsform in der Ausbildung zahlreicher Organe,* „*die ganze Konstitution*", *beeinflußt* erscheint (A. KÜHN). Solche vielseitige Wirkung der Gene bezeichnet man als *Pleiotropie.* Immer mehr setzt sich — in der experimentellen wie in der menschlichen Erblehre — die Anschauung durch, daß der Genotypus — wie der phänotypische Organismus — nicht nur als Summe von Einheiten, sondern wesentlich als ein Ganzes zu verstehen ist.

Wenn die Entwicklung eines bestimmten Merkmales von zwei oder mehreren Genen abhängt, so spricht man von *Di- oder Polymerie* zum Unterschied von *Monomerie* (oder: *mono-, di- oder polymerer Erbgang*).

Endlich soll hier noch der Begriff der „*multiplen Allelie*" erwähnt werden. Man versteht darunter die Tatsache, daß die Allele eines Gens nicht nur in zwei gegensätzlichen Modifikationen vorkommen, sondern in mehreren, in verschiedenen Zwischenstufen. So wird die Blutgruppenvererbung durch (mindestens) drei allele Gene erklärt: A, B und R, wobei R recessiv ist[1]. Es sind also folgende Genkombinationen möglich: AA und AR = A, BB und BR = B, AB = AB, und endlich RR = 0.

Ein Sonderfall der Vererbung ist die *Vererbung des Geschlechtes.* Es ist durch neuere vererbungsbiologische und cytologische Untersuchungen festgestellt, daß das Geschlecht durch das Verhältnis der Chromosomen bestimmt wird. Beim Menschen bildet sich wahrscheinlich die Anlage des Weibes aus 48, die des Mannes aus 47 Chromosomen, so daß nach der Reduktionsteilung die weiblichen Keimzellen 24, die männlichen 23 enthalten. Das beim Weibe

---

[1] Wahrscheinlich gibt es statt des zunächst einheitlich erscheinenden Gens A zwei allele Gene A_1 und A_2. Tatsächlich rechnet man also mit vier allelen Genen; ich gebe der Übersichtlichkeit halber die etwas vereinfachte Darstellung.

paarige, beim Manne unpaarige, für die Geschlechtsbestimmung maßgebende Chromosom heißt *Geschlechtschromosom* oder *X-Chromosom*. Die Vererbung des Geschlechtes ist auf Abb. 1 schematisch dargestellt.

Erbanlagen, die an das Geschlechtschromosom gebunden sind, nennt man *geschlechtsgebunden*. Es gibt dominant und recessiv geschlechtsgebundene Erbgänge, die sehr komplizierte Verhältnisse aufweisen (vgl. das Beispiel S. 57 ff.). Von *geschlechtsbegrenzter Vererbung* spricht man dann, wenn eine Erbanlage nur in einem Geschlecht in Erscheinung tritt, wie etwa ,,Hypospadie" sich nur bei Knaben entwickelt.

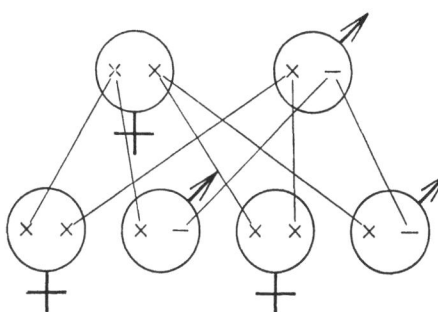

Abb. 1. Vererbung des Geschlechts. Das X-Chromosom ist beim Weibe paarig, beim Manne unpaarig.

Die Erfahrungen der modernen Erbbiologie führen zu dem Schluß, daß das *Erbgut konstant* und im allgemeinen unverändert ist. Daß ,,erworbene Eigenschaften" vererbt werden, lehnt die exakte Erblehre entschieden ab. Immer wieder wurden Beobachtungen mitgeteilt, die die Vererbung erworbener Eigenschaften beweisen sollten, aber bis jetzt haben sie alle sich als trügerisch erwiesen. Neueste Erfahrungen mahnen freilich zu einer gewissen Vorsicht mit allzu weit reichenden Verallgemeinerungen (vgl. unten über ,,Mutationen").

Innerhalb jeder Art gibt es in gewisser Breite ,,*genotypische Varianten*", z. B. der Körpergröße (die freilich auch von peristatischen Einflüssen abhängt). Die Gruppierung der Individuen um den Mittelwert entspricht dann der GAUSSschen Kurve. Wichtig ist, daß die Breite der Variabilität auch dann erhalten bleibt, wenn extreme Varianten gepaart werden.

Abweichungen von der Art, die umweltbedingt und nicht erblich sind, nennt man *Paravariationen* oder *Modifikationen*.

Peristatische Keimschädigung, durch die abartige Individuen entstehen, bezeichnet man als ,,*Keiminduktion*". Die Schädigung kann sich in mehreren Generationen geltend machen, nicht weil sie vererbt wird, sondern weil die Anlage mehrerer Generationen getroffen ist. Man nennt diese Nachwirkung einer Paravariation ,,*Paraphorie*". Nach einigen Generationen, spätestens nach 3 oder 4, ist die Einwirkung erloschen, es entstehen wieder unveränderte Individuen. Vielleicht kommt das beim Menschen beim Alkoholmißbrauch vor.

Veränderungen des Genotypus entstehen durch ,,*Mutationen*" (DE VRIES) oder ,,*Idiovariationen*". Aber nur dann, wenn das Neue *dauernd vererbt* wird und wenn es nicht durch Erbmischung mit einer anderen Art, d. h. durch ,,Bastardierung", entstanden ist, liegt Mutation vor. Man hat bis vor kurzem entschieden bestritten, daß echte Mutationen durch äußere, peristatische Einflüsse entstehen. Daran kann aber nicht mehr festgehalten werden, seitdem es MULLER (1927) gelungen ist, bei Fliegen (Drosophila melanogaster) durch kurzwellige Röntgen- und durch Radiumstrahlen sicher vererbbare Mißbildungen zu erzeugen. Dabei handelt es sich aber stets um schwere Schädigungen, sog. ,,Letalfaktoren".

Im Auftreten von Mutationen sehen heute die meisten Forscher das wichtigste (freilich vorerst unfaßbare) Prinzip der Entwicklung der Arten. Die vorhandenen unerklärlichen Sprünge in der Entwicklung, das plötzliche Auftreten von Neuem wird auf Mutationen bezogen. Auf Mutation ist der Ursprung einer Erbkrankheit in einer Familie, ist die Entwicklung neuer Bakterienarten zurückzuführen (vgl. u. a. O. NAEGELI, GOTTSCHLICH).

Man kann nicht bezweifeln, daß die Ergebnisse der experimentellen Erblehre auf die Vererbung beim Menschen übertragen werden können, daß besonders die MENDELschen Regeln auch für den Menschen gelten. Aber die Verhältnisse sind ungeheuer kompliziert, so daß die Aufklärung des Erbganges einzelner menschlicher Eigenschaften auf große, vielfach unüberwindliche Hindernisse stößt, zumal meist nur wenige Generationen mit einiger Sicherheit zu erfassen und jeweils nur eine so geringe Anzahl von Nachkommen gegeben sind. Die Zahlenverhältnisse, die sich aus den MENDELschen Regeln ergeben, gelten aber immer nur für große Zahlen. Auch ist der Mensch ,,Träger der allerverschiedensten Erbanlagen in unendlicher Mischung" (O. NAEGELI).

Es ist aber für die menschliche Erblehre von allergrößter Bedeutung, daß es Fälle von *Erbgleichheit* gibt: *eineiige Zwillinge* haben identisches Erbgut, darauf komme ich später zurück.

II. Die Aufgaben der klinischen Erbpathologie.

Ich habe die wichtigsten Ergebnisse der allgemeinen Erblehre kurz dargestellt, weil sie die feste Grundlage bilden, auf der eine *klinische Erbpathologie* aufgebaut werden muß. Diese selbst hat einen engeren und einen weiteren Aufgabenkreis: der engere umfaßt die Untersuchung der eigentlichen Erbkrankheiten, der weitere die der erblichen Wurzeln der übrigen Krankheiten.

Unter *Erbkrankheiten* verstehen wir die Erkrankungen, *deren Entstehung durch die Erbanlage wesentlich und entscheidend bedingt ist,* während bei den anderen die Bedingtheit durch äußere Einflüsse mehr im Vordergrund steht. Aus der Bestimmung des Begriffes geht deutlich hervor, daß die Abgrenzung keine ganz scharfe ist; sie kann es nicht sein, weil auch bei der Entwicklung der Erbkrankheiten Umwelteinflüsse wirksam sind und weil Verlauf und Gestaltung jeder Krankheit immer auch durch die Erbanlage bestimmt wird. Deshalb hängt die Abgrenzung vielfach vom Stande der Kenntnisse und von unseren Anschauungen ab. Während man früher unbedenklich von ,,hereditärer Syphilis" sprach, ist das heute für uns unerträglich, weil wir wissen, daß die ,,angeborene Syphilis" durch Infektion von der Mutter während des Fetallebens entsteht. Freilich werden wir gerade an diesem Beispiel sehen, wie weitgehend die Auswirkung dieser Infektion eben auch durch die Heredität bedingt ist. Bei anderen Erkrankungen ist die Unterscheidung überhaupt zweifelhaft. Ist der Diabetes eine Erbkrankheit, oder fällt eine Gruppe dieser Erkrankung unter den Begriff? Auch auf dieses Beispiel werde ich später noch näher eingehen.

Die Untersuchung der ,,*Erbkrankheiten*" führt zunächst auf die Frage, wie ist überhaupt *das Auftreten eines Erbleidens in einer Familie* zu verstehen? Ich habe schon kurz erwähnt, daß man heute die Erbleiden durch *Mutationen* erklärt. Ein Gen oder eine Gruppe von Genen wird mutiert, d. h. verändert, so daß abwegige Eigenschaften entwickelt und abwegige Anlagen vererbt werden. Freilich, so wichtig die Lehre von den Mutationen für die experimentelle und menschliche Erblehre zweifellos ist, so muß man doch sagen, daß experimentell nur sehr wenig, in der Erbpathologie gar nichts über ihre Entstehung bekannt ist. Wenn man ein Erbleiden durch Mutation erklärt, ist das zunächst nicht viel mehr als eine Umschreibung der Tatsache, daß es Erbleiden gibt. Es ist in der klinischen Erbpathologie bis jetzt auch kaum gelungen, mit Bestimmtheit den Punkt anzugeben, an dem ein Erbleiden erstmals in einer Sippe vorgekommen ist; aus den folgenden Ausführungen wird sich ohne weiteres ergeben, wie schwer dieser Nachweis ist.

Die klinische Erbpathologie hat zu untersuchen, *durch welche Feststellungen ein Leiden als Erbleiden zu erweisen* ist. Mit dieser Frage hat man sich besonders auf dem Gebiete der Nervenkrankheiten vielfach beschäftigt, weil hier gerade erbliche Erkrankungen verhältnismäßig häufig sind und weil sie in der Entwicklung der klinischen Pathologie besonders seit CHARCOT eine große Rolle gespielt haben.

Es braucht kaum erwähnt zu werden, daß es nicht angeht, nur dann ein Erbleiden anzunehmen, wenn das Leiden direkt vererbt, d. h. von den Eltern auf die Kinder übertragen wird. Alle unregelmäßigen, vor allem alle recessiven und polymeren Erbgänge würden dabei nicht erfaßt werden. Wir müssen also weiter ausholen und zunächst ganz allgemein sagen: ein Erbleiden ist dann anzunehmen, wenn das *gleiche Leiden gehäuft in einer Familie* auftritt, ohne daß die Häufung durch gleiche Umwelteinflüsse, also etwa durch eine gleiche Infektionsquelle oder durch den gleichen Beruf bedingt wird. Es wurde nun gefordert, daß die Symptombildungen des Leidens, sein Verlauf, das Alter zu Beginn der Erkrankung übereinstimmen sollen. Aber schon ein flüchtiger Überblick über Erbkrankheiten zeigt, daß es von diesen Bedingungen sehr viele Ausnahmen gibt. Sichere Erbleiden können in der Entwicklung und im Verlaufe recht große Abweichungen zeigen, der „Manifestationstermin" kann sehr verschieden, die Krankheitsbilder können mehr oder weniger kompliziert sein, können besondere Symptome zeigen oder vermissen lassen. Vor allem aber ist es wichtig, daß es „*Rudimentärformen*", „Formes frustes" gibt, bis zu Fällen, in denen nur einzelne Symptome kaum angedeutet sind („*Mikrosymptome*").

Es ist hier notwendig, auf die „*Variabilität der Erbleiden*" etwas näher einzugehen. Zuweilen findet man besondere „*familiäre Typen*", in denen die Symptome und der Manifestationstermin zwar innerhalb der einzelnen Familie übereinstimmen, aber sich von dem Vorkommen in anderen Familien unterscheiden. Aber auch innerhalb der gleichen Familie werden große Verschiedenheiten beobachtet. Man spricht von „*inter- und intrafamiliärer Variabilität*". Die Ursachen dieser Variabilität können verschieden sein. Bei interfamiliärer Variabilität wird man zunächst daran denken, daß ein besonderer Genotypus vorliegt, man wird fragen, ob oder inwieweit die verschiedenen Typen wesensverwandt sind, wieweit sie auf die gleichen Erbwurzeln, auf gleiche „Mutation", zurückzuführen sind. Um so mehr wird man bei ähnlichen, aber nicht identischen Erbleiden das untersuchen müssen, als ja auch phänotypisch gleiche Eigenschaften genotypisch verschieden bedingt sein können; dafür kennt die experimentelle Erblehre zahlreiche Beispiele.

Besonders wichtig ist hier die „*multiple Allelie*". Wenn ein Gen A nicht nur in a, sondern etwa in $a_1, a_2, a_3 \ldots\ldots$ mutiert, so können krankhafte Merkmale entwickelt werden, die in der gleichen Richtung, aber in sehr verschiedenem Ausmaße vom Normalen abweichen.

Nicht nur die überaus komplizierten Verhältnisse beim Menschen, sondern auch exakte experimentelle Beobachtungen haben mehr und mehr zu der Vorstellung geführt, daß die einzelnen Gene im Erbgang zwar als unveränderliche Elemente aufzufassen sind, daß aber die Entwicklung des Individuums, die Manifestation der Eigenschaften doch vom ganzen „*Gengefüge*", von der *Integration der Gene*, abhängt; ich habe ja angeführt, daß es übergeordnete Gene gibt, die die Entwicklung verschiedener, auch von anderen Genen abhängiger Eigenschaften mitbestimmen, wie ja auch vielfach phänotypisch einfache Merkmale genetisch „polymer", d. h. durch mehrere Gene, bedingt sind. Ferner kann eine Erbkrankheit variieren, weil das mutierte Gen bald homozygot, bald heterozygot vorkommt. So sehen wir, daß *im Genotypus* selbst die

Variabilität eines Erbleidens begründet sein kann. Dazu kommt aber noch, daß die phänotypische Entwicklung weitgehend von *Umwelteinflüssen* abhängt.

Es muß ausdrücklich betont werden, daß es sich bei diesen Überlegungen um den Versuch handelt, die Vielgestaltigkeit, die wir bei Erbleiden tatsächlich beobachteten, auf Grund von gesicherten Ergebnissen der experimentellen Erblehre zu verstehen. Die klinische Erbpathologie liefert vielfach ein viel reicheres Material als jene, das aber auch zugleich sehr viel schwerer zu übersehen und zu ordnen ist. Daher muß immer wieder untersucht werden, wie die klinischen Beobachtungen durch die der exakten Forschung erklärt werden können. Aus den früheren Ansätzen einer Erb- und Konstitutionspathologie, die ohne Kenntnisse der neuen Erblehre unternommen wurden, haben wir zur Genüge gesehen, wie sehr damals auch den besten Beobachtungen ein tragfähiges Gerüst fehlte.

In diesem Zusammenhange sei auf die grundlegenden experimentellen Untersuchungen von TIMOFÉEF-RESSOWSKY an Drosophila funebris hingewiesen, die ergaben, daß die Manifestationsbedingungen von Genen, daß ,,*Penetranz*", ,,*Expressivität*" und ,,*Spezifität*" vom ,,genotypischen Milieu" wie von Umwelteinflüssen weitgehend abhängig sind. Dabei wird unter Penetranz die Durchschlagskraft nach der Häufigkeit der Fälle, in denen ein Erbmerkmal in Erscheinung tritt, unter Expressivität der Ausprägungsgrad eines Merkmales und unter Spezifität die besondere Qualität und Lokalisation des Merkmales verstanden.

Die Bedeutung der Variabilität der Erbkrankheiten für die klinische Erbpathologie ist eine außerordentlich große. Denn nur wenn wir die verschiedenen Gestaltungen eines Erbleidens, wenn wir auch die ,,Rudimentärformen" erfassen, können wir feststellen, wie häufig die Anlage in einer Sippe vorkommt und nach welchem Erbgang sie vererbt wird. Das ist aber für die praktischen Folgerungen, für die ,,Erbprognose" und für die Aufgaben der Eugenik entscheidend.

Freilich zeigt sich hier eine grundsätzliche Schwierigkeit: nur, wenn wir die Variationen und Rudimentärformen kennen, können wir den Erbgang aufklären, andererseits schließen wir aber aus der Erblichkeit, d. h. aus der Häufung dieser Variationen und Rudimentärformen innerhalb einer Sippe, daß auch sie genotypisch zusammengehören. Hier steht die Erbforschung wirklich vor Schwierigkeiten, die man kennen muß und die nur dann überwunden werden, wenn die klinische Erbpathologie immer wieder nach ihrer exakten Grundlage ausgerichtet wird.

Der zweite, weitere Aufgabenkreis der klinischen Erbpathologie umfaßt die Erforschung der *erblichen Wurzeln in der Gestaltung und im Ablaufe aller Krankheiten*. Für das allgemeine klinische Verständnis ist diese Aufgabe von größter grundsätzlicher Bedeutung. Wie die tieferdringende pathologischphysiologische Analyse immer mehr die Zusammenhänge im Organismus aufdeckte und zeigte, daß es nicht angeht, den ,,Sitz der Krankheit" nur an einer beschränkten Stelle im Körper zu suchen, wie wir in Diagnostik und Therapie den Blick von der Organfunktion mehr auf die Leistung der kranken Persönlichkeit richten, so haben wir auch gelernt, daß es nicht angeht, ,,die Krankheit" auf die ,,Ursache" zurückzuführen. Was wir am Kranken erleben, das Zusammenspiel der verschiedenen Symptome in immer wieder neuen Verbindungen und die Entwicklung seines Schicksals in der Krankheit, ist bedingt durch die Fülle der inneren und äußeren lebensgestaltenden Kräfte, durch die Anlage und durch die ganze Kette der Umwelteinflüsse, durch die Reaktionen des Organismus wie durch die Erlebnisse der Persönlichkeit, ist doch ,,die Krankheit" selbst nur eine Episode in der Lebensgeschichte. Daß eine *einfach* kausale

Auffassung in der Pathologie heute nicht mehr möglich ist, ergibt gerade die erbbiologische Betrachtung.

Krankheiten entstehen immer durch das Zusammentreffen vieler Bedingungen, und die klinische Erbpathologie hat nun die Aufgabe, die in der Erbanlage gegebenen in greifbaren, eindeutigen Zusammenhängen nachzuweisen. Durch sorgfältige Familienforschung soll sie aufklären, ob und wieweit die besonderen Symptome beim einzelnen Kranken auf eine erbliche Disposition zurückzuführen sind. Wir untersuchen deshalb, ob gerade diese Symptome in seiner Familie häufiger vorkommen als in der Durchschnittsbevölkerung. Unter ,,Symptom" darf dabei aber nicht nur die offenkundige Erscheinung am Kranken verstanden werden, vielmehr ist es notwendig, die tieferen Zusammenhänge zu sehen. Besonders bei den hormonalen und nervösen Regulationen können sehr verschiedenartige Bilder, ja oft gerade entgegengerichtete Abweichungen vom Normalen durch dieselbe abwegige Anlage bedingt sein. (Ich verweise auf die Angaben S. 62.) Nicht selten wird es gerade durch erbpathologische Betrachtung gelingen, neue in der Anlage begründete Zusammenhänge zwischen verschiedenen Symptomen aufzudecken; unsere Kenntnisse über die ,,pathogenetische Koordination" (vgl. S. 12) werden gerade dadurch wesentlich erweitert werden.

Ich muß hier kurz auf den Begriff der *Konstitution* hinweisen (vgl. S. 14f.). Wir verstehen darunter die Reaktionsbereitschaft des einzelnen, die — nach den Worten des Erbbiologen A. KÜHN — ,,in der individuellen Lebensgeschichte geschaffen wird durch die aufeinanderfolgenden Entwicklungsreaktionen auf die Umweltbedingungen nach der erblich festgelegten Reaktionsnorm". Man kann sagen, daß erst durch die neuere Erblehre tragfähige Unterlagen einer *,,Konstitutionspathologie"* geschaffen werden konnten, denn diese kann nur dann wirklich fruchtbar werden, wenn wir mit allen Mitteln nach den Wurzeln der Konstitution, besonders nach den erbbedingten, suchen. Nicht durch Aufstellung von Typen, sondern durch Analyse der genetischen Faktoren beim einzelnen Kranken *(,,Strukturanalyse")* sind die wichtigsten Fortschritte für die Medizin zu erwarten.

III. Die Methoden der klinischen Erbpathologie.

Ich habe erwähnt, daß die Anforderungen an die Methoden hier genau so zu stellen sind, wie bei anderen klinischen oder pathologisch-physiologischen Untersuchungen. Es stehen Methoden zur Verfügung, die genügend gesichert sind, wenn sie nach den Vorschriften mit Sorgfalt gebraucht werden.

Zunächst sind es *Familienuntersuchungen*. Es genügt durchaus nicht, wenn man sich auf die Angaben von Kranken über ihre Familienmitglieder verläßt. Es müssen, wie ich erwähnt habe, nicht nur die voll ausgebildeten, sondern auch nur angedeutete Erkrankungen erfaßt werden. Das kann durch ,,Familienanamnesen" niemals gelingen; ich verweise auf die Ausführungen in dem Kapitel über Familien- und Umgebungsuntersuchungen (S. 31).

Die Untersuchung möglichst zahlreicher Verwandten muß ergänzt werden durch die Beschaffung aller erreichbaren objektiven Unterlagen über die lebenden und auch über die verstorbenen Familienmitglieder: Krankengeschichten, Arztberichte, Sektionsprotokolle, Militär-, Unfall-, Invalidenakten, ferner Akten der Erziehungs- und Strafanstalten, Lehrerberichte. Alles irgendwie Erreichbare ist heranzuziehen.

Für die erbpathologische Forschung müssen größere Serien von Einzelfamilien zur Verfügung stehen. Möglichst umfangreiche Gruppen der verschiedenen Verwandtschaftsgrade (Eltern, Geschwister, Kinder, Onkel und

Tanten usw.) sind heranzuziehen, möglichst viele Familienmitglieder sollen sehr genau und eingehend, unter Umständen auch spezialistisch untersucht werden. Dabei muß bei der Sammlung der Familien jede Auslese vermieden werden; in keinem Falle dürfen stark belastete, „interessante" Familien bevorzugt werden; dadurch würden die tatsächlichen Verhältnisse wesentlich entstellt.

Wenn der Erbgang einer Krankheit und zugleich ihre Häufigkeit in der Bevölkerung erforscht werden soll, so wird man sich bemühen, womöglich alle Kranken eines zeitlich und örtlich umgrenzten Bezirkes zu erfassen (*„repräsentative Serien"*). Meist ist das nur bis zu einem gewissen Grade möglich, aber zuweilen gelingt es doch, erstaunlich weit zu den Quellen des Erbleidens vorzudringen.

Schwierigkeiten entstehen dadurch, daß manche erblichen Krankheiten und Symptome erst in vorgerücktem Alter in Erscheinung treten (späte *„Manifestationszeit"*). Eine Bevölkerung mit zahlreichen frühen Todesfällen wird dann falsche Verhältniszahlen liefern. Der Altersaufbau der durchforschten Populationen und Sippen muß deshalb immer berücksichtigt werden.

Bei der statistischen Verarbeitung müssen besondere Methoden angewandt werden, etwa die Geschwister- oder Probandenmethode WEINBERGs.

Von der *„statistischen"* kann man die *„individualpathologische" Familienforschung* unterscheiden. Sie zielt nicht auf allgemeine Erbregeln, sondern auf die *„erbbiologische Strukturanalyse"* beim einzelnen Kranken (CURTIUS).

Zu großer Bedeutung für die klinische Erbpathologie hat sich die *Zwillingsforschung* entwickelt. Sie beruht darauf, daß es erbgleiche und erbungleiche Zwillingspaare gibt. Die erbgleichen entwickeln sich aus *einer* Keimanlage, die sich in einem ganz frühen Stadium der Entwicklung spaltet; sie sind also genotypisch identisch. Die erbungleichen Zwillinge haben nicht mehr Erbanlagen gemeinsam als Geschwister; bei ihnen ist die Wahrscheinlichkeit der Erbgleichheit unendlich klein, d. h. praktisch ausgeschlossen.

Da erbgleiche Zwillinge aus einem von einem Spermatozoon befruchteten Ei, erbungleiche aber aus zwei durch zwei Spermien befruchteten Eiern hervorgehen, spricht man von *eineiigen* (EZ) und *zweieiigen* (ZZ) Zwillingen. *Pärchenzwillinge* (PZ) sind selbstverständlich immer zweieiig.

Die *Diagnose* der Ein- bzw. Zweieiigkeit wurde früher in erster Linie nach dem Eihautbefund gestellt. Das hat sich aber als unsicher erwiesen, da offenbar auch erbgleiche Zwillinge (EZ) doppelte Chorien bilden können. Die Entscheidung wird heute nach der Ähnlichkeit bestimmter Merkmale gefällt. Besonders wichtig sind: Farbe und Zeichnung der Iris, Haarfarbe, Wellung des Haares, Haaransatz, Ohrmuschel u. a. Bei Neugeborenen gelingt die Ähnlichkeitsdiagnose nicht sicher, weil die entscheidenden Merkmale noch nicht ausgereift sind und weil die Einflüsse des Uterus und des Geburtsvorganges oft zu Veränderungen führen, die die erbgleichen Merkmale überdecken oder nicht recht erkennen lassen.

Da sowohl EZ als auch ZZ unter gleichen Umweltbedingungen aufwachsen, steht ein peristatisch weitgehend gleichgestelltes Material von erbgleichen und erbungleichen Zwillingspaaren zur Verfügung. Vergleicht man nun, wie oft ein Merkmal einerseits bei EZ, andererseits bei ZZ sich gleich (d. h. *„konkordant"*) oder ungleich (*„diskordant"*) verhält, so kann man die Abhängigkeit seiner Entwicklung von der Erbanlage und von der Umwelt erschließen. Sommersprossen sind bei EZ meist, bei ZZ nur in einem kleineren Bruchteil der Fälle konkordant. Daraus ergibt sich, daß sie wesentlich erbbedingt sind, wenngleich die Auslösung der Anlage an äußere Faktoren (Belichtung) geknüpft ist. Je häufiger ein Merkmal bei EZ konkordant, bei ZZ aber diskordant vorkommt, desto stärker ist der Anteil erblicher Faktoren bei seiner Entwicklung.

Die Zwillingsmethode ist ungeheuer wichtig für die Frage, ob und inwieweit ein Merkmal, eine Krankheit oder eine besondere Krankheitsgestaltung erbbedingt ist. Im folgenden Abschnitt wird sich das besonders aus den Ausführungen über die Infektionskrankheiten (S. 62 ff.) ergeben. Freilich, bei seltenen Erkrankungen wird es oft nicht oder nur sehr schwer gelingen, die nötige Anzahl befallener Zwillingspaare zu finden. Auch vermag die Zwillingsmethode über den Erbgang abnormer Anlagen, über den Umfang der Variabilität erbbedingter Symptome und über die Korrelationen von verschiedenen Symptomen, d. h. über die Häufigkeit von Symptomverbindungen keine Aufschlüsse zu geben. In dieser Hinsicht ist die Familienforschung überlegen.

IV. Beispiele aus der klinischen Erbpathologie.

Es soll nun an einigen Beispielen gezeigt werden, was die neuere Erbpathologie für das Verständnis innerer Erkrankungen bedeutet.

„Erbkrankheiten", d. h. Krankheiten, die durch eine krankhafte Keimanlage bedingt sind und in bestimmtem Erbgange von den Vorfahren auf die Nachkommen übertragen werden, sind im Gebiete der inneren Medizin nicht allzu häufig. Am bekanntesten sind einige Krankheiten des Blutes und des Nervensystems.

Ich führe zunächst die „*hämolytische Konstitution*" (GÄNSSLEN) an. Die Krankheit äußert sich in recht verschiedenen Symptomen: im Mittelpunkt steht die Anlage zur Bildung abnormer roter Blutkörperchen. Diese hämolysieren besonders leicht, haben eine eigenartige Form (Kugelzellen) und mit der Hämolyse kann Gelbsucht, Anämie und Milzschwellung entstehen. Endlich findet man Bildungsfehler am Knochensystem, Turmschädel, Trichterbrust u. a. Nun hat sich ergeben, daß nur ein Teil der Betroffenen alle krankhaften Symptome zeigt. Bei vielen Angehörigen einer kranken Sippe findet man nur Kugelzellen, vermehrte Hämolyse, vielleicht nur in geringem Maße, bei anderen nur eine auffallende Milzschwellung, es gibt viele „*Formes frustes*", bei denen nur das eine oder das andere Zeichen besteht oder auch nur angedeutet ist (GÄNSSLEN). Der Erbgang kann nur dann richtig verstanden werden, wenn die symptomarmen Anlageträger miterfaßt werden. Geschieht das, so ergibt sich eine *einfach dominante Vererbung* (vgl. Abb. 2, S. 58).

Ich erwähne dieses Beispiel, weil es die Bedeutung, der *Abortiv-* oder *Rudimentärformen* deutlich zeigt.

Außerordentlich wichtig und interessant ist die Vererbung der „*Bluterkrankheit*" *(Hämophilie),* die gekennzeichnet ist durch eine Erschwerung der Blutgerinnung und Blutstillung (vgl. Bd. II). Es ist schon lange bekannt, daß sie nicht direkt von kranken Eltern auf die Kinder übertragen wird, vielmehr geben die Mütter aus kranken Familien *(Konduktorinnen),* die selbst gesund sind, die Anlage an ihre männlichen Nachkommen weiter. Ich gebe den Ausschnitt aus einem Stammbaum wieder (Abb. 3, S. 59).

Der Erbgang ist ein „*recessiv geschlechtsgebundener*", d. h. es ist eine recessive Anlage im X-Chromosom vorhanden. Da die Männer nur ein unpaariges X-Chromosom haben, ist jeder Mann, der die Anlage trägt, krank. Die männlichen Nachkommen der kranken Männer, die ja nur ein X-Chromosom von der Mutter erben, sind gesund und anlagefrei, wenn die Mutter anlagefrei ist. Alle Töchter der kranken Männer erben die Anlage, da sie alle das abnorme X-Chromosom vom Vater erhalten. Sie sind aber nicht krank, wenn sie von der Mutter ein dominantes anlagefreies X-Chromosom haben. Wenn die Töchter anlagefreie Männer heiraten, so können Söhne und Töchter eine Anlage erhalten oder frei bleiben; die wirklich gesunden Söhne sind immer auch anlagefrei.

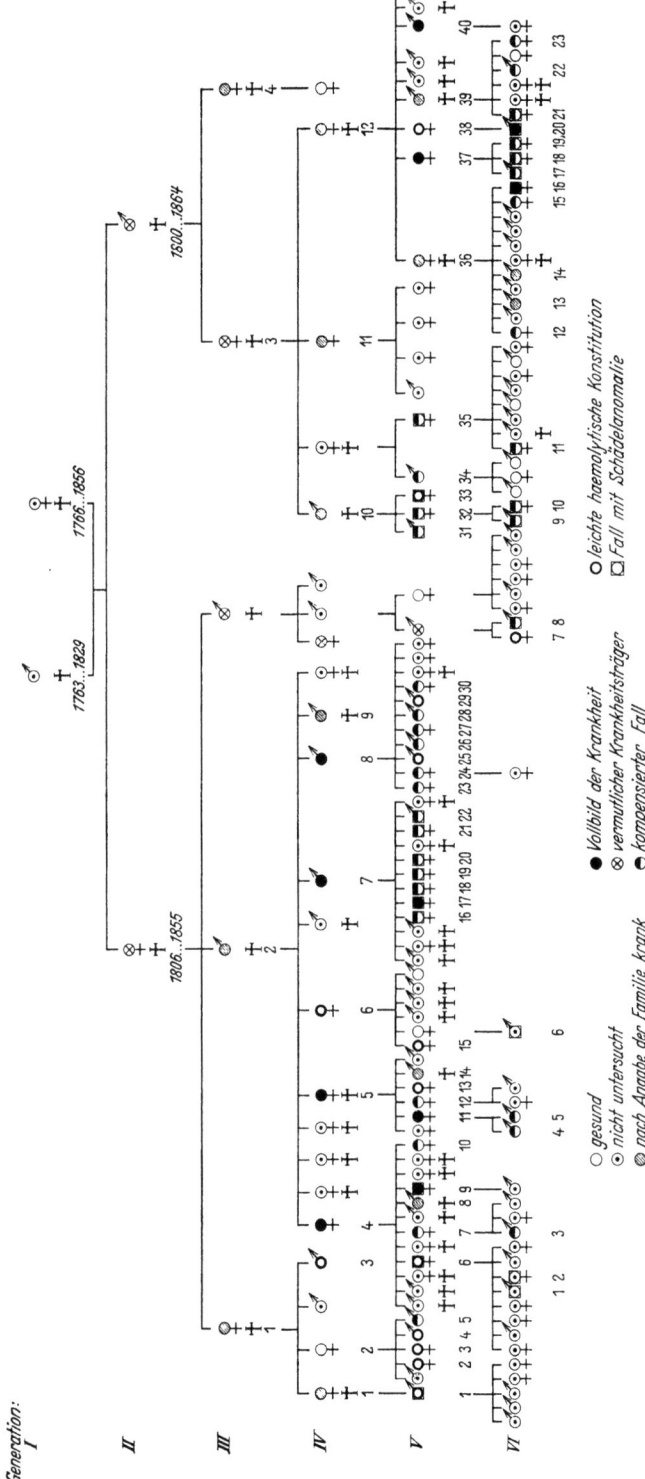

Abb. 2. Stammbaum einer Familie mit hämolytischer Konstitution. (Nach GÄNSSLEN.)

Die Verhältnisse sind am besten aus dem Schema von v. VERSCHUER zu ersehen (Abb. 4).

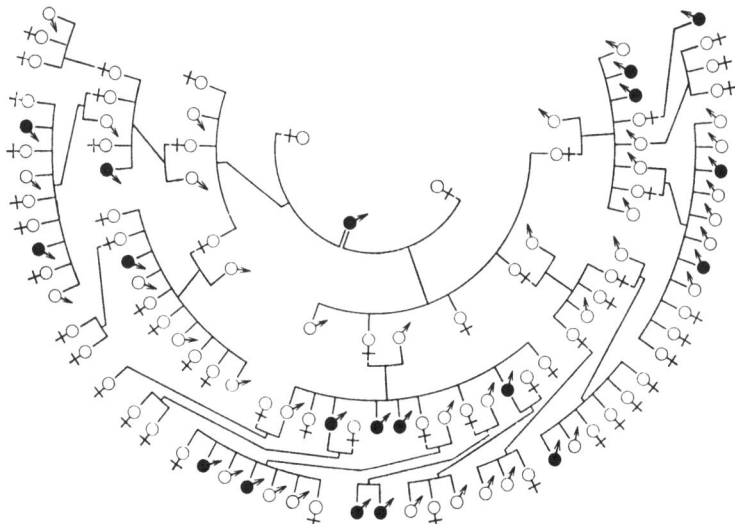

Abb. 3. Vererbung der Bluterkrankheit (♂) nach SCHLOESSMANN (Ausschnitt).
(Aus BAUR-FISCHER-LENZ.)

Die Frauen, die die recessive Anlage tragen, sind gesund (Konduktorinnen). Außerordentlich wichtig wäre es, sie von anlagefreien Töchtern zu unterscheiden, d. h. „intermediäre" Erscheinungen bei heterozygoter Anlage festzustellen. Dies ist in der Tat in einzelnen Familien gelungen: bei Konduktorinnen wurde starkes und gehäuftes Nasenbluten, starke Blutungen bei der Menstruation und bei Geburten, Neigung zu Zahnfleischblutungen und Verzögerung des Gerinnungsendes beobachtet (SCHLÖSSMANN). Es leuchtet ohne weiteres ein, was das für die eugenische Aufgabe bedeutet.

Echte Bluterkrankheit bei einer Frau ist niemals einwandfrei beobachtet worden. Das kann an der großen Seltenheit der Erkrankung liegen, denn nur bei Belastung von beiden Eltern, also bei der Ehe eines Bluters mit einer Konduktorin könnte eine homozygote Anlage, d. h. Erkrankung bei der Frau, entstehen. Wie bei allen recessiven Erbleiden wäre das vor allem bei Verwandtenehe zu erwarten.

Einen breiteren Raum als die Erbkrankheiten im engeren Sinne nehmen im Gebiete

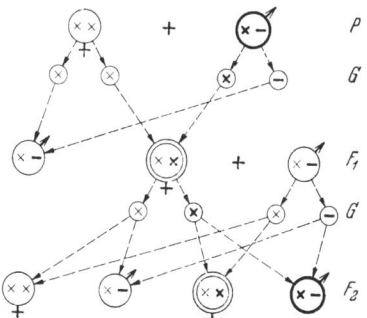

Abb. 4. Schema für recessiv geschlechtsgebundene Vererbung nach v. VERSCHUER.

× dominantes, normales Geschlechtschromosom, ⚊ recessives Geschlechtschromosom mit krankhafter Anlage. P Parentalgeneration, F_1, F_2 erste und zweite Filialgeneration, G Gameten (Keimzellen), ♂ ♀ gesund und anlagefrei, ♂ krank, ♀ Konduktorinnen.

der inneren Medizin Erkrankungen ein, bei deren Entwicklung und Gestaltung der Erbanlage neben mehr oder weniger wesentlichen Umwelteinflüssen eine entscheidende Rolle spielt. Ich nenne hier zunächst die *Zuckerkrankheit* (Diabetes mellitus).

Es ist schon lange bekannt, daß der Diabetes bei verschiedenen *Rassen* verschieden oft vorkommt. Schon FRERICHS fiel auf, daß besonders viel Juden an Diabetes erkranken; unter der gewaltigen Krankenzahl v. NOORDENS (27000) waren etwa 40% Juden. Gewiß können solche Angaben nicht verallgemeinert werden, aber die Rassendisposition ist nicht verkennbar. Es besteht eine Korrelation zu der Disposition zu Erkrankungen des Nervensystems bei dieser Rasse, und man kann gerade hier aus erbpathologischer Betrachtung auf einen pathogenetischen Zusammenhang schließen.

Daß der Diabetes in weitem Maße erbbedingt ist, steht fest. Meist wird eine Erblichkeit in 20—25% der Fälle angegeben. Da aber diese Zahlen ganz überwiegend lediglich auf den Angaben der Kranken beruhen, sind sie nur als Minimalzahlen zu verwerten. Vielfach wird direkte Übertragung von Eltern auf Kinder und Erkrankungen von Geschwistern beobachtet, was auf einen dominanten Erbgang hinweist. Nach anderen Statistiken ist direkte Vererbung verhältnismäßig selten, so daß auch mit einer recessiven Vererbung gerechnet werden muß. Dieses Nebeneinander verschiedener Erbgänge bei der gleichen Krankheit wird auch sonst berichtet, jedoch sind weitere, einwandfreie und umfassende Familienuntersuchungen notwendig, um die Zusammenhänge zu klären.

Wichtig ist die Verbindung mit anderen konstitutionellen Besonderheiten, besonders mit der *Fettsucht*. Wir wissen, daß bei diesen beiden Erkrankungen des Stoffwechsels die neuro-endokrinen Regulationsapparate wesentlich beteiligt sind. Auch auf die Beziehung zur Arteriosklerose sei kurz hingewiesen.

Die Entwicklung des Diabetes ist aber nun weitgehend von Umwelteinflüssen abhängig, von der Lebensweise, von reichlicher Ernährung, aber auch von infektiöser Schädigung; diese kann eben dann zur Erkrankung führen, wenn die Anlage gegeben ist. Bei einer Anlage mit nicht besonders starker Durchschlagskraft tritt die Krankheit nur in Erscheinung, wenn äußere Einflüsse schädlich einwirken. Sehr eindrucksvoll ist eine Beobachtung an erbgleichen eineiigen Zwillingen (UMBER): im vorgerückten Alter war der eine, ein Trinker, zuckerkrank, während der andere nur nach Zuckerzufuhr mit einem abnormen Ablauf der Blutzuckerkurve reagierte. Die Anlage war also auch beim zweiten nachweisbar, aber sie war nicht als Krankheit in Erscheinung getreten. Gerade derartige „abortive" Fälle sind von größter Wichtigkeit. Beschränkt man sich auf oberflächliche Familienuntersuchungen oder gar auf Familienanamnesen, so werden sie nicht erfaßt und die Bedeutung der Erbanlage wird verkannt.

Daß durch verschiedenartige Schädigungen bei der gleichen Anlage die gleiche Krankheit entstehen kann, zeigt folgendes Beispiel (FINCKE): zwei Geschwister litten an Diabetes, der eine vielleicht nach Kopfverletzung, der andere bei einer chronischen Gallenblasenentzündung, die Mutter hatte nach einer Schwangerschaft Diabetes und die Großmutter war an Alterdiabetes mit Schlaganfall gestorben.

Wir stellen hier folgende Punkte fest: 1. Die Anlage braucht nicht zur Krankheit zu führen, ihre Manifestation, d. h. die Entwicklung der Anlage zur Krankheit, hängt vielfach von Umwelteinflüssen ab. 2. Durch ganz verschiedenartige Umwelteinflüsse können aus der Anlage phänotypisch gleiche oder ähnliche Erkrankungen entstehen.

Wir haben erwähnt, daß bei dem einen der erbgleichen Zwillinge mit der Anlage zu Diabetes die Blutzuckerkurve nach Genuß von Zucker einen abnormen Verlauf zeigte. Wir sind damit etwas tiefer in die Vorgänge beim Diabetes vorgestoßen: die Regulation des Blutzuckers ist verändert. Alle vegetativen Vorgänge im Organismus werden von zentralnervösen und endokrinen Regulationen beherrscht, durch sie wird seine Einheitlichkeit, seine Anpassungsfähigkeit und Eigenart gewährleistet; und gerade diese vegetativen Regulationen sind weitgehend erbbedingt. Wo wir einzelne Abläufe untersuchen können, finden wir das bestätigt. Außer dem Ablauf der Blutzuckerkurve nach Zuckerbelastung führe ich die Magensaftsekretion nach einem Probetrunk, die Blutverdünnung nach Wassertrinken, oder auch die verschiedenen Reaktionen nach einer Adrenalininjektion (Pulsbeschleunigung, Blutdrucksteigerung, Blutzuckeranstieg) an. In alledem zeigen erbgleiche Zwillinge größere Ähnlichkeit als erbungleiche.

Zum ersten Male wurden derartige Zwillingsuntersuchungen auf meine Veranlassung von E. SCHRÖDER ausgeführt. Als Beispiel sei hier eine seiner Beobachtungen über die Reaktion auf Adrenalininjektion wiedergegeben:

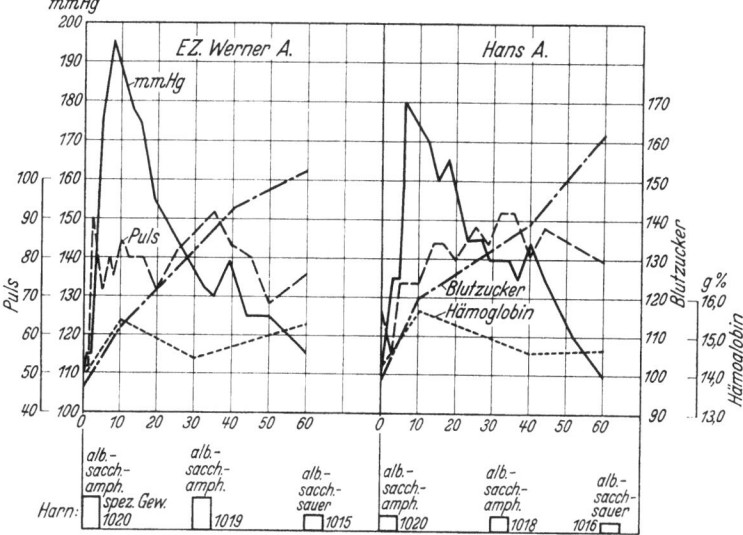

Abb. 5a. Adrenalinversuch bei eineiigen Zwillingen. Alle Kurven verlaufen bei beiden sehr ähnlich. (Nach E. SCHRÖDER.)

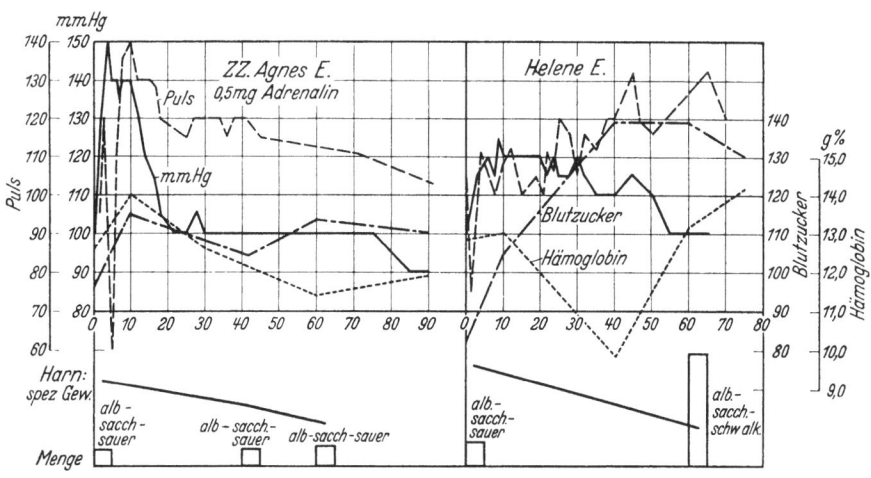

Abb. 5b. Adrenalinversuch bei zweieiigen Zwillingen. Starke Diskrepanz der Kurven. (Nach E. SCHRÖDER.)

Auch die *Körperform* ist schließlich *Ausdruck dieser neuroendokrinen Regulationen*. Das wird am deutlichsten an den groben Abweichungen bei *Erkrankung der hormonalen Organe*, bei Basedow und Myxödem, bei Dystrophia adiposogenitalis u. a.

Sie alle werden in späteren Beiträgen besprochen; hier sei nur darauf hingewiesen, daß bei diesen Krankheiten die Erbanlage eine ganz große Rolle spielt. Mehrfach wurde in der gleichen Familie *Basedow und Myxödem* gefunden, d. h. krankhaft gesteigerte und krankhaft verminderte Funktion der Schilddrüse. Es zeigt sich, daß eine erbliche Fehlanlage der Schilddrüse im Sinne einer „*Organdisposition*" vorliegt, die bald in dieser, bald in jener Richtung zu krankhafter Funktionsstörung führen kann. Man spricht in solchen Fällen von „*polarer Vererbung*". Die Manifestation kann dann von Umwelteinflüssen abhängen, beim Basedow von Infektion, von seelischen Erregungen u. a. Beim Basedow besteht eine allgemeine krankhafte Erregbarkeit des vegetativen Nervensystems, die wiederum mit einer besonderen Minderveranlagung des gesamten Nervensystems verknüpft ist. Der Zusammenhang ist zu erweisen aus dem gehäuften Vorkommen verschiedener Nerven- und Gemütskrankheiten in den Familien Basedowkranker. Ich gebe ein Beispiel wieder, das zeigt, wie schwer „belastet" diese Familien mitunter sind.

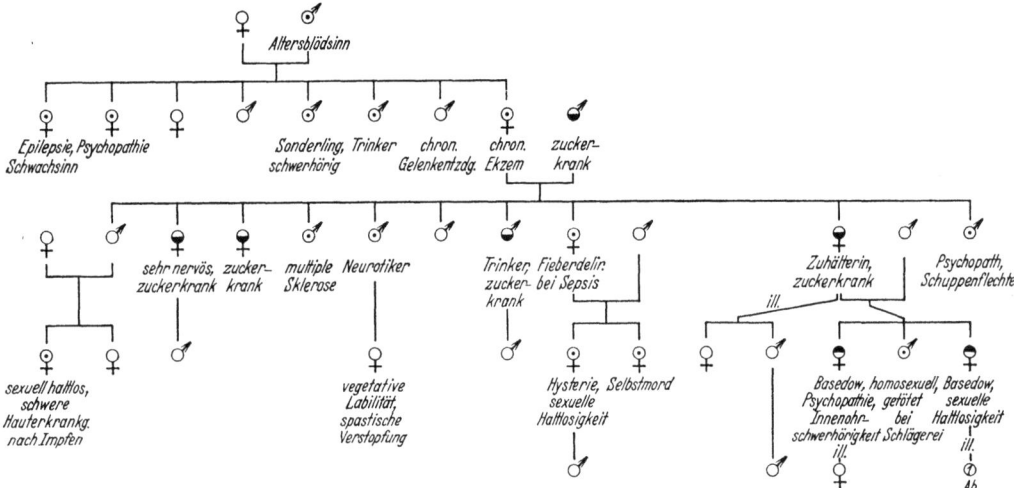

Abb. 6. BASEDOWsche Krankheit, Zuckerkrankheit, Erkrankungen des Nervensystems und Psychopathie in einer Familie.

Aus diesem Beispiel sehen wir, wie durch umfangreiche und sorgfältige Familienforschung und deren kritische Verarbeitung uns vielfach ganz neue Einblicke in die inneren Zusammenhänge zwischen Krankheiten eröffnet werden, die zunächst keine Beziehungen zueinander erkennen lassen.

Von größter Bedeutung ist die Erbpathologie für die Lehre von den *Infektionskrankheiten;* diese verstehen wir als eine Symbiose, als ein Zusammenleben im Kampf von angreifenden Erregern und abwehrendem menschlichem Organismus. Die Eigenart der Erreger wie die des Menschen ist weitgehend erbbedingt, und die moderne Erbbiologie hat nach der einen wie der anderen Seite wichtige Aufklärungen geschaffen. Vor allem NAEGELI hat gezeigt, daß die Geschichte der Seuchen, daß das explosionsartige Auftreten neuartiger Erkrankungen in der ganzen Welt, wie etwa das der echten Grippe 1918 oder das der epidemischen Encephalitis 1919 auf besondere Mutationen der Erreger hinweist. Auch andere Erscheinungen bei Infektionskrankheiten und bei Epidemien, so die uralte Erfahrung vom „*Genius epidemicus*", erfordern erbbiologisches Verständnis auf dem Gebiete der Bakteriologie; ich verweise auf die allgemeine Darstellung der Infektionskrankheiten im folgenden Abschnitt.

Hier muß aber noch etwas über die andere Seite gesagt werden, über die *Eigenart des Organismus* gegenüber dem Infekt. Daß die „Empfänglichkeit" individuell überaus verschieden ist, ist allgemein bekannt. Die Neigung überhaupt zu erkranken und die Neigung zu besonders schweren oder leichten Verläufen, d. h. die Reaktionsbereitschaft bei Infekten, ist eine der wichtigsten „konstitutionellen" Eigenschaften des Menschen, und es ist unsere Aufgabe, deren anlagemäßige Wurzeln herauszuschälen.

Ich erwähne zunächst einige Tierversuche, die die Verhältnisse besonders klar erkennen lassen. GOTTSCHLICH hat gezeigt, daß weiße Mäuse gegenüber bestimmten Kokken (Micrococcus tetragenus) viel empfänglicher sind als die graue Stammform; bei Kreuzungsversuchen wird die Disposition intermediär vererbt, d. h. die Empfänglichkeit der Bastarde steht in der Mitte. Beim Erbgang gelten die MENDELschen Regeln.

Beim Menschen sind die Erscheinungen naturgemäß meist weniger übersichtlich. Die familiäre Häufung von Infektionskrankheiten kann nicht ohne weiteres auf familiäre Disposition bezogen werden, da immer mit der besonderen „Exposition", mit den besonderen Möglichkeiten der Ansteckung gerechnet werden muß. Wenn aber erfahrungsgemäß nicht ansteckende Infektionen in der Familie mehrfach vorkommen, ist das schon recht bemerkenswert; so wurde beobachtet, daß die Schwester vom Bruder angesteckt an infektiösem Herpes erkrankte, während Übertragung sonst nicht vorkommen soll.

Wichtiger scheint mir die Disposition zu besonders schwerem Verlauf der Infekte und zu besonderen Komplikationen. Von der *Scharlachnephritis* ist bekannt, daß sie zwar bei schweren Erkrankungen und bei schweren Epidemien häufiger ist, daß also der „*Genius epidemicus*" eine Rolle spielt, aber man weiß auch, daß sie bei einer Epidemie in einzelnen Familien besonders oft, in anderen seltener oder nicht auftritt, daß es also auch auf die *familiäre Disposition* ankommt. Unter 632 Scharlachfällen der Düsseldorfer Klinik hatten 28 Nephritis; von diesen verteilten sich 15 Fälle, also mehr als die Hälfte, auf 5 Familien. In je einer Familie kamen 5 und 4, in drei Familien je 2 Fälle vor. Zwei Brüder starben an Urämie. Eine lehrreiche Beobachtung verdanken wir LENZ: Vier Geschwister sowie ihre Mutter waren an Scharlachnephritis erkrankt; der Vater, ein Vetter der Mutter, hatte ebenfalls Nierenentzündung. Bemerkenswert ist, daß die 4 erkrankten Kinder aus einer „belasteten" Verwandtenehe stammen.

Außerordentlich wichtig sind die Ergebnisse der *Zwillingsforschung*, die v. VERSCHUER in der folgenden Tabelle 1 zusammengestellt hat.

Tabelle 1. Infektionskrankheiten bei Zwillingen.

	Eineiige Zwillinge E Z		Zweieiige Zwillinge ZZ		Prozentuale Häufigkeit der Diskordanz bei	
	++	+—	++	+—	E Z	ZZ
Masern	281	13	214	25	4	10
Scharlach	29	20	25	30	41	55
Windpocken	60	4	71	7	6	9
Diphtherie	24	28	19	24	54	56
Keuchhusten	132	6	92	14	4	13
Mumps	15	5	10	8	25	44
Lungenentzündung	15	44	10	45	75	82
Blinddarmentzündung	5	9	1	8	64	89
Mittelohrentzündung	19	31	5	20	62	80

++ Beide Partner erkrankt. +— Nur 1 Partner erkrankt.

Eine sehr geringe Diskordanz bei ZZ zeigt die große Infektiosität (z. B. bei Masern). Überall ist die Diskordanz bei EZ kleiner; daraus kann auf die Bedeutung der Erbanlage geschlossen werden. Am eindrucksvollsten ist das da, wo bei beträchtlicher Diskordanz bei ZZ die Konkordanz bei EZ sehr groß ist (z. B. Keuchhusten).

Sehr umfangreiche Zwillingsuntersuchungen wurden bei *Tuberkulösen* durchgeführt. Ich führe hier nur die Tabelle von DIEHL und v. VERSCHUER an und verweise im übrigen auf das Kapitel über Lungentuberkulose (Tabelle 2).

Tabelle 2.

	Tuberkuloseverhalten	
	Gleiches	Verschiedenes
Bei 51 erbgleichen Zwillingen	35mal = 68%	16mal = 31%
Bei 81 erbverschiedenen Zwillingen	21mal = 26%	60mal = 74%

An der Bedeutung der Erbdisposition für den Verlauf der Tuberkuloseerkrankung kann danach nicht gezweifelt werden.

Um zu zeigen, wie sorgfältige und ausgedehnte Familienuntersuchungen zu richtigen Ergebnissen führen, teile ich die Feststellungen von CURTIUS über die Bedeutung der Erbanlage bei Tabes mit. Nach kritischer Verarbeitung des Beobachtungsgutes ergeben sich folgende Zahlen:

Tabelle 3.

	Tabikerfamilien		Familien der Durchschnittsbevölkerung	
	Anzahl	Hundertsatz	Anzahl	Hundertsatz
Im ganzen erfaßt	460	—	736	—
Tabisches Vollsyndrom . .	8	1,74	7	0,95
Rudimentäre Tabes . . .	6	1,30	3	0,41

In den Familien der Tabiker kommt also die Tabes wesentlich häufiger vor als in den Vergleichsfamilien. Damit ist erwiesen, „daß bei der Pathogenese der Tabes eine spezifische Erbdisposition beteiligt ist, die es bedingt, daß sich die luische Infektion am Zentralnervensystem lokalisiert und zu einer besonderen, eben der tabischen Erkrankungsform führt".

Sehr eindrucksvoll sind auch die Ergebnisse über die Disposition zu juveniler Tabes. Bei der großen Seltenheit der Erkrankung stehen nur kleine Zahlen zur Verfügung, 10 Familien mit 22 überlebenden Kindern. Je nachdem keines, eines oder beide der Eltern eine metaluische Erkrankung (Tabes oder Paralyse) hatten, waren von den Kindern 8%, 57% oder 100% metaluisch erkrankt. Außerdem fanden sich in den Familien der Kranken mit juveniler Tabes 70% neurologisch Auffällige gegenüber nur 20% in der Kontrollbevölkerung. Bei den kleinen Zahlen ist die Fehlerbreite nicht unbeträchtlich, aber die Unterschiede sind doch ganz überzeugend.

Ich möchte hier noch etwas über die Erbbedingtheit „*allergischer Reaktionen*" anführen. Unter „Allergie" (v. PIRQUET) versteht man bekanntlich die Veränderung der Reaktion bei wiederholter Einverleibung des gleichen wirksamen Stoffes. Das spielt bei Infekten eine große Rolle, und gerade mit allergischen Vorgängen hängt es vielfach zusammen, wenn Verlauf und Gestaltung einer Infektionskrankheit durch die Erbanlage bestimmt ist. Die Erscheinungen der

Allergie werden im folgenden Abschnitt besprochen (vgl. S. 151 ff.); hier sei nur ein Beispiel von zahlreichen Familienuntersuchungen angeführt.

In dem Stammbaum (Abb. 7) finden wir 5mal Bronchialasthma, 3mal Ekzem, 4mal Bindehautentzündung, alles Symptome, die wir als allergisch auffassen. Es ergibt sich also, daß in der Anlage die Bereitschaft zu verschiedenartigen Reaktionen gegeben ist, eine allgemeine „*allergische Diathese*". Umfangreiche Untersuchungen von HANHART haben zu wichtigen Ergebnissen geführt: bei 80% von 500 Fällen allergischer Erkrankungen konnte Erblichkeit nachgewiesen werden. Der Erbgang ist ein einfach dominanter, das ließ sich statistisch feststellen: in 172 Geschwisterschaften mit durchschnittlich 4 Kindern fanden sich je etwa 50% Gesunde und 50% Allergiker; in 22 Geschwisterschaften, deren beide Eltern Allergiker waren, waren dagegen annähernd $2/3$ anfällig. Bei den doppelseitig Belasteten tritt die Krankheit meist erheblich früher als bei den Eltern in Erscheinung.

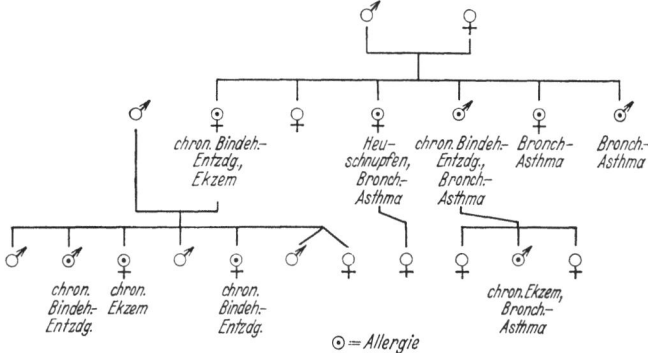

Abb. 7. Verschiedene allergische Reaktionen ⊙ in einer Familie.

Schließlich erwähne ich noch, daß von eineiigen Zwillingschwestern die eine, eine Krankenschwester, an Sublimatekzem, die andere an Ziegenhaarasthma litt. Die erblich gleiche Reaktionsbereitschaft kann unter verschiedenen Umwelteinflüssen zu ganz verschiedenartigen Symptomen führen.

In anderen Fällen wird eine „*spezifische Reaktionsbereitschaft*", z. B. gegen Chinin oder Antipyrin, vererbt. Auch die Wahl des *Erfolgsorganes* kann durch die Anlage bestimmt sein: in einer Sippe litten von 44 meist heufieberkranken Allergikern 16 an Bronchialasthma, in einer anderen Sippe von 24 ebenfalls vorwiegend Heufieberkranken war kein Bronchialasthma aufgetreten (HANHART). In solchen Fällen muß man außer der allgemeinen allergischen Diathese noch eine besondere, erbliche *Organdisposition* annehmen. Dafür spricht auch die Beobachtung, daß in Asthmatikerfamilien andere Erkrankungen des Atmungsapparates (Bronchitis, Emphysem, wiederholte Lungenentzündung) gehäuft vorkommen. Ich führe dieses Beispiel an, weil es zeigt, wie gerade das *Zusammentreffen mehrerer Anlagen,* einer pathogenetisch-spezifischen und einer organspezifischen die Entwicklung einer Erkrankung bestimmen kann.

Zu den allergischen Reaktionen gehört die *Serumkrankheit;* sie beruht fast stets auf einer erblichen Disposition. Fast stets findet man bei Serumkranken Angaben über andere allergische Reaktionen (z. B. Milchschorf in der Kindheit) bei ihnen selbst oder bei Verwandten.

Beispiel. Eine Patientin mit Serumkrankheit hatte schon als Kind Erscheinungen von Überempfindlichkeit (sie vertrug keine Milch und litt an chronischen Durchfällen). Die Schwester hatte schweres Bronchialasthma, bekam nach Jodpinselung Acne und litt

— ebenso wie der Vater — an chronischem Bindehautkatarrh; der Großvater väterlicherseits hatte ein schweres chronisches Ekzem (direkte Übertragung durch 3 Generationen).

Endlich erwähne ich noch, daß durch umfangreiche Familienuntersuchungen in meiner Klinik erwiesen wurde, daß in den *Familien von Neurotikern* Erkrankungen und krankhafte Anlagen des Nervensystems sehr viel häufiger vorkommen als in der Durchschnittsbevölkerung. Daraus ist zu schließen, daß der Neurose sehr oft eine *abwegige Erbanlage des Nervensystems* zugrunde liegt. In schwierigen Lebenslagen und Krisen zeigen die besonders neurotische Reaktionen, die nach ihrem Erbgut dazu neigen (vgl. Bd. II, Beitrag über Neurosen). Als Beispiel führe ich die Familientafel eines Rentenneurotikers an, die eindringlich zeigt, welche Not und welche Belastungen der Gemeinschaft durch solche „psychopathische Familien" entstehen (Abb. 8).

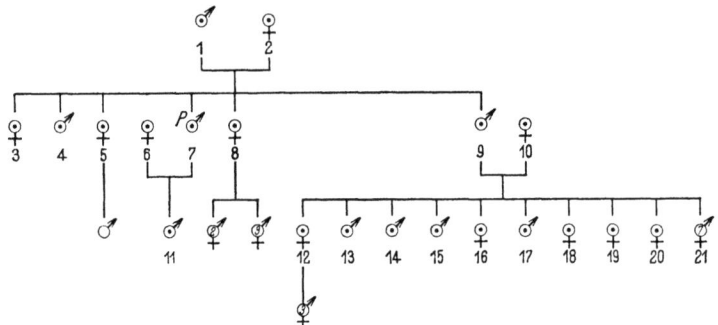

Abb. 8. Familie eines Rentenneurotikers (eigene Beobachtung, von Maria Wagner bearbeitet).

1. Gewalttätiger Psychopath, † an Schlaganfall.
2. Endogene Depression.
3. Schwere Hysterie.
4. Psychopath, † an Lungentuberkulose.
5. Schwer psychopathische Hochstaplerin.
6. Schwachsinnige.
7. Rentenneurotiker (Proband).
8. Hysterie.
9. Krimineller Psychopath und Rentenneurotiker.
10. Schwachsinnige.
11. Psychopath.
12. Schwachsinnige Psychopathin. Herumtreiberin (Fürsorgeerziehung).
13. Schwachsinniger Bettnässer.
14. Krimineller Imbeziller, Hypogenitalismus (Zwangserziehung).
15. Imbeziller Bettnässer.
16. Schwachsinniger Bettnässer.
17. Schwachsinniger, „Moral insanity". Spinale Kinderlähmung (Zwangserziehung).
18. Epilepsie.
19. Epilepsie, † an tuberkulöser Hirnhautentzündung.
20. † an spinaler Kinderlähmung.
21. 7 Kinder klein †.

Nr. 14—17 waren Hilfsschüler.

Die angeführten Beispiele genügen, um zu zeigen, welch großen Einfluß erweiterte und vertiefte erbbiologische Betrachtung auf die klinische Medizin haben muß. Es gilt nicht nur „die Ursache der Krankheit" zu suchen, sondern auf die vielfach verzweigten Wurzeln der Symptombildungen und der Lebensgeschichte des Kranken zu sehen, und es gilt, durch sorgfältige Familienuntersuchungen über die Einzelperson hinaus die Zusammenhänge im Erbgut zu erfassen. Wir lernen dann jede Krankheit als eine Episode im Leben des Individuums, jedes Individuum aber als ein Glied der Sippe verstehen.

Neben wichtigen einzelnen Ergebnissen ist diese Grundeinstellung wichtigster Ertrag. Der Arzt, der die Familie kennt, wird für die „Individualdiagnose und -prognose" sehr viel besser ausgerüstet sein, er wird seine Verordnungen besser dem einzelnen Kranken anpassen können, wenn er weiß, mit welchen Reaktionsmöglichkeiten zu rechnen ist. Zugleich ist aber eine umfassende, erbpathologisch ausgerichtete Medizin als feste Grundlage für die eugenischen Aufgaben unentbehrlich.

Dem Leiter der erbpathologischen Abteilung meiner Klinik, Herrn Professor F. Curtius, danke ich für seine wertvolle Hilfe und Beratung sowie für Überlassung von Beispielen aus seiner reichen Erfahrung.

Literatur.

BAUR, E.: Einführung in die Vererbungslehre, 7.—11. Aufl. Berlin 1930. — BAUR-FISCHER-LENZ: Menschliche Erblichkeitslehre, 4. Aufl. München 1936.

CURTIUS: Die Erbkrankheiten des Nervensystems. Stuttgart 1935. — CURTIUS u. SIEBECK: Konstitution und Vererbung in der klinischen Medizin. Berlin 1935.

DIEHL u. v. VERSCHUER: Zwillingstuberkulose. Jena 1933.

FISCHER: Versuch einer Genanalyse des Menschen. Z. Abstammgslehre **54** (1930).

JOHANNSEN: Elemente der exakten Erblichkeitslehre, 3. Aufl. Jena 1926. — JUST: Probleme des höheren Mendelismus beim Menschen. Ber. dtsch. Ges. Vererbgswiss. **1933**.

KÜHN, STAEMMLER-BURGDÖRFER: Erbkunde, Rassenpflege, Bevölkerungspolitik. Leipzig 1935.

LENZ: Erblichkeitslehre. Handbuch der normalen und pathologischen Physiologie von BETHE u. a., Bd. 17. Berlin 1925.

MARTIUS: Konstitution und Vererbung in ihren Beziehungen zur Pathologie. Berlin 1914.

NAEGELI: Allgemeine Konstitutionslehre, 2. Aufl. Berlin 1934.

VERSCHUER, v.: Erbpathologie, ein Lehrbuch für Ärzte. Dresden und Leipzig 1934.

WEITZ: Die Vererbung innerer Krankheiten. Stuttgart 1936.

Vgl. ferner: Handbuch für Vererbungswissenschaft von E. BAUR u. M. HARTMANN.

Infektionskrankheiten.

Die Lehre von den Infektionskrankheiten in allgemeiner Darstellung.

Von

R. DOERR-Basel.

Mit 6 Abbildungen.

Einleitung.

Die alte Hypothese, daß die Infektionsstoffe *Mikroben, d. h. Lebewesen von mikroskopischen Dimensionen* sind, wurde durch JAKOB HENLE, JEAN LOUIS PASTEUR, ROBERT KOCH und ihre Nachfolger so eindeutig und für eine so große Zahl von Infektionen bewiesen, daß ihre Gültigkeit heute auch dort anerkannt wird, wo wir die belebte Natur der Kontagien weder optisch noch durch die Züchtung auf totem Nährsubstrat einwandfrei festzustellen vermögen *(submikroskopische Virusarten).*

Da Organismen nur aus Organismen gleicher Art entstehen („omne vivum ex vivo" und „Gesetz der Konstanz der Arten"), ergibt sich hieraus zunächst die Konsequenz, *daß spontane oder experimentelle Infektionen nur durch einen in der Natur schon vorhandenen pathogenen Mikroben oder richtiger Parasiten hervorgerufen werden können.* Für die zweite Möglichkeit, *die Umwandlung eines Saprophyten in einen Parasiten,* besitzen wir keine zuverlässigen, durch Beobachtung oder durch Versuche gewonnenen Anhaltspunkte; wir lassen diese Möglichkeit nur theoretisch zu, um die „erste" Entstehung der Infektionskrankheiten in prähistorischer oder das Auftauchen bisher unbekannter Seuchen in historischer Zeit zu erklären. Praktisch hat also jede *„Infektkette",* worunter man die fortgesetzte (reihenweise) Übertragung eines bestimmten Infektionsstoffes von Wirt zu Wirt versteht, eine unbegrenzte Vergangenheit.

Es sind aber zwei Fälle bekannt, in welchen wir Infektketten willkürlich beginnen lassen können, ohne von einem präexistenten Infektionsstoff auszugehen: das ROUSsche Hühnersarkom und der Herpes simplex s. febrilis des Menschen. Die Agenzien dieser beiden Krankheitsformen bilden sich nämlich im Körper des Huhnes bzw. des Menschen nach der Einwirkung verschiedener, sicher unbelebter Substanzen und können dann von Huhn zu Huhn bzw. von Mensch zu Mensch weiter übertragen werden. Da man nicht nachzuweisen vermag, daß sie schon vorher im gesunden Huhn oder Menschen in „latentem Zustande" vorhanden sind und durch den unspezifischen Eingriff bloß „aktiviert" werden, darf man derartige Beobachtungen nach dem gegenwärtigen Stand unserer Kenntnisse als zureichende Beweise für die Existenz *unbelebter Kontagien* betrachten. Obwohl sich diese Auffassung noch durch eine Reihe anderer Argumente stützen läßt (DOERR), zählt sie jedoch derzeit nur wenige Anhänger; die generelle Erörterung des Infektionsproblems braucht von ihr schon deshalb keine Notiz zu nehmen, weil die unbelebte Natur der Infektionsstoffe nur für vereinzelte Ausnahmen wahrscheinlich gemacht werden konnte.

Aus der allgemeinen oder doch fast allgemeinen Gültigkeit der Lehre von den belebten Kontagien folgt ferner, *daß Infektion nichts anderes sein kann als Ansiedelung, Wachstum und Vermehrung niedrig stehender Organismen in höher organisierten*. Die Biologie unterscheidet drei Formen solcher Prozesse, den *Parasitismus*, den *Kommensalismus* und die *Symbiose*, und macht diese Bezeichnungen vom Nutzen oder Schaden abhängig, der für den Wirt aus der Lebenstätigkeit der Mitbewohner seines Körpers erfließt; aus diesem Klassifikationsprinzip geht eo ipso hervor, daß die Grenzen keine scharfen sein können und daß die Einreihung in eine bestimmte Kategorie nur in prägnanten Extremfällen ohne Willkür möglich ist. Über der besonderen Auswirkung auf den Wirt steht im biologischen Denken stets das gemeinsame Kriterium des Lebens in einem fremden Organismus, eine Erscheinung, für die wir nach einem Ausspruch von PAUL BUCHNER lediglich eine „historische Erklärung" abgeben können, indem wir sie auf eine Anpassung an den „Lebensraum" bestimmter Wirte zurückführen. Förderung oder ungünstige Beeinflussung der Wirtsfunktionen bleiben somit letzten Endes *sekundäre Phänomene*; sie sind aber einer mechanistischen Erfassung in hohem Grade zugänglich, wir können die Frage, warum und in welcher Weise Nutzen oder Schaden zustande kommen, wenn auch nicht immer, so doch oft befriedigend beantworten.

Die Medizin ist nicht vom Wesen der Infektionsstoffe, sondern von der *Beobachtung der Infektionskrankheiten* ausgegangen und hat die großen Entdeckungen der mikrobiologischen Forschung im Sinne der bereits vorhandenen Ideen assimiliert. Wie schon das Wort „Infektion" (von inficere = verunreinigen) besagt, stand für die Medizin seit jeher *der veränderte Zustand des Wirtes* im Vordergrund der Betrachtung. „Infektion" und „Infektionskrankheit" wurden weder sprachlich noch begrifflich auseinandergehalten und als ein *Kampf zwischen Mikroben und Wirt* aufgefaßt, der *von beiden Seiten* mit besonderen Waffen geführt wird und mit dem Untergang des einen oder des anderen Gegners endigen muß; dementsprechend bezeichnete man die infektiösen Keime als „*Krankheitserreger*" oder als „*pathogene Mikroorganismen*", Ausdrücke, die ja noch heute allgemein gebraucht werden. Durch solche anthropozentrische und zum Teil rein bildhafte Vorstellungen wird aber die Tatsache verschleiert, daß auch die „Erreger" nichts anderes sind als Parasiten d. h. als Organismen, deren fundamentales Kriterium nicht in ihrer krankmachenden Wirkung, in ihrer „*Pathogenität*" gesucht werden darf, sondern in ihrer Fähigkeit, sich im lebenden fremden Gewebe anzusiedeln und zu vermehren, oder — um einen bequemeren, vom Worte „Infektion" abgeleiteten Terminus zu benützen — in ihrer „*Infektiosität*". Die medizinisch orientierte Mikrobiologie kam allerdings rasch zur Einsicht, daß die Pathogenität allein einen „Erreger" nicht genügend charakterisiert. Statt aber die reale Existenz einer zweiten Eigenschaft anzuerkennen, behalf sie sich mit der Einführung eines neuen Fremdwortes, der „*Virulenz*" (von virus = Gift), und wendet es seither konsequent so an, daß bald die Infektiosität, bald die Pathogenität gemeint ist, d. h. so, als ob diese beiden Begriffe in einem einzigen übergeordneten zusammengefaßt werden könnten. Diese Fiktion hat sich jedoch als völlig unhaltbar erwiesen. Erstens, weil es unmöglich ist, die „Virulenz" zu definieren; jeder derartige Versuch führt sofort zu einer Aufspaltung in die beiden, offenbar unrechtmäßig miteinander verschweißten Komponenten. Zweitens, weil nicht nur biologische Überlegungen, sondern auch Beobachtungen und Experimente lehren, daß Infektiosität und Pathogenität de facto zwei wesensverschiedene Qualitäten der belebten Kontagien repräsentieren.

Von den Tatsachen, welche die Richtigkeit dieser Aussage beweisen, mögen an dieser Stelle nur die wichtigsten angeführt werden:

1. Manche Erreger können sich nur in bestimmten Geweben ansiedeln und vermehren, sie sind „*histo*"- oder „*organotrop*". Der Ort der Ansiedelung fällt aber nicht immer mit der Stätte der pathogenen Auswirkung zusammen; die diphtherische Infektion z. B. beschränkt sich in der Regel auf die Schleimhäute des Isthmus faucium, krankhafte

Erscheinungen treten dagegen auch in den entfernten Organen (Herz, Niere, Nebenniere, quergestreifte Muskeln) auf.

2. Es gibt Erreger von maximaler Infektiosität und geringer bis minimaler Pathogenität, wie z. B. die Infektionsstoffe der Masern, der Dengue und des Phlebotomenfiebers für den Menschen, das *Trypanosoma Lewisii* für die Ratte u. a.

3. Die Infektiosität kann sogar *rein* in Erscheinung treten, als *„Infektion ohne Infektionskrankheit"*, als *„stumme"* oder *„latente"* Infektion. Da das Kapitel der latenten Infektionen ohnehin noch ausführlich abgehandelt werden muß, sei hier nur erwähnt, daß es in neuerer Zeit gelungen ist, Infektionskrankheiten experimentell in latente Infektionen umzuwandeln, und zwar durch Verlegung des Schauplatzes des Infektionsprozesses in bestimmte Wirte. Die Syphilisspirochäte vermehrt sich stark im Organismus der weißen Maus, ohne manifeste klinische Erscheinungen hervorzurufen, das Virus der Dengue erzeugt beim Schimpansen nur symptomlose Infektionen, der Erreger des Fleckfiebers bei der Ratte und beim Kaninchen. Diese Möglichkeit, eine sonst bedeutende Pathogenität durch einfachen Wirtswechsel auszulöschen ohne die Infektiosität merklich zu alterieren, ist wohl das beste Argument für die Notwendigkeit, beide Begriffe streng zu scheiden und ihre Fusionierung, die in der „Virulenz" angestrebt wird, abzulehnen. Leider hat sich der Ausdruck „Virulenz" schon derart eingebürgert, daß mit seiner Ausmerzung aus der medizinischen und mikrobiologischen Nomenklatur in absehbarer Zeit nicht zu rechnen ist; schließlich erscheint seine Anwendung zulässig, wenn der Sinn klar umschrieben wird, den man mit dem Worte jeweils verbinden will, und an diese Forderung wird sich die vorliegende Darstellung halten.

Definiert man die Infektion als einen *Spezialfall* des Parasitismus, so muß man die Frage beantworten, warum ihr eine *Sonderstellung* zuerkannt wird bzw. wodurch sie sich von anderen Formen dieses biologischen Phänomens unterscheidet. Die Krätzmilben, Anchylostomen, Trichinen, Filarien, Bilharzien usw. sind ja auch Parasiten des Menschen und rufen pathologische Reaktionen hervor; Scabies, Anchylostomiasis, Trichiniasis, Filariosis, Bilharziosis werden aber in der Regel nicht zu den Infektionskrankheiten gezählt und von manchen Autoren sogar mit einem besonderen Namen — *„Invasionskrankheiten"* [1] — belegt. Sachlich läßt sich diese Abgrenzung nur durch *die verschiedene Beschaffenheit der Parasiten* motivieren. Die sog. Invasionskrankheiten werden sämtlich durch vielzellige, höher organisierte, tierische Schmarotzer verursacht, deren Größenausmaße im makroskopischen Bereich liegen und die sich auf geschlechtlichem Wege vermehren. Die Erreger der Infektionskrankheiten sind dagegen einzellige, und zwar nicht nur tierische, sondern auch pflanzliche oder nicht klassifizierbare Elementarorganismen (Protisten) von mikroskopischen oder submikroskopischen Dimensionen; ihre Vermehrung erfolgt entweder ausschließlich (z. B. bei den Bakterien) oder in bestimmten Wirten (wie bei den Malariaplasmodien) auf asexualem Wege und ist durch ihre Geschwindigkeit, d. h. durch die kurze Lebensdauer der aufeinanderfolgenden Generationen ausgezeichnet. Diese Einteilung in „Makro- und Mikroparasiten" läßt sich naturwissenschaftlich nicht rechtfertigen, da in beiden Gruppen sehr verschiedenartige Lebewesen zusammengefaßt werden [2]; sie hat aber eine eminente technische

---

[1] Nebenbei bemerkt, ist diese Bezeichnung in zweifacher Hinsicht unrichtig. Unter Invasion kann man nur das Eindringen fremdartiger Stoffe in einen Organismus bzw. in seine Gewebe verstehen. Wenn ein Mensch auf eine Einspritzung von Pferdeserum oder von abgetöteten Typhusbacillen mit Exanthemen, Lymphdrüsenschwellungen, Fieber reagiert, hat man zweifellos das Recht, von „Invasionskrankheiten" zu sprechen; mit Parasitismus haben jedoch diese Zustände nichts zu tun. Anderseits ist ein Eindringen der Erreger in die Wirtsgewebe, also eine Invasion, auch eine notwendige Voraussetzung jeder Infektionskrankheit.

[2] Welch bunte Mannigfaltigkeit hier besteht, zeigt folgende Übersicht über *die Stellung der „menschenpathogenen Mikroparasiten" im natürlichen System*. Erreger menschlicher Infektionskrankheiten können sein:

A. Protozoen.
   I. Rhizopoden (Dysenterieamöben).
   II. Sporozoen (Coccidien, Hämosporidien [zu welchen die Malariaplasmodien gehören], Sarco- und Haplosporidien).
   III. Flagellaten (Leishmanien, Trypanosomen).
   IV. Infusorien (Balantidium coli).

Bedeutung. Der biologischen Eigenart der Objekte entsprechend sind auch die Methoden, welche das Studium der höheren tierischen Parasiten erfordert, ganz andere wie jene, die man bei der Untersuchung pathogener Mikroorganismen anwendet, und das ist der wahre Grund, warum sich die *Parasitologie* und *die Lehre von den pathogenen Mikroben* zu selbständigen Forschungszweigen entwickelt haben, nicht aber prinzipielle Differenzen zwischen den beiden Formen des Parasitismus oder wesentliche Unterschiede der durch sie erzeugten Krankheiten. In den letztgenannten Beziehungen bestehen vielmehr wichtige Analogien bzw. Identitäten, welche sich auf die möglichen Arten der Übertragung (Ansteckung), auf die natürliche Resistenz bestimmter Wirte, auf die erworbene Immunität einschließlich der allergischen Phänomene, auf den schon betonten fundamentalen Unterschied zwischen Infektiosität und Pathogenität, auf die Affinität der Parasiten zu ganz bestimmten Geweben (Organotropie) und schließlich auch auf die Krankheitsbilder erstrecken. Infolge der eingetretenen Spezialisierung schenkte man jedoch diesen Zusammenhängen bis auf die Gegenwart fast keine Beachtung, ein Umstand, der die wissenschaftliche Erfassung der Infektionsprobleme entschieden ungünstig beeinflußte. Die nachstehenden Ausführungen müssen sich — dem Zwecke des Buches entsprechend — mit spärlichen Hinweisen auf die bei höheren Parasiten ermittelten Tatsachen begnügen; sie sind aber so abgefaßt, daß sie in die Begriffe der Infektion und der Infektionskrankheit nichts hineintragen, was mit dem Wesen des Parasitismus nicht in Einklang gebracht werden kann. Die Deutung der Infektion als Kampf zwischen Erreger und Wirt — ein Gleichnis, das sich ohnehin nicht konsequent durchführen läßt — bildet hier nicht mehr die Grundlage der Betrachtung und die Lehre von BAIL, daß die Erreger besondere Angriffswaffen *("Aggressine")* benötigen, um sich in einem Wirte ansiedeln zu können, wird nicht berücksichtigt.

Die Infektionen.

A. Die Empfänglichkeit des Wirtes.

a) Abhängigkeit der Disposition von der Artzugehörigkeit des Wirtes.

Die *Erfahrung* lehrt, daß manche Infektionen z. B. mit Choleravibrionen, Meningo- und Gonokokken, Leprabacillen, Syphilisspirochäten, unter natürlichen Verhältnissen *nur beim Menschen*, andere wieder *nur bei einer bestimmten Tierspezies* beobachtet werden. Aus der gleichen Quelle stammt die Erkenntnis, daß ein und dieselbe Infektion auch *bei mehreren Tierarten* mit oder ohne Einschluß des Menschen auftreten kann, wie das unter anderem für Milzbrand, Rotz, Lyssa, Paratyphus, Pest, Tularämie und Icterus infectiosus zutrifft; *selbst in diesem Falle ist jedoch die Zahl und die Artzugehörigkeit der natürlichen Wirte mehr oder minder enge begrenzt bzw. fixiert.*

B. Fungi (höhere Pilze).
 I. Phycomyceten (einige Mucorarten, deren pathogene Wirkung zum Teil noch zweifelhaft ist).
 II. Ascomyceten (pathogene Blastomyceten oder Hefen, Aspergillusarten).
 III. Fungi imperfecti (Achorion, Trichophyton, Mikrosporon, Sporotrichon, Oidium).

C. "Kernlose" Protophyten.
 I. Schizomyceten (Bakterien).
 II. Aktinomyceten (Strahlenpilze).

D. Spirochäten, die nach der herrschenden Auffassung sowohl von den Protozoen wie von den Protophyten abzutrennen sind.

E. Nicht oder nicht sicher klassifizierbare Organismen (Bartonellen, Rickettsien, submikroskopische Virusarten).

Das *Experiment* hat diese Aussagen in einem wichtigen Punkte modifiziert. Eine Reihe von Infektionsstoffen kann *künstlich* mit Erfolg auf Tierspezies übertragen werden, welche als natürliche Wirte nicht in Betracht kommen. Mit Syphilisspirochäten lassen sich Affen, Kaninchen und weiße Mäuse infizieren, mit dem Virus des Fleckfiebers Meerschweinchen, Kaninchen und Ratten usw. *Die Zahl der natürlichen Wirte ist also in der Regel kleiner als jene der möglichen Wirte.* Doch sind auch der experimentellen Übertragung ausnahmslos Grenzen gezogen. Jedem Infektionsstoff ist ein Kreis möglicher Wirte zugeordnet, den ich als „*Infektiositätsspektrum*" bezeichnet habe; dieser Kreis kann groß sein wie bei dem Lyssa- oder Herpesvirus, er kann nur zwei Wirte umfassen wie beim Virus der Poliomyelitis, das sich nur im Menschen und Affen zu vermehren vermag, ja es kann der Fall eintreten, daß der natürliche Wirt auch den einzig möglichen repräsentiert.

Mit der Ausdehnung und technischen Vervollkommnung der Tierversuche haben unsere Kenntnisse über die experimentellen (möglichen) Wirte der verschiedenen Infektionsstoffe eine beträchtliche Erweiterung erfahren. Es sind namentlich in den letzten Jahren Übertragungen mit Erfolg ausgeführt worden, die man früher für unmöglich gehalten hätte (wie z. B. die Infektionen weißer Mäuse mit Syphilisspirochäten oder mit Gelbfiebervirus) und der *Kreis der auf Tiere nicht übertragbaren Infektionsstoffe des Menschen* wird demgemäß immer mehr eingeengt.

Zwischen den infektiösen Mikroben und ihren Wirten besteht somit eine *Relativität, eine spezifische Wechselbeziehung.* Infektiosität der Mikroben und Empfänglichkeit (Disposition) der Wirte sind nur verschiedene Benennungen dieser Relativität; sie besitzen aber insofern eine eigene Existenzberechtigung, als das System „Parasit-Wirt" naturgemäß sowohl durch Eigenschaften der einen wie der anderen Bezugskomponente bestimmt wird.

Worauf beruht diese spezifische Wechselbeziehung? Soweit die natürlichen Wirte ins Auge gefaßt werden, lassen sie sich auf *Anpassungen* zurückführen, d. h. auf Einrichtungen, welche der Erhaltung der Art der Parasiten (Erreger) dienen. Bei dem jetzigen Stand unseres Wissens ist das sogar oft der einzige Weg, um zu einem Verständnis der manchmal recht eigenartigen Verhältnisse zu gelangen. Die natürlichen Wirte sind nämlich im System der Organismen häufig weit voneinander entfernt und müssen daher den Erregern außerordentlich verschiedene Lebensbedingungen bieten. Ein Extrem stellen in dieser Hinsicht die durch blutsaugende Insekten übertragbaren Infektionen dar. Die menschlichen Malariaparasiten besiedeln z. B. auf der einen Seite nur Menschen und anthropoide Affen (Gorillas, Schimpansen), auf der anderen nur bestimmte Arten der Anophelesmücken, ein Gegensatz zwischen strenger Spezifität und größter Verschiedenheit der Wirte, der sich wohl nicht anders begreifen läßt wie als Folge einer nach zwei Seiten hin erfolgten Anpassung.

„Anpassung" kann einen biologischen Prozeß oder den Endzustand dieses Prozesses bedeuten; die Aussage, daß eine Anpassung vorliegt, erledigt daher nicht die Frage nach dem *Mechanismus des Endzustandes,* des „*Angepaßtseins*". Der Anpassungsbegriff versagt ferner bei den *rein experimentellen Wirten,* die unter natürlichen Verhältnissen nicht infiziert werden und — soweit man das behaupten darf — auch nie infiziert worden sind. Die Ansiedelungsfähigkeit der Erreger in bestimmten Wirten muß somit *reale, und zwar außerhalb der Anpassung liegende Ursachen* haben, die uns aber heute noch fast gänzlich unbekannt sind.

Unter Ansiedelung versteht man das *Wachstum* und die *Vermehrung* der Parasiten in ihren Wirten. Für den Mikrobiologen und speziell für den Bakteriologen fallen individuelles Wachstum und Vermehrung der Erreger infolge der kurzen Lebensdauer der Mikroben praktisch zusammen; nicht so für den Parasitologen, dessen Forschungsobjekte eine Scheidung der beiden Vorgänge ermöglichen und erfordern. Wachstum und Vermehrung sind aber schließlich — wenn auch nicht in gleicher Weise — von der *Ernährung, vom Stoffwechsel der Parasiten* abhängig, und es liegt daher nahe, die spezifische Empfänglichkeit der Wirte generell so zu erklären, daß die Erreger nur in ihnen die notwendigen *Ernährungsbedingungen* finden. Diese *„trophische Theorie"* der Infektiosität bzw. Empfänglichkeit kann natürlich auch dann richtig sein, wenn man — wie das de facto meist der Fall ist — die Ernährungsbedingungen der verschiedenen Erreger nicht präzise anzugeben vermag; sie harmoniert aber nur mit einigen einschlägigen Phänomenen, mit anderen steht sie vorläufig in Widerspruch.

Die trophische Hypothese macht es zunächst verständlich, daß für manche Infektionsstoffe nur ein einziger Wirt existiert oder daß zwar zwei oder mehrere Wirte möglich sind, die aber zueinander in naher verwandtschaftlicher Beziehung stehen. Der maßgebende Einfluß der Ernährungsbedingungen tritt ferner dort klar zutage, *wo die Gewebsdisposition über die Speziesdisposition ausgesprochen dominiert.* Man kennt Erreger, welche sich nur in bestimmten Organen ansiedeln, wobei jedoch die Artzugehörigkeit der Wirte eine auffallend geringe Rolle spielt. Das Lyssavirus vermehrt sich hauptsächlich, wahrscheinlich sogar ausschließlich, im Zentralnervensystem; die Infektion kann aber nicht nur auf die (untereinander verwandten) Caniden (Hunde, Wölfe, Schakale, Füchse), sondern auch auf Menschen, Rinder, Pferde, Schweine, Katzen, Schafe, Ziegen, Kaninchen, Meerschweinchen, Ratten, Mäuse (vermutlich auf sämtliche Säugetiere), ja sogar auf Vögel (Tauben, Hühner) übertragen werden. Gleichartigkeit des besiedelten Gewebes in sehr verschiedenen Wirten würde sich mit der Annahme identischer Ernährungsverhältnisse ebensogut vertragen wie die enge Verwandtschaft der möglichen Wirte, und die Tatsache, daß bald der eine, bald der andere Faktor für die Empfänglichkeit maßgebend ist, bereitet ebenfalls keine prinzipiellen Schwierigkeiten.

Es gibt aber Fälle, in welchen weder die eine noch die andere Prämisse erfüllt zu sein scheint, indem sich eine große Mannigfaltigkeit der Wirte mit erheblichen Verschiedenheiten der bewohnten Gewebe kombiniert. Der Fleckfieberkeim z. B. läßt sich bei infizierten Säugetieren (Menschen, Affen, Meerschweinchen, Kaninchen, Ratten) in den Leukocyten des strömenden Blutes und in einigen Organen (vornehmlich im Gehirn und in den Nebennieren) in bedeutender Menge nachweisen; in der Kleiderlaus nimmt er den Charakter eines obligaten Zellschmarotzers der Darmepithelien an. Ein weiterer Einwand gegen die trophische Theorie ergibt sich aus dem Studium der *Ernährungsbedingungen infektiöser Mikroben auf bzw. in unbelebten Medien,* aus ihrer Züchtung (Kultivierung) im Reagenzglase. Zahlreiche Erreger, *insbesondere Bakterien,* lassen sich auf toten Medien kultivieren und stellen an die Beschaffenheit der Nährböden relativ geringe Ansprüche; ihre Infektiosität kann aber nichtsdestoweniger in hohem Grade spezifisch, d. h. auf ganz bestimmte Wirte beschränkt sein (Meningokokken, Gonokokken, Dysenteriebacillen, Actinomyces usw.). Die Infektiosität büßt hier offenbar den Charakter eines bloßen Ernährungsproblems ein; wodurch sie aber bestimmt wird, entzieht sich zur Zeit unserer Kenntnis, wir können nicht entscheiden, warum gerade Menschen, Affen und Kaninchen für die Infektion mit dem Ducreyschen Bacillus des weichen Schankers empfänglich sind, warum die vom Menschen stammenden pyogenen Staphylokokken gerade für das Kaninchen so hochgradig infektiös sind usw.

Die Unfähigkeit der trophischen Hypothese, die Empfänglichkeit bestimmter tierischer Wirtsarten für bakterielle Infektionen befriedigend zu erklären, hat dazu geführt, daß die Bakteriologie auf die Erschließung des Problems der Speziesdisposition überhaupt verzichtet und sich — besonders unter dem beherrschenden Einfluß von E. Metschnikoff — ganz der Erforschung des Gegenteiles, *der natürlichen Speziesresistenz,* zugewendet hat. Für diese spezifisch bakteriologische Denkrichtung existieren nur negativ gefaßte Fragen, wie etwa (als Umkehrungen der oben angeführten Beispiele), warum das Meerschweinchen gegen den Ducreyschen Bacillus oder die pyogenen Staphylokokken refraktär ist. Es wird also angenommen, daß jede Tierart durch jedes „pathogene" Bacterium infiziert werden kann; die unempfänglichen Spezies sollen nur deshalb eine Ausnahme machen, weil sie über „Abwehrvorrichtungen" verfügen, welche die eindringenden „Erreger" vernichten.

Vom parasitologischen wie vom allgemein biologischen Standpunkt aus erscheint diese negative und nur den Wirt berücksichtigende Erfassung des Problems der Empfänglichkeit der Arten abwegig, weil sie von der genetischen Grundlage jedes Gast-Wirt-Verhältnisses, der Anpassung des Parasiten an seinen Wirt, keine Notiz nimmt. Verfehlt ist auch die herrschende Tendenz, die natürliche Resistenz gegen Infektionen *(„natürliche"* oder *„physiologische Immunität")* mit der erworbenen spezifischen Immunität (s. S. 139) in Parallele zu setzen; diese beiden Zustände sind voneinander in sämtlichen fundamentalen Beziehungen gänzlich verschieden. Demgemäß sind die Bemühungen im allgemeinen gescheitert, die natürliche Speziesresistenz auf das Vorhandensein von *mikrobiciden Serumstoffen* oder auf die *bakterienfressenden (phagocytierenden) Fähigkeiten* bestimmter Wirtszellen zurückzuführen. Ein ausgeprägt refraktäres Verhalten kann mit dem völligen Fehlen mikrobicider Serumstoffe einhergehen und Bakterien können gerade für jenen Wirt infektiös sein, in welchem sie lebhaft phagocytiert werden (Meningo- und Gonokokken, Leprabacillen).

Die *Speziesdisposition* vererbt sich mit derselben Regelmäßigkeit und Zähigkeit wie jedes andere Artmerkmal. Büßt der Mensch die Disposition für eine bestimmte Infektion während seiner individuellen Existenz ein, so ist dieser Verlust ebensowenig vererbbar wie etwa ein körperlicher, durch Verwundung entstandener Defekt. Die Masern z. B. sind in vielen Gegenden seit Jahrhunderten endemisch und befallen die meisten Individuen in der Kindheit. Der durchmaserte Mensch hat seine natürliche Disposition verloren, er ist immun geworden und bleibt es bis über das fortpflanzungsfähige Alter hinaus. Aber die aus den Paarungen immuner Eltern hervorgehenden Nachkommen zeigen stets die gleiche Empfänglichkeit für die Maserninfektion. Selbst unter so extrem günstigen Bedingungen konnte somit die Disposition der Spezies Mensch für eine bestimmte Infektion durch stets wiederholtes Auslöschen nicht beseitigt werden. Die Vererbbarkeit und Unveränderlichkeit der Speziesdisposition ist eben nur ein Spezialfall eines allgemeinen Fundamentalsatzes der Vererbungslehre.

Aus dem Umstande, daß sich ein und derselbe Erreger auf mehrere Tierarten erfolgreich verimpfen läßt, und daß die Zahl der möglichen Wirte größer sein kann als jene der natürlichen, hat die Erforschung der menschlichen Infektionsstoffe außerordentlich großen Nutzen gezogen. Wenn ein Infektionsstoff weder mikroskopisch noch kulturell nachgewiesen werden kann (submikroskopische oder filtrierbare Keime), *muß* man sogar zur experimentellen Übertragung greifen, um sein Vorhandensein und seine Eigenschaften festzustellen. Ist der Mensch nicht nur der natürliche, sondern der einzig mögliche Wirt, so tritt an die Stelle des Tierversuches das Experiment am Menschen, dem aber durch die pathogene Auswirkung der Infektion gewisse Grenzen gezogen sind. Bei sehr gefährlichen Erregern können die der Forschung erwachsenden Aufgaben unter solchen Bedingungen praktisch unlösbar werden, ja es können sich Zweifel an der infektiösen Natur solcher Krankheitsprozesse ergeben (manche Formen der epidemischen Encephalitis, Encephalitis postvaccinalis, Masernencephalitis, multiple Sklerose).

b) Rassedisposition und individuelle Empfänglichkeit.

Außer von der *Artzugehörigkeit* kann die Empfänglichkeit für eine bestimmte Infektion auch von der *Rasse* und innerhalb einer Rasse von der *Individualität* der Wirte abhängen. Über die reale Existenz der *Rassedisposition* sind wir in erster Linie durch die Erfahrungen von Tierzüchtern und Tierärzten, über die *individuelle Empfänglichkeit* durch Tierexperimente unterrichtet, durch welche festgestellt wurde, daß von einer größeren Zahl möglichst gleichartiger Versuchstiere unter Umständen nur ein gewisser Prozentsatz infiziert wird, auch wenn die Übertragung des Infektionsstoffes in zuverlässiger und identischer Weise erfolgt.

Die *Rassedisposition* muß geradeso wie die Speziesdisposition erblich bedingt sein; sie kann daher nicht verschwinden, wenn einzelne oder zahlreiche Individuen einer Rasse ihren Standort wechseln oder sonst unter andere Bedingungen geraten (s. S. 75). Da Individuen, welche verschiedenen Rassen derselben Art angehören, gekreuzt werden können, ist es möglich, durch Bastardierung von Rassen mit verschiedener Empfänglichkeit Nachkommen zu erzielen, welche hinsichtlich ihrer Disposition für bestimmte Infektionen von einem oder beider Eltern abweichen. Beobachtungen bei Infektionskrankheiten der Tiere und der Pflanzen sprechen dafür, daß Veränderungen der Disposition auf diesem Wege auch unter natürlichen Bedingungen zustande kommen können.

Die *individuelle Disposition* könnte ebensogut vererbt werden, d. h. in bestimmten Familien als „*genotypische*" Anlage gehäuft auftreten, wie auch den Charakter einer rein *phänotypischen*, vom Erbgang nicht beeinflußten Eigenschaft besitzen. Systematische Untersuchungen über die erblichen Grundlagen der individuellen Disposition wurden bisher nicht unter beweisenden Bedingungen angestellt. Wohl aber geht aus einer stattlichen Reihe von Tierexperimenten hervor, daß die individuelle Disposition scheinbar spontan variiert, d. h. bei einem und demselben Tier zu verschiedenen Zeiten verschieden ist und daß sie durch exogene Faktoren (Hunger, Vitaminmangel, Vergiftungen, Abkühlung, Ermüdung usw.) gesteigert, durch andere Einflüsse vermindert werden kann; sie verhält sich somit (zumindest in diesen Fällen) wie ein phänotypisches, durch den momentanen Zustand des Individuums und nicht durch seine Erbverfassung determiniertes Merkmal.

Dürftiger und überdies größtenteils unsicher sind die Kenntnisse über den *Einfluß von Rasse und Individualität auf die Empfänglichkeit des Menschen.*

Man hat zwar auch Menschen mit den verschiedensten Infektionsstoffen experimentell infiziert; die willkürlichen Infektionen von Menschen wurden aber ausgeführt, um Fragen anderer Art aufzuklären, oder dienten praktischen Zwecken (Malariatherapie der Paralyse, Schutzimpfung gegen Blattern usw.). Auf die Variabilität der Empfänglichkeit hat man nicht geachtet, und selbst wo dieses Moment nebenbei berücksichtigt wurde, waren die Bedingungen meist ungeeignet, Klarheit zu schaffen (unsicherer Übertragungsmodus, Nichtausschaltung von Individuen, die eine erworbene Immunität besitzen konnten).

Die herrschenden Auffassungen sind daher fast ausschließlich aus der *Interpretation epidemiologischer Daten* abgeleitet; sie messen sowohl der Rasse wie der Individualität eine außerordentlich große Bedeutung bei. Es wird darauf verwiesen, daß Tabes und Paralyse in farbigen Bevölkerungen als Folgen der Lues weit seltener beobachtet werden als unter den Weißen, daß zahlreiche Infektionen (Typhus abdominalis, Cholera asiatica, Dysenterie, Diphtherie, Tuberkulose, Gelbfieber usw.) bei Angehörigen der gleichen Rasse bald schwere klinische Erscheinungen, bald abortive Erkrankungen hervorrufen usw. — alles unter Umständen, welche eine erworbene Immunität als Ursache erhöhter Widerstandsfähigkeit ausschließen. Aber diese Beispiele zeigen deutlich, *daß es sich hier um die pathologischen Auswirkungen der Infektionen, um die Reaktion des Wirtsorganismus auf den Infektionsprozeß handelt und nicht um die Möglichkeit oder Unmöglichkeit der Infektion selbst.* Legt man nur den zweiten Punkt der Beurteilung zugrunde, so gestalten sich die Dinge wesentlich anders.

Zunächst einmal gibt es keine Infektion, die nur bei bestimmten Menschenrassen auftreten kann. Wenn gewisse Seuchen in manchen Ländern nicht oder nicht mehr vorkommen, beruht dies nicht darauf, daß die Einwohner nicht infizierbar sind, sondern darauf, *daß sie nicht infiziert werden,* weil eine oder die andere notwendige Voraussetzung nicht erfüllt ist (Fehlen der Infektionsquellen, der übertragenden Insekten usw.). Daß dem so ist, lehrt die Seuchengeschichte früherer Epochen, das Verhalten von Menschen, die sich aus unverseuchten in verseuchte Gegenden begeben, und die Einschleppung von Infektionen in Territorien, in denen sie bis dahin unbekannt waren. Ein neueres Beispiel der letzten Art sind die Eskimos, welche in ihren vom Verkehr abgeschlossenen Ansiedelungen völlig von der Diphtherie verschont bleiben und unter denen sich auch keine Bacillenträger finden; es erfolgten jedoch zwei Einschleppungen in grönländische Hafenorte und da zeigte es sich, daß die Kinder der Eskimos genau so an Diphtherie erkranken können wie die Kinder irgendeiner anderen Rasse (E. BAY-SMITH).

Die *individuelle Disposition* soll je nach der Natur des Erregers ein verschiedenes Verhalten bekunden. Für gewisse Infektionen (Pest, Influenza,

Dengue, Pocken, Fleckfieber, Masern und andere) sind alle Menschen gleich disponiert; andere wie die Diphtherie, der Scharlach, die Lyssa usw. befallen dagegen nur eine mehr oder minder kleine Quote der Individuen, welche nachweislich der Ansteckung exponiert sind, ja sie zeigen zum Teil sogar eine gesetzmäßige Abhängigkeit von ganz bestimmten individuellen Faktoren z. B. vom Lebensalter (Diphtherie, Scharlach). Die epidemiologische Statistik hat sich aber bis auf die letzten Jahre fast ausschließlich mit den *manifesten* Infektionen, mit den Infektionskrankheiten beschäftigt; die *latenten* und zum Teil schon die *abortiven* Infektionen wurden nicht berücksichtigt. Sucht man

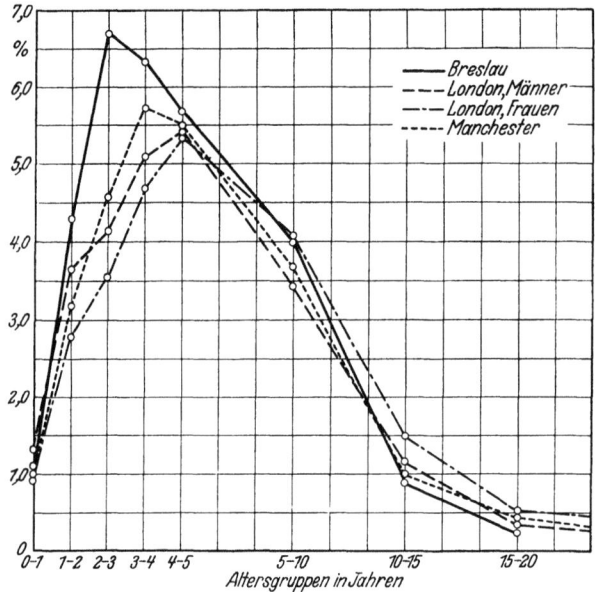

Abb. 1. Die Ordinaten geben die Häufigkeit der Diphtherie als Funktion des Lebensalters an, und zwar in Prozenten der Gesamtmorbidität an Diphtherie. Verwertet sind im Diagramm 3 Statistiken: 1. von *Breslau* (6394 Fälle in den Jahren 1886—1890); 2. von *Manchester* (946 Fälle in den Jahren 1911—1912) und 3. von *London* (9399 männliche und 10 581 weibliche Fälle in den Jahren 1910 bis 1912). Die Abbildung ist dem vom *Medical Research Council* herausgegebenen Werk „*Diphtheria*" (1923) entlehnt.

die Gesamtheit der Infektionen zu erfassen, so erfährt die Situation auch hier eine beträchtliche Verschiebung.

Bei der Tuberkulose vollzog sich dieser Umschwung der Ansichten schon vor längerer Zeit. Er wurde 1900 durch die aufsehenerregende Mitteilung von NÄGELI angebahnt, daß man bei nicht an Tuberkulose gestorbenen Menschen in einem enorm hohen Prozentsatz tuberkulöse Veränderungen als zufällige Sektionsbefunde feststellen kann, und heute wird von niemandem bestritten, daß jeder Mensch für die tuberkulöse Infektion empfänglich ist. Die Tuberkulose gehört nun nicht mehr wie früher in die zweite, sondern in die erste Gruppe der Infektionen, in welcher die Empfänglichkeit des Menschen (in dem oben präzisierten Sinne) den allgemeinen Charakter einer Speziesdisposition annimmt.

Für andere Infektionen läßt man indes noch immer den Standpunkt gelten, daß die individuelle Disposition eine große Rolle spielt, und ihr Einfluß wird sogar offensichtlich höher bewertet als jener der Artzugehörigkeit. Inwieweit dies zutrifft, kann hier mit Rücksicht auf den Umfang des Buches nur für einen besonders wichtigen und prägnanten Fall erörtert werden, für die *Diphtherie*.

Die Diphtherie ist bekanntlich eine Krankheit des Kindesalters. Ihre Frequenz ist im 1. Lebensjahr gering, steigt dann rapid an, erreicht zwischen dem 2. und 5. Jahr das Maximum und sinkt hierauf allmählich bis zum 15. Lebensjahr ab; nach dem 15. Lebensjahr tritt die Diphtherie — auf die Gesamtzahl der Fälle berechnet — nur noch sehr selten auf (vgl. Abb. 1). Die Wirkung des Alters ist somit unverkennbar. Von den der Ansteckung ausgesetzten, im empfänglichen Alter stehenden Kindern erkrankt ferner nur ein geringer Prozentsatz. Das beweisen die Statistiken von MOLDOVAN, GOTTSTEIN, HACHTA, INTRARIO, JITTA, CHODZKO u. a., welche ein Material von etwa 50000 Fällen umfassen und aus denen hervorgeht, daß *Familienkontakte* durchschnittlich nur bei 2,9% der Diphtherieerkrankungen als Ursache der Ansteckung in Betracht kommen; wenn also in einer Familie auch mehrere Kinder vorhanden sind, wird in der Regel nur eines befallen, die anderen bleiben verschont, obwohl die Wahrscheinlichkeit, sich mit Diphtherie zu infizieren, sicher nirgends so groß ist wie im häuslichen Milieu. Diese individuelle Variabilität der Empfänglichkeit für Diphtherie wird auf die Tatsache zurückgeführt, daß das Blut normaler Menschen Antitoxin enthalten kann, und zwar in sehr verschiedenen Mengen; eine gewisse Minimalkonzentration des Antitoxins soll Schutz gegen die Diphtherie gewähren. Über den Entstehungsmechanismus dieses „natürlichen" Antitoxins gehen die Ansichten auseinander. Bis vor kurzer Zeit nahm man an, daß seine Bildung infolge eines immunisatorischen Reizes erfolgt, d. h. daß sich Diphtheriebacillen in den Rachenorganen ansiedeln und — ohne eine Erkrankung hervorzurufen — Toxin abgeben können, welches dann die Antitoxinproduktion auslöst. In diesem Falle wäre die Widerstandsfähigkeit gegen die Diphtherie lediglich eine *erworbene spezifische Immunität* und im Prinzip ebenso einzuschätzen wie die Durchseuchungsresistenz der Erwachsenen gegen Masern; mit dem Begriff der natürlichen individuellen Disposition hätte sie nichts zu schaffen.

Eine andere Auffassung geht dahin, daß sich das Diphtherieantitoxin beim Menschen *spontan* bildet, somit in weiterer Folge, daß tatsächlich eine natürliche individuelle Disposition existiert. Diese Ansicht stützt sich: 1. Auf die Tatsache, daß im Blutserum des Menschen *natürliche Antikörper* vorhanden sind, welche zweifellos nicht auf immunisatorischem Wege (durch Antigenzufuhr) entstehen und für welche sogar zum Teile die Vererbung nach bestimmten Gesetzen festgestellt werden konnte (Hämolysine für Hammelerythrocyten, Isohämagglutinine); 2. auf die Beobachtung, daß es Gegenden (Grönland) gibt, in welchen die Diphtherie weder als Krankheit noch in der Form des Bacillenträgertums vorkommt, in denen aber die autochthonen Einwohner (Eskimos) ebenfalls Antitoxin im Blute haben (E. BAY-SMITH, STEINBECKER und IRVINE-JONES), allerdings bei weitem nicht in so hohem Prozentsatz wie die gleichen Altersklassen in diphtherieverseuchten Ländern (DUNGAL und SIGURSJONSSON). Eindeutig aufgeklärt ist diese Angelegenheit jedenfalls noch nicht.

Alles, was wir hier über die individuelle Disposition des Menschen für die Diphtherie und über ihre Erklärung gesagt wurde, *bezieht sich indes nur auf die Diphtherie als Krankheit, nicht auf die Diphtherie als Infektion*. Infizieren läßt sich der Erwachsene ebenso wie das Kind, er erkrankt nur in der Regel nicht bzw. nicht mit schweren Symptomen, sondern wird bloß ein Bacillenträger. Für die Bacillenträger gilt auch nicht die Seltenheit der Familienkontakte als Infektionsquelle. Ältere und neuere Untersucher (von letzteren sei besonders VAN RIEMSDIJK genannt) haben vielmehr festgestellt, daß Bacillenträger gerade in Wohnungsgemeinschaften (Familien, Schulen, Internaten, Krankenhäusern usw.) häufig sind, und daß ihre Zahl mit den Ansteckungsmöglichkeiten des Milieus wächst; nicht die Disposition, sondern die Exposition entscheidet also über die Frequenz der Infektionen, und wo sie ihren Einfluß voll entfalten kann, findet man 40, ja 70% Bacillenträger, unter Umständen sogar noch mehr.

Diese Ausführungen verfolgen keineswegs den Zweck, die Bedeutung der Rasse und der Individualität für die Infizierbarkeit des Menschen geradezu zu leugnen. Es sollte nur auseinandergesetzt werden, wie vorsichtig man diese

Verhältnisse zu beurteilen hat, und daß sich insbesondere die Disposition für eine bestimmte Infektion keineswegs mit der Disposition für die zugehörige Infektionskrankheit deckt. Beide Beziehungen sind wichtig, sie sind aber grundsätzlich verschieden. Die Infektionskrankheit ist *die Reaktion des Wirtsorganismus auf den Infektionsprozeß,* sie ist *das Leben des Wirtes unter den durch den Infekt geänderten Bedingungen* und *muß daher notwendigerweise eine weit größere Variabilität zeigen als die Empfänglichkeit für die Infektion als solche.* Um dies einzusehen, braucht man sich nur an die *pathogenen Auswirkungen der Gifte* zu erinnern. Jeder Mensch ist gegen Morphin empfindlich; dem Arzte ist es aber bekannt, daß die Reaktionen selbst *bei gleicher Dosierung und Einverleibungsart* außerordentlich variieren, nicht nur quantitativ, sondern auch qualitativ, und daß man die Ursachen des individuellen Verhaltens nur zum Teile kennt (Alter, Gewöhnung an Morphium oder andere Rauschgifte, Idiosynkrasie usw.). Im Reiche der Infektionen muß jedoch die individuelle Veränderlichkeit der Störungen im Vergleiche zu den Vergiftungen noch *eine erhebliche Steigerung* erfahren. Denn hier ist es ja nicht das in den Organismus eingedrungene Agens, welches pathogen wirkt, sondern *der auf seiner Vermehrung beruhende Prozeß,* ein in der Zeit ablaufender Vorgang; wenn man von der ,,Pathogenität eines Mikroben" spricht, ist diese Ausdrucksweise nicht ganz exakt, da so gut wie immer nur die krankmachende Wirkung der Vermehrung und Ansiedelung im Wirte gemeint ist (vgl. hierzu das Kapitel über die Inkubation, S. 114f.). Der pathogene Vorgang der Besiedelung des Wirtes kann natürlich auch bei demselben Infekt hinsichtlich seiner Extensität, Intensität, Geschwindigkeit und Dauer schwanken und die Auswirkungen sind auch nicht so einheitlich wie bei einem Gift, sondern meist mannigfaltig, die Angriffspunkte zahlreicher und in komplizierterer Weise koordiniert.

Diese Überlegungen schaffen ein Verständnis für die bereits hervorgehobene Tatsache, daß sich eine allgemeine Disposition für einen bestimmten Infekt mit einer sehr großen Variationsbreite der zugehörigen Infektionskrankheit kombinieren kann. Wie im folgenden Abschnitte auseinandergesetzt werden soll, können es auch Eigenschaften der Mikroben (,,Virulenzschwankungen") sein, welche die Verschiedenheit von Infektionskrankheiten gleicher Ätiologie bedingen. Hier ist jedoch nur von jenen Faktoren die Rede, welche in der *Beschaffenheit des Wirtes* gegeben sind, und da taucht zunächst die prinzipiell bedeutungsvolle Frage auf, ob die *Erbverfassung (die Konstitution)* den Verlauf der Infektionskrankheiten entscheidend beeinflußt, oder ob *die phänotypisch bedingte Reaktionslage des Individuums* den Ausschlag gibt. Auf Grund von Tierexperimenten (S. 75) müßte man diese Frage im zweiten Sinne beantworten und bei den durch natürliche Ansteckung verursachten Infektionskrankheiten des Menschen scheint dies ebenfalls zuzutreffen.

Ein ausgezeichnetes Beispiel stellt in dieser Beziehung das *Fleckfieber* dar. Diese Infektion zeigt alle denkbaren Verlaufsarten von der völligen oder fast völligen Latenz des frühen Kindesalters angefangen bis zur schweren Krankheit der Erwachsenen, ja bis zur 50—100%igen Letalität bei Individuen, welche das 40. Lebensjahr überschritten haben, oder bei unterernährten Kriegsgefangenen. Der milde Verlauf beim Kinde ist nicht etwa auf den Besitz humoraler oder cellulärer Abwehrkräfte zurückzuführen, sondern auf die Intaktheit und hohe Beanspruchbarkeit des Gehirnes und des Herzens, der beiden Hauptangriffspunkte des Fleckfieberinfektes; der Zustand des Gehirnes und des Herzens ist es auch, welcher den schweren und letalen Ablauf beim Erwachsenen, beim Hungernden usw. bedingt. Eine erbliche Disposition *für einen bestimmten Intensitätsgrad der Erkrankung* existiert überhaupt nicht; was vererbt wird, ist nur eine *Reaktionsweise,* d. h. die Fähigkeit, unter verschiedenen Bedingungen verschieden zu reagieren, im Kindesalter leicht, in vorgerückten Jahren schwer usw.

Nicht bei allen Infektionskrankheiten liegen die Verhältnisse so klar wie beim Fleckfieber. Es ist übrigens sehr wohl möglich, daß konstitutionelle Momente bei anderen Infektionskrankheiten tatsächlich eine größere Rolle spielen, namentlich bei chronischen Prozessen (Tuberkulose, Lues mit Einschluß der Tabes und Paralyse, Malaria). Vorläufig sind wir aber nicht imstande, über den *Erbgang* solcher „*Anlagen für leichte oder für schwere Erkrankung*" irgendwelche zuverlässige Angaben zu machen. Sicher ist nur, daß man sich darunter nicht einfache Merkmale bzw. Erbfaktoren vorzustellen hat, sondern Komplexe von zahlreichen und sehr verschiedenen Genen, die sich bei der Fortpflanzung unmöglich in reinen Linien erhalten können. Im allgemeinen falsch ist ferner die weitverbreitete Ansicht, daß das, was man als eine „gute Konstitution" zu bezeichnen pflegt, die Gewähr für einen abgeschwächten Krankheitsverlauf oder auch nur für das Überleben eines Infektes bietet. Die Influenza der Nachkriegszeit hat gerade die kräftigen, im besten Mannesalter stehenden Individuen dahingerafft, Pocken, Pest, Cholera, Fleckfieber usw. verschonen die guten Konstitutionen nicht und ob ein Mensch dem Fleckfieber zum Opfer fällt oder nicht, hängt nicht von seiner Konstitution ab, sondern von dem Lebensalter, in welchem er das erstemal infiziert wird.

Fehlen exakte Grundlagen für die sichere Beurteilung der erblichen Bedingtheit des Verlaufes infektiöser Krankheiten, so hat dafür die Spekulation einen um so größeren Spielraum. Die Hypothesenbildung zeigt dabei ein doppeltes Gesicht, indem sich der Kliniker mit der Vererbbarkeit des schweren Krankheitsverlaufes, also mit der *Ermittelung krankhafter Anlagen,* beschäftigt, während die Epidemiologen und Mikrobiologen auf die Feststellung des Gegenteiles, auf die *hereditäre Widerstandsfähigkeit*, ausgehen; ein Zwiespalt, der den Stand von Forschung und Lehre charakterisiert und nicht geeignet ist, zu gesicherter Erkenntnis zu verhelfen.

Die epidemiologische Erfassung der Krankheitsresistenz auf hereditärer Basis geht in erster Linie von einigen, mehr oder minder gut beglaubigten Beobachtungen aus, denen zufolge bestimmte Seuchen in endemisch verseuchten Gebieten allmählich einen milderen Charakter angenommen haben (Pocken, Masern, Pest, Tuberkulose, Syphilis), während die Einschleppung in bisher freie Gebiete bösartige Epidemien zur Folge hatte. Es wird zunächst vorausgesetzt, daß die Widerstandsfähigkeit gegen Infektionskrankheiten (nicht gegen das Infiziertwerden, weil dies mit den Tatsachen unvereinbar ist, s. S. 75) ganz oder zum großen Teile auf konstitutionellen (vererbbaren) Faktoren beruht, und in weiterer Folge, daß eine *natürliche Auslese* stattfindet, indem die minder resistenten Individuen allmählich aussterben, während die resistenten überleben und ihre „Resistenzfaktoren" auf die Nachkommen übertragen. Die Zeiträume, innerhalb welcher die oben bezeichneten Seuchen ihren Charakter geändert haben sollen, betragen indes nur wenige Jahrhunderte, sind also im Hinblick auf die Generationsdauer des Menschen viel zu kurz, um einen Ausleseprozeß mit einem derartigen Resultat zu ermöglichen; auch stirbt nicht jeder, der schwer erkrankt, der Tod kann erfolgen, wenn bereits Nachkommen vorhanden sind, und die Infektion sowie ihr letaler Ausgang hängen in größtem Ausmaß von bloßen *Situationsvorteilen* ab (Ansteckungsgefahr, Pflege usw.). Die Vorstellung, daß sich eine erbliche Resistenz dadurch ausbilden kann, daß die Leistung, die das Individuum bei der Überwindung eines Infektes aufbringt, schließlich als erbliche Fähigkeit fixiert bzw. gesteigert wird, wenn sich derselbe Prozeß in der Erbfolge stets wiederholt, findet in der Vererbungsforschung keine Stütze und rechnet ebenso wie das Prinzip der selektorischen Ausmerzung der Minderwertigen mit einer Reihe unmöglicher Prämissen (vgl. hierzu den Abschnitt „Epidemiologie", S. 156ff.).

B. Die Eigenschaften der Infektionsstoffe und ihre Variabilität.

Die beiden vorausgehenden Abschnitte beschäftigen sich hauptsächlich mit jenen Bedingungen für das Zustandekommen einer Infektion, welche durch die besondere Beschaffenheit des Wirtsorganismus gegeben sind. Schon der Begriff „Parasit" macht es selbstverständlich, *daß auch der Erreger gewisse Voraussetzungen erfüllen muß:* will man sie aber ihres relativen Charakters — soweit dies überhaupt möglich ist — entkleiden, so muß man offenbar so vorgehen, daß man die andere Bezugskomponente, den Wirt, konstant hält, den Erreger dagegen variieren läßt und feststellt, wie sich dabei die als Infektion bezeichnete Wechselbeziehung ändert. Die einfachste Form nimmt eine solche Untersuchung an, wenn sie *an ein und demselben Infektionsstoff* ausgeführt wird und wenn man seine Variationen *willkürlich d. h. durch Eingriffe bekannter Natur* erzeugt. Auf diesem Wege konnten folgende Tatsachen ermittelt werden:

a) Eine große Zahl infektiöser Keime (Bakterien, Spirochäten, Trypanosomen u. a.) vermehrt sich auf unbelebten Substraten (Nährböden) und kann in praktisch unbegrenzter Folge von einem Nährboden auf den anderen übertragen werden. Im Laufe der *Nährbodenpassagen,* d. h. infolge der *saprophytischen Existenzbedingungen* sinkt jedoch die Infektiosität („Virulenz") beträchtlich und schwindet oft gänzlich; je nach der Eigenart des Erregers vollzieht sich dieser Prozeß entweder schon in einer oder in einigen wenigen Passagen, oder erreicht erst nach länger fortgesetzten Verimpfungen nachweisbare Grade.

b) Bei einigen der sub a) genannten Mikroben läßt sich der Verlust der Infektiosität beschleunigen oder dem Grade nach verstärken, wenn man die Wachstumsverhältnisse im Reagensglase verschlechtert, z. B. durch Vegetationstemperaturen, welche über dem Optimum liegen, durch Zusatz entwicklungshemmender Substanzen, durch Alternlassen der Kulturen od. dgl.

c) Der partielle oder totale Infektiositätsverlust wird auch bei Infektionsstoffen beobachtet, welche sich in vitro nur dann vermehren, wenn explantierte, überlebende Wirtsgewebe vorhanden sind. Das beweist, daß die „Züchtung im Explantat" die Bedingungen im lebenden Wirt nicht vollkommen nachahmt, sondern — wenigstens in der diskutierten Beziehung — eine Mittelstellung zwischen reinem Saprophytismus und wahrem Parasitismus einnimmt.

d) Ein infolge der Kultur in vitro eingetretener Infektiositätsverlust kann *auf dem gleichen Wege* nicht wieder rückgängig gemacht werden, d. h. es kommt nicht vor, daß die gesunkene oder geschwundene Infektiosität durch fortgesetzte Züchtung außerhalb lebender Wirte erhöht bzw. regeneriert wird.

e) In scharfem Gegensatz zur Nährbodenpassage steht die *Tierpassage,* die „Züchtung in vivo". Durch reihenweise Übertragung von einem Wirt auf den anderen *kann* die Infektiosität gesteigert werden, sowohl bei Infektionsstoffen, die man in der Natur, d. h. in spontan infizierten Menschen oder Tieren vorfindet als auch bei solchen, deren Infektiosität künstlich (durch die Kultur im Reagensglase) reduziert wurde. Allerdings *muß* dieser Erfolg nicht immer eintreten; insbesondere erweist sich der künstlich hervorgerufene Infektiositätsverlust manchmal als völlig irreversibel, er läßt sich auch durch die Tierpassage nicht mehr rückgängig machen.

f) Wie schon an anderer Stelle betont wurde, erstreckt sich die Infektiosität mancher Erreger nicht auf den ganzen Wirtsorganismus, sondern auf bestimmte Gewebe (Organe) desselben *(„Organotropie").* Diese spezialisierte Ansiedelungsfähigkeit zeigt ein analoges Verhalten. Durch das Wachstum in vitro läßt sie sich lediglich herabsetzen oder auslöschen, durch die Tierpassage unter Umständen erhöhen.

g) Erhöht man die Infektiosität für einen *bestimmten* Wirt mit Hilfe des Passageverfahrens, so muß sich dadurch die Infektiosität für *andere* Wirte durchaus nicht in gleichem Sinne ändern; sie kann ebensowohl zunehmen wie gleichbleiben oder abnehmen.

Die bisher aufgezählten experimentellen Modifikationen der Infektiosität beruhen durchwegs auf dem gleichen Prinzip: Verstärkung des Parasitismus durch fortgesetztes Parasitieren, Abschwächung durch aufgezwungenen Saprophytismus. Stets handelt es sich also um *Anpassungsvorgänge,* die offenbar deshalb schon innerhalb der engen Grenzen von Laboratoriumsversuchen wirksam werden, weil sich die Mikroben außerordentlich schnell vermehren, d. h. weil ihre Generationen rasch aufeinanderfolgen. Man kennt aber ein Phänomen, das dieser Deutung auf den ersten Blick widerstrebt, nämlich:

h) *Die Abnahme oder das Erlöschen der Infektiosität im Laufe der Tierpassage.*

Häufig ist dieses „Abreißen der Passagen" nicht; besitzen wir doch gerade in der Tierpassage ein zuverlässiges und heute in größtem Maßstabe angewendetes Verfahren, um verschiedene Erreger durch unbegrenzte Zeit nicht nur lebend, sondern auch infektionstüchtig zu erhalten. Um einige für die humane Medizin wichtige Beispiele zu erwähnen, seien das Virus fixe der Lyssa, das Vaccinevirus und die Malariaplasmodien genannt, deren serienweise Übertragung von Mensch zu Mensch die Durchführung der WAGNERschen Paralysetherapie praktisch ermöglicht hat. Das Abreißen der Passage erfolgt jedoch, wenn auch nur in bestimmten Versuchsanordnungen und bei bestimmten Erregern, so gesetzmäßig, daß man diese Erscheinung jedenfalls zur Erklärung des natürlichen Geschehens heranziehen muß; über ihre Ursachen sind verschiedene Hypothesen aufgestellt worden, die hier nicht diskutiert werden können.

Wie man ohne weiteres einsieht, ist die Infektiosität eines Erregers meist keine konstante Größe, sondern oft (einschließlich der Ansiedelungsfähigkeit in bestimmten Geweben) variabel.

Der Vergleich *verschiedener* Infektionsstoffe hinsichtlich ihrer Infektiosität ist schon im Experiment schwierig, weil ein exakter Maßstab für die Messung dieser Eigenschaft fehlt. Die Extreme sind allerdings bestimmbar, wenigstens bis zu einem gewissen Grade. Als Maximum der Infektiosität betrachtet man ziemlich allgemein den Fall, daß schon ein einziger, einem passenden Wirt an geeigneter Stelle einverleibter Keim gesetzmäßig oder doch häufig zu einer fortschreitenden Infektion führt; derartige „*Einkeiminfektionen*" sind mit mehreren Mikroben (Milzbrandbacillen, Tuberkelbacillen, Pneumokokken u. a.) tatsächlich ausgeführt worden. Minimale Grade liegen im Versuch vor, wenn sich eine fortschreitende Infektion nur durch forcierte Bedingungen erzwingen läßt. Da zu diesen forcierten Bedingungen — wie die Erfahrung lehrt — in erster Linie die Vermehrung der Zahl der in die Gewebe gebrachten Mikroben gehört, hat man die Infektiosität als *den reziproken Wert der Infektionsdosis* definieren wollen. Diese rein empirische Vorstellung läßt sich indes theoretisch nicht begründen und versagt, wenn man verschiedene Infektionsstoffe miteinander vergleichen will. Auf die *natürliche Ansteckung* kann sie überhaupt nicht angewendet werden, da wir hier über die Zahl der infizierenden Mikroben fast nie eine präzisere Angabe zu machen in der Lage sind; die Infektiosität wird daher nur grob geschätzt, und zwar nach der Leichtigkeit, mit welcher eine Infektion zustande kommt, ein Vorgang, der schon deshalb zu falschen Schlüssen führen kann, weil das Zustandekommen einer natürlichen Infektion nicht nur von der Infektiosität der Erreger, sondern von einer Reihe anderer heterogener Faktoren abhängt.

Die beschriebenen, willkürlich induzierten *Abstufungen der Infektiosität* zeigen die Erreger auch *unter natürlichen Verhältnissen*. Insbesondere kann man feststellen, daß verschiedene Stämme desselben Mikroben oft sehr differente Grade der Infektiosität aufweisen, und zwar *im genuinen Zustande,* d. h. unmittelbar nach ihrer Isolierung aus den Geweben oder Krankheitsprodukten spontan infizierter Wirte. Inwiefern diese natürlichen Infektiositätsschwankungen den Gang und den Charakter der Seuchen beeinflussen, wird im Kapitel „*Epidemiologie*" auseinandergesetzt werden; ihre Erklärung muß sich in erster Instanz an die experimentell ermittelten Tatsachen anlehnen, dann aber auch den Umstand berücksichtigen, daß die Erreger im natürlichen Geschehen Wirkungen exponiert sind, welche im Laboratoriumsversuch nicht oder in anderer Weise zur Geltung kommen.

In der Natur erhalten die Erreger ihre Art *dauernd* durch „*Infektketten*", die man als „*natürliche Menschen- bzw. Tierpassagen*" bezeichnen kann. *Zeitweilige Unterbrechungen der Infektketten* vermögen sie in der Regel nur dadurch zu überbrücken, daß sie in der Außenwelt kürzere oder längere Zeit lebend und infektionstüchtig bleiben, ohne sich jedoch zu vermehren. Das Gegenstück der künstlichen Nährbodenpassage, die saprophytische Vermehrung im Freien, wird somit beim Zustandekommen der *genuinen* Infektiositätsschwankungen eine untergeordnete Rolle spielen. In der Tat ist hierüber wenig bekannt. Unter anderem sollen Milchinfektionen beim Typhus abdominalis anders und zwar gutartiger verlaufen als Kontaktinfektionen (direkte Übertragungen vom Kranken auf den gesunden Menschen).

Dagegen wäre es möglich, daß schon *das bloße Altern* der infektiösen Mikroben oder sonstige Einflüsse, welchen sie in der Außenwelt unterliegen, ihre Eigenschaften ändern, ohne daß eine Vermehrung erfolgt. Würden aber die Erreger während ihrer exogenen Phasen ihre Eigenschaften, speziell ihre Infektiosität und ihre Pathogenität, leicht und in beträchtlichem Grade verändern, so müßten gewisse Infektionskrankheiten merkliche Unterschiede aufweisen, je nachdem sie durch direkte Berührungen gesunder mit kranken Individuen übertragen werden oder erst nach Einschaltung eines oft komplizierten und längere Zeit beanspruchenden Weges der Mikroben in der unbelebten Umgebung zustande kommen; das ist aber, wie die Erfahrung lehrt, nicht der Fall. Viele Erreger, vor allem jene, welche durch blutsaugende Insekten übertragen werden, gelangen ferner überhaupt nicht in die Außenwelt, sondern fristen ihr Leben abwechselnd in Wirten und Zwischenwirten d. h. in ununterbrochenen Infektketten.

Es bleibt somit als letzter und mächtigster Faktor, welcher die genuinen Infektiositätsschwankungen der pathogenen Mikroben verursacht, die Tier- bzw. Menschenpassage selbst übrig, die sich — wie aus den Ergebnissen der experimentellen Forschung hervorgeht — sowohl in positivem wie in negativem Sinne auswirken, d. h. Steigerungen oder Reduktionen der Infektiosität hervorrufen kann. Hierbei hat man noch zu berücksichtigen, daß die natürlichen Infektketten lediglich dem *Zufall* unterworfen sind. Die Übertragung kann daher *in verschiedenen Stadien des Infektionsprozesses* stattfinden. Es ist nun nicht nur a priori wahrscheinlich, sondern durch Versuche erwiesen, daß sich die Erreger im Laufe einer und derselben Infektion ändern oder doch ändern können, sei es spontan, sei es infolge der Einwirkung von mikrobiziden Schutzstoffen, welche im Blute des Wirtes entstehen, sei es infolge einer eingeleiteten Chemotherapie. Von diesen drei Möglichkeiten sind die zwei letzten genauer untersucht worden. Typhusbacillen, Trypanosomen, Recurrensspirochäten werden in ihren Wirten „*serumfest*", sie wandeln sich in Stämme, welche gegen die mikroboziden Serumstoffe refraktär sind, Malariaplasmodien, Trypanosomen, Spirochäten werden „*arzneifest*", wenn sie während ihrer Vermehrung im Wirtsorganismus dem Einfluß bestimmter, für sie schädlicher Chemikalien unterliegen.

Die Variabilität der parasitischen Mikroben erstreckt sich, wie das ja schon aus den Phänomenen der Arznei- und Serumfestigkeit hervorgeht, keineswegs bloß auf ihre Infektiosität und Pathogenität, sondern auch auf morphologische Eigenschaften (Form der Bakterienzelle, Begeißelung), auf biochemische Leistungen (Fermentation, Toxinproduktion) und auf die serologische Spezifität der in den Mikrobenzellen enthaltenen Antigene. Bei den Malariaparasiten des Menschen und der Affen konnte sogar die Generationsdauer der Plasmodien (die im Fiebertypus zum klinischen Ausdruck kommt) geändert werden, der Vermehrungsmodus (die Zahl der Merozoiten, in welche die Teilungsformen zerfallen), die Bildung der Gameten, die Infektiosität für die Anophelesmücke, die Verteilung auf die Erythrocyten des warmblütigen Wirtes usw. Besonders tiefgreifend und praktisch wichtig sind auch jene, durch Tierpassage erzeugten Veränderungen, welche aus dem gefährlichen Erreger den *Impfmikroben* machen (Umwandlung des Variola- in Vaccinevirus, des Straßenvirus der Lyssa in Virus fixe usw.).

Manche der im Experimente erzeugten Varianten sind reversibel, sie schlagen spontan in die Ausgangsform zurück oder lassen sich künstlich (z. B. durch Tierpassagen oder durch Nährbodenpassagen unter geänderten Bedingungen) wieder rückumwandeln. Manchmal erweisen sich jedoch die Veränderungen als hervorragend beständig (von Jollos als *Dauermodifikationen* bezeichnet) und schließlich gibt es Fälle, wie z. B. das Vaccinevirus, in welchen der erzeugte

Zustand weder spontan noch experimentell in den ursprünglichen (genuinen) überführt werden kann, in welchen also die neuen Eigenschaften in der Erbfolge des Mikroben die Konstanz von Artmerkmalen bekunden. Ob solche Veränderungen wirklich irreversibel sind oder ob wir ihre Reversibilität nicht nachzuweisen vermögen, bleibt stets fraglich.

In der Natur stoßen wir nun gleichfalls auf Varianten, die auf Grund gemeinsamer Eigenschaften eine engere Zusammengehörigkeit erkennen lassen, die sich aber wie die experimentell erzeugten irreversiblen Modifikationen durch ihre Konstanz auszeichnen: die *Mikrobentypen*.

Die Anwendungsgebiete der Ausdrücke „Stamm" und „Typus" sind nicht durch präzise Definitionen festgelegt und gegenseitig abgegrenzt. Die beiden Bezeichnungen werden aber heute meist so gebraucht, daß der Stamm gewissermaßen das Individuum, der Typus die Rasse repräsentiert. Vom Tuberkelbacillus kennt man z. B. einen Typus humanus, Typus bovinus, Typus gallinaceus usw. und jeder dieser Typen umfaßt eine Schar von Stämmen. Die besonderen Eigenschaften, welche die Stämme voneinander unterscheiden, sind wie phänotypische Merkmale im allgemeinen leicht modifizierbar; die Typencharaktere, insbesondere die Typenspezifität (die Summe der den Typus auszeichnenden immunbiologischen und serologischen Eigenschaften), erweisen sich dagegen als beständig, sie erhalten sich in Tier- und Nährbodenpassagen meist unverändert und es ist trotz vielfacher Bemühungen nicht gelungen, einen Typus in den anderen überzuführen — mit zwei sogleich zu erwähnenden Ausnahmen.

In den Typusbegriff, wie er eben jetzt erfaßt wird, geht aber noch ein weiteres Moment ein. Der „Typus" ist wie die Art ein Produkt *des natürlichen Geschehens*. In neuerer Zeit ist es jedoch gelungen, einen bestimmten Pneumokokkentypus im Tierkörper und in vitro in einen anderen überzuführen (GRIFFITH, DAWSON und SIA, ALLOWAY), und das Virus des Kaninchenfibroms konnte von BERRY und DEDRICK in Myxomvirus transformiert werden. Allerdings stehen diese Ergebnisse bisher vereinzelt da. Aber die bloße Möglichkeit einer willkürlichen Umwandlung spricht im Verein mit der experimentellen Erzeugung irreversibler Varianten (Vaccine, Virus fixe) dafür, daß die Typen auch unter natürlichen Verhältnissen sekundär durch Aufspaltung einheitlicher Arten oder durch Umbildung anderer Typen entstanden sind. Für diese Auffassung läßt sich auch der Umstand heranziehen, daß die homologen Typen in der Regel die Art der Übertragung, die Wirte, in welchen sie parasitieren können, die Immunitätsverhältnisse (mit Ausnahme der Antigenspezifität), die Lokalisationen im Wirtsorganismus und die pathologischen Auswirkungen der Infekte (zumindest in qualitativer, wenn auch nicht immer in quantitativer Hinsicht) miteinander gemein haben (Typen der Pneumo-, Meningo- und Gonokokken, der Recurrensspirochäten, des Virus der Maul- und Klauenseuche usw.).

An die Stelle der früher als einheitliche und konstante *Arten* vorgestellten „Erreger" sind somit in der modernen Bakteriologie und Mikrobiologie vielfach *Typen* getreten. Dieser Aufsplitterungsprozeß ist noch nicht zum Abschluß gelangt, obwohl die Zahl der Typen in einzelnen Fällen wie z. B. bei den Pneumokokken, wo sie sich auf 32 beziffert, schon sehr groß ist. Dieser Wandel hat die Konsequenz gezeitigt, daß die bakteriologische Diagnostik, welche aus mehrfachen praktischen Gründen die Existenz von Typen berücksichtigen muß, heute ein ausgedehntes spezialistisches Wissen und große Erfahrung erfordert.

In theoretischer Hinsicht ergab sich die Situation, daß der von höher differenzierten Organismen abgeleitete Begriff der *„Art"* oder *„Spezies"* bei den infektiösen Mikroben — und ganz besonders bei den menschenpathogenen Bakterien — partiell zu versagen begann, oder richtiger ausgedrückt, daß man nicht mehr in allen Fällen die Kriterien der biologischen Einheit scharf zu umschreiben vermochte, welche über einer so großen Mannigfaltigkeit von einander ähnlichen Stämmen und Typen steht. Aber die Summe eben dieser Ähnlichkeiten, die Möglichkeit, reversible und irreversible Varianten experimentell zu erzeugen, die Tatsache, daß die Pneumokokkentypen willkürlich ineinander übergeführt werden konnten, die hohe Wahrscheinlichkeit, daß die Typen miteinander nicht nur phänologisch, sondern genetisch verwandt sind — dies alles verschafft uns die Sicherheit, daß die Beziehungen, welche sich in den Ausdrücken Individuum, Rasse, Art, Phänotypus und Genotypus verkörpern, auch bei den Mikroben (einschließlich der Bakterien) bestehen und daß sich nur ihre Analyse schwieriger gestaltet als beim hochdifferenzierten Objekt. Unsere mangelhaften Kenntnisse über die Vererbungsgesetze bei Protisten mit asexueller Fortpflanzung, die Notwendigkeit, statt mit Individuen mit Populationen (Kulturen) in vitro wie in vivo zu arbeiten und die einseitig medizinische Betrachtungsweise, die auf die Pathogenität („Virulenz") ein zu großes Gewicht legt, tragen dazu bei.

Es ist daher unrichtig zu behaupten, das „Gesetz der Konstanz der Arten" habe bei den Mikroben bzw. bei den Bakterien keine Gültigkeit. Solchem Irrtum entsprangen und entspringen Bestrebungen, jede beliebige, wenn auch a priori ganz unwahrscheinliche Umwandlung zu bewerkstelligen, wie z. B. aus Schimmelpilzen Tuberkelbacillen, aus Tuberkelbacillen Ultramikroben zu erzeugen; keines der angeblich positiven Resultate dieser Art hat der Nachprüfung standgehalten.

In der Natur müssen sich die Infektiositätsschwankungen und sonstigen qualitativen Änderungen der Mikroben zum größten Teile immer wieder ausgleichen, zumindest innerhalb der Zeiträume, die wir zu überblicken vermögen. Sonst wäre es nicht verständlich, daß so viele Seuchen wie die Cholera asiatica, die Pest, der Abdominaltyphus, der Milzbrand, die Gonorrhöe, die Syphilis, die Lepra, die Tuberkulose, die Malaria, die Lyssa u. a. ihren klinischen Charakter und ihre Verbreitungsweise seit Jahrhunderten, ja seit Jahrtausenden in vollster Integrität bewahren konnten. Der Variabilität der Erreger wirken offenbar in der Natur kompensatorische Vorgänge entgegen. Das ist der Grund, warum wir in der Erscheinungen Flucht einen ruhenden Pol kennen, um den sich unser gesamtes jetziges Wissen gruppiert: *die durch die Spezifität der Erreger bedingte Spezifität der Infektionskrankheiten.*

Anhang.
Virusartige Infektionsstoffe und Viruskrankheiten.

Unter dem Namen „*Virusarten*" faßt man derzeit Infektionsstoffe zusammen, deren Teilchen *(„Elementarkörperchen")* durch ihre geringen Größenausmaße — der Durchmesser schwankt bei den kugeligen Formen zwischen etwa 250 und 10 mμ — ausgezeichnet sind. Die größeren Spezies, wie z. B. die Keime der Psittakose (Durchmesser = 200—300 mμ) oder der Variolavaccine (D = 125—175 mμ) sind mikroskopisch sichtbar und können in Ausstrichpräparaten durch Spezialfärbungen dargestellt werden; die kleineren (D < 75 bis 100 mμ) entziehen sich dem Nachweis mit den gewöhnlichen optischen Hilfsmitteln („invisible" oder „submikroskopische" Erreger).

Die Virusarten bilden keine einheitliche und gegen andere bekannte pathogene Mikroben (Bakterien, Protozoen, Rickettsien) scharf abgrenzbare Kategorie infektiöser Agenzien. Die Größenverhältnisse der Viruselemente differieren schon innerhalb der Gruppe zwischen weit auseinanderliegenden Werten (s. oben) und gehen kontinuierlich in die Ausmaße bekannter Mikroben über. Ebensowenig können die Virusarten in biologischer Hinsicht als eine natürliche systematische Einheit gelten, da keine Eigenschaften bekannt sind, welche allen Virusarten gemeinsam wären (DOERR), und da man andererseits Merkmale der Virusarten auch bei Infektionsstoffen findet, welche man nicht zu dieser Gruppe rechnet. Dieser Sachverhalt hat zur Folge, daß die Einreihung unter die Virusarten bzw. die Ausscheidung aus dieser Klasse infektiöser Agenzien in manchen Fällen strittig bzw. willkürlich wird; die Erreger der Peripneumonie der Rinder und der Agalaktie der Ziegen, die Bakteriophagen, die Bartonellen und die Rickettsien (s. die Tabelle auf S. 91) betrachten einige Autoren als Virusformen, während andere diese Auffassung für unrichtig halten.

Die minimalen Dimensionen mancher Virusarten, welche sich der Größe von Eiweißmolekülen annähern oder diese noch unterschreiten, sowie die Möglichkeit, bestimmte Viruskrankheiten auf unspezifischem Wege zu erzeugen (s. S. 68), müssen Zweifel erwecken, ob man sich die Virusteilchen (Elementarkörperchen) in allen Fällen als Mikroorganismen mit Zellcharakter (parasitische Protisten) vorstellen darf. Daß es in jüngster Zeit gelang, einige — namentlich pflanzenpathogene — Virusarten in Form von hochmolekularen Proteinen mit starker Infektiosität und ausgeprägter Spezifität rein darzustellen (W. M. STANLEY), hat diese Bedenken naturgemäß erheblich verstärkt. Auf die Hypothesen, welche den so umschriebenen Konflikt schlichten sollen, kann hier nicht eingegangen werden (s. DOERR-HALLAUER, Handbuch der Virusforschung).

Die Virusarten vermehren sich nicht auf den unbelebten, in der Bakteriologie üblichen Nährböden, sondern nur in Gegenwart lebender Zellen (in Gewebsexplantaten oder in der Chorio-Allantois des heranwachsenden Hühnerembryos). Die Vermehrung findet — wenn auch wahrscheinlich nicht ausnahmslos — im Inneren der Wirtszellen statt, welche auf diesen Vorgang zum Teil mit der Bildung von eigenartigen, in gewissen Fällen diagnostisch verwertbaren Formationen, sog. „*Einschlußkörpern*" reagieren (NEGRIsche Körperchen bei der Lyssa, GUARNIERIsche Körperchen bei der Variolavaccine).

Die Zahl der Krankheiten, welche durch virusartige Infektionsstoffe hervorgerufen werden, ist schon jetzt sehr groß und wird durch neue Beobachtungen und Untersuchungen noch ständig vermehrt. In die nachstehende Liste wurden nur die „Viruskrankheiten" des Menschen aufgenommen; unsichere Positionen, d. h. Krankheiten, bei welchen die Virusätiologie noch nicht gesichert erscheint, sind durch Fragezeichen markiert.

Viruskrankheiten des Menschen.

1. Variola und Vaccine
2. Varicellen
3. Masern
4. Röteln ?
5. Vierte Krankheit ?
6. Herpes simplex (febrilis)
7. Zona (Herpes zoster)
8. Maul- und Klauenseuche
9. Gelbfieber
10. Dengue
11. Phlebotomenfieber
12. Rift-Valley-Fieber
13. Epidemische Influenza
14. Akuter Schnupfen
15. Encephalitis lethargica (v. ECONOMO)
16. St. Louis-Encephalitis
17. Japanische Encephalitis
18. Australische Encephalitis
19. Poliomyelitis acuta
20. Encephalitis postvaccinalis und Encephalitis nach Masern, Varicellen, Scharlach ?
21. Louping-ill
22. Maladie des porchers (Krankheit v. BOUCHET)
23. Lymphocytäre Choriomeningitis
24. Lyssa
25. Virus-B (Laboratoriumsinfektion ?)
26. Psittakosis
27. Lymphogranulomatose (HODGKINsche Krankheit) ?
28. Lymphogranuloma inguinale (Krankheit von NICHOLAS-FAVRE)
29. Mumps
30. Infektiöse Epitheliome (Verrucae vulgares, Papillome)
31. Akuter Gelenkrheumatismus ?
32. Trachom, Einschlußblenorrhöe, Schwimmbadconjunctivitis ?

Schon ein flüchtiger Blick auf diese Tabelle lehrt unzweideutig, daß hier eine bunte Mannigfaltigkeit vorliegt, deren Zusammenfassung — vom klinischen sowohl wie vom pathologisch-physiologischen Standpunkt aus beurteilt — nicht die geringste Berechtigung hat. Das gilt in gleicher Weise, wenn man die Arten der Übertragung (durch Kontakte, Traumen, blutsaugende Arthropoden), das Fehlen oder Vorhandensein von Beziehungen zu Tierseuchen (s. S. 88) oder die Verhältnisse der erworbenen spezifischen Immunität ins Auge faßt. Vor dem Einsetzen der Virusforschung galten die „Viruskrankheiten" als Infektionskrankheiten von unbekannter Ätiologie, nie aber als übertragbare Krankheiten besonderer Art; vielmehr waren gerade Seuchen, für welche nachträglich ein Virus als Erreger festgestellt wurde (Pocken, Masern, Tollwut), in hervorragendem Grade bei der Entstehung und Läuterung der fundamentalen und für *alle* Infektionskrankheiten gültigen Begriffe beteiligt. In erkenntnistheoretischer Hinsicht liegt ja auch heute noch die Sache so, daß die Zuordnung zu den sog. Viruskrankheiten nicht aus dem klinischen oder anatomischen Charakter des Prozesses erschlossen werden kann, sondern nur auf Grund der Untersuchung des spezifischen Agens möglich ist.

Man vermag allerdings innerhalb der sog. „Viruskrankheiten" Unterabteilungen zu unterscheiden, deren Repräsentanten gewisse Merkmale gemein haben, wie z. B. die Bildung von Exanthemen, die Beteiligung bestimmter Organe oder Gewebe (Nervensystem, Respirationstrakt, drüsige Organe, Lymphknoten) oder das Vorherrschen der Blutinfektion (Virussepticämie). Analoge Gruppierungen kann man jedoch bekanntlich auch bei Infektionskrankheiten vornehmen, welche durch Bakterien oder Protozoen hervorgerufen werden; sie überdecken sich größtenteils mit den Klassifikationen der Viruskrankheiten, da sie auf das gleiche Prinzip (die Lokalisation der Erreger und ihrer pathologischen Auswirkung) aufgebaut sind. Die Grundformen der Gewebsschädigung sind auch bei den Virusinfektionen proliferative und degenerative bzw. nekrobiotische Vorgänge an den Zellen und entzündliche Reaktionen der mesenchymalen Strukturen. Die enge Abhängigkeit der Virusvermehrung vom Leben der Wirtszellen (s. oben) läßt es verständlich erscheinen, daß die pathologischen Prozesse an den Zellen bei manchen Viruskrankheiten vorherrschen und daß die Entzündung in den Hintergrund tritt oder erst sekundär durch Zellschädigung ausgelöst wird. Ein durchgreifender Unterschied gegenüber anderen infektiösen Krankheiten ist aber auch in dieser Beziehung nicht zu konstatieren (R. DOERR).

Die Viruskrankheiten (zu welchen ja auch jene der Tiere und Pflanzen gehören!) lassen sich somit zur Zeit bloß dadurch definieren, daß sie durch virusartige Stoffe erzeugt werden. Diese bilden aber keine biologische Einheit (s. oben), sondern sind nur durch die Methoden charakterisiert, durch welche sie infolge ihrer winzigen Dimensionen und der eigenartigen Bedingungen ihrer Züchtung nachgewiesen werden können. Und das ist vorderhand auch die einzige Beziehung, in welcher die Viruskrankheiten des Menschen eine Sonderstellung für den Kliniker wie für den Epidemiologen beanspruchen können. Die Verfahren, welche die ätiologische Diagnose der Malaria, der Recurrens, der Lues, der Tuberkulose, des Typhus abdominalis usw. ermöglichen, sind bei den Viruskrankheiten im allgemeinen nicht anwendbar. In der Regel kommen — abgesehen von epidemiologischen Anhaltspunkten — nur die Symptomatologie der Erkrankungen und in einem gewissen Umfange Tierversuche in Betracht. Doch gilt dies heute nicht mehr ausnahmslos; die Pocken können dank der Arbeiten von GORDON, TULLOCH, CRAIGIE und AMIES durch serologische Reaktionen (Flockungen, Komplementbindung) diagnostiziert werden, nach K. HERZBERG auch durch die färberische Darstellung der PASCHENschen Körperchen mit Viktoriablau, für das Gelbfieber hat THEILER eine serologische Reaktion angegeben, die allerdings mit einem Tierversuch verbunden ist (s. S. 151), und für die Feststellung des Lymphogranuloma inguinale hat FREI eine brauchbare allergische Reaktion (Intracutanprobe mit erhitztem Eiter aus excidierten Drüsen) angegeben.

Für die kausale Krankheitsforschung hat somit die gesonderte Betrachtung der virusartigen Infektionsstoffe und der durch sie erzeugten übertragbaren Prozesse wegen der eigenartigen Problematik und Methodik einen Sinn. Die klinische Medizin dagegen darf die Viruskrankheiten des Menschen nicht als eine Spezialklasse von Infektionen hinstellen; sie würde damit nur wichtige Zusammenhänge lockern und müßte in lehrhafter Darstellung störende Wiederholungen gleicher Aussagen in Kauf nehmen. In diesem Kapitel, welches die *allgemeinen* Gesichtspunkte herauszuarbeiten sucht, werden die Infektionen als ein — trotz aller Differenzierung — einheitlicher Komplex pathologischen Geschehens behandelt.

C. Die Infektketten.

a) Die Sonderstellung des Tetanus, des Gasbrandes und des Botulismus.

Die Infektionen beruhen auf dem Übergang der spezifischen Infektionsstoffe (Kontagien) vom infizierten auf einen nichtinfizierten Wirt. Ob der Übergang unmittelbar oder mittelbar geschieht, ist für die allgemeine Gültigkeit des Satzes irrelevant; in beiden Fällen bleibt der Konnex zwischen zwei Wirten als „*Spender*" und „*Empfänger*" des Kontagiums gewahrt.

In der menschlichen Infektionspathologie kennt man nur wenige *Ausnahmen von dieser Regel:* den *Botulismus*, den *Tetanus* und das *Gasödem* (Gasbrand oder Gasphlegmone). Sie treten nicht in Form von Infektketten, sondern als völlig isolierte Fälle auf; wenn ein Mensch an Botulismus, Tetanus oder Gasödem erkrankt, läßt sich erstens nicht nachweisen, daß er den betreffenden Erreger von einem gleichartig infizierten Menschen oder Tier bezogen hat, und zweitens gehen von ihm keine weiteren Ansteckungen aus. Da dieses Verhalten dem Begriffe des Parasitismus zuwiderläuft, erheischt es eine besondere Erklärung; sie kann a priori nur darin bestehen, daß die Erreger der genannten Krankheiten eben keine Parasiten, sondern *pathogene Saprophyten* sind, bei denen die Infektiosität, das wesentliche Kennzeichen jedes Schmarotzers, fehlt oder schwach ausgeprägt ist, die dagegen die Fähigkeit zur Existenz und Vermehrung in der unbelebten Außenwelt in hohem Grade besitzen.

Bei dem Bacillus botulinus tritt der saprophytische Charakter klar zutage. Er vermehrt sich außerhalb des Organismus auf verschiedenen N-haltigen Substraten (Nahrungsmitteln) und sondert dabei ein höchst intensiv wirkendes Gift (das Botulismustoxin) ab, das bei gewissen Tierspezies (Mensch, Affe, Meerschweinchen, Maus, Rind) vom Darmkanal aus resorbiert wird. Verschluckt der Mensch ein Nahrungsmittel, welches bereits Botulismustoxin enthält, so erkrankt er; die Erkrankung beruht aber nicht auf einer Infektion, sondern lediglich auf einer Intoxikation. Werden nämlich Stoffe per os aufgenommen, welche zwar reichlich lebende Botulinusbacillen oder ihre Sporen, aber kein Gift enthalten, so treten die Symptome des Botulismus nicht auf; im Darmlumen kommt es offenbar nicht zur Vermehrung der eingeführten Keime und daher auch nicht zur Toxinbildung. An Tieren konnte ferner gezeigt werden, daß sogar die subcutane oder intravenöse Injektion großer Mengen giftfreier Bacillen oder Sporen reaktionslos vertragen wird. *Der Botulismus ist somit keine Infektionskrankheit* und wenn er trotzdem in der Systematik der Krankheitsformen als solche behandelt wird, geschieht dies nur, weil das pathogene Agens ein „*Mikrobengift*" ist und alle Eigenschaften der *Bakterientoxine* aufweist, welche in der Pathogenese einiger echter Infektionskrankheiten (Diphtherie, Dysenterie, Scharlach) eine hervorragende Stellung einnehmen. *Tetanusbacillen* und die verschiedenen Arten der *Gasbrandbacillen* vermögen sich zwar im Gewebe zu vermehren und daselbst auch die spezifischen Gifte zu produzieren, welche die für den Wundstarrkrampf und das Gasödem typischen Erscheinungen hervorrufen. Aber die Ansiedelung dieser Keime ist an eigenartige Bedingungen (Eindringen von Fremdkörpern, Misch- oder Sekundärinfektionen mit aeroben Infektionserregern, Schädigungen der infizierten Gewebe usw.) gebunden, an Bedingungen, welche für das Haften von wahrhaft infektiösen Mikroben bedeutungslos sind und die schon durch ihre Natur beweisen, daß hier eigentlich ein *maskierter, in den Lebensraum eines höheren Organismus verlegter Saprophytismus* vorliegt.

Die Erreger des Botulismus, des Tetanus und des Gasödems sind somit *toxigene Saprophyten*, eine Bezeichnung, die zuerst auf den Bac. botulinus von van Ermengem angewendet wurde, die aber die ganze Gruppe dieser Anaerobier zutreffend charakterisiert, nicht nur im Hinblick auf den Mechanismus ihrer Pathogenität, sondern auch in Anbetracht ihres Verhaltens in der Außenwelt. *Sie sind nämlich durchwegs in der freien Natur weitverbreitet* und können, namentlich im *Erdboden*, leicht nachgewiesen werden — in scharfem Gegensatz zu den infektiösen (parasitischen) Mikroorganismen, welche in der Außenwelt überhaupt nicht vorkommen oder nur unter ganz speziellen Umständen, und zwar dann, wenn eine temporäre und örtlich eng begrenzte Ausstreuung durch einen infizierten Wirt stattgefunden hat.

Eine Beziehung zu tierischen Wirten wird allerdings von vielen Autoren auch für die toxigenen Anaerobier angenommen. Sie sollen sich hauptsächlich im Darmlumen des Menschen und verschiedener Tiere etwa nach Art der Colibakterien vermehren und mit den Exkrementen erst sekundär auf den Erdboden gelangen. Die Tatsache, daß z. B. Tetanusbacillen oder ihre Sporen im Kot des Pferdes und Rindes, des Menschen und des Hundes häufig gefunden wurden, und die Beobachtung, daß verunreinigter Boden fast regelmäßig, Boden, der von Menschen oder Tieren nicht oder wenig betreten wird, nur ausnahmsweise Tetanusbacillen enthält, würden damit übereinstimmen. Andererseits wird nicht ernstlich bestritten, daß die genannten Bakterien auch im Boden selbst proliferieren, und die Sache könnte sich daher so verhalten, daß die Vermehrung eben nur im *verunreinigten* Erdreich vor sich geht, das den Anaerobiern bekanntlich besonders günstige Wachstumsbedingungen bietet; daß sie dann im Kote von Menschen oder Tieren, welche mit Erde beschmutzte Nahrungsmittel verzehren, auftreten, wäre durchaus verständlich. Ob für die Erhaltung der Art mehr der Aufenthalt im tierischen Darm oder die Existenz in der unbelebten Natur in Betracht kommt, ist somit nicht entschieden.

Die „*Infektionsquelle*" ist für den Tetanus, den Botulismus und den Gasbrand jedenfalls *die unbelebte Außenwelt* und nicht ein „infizierter" (oder richtiger ausgedrückt ein „die betreffenden Krankheitserscheinungen zeigender") tierischer Wirt.

Die dadurch bedingte *Sonderstellung der drei Krankheitsformen* ist jedoch nicht absolut scharf umschrieben; man kennt vielmehr *Übergänge zum strengen Parasitismus,* von welchen zwei eine besondere biologische Bedeutung haben. Bei der *Aktinomykose* des Menschen und verschiedener Tiere erfolgt die Übertragung höchst selten vom infizierten auf einen nichtinfizierten Wirt, sondern fast immer durch das *Eindringen von Fremdkörpern*, namentlich von Getreidegrannen, an welchen die Erreger, die Actinomycespilze, haften; es konnte festgestellt werden, daß diese Pilze auf den Getreideähren saprophytisch wuchern und daselbst ihren ganzen Entwicklungszyklus durchmachen. Infektionsmodus und Infektionsquelle bzw. Vermehrung der Erreger außerhalb der Wirte zeigen somit ein analoges Verhalten wie in der Gruppe der toxigenen Anaerobier. Im menschlichen und tierischen Organismus aber leben die Aktinomyceten wie echte Parasiten: sie vermehren sich stark, und zwar im Innern der Wirtsgewebe, und ihre pathogene Auswirkung beruht auch nicht auf der Absonderung spezifischer Gifte, ja sie bilden — im Gegensatz zu anderen infektiösen Mikroben und ähnlich wie viele höhere tierische Schmarotzer — nicht einmal fiebererregende („phlogogene") Stoffe (fieberloser Verlauf der unkomplizierten Aktinomykose).

Auf der anderen Seite stehen Infektionen, wie die *Diphtherie* und die *bacilläre Dysenterie*. Ihr natürlicher Verbreitungsmodus ist zwar die Infektkette; ihre Erreger lassen aber insofern eine Annäherung an die toxigenen Anaerobier erkennen, als sie 1. sich im Wirtskörper in der Regel nicht ausbreiten; 2. auch an ihren Ansiedelungsstätten in der Regel nur „epiphytisch" (auf der Oberfläche von Schleimhäuten) wuchern und 3. sowohl am Orte der Ansiedelung wie in entfernten Organen dadurch pathogene Effekte entfalten, daß sie *Gifte* produzieren, *die in allen Stücken den Toxinen der Anaerobiergruppe gleichen.*

b) Homogene und heterogene Infektketten.

Die natürlichen Infektketten sind in Beziehung auf die Artzugehörigkeit der Wirte entweder *homogen* oder *heterogen*. Eine Übertragung von Mensch zu Mensch ist eine homogene, eine Übertragung von einem tierischen Wirt auf den Menschen eine heterogene Infektkette. Die *heterogenen* Infektketten zerfallen wieder in *zwei voneinander prinzipiell verschiedene Kategorien:*

A. Der tierische Wirt, von dem aus die Übertragung auf den Menschen erfolgt, ist *hoch organisiert* und *homoiotherm,* mit ganz vereinzelten Ausnahmen (Papageienkrankheit, Favus) eine Säugetierart.

Die *wichtigsten Infektionskrankheiten, welche von warmblütigen Tieren direkt auf den Menschen übertragen werden können,* sind in der folgenden Übersicht in alphabetischer Reihenfolge aufgezählt; in Klammern wurden jene Tierarten angeführt, welche als „Spender" des betreffenden Infektionsstoffes (Erregers) für den Menschen hauptsächlich in Betracht kommen:

1. BANGsche Krankheit (Rind, Schwein).
2. *Favus* (Katzen, Hunde, Mäuse, Hühner).
3. Die sog. „*Fleischvergiftungen*", hervorgerufen durch Bacillen der Paratyphus-B-Gruppe (verschiedene Schlachttiere).
4. *Kuhpocken* (Rind).
5. *Lyssa* (Hunde, Wölfe, Schakale, Füchse, Rinder, Katzen, Pferde, Ziegen u. a.).
6. *Maltafieber* (Ziegen, Schafe).
7. *Maul-* und *Klauenseuche* (Rind).
8. *Milzbrand* (Rinder, Pferde, Schafe, Schweine).
9. *Papageienpest* (Papageien).
10. *Perlsucht* oder *bovine Tuberkulose* (Rind).
11. *Rattenbißkrankheit* (Ratte).
12. *Rotz* (Pferde, Esel).
13. *Schweinerotlauf* (Schwein).
14. *Trichophytien* (verschiedene Haustiere).
15. WEILsche *Krankheit* (Ratte).

Die Liste ist — obschon sie auf Vollständigkeit keinen Anspruch erhebt und nur sichergestellte Tatsachen berücksichtigt — doch größer als man gemeinhin annimmt; sie wird voraussichtlich im Laufe der Zeit noch manche Erweiterung erfahren. Da sie Infektionen umfaßt, welche hinsichtlich der Lokalisation und der Eintrittspforte, durch ihren Übertragungsmodus, durch die biologischen Eigenschaften der Erreger usw. außerordentlich differieren, lassen sich naturgemäß keine *generellen Kriterien* angeben, welche sämtliche Vertreter dieser Kategorie in gleicher Weise auszeichnen.

Es fällt jedoch auf:

a) Daß die meisten hierher gehörigen Erreger ein breites „Infektiositätsspektrum" (s. S. 72) besitzen, d. h. daß sie für eine größere Zahl „natürlicher" und „möglicher" Wirte infektiös sind, wie z. B. der Favuspilz (Achorion Schönleini) und seine Varietäten, der Milzbrandbacillus, die Brucella melitensis und die Brucella abortus (Erreger des Maltafiebers und der BANGschen Krankheit), das Vaccine- und das Lyssavirus u. a.

b) Daß die Infektketten in der Regel schon mit der ersten Übertragung auf den Menschen „abreißen", d. h. daß vom erstinfizierten Menschen meist keine Ansteckungen anderer Menschen ausgehen; nur bei wenigen Formen läßt sich außer dem Wirtswechsel hierfür noch ein anderer Umstand verantwortlich machen, wie z. B. ein besonderer Infektionsmodus (Bißverletzung bei der Lyssa und bei der Rattenbißkrankheit). Der Erreger erhält also seine Art durch fortgesetzte Passagen im tierischen Wirt und die Abzweigungen auf den Menschen enden früher oder später blind.

c) Daß die einzelnen Infektionen im Tier und im Menschen den gleichen Charakter zeigen, d. h. daß der Wirtswechsel ihre wesentlichen Merkmale nicht ändert.

B. Der tierische Wirt ist relativ *niedrig organisiert* und *poikilotherm*, meist ein Insekt, in manchen Fällen eine Milben- oder Zeckenart.

Im poikilothermen Wirt findet eine *Ansiedelung* und *Vermehrung* der Erreger statt; er ist also nicht einfach ein „*Überträger*", wie schon daraus hervorgeht, daß eine bestimmte Infektion nicht durch *beliebige*, sondern nur durch *bestimmte* Insekten, Zecken oder Milben vermittelt werden kann, daß somit zwischen den Erregern und ihren poikilothermen Wirten jene spezifische Wechselbeziehung besteht, die wir als eine fundamentale Eigenschaft des Parasitismus bereits kennengelernt haben. Die Bezeichnungen „Überträger", „übertragendes Insekt" usw. sind aber bequem und ersparen längere Umschreibungen.

Heterogene Infektketten dieser Art zeigen in der Regel einen *gesetzmäßig alternierenden Aufbau*, derart, *daß Mensch und poikilothermer Wirt beständig miteinander wechseln*. Die Infektion wird nicht von Mensch zu Mensch und im allgemeinen auch nicht von Insekt zu Insekt übertragen, vielmehr nehmen die Ketten die Gestalt „Mensch → Insekt → Mensch → Insekt" an. Als Korrelat dieser zwangsläufigen Folge ist die Tatsache anzusehen, daß mit dem Wirtswechsel ein *Generationswechsel* einhergehen kann, wie man ihn seit langer Zeit bei höheren tierischen Schmarotzern, z. B. bei den Bandwürmern, kennt.

Bis in alle Einzelheiten festgestellt ist der Generationswechsel allerdings nur bei den *Malariaplasmodien*, die sich im Menschen ungeschlechtlich (durch Schizogonie), in der Anophelesmücke auf geschlechtlichem Wege fortpflanzen; die geschlechtlichen Formen lassen sich als solche agnoszieren (Makrogameten und Mikrogametocyten), die Befruchtungsvorgänge unter dem Mikroskop beobachten. Bei anderen Erregern dieser Kategorie vermögen wir derzeit noch nicht sicher anzugeben, wodurch sich der Entwicklungsgang im poikilothermen Wirt von der Art der Vermehrung im menschlichen Organismus unterscheidet. Was man aber immer wieder konstatiert hat, ist, daß das übertragende Insekt nicht unmittelbar nach der Aufnahme des Infektionsstoffes befähigt ist, Menschen zu infizieren, sondern daß — so wie bei den Anophelesmücken — erst eine gewisse, mehrere Tage betragende Zeitspanne verstreichen muß und daß dieser „Reifungsprozeß" überdies an bestimmte Bedingungen (Temperatur und Feuchtigkeit der Luft u. a.) gebunden ist. Im Insekt findet somit nicht etwa bloß eine *Wanderung der Erreger* (z. B. vom Magen, in den sie zunächst gelangen, bis in die Speicheldrüsen) statt, sondern eine *beträchtliche Vermehrung;* dies läßt sich übrigens sowohl für mikroskopische wie für submikroskopische Keime durch geeignete Untersuchungsmethoden direkt beweisen. Daß aber die „*exogene*" Vermehrung im übertragenden Insekt von der „*endogenen*" Vermehrung im Menschen qualitativ differiert, kann man — von einigen Ausnahmen (Malariaplasmodien, Trypanosomen) abgesehen — nicht mit Bestimmtheit behaupten, sondern nur vermuten; der kontinuierliche Wechsel von so außerordentlich verschiedenen Wirten muß wohl mit einer gesetzmäßigen Umwälzung sämtlicher Lebensphänomene der Erreger verknüpft sein.

Daß die Infektion im Überträger einen anderen Charakter annimmt wie im warmblütigen Wirt und daß hier neue Organotropien (s. S. 69) zutage treten, erscheint bis zu einem gewissen Grade selbstverständlich. Nicht selbstverständlich ist es dagegen, *daß die Überträger unter der Infektion auffallend wenig leiden,* daß ihre Lebensdauer nicht merklich verkürzt wird, daß ihre Bewegungsfunktionen, ihre Ernährung, ihre Fortpflanzung keine pathologischen Abweichungen erkennen lassen — auch dann nicht, wenn es zu umfangreichen Veränderungen kommt (Oocystenbildung am Magen der Anophelinen) oder wenn sich die Erreger in den Geschlechtsdrüsen selbst ansiedeln (Recurrensspirochäten im Ovarium von Ornithodorus moubata). Für die Erhaltung der Art der Erreger ist diese Erscheinung von ausschlaggebender Bedeutung; würden die Überträger an der Infektion zugrunde gehen oder würde nur ihr Bedürfnis nach Blutnahrung erlöschen, so könnten sie die Keime nicht auf den Menschen verimpfen, die Infektketten müßten regelmäßig im Insekt abreißen und die betreffenden Krankheitsformen des Menschen würden seltener werden oder ganz verschwinden. In teleologischer Hinsicht lehrt das Phänomen — eindringlicher als irgendein anderes — daß die Deutung der Infektion als Kampf zwischen Parasit und Wirt keine naturwissenschaftliche Berechtigung hat (DOERR).

Über die vornehmsten Repräsentanten des vorstehend geschilderten Typus heterogener Infektketten gibt folgende Tabelle (S. 91) Auskunft.

Die meisten der in der 2. Vertikalrubrik aufgezählten Erreger sind nicht nur für den Menschen infektiös, sondern können experimentell auf verschiedene Säugetierspezies verimpft werden. Man muß daher mit der Möglichkeit rechnen, *daß der Mensch auch in den natürlichen Infektketten durch andere warmblütige Wirte substituiert werden kann,* mit anderen Worten, daß außer dem Menschen auch Tiere als „*Virusreservoire*" (als sog. *Zwischenträger*) in Betracht kommen, aus welchen die blutsaugenden Überträger die Infektionsstoffe beziehen, um sie dann wieder an Menschen weiterzugeben. Für die Epidemiologie und die Bekämpfung der hierher gehörigen Krankheitsformen besitzen derartige Verhältnisse die größte Tragweite.

Auf Grund der bisherigen Forschungsergebnisse konnten solche Beziehungen nur *für eine kleine Gruppe von Krankheitsformen* mit Sicherheit bejaht werden in dem Sinne, daß die tierischen Zwischenträger für die Verbreitung der betreffenden Infektionen unter den Menschen maßgebend sind, d. h. daß die Infektketten in einem epidemiologisch bedeutenden Umfang die Form „tierischer Zwischenträger → Insekt (Zecke, Milbe) → Mensch" annehmen. Es sind dies hauptsächlich:

a) Verschiedene, zum Teil in der nachstehenden Tabelle aufgeführte Formen der Fleckfieber, so das Rocky moutain spotted fever (Überträger: Dermatocentor

Krankheitsform des Menschen:	Bezeichnung des Erregers:	Übertrager:
1. Malaria	Plasmodium vivax (Parasit der F. tertiana); Pl. malariae (Quartanparasit); Pl. immaculatum (P. der Tropica).	Zahlreiche Mückenspezies des Genus Anopheles.
2. Dengue	Denguevirus (mikroskopisch unbekannt)	Aedes aegypti (Mückenart aus der Familie der Culiciden).
3. Gelbfieber	Gelbfiebervirus (mikroskopisch unbekannt)	Aedes aegypti.
4. Phlebotomenfieber	Mikroskopisch unbekannt. Virus	Phlebotomus papatasii Scop., vielleicht auch andere Phlebotomen.
5. Afrikanische Schlafkrankheit	Trypanosoma gambiense	Glossina palpalis (Stechfliege).
6. Chagaskrankheit	Schizotrypanum Cruzi	Triatoma megista s. Conorhinus megistus (eine Raubwanze).
7. Das Fleckfieber der alten Welt („Typhus exanthematicus")	Rickettsia Prowazeki	Pediculus vestimenti.
8. Rocky Mountain Spotted fever (Fieber der amerikanischen Felsengebirge)	Rickettsia Rickettsii	Dermatocentor venustus und D. variabilis (Zecken).
9. Das Marseiller Fieber (fièvre boutonneuse)	Rickettsia Conori	Rhipicephalus sanguineus (Zecke).
10. Das südafrikanische Zeckenbißfieber und das südamerikanische São-Paolo-Fieber	Rickettsien	Zecken.
11. Tsutsugamushikrankheit (Kedanikrankheit, Japan)	Rickettsia nipponica (orientalis)	Leptus akamushi (Milbe).
12. Febris quintana (Fünftagefieber)	Rickettsia quintana	Pediculus vestimenti und P. capitis.
13. Gruppe der Rückfallfieber:		
a) Europäisches R.	Spirochaeta Obermeieri	Pediculus vestimenti und P. capitis.
b) Mittelafrikanisches R.	Sp. Duttoni	Ornithodorus moubata (Zecke).
c) Ägyptisches R.	Sp. berbera	Läuse, vielleicht auch Zecken.
d) Indisches R.	Sp. Carteri	Läuse.
e) Nordamerikanisches R.	Sp. Novyi	Läuse, vielleicht auch Zecken.
14. CARRIONsche Krankheit (Oroyafieber, Verruga peruriana)	Bartonella bacilliformis	Phlebotomus verrucarum, vielleicht auch andere Phlebotomenspecies.

venustus und D. variabilis; tierische Zwischenträger: wilde Kaninchen und Erdhörnchen), das Marseiller Fieber (Übertrager: Rhipicephalus sanguineus; Zwischenträger: Hunde), das nordamerikanische Fleckfieber (BRILLs Krankheit) und der mexikanische Tabardillo (Übertrager: Flöhe; Zwischenträger: Ratten und Mäuse), die Tsutsugamushikrankheit (Übertrager: die Milbe Leptus akamushi; Zwischenträger: Mäuse) usw.

b) Die durch das *Bacterium tularense* hervorgerufene *Tularämie* (gemeinsame Übertrager: Chrysops discalis [eine Stechfliege], Flöhe der Nager, Dermatocentor venustus [eine Zecke] u. a.; Zwischenträger: wilde Kaninchen, Hasen, Erdhörnchen, Ratten).

c) Die Beulenpest (Übertrager: verschiedene Floharten, besonders der Rattenfloh Pulex s. Xenopsylla cheopis; Zwischenträger: in erster Linie Ratten, dann Erdhörnchen und die zu den Murmeltieren gehörenden sibirischen Tarbaganen).

Höchstwahrscheinlich sind hier noch die sog. *Leishmaniosen (Kala-azar* und *Orientbeule)* einzureihen, welche durch Protozoen der Gattung *Leishmania* hervorgerufen werden. Doch bestehen hinsichtlich der übertragenden Insekten und der tierischen Zwischenträger mehrfach Unstimmigkeiten.

Die Infektionen dieser letzten Unterabteilung treten unter den Menschen meist nur dann gehäuft auf, wenn sie (als Enzootien oder Epizootien) bei den Zwischenträgern stärkere Verbreitung gewinnen. So zeigt z. B. die Mortalität der Menschen an Beulenpest oft eine deutliche und gesetzmäßige Abhängigkeit von der Peststerblichkeit der Ratten im gleichen Bezirk, nicht nur in quantitativer Hinsicht, sondern auch in zeitlicher Beziehung, indem die Menschenpest 2—3 Wochen später einsetzt als der Anstieg der Mortalitätskurve der Ratten. Die Erreger erhalten sich also offenbar vorwiegend in den Zwischenträgern und die Infektionen des Menschen stellen sich als gelegentliche Abzweigungen von Epizootien dar. Das bedeutet in gewissem Sinne eine Annäherung an die Infektionsformen der Gruppe A (siehe S. 88); eine Differenz besteht nur insofern, als die Übertragung von Tier zu Tier ebenso wie die Übertragung vom Tier auf den Menschen nicht direkt, sondern durch Einschaltung eines poikilothermen blutsaugenden Überträgers stattfindet, und selbst diese Regel wird bei der *Tularämie* und bei der *Pest* durchbrochen.

Es liegen gesicherte Beobachtungen vor, daß Menschen an Tularämie erkrankten, wenn sie infizierten Kaninchen das Fell abzogen oder die Tiere zerlegten, wenn sie infizierte Zecken zwischen den Fingern zerdrückten, wenn sie mit Kulturen des Bacterium tularense manipulierten (Laboratoriumsinfektionen) usw. Ebenso kann die Pest von Ratte zu Ratte, von Mensch zu Mensch (das gilt sowohl für die Beulen- wie ganz besonders für die Lungenpest) und zweifellos auch von Ratte zu Mensch übertragen werden, ohne daß sich Flöhe in die Infektkette als Vermittler einschieben.

c) Die Übertragung der Infektionsstoffe.

Theoretisch sind *drei Arten der Übertragung eines Infektionsstoffes* denkbar: die *germinative,* die *intrauterine* und die *extrauterine.*

I. Die germinative oder germinale Übertragung liegt vor, wenn sich das werdende Individuum aus einer bereits infizierten Zygote entwickelt. Das infektiöse Agens könnte aus dem mütterlichen Organismus in die unbefruchtete oder befruchtete Eizelle eindringen oder vom Vater stammen und bei der Befruchtung durch die Spermien in eine gesunde Eizelle eingeschleppt werden. Weder die Beobachtung noch das Experiment liefern jedoch irgendeinen sicheren Anhaltspunkt, daß dieser Infektionsmodus beim Menschen oder bei Säugetieren jemals vorkommt.

II. Die intrauterine Übertragung besteht in der Infektion der heranwachsenden Frucht durch die Mutter. Der Übergang des Infektionsstoffes von der Mutter auf den Fetus wird in diesem Falle durch den *Placentarkreislauf* vermittelt, und zwar entweder so, daß sich die Keime zunächst in der Placenta ansiedeln, dort pathologische Veränderungen hervorrufen und erst sekundär auf die Frucht übergreifen, oder derart, daß sie aus der mütterlichen direkt in die fetale Blutzirkulation übertreten; man bezeichnet daher diese Art der Übertragung auch als *placentare Infektion*. Sie wird tatsächlich beobachtet, relativ häufig bei der Syphilis, weit seltener bei der Tuberkulose, ausnahmsweise auch bei anderen Infektionen (Lepra, Milzbrand, Pneumonie, Typhus, Malaria, Variola und Rotz); für die Verbreitung der Infektionskrankheiten des Menschen hat sie jedenfalls nur eine ganz untergeordnete Bedeutung.

Wie schon aus diesen Ausführungen erhellt, hängt das Zustandekommen einer intrauterinen Infektion nicht oder nicht ausschließlich von den Dimensionen der Erreger ab. Man hat sich vorgestellt, daß sehr kleine („submikroskopische") Keime das „Placentarfilter" leichter „passieren", und beispielsweise das Vorkommen kongenitaler Tuberkulosen als ein Argument für die Existenz besonderer, filtrierbarer Stadien des Tuberkelbacillus (sog. „Ultravirus der Tuberkulose") gewertet (CALMETTE, ARLOING u. a.). Das ist jedoch unrichtig. Der Vergleich der Placenta mit den Filtern der Laboratorien, welche Bakterien zurückhalten und für invisible Infektionsstoffe permeabel sind, ist unzulässig und die Filtration stellt auch nicht den einzigen Weg dar, auf welchem Keime aus dem mütterlichen in das fetale Gefäßsystem gelangen können (Blutungen, Infektionen der mütterlichen Placenta usw.).

III. Die extrauterine Übertragung (postuterine Infektion). Sie beherrscht die Entstehung und Verbreitung der Infektionen des Menschen fast uneingeschränkt und wird entweder durch ein *Trauma* oder durch *reinen Kontakt* vermittelt.

1. Unter *Trauma* ist jede, wenn auch geringfügige Gewebsläsion zu verstehen, welche den Erregern das Eindringen in die Gewebe des Wirtes ermöglicht. Es ist im Prinzip gleichgültig, ob die infektiösen Keime durch das Trauma selbst in das Gewebe geschafft werden („Inokulation") oder ob sie nachträglich auf eine schon vorhandene verletzte Stelle geraten; in beiden Fällen erzeugt das Trauma eine *„künstliche Eintrittspforte"*.

Als Infektionen, *welche unter natürlichen Bedingungen ausschließlich oder fast ausschließlich durch Gewebsverletzungen übertragen werden,* sind zu nennen: Tetanus, Gasödem, Aktinomykose, Lyssa, Rattenbißkrankheit, ferner sämtliche Infektionen, bei welchen der obligate Übertragungsakt im *Biß oder Stich eines blutsaugenden Insektes* (bzw. einer Zecke oder Milbe) besteht, wie z. B. Malaria, Dengue, Gelbfieber, Phlebotomenfieber, afrikanische Schlafkrankheit u. a.

Insekten, namentlich Läuse, Flöhe und Wanzen können Keime, die sie mit dem Blute infizierter Menschen oder Tiere aufgenommen haben, auch auf eine andere Weise an gesunde Menschen weitergeben. Sie setzen infektiöse Exkremente ab oder werden auf der Haut zerdrückt und die deponierten Erreger dringen dann in Kratzwunden der Haut ein, welche sich die mit Ungeziefer behafteten Personen infolge des Juckreizes selbst zufügen. Bei den durch Läuse verbreiteten Formen des Rückfallfiebers (s. S. 91) soll nach der Ansicht mancher Autoren (NICOLLE, BLAIZOT und CONSEIL) dieser Mechanismus, der natürlich ebenfalls als traumatische Übertragung zu betrachten ist, die Regel darstellen.

Da die Gewebsläsionen so minimal sein können, daß sie sich der Feststellung entziehen, läßt sich nicht immer mit Sicherheit entscheiden, ob sie für das Zustandekommen einer Infektion notwendig sind, oder ob schon das Auftreffen infektiösen Materials auf unverletzte Oberflächen (Haut oder Schleimhäute) genügt; Experimente, die meist an Tieren und unter forcierten Bedingungen angestellt werden, erlauben keine für die natürlichen Verhältnisse gültigen Schlüsse. Diese Ungewißheit wird naturgemäß besonders dort zutage treten, wo infolge einer speziellen Übertragungsart fast stets nur geringfügige Gewebsläsionen entstehen wie bei den hauptsächlich durch den Geschlechtsakt verbreiteten Krankheiten. Es ist aber doch in hohem Grade wahrscheinlich, daß die Erreger des Ulcus molle und der Syphilis (der DUCREYsche Bacillus und die Spirochaeta pallida) an den regulären Eintrittspforten nur dann haften, wenn eine Kontinuitätstrennung der Epitheldecke den Weg in das darunterliegende Gewebe freigemacht hat; für die Gonorrhöe andererseits trifft diese Aussage sicher nicht zu.

Weit größer ist der Aktionsradius des Traumas als *gelegentlicher (fakultativer) Übertragungsmodus;* es kann sich hierbei sowohl um seltene Ausnahmsereignisse wie auch um häufige, für die Ausbreitung der betreffenden Krankheiten ins Gewicht fallende Vorkommnisse handeln. So sind z. B. bestimmte Infektionen nicht an besondere Eintrittspforten gebunden; soll aber das Eindringen oder die primäre Ansiedelung der Erreger in der Haut stattfinden, so muß eine mechanische Verletzung des epithelialen Schutzwalles intervenieren (Milzbrand, Staphylo- und Streptokokkeninfektionen, Rotz, Tuberkulose, Diphtherie und die Beulenpest, sofern sie direkt von Mensch zu Mensch oder von Ratte zu Mensch übertragen wird). Auch hier sind die Läsionen oft ganz unbedeutend; aus Beobachtungen wie aus Menschen- und Tierversuchen geht hervor, daß schon das bloße Verreiben von infektiösem Material in die Haut Erfolg hat.

Die traumatische Übertragung stellt schließlich wegen der Sicherheit des Resultates und wegen ihrer einfachen Technik die Methode der Wahl für *absichtliche Infektionen* dar. Sie findet daher nicht nur in der experimentellen

Erforschung der Infektionsprobleme ausgedehnte Verwendung, sondern wird in größtem Maßstabe benützt, wenn die willkürliche Übertragung prophylaktischen oder kurativen Zwecken dienen soll wie bei den verschiedenen Infektionsimpfungen, z. B. bei der Vaccination oder bei der Infektionstherapie der progressiven Paralyse.

Die Infektiosität der Erreger wurde als Ansiedelungs- und Vermehrungsfähigkeit im Gewebe definiert (s. S. 68); es wurde ferner hervorgehoben, daß diese Fähigkeit graduelle Abstufungen zeigt, und daß sie auf bestimmte Gewebe empfänglicher Wirte beschränkt sein kann („Organotropie", s. S. 69). Es ist daher verständlich, daß die infektionsbegünstigende Wirkung des Traumas im allgemeinen nicht durch seine Größe bestimmt wird, sondern von anderen Faktoren abhängt, und zwar a) vom Grade der Infektiosität („Virulenz") der in die verletzten Stellen eindringenden Mikroben, b) von dem Umstande, ob sich diese Mikroben im verletzten Gewebe überhaupt ansiedeln und vermehren können und c) falls die zweite Voraussetzung nicht erfüllt ist, von dem Vorhandensein von Leitungsbahnen, welche die Mikroben benützen, um von der traumatischen Eintrittspforte zu einer für sie geeigneten Ansiedelungsstätte zu gelangen.

Einige Beispiele mögen den Einfluß dieser Faktoren erläutern. Die Erreger der Pocken und der Vaccine, der Varicellen, des Herpes, des Molluscum contagiosum, der Verrucae vulgares u. a. besiedeln die Haut und vermehren sich innerhalb der lebenden Zellen des Epithels (im Stratum germinativum); um die traumatische Haftung dieser Keime zu ermöglichen, muß somit die mechanische Entfernung der obersten, verhornten und bereits abgestorbenen Epithellagen genügen und das ist, wie experimentelle Übertragungsversuche beweisen, de facto der Fall. — Der Stich eines blutsaugenden Insekts repräsentiert gewiß eine sehr kleine Verletzung, wirkt aber, weil er die Mikroben direkt an den „Erfüllungsort" des Infektionsprozesses bringt, nämlich in die Blutzirkulation, wo sie in den Erythrocyten, in den Leukocyten, im Blutplasma oder in den Gefäßendothelien jene Wachstumsbedingungen finden, auf welche sie biologisch eingestellt sind. Spritzt man dagegen Infektionsstoffe, welche normalerweise durch Insektenstiche übertragen werden, *subcutan* ein, so verzeichnet man in der Regel einen relativ hohen Prozentsatz von Versagern, weil es offenbar vom Zufall abhängt, ob die Verletzung des Unterhautzellgewebes mit einer Eröffnung der Blutbahnen verbunden ist oder nicht; die zahllosen Subcutanimpfungen, die mit dem erregerhaltigen Blute von an Malaria, Dengue, Phlebotomenfieber oder Fleckfieber leidenden Patienten ausgeführt wurden, liefern hierfür mehr als ausreichende Belege. — Die Tollwut entsteht fast ausschließlich nach Traumen (Bißverletzungen) der Haut oder zugänglicher Schleimhäute, das Lyssavirus vermehrt sich aber nur im Zentralnervensystem, so daß hier ein Widerspruch vorzuliegen scheint. Der Lyssaerreger vermag jedoch auf der Bahn der peripheren Nerven in zentripetaler Richtung zu wandern und so seine Ansiedelungsstätte zu erreichen; dementsprechend verlaufen Inokulationen von Lyssavirus in nervenfreie bzw. nervenarme Gewebe sowie subcutane Injektionen, bei welchen Verletzungen der Nerven sorgfältig vermieden werden, sehr häufig resultatlos, sie führen nicht zur Infektion (Erkrankung) der nervösen Zentren.

Auf Grund dieser Ausführungen läßt sich die Existenz von Erregern voraussehen, welche durch Traumen der Haut überhaupt nicht übertragbar sind, weil sie sich am Verletzungsort nicht ansiedeln und weil auch kein Transport in Organe, in denen die Ansiedelung erfolgen könnte, stattfindet. Soweit natürliche Verhältnisse ins Auge gefaßt werden, gehören hierher die Choleravibrionen, die Dysenterieamöben und die Dysenteriebacillen, die Meningo- und Gonokokken, die Typhusbacillen und die Bakterien der Paratyphusgruppe einschließlich der sog. „Fleischvergifter". Daraus folgt aber nicht, daß es ganz unbedenklich ist, die genannten Keime (z. B. Choleravibrionen, Typhusbacillen oder Gonokokken) in lebendem Zustande subcutan oder gar intravenös einzuspritzen, wie das früher für Schutzimpfungen vorgeschlagen wurde und noch jetzt geschieht (lebende Gonokokkenvaccine); beim natürlich infizierten Menschen dringen diese Mikroben regelmäßig oder gelegentlich in die Blutzirkulation ein und setzen dann oft in entfernten Organen Metastasen und man muß daher mit dieser Möglichkeit auch bei willkürlichen Impfungen rechnen, um so mehr, als die Zahl der ins Blut gelangenden Erreger unter Umständen sehr groß sein kann. Ich selbst habe einmal bei einem Arzte eine Typhusinfektion beobachtet, als deren Ursache nur eine vor 8 Tagen vorgenommene subcutane „Schutzimpfung" mit lebenden Typhusbacillen in Frage kam.

2. *Reine Kontakte* liegen vor, wenn die Infektion dadurch zustande kommt, daß die Erreger auf die unverletzte Haut, auf unverletzte Schleimhäute oder andere von außen zugängliche Flächen (auf die innere Auskleidung der Lungenalveolen) gelangen. Wie soll man sich aber dann den Penetrationsvorgang, die Verlagerung der infektiösen Keime ins Gewebe vorstellen?

Die *Haut* ist Verletzungen in besonders hohem Grade ausgesetzt, und da für manche hochinfektiöse Mikroben schon minimale Läsionen ausreichen, um eine Eintrittspforte zu schaffen, kann man — wenn auch nicht ohne Willkür — annehmen, daß cutane Kontaktinfektionen im Grunde stets traumatische Übertragungen sind, selbst wenn die Verletzung nicht nachweisbar ist (s. S. 93). Solcher Deutung sind ferner jene Infektionen zugänglich, bei welchen die *Conjunctiva,* die *Mundschleimhaut* und die *Tonsillen* die Orte der primären Invasion darstellen, weil hier gleichfalls *akzidentelle mechanische Verletzungen* (Reiben der Augen, cariöse Zähne, blutendes Zahnfleisch und Erosionen durch harte Nahrungsmittel, Einmassieren der Keime durch den Deglutitionsakt in die Tonsillen usw.) als *häufige* Ereignisse betrachtet werden dürfen. Dagegen läßt sich diese Erklärung auf die *pulmonalen* und auf die *enteralen* Infektionen nicht anwenden. Lunge und Darmschleimhaut sind für zahlreiche Erreger *reguläre Haftstellen,* die Lunge für Milzbrandbacillen, Pestbacillen, Tuberkelbacillen, Keuchhustenbacillen, für die Erreger der Influenza, für Pneumokokken und den Bacillus pneumoniae Friedländer, die Darmschleimhaut für Choleravibrionen, Typhus-, Paratyphus- und Dysenteribacillen, für Tuberkelbacillen, für den menschenpathogenen Brucellaarten (Br. melitensis und Br. abortus) u. a. Auch liefern Experimente und Unglücksfälle (wie das Lübecker Säuglingssterben, das durch Verschlucken virulenter Tuberkelbacillen verursacht wurde) eindeutige Beweise, wie leicht und regelmäßig Infektionen durch *Inhalation* oder *Verfütterung* bestimmter Infektionsstoffe hervorgerufen werden können. Bedenkt man andererseits die geschützte Lage der Eintrittspforten — insbesondere gilt dies für die Lunge —, so scheiden *zufällige mechanische Insulte* als infektionsvermittelnde Faktoren a limine aus. Es müssen also *physiologische Verhältnisse* maßgebend sein.

Man hat hier offenbar *zwei* Fragen zu beantworten. Erstens ist zu entscheiden, ob physiologische, d. h. präformierte *Wege* existieren, welche die Mikroben benützen können, um von Oberflächen aus in die Tiefe der Gewebe zu gelangen, und zweitens sind die „*treibenden Kräfte*" festzustellen, welche die Zurücklegung dieser Wege ermöglichen.

In der erstgenannten Beziehung lehrt die Histologie, daß sämtliche Oberflächen nicht von impermeablen, festgefügten Membranen, sondern von Zellen bekleidet sind; diese Zellen werden voneinander durch zähflüssige Kittsubstanzen oder Saftspalten geschieden, begrenzen an manchen Stellen normalerweise vorhandene Öffnungen („Stomata") und unterliegen einem beständigen Wechsel, indem sie sich abstoßen und regenerieren. Mit diesen anatomischen Verhältnissen harmoniert die bekannte Beobachtung, daß alle Schleimhäute von beweglichen Zellen durchwandert werden können, und daß dies nicht nur unter pathologischen, sondern schon unter physiologischen Bedingungen stattfindet. Auch die äußere Hautdecke stellt kein Kontinuum dar, sondern wird durch die Ausführungsgänge der Hautdrüsen und die Haarbälge unterbrochen, Kanäle, in denen die Vermehrung und weitere Ausbreitung mancher Mikroben, die sich auf der Hautoberfläche nicht anzusiedeln vermögen, zweifellos erfolgen kann (Staphylokokkenfurunkel). Mit physiologischen Eintrittspforten — den Ausdruck „physiologische Wunden" halte ich für unpassend — sind somit alle in Betracht kommenden Auftreffflächen ausgestattet, die Darmschleimhaut, die Auskleidung des ganzen Respirationstraktes, die Schleimhäute der Urethra, des Cervix uteri, der Conjunctiva.

Weniger klar und daher auch mehr umstritten ist die Frage der „*treibenden Kräfte*", die das eigentliche Problem des Penetrationsmechanismus bei reinen

Kontakten repräsentiert. Doch verfügen wir auch auf diesem Gebiete über einige zuverlässige Anhaltspunkte, die den Vorgang keineswegs als so durchaus mysterös erscheinen lassen, wie dies von manchen Autoren hingestellt wird:

a) Zahlreiche Mikroben (Bakterien, Spirochäten, Protozoen) sind eigenbeweglich, daher auch imstande, Widerstände zu überwinden und ohne Beihilfe äußerer mechanischer Kräfte in die Gewebe einzudringen. Unter günstigen Bedingungen kann man die aktive Durchwanderung von Schleimhäuten direkt mikroskopisch sehen, wie bei den Dysenterieamöben, welche den Fundus der LIEBERKÜHNschen Krypten durchsetzend in die Submucosa gelangen. Meist beruht allerdings der Schluß, daß vorhandene Eigenbeweglichkeit mit aktiver Penetrationsfähigkeit verbunden sein muß, auf einer bloßen Annahme, die nicht richtig zu sein braucht. Vor allem aber sagt die Erfahrung, daß Infektionen durch reine Kontakte nicht nur bei eigenbeweglichen Mikroben möglich, ja daß sie nicht einmal häufiger sind als bei sicher unbeweglichen Erregern. Es müssen also hauptsächlich andere Faktoren beteiligt sein.

b) Die Keime können sich zunächst in dem alle Schleimhautflächen überziehenden Sekret epiphytisch vermehren und sekundär in vorhandene Lücken (in die physiologischen Eintrittspforten), welche in die Tiefe führen, einwuchern *(Penetration durch Wachstum)*.

Hierzu ist weder die Eigenbeweglichkeit der Mikroben noch eine äußere mechanische Kraft erforderlich. Unbewegliche Bakterien sind nämlich imstande, feinporige Massen wie die Wände von BERKEFELD- oder CHAMBERLAND-Filtern zu durchwachsen, wenn die Filterwand außen und innen an eine Nährflüssigkeit (Bouillon) grenzt, die natürlich auch die Poren des Filters ausfüllt. Dieses Durchwachsen findet, falls die „wirksame Porenweite" größer ist als das Kaliber der Bakterien, *regelmäßig* statt, und zwar auch dann, *wenn keine Druckdifferenz zwischen Innen- und Außenflüssigkeit die Passage begünstigt*. Die Anwendung dieses Modells auf den Fall der reinen Kontaktinfektionen ergibt sich von selbst.

c) Sowohl vom Darme wie von der Lunge aus können *unbelebte Partikel* (Tusche, Ruß, Metall- oder Steinstaub usw.), welche zum Teil erheblich größer sind als die pathogenen Mikroben, rasch und in größeren Mengen in die Gewebe übertreten. Leider wissen wir trotz des eifrigen experimentellen Studiums dieser Vorgänge bis heute nicht genau, wie die Intussuszeption solcher Teilchen vor sich geht bzw. welche treibenden Kräfte hier intervenieren (vgl. den Artikel von R. STAEHELIN[1] über Staubinhalation). Da es sich aber um unbewegliche und nichtvermehrungsfähige Gebilde handelt, ist jede aktive Beteiligung derselben selbstverständlich ausgeschlossen; die Aufnahme muß also durch die betreffenden Flächen selbst besorgt werden, die Partikel können sich dabei nur passiv verhalten. Die Intussuszeption korpuskulärer Elemente stellt mit anderen Worten eine physiologische Leistung der lebenden Auskleidung des Respirations- und des Darmtraktes dar, die sich offenbar auf sehr verschiedenartige Teilchen und nicht etwa nur auf pathogene Mikroben erstreckt. Damit entfällt die Notwendigkeit, den „Erregern" eine besondere *Penetrations- oder Invasionsfähigkeit* zuzuschreiben und diese hypothetische Eigenschaft mit der Infektiosität (der „Virulenz") in Beziehung zu setzen oder schlankweg zu identifizieren. Die Infektiosität ist nicht für die *Aufnahme* der Mikroben durch Lunge oder Darm maßgebend, sie entscheidet nur *über ihr weiteres Schicksal nach erfolgter Aufnahme;* der Parasit vermehrt sich oder kann sich vermehren, der zu parasitischer Lebensweise nicht befähigte Keim geht im Organismus, ohne sich zu vermehren, nach relativ kurzer Zeit zugrunde.

---
[1] STAEHELIN, R.: BETHES Handbuch der normalen und pathologischen Physiologie, Bd. 2, S. 520.

Gelegentliche Befunde von „apathogenen" (nicht infektiösen) Bakterien im Blute des Menschen oder im Blute und in den Organen frischer menschlicher Leichen sind somit nicht befremdend. Sie müssen weder, wie das fast allgemein geschieht, auf eine fehlerhafte Technik des Nachweises (auf „akzidentelle Verunreinigungen") zurückgeführt werden, noch bieten sie Anlaß zu allerlei gewundenen Auseinandersetzungen über Infektiosität, Pathogenität, Virulenz, Nosoparasitismus usw.

Von diesem Standpunkte aus gewinnt man ferner ein zutreffendes Urteil über die Bedeutung des Darmes und der Lunge als Eintrittspforten, nicht nur für die primären Infektionen dieser Organe, sondern auch für die sog. „kryptogenetischen Prozesse", bei welchen die Ansiedelung der Erreger in Organen erfolgt, die von außen nicht direkt zugänglich sind (kryptogenetische Sepsis, Osteomyelitis u. a.); es ist sicher nicht gerechtfertigt, die okkulte Penetrationsstelle in allen derartigen Fällen schematisch in die Tonsillen zu verlegen.

Daß sich jedoch nicht *jede* Erscheinung, die uns auf dem Gebiete der reinen Kontaktinfektionen entgegentritt, von den hier entwickelten Gesichtspunkten aus restlos begreifen läßt, muß zugegeben werden. Ist die innere Auskleidung der feinsten Bronchiolen und Alveolen de facto imstande, Partikel aller Art wahllos aufzunehmen, so bedeutet die Schwierigkeit der experimentellen pulmonalen Milzbrandinfektion hochempfänglicher Tiere einen Widerspruch, besonders wenn man ihr die konstanten Ergebnisse der Inhalationsversuche mit Tuberkelbacillen gegenüberstellt. Vermutlich sind hier noch andere unbekannte Faktoren beteiligt, welche entweder die Aufnehmbarkeit inhalierter Keime oder ihr Schicksal auf den aufnahmsbereiten Flächen bestimmen.

d) Der Infektionsweg.

Das Auftreffen der Keime auf einen gesunden Menschen ist nur *eine*, und zwar die letzte Phase des Übertragungsvorganges; was zeitlich vor diesem Moment liegt, pflegt man als den *Infektionsweg* zu bezeichnen und meint damit jene Folge von Ereignissen, welche die materielle Verbindung zwischen dem Ausgangspunkt des Kontagiums, der „Infektionsquelle", und dem Bestimmungsort, dem neuen Wirt, herstellen.

Von wenigen Ausnahmen abgesehen (aspezifisch provozierter Herpes [s. S. 68], Tetanus, Gasbrand, Aktinomykose) ist die Infektionsquelle immer ein infizierter Mensch oder ein infiziertes Tier und der Infektionsweg muß daher in erster Linie davon abhängen, *wie die Erreger den infizierten Organismus verlassen*. Es bestehen hier nur zwei Möglichkeiten, nämlich *Traumen* (absichtliche oder zufällige Bloßlegungen infizierter Gewebe, Aufnahme erregerhaltigen Blutes durch blutsaugende Insekten) oder *Ausscheidungen durch physiologische oder pathologische Se- und Exkrete* (Konjunktivalsekret, Nasenrachensekret, Speichel oder Auswurf, Hustentröpfchen, Stuhl, Urin, Sekrete der Genitalorgane, Absonderungen der Haut wie Schuppen, Borken oder Haare, nach außen entleerter Eiter).

Zweitens wird der Infektionsweg durch das *Ziel* bestimmt, ein Verhältnis, das gesetzmäßigen Charakter annimmt, wenn das Zustandekommen der Infektion an besondere Eintrittspforten der Erreger gebunden ist. So erscheint es z. B. verständlich, daß der Weg über Nahrungsmittel oder Trinkwasser führt, wenn die Eintrittspforte der Mikroben in der Darmschleimhaut liegt wie bei der Cholera asiatica, bei den verschiedenen Formen der Dysenterie, beim Typhus und bei den Paratyphen, daß die Gonorrhöe durch den Geschlechtsakt, Influenza und Keuchhusten durch die Luft (Inhalation infektiöser Tröpfchen) verbreitet werden usw. Aus diesen und ähnlichen Beispielen ergibt sich ferner noch eine Beziehung anderer Art. Ist nämlich die Eintrittspforte mit der Ansiedelungs- und Vermehrungsstätte der Erreger identisch, so wird dadurch auch die Art der Ausscheidung festgelegt, Ausgangs- und Endpunkt des Infektionserregers liegen im gleichen Organ (Gewebe); Cholera, Typhus und Dysenterie werden von „Darm zu Darm", Influenza und Keuchhusten von „Lunge zu Lunge" übertragen. Das Gesagte gilt natürlich nicht, wenn verschiedene Eintrittspforten möglich sind (Tuberkel-, Milzbrand-, Pestbacillen, Bact. tularense u. a.) oder wenn die Eintrittspforte mit der Vermehrungsstätte der Erreger und daher auch mit dem ausscheidenden Organ nicht zusammenfällt; bei der Lyssa z. B. besteht der Übertragungsmodus im Biß eines tollwütigen Tieres, das infektiöse Agens vermehrt sich im Zentralnervensystem und die Ausscheidung des Virus erfolgt durch die Speicheldrüsen.

Seit FRACASTORIUS in seinem Buche „De contagione" (1546) diese Begriffe formuliert hat, unterscheidet die Medizin *Übertragungen durch direkte Berührungen* („contagiones per contactum") und *indirekte Übertragungen,* die dadurch charakterisiert sind, daß sich zwischen Spender und Empfänger des Infektionsstoffes irgendein Transportmittel einschaltet („contagiones per fomitem" und „contagiones per distans" im Schema von FRACASTOR). Theoretisch läßt sich diese Einteilung heute kaum aufrechterhalten. Man kennt Übertragungsarten, die man nach Belieben der einen oder der anderen Kategorie zuweisen könnte. Wenn sich ein Mensch in der Weise ansteckt, daß er die von einem in nächster Nähe befindlichen Kranken versprayten Hustentröpfchen einatmet (Lungentuberkulose, Lungenpest, croupöse Pneumonie, Influenza, Keuchhusten, Scharlach, Meningokokkeninfektionen), darf man den Vorgang mit gleichem Rechte als direkte wie als indirekte Übertragung rubrizieren.

Biologisch betrachtet stellt sich der Sachverhalt einfach dar. Übertragungsarten, bei denen die Ausscheidung aus dem infizierten und das Eintreffen in einem empfänglichen Organismus zeitlich und räumlich mehr oder minder weit voneinander getrennt erscheinen, fallen bei Erregern, welche gegen die Einflüsse der Außenwelt sehr empfindlich sind, von vornherein weg. Je widerstandsfähiger die Keime sind, desto mehr werden mittelbare Übertragungen in den Vordergrund des natürlichen Geschehens treten müssen. Diese aprioristischen Schlüsse werden durch die epidemiologische Erfahrung einerseits, durch unsere jetzigen Kenntnisse über die Lebenseigenschaften der infektiösen Mikroben andererseits vollauf bestätigt.

Die durch hämatophage Insekten verbreiteten Mikroben bilden keine Ausnahme. Sie sind zwar sehr hinfällig und halten sich trotzdem außerhalb des Menschen wochen-, ja jahrelang, aber nicht in der „Außenwelt", sondern im poikilothermen Wirt.

Praktisch liegt die Sache so, daß die Mannigfaltigkeit der Infektionswege mit der Verschiedenheit der Transportmittel zunimmt, welche die Verbindung zwischen den einzelnen Gliedern der Infektketten herstellen können. Die Möglichkeiten werden dann unter Umständen zahlreich und da sie überdies je nach den besonderen Qualitäten der Infektionsstoffe variieren, erscheint ihre übersichtliche und gleichzeitig erschöpfende Aufzählung im Rahmen dieses Kapitels undurchführbar; sie werden zudem in den Abschnitten über die spezielle Pathologie der menschlichen Infektionskrankheiten genügende Berücksichtigung finden.

D. Die Ausbreitung der Infektionsstoffe im menschlichen Organismus.

Wenn auch noch nicht in allen Beziehungen Klarheit herrscht, haben sich doch unsere Kenntnisse über die Ausbreitung der Infektionsstoffe im menschlichen Organismus in den letzten Dezennien wesentlich vertieft und geändert. Das alte Schema, welches nur „lokale" und „generalisierte" Infektionen unterschied, erwies sich als unzureichend; bei vielen Infektionen, die früher als rein lokal galten, konnte die Generalisation als fakultativer oder gesetzmäßiger

Vorgang festgestellt werden und die Ausbreitung auf nervöser Bahn erlangte eine größere Bedeutung, zum Teil auch einen anderen Sinn, als sie vordem besaß. Damit ist die *Klassifikation der Ausbreitungstypen* erheblich schwieriger geworden; sie läßt sich schon aus dem Grunde nicht restlos durchführen, weil die Art der Ausbreitung nicht einmal für ein und denselben Erreger konstant ist, sondern von speziellen (individuellen) Eigenschaften des Wirtes wie des Erregers abhängt. Die Ausbreitung kann ferner ebensowohl durch bloße *Verschleppung* der Keime wie durch *fortschreitendes Wachstum* in einem Gewebskontinuum oder in präformierten Bahnen erfolgen, und man vermag nicht immer zu entscheiden, ob der erste oder der zweite Vorgang stattgefunden hat, wenn man das infektiöse Agens an einer von der Eintrittspforte entfernten Stelle findet. Bis zu einer gewissen Grenze dürfen allerdings die funktionellen und pathologisch-anatomischen „*Bahnspuren*" als differentielles Kriterium herangezogen werden. Solange es sich um einen bloßen Transport handelt, werden auf dem durchlaufenen Wege keine krankhaften Veränderungen zustande kommen; dies kann nur dann eintreten, wenn sich die Erreger — sei es in der Leitungsbahn selbst, sei es am Ziele derselben (im Eintreffsorgan) — vermehren. Dieses Kriterium kann aber unter Umständen versagen, nämlich dann, wenn zwar eine Vermehrung der Erreger erfolgt, die pathologische Auswirkung dagegen unterbleibt, wenn also die Infektion in irgendeinem Abschnitte der Bahn „latenten" Charakter annimmt.

Unter diesen Vorbehalten sollen folgende *Grundformen der Ausbreitung* aufgestellt, prinzipiell erörtert und durch konkrete Beispiele aus der menschlichen Infektionspathologie kommentiert werden:

1. Die Erreger siedeln sich an der Eintrittspforte an und bleiben auf diese beschränkt; ein Übergreifen erfolgt nur auf benachbarte Bezirke des primären Herdes bzw. auf Stellen desselben Gewebes, welche mit dem primären Herd in Berührung gebracht werden (per „continuitatem" oder „contiguitatem").

Der Kreis der Mikroben, bei welchen *lediglich* dieser strenge Lokalisationstypus beobachtet wird, ist sehr enge geworden. Mit einiger Sicherheit kann man hierher nurmehr gewisse Fadenpilze (Erreger des Favus, der Trichophytien, der Pityriasis versicolor) rechnen, wahrscheinlich noch die filtrierbaren Virusarten des Molluscum contagiosum, der Verrucae vulgares und des Trachoms.

Zahlreicher sind die Erreger, die zwar *häufig* oder sogar *in der Regel* das geschilderte Verhalten zeigen, die aber auch in entfernte Organe verschleppt werden können; nicht immer muß übrigens ein solcher Transport zur Ansiedelung im „Eintreffsorgan" führen, er endet oft blind, d. h. mit der Deponierung oder dem Absterben der verschleppten Keime. Als Vertreter dieser Untergruppe seien genannt: die Actinomycespilze, verschiedene Mikrosporon- und Sporotrichonarten, der Soorpilz, die (seltenen) pathogenen Hefen, die meisten toxigenen Bakterien (Tetanus-, Gasbrand-, Diphtherie- und Dysenteriebacillen), die Choleravibrionen, die Gonokokken, die Meningokokken (sofern man die an Zahl weitaus überwiegenden latenten und lokalisierten Infektionen der *Meningokokkenträger* mit berücksichtigt) und die Staphylokokken als Erreger des Furunkels, einer Hautinfektion, deren Lokalisationstendenz seit jeher die Aufmerksamkeit auf sich lenkte. Für manche von den genannten Mikroben hat man früher die obligate Bindung an die Eintrittspforte als sicher betrachtet, u. a. für die Choleravibrionen und die Diphtheriebacillen; jetzt weiß man, daß Choleravibrionen etwa bei 25% der zur Obduktion kommenden Choleraerkrankungen in der Gallenblase und in den Gallenwegen der Leber gefunden werden, und daß die Diphtheriebacillen gelegentlich im Blute und im Harne (speziell bei der Wunddiphtherie) nachweisbar sein können.

2. Eintrittspforte und Ansiedelungsstätte der Mikroben ist das Blut. Faßt man das Blut als ein Gewebe (im weiteren Wortsinn) auf, so ließe sich dieser Lokalisationstyp als ein Spezialfall des ersten definieren; bei näherem Zusehen tritt jedoch der oberflächliche Charakter der Analogisierung zutage. Denn das Blut und mit ihm die Parasiten gelangen in alle vascularisierten Organe, so daß die Infektion schon von diesem Standpunkt aus nicht als „lokalisiert", sondern als "generalisiert" zu bezeichnen ist, wenn man dem Ausdruck "Generalisierung" (= Ausbreitung) nicht eine willkürliche Bedeutung unterschieben will.

Es ist klar, daß in diese Gruppe sämtliche Infektionen gehören, welche durch hämatophage Insekten übertragen werden. Liegt es doch im Wesen dieses Übertragungsvorganges, daß das Blut sowohl die Eintrittspforte wie die Ansiedelungsstätte der Mikroben darstellt. Das Blutquantum, welches ein Insekt aufzunehmen vermag, ist stets minimal und wurde beispielsweise für die Kleiderlaus von DA ROCHA-LIMA mit 0,3—0,8 mg bestimmt; da ferner Beobachtungen und Experimente gezeigt haben, daß ein einziger Saugakt mit großer Regelmäßigkeit zur Infektion des Insektes führt, ergibt sich der Schluß, daß im Blute des infizierten Menschen eine ganz enorme Vermehrung der Erreger erfolgen muß. Der Vermehrungsprozeß läßt sich übrigens bei den Malariaplasmodien, Spirochäten, Trypanosomen u. a. direkt durch fortlaufende mikroskopische Untersuchungen des Blutes feststellen, bei invisiblen Erregern (Gelbfieber, Dengue, Phlebotomenfieber usw.) in der Weise, daß man die kleinste Menge Patientenblut ermittelt, durch welche ein gesunder Mensch oder ein empfängliches Versuchstier experimentell infiziert werden kann (beim Gelbfieber z. B. beträgt diese Menge nach J. BAUER nur 10^{-11} ccm).

3. Die Ansiedelung erfolgt nicht an der Eintrittspforte, sondern in einem entfernten Organe. Dringen die Erreger nicht durch eine sichtbare Gewebsverletzung ein, so läßt sich die Eintrittspforte überhaupt nicht nachweisen, sondern nur vermutungsweise angeben, da sie auch durch pathologische Veränderungen nicht markiert erscheint; aber die Lage der primären Ansiedelungsstätte im Körper erlaubt den Schluß, daß sie nur durch Zuleitung von irgendeiner anderen, der Übertragung exponierten Stelle aus erreicht werden kann.

a) Auf solche Verhältnisse stoßen wir bei vielen *primären Infektionen innerer Organe durch Staphylo-, Strepto- und Pneumokokken*, z. B. bei der akuten Osteomyelitis, welche durch Staphylokokken erzeugt wird, bei der "krytogenetischen" Streptokokkensepticämie, bei den durch Streptokokken hervorgerufenen primären Peritoniden und Endokarditiden, ferner bei den primären Pneumokokkeninfektionen des Bauchfells, der weichen Hirnhäute, der Pleura, des Endo- und des Perikards, der strumös entarteten Schilddrüse.

b) Bekannt ist ferner, daß *Tuberkelbacillen* Schleimhäute durchsetzen können, ohne daselbst "Wegspuren" zu hinterlassen, und daß sie erst in den "regionären" (der Eintrittspforte zugeordneten) Lymphknoten zu einer mit pathologischen Gewebsreaktionen verknüpften Vermehrung schreiten. Hautstellen, die mit *Pestbacillen* infiziert wurden, bleiben meist völlig unverändert und es stellen sich auch keine Zeichen von Lymphangitis ein; wieder sind es die regionären Lymphknoten, in denen der Erreger haltmacht und die Entstehung des primären Pestbubo veranlaßt.

c) Das Lyssavirus wird durch Traumen der Haut oder der zugänglichen Schleimhäute übertragen; die Vermehrung vollzieht sich im Zentralnervensystem.

Diese 3 Gruppen entsprechen den *drei möglichen Arten des Transportes der Infektionsstoffe.* Für die erste Gruppe kommt wohl meist der *Blutweg*, für die zweite die *Lymphbahn*, für die Lyssa die zentripetale Zuleitung durch *periphere Nerven* in Betracht. Um Wiederholungen zu vermeiden, sollen diese Transportmechanismen erst im Anschluß an Absatz 4 ausführlicher behandelt werden.

4. Die Ansiedelung erfolgt an der Eintrittspforte und die Mikroben breiten sich im Organismus unter Vermittlung der Blut-, Lymph- oder Nervenbahnen aus.

Beide Vorgänge brauchen nicht notwendig in dem Sinne subordiniert zu sein, daß die Infektion der Eintrittspforte einen gewissen Grad erreichen oder zu pathologischen Lokalreaktionen des Gewebes führen muß, bevor die Abwanderung der Erreger und damit die

Generalisation des Effektes beginnt. Es dürfte sich vielmehr oft um *zeitlich koordinierte Prozesse* handeln, da mannigfach variierte Tierversuche mit Milzbrandbacillen, Streptokokken, Trypanosomen, Syphilis- und Recurrensspirochäten lehren, daß die ins Gewebe verlagerten Keime sehr rasch (innerhalb weniger Minuten) in Lymph- oder Blutgefäße eindringen und auf ganz beträchtliche Strecken verschleppt werden. Anderseits ist es natürlich durchaus möglich, daß die Generalisation erst *sekundär* von einem schon länger bestehenden und in seiner Entwicklung fortgeschrittenen „Primäraffekt" ausgeht. Klinisch lassen sich die beiden Fälle nicht sicher unterscheiden; daß die klinischen Zeichen der Generalisation erheblich später auftreten als die krankhaften Erscheinungen an der Eintrittspforte (Syphilis, Hautmilzbrand, primäre Hauttuberkulose, Vaccina generalisata, Encephalitis postvaccinalis usw.) erlaubt keinen zuverlässigen Schluß, da die Ausbreitung sehr wohl geraume Zeit hindurch latent bleiben kann.

Innerhalb dieser 4. Grundform der Ausbreitung nimmt die sog. „*Fokale*" oder „*Herdinfektion*" eine Sonderstellung ein. Unter dieser Bezeichnung faßt man Fälle zusammen, in welchen eine ursprünglich lokalisierte, an sich meist unbedeutende oder klinisch völlig latente Infektion (der „*Herd*" oder „*Focus*") während eines länger dauernden Bestehens zu krankhaften Störungen in entfernten Organen führt; die Fernwirkung wird durch schubweise oder mehr kontinuierliche Einschwemmung von Bakterien (vielleicht auch von Toxinen) in die Blutzirkulation vermittelt und in Anbetracht dieser Entstehungsweise, zum Teile auch aus symptomatologischen Gründen als „*septischer Prozeß*" aufgefaßt. Die fokalen Infektionen haben — wohl infolge des auffälligen Mißverhältnisses zwischen der geringen Bedeutung des primären Herdes und den oft schweren Folgen der Ausbreitung — eine intensive Bearbeitung durch Kliniker, Zahnärzte und Mikrobiologen erfahren. Leider wurde dieses wichtige Gebiet mit unzulänglich begründeten, ja unwahrscheinlichen Hypothesen belastet und die Beweise für den ursächlichen (genetischen) Zusammenhang zwischen dem „*Focus*" und der angeblich sekundären Erkrankung sind meist durchaus ungenügend; die Schaffung sicherer und tragfähiger wissenschaftlicher Grundlagen wird wohl erst in Hinkunft erfolgen. — Die Herde können in den Tonsillen, an den Zähnen (Granulome und Cysten an den Spitzen der Zahnwurzeln, Alveolarabscesse, Paradentose) oder in den Nebenhöhlen sitzen, Möglichkeiten, die dem engeren Begriff der „*oralen Sepsis*" entsprechen; der Herd kann aber auch in der Prostata, im Appendix, in der Gallenblase usw. lokalisiert sein. Als Folgeerkrankungen werden alle möglichen schweren und leichten Prozesse genannt, darunter viele, deren infektiöse Ätiologie mehr als zweifelhaft ist; die meisten Angaben betreffen Arthritiden, Endokarditiden und Nephritiden.

Die folgenden Ausführungen beziehen sich auf die drei möglichen Arten der Generalisation im allgemeinen ohne spezielle Rücksichtnahme auf die in Absatz 1 bis 4 aufgestellten Typen. Es wird ferner kein Unterschied in der Richtung gemacht, ob die Ausbreitung von der Eintrittspforte bzw. von einem Primäraffekt oder von sekundären Ansiedelungen der Mikroben ihren Ausgang nimmt.

a) Der Blutweg.

Der Nachweis von Mikroben im strömenden Blute kann 1. *mikroskopisch*, 2. durch das *Kulturverfahren* und 3. *experimentell*, d. h. *durch Verimpfung des Blutes auf empfängliche Versuchstiere* (unter Umständen auch auf Menschen) erbracht werden. Jede dieser drei Methoden hat ihr spezielles Anwendungsgebiet; alle setzen technisches Können, spezialistische Kenntnisse, eine durch Erfahrung geschulte kritische Beurteilung der Ergebnisse und zum Teile auch die Hilfsmittel gut eingerichteter Laboratorien voraus.

ad 1. Die *mikroskopische Untersuchung* kann am nativen Blutpräparat (im Hellfeld oder Dunkelfeld) oder an gefärbten Ausstrichen (eventuell im „dicken Tropfen") vorgenommen werden. Sie ist nur für Mikroben brauchbar, welche einerseits im Blute in größerer Zahl auftreten und die sich andererseits durch ihre morphologischen und färberischen Eigenschaften leicht und sicher identifizieren lassen, wie z. B. die Malariaplasmodien, die Trypanosomen und die Spirochäten.

Bei der Untersuchung nativer Blutpräparate hat man zu berücksichtigen, daß im Blute Formelemente vorhanden sein oder erst nach der Entnahme der Blutprobe auftreten können, die eine entfernte Ähnlichkeit mit Mikroorganismen besitzen und de facto bis in die neueste Zeit dafür gehalten wurden. In der mikrobiologischen Literatur stößt man auf zahlreiche Angaben über solche vermeintliche „Erreger", die sich bei der Nachprüfung als Hämokonien, „Pseudospirochäten", Derivate von Erythrocyten usw. erwiesen.

ad 2. Bei den *Bakterien* versagt die mikroskopische Untersuchung, weil die beiden oben genannten Prämissen fast nie erfüllt sind. Die Methode der Wahl ist hier die Züchtung auf flüssigen oder festen Nährböden. Sie liefert bei manchen Infektionen bis zu 100% positiver Resultate (z. B. im Initialstadium des Abdominaltyphus), läßt sich auf aerobe und anaerobe Bakterien anwenden und gestattet auch quantitative Aussagen über den Keimgehalt der untersuchten Blutproben (SCHOTTMÜLLER, ZDANSKY u. a.). Die kulturelle Blutuntersuchung verfolgt ferner nicht nur den Zweck, die erfolgte Invasion in die Blutbahn festzustellen. Sie erleichtert vielmehr auch die Stellung der ätiologischen Diagnose und kann sie unter Umständen allein ermöglichen, erlaubt zuweilen prognostische Schlüsse (z. B. beim Hautmilzbrand oder Staphylokokkeninfektionen, wo ein positiver Blutbefund in der Regel einen letalen Verlauf ankündigt) und beeinflußt schließlich auch das therapeutische Vorgehen.

Von Infektionen, bei denen die kulturelle Untersuchung des Blutes auf Bakterien in der einen oder anderen Richtung praktische Bedeutung hat, seien genannt: der Typhus, die Paratyphen (insbesondere die typhusartigen Verlaufsformen), der Milzbrand, Staphylo-, Strepto- und Pneumomykosen, Gono- und Meningokokkeninfektionen, Maltafieber und BANGsche Krankheit, Pest, Tularämie, Infektionen mit den PFEIFFERschen Influenzabacillen und mit den anaeroben Erregern des Gasödems (Gasbrandes). Es besteht ferner kein Zweifel, daß Tuberkelbacillen durch das Blut verschleppt werden können (Miliartuberkulose, Intimatuberkel) und damit ist naturgemäß bei dem jetzigen Stande der bakteriologischen Technik auch die Möglichkeit ihres Nachweises im Blute gegeben. Über die Häufigkeit der positiven Befunde gehen jedoch die Angaben der verschiedenen Autoren geradezu diametral auseinander, so daß vorläufig eine Klärung dieser Widersprüche abgewartet werden muß, die um so dringlicher erscheint, als aus den positiven Befunden weitgehende Folgerungen abgeleitet würden. Insbesondere behauptet E. LÖWENSTEIN, daß er bei einer Reihe von Krankheiten mit bisher unbekannter Ätiologie (Gelenkrheumatismus, Chorea, sympathische Ophthalmie) Tuberkelbacillen aus dem Blute züchten konnte, und zwar in einem auffallend hohen Prozentsatz der Fälle; er hält sich daher für berechtigt, diese Prozesse als besondere Lokalisationen und Verlaufsarten der Tuberkulose aufzufassen. In zahlreichen Nachprüfungen konnten jedoch die positiven Blutbefunde bei den genannten Krankheitsformen nicht bestätigt werden.

Auf die Technik der Blutentnahme und der Blutkultur kann hier nicht eingegangen werden. Es sei nur auf zwei prinzipiell wichtige Punkte verwiesen.

Die Blutproben werden in der Regel sofort nach der Entnahme verarbeitet; nur in wenigen Fällen ist ein Transport vom Krankenbett in ein mehr oder weniger weit entferntes Laboratorium ohne Gefährdung eines positiven Resultates möglich, z. B. beim Typhus, wo das Blut in versandfähige Röhrchen mit steriler Rindergalle übertragen werden kann (KAYSER und CONRADI) oder bei Allgemeininfektionen mit Staphylo- und Streptokokken (Auffangen des Blutes in sterilen Eprouvetten, die abgemessene Mengen von Natriumcitratlösung zwecks Verhinderung der Blutgerinnung enthalten). Es ist daher begreiflich, daß die Untersuchung des Blutes auf Bakterien zwar im klinischen Betrieb bzw. in größeren Krankenhäusern (allerdings auch hier nicht in genügendem Umfang) benützt wird, nicht aber oder nur ausnahmsweise in kleinen Spitälern oder vom praktischen Arzte.

Man muß zweitens die Gewißheit haben, daß die auf den blutbeschickten Nährböden wachsenden Keime wirklich aus dem Blute herausgezüchtet wurden und nicht erst nachträglich in das entnommene Blut oder auf die Nährböden als „akzidentelle Verunreinigungen" gelangten. Dies läßt sich erreichen, wenn die Entnahme des Blutes, seine Aussaat auf Nährböden und die weitere Untersuchung *von einem Fachmann, und zwar von ein und derselben Person* ausgeführt werden, die sich dann darüber im klaren ist, ob die Methodik in allen Phasen exakt war oder ob etwaige Fehler unterliefen. Statt dessen werden aber meist die einzelnen Akte des Verfahrens auf verschiedene Personen verteilt und oft genug Dilettanten (Ärzten ohne genügende mikrobiologische Vorbildung, Laborantinnen) überlassen. Daraus resultiert eine Unsicherheit, die man in der Praxis durch folgendes Dilemma erledigt. Entwickeln sich in einer Blutkultur Bakterien, die als „Erreger" legitimiert sind (z. B. Typhusbacillen, Milzbrandbakterien, Tuberkelbacillen usw.), so wird die Beweiskraft eines solchen Ergebnisses nicht angezweifelt, weil man annimmt, daß derartige Mikroben als „Verunreinigungen" nicht in Betracht kommen. Wachsen dagegen Keime, die in der Außenwelt weitverbreitet sind und deren Infektiosität oder Pathogenität für den Menschen (entweder überhaupt oder doch im vorliegenden Krankheitsfall) fraglich erscheint (z. B. ein anhämolytischer Staphylococcus, Bact. coli, Proteusbacillen, Bakterien der aeroben und anaeroben Fäulnis), so wird so gut wie immer eine „zufällige Verunreinigung" konstatiert und das Züchtigungsergebnis einfach vernachlässigt. Beide Schlüsse können falsch sein, auch der erste, namentlich dort, wo allzuviel Vertrauen in nichtärztliche Hilfskräfte gesetzt wird. Kann man mit Bestimmtheit behaupten, daß der gezüchtete Keim aus dem Blute des untersuchten Individuums stammt, so bleibt allerdings noch in vielen Fällen die Bewertung des Befundes für das Krankheitsgeschehen offen, und da muß man naturgemäß bei Bakterien, die nicht zu den typischen Erregern gehören, besonders vorsichtig sein.

c) Die tierexperimentelle Blutuntersuchung ist umständlicher als die mikroskopische und kulturelle, erfordert besondere Einrichtungen und beansprucht mehr Zeit. Sie ist daher auch dort, wo sie früher üblich war, durch andere Methoden verdrängt worden (Ersatz des Meerschweinchenexperimentes beim Fleckfieber durch die Reaktion von WEIL-FELIX). Sie behauptet aber noch immer ein weites Feld, erstens bei den invisiblen Infektionsstoffen, zweitens bei sichtbaren Mikroben (Milzbrandbacillen, Trypanosomen der Schlafkrankheit, Spirochaeta ictero-haemorrhagica, welche den Morbus WEIL erzeugt), falls der mikroskopische oder kulturelle Nachweis aus irgendeinem Grunde unzuverlässige Resultate liefert.

Die *Zahl der Mikroben*, die man in der Volumseinheit einer Blutprobe feststellt, kann innerhalb außerordentlich weiter Grenzen schwanken, von Millionen, ja Milliarden pro Kubikzentimeter herab bis zu vereinzelten Exemplaren; es kann auch der Fall eintreten, daß auf mehrere Kubikzentimeter nur ein einziger Keim entfällt oder daß in dem Gesamtblut der untersuchten Person so wenige Mikroben vorhanden sind, daß sich der positive Nachweis als zufälliges Ergebnis darstellt.

Im allgemeinen findet man das erste Extrem bei Infektionen, welche durch hämatophage Insekten übertragen werden, z. B. bei der Malaria, der Febris recurrens, beim Fleckfieber usw., wo die Anreicherung der Parasiten im Blut die Sicherheit des Übertragungsmodus verbürgt (s. S. 100). Das zweite Extrem ist bei den bakteriellen Infektionen die Regel; hier gibt SCHOTTMÜLLER als die von ihm festgestellte *Höchstgrenze* 1000 Bakterienzellen pro Kubikzentimeter an.

Dieser Gegensatz wird von manchen Autoren darauf zurückgeführt, daß es sich im ersten Falle um eine Blutinfektion im engeren Sinne, d. h. um eine

Vermehrung der Erreger im Blute handelt, im zweiten Falle lediglich um eine Einschwemmung in das Blut ohne Vermehrung im Blute; das Blut soll also hier nur als Transportmittel fungieren, dort die eigentliche Ansiedelungsstätte repräsentieren. H. SCHOTTMÜLLER, der diesen Standpunkt in besonders scharf formulierter Fassung vertritt, lehnt daher *für die bakteriellen Infektionen* die übliche Unterscheidung der *Bakteriämie* (bloße Einschwemmung in die Blutbahn) und der *Septicämie* oder *Sepsis* (Vermehrung der Bakterien im Blute) ab; beide Zustände sind nach seiner Auffassung identisch und differieren nur quantitativ insofern, als das, was der Kliniker Sepsis nennt, durch eine umfangreichere, dauernde oder wiederholte Einschwemmung der Keime ausgezeichnet ist, aber nicht durch eine im Blute erfolgende Proliferation.

Hierzu ist zu bemerken, daß man zuweilen auch bei den bakteriellen Infektionen des Menschen einen so hohen Keimgehalt des Blutes beobachten kann, daß eine Vermehrung im Blute angenommen werden muß, so bei der Pest, wo die Pestbacillen in den letzten Lebenstagen der Patienten im Blute in besonders großen Mengen auftreten, gelegentlich auch beim Milzbrand und bei foudroyant verlaufenden Fällen von Streptokokkensepsis. Beim Menschen (nicht bei Tieren von geringerer Körpergröße!) sind indes solche Fälle in der Tat selten; vielmehr beobachtet man fast immer eine auffällige Keimarmut des strömenden Blutes, die überdies längere Zeit (beim Abdominaltyphus durch Tage und Wochen) unverändert fortbestehen kann. Dieses Verhalten kontrastiert jedenfalls mit der raschen und enormen Vermehrung der Bakterien in flüssigen Medien, etwa in einer Nährbouillon, und man darf wohl mit SCHOTTMÜLLER annehmen, daß das Blut für zahlreiche Mikroben wie Choleravibrionen, Dysenterie- und Diphtheriebacillen, Lyssa- und Vaccinevirus usw. (also nicht nur für Bakterien) de facto bloß die Rolle eines Vehikels spielt.

Von Extremfällen abgesehen läßt sich jedoch die Alternative „bloße Einschwemmung-Vermehrung im Blute" meist nicht entscheiden, und zwar weder durch die Blutuntersuchung noch durch die klinischen Symptome. Für die Entstehung hämatogener Metastasen genügt eine geringfügige „Bakteriämie" jedenfalls und die Entwicklung des Bildes der septischen Allgemeininfektion kann sehr wohl durch eine reichliche bzw. wiederholte Einschwemmung bedingt sein. Der Arzt hält allerdings an der Unterscheidung von Bakteriämie und Sepsis in der Praxis am Krankenbett fest, aber nicht auf Grund des erörterten theoretischen Kriteriums, sondern indem er auf die Folgen der Blutinvasion bzw. Blutinfektion abstellt. Werden z. B. im Blute eines gesunden Menschen Typhusbacillen oder im Blute einer Wöchnerin bei komplikationsfreiem Verlauf des Wochenbettes Colibacillen nachgewiesen, so fällt es keinem Arzte ein, auf Grund eines solchen Befundes eine Sepsis zu diagnostizieren; treten umgekehrt im Anschluß an eine Streptokokkenphlegmone intermittierende, von Schüttelfrösten begleitete Fieberparoxysmen auf, so wird sich der Kliniker nicht bestimmen lassen, den Prozeß etwa als eine „hochgradige Bakteriämie" zu bezeichnen. Die Sepsis ist, mit anderen Worten, ein *Krankheitsbild*, dessen Aufstellung bekanntlich in die vorbakteriologische Ära zurückdatiert und auf die Beobachtung der *Folgezustände von Wundinfektionen* basiert wurde. Diese Entstehungsgeschichte und der phänologische Inhalt des Begriffes lassen es als verständlich erscheinen, daß man den Ausdruck „Sepsis" nur auf bakterielle Infektionen anwendet; sonst bestünde kein plausibler Grund, warum z. B. das akute Stadium der Malaria im ärztlichen Sprachgebrauch nicht als septischer Zustand gilt. Diesen Sachverhalt zu ändern besteht kein Anlaß, vorläufig auch keine Möglichkeit. Daß aber die klinische Zuteilung mancher Prozesse zur Kategorie der Sepsis in Anbetracht der zahlreichen Übergangsformen unsicher und daher willkürlich werden kann, liegt auf der Hand.

Die Anwesenheit von infektiösen Mikroben im strömenden Blut muß nicht zu *sekundären Ansiedelungen in vascularisierten Organen* führen. Im Verhältnis zu der außerordentlich häufigen Blutinvasion ist vielmehr die Bildung hämatogener Metastasen als ein *im ganzen seltenes Ereignis* zu betrachten. Einigermaßen konstant ist nur der Milztumor, der wohl in der Regel auf einer hämatogenen metastatischen Infektion des Milzparenchyms beruht.

In den Begriff der Metastase, wie er gewöhnlich definiert wird, geht eine pathologisch-physiologische Komponente ein, d. h. man spricht von einer Metastase nur dann, wenn die sekundäre lokale Ansiedelung Funktionsstörungen und anatomische Veränderungen hervorgerufen hat. Notwendig ist diese Einschränkung nicht, da die metastatische Infektion wie jede andere auch latent verlaufen kann; es besteht kein Zweifel, daß z. B. sekundäre Ansiedelungen der Syphilisspirochäten in verschiedenen Organen, namentlich in den weichen Hirnhäuten erfolgen können, ohne daß der Vorgang klinisch oder anatomisch manifest wird. Die okkulten Metastasen sind jedoch für den Kliniker wie für den Pathologen weniger wichtig und wurden daher noch nicht ausreichend studiert.

Die *metastatisch-hämatogenen Ansiedelungen mit lokaler pathologischer Auswirkung* zeigen ein *außerordentlich mannigfaltiges Verhalten*. „Gesetze", welche für alle Infektionen Gültigkeit haben, lassen sich nicht formulieren; ja selbst bei ein und derselben Infektion treten hinsichtlich der Zahl und der Verteilung der Metastasen große Unterschiede zutage. Offenbar stellt das Kreisen der Erreger im Blute nur eine notwendige, aber keine hinreichende Bedingung für das Zustandekommen sekundärer Ansiedelungen dar; die Faktoren, welche sich zur Blutinfektion hinzugesellen müssen, sind jedoch sicher nicht einheitlich und überdies größtenteils unbekannt.

Man hat natürlich in erster Linie an die Existenz bestimmter *Organotropien* der Erreger gedacht. Es ist in der Tat im allgemeinen richtig, daß Mikroben mit mehr oder weniger universeller Ansiedelungsfähigkeit in den verschiedensten Organen Metastasen setzen können, während bei Keimen mit ausgeprägter Organotropie nur bestimmte Lokalisationen möglich sind. Bei der Staphylokokkensepsis findet man eitrige Metastasen im Myokard, in der Milz, im Knochenmark, in den Nieren, Lungen, Leptomeningen und in den Gelenken; die Gonokokken erzeugen vom Blut aus meist bloß Arthritiden und Endokarditiden, die Meningokokken Meningitis. Das Vorhandensein oder Nichtvorhandensein organotroper Eigenschaften ist aber nicht maßgebend. Vergleicht man nämlich die Häufigkeit positiver Blutbefunde mit der Frequenz der Metastasenbildung, so stellt sich heraus, daß die Staphylokokkämie in 95% der Beobachtungen die Entstehung von Metastasen hervorruft, die Streptokokkämie nur in 35% (LENHARTZ), obwohl sich beide Keime in den verschiedensten Geweben zu vermehren vermögen; Pneumokokken sind im Blute bei croupöser Pneumonie so gut wie immer vorhanden, hämatogene Metastasen gehören dagegen zu den Seltenheiten. Diese Beispiele sprechen dafür, daß außer der Organotropie noch eine andere Eigenschaft der Erreger mitwirken muß, für die man einstweilen keine passende Bezeichnung und noch weniger ein mechanistisches Verständnis hat; um „Infektiosität" oder „Virulenz" kann es sich nicht handeln, denn soweit diese Wirkungsqualität meßbar ist, steht ihre Intensität nicht im Verhältnis zur Frequenz der Metastasen. Der Streptococcus, welcher die Endocarditis lenta erzeugt (Streptococcus mitior seu Streptococcus viridans), ist keineswegs durch einen hohen Grad von Infektiosität oder Virulenz ausgezeichnet.

Aus den Eigenschaften der Erreger heraus läßt sich die Phänomenologie der hämatogenen Metastasen überhaupt nicht restlos aufklären. Die Bakteriämie führt ja, mag sie durch diesen oder jenen Keim bedingt sein, fast nie zur Bildung in allen, sondern *nur in einzelnen, für den betreffenden Erreger in Betracht kommenden Organen*. An eine Blutinfektion mit Gonokokken schließt sich einmal eine Arthritis, ein anderes Mal eine Endokarditis an und selbst die Staphylokokken, welche hinsichtlich der Häufigkeit der Metastasen und im Hinblick auf das Fehlen von Prädilektionsstellen ein Extrem darstellen, rufen oft nur *eine einzige metastatische Eiterbildung* in einem Gewebe hervor, dessen Sitz keiner Regel unterworfen ist. Es muß somit der Zufall tätig sein; klar ist ferner, daß das Zufallsmoment nur in der allerersten Phase der Metastasenbildung zur Auswirkung gelangen kann, nämlich bei der Festsetzung der im Blutstrom kreisenden Mikroben an irgendeiner Stelle des Stromufers (Endothel des Herzens und der Gefäße, pericapillare Gewebe).

Eine grobsinnliche Form gewinnt das Walten des Zufalls bei der *septischen Embolie*. Von infizierten Thromben der Herzklappen oder der Venen (Thrombophlebitis) werden Teile abgelöst, durch den Blutstrom fortgerissen und bleiben als „Emboli" in größeren oder kleineren Gefäßen (meist Arterien) stecken; am Orte ihrer Fixierung kommt es zur Infektion der Gefäßwand und ihrer Umgebung. Ist das embolisierte Gefäß eine „Endarterie" (Lunge, Milz, Niere). so entsteht ein anämischer oder hämorrhagischer Infarkt, der vom infizierten Embolus aus mit Keimen besiedelt wird (pyämischer Infarkt). Der Sitz embolischer Metastasen ist von den Eigenschaften der Erreger natürlich ganz unabhängig; er wird von der Lage des primären Thrombus, der Größe der losgelösten Emboli und der Einschwemmung derselben in dieses oder jenes Gefäß, d. h. von zufälligen Umständen bestimmt.

Die Erkennung des hämatogenen Charakters einer Metastase stößt meist auf keine besonderen Schwierigkeiten; die räumliche Entfernung von einem vorhandenen primären Herd, der Ausschluß anderer Ausbreitungswege (wobei auch die Fortleitung per continuitatem zu berücksichtigen ist), das Bestehen der klinischen Symptome einer Blutinvasion und der Nachweis der letzteren durch eine Blutuntersuchung gestatten einzeln oder im Zusammenhalt ein zutreffendes Urteil. Zunächst muß allerdings auf Grund der schon vorliegenden Forschungsresultate oder mit Hilfe spezieller Untersuchungen festgestellt werden, daß es sich überhaupt um eine Metastase handelt, d. h. daß die fragliche Störung oder pathologische Veränderung auf einer Ansiedelung der Erreger im betroffenen Organ beruht. Die Krämpfe beim Tetanus, die Lähmungen bei der Diphtherie, die Gelenk- und Sehnenscheidenentzündungen bei der bacillären Dysenterie, das Exanthem bei der Scarlatina sind *Fernwirkungen organotroper Gifte* und ebenso darf die toxische Genese für gewisse postinfektiöse Nephritiden und Augenaffektionen als gesichert gelten. Diese Beispiele zeigen, daß sich die Unterscheidung zwischen Metastase und toxischer Fernwirkung keineswegs aus der Art der Symptome und pathologischen Läsionen von selbst ergibt. Ein Exanthem z. B. kann sowohl durch Ansiedelung des Erregers in der Haut wie durch ein an anderer Stelle produziertes Toxin hervorgerufen werden. Unsere Auffassungen haben hier im Laufe der letzten Jahre so manche einschneidende Wandlung durchgemacht (toxischer Ursprung des Scharlachexanthems, metastatische Natur der gonorrhoischen Iridocyclitis usw.) und einige Spezialfälle sind bis heute nicht entschieden, wie die Pathogenese der kleinen Leberabscesse bei der bacillären Dysenterie, die Entstehung des Masernexanthems u. a. Bei Hauterscheinungen wird man auch an *allergische Reaktionen* (s. S. 151) zu denken haben. Schließlich kann der Prozeß im entfernten Organ zwar auf einer Infektion beruhen, aber nicht auf einer Infektion mit dem Erreger der Grundkrankheit, sondern auf einer primären oder metastatischen Ansiedelung eines anderen pathogenen Mikroben.

b) Die Lymphbahn.

Für die Tuberkelbacillen, die Pestbacillen und die Erreger der Tularämie (Bact. tularense), für die Rotzbacillen, den DUCREYschen Bacillus (Erreger des Ulcus molle), für die Syphilisspirochäte und für das Virus des Lymphogranuloma inguinale ist sie der reguläre oder doch einer der regulären Wege, auf welchen die Ausbreitung vor sich geht. Es kommt hier regelmäßig zu beträchtlicher Schwellung der der Eintrittspforte benachbarten (regionären) Lymphknoten, in welchen die Erreger in derartigen Mengen gefunden werden, daß die örtliche Vermehrung evident ist; von den erst befallenen Lymphknoten kann der Prozeß zu den nächsten, in den Lymphstrom eingeschalteten Drüsen fortgeleitet werden und sich dort erneut etablieren, ein etappenweises Fortschreiten, das man z. B. bei der Bubonenpest (sekundäre Pestbubonen) oder bei Inokulationstuberkulosen (wenn die Bacillen z. B. in eine Verletzung der Finger eindringen) deutlich zu beobachten vermag.

Andere Mikroben werden *fakultativ* durch Lymphströmungen verschleppt, zum Teil auf längere Entfernungen, zum Teil und weit häufiger auf kurze Distanzen.

In Anbetracht der engen Beziehungen zwischen Lymph- und Blutzirkulation müssen hämatogene und lymphogene Generalisation vielfach ineinandergreifen. Lymphdrüsen und lymphatische Gewebe können vom Blut aus infiziert werden; umgekehrt und öfter kommt es vor, daß sich die Erreger zunächst in Lymphknoten, in den PEYERschen Plaques, in den Tonsillen ansiedeln und von dort aus sekundär in die Blutbahn einbrechen und die Entstehung hämatogener Metastasen verursachen (Pest, Tularämie, Typhus abdominalis). Die Verflechtung der beiden Vorgänge ist zuweilen so innig, daß sich die zeitliche Aufeinanderfolge und gegenseitige Abhängigkeit kaum feststellen läßt. Die bevorzugte Vermehrungsstätte der Typhusbacillen sind z. B. die lymphatischen Apparate des Verdauungstraktes; sie werden aber von hier aus gesetzmäßig und nicht in einem Schub, sondern kontinuierlich während eines längeren Zeitraumes ins Blut ausgeschwemmt, gelangen durch dieses in verschiedene Organe und setzen Metastasen, die ihrerseits zur Aufrechterhaltung der Bakteriämie beitragen. Lymphogene und hämatogene Ausbreitung schließen sich somit bei dieser Infektion zu einer Art „*Kreisprozeß*" zusammen.

Wie der Übertritt der Mikroben aus den lymphatischen Geweben in das Blut erfolgt, entzieht sich größtenteils unserer Einsicht. Nur ein Fall konnte durch die Untersuchungen von JOCHMANN, SCHMORL, BENDA u. a. genauer analysiert werden: der *Einbruch von Tuberkelbacillen in das strömende Blut*, die Ursache der *akuten Miliartuberkulose*. Der Vorgang kann sich hier verschieden gestalten. Einmal so, daß eine Vene eine tuberkulös-erweichte Lymphdrüse durchsetzt oder mit einer benachbarten Drüse verlötet wird; die Venenwand wird arrodiert und der Inhalt des Herdes entleert sich in das Gefäßlumen, wo ihn die Strömung erfaßt. Andere Male führt der Ductus thoracicus bacillenhaltigen Chylus der Vena subclavia zu, sei es, daß seine Wand selbst den Sitz zerfallender tuberkulöser Veränderungen bildet oder daß er Lymphe aus tuberkulös erkrankten Drüsen abtransportiert. Drittens — und dies soll sich am häufigsten ereignen — können sich in der Intima größerer Blutgefäße circumscripte Herde, sog. „Intimatuberkel", entwickeln, die schließlich erweichen und große Bacillenmengen an das vorbeifließende Blut abgeben. Der Weg, auf dem die Infektion der Intima zustande kommt, ist nicht sicher bekannt; es wird angenommen, daß es sich in der Regel um eine lokale Haftung vereinzelter, im Blute kreisender Bacillen handelt.

c) Die Nervenbahnen.

Daß sich gewisse Infektionsstoffe von der Peripherie her in zentripetaler Richtung *entlang den Nerven* fortbewegen können, erscheint durch eine große Zahl mannigfach variierter Tierexperimente bewiesen. Der Nerv fungiert also hier als „*Leitungskabel*" oder als „*Infektionsschiene*"; die „*Empfangsstation*" oder das „*Eintreffsorgan*" ist naturgemäß das *Zentralnervensystem*, in welchem die Ansiedelung und Vermehrung der Erreger stattfindet. Der Vorgang wird als „*Spontanneurotropie*" oder „*Neuroprobasie*" ($\pi\varrho o\beta\alpha\acute{\iota}\nu\varepsilon\iota\nu$ = fortschreiten) bezeichnet.

Die experimentelle Begründung der Lehre von der Nervenleitung kann hier nur in den gröbsten Umrissen skizziert werden; wer sich über dieses interessante Thema ausführlich orientieren will, sei auf einen Artikel von DOERR im Handbuch der Virusforschung, II. Teil. 1939: „Die Ausbreitung der Virusarten im Wirtsorganismus" verwiesen. Versuche, die mit Lyssavirus, später namentlich mit Herpesvirus und dem Virus der Poliomyelitis acuta ausgeführt wurden, ergaben, daß man mit großer Regelmäßigkeit eine Infektion des Zentralnervensystems erhält, wenn man das infektiöse Material in den Stamm eines größeren Nerven injiziert oder auch nur auf die proximale Wundfläche eines kleinen verletzten Nervenästchens aufträufelt. Wird dagegen der als Infektionsschiene in Betracht kommende Nervenstamm (z. B. nach Inokulationen der Hinterpfote der Ischiadicus) fest unterbunden oder völlig durchtrennt, so bleibt die Infektion bzw. die Erkrankung des Zentralnervensystems in der Regel aus. Im zuleitenden Nerven läßt sich das Virus zu geeigneter Zeit direkt nachweisen, wenn man die Substanz des Nerven auf empfängliche Tiere verimpft, und bei richtig gewählter Anordnung kann es im zuleitenden Nerven schon festgestellt werden, wenn das Zentralnervensystem noch nicht infektiös ist. Das Herpesvirus hinterläßt ferner auf seinem Wege „Bahnspuren" d. h. *anatomische (histologische) Veränderungen,* die in Rundzelleninfiltrationen der Nerven sowie in Läsionen von Ganglienzellen (falls Ganglien passiert werden) bestehen; sie sind streng auf die nervösen Gebilde beschränkt, greifen nicht auf die Gewebe über, in welche die Nerven eingebettet sind, und geben ein klares mikroskopisches Bild der von der Peripherie bis zum Zentrum zurückgelegten Strecke. Im Zentralnervensystem endlich siedelt sich das infektiöse Agens primär stets an jenen Stellen an, welche den Eintrittsstellen der zuleitenden Nerven entsprechen; durch die Art der Infektionsschiene wird somit die primäre Lokalisation im Eintreffsorgan eindeutig bestimmt („*Prinzip der Hodogenese*" nach MARINESCU und DRAGANESCU) und in Experimenten mit Herpesvirus kann man auf diese Weise nach Belieben Myelitiden oder Encephalitiden erzeugen, Infektionen des Trigeminus- oder des Vaguskernes usw.

Ebensowenig wie vor 47 Jahren, als diese Frage zuerst von DI VESTEA und ZAGARI für die Lyssa aufgeworfen wurde, ist es jedoch entschieden, wie man sich diese Neuroprobasie vorzustellen hat. Wandern solche Infektionsstoffe im *Achsenzylinder* oder in den *Lymphräumen zwischen den Nervenfasern,* werden sie passiv transportiert oder legen sie die oft langen Wegstrecken durch rapide Vermehrung, durch Fortwuchern in der präformierten Bahn zurück? Darüber sind derzeit nur Meinungen, aber nicht exakt beweisbare Aussagen möglich und dieser Zustand wird wohl so lange anhalten, bis man an die Probleme mit neuen Methoden herantreten kann.

Im *Zentralnervensystem* erfolgt die Ausbreitung der neurotropen Virusarten meist *diffus, aber nicht gleichmäßig.* Bestimmt man den Virusgehalt verschiedener Partien des Gehirnes und des Rückenmarkes quantitativ, so findet man oft erhebliche Differenzen und es kommt auch vor, daß das Virus in manchen Regionen überhaupt nicht nachgewiesen werden kann, während es in anderen Partien in hoher Konzentration vorhanden ist. Demgemäß ist auch die *Verteilung der anatomischen Läsionen* nicht gleichmäßig, sondern zeigt herdförmigen Charakter wobei bestimmte und für manche Krankheitsformen typische Lokalisationen („*Prädilektionsstellen*") bevorzugt werden. So sitzen z. B. die Veränderungen bei der Encephalitis epidemica vornehmlich in der grauen Substanz des Mittel- und Zwischenhirnes, bei der Poliomyelitis hauptsächlich in den Vorderhörnern des Lendenmarkes. Treibende Kraft für die Ausbreitung der Virusarten in den nervösen Zentren ist jedenfalls die *Virusvermehrung,* die *Durchwucherung des nervösen Gewebes;* passive Transporte (durch Diffusion, durch Strömungen des Blutes oder der Gewebslymphe) kommen höchstwahrscheinlich nur in geringem Ausmaße in Betracht.

Es wird angenommen, daß — wenigstens bei bestimmten Virusinfektionen, vor allem bei der Poliomyelitis — eine *gerichtete Ausbreitung des Infektionsstoffes innerhalb der nervösen Zentren* stattfinden kann, d. h. daß sich das Virus nicht in jeder beliebigen Richtung gleich gut (diffus) fortpflanzt, sondern daß es bestimmten anatomischen Leitungsbahnen folgt. Die Leitungsbahnen bestehen aus Nervenfasern, d. h. aus parallel verlaufenden Fortsätzen von Ganglienzellen (den Achsenzylindern); wenn die Vermehrung eines Virus nur oder vorwiegend in Ganglienzellen und ihren Fortsätzen stattfindet, wenn es nicht nur neurotrop, sondern „*neurocytotrop*" ist, so wäre die Ausbreitung längs eines Bahnsystems (*die systematische Ausbreitung*) erklärt. Daß dies bei der Poliomyelitis der Fall sein könnte, wird hauptsächlich aus Versuchen an Affen gefolgert; impft man z. B. Affen mit Poliomyelitisvirus in den linken Scheitellappen des Gehirnes, so tritt die Lähmung der Hinterextremitäten (als erstes klinisches Zeichen der Infektion des Lendenmarkes) häufig zuerst rechts auf. Das Poliomyelitisvirus scheint also auf seinem Wege vom Gehirn zum Rückenmark die Kreuzung der motorischen Pyramidenbahnen mitzumachen.

Die Viruskonzentrationen, welche auf der Höhe der Erkrankungsprozesse durch fortschreitende Vermehrung im Zentralnervensystem erreicht werden können, sind sehr beträchtlich; wie das PASTEUR zuerst für die Lyssa gezeigt hat, kann schließlich das Gehirn und das Rückenmark von ungeheuren Mengen des Infektionsstoffes durchsetzt sein. Überlebt das infizierte Individuum den Infekt, so schließt sich an die Phase der Vermehrung ein — zuweilen kritisch verlaufender — Schwund des Virus aus den nervösen Zentralorganen an, welcher als „Autosterilisation" bezeichnet wird. Es ist nicht sicher, ob das Virus bei der Autosterilisation zerstört oder ob es in einen Zustand übergeführt wird, in welchem es sich dem Nachweis (durch Verimpfung von Nervengewebe auf empfindliche Versuchstiere) entzieht. Nach erfolgter Autosterilisation des Zentralnervensystems kann das Virus noch lange Zeit an anderen Orten gefunden werden, bei der Poliomyelitis z. B. in der Nasenrachenschleimhaut.

Der Vermehrungsprozeß im Zentralnervensystem kann sich in *zentrifugaler* Richtung in verschiedene, vom Gehirn oder Rückenmark abgehende Nervenstämme fortsetzen und dort nachgewiesen werden. Man gewinnt so den Eindruck, daß sämtliche nervöse Gewebsstrukturen für gewisse neurotrope Virusarten ein einziges Kontinuum repräsentieren, in welchem sie sich in beliebiger Direktion fortzupflanzen vermögen, eine Vorstellung, die P. POINCLOUX und S. NICOLAU veranlaßten, den Begriff der „Septineurie" oder „Septineuritis" in die Infektionspathologie einzuführen und den so bezeichneten Zustand als ein *Analogon der Septicämie* zu betrachten. Experimentelle Erfahrungen lehren, daß der retrograde Transport vom Zentralnervensystem zur Peripherie unter Umständen auch Ansiedelungen des Virus in entfernten Organen, gewissermaßen *neurogene Metastasen*, verursachen kann.

Die Spontanneurotropie oder Neuroprobasie eines und desselben Virus bzw. Virusstammes ist zum Teil eine Funktion der Wirtsspezies; sie kann bei einer Tierart regelmäßig in Erscheinung treten, bei einer anderen selten oder nie. Was die humane Medizin von den oben skizzierten Ergebnissen des Tierversuches für ihr Objekt nutzbar machen darf, läßt sich daher heute noch nicht sicher fixieren, da entsprechende Untersuchungen am Menschen schwierig oder unmöglich sind.

Sogar für das *Lyssavirus* wird die zentripetale Fortleitung in peripheren Nerven von manchen Autoren bestritten oder zumindest nicht als die einzig mögliche Bahn anerkannt; es soll auch der Transport durch das Blut oder die Lymphe in Betracht kommen. — Die Eintrittspforte des Virus der *Poliomyelitis acuta* verlegen zahlreiche Autoren in die Nasenrachenschleimhaut, von wo das Virus zunächst zu den Bulbi olfactorii und von diesen auf langer, nicht in allen Teilstrecken bekannter Bahn (s. oben) zum Lendenmark gelangen soll; andere halten eine Infektion per os für wahrscheinlich, d. h. das Virus soll die Darmschleimhaut durchsetzen und durch die Darmnerven dem Rückenmark zugeleitet werden. Die Unsicherheit, welche hinsichtlich der Eintrittspforte herrscht, läßt selbstverständlich auch die Aussagen über die Wege zum Zentralnervensystem, über die Stelle des Eintrittes in die nervösen Zentralorgane und über die Art der Ausbreitung in diesen als hypothetisch erscheinen. Das gilt in erhöhtem Ausmaß für die europäische Form der Encephalitis epidemica, deren Agens bisher auf Versuchstiere nicht verimpft werden konnte, so daß nicht einmal die experimentelle Erforschung der Viruswanderung herangezogen werden kann. Auf unsicherer Basis ruhen schließlich auch einige Nutzanwendungen des Prinzips der Hodogenese bzw. der Neuroprobasie, wie die Erklärungsversuche der sympathischen Ophthalmie als einer auf der Opticusbahn übergeleiteten infektiösen Entzündung (A. VON SZILY), die Hypothesen über die Pathogenese des *rezidivierenden Herpes,* der *ascendierenden und descendierenden Neuritiden* u. a.

Das Phänomen der zentripetalen Leitung in peripheren Nerven ist nicht ausschließlich auf neurotrope Virusarten beschränkt. Auf Grund von Experimenten, aber auch von klinischen Beobachtungen muß vielmehr zugegeben werden, daß sich auch *die Ausbreitung von Bakterien* (Staphylo-, Strepto- und Pneumokokken, Tuberkelbacillen) an Nervenstämme halten kann, daß dabei der Weg zum Gehirn und Rückenmark über die zentrifugale Ausbreitungstendenz überwiegt und daß zuweilen die Zentralorgane erreicht werden, in welchem Falle eine von der Eintreffstelle ausgehende Meningitis mit sekundärer Beteiligung des Gehirn- oder Rückenmarksparenchyms entsteht. Nur sind solche Vorkommnisse unter natürlichen Bedingungen recht selten; im Experiment kann der Vorgang durch Injektionen der Bakterien in die großen Nervenstämme (Ischiadicus, Medianus) mit größerer Regelmäßigkeit erzeugt werden.

Auch unbelebte bzw. nicht-vermehrungsfähige Stoffe sollen in den peripheren Nervenstämmen zentripetal wandern. Nach H. HORST-MEYER und RANSOM benützt das Tetanustoxin diesen Weg, um von den infizierten Wunden zu seinen Angriffspunkten im Zentralnervensystem zu gelangen. Die Zuleitung kann entweder direkt durch den Nerven erfolgen, welcher die Wunde mit den Zentren verbindet, in welchem Falle die ersten Symptome in den Muskeln des infizierten Körperteiles auftreten (*„lokaler Tetanus"*); oder das Toxin wird ins Blut resorbiert, kann aber vom Blut aus nicht direkt in das Gehirn oder Rückenmark übertreten (wegen der Undurchlässigkeit der Blut-Hirn-Schranke), sondern muß den Umweg über die Nerven machen, wobei aber beliebige Nerven die zentripetale Leitung übernehmen können (*„generalisierter Tetanus"*). Diese Theorie ist einerseits auch auf andere Toxine (Diphtherietoxin) ausgedehnt, andererseits in älterer und neuester Zeit bestritten worden.

Befindet sich ein pathogenes Agens (Virus oder Toxin) in peripheren Nerven — sei es im Achsenzylinder oder auch nur in den perineuralen Lymphräumen — oder hat es bereits Zutritt zum Gehirn oder Rückenmark erlangt, so ist es der Einwirkung eines Heilserums (antitoxischen oder virusneutralisierenden) infolge der Impermeabilität der Blut-Hirn-Schranken entzogen. Damit wird die Unwirksamkeit der Serotherapie bei bereits ausgebrochener Krankheit und die Wirksamkeit der Seroprophylaxe im Inkubationsstadium beim Tetanus und bei der Poliomyelitis in Zusammenhang gebracht, von H. HORST-MEYER auch die Beobachtung, daß die Serotherapie bei der Diphtherie zwar wirksam ist, daß sie aber das Zustandekommen der postdiphtherischen Lähmungen oft nicht zu verhindern vermag.

E. Die latenten Infektionen.

a) Wesen und verschiedene Formen der latenten Infektionen.

„Latenz" ist ein *klinischer* Begriff und bedeutet das Fehlen krankhafter Erscheinungen, welche entweder durch die direkte Beobachtung erfaßt werden können oder im Allgemeinbefinden des infizierten Menschen, im „Gefühle des Krankseins", zum Ausdruck gelangen.

Anatomische Veränderungen können somit vorhanden sein, falls sie nur der direkten Beobachtung nicht zugänglich und so unbedeutend sind, daß sie den Gesundheitszustand nicht merklich beeinflussen. So gilt z. B. ein Mensch als latent infiziert, der in einer Lymphdrüse oder in einer Lunge einen kleinen, abgekapselten tuberkulösen Herd beherbergt, von dessen Vorhandensein man nur durch eine positive Tuberkulinreaktion oder — falls der Tod aus anderer Ursache erfolgt — durch die Autopsie Kenntnis erhält.

Die Intensität und damit natürlich die Sinnfälligkeit der objektiven Krankheitserscheinungen zeigt fast bei allen Infektionen Abstufungen vom typischen Syndrom (dem spezifischen Krankheitsbild) bis zum „*abortiven*" Verlauf und es können einzelne, für die betreffende Infektion sonst charakteristische Zeichen auch gänzlich fehlen (*rudimentäre* Formen), so daß sich Übergänge zu den latenten Infektionen ergeben. Wenn bei einem Träger virulenter Diphtheriebacillen eine geringfügige Entzündung der Rachenschleimhaut beobachtet wird, ließe sich die Bezeichnung „milde Diphtherie" ebenso rechtfertigen wie die Auffassung als latente Infektion. Mit Rücksicht auf den minimalen Grad der Symptome und den Allgemeinzustand solcher Träger entscheidet man die Alternative jedoch allgemein in letzterem Sinne; die Aussage, das Individuum „leide an Diphtherie" oder sei „an Diphtherie erkrankt", widerstrebt der Vorstellung, welche sich die Medizin von der Diphtherie als nosologischer Entität gebildet hat. Von ähnlichen Gesichtspunkten geleitet, betrachten wir den Zustand eines Typhusbacillenausscheiders als eine latente und nicht als eine manifeste chronische Infektion, obwohl sich die Ansiedelung der Typhusbacillen in den Gallenwegen unter Umständen klinisch und anatomisch auszuwirken vermag (Cholecystitis und Cholelithiasis posttyphosa). Der Typhus abdominalis ist eben ein akuter, cyclisch ablaufender Prozeß, welcher mit der definitiven Entfieberung seinen gesetzmäßigen Abschluß erreicht; subjektiv und objektiv beginnt mit diesem Moment die Genesung und das Ausscheidertum gehört nicht mehr zu dem als „Typhus" bezeichneten Krankheitsbild, es stellt klinisch einen differenten Zustand dar, welcher überdies de facto meist latent bleibt und erst auf Grund einer bakteriologischen Untersuchung erkannt wird.

Die teleologische Denkrichtung erblickt in den Krankheitserscheinungen vielfach zweckmäßige Vorgänge, *Abwehrreaktionen*, durch welche sich der Organismus der eingedrungenen Erreger zu entledigen, gewissermaßen selbst zu desinfizieren (zu entseuchen) versucht. Man könnte daraus folgern, daß dieser Endeffekt, den man als „*Autosterilisation*" bezeichnet hat, unterbleibt, wenn wie bei den latenten Infektionen die krankhaften Phänomene völlig fehlen oder nur unbedeutend ausgeprägt sind; die latenten Infektionen sollten mit anderen Worten eminent chronischen Charakter zeigen. In manchen Fällen liegt die Sache tatsächlich so, z. B. bei den latenten Infektionen mit Tuberkelbacillen, mit Typhusbacillen (Dauerausscheider), mit Meningokokken (Meningokokkenträger) usw. *Oft genug ist aber die Dauer der latenten Infektionen zeitlich mehr oder weniger eng begrenzt, es findet eine spontane „Entkeimung", eine Autosterilisation, statt*, zuweilen schon nach ganz kurzer Zeit (beim Diphtheriebacillenträger z. B. ziemlich regelmäßig binnen 10 Tagen); ja man kennt heute völlig symptomlose Infektionen des Menschen (z. B. bei der Dengue), bei welchen sich die Vermehrung und das Absterben der Erreger nach denselben Gesetzen vollziehen wie bei den zugehörigen manifesten, durch ein typisches Syndrom pathologischer Erscheinungen ausgezeichneten Verlaufsformen.

Manifeste Infektionen können sich in latente umwandeln und umgekehrt latente in manifeste. Aus einem Vibrionenträger kann ein Cholerakranker werden, aus einem Cholerakranken ein Ausscheider. Latente Infektionen treten somit sowohl als *selbständige Prozesse* auf wie als *Phasen von Infektionskrankheiten*. Rein phänomenologisch, d. h. ohne Rücksicht auf den Mechanismus der Latenz, lassen sich die möglichen Fälle in folgendes *Schema* einordnen, in welchem die einzelnen Positionen kommentiert und durch Beispiele aus der Infektionspathologie des Menschen belegt sind.

System der latenten Infektionen.

1. Selbständige, d. h. während der ganzen Dauer ihres Bestehens latente Infektionen.

a) Cyclische Prozesse, welche innerhalb einer relativ kurzen und gesetzmäßigen Frist mit dem Untergang der Erreger (mit der Autosterilisation des Wirtes) endigen. Hierher gehören die latente Dengue und das latente Fleckfieber des Menschen, die „Masernäquivalente" durchseuchter oder nach DEGKWITZ schutzgeimpfter Kinder, das Diphtheriebacillenträgertum.

b) Acyclische (chronische) Prozesse. Sie bleiben häufig unerkannt, wenn sie sich nicht später doch noch in eine manifeste Erkrankung umsetzen; in letzterem Falle verliert natürlich der latente Infekt seinen selbständigen Charakter und wird rein äußerlich betrachtet zur „Inkubation".

Diese Gruppe zerfällt in *zwei Unterabteilungen*, je nachdem sich die Erreger während des Latenzstadiums vermehren und im Wirtsorganismus ausbreiten oder in einem Zustande der Ruhe verharren, in welchem die generativen Funktionen völlig eingestellt sind. Nicht immer lassen sich jedoch diese beiden Formen scharf auseinanderhalten.

Ein sichergestelltes Beispiel der zweiten Art repräsentieren die sog. „*ruhenden*" oder „*schlummernden*" Infektionen mit Eitererregern, Tetanus- oder Gasbrandbacillen. Es ist bekannt, daß durch Traumen, speziell durch Schußverletzungen, Keime der genannten Art in die Gewebe gelangen können, daselbst aber liegenbleiben ohne zu wachsen; wird dann nach Wochen, Monaten oder gar nach Jahren eine aseptische Operation vorgenommen, z. B. zum Zwecke der Entfernung von Geschoßfragmenten, so entwickelt sich im unmittelbaren Anschluß an den Eingriff ein progredienter, oft zum Tode führender Prozeß. Daß hier zunächst keine Krankheitssymptome in Erscheinung treten, vermag nicht zu befremden; zu erklären wäre lediglich, warum die Vermehrung der Mikroben nicht erfolgt und durch welche Faktoren sie nachträglich in Gang gesetzt wird.

Weniger klar liegen die Verhältnisse bei der ersten Unterabteilung, zu welcher die oft lebenslänglich latenten Tuberkulosen (NÄGELI), die noch umstrittene, dauernd latente Lyssainfektion (R. PALTAUF) sowie die extrem langen „Inkubationen" der Tuberkulose, der Lepra, der Aktinomykose, der Lyssa und der Malaria gehören. Daß sich die durch den Übertragungsakt in die Gewebe verpflanzten Mikroben überhaupt nicht vermehren, daß also eine komplette Analogie zu den ruhenden Wundinfektionen besteht, darf wohl für alle diese Fälle ausgeschlossen werden. Man muß daher andere Momente heranziehen: den klinisch okkulten Sitz der primären Herde, eine geringe Vermehrungsgeschwindigkeit der Erreger, vor allem aber sekundäre Wachstumsstillstände der Mikroben, über deren Ursachen man aber ebensowenig weiß wie über die primären Wachstumsstillstände, welche den ruhenden Wundinfektionen zugrunde liegen.

2. Die Latenz als Phase einer Infektionskrankheit, und zwar:

a) als *Vorläufer der Krankheit,* als sog. *Inkubationsperiode.* Bekanntlich nimmt diese initiale Latenz bei der weitaus überwiegenden Mehrzahl der Infektionen einen bestimmten Wert an. Durch dieses Verhalten verraten die „gesetzmäßigen" und „normierten" Inkubationen (vgl. den folgenden Abschnitt) eine innere Zusammengehörigkeit; sie stehen sicher in einem nicht bloß äußeren Gegensatz zu den extrem langen Inkubationen der Tuberkulose, der Lepra, der Lyssa, der Malaria und der Aktinomykose innerer Organe.

b) als *Folgezustand einer Infektionskrankheit.* Sie wird meist als *Ausscheidertum* bezeichnet, weil die im Organismus wuchernden Keime mit verschiedenen Se- und Exkreten nach außen abgegeben werden (Typhus, Cholera, Dysenterie, epidemische Genickstarre, Scharlach, Lungenpest, Pneumonie, chronisch-latente Gonorrhöe usw.) und kann entweder durch spontane Entkeimung ausheilen oder wie bei manchen Typhusrekonvaleszenten bis zum Tode des Individuums jahrzehntelang fortbestehen.

Zum Unterschiede von den *Ausscheidern,* bei denen sich die Latenz an eine vorausgegangene Krankheit anschließt, pflegt man Personen, bei denen der latente Infekt selbständig (ohne vorausgehende Erkrankung) auftritt, *Keimträger* zu nennen. Die beiden Ausdrücke werden aber vielfach promiscue gebraucht, weil ihre wörtliche Bedeutung a priori ungeeignet ist, das zu charakterisieren, was hier auseinandergehalten werden soll. Die „Träger" scheiden ja die infektiösen Keime meist ebenfalls aus und andererseits kann man einen Menschen, der eine Malaria überstanden hat, in dessen Blut aber noch Gameten kreisen, nicht als „Ausscheider" bezeichnen, obwohl er in diese Kategorie gehören würde, und nennt ihn daher „Gametenträger". Es erscheint daher zweckmäßiger, von „gesunden" und „rekonvaleszenten" Keimträgern („healthy" und „convalescent" carriers im Englischen) zu sprechen. Eine Differenzierung ist jedenfalls nicht überflüssig, da z. B. die gesunden Träger von Diphtheriebacillen in der Regel schon innerhalb von 10 Tagen entkeimt werden, während das Ausscheidertum der Diphtheriekonvaleszenten durchschnittlich weit länger dauert und unter Umständen auch Monate, ja Jahre anhalten kann. Dabei besteht bemerkenswerterweise kein Zusammenhang zwischen der Schwere der vorausgegangenen Erkrankung und der Persistenz der Diphtheriebacillen; eine „spezifische Angina" genügt, um die definitive Entkeimung ganz erheblich hinauszuzögern.

c) als *intermediäres Stadium.* Durch die Zwischenschaltung symptomfreier Intervalle bekommt die Krankheit einen intermittierenden (schub- oder anfallsweisen) Charakter. Die latenten Phasen können einen bis mehrere Tage, aber auch Wochen, Monate und selbst Jahre dauern. Je nach der Länge des symptomfreien Intervalles nennt man den darauffolgenden erneuten Ausbruch der Krankheit einen Anfall, eine Exacerbation, einen *Relaps* oder ein *Rezidiv.* Stets ist natürlich der Nachweis zu führen, daß es sich tatsächlich um einen einheitlichen Infektionsprozeß handelt, der nur in seiner klinischen Kontinuität temporär unterbrochen erscheint, und daß keine *Reinfektion* vorliegt; dauern die Unterbrechungen geraume Zeit und kann die Persistenz der Erreger während derselben nicht festgestellt werden, so läßt sich diese Forderung nicht befriedigen und die Abgrenzung des Rezidivs von der Reinfektion wird dann unsicher (Dengue, Phlebotomenfieber, Dysenterie, Grippe).

Besonderes Interesse beanspruchen jene Infektionen, bei welchen die Aufeinanderfolge und Dauer der latenten und der manifesten Phasen durch ein besonderes Zeitgesetz geregelt erscheint, so daß eine oft sehr präzis funktionierende *Rhythmik* zustande kommt (Malaria, Recurrens, Maltafieber, BANGsche Krankheit, manche septische Prozesse); hier darf man ja am ehesten hoffen, die Ursachen der periodischen Latenz zu ergründen, was bei der Malaria de facto bis zu einem gewissen Grade gelang.

Die malarischen Fieberattacken koinzidieren nämlich mit einem ganz bestimmten Entwicklungsstadium der asexualen Formen der Plasmodien, und zwar mit der Teilung (Schizogonie). Ferner weiß man, daß ein quantitativer Faktor maßgebend ist, indem Fieberparoxysmen erst einsetzen, wenn die Zahl der asexualen Formen im Blute einen gewissen Schwellenwert erreicht bzw. überschreitet, der für die verschiedenen Formen der Malaria (Tertiana, Quartana, Tropica, Impfmalaria der Paralytiker) differiert (140—14000 Parasiten pro Kubikmillimeter Blut). Warum aber die Schizogonie, falls sie einen genügenden Umfang annimmt, einen Fieberparoxysmus auslöst, konnte bis heute nicht entschieden werden. Die bisher aufgestellten Hypothesen (Freiwerden von „Malariatoxinen" oder von artfremdem Parasiteneiweiß beim Zerfall der Schizonten, Freiwerden von pyrogenen Stoffen durch Zerfall von Erythrocyten) sind rein spekulativ. Übrigens existieren noch zwei andere, wenig oder gar nicht diskutierte Möglichkeiten. Die eine wäre die *plötzliche Entstehung von blutfremden Oberflächen* im strömenden Blut beim Zerfall der Schizonten (DOERR), ein Vorgang, von dem es bekannt ist, daß er Temperatursteigerungen hervorzurufen vermag („Paraffinfieber"), vermutlich durch „Giftung" des mit solchen Flächen in Berührung kommenden Blutplasmas. Auf eine zweite Kombination lenken die schon zitierten Studien von W. TALIAFERRO über die Vogel- und Affenmalaria, aus welchen hervorgeht, daß ein bestimmter Prozentsatz der Parasiten bzw. der parasitierten Blutkörperchen von den Reticulocyten aufgenommen und innerhalb derselben zerstört wird; da sich diese Funktion nicht kontinuierlich, sondern — wie TALIAFERRO zeigte — schubweise, und zwar synchron mit der Entstehung jeder neuen Parasitengeneration vollzieht, könnte sie die Ursache der Periodizität des Fiebers sein. — Von den anderen rhythmischen Fieberformen steht bloß fest, daß die Erreger (Recurrens, Spirochäten, Bakterien) im allgemeinen nur während der Fieberanfälle im Blute leicht nachweisbar sind, nicht aber im fieberfreien Intervall.

In den Bemerkungen zu den einzelnen Kategorien des Systems wurde auf die wichtigsten Kenntnisse, welche man über die *Ursachen der Latenz* besitzt, hingewiesen und gezeigt, daß es sich stets um ein bloßes „Daß", nicht um ein „Warum" handelt, daß also nur erste Lösungen des Latenzproblems vorliegen. Summarisch rekapituliert und geordnet ergeben die einschlägigen Tatsachen und Hypothesen ein Schema anderer Art, das naturgemäß nur sehr unvollkommen und lückenhaft sein kann, das aber doch manchem Leser willkommen sein dürfte.

Die Latenz kann bedingt sein:

I. Durch die Lokalisation des Prozesses. Ein kleiner, der Untersuchung nicht zugänglicher tuberkulöser, aktinomykotischer oder lepröser Herd braucht natürlich keine Erscheinungen hervorzurufen. Ebenso bleibt der Mensch für den Arzt gesund, solange Meningokokken, Pneumokokken oder die Keime der Poliomyelitis epiphytisch auf den Schleimhäuten des oberen Respirationstraktes wuchern; erst die Ausbreitung auf besondere Organe führt zu den typischen Krankheitsbildern der Cerebrospinalmeningitis, der croupösen Pneumonie, der spinalen Kinderlähmung.

II. Durch das Verhalten der Erreger, und zwar:

1. durch primären, schon im Momente der Übertragung einsetzenden Wachstumsstillstand (primäre Auxanopause) wie bei den ruhenden oder schlummernden Wundinfektionen.

2. durch eine zu geringe Mikrobenzahl, welche den zur Auslösung klinischer Symptome erforderlichen Schwellenwert nicht erreicht (fiebererzeugender Schwellenwert der Malariaplasmodien).

3. durch sekundäre Wachstumsstillstände der Erreger (sekundäre Auxanopause) wie z. B. in abgekapselten Abscessen, in vernarbten und verkalkten tuberkulösen Herden.

4. *durch Umwandlung pathogener in nichtpathogene Formen der Erreger,* d. h. durch einen mit Änderungen der Pathogenität einhergehenden Entwicklungszyklus derselben (pyrogene und nichtpyrogene Entwicklungsstadien der Malariaplasmodien). Im neueren Schrifttum wird von dieser Erklärungsmöglichkeit ein ausgedehnter, wissenschaftlich nicht zureichend begründeter Gebrauch gemacht, indem man bei verschiedenen, mikroskopisch sichtbaren und gut charakterisierten Keimen annimmt, daß sie gesetzmäßig oder fakultativ in invisible, nichtpathogene oder minder pathogene Formen übergehen können (sog. Ultravirus der Tuberkulose, der Syphilis usw.). Stichhaltige Einwände werden oft geradezu ignoriert, so daß es dem Fernstehenden unmöglich wird, sich im Widerstreit der Behauptungen ein zutreffendes Urteil zu bilden.

5. *durch Infektionen mit Erregervarietäten (Stämmen) von geringer oder ganz fehlender Pathogenität,* eine Beziehung, die nur dann klar zutage tritt, wenn man das Wesen der Pathogenität (z. B. die Produktion spezifischer Gifte) kennt und infolgedessen den Grad der Pathogenität zu bestimmen vermag. So findet man bei gesunden Trägern auffallend oft avirulente, d. h. nichttoxigene Diphtheriebacillen.

III. Durch das Verhalten des infizierten Organismus:

1. *Durch den Besitz von Einrichtungen, welche den pathogenen Faktor der Mikroben unschädlich machen* (Antitoxingehalt des Blutes der Diphtheriebacillenträger).

2. Dadurch, daß frühere Infekte gleicher Ätiologie oder vorausgegangene Stadien eines Infektionsprozesses die Reaktivität des Organismus in dem Sinne ändern, daß trotz erneuter oder fortbestehender Infektion die klinische Latenz zustande kommt: *Immunisatorische Latenz.*

Hierher gehören zunächst die latenten Masern-, Fleckfieber- und Gelbfieberinfektionen durchseuchter oder einer spezifischen Schutzimpfung unterzogener Individuen. Ihr Bestehen wird entweder durch besondere Reaktionen (WEIL-FELIX-Reaktion beim Fleckfieber) oder durch Übertragung auf Versuchstiere oder epidemiologisch, d. h. dadurch festgestellt, daß von den latent Infizierten Ansteckungen anderer Menschen ausgehen.

Ferner sind hier einzuordnen die verschiedenen Formen des Ausscheidertums, d. h. der Erscheinung, daß der Infektionsprozeß die manifesten Krankheitsphasen überdauert. Der Körper wird durch die vorausgegangene manifeste Phase „umgestimmt", es werden früher nicht aktive Abwehrfunktionen mobilisiert, deren reale Existenz bei der Lues latens an der Immunität gegen Superinfektionen (der sog. „Infektionsimmunität") erkennbar ist, und es besteht daher gewiß die Berechtigung, die Latenz in solchen Fällen als einen *Gleichgewichtszustand* aufzufassen, der dadurch charakterisiert erscheint, daß die Infektion vom Wirt in Schranken eingedämmt wird. Das ist indes nicht mehr als ein Gleichnis, und man spinnt dieses Gleichnis nur weiter aus, wenn man das Gleichgewicht als *labil* bezeichnet und erneute klinische Manifestationen auf Störungen des Gleichgewichtes zurückführt.

3. Dadurch, daß eine Erstinfektion infolge einer (ihrem Wesen nach unbekannten) individuellen Beschaffenheit des Wirtes latent abläuft, wie z. B. das latente Fleckfieber des Säuglingsalters, die latente Dengue mancher Menschen, die latente Lyssainfektion, der Befund von Typhusbacillen im Blute gesunder Menschen (ohne Typhusanamnese!).

Der unbefriedigende Stand der Theorie der latenten Infektionen vermag nicht zu befremden. Die Frage nach den Ursachen der Latenz ist zum großen Teile nur die negative Seite des Pathogenitätsproblems, das im folgenden Abschnitt beleuchtet werden soll. Wären wir besser und vollständiger unterrichtet, auf welche Weise die krankhaften Erscheinungen der Infektionskrankheiten zustande kommen, so könnten wir auch eher Rechenschaft darüber ablegen, warum sie in bestimmten Fällen unterbleiben.

b) Die Inkubationsperiode und ihr Mechanismus.

Die Inkubationsperiode d. h. die Zeit, welche vom Momente der erfolgreichen Übertragung bis zum Einsetzen manifester Symptome verstreicht, hat große praktische Bedeutung. Nach der maximalen Inkubation richtet sich die Aussage, wie lange man bei einem der Ansteckung ausgesetzt gewesenen Individuum mit dem Ausbruch der Krankheit zu rechnen hat, und die maximale Inkubation bestimmt die Dauer der Absonderungsmaßnahmen, welche man über solche Individuen verhängt, um die Folgen einer zu späten, erst nach dem eigentlichen Krankheitsbeginn angeordneten Isolierung zu verhüten.

Leider sind die Daten über die Dauer der Inkubation bei den verschiedenen Infektionskrankheiten zum Teile *unzuverlässig,* zum Teile *unbestimmt.*

Unzuverlässig sind sie, weil der Zeitpunkt der Ansteckung unter natürlichen Verhältnissen nur selten genau angegeben werden kann und weil sich auch das Ende der Inkubationsperiode, d. h. der Beginn der Krankheit nicht immer exakt fixieren läßt (Prodromalsymptome!). Ein Beispiel, welche Irrtümer auf diese Art zustande kommen, ist das Fleckfieber, dem erfahrene Kliniker früher eine Inkubation von einigen Stunden bis zu einem Monat zuschrieben, während es heute feststeht, daß gerade diese Krankheit durch eine ganz ungewöhnlich regelmäßige Latenz von 10 Tagen ausgezeichnet ist. Experimentelle Übertragungen haben zwar so manche falsche Vorstellung berichtigt, gestatten aber keine sicheren Schlüsse, da experimenteller und natürlicher Infektionsmodus in der Regel erheblich differieren.

Unbestimmt sind die Daten über die Inkubationsdauer und müssen es sogar sein, weil dieses Intervall bei einer und derselben Infektionskrankheit nie absolut konstant ist, sondern stets innerhalb gewisser Grenzen schwankt. Maximum und Minimum können nahe beieinander liegen und die Inkubation präsentiert sich dann als Ausdruck eines in der Zeit *gesetzmäßig* ablaufenden Prozesses (Pocken, Masern, Fleckfieber u. a.); in anderen Fällen besteht zwischen Maximum und Minimum ein beträchtlicher Unterschied, aber die Extreme sind relativ selten und die Streuung um einen häufigsten Mittelwert (die „normierte" Inkubationszeit) tritt in einem genügend großen Beobachtungsmaterial deutlich hervor (Typhus abdominalis, Encephalitis postvaccinalis, Lyssa, Tetanus usw.); oder es läßt sich überhaupt keine Regel feststellen, wie insbesondere bei einigen exquisit chronischen Infektionen (Tuberkulose, Lepra, primäre Lungen- und Darmaktinomykose). Endlich kennt man Infektionen oder einzelne Fälle bestimmter Infektionen, bei denen evidente Symptome bereits wenige Stunden nach dem (genau angebbaren) Moment der Übertragung auftreten, so daß es fraglich erscheint, ob man noch von einer Latenzperiode im gewöhnlichen Sinne des Wortes sprechen darf (manche Cholerafälle, die sog. Fleischvergiftungen [ausschließlich des noch zu erwähnenden Botulismus], manche Infektionen mit Milzbrandbacillen, hochvirulenten Streptokokken u. a.).

Die folgende Übersicht (S. 116) ist nach diesen Kategorien, soweit sich dies durchführen ließ, geordnet. Neben den Durchschnittswerten sind auch die Extreme angegeben.

Durch den Übertragungsakt gelangen unter natürlichen Verhältnissen meist nur wenige, häufig sogar vereinzelte Keime in den Organismus. Solange sie sich nicht vermehren, können sie keine sinnfälligen Reaktionen auslösen, zumal auch ihr Stoffwechsel, falls keine Vermehrung stattfindet, ruht oder auf ein Minimum reduziert ist. Man kann daher die Mikrobenvermehrung als eine *notwendige* Bedingung der pathologischen Auswirkung bezeichnen und die Inkubation demgemäß als die Zeit definieren, welche notwendig ist, damit dieser Vermehrungsprozeß den „*pathogenen Schwellenwert*" überschreitet.

Die Ermittlung eines solchen rein quantitativen Schwellenwertes, der durch eine bestimmte Mikrobenzahl ausgedrückt werden kann, ist jedoch bisher nur bei der Malaria gelungen, weil sich hier die Anreicherung der Parasiten an der Stätte der Ansiedelung (im Blute) mit großer Genauigkeit verfolgen läßt. Bei den anderen Infektionen des Menschen stellen sich derartigen Untersuchungen unüberwindliche Schwierigkeiten entgegen; man kennt nicht die Vermehrungsgeschwindigkeit der Erreger *im infizierten Organismus*, sondern bestenfalls die *Vermehrungsgeschwindigkeit in der Kultur in vitro,* und diese steht meist in keinem Verhältnis zur tatsächlichen Dauer der Inkubationsperiode.

Die Mehrzahl der infektiösen Bakterien vermehrt sich auf unbelebten Nährsubstraten außerordentlich rasch, so daß schon innerhalb von Stunden enorme Zahlen erreicht werden, und zwar auch dann, wenn man große Volumina flüssiger Medien (mehrere Liter Bouillon) mit einigen wenigen oder einem einzigen entwicklungsfähigen Keim beimpft. Diesem Vitromodell würden nur die Minimalinkubationen der Gruppe D in obiger Tabelle entsprechen, aber nicht die relativ langen Latenzperioden des Abdominaltyphus, der Pest, der Diphtherie usw. Da aber die obige Definition der Inkubation im Prinzip richtig sein muß, sieht man sich zu der Annahme genötigt, daß sich die Vermehrung im Wirt nach anderen Gesetzen vollzieht als bei der Züchtung im Reagensglase.

	Minimum	Durchschnitt	Maximum
A. *Gesetzmäßige Inkubationen:*			
Pocken	8 Tage	10—13 Tage	15 Tage
Masern	8 ,,	10 ,,	14 ,,
Varicellen	—	14 ,,	21 ,,
Röteln	—	12—14 ,,	19—23 ,,
Fleckfieber	9 ,,	10—12 ,,	14 ,,
Rückfallfieber	—	5—7 ,,	—
Weilsche Krankheit (Icterus infect.)	5 ,,	7—9 ,,	12 ,,
B. *Normierte Inkubationen:*			
Encephalitis postvaccinalis	2 Tage	9—13 Tage	34 Tage (?)
Encephalitis lethargica	—	9—13 ,,	—
Typhus abdominalis	7 ,,	14 ,,	21—31 Tage
Paratyphus A	verhält sich wie beim Typhus abdom.		
Gelbfieber	2 Tage	4—6 Tage	13 Tage
Dengue	4 ,,	5—6 ,,	10 ,,
Phlebotomenfieber	—	$3^{1}/_{2}$—5 ,,	$8^{1}/_{2}$,,
Febris quintana	—	20—24 ,,	—
Mumps	—	18—22 ,,	36 ,,
Keuchhusten	2 ,,	7—14 ,,	?
Poliomyelitis acuta	5 ,,	7—10 ,,	14—20 Tage (?)
Pest	2 ,,	3—7 ,,	10 ,,
Tularämie	1 ,,	2—3 ,,	9 ,,
Lyssa	12 ,,	20—60 ,,	1—2 Jahre
Tetanus	1 ,,	6—14 ,,	40 Tage, ausnahmsweise noch mehr
Gasödeme	weniger als 24 Std.	1—4 ,,	5—23 Tage
Syphilis und Frambösie	7 ,,	21—28 ,,	40—50 Tage
Gonorrhöe	1 ,,	3—5 ,,	14 Tage (?)
Lymphogranuloma inguinale (Nicolas-Favresche Krankheit)	2 ,,	8—21 ,,	$6^{1}/_{2}$ Wochen
Maladie des porchers (Bouchetsche Krankheit)	4—5 Tage	7—8 ,,	12—13 Tage
Rattenbißkrankheit	—	7—21 ,,	—
Malaria tertiana	—	10—14 ,,	21—35 Tage, ausnahmsweise länger
,, quartana	—	10—20 ,,	
,, tropica	—	5—10 ,,	
Maul- und Klauenseuche	2 ,,	3—8 ,, (?)	?
Rotz	3 ,,	4—8 ,,	21 Tage
Psittacosis	—	8—14 ,,	—
Maltafieber (Bangsche Krankheit)	3 ,, (?)	6—20 ,,	—
Erythema infectiosum	—	6—14 ,,	21 Tage
Diphtherie	—	2—5 ,,	7 ,, (?)
Scharlach	2 ,, (?)	5—7 ,,	8 ,, (?)
Meningitis cerebrospinalis	2 ,, (?)	4—5 ,, (?)	?
Bacilläre Dysenterie	?	2—7 ,,	?
Trachom	—	8—14 ,,	?
Influenza	18 Stunden	24 Stunden	4 Tage
Schweißfriesel	<24 Stunden	1—2 Tage	—
C. *Krankheiten mit unbestimmbarer Inkubation:*			
Tuberkulose	—	—	—
Aktinomykose innerer Organe	—	—	—
Lepra	mehrere Monate	?	10—12 Jahre
Amöbendysenterie	7 Tage (?)	3—4 Wochen	?
Kala-Azar	—	3—6 Wochen	mehrere Monate
Orientbeule (Leishmaniosis furunculosa s. tropica)	14 Tage	4—16 Wochen	5 Monate

	Minimum	Durchschnitt	Maximum
D. *Infektionskrankheiten, bei denen die Inkubation auf Stunden reduziert sein kann:*			
Cholera asiatica	3—4 Stunden	24 Stunden	5—8 Tage
Fleischvergiftung (hervorgerufen durch Bakterien der Paratyphusgruppe).	einige Stunden	16—24 Stunden	3—6 ,,
Streptokokkeninfektionen (einschl. puerperale Sepsis)	,,	—	—
Ophthalmoblennorrhoea neonatorum .	,,	—	—
Ulcus molle	12 Stunden	36—48 Stunden	—

In dieser Hinsicht ist zunächst eine gesicherte Aussage möglich. Die eingedrungenen Mikroben müssen sich nämlich nicht sofort zur Teilung anschicken, sondern können kürzere oder längere Zeit in einem Zustande latenten Lebens verharren. Es kann also ein unter Umständen recht beträchtliches Intervall verfließen, ehe sich die „*Invasion*" oder „*Penetration*" in eine *fortschreitende Infektion* umsetzt. Ein ausgezeichnetes Beispiel dieser Art haben wir in den ruhenden oder schlummernden Wundinfektionen bereits kennengelernt. Auch bei der Malaria hat man analoge Vorgänge beobachtet. SCHÜFFNER, KORTEWEG und SWELLENGREBEL ließen sich und einige Versuchspersonen von mit Tropicaparasiten infizierten Anophelen im Spätherbst stechen; die Fieberanfälle traten aber (in malariafreier Gegend) erst im nächsten Frühjahr auf, weil die fieberauslösende asexuale Vermehrung der Parasiten (die Schizogonie) erst nach so langer Zeit eingesetzt und den erforderlichen Umfang angenommen hatte.

Wichtiger als diese initiale Hemmung ist, daß das Tempo der Zunahme der Parasiten im infizierten Organismus auch dann noch von der Wachstumsgeschwindigkeit in der künstlichen Kultur abweichen kann, wenn der Vermehrungsprozeß bereits in Gang gekommen ist. Für diese Differenz sind einerseits Eigenschaften der Erreger maßgebend, die man als einen integrierenden Bestandteil ihrer „*Infektiosität*" aufzufassen hat; je „infektiöser" („virulenter") der Keim, desto kürzer wird ceteris paribus die Inkubation. Andererseits beeinflußt auch der Wirtsorganismus die zur Erreichung des pathogenen Schwellenwertes notwendige Zeit, zunächst einmal dadurch, daß immer wieder eine gewisse Quote der neu entstandenen Mikrobenzellen wieder zerstört. Die antagonistische Parasitenvernichtung kann *humoral* (durch bactericide Antikörper) oder *cellulär* (durch phagocytierende Wirtszellen, insbesondere durch den reticuloendothelialen Apparat) erfolgen; in welchem Umfange dies bei den verschiedenen Infektionsformen stattfindet, ist allerdings ungewiß und es ist wieder nur die Tiermalaria, bei welcher TALIAFERRO zahlenmäßige Angaben zu machen imstande war, die sich übrigens nicht auf die Phase der Inkubation, sondern auf die schon manifest gewordene Erkrankung beziehen. Man darf aber wohl mit großer Wahrscheinlichkeit behaupten, daß die Erreichung des pathogenen Schwellenwertes in vielen Fällen durch eine Zerstörung der Mikroben gebremst, die Inkubation somit verlängert wird. Zweitens ist die Vermehrungsgeschwindigkeit der Erreger an sich oder präzise ausgedrückt ihre *Generationsdauer* (das zwischen den aufeinanderfolgenden Teilungen verstreichende Zeitintervall) keine Konstante, sondern eine variable Größe, die schon in der künstlichen Kultur je nach der Vegetationstemperatur, dem Vorhandensein antiseptischer Substanzen usw. ganz beträchtlichen Schwankungen unterworfen ist. Zahlreiche Beobachtungen und Experimente sprechen dafür, daß die Generationsdauer eines und desselben Mikroben auch im infizierten Organismus verändert und namentlich verlängert werden kann, je nach den besonderen Verhältnissen, welche im Wirtskörper bestehen. Nach neueren Untersuchungen von TALIAFERRO kann man sogar die Zahl der Merozoiten, in welche die Schizonten der Malariaplasmodien zerfallen, willkürlich ändern.

Es erscheint daher nicht unverständlich bzw. mit der Vorstellung des pathogenen Schwellenwertes nicht unvereinbar, daß die Inkubation der bakteriellen Infektionen der Wachstumsgeschwindigkeit der betreffenden Keime in vitro (bei 37° C) nicht entspricht, und daß die Inkubation bei einem und demselben Infektionsprozeß innerhalb gewisser, oft weiter Grenzen variiert.

Es kommt jedoch noch ein anderes Moment hinzu. Wir haben die Vermehrung der Erreger als eine *notwendige* Bedingung der pathogenen Auswirkung bezeichnet. Eine *hinreichende* Bedingung ist sie aber nicht und kann es auch nicht sein, da Infektiosität und Pathogenität wesensverschiedene Qualitäten der Mikroben darstellen, die von differenten Faktoren bestimmt werden (siehe S. 69 und 70). Auch bei der Malaria ist es nicht eigentlich die zunehmende

Parasitenzahl, welche der Inkubation ein Ziel setzt, sondern die mit dieser Zahl wachsende Menge des bei jeder Schizogonie in Aktion tretenden fiebererzeugenden Agens. Der Zusammenhang zwischen Mikrobenvermehrung und Zunahme der von den Mikroben ausgehenden pathogenen Einflüsse ist aber bei jeder Infektion verschieden; er ist so mannigfaltig wie diese pathogenen Einflüsse selbst und ihr Wirkungsmechanismus (vgl. hierzu den Abschnitt über die Pathogenese der klinischen Erscheinungen, S. 125f.). Große Gegensätze sind daher zu erwarten und tatsächlich festgestellt.

Die Masern und andere Infektionskrankheiten sind schon im Inkubationsstadium ansteckend; es muß also eine erhebliche Vermehrung und Ausbreitung der Erreger im Organismus stattgefunden haben, bevor klinisch faßbare Erscheinungen auftreten. Tetanusbacillen breiten sich dagegen nicht aus und brauchen sich auch in der infizierten Wunde nicht besonders stark zu vermehren, damit jene Quanten des spezifischen Giftes entstehen, welche zum Rückenmark fortgeleitet die charakteristischen Muskelkrämpfe hervorrufen. Die Inkubation hängt somit in beiden Fällen in ganz verschiedener Weise von der Proliferation der Mikroben ab und hat überdies eine zum großen Teil differente Bedeutung. Beim Tetanus muß in die Inkubation auch jene Frist eingehen, die das produzierte Gift benötigt, um von der Eintrittspforte zum ,,Erfolgsorgan'' zu gelangen, und gleiches gilt für jene Infektionen, bei welchen die Erreger selbst derartige Wege zurückzulegen haben, um ihre Ansiedelungsstätten zu erreichen (Lyssa, Poliomyelitis acuta).

Es ist schließlich klar, daß alle Faktoren, die man für die Latenzphänomene überhaupt verantwortlich machen kann, auch die Länge der Inkubationsperiode zu beeinflussen vermögen, wie z. B. der Sitz und die Ausbreitung der Infektionsprozesse, die individuelle Reaktionsfähigkeit des infizierten Individuums usw. (vgl. den vorausgehenden Abschnitt).

Die Inkubation muß somit, obgleich sie einheitlich an die Mikrobenvermehrung gebunden ist, doch bei verschiedenen Infektionen einen verschiedenen Mechanismus haben, und jeder Versuch einer für alle Fälle gültigen Erklärung ist infolgedessen als verfehlt zu betrachten. Von diesem Standpunkt aus begreift man aber nur, daß die Inkubation bei verschiedenen Infektionskrankheiten verschiedene Dauer hat und daß sie auch für dieselbe Krankheit nicht konstant ist. Geht man jedoch die Positionen der Tabelle durch, so muß es auffallen, daß die Inkubation bei einer ganzen Reihe von durchaus heterogenen Prozessen (Pocken, Masern, Fleckfieber, Encephalitis postvaccinalis, Keuchhusten, Poliomyelitis acuta, Malaria) *den Durchschnittswert von 10—14 Tagen* aufweist und daß sich bei einer Reihe anderer Formen der Gruppe A und B die durchschnittliche Inkubationsdauer diesem Termin annähert. Worauf diese Übereinstimmung beruht und ob sie überhaupt eine identische Ursache hat, konnte bisher nicht beantwortet werden. Gerade unter diesen Umständen beansprucht die Tatsache besonderes Interesse, daß man ,,gesetzmäßige'' oder ,,normierte'' Inkubationen auch bei nichtinfektiösen Prozessen beobachtet, die aber zu den Infektionen in enger Beziehung stehen, nämlich *bei den Vergiftungen durch Bakterientoxine und bei der Serumkrankheit.*

Im Tierversuch wirken Tetanus-, Diphtherie-, Dysenterie-, Botulismustoxine stets erst nach einer gewissen Latenzzeit, deren Dauer von der einverleibten Giftmenge und vom Applikationsmodus abhängt; unter geeigneten Bedingungen kann man auch Inkubationen von mehreren Tagen erzielen. Bei den korrespondierenden Infektionskrankheiten des Menschen erhebt sich daher die Frage, welche Quote der Inkubation als *latente Infektion* (symptomlose Vermehrung der Erreger) und welcher Anteil als *Latenz der Wirkung des spezifischen Giftes* aufzufassen ist; für den *Botulismus* kommt überhaupt nur der zweite Faktor in Betracht und da sehen wir, daß die Inkubation zwar in der Regel 18—36 Stunden beträgt, daß sie aber ausnahmsweise auch kürzer und — was besonders merkwürdig erscheint — viel länger sein kann. Man hat beim Botulismus Inkubationen von 8—9, ja von 14 Tagen festgestellt, ohne hierfür eine plausible Erklärung zu finden; gerade deshalb muß die Möglichkeit zugegeben werden, daß derartige Latenzperioden von Giftwirkungen auch an der Inkubation anderer Infektionskrankheiten beteiligt sein können, bei denen die Gifte nicht von außen zugeführt werden, sondern im infizierten Organismus entstehen.

Eine normierte Inkubation hat die *Serumkrankheit der Erstinjizierten*. Auch hier spielen die Dosis des Pferdeserums und die Einverleibungsart eine Rolle; als häufigsten Wert kann man jedoch 6—10 Tage betrachten und die extremen Minima und Maxima (3 bzw. 20 Tage) sind selten. Das sind aber gerade jene Verhältnisse, denen man bei vielen Infektionskrankheiten begegnet. Da ferner die Symptome der Serumkrankheit (Fieber, Exantheme, Drüsenschwellungen, Gelenkschmerzen usw.) den klinischen Manifestationen mancher Infektionen sehr ähnlich sind, hat zuerst v. PIRQUET darauf hingewiesen, daß hier ein kausaler Zusammenhang zu bestehen scheint. Über die Pathogenese der Serumkrankheit gehen allerdings die Ansichten auseinander; irgendwie muß aber dieser Prozeß durch den antigenen Charakter der Eiweißstoffe des Pferdeserums bedingt sein, d. h. durch die Tatsache, daß diese Proteine die Produktion spezifischer Antikörper auslösen und man kann nur darüber diskutieren, ob die Reaktion zwischen Eiweißantigen und Antikörper das krankmachende Agens darstellt oder Stoffe, welche aus der Desintegration des Eiweißantigens hervorgehen, oder ob schon die Entstehung der Antikörper an sich ein pathogener Vorgang sei. Die Infektionsstoffe bzw. die Leibessubstanzen der Erreger sind nun ebenfalls Antigene, die durch ihre „parenterale" Anwesenheit, durch ihr Vorhandensein in den Geweben die Produktion von Antikörpern hervorrufen, und es liegt somit nahe, die Inkubation bestimmter Infektionskrankheiten als den *Termin der Antikörperbildung* aufzufassen, sofern ihre gesetzmäßige oder normierte Dauer diese Annahme rechtfertigt und mit der Vermehrung der Mikroben, mit der Produktion von Giften usw. nicht in Einklang gebracht werden kann. Da die Antikörper im kreisenden Blut kritisch auftreten oder doch in kurzer Frist hohe Konzentrationen erreichen, würde diese Theorie das oft plötzliche Einsetzen der Symptome verständlich machen, für welches jedoch auch andere Erklärungen denkbar sind.

F. Klinische und ätiologische Diagnostik der Infektionskrankheiten.

Da die verschiedenen Erreger mit besonderen, für ihre pathogene Auswirkung maßgebenden Eigenschaften ausgestattet sind (Produktion von Giften, Ansiedelungsfähigkeit in bestimmten Zellen oder Geweben, Art der Ausbreitung im Organismus), muß die Spezifität der Ätiologie in der klinischen und pathologisch-anatomischen Eigenart der Krankheitsbilder zum Ausdruck kommen. In der Tat hat man die Spezifität der Infektionskrankheiten schon lange erkannt, bevor sie auf die Spezifität der Erreger zurückgeführt werden konnte; auch heute noch wird meist *dieser* Vorgang heuristisch eingehalten, indem die *Aufstellung neuer infektiöser Einheiten* auf Grund klinischer Kriterien erfolgt und der Beweis für ihre ätiologische Sonderstellung erst auf der so geschaffenen Basis erbracht oder angestrebt wird (HEINE-MEDINsche Krankheit, Fünftagefieber, Encephalitis epidemica).

Auf dieser sachlichen und historischen Grundlage ruht *die klinische Diagnostik der Infektionskrankheiten*. Sie verkörpert das Prinzip, die Ursache der Prozesse *indirekt*, nämlich *aus der Reaktionsweise des infizierten Organismus* zu erschließen, läuft also eigentlich auf eine ätiologische Aussage hinaus. Es ist daher nicht ganz zutreffend, wenn man der „klinischen" die „ätiologische" Diagnose gegenüberstellt und unter der letzteren den direkten Nachweis der Erregers oder spezifischer Reaktionsprodukte versteht, welche der Wirtskörper infolge des Einflusses der Erreger produziert. Beide Verfahren suchen die Frage nach dem Erreger zu beantworten und unterscheiden sich nur durch das *Objekt* und durch die *Methode der Untersuchung*, sowie durch die damit a priori bestimmte *Zuverlässigkeit ihrer Ergebnisse*.

Die Sicherheit der klinischen Diagnose hängt in erster Linie natürlich von der persönlichen Erfahrung des Arztes, von seiner kritischen Urteilsfähigkeit und von der Genauigkeit seiner Untersuchung ab; sie wird aber außerdem noch erheblich durch eine Anzahl von Faktoren eingeschränkt, welche im untersuchten Objekt d. h. in den zu erkennenden Krankheitsbildern liegen:

1. Manche Erreger erzeugen Krankheitsformen, die auch bei voll ausgeprägtem Verlauf nicht hinreichend typisch bzw. eindeutig sind (Influenza, Dengue, Phlebotomenfieber, Mittelmeerfieber, BANGsche Krankheit u. a.). Die klinische Diagnose des Einzelfalles wird daher schwer oder unmöglich und gewinnt erst an Sicherheit, wenn solche Krankheiten gehäuft auftreten, weil dann durch den Vergleich zahlreicher, epidemiologisch zusammengehöriger Fälle der an sich mangelhaft bestimmte Krankheitstypus in schärferen Umrissen zutage tritt.

2. Vermag der Erreger ein genügend charakterisiertes Krankheitsbild hervorzurufen (Pocken, Masern, Hautmilzbrand, Typhus, Fleckfieber, Gelbfieber, Poliomyelitis acuta usw.), so existieren daneben so gut wie immer atypische oder rudimentäre Verlaufsformen, welche alle Abstufungen bis zum klinisch latenten Infekt zeigen. Selbst in den typischen Fällen sind ferner die für die richtige klinische Diagnose erforderlichen Erscheinungen nicht gerade im Krankheitsbeginn vorhanden, wo die Erkennung der Ätiologie seuchenprophylaktisch und oft auch therapeutisch die größte Wichtigkeit besitzen kann; die klinische Diagnose wird dann hinsichtlich ihres praktischen Wertes zur „Spätdiagnose" degradiert.

3. Es kann eine *Mischinfektion* vorliegen, die sich klinisch nicht in ihre Komponenten zerlegen läßt.

4. Ein und derselbe Mikrobe kann sehr verschiedene Krankheitsbilder hervorrufen (der Pestbacillus die Beulen- und die Lungenpest, der Milzbrandbacillus den Haut-, Lungen- und Darmmilzbrand, der Tuberkelbacillus die chronische Lungen- und die akute Miliartuberkulose) und umgekehrt können verschiedene Erreger ähnliche oder identische Erkrankungen erzeugen, indem z. B. eine eitrige Meningitis durch Infektion der weichen Hirnhäute mit Meningokokken, Pneumokokken, Influenzabacillen zustande kommen kann, eine croupöse Pneumonie durch Pneumokokken, Streptokokken, FRIEDLÄNDERsche Pneumoniebacillen, ein dysenterischer Prozeß im Dickdarm durch Dysenteriebacillen oder Ruhramöben.

Wo dies also möglich ist, muß der Arzt *die direkten ätiologischen Untersuchungsmethoden* heranziehen, um die der klinischen Diagnose anhaftende Unsicherheit zu kompensieren. Da die Ausführung dieser Verfahren spezialistische Kenntnisse und besondere Einrichtungen voraussetzt, wird sie eigenen Instituten („Bakteriologischen Untersuchungsämtern", hygienischen Universitätsinstituten, Prosekturen, Laboratorien größerer Krankenanstalten) überlassen, welche die Befunde den einsendenden Ärzten bekanntgeben. Dem Arzte selbst bleiben hierbei folgende wichtige Aufgaben vorbehalten:

a) Die Entnahme des Materiales.

Der Arzt muß die notwendigen Technizismen (Venaepunktion, Lumbalpunktion, Probepunktion der Pleura usw.)[1] beherrschen, muß aber auch wissen, *welches* Material (Harn, Stuhl, Sputum, Liquor, Blut, Eiter, Exsudat, Hautschuppen usw.) er einzuschicken hat. Die Art des Materials richtet sich aber nach der Natur der vorliegenden Infektionskrankheit, bei ein und derselben Infektionskrankheit nach ihrem Stadium; der Arzt hat daher, um die richtige Wahl treffen zu können, eine „Vermutungsdiagnose" zu stellen (evtl. eine

---

[1] Vgl. Technik im Abschnitt Allgemeine Therapie in Bd. II.

Alternativdiagnose), und hat diese dem mit der ätiologischen Untersuchung betrauten Laboratorium mitzuteilen.

Die zweite Forderung ist dadurch begründet, daß jeder Erreger besondere Methoden zu seinem Nachweis erfordert. Der Untersuchungsstelle wird ihre Aufgabe daher erleichtert, ja oft geradezu ermöglicht, wenn sie von vornherein orientiert ist, in welcher Richtung die Prüfung des eingeschickten Materials erfolgen soll, und sie beschränkt sich auch in der Regel darauf, die vom Arzte gestellten Fragen durch einen „positiven" oder „negativen" Befund zu beantworten. Der Wunsch, eingesandte Proben „auf pathogene Mikroorganismen" zu untersuchen, ist strenge genommen kaum erfüllbar und verrät, sofern er nicht kommentiert wird, Unkenntnis der mikrobiologischen Arbeitsbedingungen.

Sieht sich somit der Arzt durch einen negativen Bescheid in seiner Erwartung enttäuscht, so hat er sich in erster Linie Rechenschaft abzulegen, ob nicht die unrichtige Wahl des Materials oder die verfehlte Fragestellung Schuld tragen.

b) Die Verpackung und Einsendung der entnommenen Proben.

Sie werden durch die Art der Proben und durch den Charakter der vorzunehmenden Untersuchung bestimmt. In den Kulturstaaten sind für die häufiger vorkommenden Fälle (Rachenabstriche für Untersuchungen auf Diphtheriebacillen, Sputum- oder Stuhlproben, Blutproben für kulturelle Untersuchungen oder serologische Reaktionen, Liquorproben) besondere *Versandapparate* normiert, welche in bereits sterilisiertem Zustande von den Untersuchungsstellen oder von Apotheken bezogen werden können. Für Blutproben haben sich die sog. *„Venülen"* bewährt, mit welchen auch die Entnahme des Blutes (durch Aspiration aus einer punktierten Vene) erfolgt, so daß das Abfüllen des Blutes in ein zweites Gefäß entfällt und die Möglichkeit von sekundären Verunreinigungen ausgeschaltet wird. Nirgends ist jedoch für *alle* Fälle, welche dem Arzt in der Praxis unterlaufen können, vorgesorgt; der Arzt muß sich dann selbst sachgemäß helfen oder eine benachbarte Untersuchungsstelle zu Rate ziehen.

Die Einsendung hat auf dem *schnellsten* (unter den lokalen Verhältnissen möglichen) Wege zu geschehen, nicht nur weil die *rasche* Entscheidung der Diagnose für den Arzt, den Patienten und die Seuchenbekämpfung außerordentlich wichtig ist, sondern auch weil das Ergebnis der Untersuchung von der Zeit abhängt, welche zwischen der Entnahme und der Verarbeitung der Proben im Laboratorium verstreicht. Zahlreiche pathogene Mikroben gehen zugrunde, wenn die Proben längere Zeit bei Zimmertemperatur stehenbleiben, z. B. Meningokokken in Lumbalpunktaten, Dysenteriebacillen im Stuhle, Influenzabacillen im Sputum, oder sie werden, wenn das Material außer ihnen saprophytische Keime enthält, von diesen überwuchert (Choleravibrionen in Stuhlproben). Ist das Untauglichwerden der Probe während des Transportes zu befürchten, so empfiehlt es sich oft, daß der Arzt aus dem entnommenen Material zwei oder mehrere Ausstrichpräparate anfertigt und diese im unfixierten (lufttrockenen) oder fixierten Zustande der Sendung beischließt; im Laboratorium können solche Präparate entsprechend gefärbt werden und es läßt sich dann unter Umständen aus dem mikroskopischen Bild, den das Material unmittelbar nach seiner Entnahme geboten hat, noch eine mehr oder minder sichere Diagnose stellen, während die Untersuchung des durch den Transport veränderten Materials negativ ausfallen kann. Dieses Vorgehen ist namentlich bei choleraverdächtigem Material (Stuhl, Darminhalt von Leichen), bei Sputis, welche auf Influenzabacillen untersucht werden sollen, bei gonokokken- oder meningokokkenhaltigen Proben (Eiter, Lumbalpunktaten) angezeigt; gute Objektträgerausstriche sind ferner auf jeden Fall einzusenden, wenn eine Untersuchung von *Blut* auf Malariaplasmodien oder Recurrensspirochäten verlangt wird.

Völlig frisch, d. h. eben entleert oder entnommen muß das Material sein, wenn im Stuhle oder im Eiter von Leberabscessen *Dysenterieamöben* nachgewiesen werden sollen. Ist der Patient mobil, so hat man ihn zur Untersuchungsstelle zu schicken; andernfalls ist die Untersuchung (evtl. durch einen von der Untersuchungsstelle entsendeten Experten) am Krankenbett vorzunehmen. Tut man das nicht, so bleiben solche Fälle unerkannt, werden nicht mit den verfügbaren und wirksamen Mitteln (Emetin, Yatren) behandelt, unnötigen Operationen unterzogen und machen einen jahrelangen Leidensweg durch, den ihnen ein sachkundiger Arzt erspart hätte.

Größere Krankenanstalten verfügen heute über gut eingerichtete und zum Teile von spezialistisch geschulten Ärzten geleitete Laboratorien. Damit sollten die Konsequenzen wegfallen, die sich aus der Versendung von Proben an eine räumlich entfernte Untersuchungsstelle ergeben. Praktisch ist das leider nicht immer der Fall. Die Entnahme der Proben wird, sofern sie nicht besondere Eingriffe erfordert, dem Pflege- oder anderem Hilfspersonal überlassen, welches aus Mangel an Zeit und Verständnis jene Kautelen nicht beachtet, welche für einwandfreie Untersuchungsergebnisse notwendig sind, die Proben bleiben auf den Krankenzimmern stehen, bevor sie in die Laboratoriumsräume geschafft werden, werden dort anderen Dienern übergeben, kurz der Vorgang ist oft weit nachlässiger als bei der Übergabe an selbständige Untersuchungsstellen, weil man von diesen eher Reklamationen zu gewärtigen hat.

Um einen häufig vorkommenden Fall zu erwähnen, sei der Untersuchungen des Auswurfes auf Tuberkelbacillen gedacht, welche auch kleinere Krankenanstalten „in eigener Regie" erledigen. Es wird meist nicht darauf geachtet, daß der Kranke am Morgen ein aus der Tiefe der Bronchien stammendes „Lungensputum" entleert; vielmehr wird der Patient angewiesen, in ein bereit gestelltes Gefäß „hineinzuspucken", so daß die Probe oft aus Mundspeichel oder Nasenschleim besteht, wodurch natürlich in Fällen von beginnender offener Lungentuberkulose ein positives Ergebnis vereitelt werden kann. Oder es wird umgekehrt ein positiver Befund vorgetäuscht, d. h. es werden Tuberkelbacillen gefunden, die aber nicht von dem betreffenden Kranken herrühren, sondern auf irgendeinem anderen Wege in das Speiglas gelangten (Mitbenützung durch Nachbarpatienten, mangelhafte Reinigung der Speigläser); ist es doch nur wenigen Ärzten bekannt, daß Tuberkelbacillen durch bloßes Erhitzen in Wasser zwar abgetötet werden, nach Form und Färbbarkeit jedoch vollkommen erhalten bleiben, so daß solche „gekochte Bacillen", die in den Gefäßen verbleiben, positive Fehldiagnosen verursachen können, weil sich die Untersuchung des Auswurfes häufig nur auf die mikroskopische Durchmusterung gefärbter Ausstriche beschränkt.

c) Die Bewertung der Befunde.

Die Laboratorien stellen *keine* Krankheitsdiagnose; sie teilen bloß mit, welche Ergebnisse sie in positiver oder negativer Hinsicht bei der Untersuchung der Proben erzielt haben, und die Verwertung der Mitteilungen zum endgültigen Urteil über die Natur des vorliegenden Krankheitsfalles ist Sache des behandelnden Arztes. Der Arzt muß also wissen, was der Laboratoriumsbefund in diagnostischer Beziehung bedeutet. Ein Beispiel aus der Praxis: Von einem Patienten wird a) Liquor zur Untersuchung auf Tuberkelbacillen und b) Blut zur Untersuchung auf Typhusbacillen eingeschickt. Im Liquor werden Tuberkelbacillen gefunden; aus dem Blute können zwar keine Typhusbacillen gezüchtet werden, das Blutserum agglutiniert aber Typhusbacillen noch in 300facher Verdünnung. Die richtige Lösung ergab die Autopsie, bei welcher eine typische akute tuberkulöse Meningitis und im Darme die Residuen eines vor längerer Zeit abgelaufenen Abdominaltyphus festgestellt wurden; eine Lösung, die der Arzt hätte voraussehen können, aber de facto nicht vorausgesehen hat, da er die Erkrankung des Patienten als Abdominaltyphus und die tuberkulöse Infektion des Zentralnervensystems als zufällige Komplikation auffaßte.

Die Laboratoriumsbefunde sind somit auch nur *diagnostische Behelfe* und in jedem Falle mit Kritik zu verwenden, selbst wenn es sich um den Nachweis bestimmter pathogener Mikroben handelt. Typhusbacillen im Stuhl oder

Malariaplasmodien im Blute beweisen nur, daß eine der beiden Infektionen besteht, aber nicht, daß die beobachteten Krankheitserscheinungen durch diese Infektionen ausgelöst werden; es könnten andersartige Prozesse vorliegen, die bei einem Typhusbacillen- bzw. einem Gametenträger aufgetreten sind.

Die klinische Diagnose hat übrigens noch den Vorzug, daß sie — wenn auch oft nur als bloße „Vermutungsdiagnose" — rasch gestellt werden kann und damit die Möglichkeit bietet, therapeutische und seuchenprophylaktische Maßnahmen sofort einzuleiten, während die Ausführung der ätiologischen Untersuchungen häufig längere Zeit, evtl. ein oder zwei Tage und mehr beansprucht. Wo das Zuwarten eine Gefahr für den Patienten oder seine Umgebung bedeuten würde, richtet sich daher das ärztliche Handeln provisorisch nach dem klinischen Verdacht, wobei man jedoch auf eine spätere Richtigstellung, soweit als dies ratsam erscheint, Bedacht zu nehmen hat.

Die klinische Diagnose kann ferner unter Umständen die einzig mögliche sein, sei es, daß ätiologische Untersuchungsmethoden zum Nachweis des Erregers oder seiner Reaktionsprodukte nicht bekannt sind (Varicellen, Masern, Röteln, die sog. 4. und 5. Krankheit, Parotitis epidemica, Encephalitis epidemica), oder daß sie in einem bestimmten Falle versagen oder endlich, daß sie sich ihrer Natur nach nur für wissenschaftliche Forschungen, nicht aber für die Bedürfnisse der ärztlichen Praxis eignen, wie etwa bei der Poliomyelitis acuta oder die Menschenversuche bei der Dengue, dem Phlebotomenfieber, der Febris quintana.

G. Misch- und Sekundär-Infektionen.

Im Organismus eines Menschen können unter Umständen auch zwei oder mehrere pathogene Mikrobenarten gleichzeitig parasitieren. Solche Vorkommnisse bezeichnet man als *Misch- oder Sekundärinfektionen*.

Als Unterschied zwischen Mischinfektion und Sekundärinfektion wird in der Regel angegeben, daß die verschiedenen Erreger im ersten Falle *gleichzeitig* oder annähernd gleichzeitig in die Gewebe des Wirtes eindringen, während die Sekundärinfektion dadurch charakterisiert ist, daß sich zu einem bereits bestehenden, im Gange befindlichen Infektionsprozeß eine zweite erfolgreiche Invasion anderer pathogener Keime *nachträglich* hinzugesellt. Diese Begriffsbestimmung entspricht jedoch nicht dem medizinischen Sprachgebrauch. Wenn ein Individuum, das seit längerer Zeit an einem gutartigen Tertianfieber leidet, mit Tropicaparasiten infiziert wird, konstatiert der Arzt keine „Sekundär-", sondern eine Mischinfektion. Dieses Beispiel zeigt, daß man unter Mischinfektion im allgemeinen *die zufällige Koinzidenz* heterogener Infekte verstehen will, unter Sekundärinfektion dagegen *eine kausale bzw. konditionale Assoziation* in dem Sinne, daß der primäre Infekt die Haftung eines zweiten Kontagiums in irgendeiner Weise ermöglicht oder erleichtert, sei es, daß er die natürliche Resistenz vermindert oder durch Gewebsläsionen (Epitheldesquamation, Nekrose, Geschwürsbildung) pathologische Eintrittspforten schafft.

Im Bereiche der Mischinfektionen sind daher alle *denkbaren* Kombinationen auch *möglich* und zum größten Teil tatsächlich beobachtet worden; die Kasuistik des Abdominaltyphus beispielsweise bringt Berichte über Komplikationen mit Paratyphus, bacillärer Ruhr, Amöbendysenterie, Cholera asiatica, Diphtherie, Scharlach, Masern, Milzbrand, Maltafieber, Recurrens, Malaria, progredienter Tuberkulose. Bei den Sekundärinfektionen dagegen dominieren bestimmte Assoziationen oder — richtiger ausgedrückt — *es sind in der Regel bestimmte Mikroben, welche die Sekundärinfektionen verursachen*: ob die primäre Infektion eine Lungentuberkulose, eine Grippe (Influenza), eine Diphtherie, ein Scharlach, ein Abdominaltyphus, eine Variola ist, immer wieder sind es pathogene Streptokokken, Staphylokokken oder Pneumokokken, seltener Colibacillen, welche sich sekundär ansiedeln (sei es im primär erkrankten oder in einem anderen Organ), und die sich gelegentlich auch septisch im ganzen Organismus ausbreiten.

Im Einzelfalle ist es allerdings nicht leicht, zuweilen sogar nicht möglich zu entscheiden, ob eine Misch- oder eine Sekundärinfektion vorliegt, gleichgültig, ob man das zeitliche oder das kausale Verhältnis der assoziierten heterogenen Infekte der Beurteilung zugrunde legt; das ist wohl der Grund, warum viele Kliniker die beiden Begriffe überhaupt nicht auseinanderhalten.

Misch- und Sekundärinfektionen besitzen für den Arzt eine diagnostische, therapeutische und prognostische, für die ätiologische Forschung eine erkenntnistheoretische Bedeutung.

Ist die Misch- oder Sekundärinfektion intensiv genug, um eine starke Reaktion des Organismus auszulösen, so muß das im Krankheitsbild zum Ausdruck kommen; es können also Verlaufsformen entstehen, die vom Typus der ätiologisch einheitlichen Infektionskrankheiten ganz erheblich abweichen und sich klinisch nirgends einreihen lassen. Meist bringt dann erst der Nachweis der verschiedenen Erreger oder die serologische Untersuchung Aufklärung; auch die Resultate dieser Methoden sind übrigens nicht immer eindeutig und ihre Verwertung erfordert Kenntnisse und Kritik.

Werden z. B. im Stuhl eines Patienten Typhusbacillen, im Blute Recurrensspirochäten festgestellt, so kann es sich um einen Dauerausscheider handeln, dessen latente Infektion mit Typhuskeimen für den Ablauf der bestehenden Erkrankung ganz irrelevant ist; vom mikrobiologischen wie vom seuchenprophylaktischen Standpunkt wäre ein solcher Fall als Mischinfektion aufzufassen, nicht aber vom klinischen (therapeutischen und prognostischen). — Das Vorhandensein von Staphylokokken, Streptokokken, Pneumokokken usw. in Rachenabstrichen oder im Auswurf beweist nicht, daß diese Keime bei dem untersuchten Patienten eine Misch- oder Sekundärinfektion unterhalten; sie können sich im Schleimhautsekret epiphytisch vermehrt haben und müssen, wenn sie im Sputum gefunden werden, nicht aus dem erkrankten Organ (aus der Lunge) stammen. — Das Auftreten von spezifischen Antikörpern (Agglutininen, komplementbindenden Amboceptoren) im Serum darf zwar im allgemeinen als ein Zeichen betrachtet werden, daß die korrespondierenden Mikroben in die Gewebe eingedrungen sind und eine Reaktion des invadierten Organismus bewirkt haben. Die Invasion kann aber schon vor längerer Zeit erfolgt sein und der positive Ausfall der serologischen Probe beweist daher noch nicht, daß der fragliche Keim in der vorliegenden Erkrankung als Erreger einer Misch- oder Sekundärinfektion fungiert. — Zu hüten hat man sich ferner vor einer irrigen Deutung der sog. *Verwandtschafts- oder Gruppenreaktionen*. Das Serum eines Kranken, der nur mit Typhusbacillen infiziert ist, kann in bedeutenden Verdünnungen Paratyphusbacillen agglutinieren; aber diese „Partialagglutinine" für Paratyphusbacillen sind dann nicht selbständig, sie lassen sich aus dem Serum auch durch Adsorption an Typhusbacillen entfernen. Das Serum eines Menschen, der mit Typhus- und mit Paratyphusbacillen infiziert ist, bei dem somit tatsächlich eine Mischinfektion besteht, enthält zwei voneinander unabhängige Agglutinine, von denen jedes nur durch die homologe Bakterienart gebunden wird (CASTELLANIscher Absättigungsversuch). Diese Hinweise mögen genügen.

Wie wichtig es für eine richtige Therapie sein kann, eine bestehende Mischinfektion zu erkennen, braucht nicht erläutert zu werden. In prognostischer Hinsicht gilt als generelle Regel, daß Misch- und Sekundärinfektionen den Krankheitsverlauf erschweren, indem sie entweder den primären Infekt ungünstig beeinflussen oder selbst durch den letzteren verstärkt werden; schließlich kann ja auch der Organismus der einfachen Summation der infektiösen Insulte erliegen. Daß eine Infektion auf eine andere, heterogene, im gleichen Wirt abrollende antagonistisch, also unter Umständen heilend einzuwirken vermag, scheint aus Tierexperimenten hervorzugehen; die Beobachtungen an Menschen, welche für diese Möglichkeit sprechen sollen, sind nicht genügend gesichert. Die Infektionstherapie der progressiven Paralyse (WAGNER-JAUREGG) könnte man als Ausnahme anführen, wenn es sich hier wirklich um einen Antagonismus der Infektionen handeln würde und nicht — was wahrscheinlich ist — um einen kurativen Einfluß eines Symptoms, des Fiebers.

Die ätiologische Forschung kann in Zweifel geraten, ob ein Mikroorganismus, der bei einer Infektionskrankheit gefunden wird, als der Erreger aufzufassen oder lediglich auf eine besonders konstante Misch- bzw. Sekundärinfektion zu beziehen ist. Beim Scharlach debattiert man noch immer über die Rolle, welche den hämolytischen und toxigenen Streptokokken zukommt, und hält es für möglich, daß sie nur eine Mischinfektion verursachen, die sich zu den primären Wirkungen eines invisiblen Scarlatinakeimes hinzugesellt; in analoger Situation befindet sich das Problem der Grippeätiologie und in neuerer Zeit erwägt man sogar bei der primären epidemischen Lungenpest, ob der Pestbacillus nicht bloß als „mischinfizierender" Mikrobe zu betrachten sei.

H. Pathogenese der klinischen Erscheinungen.

Die Pathogenese der Symptome infektiöser Erkrankungen führt man ganz allgemein auf *Giftwirkungen* zurück, auch wenn man die Gifte nicht kennt bzw. nicht nachzuweisen vermag. Es existiert eben keine andere Vorstellung, welche die schweren *Allgemeinerscheinungen* erklärt, die zur Zahl und Größe (Masse) der infektiösen Keime in auffallendem Mißverhältnis stehen, und welche es verständlich machen würde, daß Störungen in Organen auftreten, in welchen die Mikroben gar nicht vorhanden sind *(Fernwirkungen)*. Selbst wenn der Sitz der pathologischen Veränderungen mit den Ansiedelungsstätten der Erreger räumlich zusammenfällt, wie etwa beim Staphylokokkenfurunkel, bei der Milzbrandpustel, der Pneumokokkenpneumonie, kommt man ohne die Annahme von Giften nicht aus. Eine Ausnahme bilden nur die obligaten Zellschmarotzer; daß sich ein Erythrocyt verändert, in welchem ein Malariaplasmodium wächst, eine Ganglienzelle, in der sich der Lyssakeim vermehrt, erscheint uns auch ohne die vermittelnde Aktion eines Giftes begreiflich, weil sich das Leben des Parasiten „im kleinsten Raum" abspielt, so daß hier andere Faktoren (Aufzehrung der Substanz der Wirtszelle, Entzug von Stoffen, welche sie für Funktion und Leben benötigt) zur Auswirkung kommen können. Diese Deutung läßt sich jedoch nur auf die krankhaften Reaktionen der parasitierten Wirtszellen anwenden, die in der Regel nicht ausreichen, um alle Symptome der betreffenden Infektion zu erklären (z. B. das Fieber bei der Malaria); die meisten Erreger wachsen und vermehren sich ferner nicht in bestimmten *Zellen* des Wirtes, sondern *extracellulär* im Blute und in den Gewebssäften und dann braucht man das „Gift" (oder allgemeiner ausgedrückt eine gelöste Substanz), um die dynamische Beziehung zwischen Erregerzelle und lokal geschädigtem Gewebe herzustellen.

Einige Bakterien produzieren in Kulturen auf künstlichen Nährböden *lösliche Gifte,* welche beim Menschen und bei geeigneten Versuchstieren dieselben Wirkungen entfalten, die man bei den betreffenden Infektionskrankheiten als wesentliche, wenn auch nicht immer als ausschließliche Symptome beobachtet (B. botulinus, B. tetani, B. diphtheriae, B. dysenteriae [bestimmte Arten oder Varietäten], Scharlachstreptokokken). Die Beteiligung dieser Gifte, die man *Toxine* nennt und meist als Sekrete der lebenden Erreger auffaßt, an der Pathogenese der zugehörigen Krankheiten steht wohl außer Zweifel, ist aber bei der Dysenterie und beim Scharlach, ja sogar bei der Diphtherie noch nicht in allen Punkten bereinigt.

Zweitens wissen wir, daß die *Leibessubstanzen* vieler Mikroben toxisch wirken, und zwar schon in relativ kleinen Dosen; die Erscheinungen, die man durch die Injektion solcher Erreger in abgetötetem oder gelöstem Zustande erzielt, sind zwar nicht so charakteristisch, wie etwa die Effekte des Tetanus- oder Diphtherietoxins, aber sie stehen mit der Symptomatologie der Krankheiten wenigstens nicht in Widerspruch und entsprechen den allgemeinen Kennzeichen infektiöser Prozesse. Durch die subcutane Injektion abgetöteter Typhusbakterien kann man sogar ein Krankheitsbild erzeugen, das hinsichtlich der

Allgemeinsymptome durchaus einem stark abgekürzt verlaufenden Abdominaltyphus gleicht. Da es im Prinzip gleichgültig ist, ob man abgetötete oder gelöste Mikroben verwendet, müssen wir im ersten Fall annehmen, daß die morphologisch noch intakten Erregerzellen im Empfänger gelöst werden. Den gleichen Vorgang dürfen wir nun auch für den infizierten Organismus voraussetzen; es gehen zweifellos schon in den ersten Stadien bakterieller und andersartiger Infektionen zahlreiche Erregerzellen zugrunde, werden aufgelöst und lassen ihre giftigen Leibessubstanzen in die Körpersäfte übertreten. Die durch Lösung in Freiheit gesetzten Gifte der Mikroben führen in der Literatur die Bezeichnung „Endotoxine".

Der Geltungsbereich der Endotoxintheorie ist naturgemäß weit größer, aber auch problematischer als jener der Lehre von den „sezernierten" oder „Ektotoxinen". Die *undifferenzierten* und *untereinander vielfach ähnlichen* Effekte der Endotoxine, wie man sie im Tierexperiment festzustellen vermag, haben sogar dazu geführt, die Existenz solcher Stoffe zu leugnen und die tatsächlich beobachteten Erscheinungen auf andere Weise zu erklären (FRIEDBERGER). Das trifft indes nach der Ansicht maßgebender Autoren nicht zu; es gibt Phänomene in der Infektionspathologie, welche nur vom Standpunkt der Endotoxintheorie verständlich sind. Man muß aber zugeben, daß die Annahme eines Endotoxins als des wesentlichen pathogenen Faktors in manchen Fällen rein willkürlich wird. Es ist geradezu auffallend, welche enormen Quantitäten abgetöteter Milzbrandbacillen einem Meerschweinchen subcutan oder intraperitoneal eingespritzt werden können, ohne daß die Tiere merklich reagieren, obwohl das Meerschweinchen gegen die Milzbrandinfektion äußerst empfindlich ist.

Man hat daher die Stätte der Giftbildung in den infizierten Organismus verlegt, aber nicht in dem Sinne, daß die Erreger absterben und infolge einfacher Lösung *präformierte* Gifte in Freiheit setzen, wie das die Endotoxintheorie behauptet; die pathogenen Gifte sollen sich vielmehr *erst im Körper* neu bilden, so daß es sich also um eine „Autointoxikation" des infizierten Organismus handeln würde. Im Gegensatz zu den Ekto- und Endotoxinen läßt sich diese Kategorie von Giftstoffen nicht direkt nachweisen; über die Prozesse, welche zu ihrer Entstehung führen, über die Matrix, aus welcher sie hervorgehen, und über ihre chemische Natur hat man verschiedene Hypothesen aufgestellt, die sich in folgende Übersicht einordnen lassen:

1. Giftbildung durch fermentativen (proteolytischen) Abbau von an sich unschädlichen albuminoiden Leibessubstanzen der Mikroben.

2. Giftbildung aus körpereigenem Material des infizierten Organismus.

a) Experimente beweisen, daß körpereigenes Blutplasma toxische und namentlich fiebererzeugende Eigenschaften annehmen kann, wenn es mit fremden Flächen in Berührung kommt und wenn sich infolgedessen Gerinnungsvorgänge in demselben abspielen; die Giftung des Plasmas kann auch eintreten, wenn es nicht zur Endphase der Gerinnung, zur Abscheidung von festem Fibrin kommt. Bei Infektionsprozessen können ins Blut übertretende Mikroben, erkrankte Endothelzellen der Gefäße oder pathologisch veränderte Blutzellen (Erythrocyten, Leukocyten) die „fremden" d. h. koagulationserregenden Flächen bilden.

b) Giftig und zwar speziell wieder pyrogen (fiebererzeugend) wirken ferner Stoffe, welche durch Auflösung von Erythrocyten oder Leukocyten in das Blutplasma gelangen. Auch hierzu ist bei manchen Infektionsprozessen Gelegenheit gegeben, wenn die betreffenden Erreger stark wirkende Hämolysine (Hämotoxine) oder Leukocidine produzieren (Strepto- und Staphylokokken u. a.).

c) Auf normale Gewebselemente schädigend wirkende Substanzen können von bereits erkrankten Zellen abgegeben werden, sowohl wenn letztere noch leben und morphologisch intakt sind als auch — und ganz besonders dann — wenn sie bereits abgestorben sind und dem proteolytischen Abbau verfallen. Daß aus körpereigenem Eiweiß durch fermentative Zersetzung giftige Spaltprodukte hervorgehen können, welche sowohl die lokalen Erscheinungen infektiöser Prozesse (Entzündung, Nekrose) als auch die Allgemeinsymptome, insbesondere Fieber hervorzurufen vermögen, ist durch zahlreiche Versuche sichergestellt

(KREHL und MATTHES, SCHITTENHELM und WEICHARDT, RÖSSLE u. a.). Wir dürfen daher mit großer Bestimmtheit annehmen, daß auch bei den Infektionen ein Zusammenhang von folgender Art in Aktion tritt: Zuerst werden Zellen lokal oder am entfernten Ort durch die Mikroben (bzw. durch Gifte, welche von den Mikroben abstammen) geschädigt oder zerstört und dann liefern diese primär geschädigten Elemente toxische Substanzen, welche neue Gewebsbezirke in Mitleidenschaft ziehen, ohne daß hierbei die unmittelbare Mitwirkung der Mikroben selbst intervenieren würde. RÖSSLE hat diesen Vorgang im Hinblick auf das räumliche und zeitliche Fortschreiten der Entzündung als das „fortzeugende Gebären der Entzündungsreize" bezeichnet; allgemeiner ausgedrückt handelt es sich um ein „Autonomwerden" der durch Erreger eingeleiteten pathologischen Prozesse, das natürlich besonders dann klar wird, wenn diese Prozesse den Schwund der Erreger aus dem Organismus erheblich überdauern (Meningitis meningococcica, Encephalitis postvaccinalis, Encephalitis epidemica, Poliomyelitis acuta u. a.).

3. Schließlich könnten die Mikroben durch abgesonderte proteolytische Fermente aus dem körpereigenen Eiweiß des Wirtes toxische Substanzen abspalten, eine Möglichkeit, die man namentlich dann berücksichtigen wird, wenn die betreffenden Erreger schon in der künstlichen Kultur ähnliche Enzyme produzieren (Proteasen der Milzbrandbacillen, der Staphylokokken).

Die *Erschöpfungshypothese,* welche Krankheit und Tod des Wirtes darauf zurückführen will, daß die Erreger die Nährstoffe, welche der Wirtsorganismus benötigt, für ihr eigenes Wachstum und ihre Vermehrung verbrauchen, ist heute mit Recht völlig aufgegeben. *Mechanischen Störungen* wird nur in Ausnahmefällen eine Bedeutung zugestanden. Wenn man z. B. bei Menschen, die im Malariakoma gestorben sind, die Hirncapillaren mit Tropicaschizonten vollgepfropft findet, kann man sich vorstellen, daß die Funktionen lebenswichtiger Nervenzentren geschädigt oder ganz unterbrochen werden, weil der Mangel von zirkulierenden, O-übertragenden normalen Erythrocyten die innere Gewebsatmung in den betreffenden Gefäßbezirken unter das erforderliche Ausmaß herabdrückt. Sonst kommen Verstopfungen von Capillaren durch eingeschwemmte und im Capillarlumen gewucherte Mikroben wohl nur insofern in Betracht, als sie die Entstehung lokaler Veränderungen begünstigen.

In neuester Zeit ist der Gedanke an eine *mechanische Pathogenese* noch in einer anderen Form aufgetaucht. *Fremdkörper* erzeugen örtlich begrenzte (herdförmige) proliferative Entzündungen, deren histologischer Bau (epitheloide Elemente, Riesenzellen) eine auffallende Ähnlichkeit mit der Struktur der *infektiösen Granulome,* z. B. des Tuberkels aufweist. Die Bildung der Fremdkörpergranulome kann durch Gebilde von sehr geringer Größenordnung ausgelöst werden, und zwar auch dann, wenn eine chemische Reizung des umliegenden Gewebes durch die Natur der eingelagerten Partikel sicher ausgeschlossen ist (Paraffintröpfchen, winzige Glas- oder Steinsplitter, Fragmente von Haaren oder von Baumwoll- und Seidenfasern usw.); es scheinen also mechanische Momente für die eigenartige Gewebsreaktion maßgebend zu sein. Es wäre daher möglich, *daß unter Umständen auch Mikroben lediglich als Fremdkörper wirken,* eine Auffassung, die ihre Stütze in der Tatsache findet, daß man beim gesunden Tiere durch die Einspritzung *abgetöteter* Tuberkelbacillen die Bildung typischer Tuberkel hervorrufen kann. Inwiefern dies auch für *lebende* Mikroben angenommen werden darf, läßt sich nicht ohne weiteres entscheiden. Aber man beobachtet bei den in Betracht kommenden Infektionsprozessen (Syphilis, Tuberkulose, rheumatische Affektionen usw.), daß die lokale Entzündung anfänglich *exsudativen* Charakter hat und erst in späteren Phasen den *proliferativen* Typus, der im Granulom seinen anatomischen Ausdruck findet, zeigt. Nach CARL STERNBERG soll nun das exsudative Stadium toxisch, das proliferative mechanisch (durch Fremdkörperwirkung) bedingt sein; im zweiten Falle wird — nach STERNBERG — die toxische Komponente durch humorale Abwehrkräfte, die sich inzwischen im infizierten Organismus entwickelt haben, neutralisiert. Diese Hypothese ist vorderhand noch nicht genügend begründet und steht mit tatsächlichen Beobachtungen (z. B. mit der Granulombildung, die beim tuberkulösen Menschen nach intracutaner Injektion minimaler Tuberkulinmengen eintritt) in Widerspruch.

R. RÖSSLE und seine Schule (KLINGE, GERLACH) führen die Änderung der Gewebsreaktionen auf eine *allergische Umstimmung des Organismus* zurück. Die allgemeine Form der Reaktion der mesodermalen Gewebe auf schädigende Reize aller Art ist die *Entzündung,* die RÖSSLE in Anlehnung an METSCHNIKOFF als einen zweckmäßigen, auf die Eliminierung der Noxe hinstrebenden Vorgang auffaßt. Wiederholen sich pathologische Reize oder wirken sie wie bei chronischen Infektionsprozessen dauernd ein, so wird der Reaktionstypus verschoben, entweder im Sinne einer Steigerung und Beschleunigung (hyperergische Entzündung) oder in qualitativer Beziehung, und als qualitative Änderung (als ,,Pathergie") gilt für diese Lehre auch das *Granulom,* die ,,Reaktionsform des spezifisch (oder auch unspezifisch) sensibilisierten Mesenchyms". Als Beispiel für die hyperergische Entzündung wird das sog. ,,ARTHUSsche Phänomen" oder die ,,lokale Anaphylaxie" herangezogen, worunter man die seit 1903 bekannte Erscheinung versteht, daß wiederholte Injektionen von Eiweißantigenen (z. B. von Pferdeserum) bei verschiedenen Tierarten wie auch beim Menschen zu einer ganz außerordentlich intensiven Verstärkung der lokalen Reaktion führen; die experimentelle Erzeugung von Granulomen durch wiederholte Injektionen von Pferdeserum oder von verschiedenen Bakterienarten ist in neuerer Zeit ebenfalls gelungen (KLINGE, BIELING), so daß die Theorie nach beiden Richtungen hin durch Modellversuche gestützt erscheint. Der histologische Charakter der Tuberkulinreaktion erscheint, von diesem Standpunkte betrachtet, jedenfalls verständlicher, ebenso auch die weitgehende ätiologische Unabhängigkeit der knötchenartigen Lokalreaktion (des ,,Granuloms"), da es ja nicht darauf ankommt, *wodurch* die allergische Umstimmung bewirkt wird, sondern eben nur, *daß* sie zustande kommt. Da man bei den sog. *rheumatischen Erkrankungen* ebenfalls Granulome (die von ASCHOFF 1904 beschriebenen Rheumatismusknötchen) findet, wird auch dieser Prozeß als infektiös-allergische Krankheit aufgefaßt, womit aber nicht behauptet sein soll, daß ein bestimmter ,,Erreger des Rheumatismus" existiere; wesentlich ist bloß die Sensibilisierung die von, lange bestehenden Herden im Körper ihren Ausgang nehmen soll, wodurch sich enge Beziehungen zur Lehre von den ,,fokalen Infektionen" (s. S. 101) ergeben.

Gegen diese, hier nur in groben Umrissen skizzierte Hypothese lassen sich derzeit mehrfache Einwände erheben. So kennt man Entzündungen, welche unzweifelhaft auf einer spezifischen Sensibilisierung beruhen und welche trotzdem ein *exquisit exsudatives Gepräge* zeigen (das ARTHUSsche Phänomen, die Überempfindlichkeitsreaktionen der Idiosynkrasiker und Echinokokkenträger); es bleibt also unklar, von welchen *besonderen Bedingungen* die Entstehung der infektiösen Granulome abhängt, falls sie tatsächlich auf allergischer Basis zustande kommt; gibt es doch Infektionen, die sich beim gleichen Individuum oft wiederholen können, ohne daß die Art der Gewebsreaktion in dem erörterten Sinne ändert (habituelle Furunkulose, habitueller Herpes, Erisypel u. a.). Nicht erklärt wird ferner, worauf die granulombildende Gewebsreaktion beruht bzw. welcher Mechanismus der Umstimmung zugrunde liegt. Schließlich umfaßt die Lehre nicht die Bildung von Granulomen um völlig unlösliche, oft sehr kleine Fremdkörper; eine Sensibilisierung ist in diesem Falle ausgeschlossen und es erscheint daher als prinzipiell fraglich, ob man jede Granulombildung unbekannter Ätiologie ohne weiters als Ausdruck einer allergischen Umstimmung ansehen darf.

Die Tatsache jedoch, daß die Beantwortung der von den Erregern ausgehenden Reize im Laufe eines und desselben Infektionsprozesses *qualitative* Änderungen erfahren kann, ist an sich von größter Bedeutung. Denn sie belehrt uns eindringlicher als die rein *quantitativen* Abstufungen der Schwere des Krankheitsverlaufes darüber, daß das Krankheitsgeschehen nicht ausschließlich vom Erreger bestimmt wird.

Vermutlich sind auch die Giftwirkungen selbst komplizierter als man bisher anzunehmen geneigt war. Es ist möglich, daß die Einteilung in lokale und Fernwirkungen nicht alle Kombinationen erschöpft. Injiziert man einem Kaninchen subcutan Colibakterien und etwa 12 Stunden nachher Extrakte aus Colibakterien oder Filtrate von Bouillonkulturen des Bact. coli intravenös, so verläuft die Lokalreaktion im Subcutangewebe weit stürmischer und intensiver als bei Kontrolltieren, die nur eine subcutane Einspritzung erhalten, sie dehnt sich über einen größeren Hautbezirk aus und führt zu umfangreichen Blutungen, ja zu Nekrosen, so daß ein Bild resultiert, das in jeder Hinsicht einer starken lokalen anaphylaktischen Reaktion, dem sog. ARTHUSschen Phänomen, gleicht. Der Mechanismus dieser Erscheinung, die im neueren Schrifttum als das *Phänomen von* SHWARTZMANN bezeichnet wird, konnte bisher nicht klargestellt werden; wichtig ist, daß zwischen subcutaner und intravenöser Injektion keine streng spezifische Beziehung besteht, indem z. B. die subcutane Wirkung von Colibakterien auch durch die intravenöse Injektion von Bakteriensubstanzen anderer Provenienz gesteigert werden kann. Die dem Experiment zugrunde liegende Konstellation, daß sich lokale Ansiedelungen der Mikroben mit dem Kreisen von Mikrobenstoffen in der Blutbahn kombinieren, muß bei den natürlichen Infektionsprozessen ebenfalls und zwar häufig eintreten; welche Bedeutung sie aber für die Entwicklung der lokalen Herde hat, ist im allgemeinen wie im besonderen noch fraglich

Die pathogenen Faktoren sind also zweifellos sehr mannigfaltig. Der Versuch von FRIEDBERGER, das gesamte pathologische Geschehen im infizierten Organismus auf einen gemeinsamen Nenner zu bringen d. h. auf ein *Einheitsgift* (das anaphylaktische Gift oder „Anaphylatoxin") zurückzuführen, ist daher in der Konzeption als verfehlt zu betrachten und besitzt heute, obwohl er seinerzeit viel Anklang fand, nur mehr historisches Interesse. Dadurch wird jedoch die Bedeutung der Tatsache nicht aufgehoben, daß gewisse pathologische Erscheinungen bei einer sehr großen Zahl von Infektionskrankheiten beobachtet werden. Ihr Vorhandensein spricht daher — wenn auch nicht mit absoluter Sicherheit, so doch mit großer Wahrscheinlichkeit — für einen infektiösen Prozeß und schon diese allgemeine Feststellung ist wichtig und für das weitere Verhalten des Arztes maßgebend, wenn die spezifisch ätiologische Diagnose aus irgendeinem Grunde nicht oder nicht sofort möglich ist. Von diesen allgemeinen Symptomen der Infektionskrankheiten soll hier nur das Fieber besprochen werden.

Das Fieber.

Der Mensch gehört zu den homoiothermen Organismen. Die für die Spezies Mensch charakteristische *Durchschnittstemperatur* beträgt in allen Altersklassen 37,0—37,1° C; die unter normalen Verhältnissen beobachteten Abweichungen von diesem Mittelwert, insbesondere die *regelmäßigen täglichen Temperaturschwankungen* sind relativ gering und überschreiten nicht ± 0,6° C.

Dieses Verhalten setzt notwendigerweise einen geregelten *Wärmehaushalt* voraus. Am Wärmehaushalt beteiligen sich zwei entgegengesetzt wirkende Faktorengruppen: die *Wärmeproduktion* und die *Wärmeabgabe*. Beide sind innerhalb weiter Grenzen variabel; sie können zum Teil willkürlich geändert werden, zum Teil hängen sie von Einflüssen ab, welche unserem Willen nicht unterworfen sind. Da die Körperwärme annähernd konstant bleibt, müssen somit prompt funktionierende *Regulationsmechanismen* existieren, welche die Aufrechterhaltung einer stets identischen *Wärmebilanz* ermöglichen und für die a priori 4 Wirkungsrichtungen vorgezeichnet sind:

1. Die Steigerung und die Einschränkung der *Wärmebildung*.
2. Die Erhöhung und die Verminderung der *Wärmeabgabe*.

Die Anpassung der *Wärmebildung* an die wechselnden Bedürfnisse des Wärmehaushaltes bezeichnet man nach dem Vorschlage von RUBNER als die *chemische*, die Vorgänge, welche die *Wärmeabgabe* regeln, als die *physikalische Wärmeregulation*. Wie bereits erwähnt, kann sowohl die Wärmebildung (durch Ernährung und Muskelarbeit) wie die Wärmeabgabe (durch die Kleidung, durch Beheizung der Wohnungen, Bäder) willkürlich geändert werden und diese Fähigkeit läßt natürlich auch eine Ausnützung im Sinne einer *bewußt-zweckmäßigen Regulierung des Wärmehaushaltes* zu. Es ist aber klar, daß die willkürliche Wärmeregulation nicht genügt, um die Körpertemperatur konstant zu erhalten, sondern daß sie bloß günstigere Verhältnisse zu schaffen vermag, welche das Funktionieren der *automatischen (unwillkürlichen) Regulationsmechanismen* erleichtern bzw. ein Versagen derselben verhindern.

Hauptsächlich auf Grund experimenteller Untersuchungen wird gegenwärtig fast allgemein angenommen, daß die automatische Wärmeregulation von einem Zentrum beherrscht wird, das zu beiden Seiten der Medianlinie im Zwischenhirn ventral vom Thalamus opticus im Tuber cinereum und seiner nächsten Umgebung liegt und den Namen „*Wärmeregulationszentrum*" (die häufig gebrauchte Bezeichnung „Wärmezentrum" ist unrichtig) führt. Von den *normalen Funktionen des Wärmeregulationszentrums* kennen wir mit Sicherheit nur den Endeffekt, die konstante Körperwärme. Weniger bestimmt sind die Vorstellungen über die Art und Weise, wie dieser Endeffekt zustande kommt. Dem Zentrum müssen natürlich *Reize* von der Peripherie her zufließen, auf welche es mit *Impulsen* antwortet, die in zentrifugaler Richtung zu den *Erfolgsorganen* fortgeleitet werden. d. h. zu jenen Organen, deren Tätigkeit oder Zustand die Intensität der Wärmebildung und der Wärmeabgabe bestimmt. Für die Reize sowohl als für die durch dieselben ausgelösten Impulse kommen in erster Linie *nervöse Bahnen*, und zwar das *sympathische* und *parasympathische System* in Betracht und für den zentrifugalen Teil des gesamten Regulationsmechanismus ist es sogar wahrscheinlich, daß der nervöse Weg der einzige ist, welcher die Übertragung der Vorgänge im Zentrum auf die peripheren Erfolgsorgane zu vermitteln vermag. Die Reize dagegen, auf welche das Zentrum reagiert, sind nur zum Teile nervöser Natur (fortgeleitete Erregungen der Temperaturnerven der Haut) und nur in diesem Falle besteht ein *kompletter Reflexbogen* im neurologischen Sinne, der auch einen zentripetalen Schenkel hat und in welchem das Zentrum die Rolle einer Schaltstelle übernimmt. Außer diesen nervösen Reizen wirkt auf das Zentrum auch die *Beschaffenheit des Blutes*, welches seine Gefäße durchströmt, vor allem die *Eigenwärme des Blutes*. Empfindlich ist das Zentrum ferner gegen *chemische Stoffe,* welche im Blute kreisen; in der Norm handelt es sich wohl hauptsächlich um Produkte der endokrinen Organe (Hormone), welche von der Hypophyse, den Nebennieren, der Schilddrüse, vermutlich auch von anderen endokrinen Drüsen an das Blut abgegeben werden. Die Einordnung der hormonalen Faktoren in den Wärmeregulationsapparat bedarf indes in vielen Beziehungen noch der weiteren Aufklärung.

Erfolgsorgane sind für die chemische Wärmeregulation (Wärmeproduktion) hauptsächlich die Muskeln und die großen Drüsen des Abdomens (vor allem die Leber), für die physikalische Wärmeregulation (Wärmeabgabe) die Hautgefäße, die Schweißdrüsen und die Lunge; vielleicht gehören auch endokrine Drüsen zu den Erfolgsorganen, insofern als ihre Funktion vom Zentrum aus beeinflußt werden kann. Die Zahl der Erfolgsorgane ist also jedenfalls groß. Bedenkt man ferner, daß die Auswirkungen der verschiedenen Erfolgsorgane sowohl *synergischen* wie *antagonistischen* Charakter haben können, ja daß jedes einzelne Erfolgsorgan durch entsprechende Änderung seiner Tätigkeit die bestehende Körperwärme steigern oder herabsetzen kann, so ergibt sich daraus von selbst die Schwierigkeit, von den Vorgängen im Wärmeregulationszentrum ein klares Bild zu gewinnen, d. h. diese Vorgänge auf die wechselnden Erregungszustände eines *einheitlichen* Zentrums zurückzuführen. Das ist letzten Endes der Grund, warum man versucht hat, die Idee der scharfen anatomischen Lokalisation der Wärmeregulierung in einem einzigen Zentrum durch andere, weniger widerspruchsvolle Auffassungen zu ersetzen.

Eine der einfachsten und bekanntesten Lösungen dieser Art stellt die Hypothese von H. HORST-MEYER dar, welcher annimmt, daß sich das Zentrum im Tuber cinereum aus zwei wenn auch nicht anatomisch getrennten, so doch funktionell verschiedenen Anteilen zusammensetzt: dem sympathisch innervierten „*Wärmzentrum*" und dem parasympathischen „*Kühlzentrum*". Die Existenz zweier Zentren, von denen das eine die Erwärmung, das andere die Abkühlung besorgt, würde es wenigstens verständlich machen, daß ein und derselbe Vorgang, die Reizung oder Erregung nervöser Elemente den entgegengesetzten Effekt hat, da eben die Angriffspunkte der Reize wie auch die Reize selbst und die Art ihrer Zuleitung verschieden wären. Die gegenseitige Korrelation der beiden antagonistischen Zentren, ihr Zusammenwirken zu einem identischen Endeffekt ließe sich gleichfalls begreifen. Dagegen bleibt die Komplikation bestehen, daß sowohl das „Wärmzentrum" wie das „Kühlzentrum" zahlreiche Partialfunktionen auszuüben hätte, welche sowohl die chemische wie die physikalische Wärmeregulierung betreffen und von denen jede imstande sein müßte die anderen — sei es im gleichen oder im antagonistischen Zentrum — zu beeinflussen. Diese Komplikation, die in der Fülle möglicher und notwendiger Beziehungen gegeben ist, wird natürlich nicht beseitigt, wenn man außer dem Zentrum im Tuber cinereum andere koordinierte oder subordinierte Zentren innerhalb des Zentralnervensystems annimmt (in der Großhirnrinde, im Corpus striatum, Vaguskerne und Vasomotorenzentrum in der Medulla oblongata) oder wenn der Regulierungsvorgang derart in Etappen zerlegt wird, daß die vom Wärmeregulierungszentrum ausgehenden Impulse nicht direkt zu den Erfolgsorganen, sondern zunächst zu anderen Zentren gehen, welche den empfangenen Impuls in die regulierende Änderung der Funktion des Erfolgsorgans umsetzen. Wenn KREHL die Leistung des Wärmeregulierungszentrums als eine „übermaschinelle" bezeichnet und H. FREUND konstatiert, daß wir „keine Vorstellung haben, wie dieses Wunderwerk eines Präzisionsinstrumentes arbeitet", ist damit nur der von einer mechanistischen Erfassung weit entfernte Stand des Problems charakterisiert.

Die mangelhaften Kenntnisse über die Regulierung des normalen Wärmehaushaltes machen sich naturgemäß geltend, wenn für die pathologischen Abweichungen eine befriedigende Erklärung gegeben werden soll. Je nach der Richtung, nach welcher die Körperwärme von der Norm abweicht, unterscheidet man *Hyperthermien* und *Hypothermien*. Von den Hyperthermien soll hier nur eine, und zwar die medizinisch wichtigste Form besprochen werden: *das Fieber bei den Infektionskrankheiten*.

Betrachtet man als relativ einfachen Fall zunächst eine längere Zeit anhaltende *Febris continua* bzw. *continua remittens*, z. B. die typische Fieberkurve des Abdominaltyphus oder des Fleckfiebers, so hat man offenbar zwei Phasen auseinanderzuhalten: den *Temperaturanstieg* und die *Fieberhöhe* (Acme), d. h. die dauernde Einstellung der Körperwärme auf ein gegenüber der Norm erhöhtes Niveau. In beiden Phasen muß das normale Gleichgewicht zwischen Wärmebildung und Wärmeabgabe verschoben sein, und da die Körpertemperatur steigt bzw. erhöht ist, kommen nur 4 Vorgänge in Frage: a) die Steigerung der Wärmeproduktion, b) die Einschränkung der Wärmeabgabe, c) die Kombination von a) und b) und endlich d) eine erhöhte Wärmeabgabe, die aber durch die vermehrte Wärmebildung überkompensiert wird.

Die Wärmeabgabe im *Fieberanstieg* ist — soweit die vorliegenden, nicht ganz übereinstimmenden Messungen eine Aussage erlauben — nicht immer vermindert, sondern oft unverändert oder sogar erhöht. Die Zunahme der Temperatur muß somit auf eine *gesteigerte Wärmebildung* bezogen werden. Der normale Organismus vermag eine gesteigerte Wärmebildung sofort oder in kurzer Zeit auszugleichen; im Fieberanstieg erfolgt dieser Ausgleich nicht, woraus sich der weitere Schluß ergibt, *daß der Regulierungsmechanismus während dieser Phase in irgendeiner Weise gestört oder — völlig unpräjudizierlich ausgedrückt — geändert sein muß*.

Auf der *Höhe des Fiebers* ist die *Wärmeabgabe* durch Leitung, Strahlung und Wasserverdunstung gegenüber der Norm sicher *erhöht;* nur beteiligt sich die Wasserverdampfung, speziell in Form der Schweißsekretion, an dem gesamten Wärmeverlust in der Regel nicht in so hohem Grade und nicht so gesetzmäßig, wie das z. B. bei starker Muskelarbeit gesunder Menschen der Fall ist. Da die Entwärmung gesteigert ist, die Körperwärme aber trotzdem auf dem erhöhten

Niveau verharrt, muß der Wärmeabgabe *eine im Verhältnis zur Norm vermehrte Wärmeproduktion* entgegenwirken.

Im Fieberanstieg wie auf der Höhe des Fiebers muß also der *chemische Anteil des Wärmehaushaltes* geändert sein, und zwar im Sinne einer *Leistungssteigerung*. Muskelarbeit spielt als Wärmequelle nur im Fieberanstieg eine nennenswerte Rolle (initialer Schüttelfrost); auf der Höhe des Fiebers fällt dieser Faktor ganz oder fast ganz weg und das Plus an Wärme kann daher in dieser Phase nur auf eine Steigerung des Grundumsatzes zurückgeführt werden. Diese Folgerung konnte durch Untersuchungen über den

Stoffwechsel im Fieber

im allgemeinen bestätigt werden. Trotz des enormen Arbeitsaufwandes, dessen Ergebnisse in vielen Einzelarbeiten und zusammenfassenden Darstellungen niedergelegt sind, ist es allerdings schwer, sich ein zutreffendes Bild zu machen, da selbst in wichtigen und rein tatsächlichen Punkten keine Übereinstimmung herrscht und da auch gegen maßgebende Autoren der Einwand erhoben wurde, daß die von ihnen angewendete Methodik einer strengen Kritik nicht standhalte oder gar auf irrigen Voraussetzungen beruhe. Mit dem durch diese Sachlage gebotenen Vorbehalt läßt sich jedoch immerhin folgendes sagen:

1. Sowohl beim experimentell erzeugten Fieber der Versuchstiere wie beim natürlichen infektiösen Fieber des Menschen konnte eine *Stoffwechselsteigerung* festgestellt werden. Sie beträgt (auf den normalen Umsatz bezogen) 20—30% im Mittel. Doch wurden auch niedrigere und vor allem höhere Werte (bis zu 100%) gefunden. Die Stoffwechselzunahme schwankt also innerhalb weiter Grenzen und scheint vom Alter und vom Kräftezustand der Kranken, sowie von der Natur und der Dauer des Infektionsprozesses abzuhängen (KREHL, GRAFE u. a.).

2. Dementsprechend ist der *O-Verbrauch*, die CO_2-*Abgabe* und die *N-Ausfuhr im Harne* erhöht. Der *respiratorische Quotient* (das Verhältnis der abgegebenen CO_2 zum aufgenommenen O) erscheint gegenüber der Norm *nicht* verändert.

3. Im fiebernden Organismus beteiligen sich am Umsatz die gleichen Stoffe wie im gesunden: *Eiweißkörper, Fette* und *Kohlehydrate*.

4. Wie schon aus der oft sehr beträchtlichen und rapiden Gewichtsabnahme hervorgeht, ist die *Stoffwechselbilanz im Fieber* negativ, d. h. es werden in erheblichem Ausmaße *körpereigene Substanzen* abgebaut. Das Fett schwindet aus seinen Depots, das Glykogen aus der Leber und der Blutzuckerspiegel ist erhöht; die Störung des Eiweißgleichgewichtes findet im Überwiegen der N-Ausfuhr über die N-Zufuhr einen meßbaren Ausdruck. Die vermehrte N-Ausfuhr durch den Harn erfolgt nicht nur in der Form von Harnstoff, sondern auch von Harnsäure und Kreatinin (E. KRAUSS).

5. Der Abbau körpereigener Substanzen läßt sich zunächst darauf zurückführen, daß der Fiebernde nur wenig Nahrung aufnimmt, die überdies meist noch relativ eiweißarm ist. In der Regel genügt die Zufuhr sowohl hinsichtlich der Gesamtcalorien als auch mit Beziehung auf den Eiweißgehalt auch nicht annähernd, um einen normalen Grundumsatz, geschweige denn die Erfordernisse des gesteigerten Stoffwechsels im Fieber zu decken.

6. Mit Rücksicht auf Punkt 5 erhebt sich die Frage, ob man die Verluste, die der Organismus im infektiösen Fieber erleidet, verhindern kann, wenn man die Kranken in quantitativ und qualitativ entsprechender Weise ernährt. Versuche von J. COLEMANN, COLEMANN und SCHAFFER, A. ROLLAND ergaben positive Resultate, d. h. es gelang, die Patienten trotz schweren Fiebers im Körper- und vor allem im N-Gleichgewicht zu erhalten; ob man aber daraus

den generellen Schluß ziehen darf, daß der Fiebernde nur deshalb körpereigene Bestände angreift, weil er hungert, daß er sich also mit anderen Worten ebenso verhält wie ein hungernder Gesunder, muß als zweifelhaft bezeichnet werden, solange das Problem des *febrilen Eiweißumsatzes* nicht restlos abgeklärt ist.

7. Fast alle Autoren (FRIEDRICH MÜLLER, KOCHER, E. KRAUSS u. a.) konnten nämlich feststellen, daß der Eiweißumsatz im infektiösen Fieber *über das Maß hinaus erhöht ist, das man in Anbetracht der Steigerung des Gesamtstoffwechsels erwarten würde*. Die Steigerung des Gesamtstoffwechsels beträgt im Mittel 20—30%, manchmal auch mehr, aber höchstens 100%; die *Abnützungsquote* oder das *Eiweißminimum* im Fieber kann dagegen nicht nur das Doppelte, sondern ein Vielfaches des normalen Wertes erreichen (E. KRAUSS). Die Beweiskraft gegenteiliger Angaben (GRAFE) wurde bestritten (E. KRAUSS). Man gewinnt somit den Eindruck, daß die Eiweißeinschmelzung im Fieber „*endogene*", *von der Nahrungsaufnahme unabhängige Ursachen* haben muß, und daß sich der Fiebernde eben doch nicht einfach so verhält wie ein hungernder Gesunder. Eine Stütze dieser Auffassung kann man auch darin erblicken, daß es bei schwer fiebernden Individuen nicht immer gelingt, die N-Ausfuhr durch reichliche Ernährung mit Kohlehydraten zu reduzieren. In einem Versuche von KOCHER z. B. erhielt ein Typhuskranker neben 3 g N (in Form von Eiweiß) 80 Kohlehydratcalorien pro Kilogramm Körpergewicht und schied trotzdem 13—22 g N pro Tag im Harne aus. Die „*eiweißsparende Wirkung*" der Kohlehydrate, die beim gesunden, mit eiweißarmer Kost genährten Menschen so regelmäßig zu konstatieren ist, *kann* also im Fieber ausbleiben; doch *muß* dies, wie mehrfache andere Beobachtungen lehren, durchaus nicht immer der Fall sein, so daß die Versager vielleicht speziellen Momenten (Leberschädigung) zur Last zu legen sind.

8. So wie die Zunahme des Gesamtstoffwechsels ist auch die Übersteigerung des Eiweißumsatzes (und damit die Größe der Eiweißverluste des Organismus) *dem Grade nach variabel*. Ein durchgängiger Parallelismus zwischen der Höhe des Fiebers und der Eiweißeinschmelzung konnte nicht festgestellt werden. Dagegen darf der Dauer des Fiebers, der Krankheitsphase und namentlich der Natur (Ätiologie) des Infektionsprozesses (LOENING) ein maßgebender Einfluß zuerkannt werden. Untersuchungen an Typhuskranken, Malariapatienten, fiebernden Tuberkulösen usw. können daher differente Ergebnisse liefern, ein Umstand, der zweifellos für einen Teil der Widersprüche im einschlägigen Schrifttum verantwortlich zu machen ist.

9. Der *Wasserhaushalt*, das *Säure-Basengleichgewicht* und der *Mineralstoffwechsel* können im fieberhaften Infekt verändert sein. Doch haben diese Veränderungen nichts mit dem Fieber als solchem zu schaffen und treten auch nur bei bestimmten Infektionen oder gar nur bei bestimmten Fällen einer und derselben Infektion auf; sie gehören daher in das Gebiet der speziellen Infektionspathologie.

So kommt es zuweilen zu einer erheblichen *Wasserretention* in den Geweben, die unter Umständen sogar zu einer Erhöhung des Körpergewichtes (E. LEYDEN) führen kann. Der Harn kann *hyperacid* sein oder in Beziehung auf den pH, den Säureüberschuß und die NH$_3$-Zahl im Laufe desselben Infektionsprozesses ein stark wechselndes Verhalten zeigen, so daß Störungen der Regulationsmechanismen des Säure-Basenhaushaltes anzunehmen sind (SATKE und BARTHOLOMEY). Auf Kochsalzretention in den Geweben dürfte — wenigstens der Hauptsache nach — die *Abnahme der Chloride im Harne* beruhen, die besonders bei der croupösen Pneumonie und bei der Influenza extreme Grade erreicht; im Malariaanfall soll dagegen die Chlorausscheidung durch den Harn erhöht sein. Der Harn Masernkranker zeigt eine eigenartige Toxizität für Versuchstiere (ARONSON, SOMMERFELD), die nach den Untersuchungen von H. MAUTNER, STEFFEN u. a. dem *vermehrten Gehalt an giftigen Kaliumsalzen* (KCl) zuzuschreiben ist.

Die *praktischen Konsequenzen*, die sich aus diesen Erkenntnissen für die Ernährung fiebernder Patienten ableiten lassen, werden in mancher Hinsicht erheblich eingeschränkt. Der Standpunkt, *jeden* fiebernden Kranken ohne Ausnahme auf strikte Hungerdiät zu setzen und bloß Flüssigkeit zuzuführen, erscheint allerdings verfehlt, um so mehr als die Befürchtung, daß die Nahrungsaufnahme als solche infolge ihrer *spezifisch-dynamischen Wirkung* eine weitere starke Erhöhung der Körpertemperatur bewirken könnte, nicht oder nicht in dem früher angenommenen Ausmaß zutrifft. Andererseits verbietet sich eine reichliche Nahrungszufuhr, speziell auch eine ausgesprochen eiweißreiche Kost, schon durch die Rücksicht auf den Zustand der Kranken, und zwar häufig gerade in jenen Fällen, die mit einer besonders schnellen und hochgradigen Konsumption des Körperbestandes einhergehen. Abgesehen davon, daß oft ein Widerwille gegen die Nahrungsaufnahme, ja Brechneigung und Erbrechen besteht, daß die Verdauungsorgane (Leber, Darm) krankhaft verändert sein können, daß die Patienten manchmal tagelang benommen sind, bedeutet die Aufarbeitung größerer Nahrungsquanten eine Arbeitsleistung, die einem schwer Kranken nicht zugemutet werden darf, zumal wenn schon Störungen der Zirkulation bestehen oder infolge der Natur des infektiösen Prozesses zu gewärtigen sind. Ein allgemein gültiges Schema der optimalen Fieberdiät gibt es daher nicht; doch sind übermäßige Belastungen sowie die Zufuhr großer Eiweißmengen jedenfalls zu vermeiden, Kohlehydrate (auch wegen der möglichen eiweißsparenden Wirkung) zu bevorzugen. Im übrigen hat das Bestreben, die febrile Konsumption zu verhindern oder zu bremsen, eine sehr verschiedene Berechtigung, je nachdem es sich um Krankheiten mit gesetzmäßiger und relativ kurzer Dauer (Fleckfieber, Variola) oder um ausgesprochen chronische Prozesse (undulierende Fieber, Tuberkulose, lenteszierende Sepsis usw.) handelt; im ersten Falle wird das Leben durch andere und wichtigere Gefahren bedroht.

In der Rekonvaleszenz tritt freilich die Aufgabe, den Status quo wiederherzustellen, in den Vordergrund, um so mehr als der Eiweißzerfall das Fieber überdauern kann. Die oft fortbestehende Kreislaufschwäche, die häufig noch labile Temperaturregulierung, vorhandene Störungen der Verdauungstätigkeit, die Möglichkeit von Rezidiven (Typhus) mahnen indes auch hier zur Zurückhaltung, selbst wenn sich die Appetenz bereits wieder eingestellt hat. Forcierte „Auffütterungen" und systematische Eiweißmast sind nicht ratsam; der „Gewebshunger" sorgt für eine gute Ausnützung der Nahrung und der Wiederersatz der Verluste erfolgt erfahrungsgemäß auch ohne Gewaltmaßnahmen in überraschend kurzer Frist.

In *theoretischer Hinsicht* bereitet die kausale Zuordnung der Stoffwechselsteigerung zur Erhöhung der Körpertemperatur Schwierigkeiten, zunächst aus dem Grunde, *weil sich die beiden Vorgänge zeitlich nicht überdecken.*

Schon 1866 fand NAUNYN, daß die erhöhte N-Ausfuhr durch den Harn auch nach erfolgter Entfieberung noch andauert. Später vermochte GRAFE bei afebriler Tuberkulose eine 20—30%ige Stoffwechselsteigerung festzustellen. Schließlich bot die zu therapeutischen Zwecken vorgenommene künstliche Malariainfektion Gelegenheit, Untersuchungen schon im *fieberfreien Inkubationsstadium* auszuführen, und es ergab sich, daß der Gesamtstoffwechsel ebenso wie der Eiweißumsatz bereits in dieser Phase deutlich erhöht sind (STRIECK und WILSON, BAHN und LANGHANS).

Aus diesen Angaben muß man wohl den Schluß ziehen, daß die Stoffwechselsteigerung allein nicht genügt, um die Körperwärme hochzutreiben und auf dem erhöhten Niveau, wie das beim kontinuierlichen Fieber der Fall ist, für längere Zeit zu erhalten. Immerhin kann man bei den kontinuierlichen Fieberformen, auf welche die Stoffwechseltheorie des Fiebers hauptsächlich zugeschnitten ist, die Vorstellung von LIEBERMEISTER zu Hilfe rufen, daß zur erhöhten Wärmeproduktion noch ein anderer Faktor, die *„Einstellung der Wärmeregulierung auf einen höheren Temperaturgrad"* hinzukommen muß, dessen Aktivierung an besondere Bedingungen geknüpft sein könnte. Es gibt jedoch Infektionskrankheiten, bei welchen das Fieber einen *diskontinuierlichen* (paroxysmalen) Charakter hat (Malaria, Recurrens, intermittierende septische Fieber) und bei denen die einzelnen Fieberanfälle gesetzmäßige Dauer haben und durch reguläre Intervalle getrennt sein können. Die Temperaturbewegung wird hier ganz eindeutig von Reizen beherrscht, die durch Vermehrung und Ausbreitung der Erreger im infizierten Organismus bedingt sind. Von der Malaria weiß man ja mit Bestimmtheit, daß das Fieber prompt einsetzt, wenn die Teilungsformen der Parasiten in genügender Zahl im Blute auftreten, und daß es binnen kurzer (mehrstündiger) Frist wieder aufhört, sobald die neue Plasmodiengeneration in Erythrocyten geborgen ist. Die Zuordnung des Wirtsstoffwechsels zu diesen Vorgängen ist dagegen vorderhand noch nicht klar. Kann man den Temperaturanstieg noch auf eine plötzlich gesteigerte Wärmeproduktion beziehen, so begreift man doch nicht ohne weiters, warum die „Einregulierung auf den höheren Temperaturgrad" ausbleibt, d. h. warum das Fieber bei der Malaria nach einigen Stunden, bei der Recurrens nach einigen Tagen rhythmisch aussetzt, obwohl der Infektionsprozeß fortdauert.

Ebenso erscheint auch der *Eiweißzerfall*, der nach der allgemeinen Auffassung eine Sonderstellung im Rahmen des febrilen Stoffwechsels beansprucht, vorläufig problematisch.

NAUNYN nahm seinerzeit an, daß im Infekt eine Vergiftung der Zellen erfolge, welche den Abbau von körpereigenem Eiweiß direkt hervorruft (Theorie des „toxogenen Eiweißzerfalles"), eine Vorstellung, die implizite zu der Folgerung hinleitet, daß Fieber und Eiweißumsatz nicht *subordiniert* sein müssen, sondern *voneinander unabhängige Auswirkungen der Infektionsprozesse* darstellen können. Neuere Autoren haben dieses Prinzip schärfer formuliert und mit der inzwischen begründeten Lehre vom Fieber als einer zentral bedingten Störung (s. w. u.) in Einklang gebracht. FREUND und GRAFE halten es für wahrscheinlich, daß außer dem bereits erwähnten „Wärmeregulationszentrum" noch besondere Zentren für den Stoffwechsel und speziell für den Eiweißumsatz im Zwischenhirn vorhanden sind, die zwar gleichzeitig und gleichsinnig mit dem Wärmeregulationszentrum auf die infektiösen Noxen reagieren, die aber auch unabhängig von letzterem beeinflußbar sind. Die am Menschen beobachteten und bereits erörterten Dissoziationen von Stoffwechselsteigerung bzw. Eiweißabbau und Fieber sowie Tierexperimente werden als Beweise für diese Hypothese herangezogen. Erkenntnistheoretisch interessant ist es, daß hier mit der Annahme neuer Zentren der gleiche Weg eingeschlagen wird, auf den schon die Kompliziertheit des normalen Wärmehaushaltes geführt hat (s. S. 130). Schließlich hat man auch noch ein umgekehrtes Kausalitätsverhältnis erwogen in dem Sinne, daß das Fieber, d. h. die erhöhte Körpertemperatur die primäre, die Eiweißeinschmelzung (einschließlich der allgemeinen Stoffwechselsteigerung) der sekundäre Vorgang sein könnte. Diese Kombination ist indes abzulehnen, weil die Stoffwechseländerungen auch im afebrilen Infekt festgestellt werden konnten, und weil die Höhe des Fiebers für die Größe der N-Ausfuhr durch den Harn weit weniger maßgebend ist als die Natur des Infektes.

Der nervöse Mechanismus des Fiebers.

Das Fieber wird derzeit fast allgemein als eine hauptsächlich *zentral bedingte Störung*, d. h. als die *Folge einer Schädigung des im Gehirn liegenden Wärmeregulationszentrums* aufgefaßt. Diese Lehre stützt sich:

1. auf den sog. „*Wärmestich*", d. h. auf die Möglichkeit, im Tierexperimente durch Verletzungen der Gegend des Tuber cinereum eine unter Umständen starke und 1—2 Tage (selten länger) anhaltende Fieberbewegung hervorzurufen;

2. auf das Verhalten von künstlich „poikilotherm" gemachten Tieren. Durchtrennt man nämlich den Hirnstamm zwischen dem vorderen und hinteren Vierhügelpaar, so wird die Verbindung des Zentrums mit den Erfolgsorganen unterbrochen und die Wärmeregulierung ausgeschaltet. Die Körperwärme solcher Tiere ist vollständig von der Umgebungstemperatur abhängig; nur bei einer bestimmten Lufttemperatur zeigen sie normale Körpertemperatur, reagieren aber nicht mehr auf fiebererregende Einflüsse (Wärmestich oder Infektion);

3. auf klinische Beobachtungen, aus denen hervorgeht, daß nichtinfektiöse Erkrankungen im Gebiete der Stammganglien (Tumoren, Traumen usw.) Fieber hervorrufen. Doch muß betont werden, daß man zentrale Hyperthermie häufig auch nach Veränderungen und Eingriffen beobachtet, welche nicht die Region des Hypothalamus, sondern andere Partien des Gehirnes und des Rückenmarkes oder das Liquorsystem betreffen (Zusammenstellung bei H. P. KUTTNER [1]).

Diese Experimente und Beobachtungen beweisen einerseits die zentrale Auslösbarkeit des Fiebers, andererseits die Unfähigkeit zu fieberhaften Reaktionen, wenn die zentrale Wärmeregulierung eliminiert wird, in Summa also die Auffassung des Fiebers als eines zentralen Regulierungsvorganges, der nur im Vergleich zur Norm verändert ist.

Daß beide Komponenten der Wärmeregulierung im Fieber funktionieren, lehrt schon die klinische Beobachtung. Von einem Versagen der *physikalischen Regulierung* (der automatischen Entwärmung) kann nicht die Rede sein. Der Fiebernde kann schwitzen trotz anhaltenden Fiebers, bei manchen Infekten sogar sehr stark (Maltafieber, Polyarthritis, nach meiner eigenen Erfahrung auch beim Typhus) und er kann frieren, ja er friert sogar leichter, d. h. bei höherer Umgebungstemperatur, als ein Gesunder; in gleichem Sinne spricht die schweißtreibende Wirkung der Nahrungsaufnahme und die Reaktion auf willkürliche Abkühlung. Desgleichen muß die *chemische Wärmeregulation* fortbestehen, sonst wäre es nicht möglich, daß die erhöhte Temperatur trotz gesteigerter Wärmeabgabe tage- und wochenlang auf gleichem Niveau verharrt (Typhus, Fleckfieber usw.). Schließlich liefern die periodischen Fieberformen einen besonders sinnfälligen Beweis für die Erhaltung der Leistungsfähigkeit der automatischen Wärmeregulierung; denn hier kehrt ja die Temperatur nach jeder Attacke wieder zum normalen Verhalten zurück, oft für mehrere Tage (Malaria tertiana und quartana, Recurrens).

Gerade diese Tatsache, daß ein komplizierter Mechanismus zwar „gestört" ist, aber doch planmäßig fortarbeitet, ja daß seine normale Funktionsfähigkeit so gut erhalten bleibt, daß sie *trotz wiederholter Störungen* immer wieder in Erscheinung tritt (periodische oder diskontinuierliche Fieberformen), erschwert die Lösung des Problems. Denn die Schwierigkeit liegt in der Frage, wie man sich unter solchen Umständen die Störung (Schädigung) des Zentrums vorzustellen hat, als Erregung, als Schwächung (partielle Lähmung), als gesteigerte oder als herabgesetzte Erregbarkeit. Für jede dieser Deutungen sprechen bestimmte Partialphänomene, für die Erregung die vermehrte Wärmeproduktion, für die Schwächung die Unfähigkeit, diese Steigerung physikalisch auszugleichen, für die gesteigerte Erregbarkeit die leichte Unterkühlbarkeit des Fiebernden (wenn man mit H. HORST-MEYER ein besonderes Kühlzentrum annimmt), für eine herabgesetzte Erregbarkeit die Tatsache, daß die Regulierung erst nach beendetem Fieberanstieg wirksam einsetzt, d. h. wenn der Reiz, der den Regulierungsmechanismus in Gang setzt (die erhöhte Körpertemperatur), bereits einen die Norm weit übersteigenden Grad erreicht hat. Die Widersprüche durch eine befriedigende einheitliche Hypothese zu beseitigen ist bisher noch nicht gelungen.

Erfolgsorgane sind für das Fieber die Organe, in welchen sich der Stoffwechsel abspielt (die großen Unterleibsdrüsen, vornehmlich die Leber und das Pankreas, wahrscheinlich auch die Muskeln, die übrigens auch durch vermehrte Arbeit in den Mechanismus eingreifen können wie beim Schüttelfrost), die endokrinen Drüsen und der vasomotorische Apparat.

Als *fiebererregende Noxen* gelten, soweit das Infektionsfieber in Betracht kommt, ausschließlich *toxische Substanzen* („pyrogene" oder „pyretische" Gifte), welche in gelöster Form in die Zirkulation übertreten oder in der Blutbahn entstehen und durch den Kreislauf zu ihrem zentralen Angriffspunkt (dem Wärmeregulierungszentrum im Zwischenhirn) gelangen. Ihre chemische Konstitution ist unbekannt. Über ihre Provenienz und Entstehungsweise wurden dieselben Hypothesen aufgestellt wie über die Matrix und die Genese anderer,

---

[1] KUTTNER, H. P: Verh. dtsch. Ges. inn. Med., 43. Kongr. 1931, S. 55.

am Infektionsprozeß beteiligter pathogener Faktoren (s. S. 125), und es ist in der Tat durchaus möglich, daß zumindest ein Teil der Substanzen, welche lokale Entzündungen hervorrufen, auch Fieber zu erzeugen vermag. Auch für die pyrogenen Stoffe wurde und wird die Alternative diskutiert, ob sie substantiell von den Mikroben stammen oder vom infizierten Organismus geliefert werden, und wie man sich in beiden Fällen die Wechselwirkung zwischen Mikroben und Wirt, welche zur Bildung der pyretischen Gifte führt, zu denken hat. Sicher ist, daß Fieber durch parenterale Injektionen *abgetöteter* Bakterien ausgelöst werden kann, daß es schon nach kurzer Zeit einsetzt, selbst wenn die Einspritzung subcutan erfolgt, und daß sich verschiedene Bakterien hinsichtlich ihrer pyrogenen Wirkung sehr beträchtlich voneinander unterscheiden können; wie die Erfahrungen bei Schutzimpfungen lehren, erzeugen z. B. abgetötete Typhusbacillen oft starke Fieberreaktionen, Choleravibrionen nicht. Das alles spricht für die Existenz präformierter, in den Bakterienleibern enthaltener Fiebergifte. Andererseits können pyrogene Stoffe auch vom Wirtsorganismus produziert werden, sei es durch abnorm funktionierende Zellen (endokrine Organe, Reticuloendothelien), sei es durch Gewebszerfall (die pyrogene Wirkung hochmolekularer Eiweißabbauprodukte ist experimentell festgestellt), sei es durch Einwirkung der Mikroben auf das Blutplasma. Für die Möglichkeit einer „Giftung" des Blutplasmas lassen sich *die intermittierenden Fieberformen* anführen, bei welchen der Temperaturanstieg nachweislich immer dann einsetzt, wenn die Oberflächen der Mikrobenzellen direkt mit dem Blutplasma in Kontakt geraten, was bei der Malaria durch eine besondere Entwicklungsphase der Plasmodien (Freiwerden und Zerfall der Schizonten) vermittelt wird.

Aus diesen Betrachtungen ergibt sich gleichzeitig der Schluß, daß die fiebererregenden Stoffe bei verschiedenen Infektionen verschieden sein und daß sie unter Umständen auch im Laufe desselben Infektionsprozesses wechseln können; zu dem Zugeständnis, daß das Tempo und der Rhythmus ihrer Entstehung innerhalb weiter Grenzen variiert, ist man in Anbetracht der Mannigfaltigkeit der typischen und atypischen Fieberkurven auf jeden Fall genötigt, selbst wenn man sich der wenig wahrscheinlichen Hypothese eines einheitlichen Fiebergiftes (CENTANNI, FRIEDBERGER) anschließen wollte.

Unter „*Entfieberung*" (Deferveszenz) versteht man im klinischen Sprachgebrauch die Rückkehr des Wärmehaushaltes zur Norm. Sie kann definitiv sein und kündigt dann die Heilung der Infektionskrankheit an oder den Charakter einer zeitweiligen (periodischen) Unterbrechung annehmen (Malaria, Recurrens, septische Prozesse u a.). Die Umstellung kann nur erfolgen, wenn die gesteigerte Wärmebildung wieder absinkt, und die Geschwindigkeit der Umstellung muß von dem Ausmaße bestimmt werden, in welchem eine erhöhte Wärmeabgabe (z. B. durch Schweißausbruch) eingreift. Wodurch aber die Umstellung hervorgerufen wird, ist nicht klar. Meist wird hierfür nach dem Prinzip „cessante causa cessat effectus" das Schwinden des pyrogenen Gifte aus der Blutbahn verantwortlich gemacht und dieses Moment hat zweifellos großen Einfluß. Es erklärt aber nicht, warum der Typhuskranke z. B. entfiebert wird, obwohl noch ausgedehnte Infektionsherde in den Gallenwegen, im Knochenmark, in der Niere (Bakteriurie der Rekonvaleszenten) fortbestehen, die pyrogene Stoffe an das Blut abgeben können. Die Entfieberung vollzieht sich ferner oft kritisch innerhalb weniger Stunden und die Wärmeregulierung zeigt dann sofort wieder die Tendenz, die normale Körpertemperatur festzuhalten; beide Erscheinungen sind mit der Vorstellung einer „Schädigung" des Regulierungszentrums im Fieber schwer vereinbar, speziell wenn man die Schädigung als eine durch Vergiftung bedingte *Schwächung* und nicht als Erregung auffaßt (H. FREUND), da man in solchem Falle einen allmählichen Ausgleich erwarten würde. Man hat demgegenüber darauf hingewiesen, daß die Wärmeregulierung in der ersten Zeit nach der Entfieberung noch unsicher sein kann, namentlich wenn die Fieberbewegung lange gedauert hat; diese postfebrile Labilität muß aber nicht immer vorhanden sein, beruht wahrscheinlich nicht mehr auf einem geänderten Zustand des Wärmeregulierungszentrums, sondern auf den Nachwirkungen der Vergiftung im Vasomotorenapparat und ändert nichts an der unleugbaren Tatsache, daß die Regulierung der Körperwärme auf das normale Niveau eingestellt ist.

Von der Entfieberung sind die willkürlichen *Unterkühlungen* des fiebernden Menschen durch kühle Bäder oder andere Abkühlungen der Haut sowie durch Antipyretica zu unterscheiden. Wie schon erwähnt, wirken diese Agenzien auf den Fiebernden weit stärker ein als auf Individuen mit normaler Wärmeregulierung, ein gemeinsames Kriterium, das trotz der Verschiedenheit der Einflüsse (Abkühlung der Haut, pharmakodynamische Effekte) eine einheitliche Erklärung zu fordern scheint; die bisherigen Lösungsversuche bewegen sich jedoch nur in den Grenzen der allgemeinen Aussage, daß im Fieber die Koordination der physikalischen und der chemischen Wärmeregulierung irgendwie gestört ist. Die Antipyretica sollen nach SCHMIEDEBERG und GOTTLIEB auf das Wärmeregulierungszentrum narkotisierend (lähmend oder erregbarkeitsherabsetzend) einwirken, womit jedoch die hohe Empfindlichkeit des Fiebernden gegen solche Arzneigifte nicht übereinstimmt.

Die als *„Kollaps"* bezeichnete Hypothermie, die bei schweren Infektionen sowohl während des Fiebers wie als Abschluß desselben spontan auftreten kann, die man aber auch nach großen Dosen antipyretischer Medikamente und umgekehrt nach Einspritzungen pyrogener Stoffe (tödlich verlaufender Kollaps bei Typhuspatienten nach intravenösen Injektionen von Typhusbacillen!) beobachtet, beruht hauptsächlich auf einer Schädigung des gesamten *Kreislaufapparates* sowohl in seinen zentralen wie in den peripheren Teilen (Vasomotorenzentrum, Herz und Gefäße); das geht aus den Kollapssymptomen (blasse und kühle Haut, Absinken des Blutdruckes, gesteigerte und arrhythmische Schlagfrequenz und vermindertes Schlagvolum des Herzens) hervor. Außer dem Vasomotorenzentrum sind jedoch auch andere vegetative Zentren des Zwischenhirns im Sinne einer partiellen Lähmung in Mitleidenschaft gezogen, so vor allem das Wärmeregulierungszentrum, das sowohl in seiner chemischen (verminderte Wärmebildung) wie in seiner physikalischen Auswirkung bzw. in der Koordination beider Funktionen gestört erscheint.

Die *teleologische Deutung des Infektionsfiebers* als zweckmäßige Abwehrreaktion des Wirtsorganismus ist, nachdem sie eine Zeitlang das ärztliche Denken beherrschte, mangels zureichender Beweise wieder in den Hintergrund getreten. Die Temperaturen, bei welchen sich die Erreger in vivo oder in vitro noch zu vermehren vermögen, überschreiten die Wärme der Gewebe und des Blutes, die man selbst bei hohem Fieber feststellen kann (39,5—40,5° C); wenn auch die Differenz nicht groß ist, kann doch von einer thermischen Entwicklungshemmung nur in Ausnahmsfällen (vielleicht bei den Gonokokken) die Rede sein, von einer Abtötung („thermischen Autosterilisation") überhaupt nicht. Auch ein indirekter Zusammenhang konnte nicht ermittelt werden. In neuerer Zeit erhielt die teleologische Auffassung des Fiebers frische Impulse durch die Erfolge der Fiebertherapie bestimmter infektiöser Prozesse, insbesondere der progressiven Paralyse; das Verfahren ruht jedoch vorläufig auf rein empirischer Grundlage und gestattet keine allgemein gültigen Schlüsse auf die Bedeutung des Fiebers bei Infektionskrankheiten anderer Art.

Zum Schlusse noch eine Bemerkung. Der Arzt urteilt im allgemeinen richtig, wenn er das Fieber als ein sehr zuverlässiges Zeichen einer bestehenden Infektion betrachtet. Es gibt jedoch Hyperthermien, welche keine infektiöse Ursache haben: die Temperatursteigerungen nach intensiver Muskelarbeit, das Fieber beim Hitzschlag, das aseptische Resorptionsfieber, die Temperatursteigerungen bei der Sklerodermie (Fehlen der Schweißdrüsen) und nach parenteralen Injektionen verschiedener, nicht mikrobiell verunreinigter Substanzen, das Fieber nach Hirntraumen und Hirnerkrankungen mit bestimmter Lokalisation und das rein psychogene („hysterische") Fieber, dessen Vorkommen durch die Beobachtungen von EICHELBERG, ISENSCHMID, MOSSO u. a. außer Zweifel gestellt ist. Dazu kommen noch einige, durch höhere tierische Parasiten hervorgerufene Erkrankungen (Trichiniasis, Ascaridiosis, Filariosis usw.). Daß andererseits dauernd oder gar nur vorübergehend normale Temperaturen das Bestehen eines infektiösen Prozesses nicht ausschließen, braucht nicht weiter ausgeführt zu werden.

Die Immunitätserscheinungen.

A. Die erworbene Immunität.

Unter „Immunität" im weiteren Sinne versteht man die Unempfänglichkeit für Infektionen. Je nach den genetischen Bedingungen, unter denen das refraktäre Verhalten in Erscheinung tritt, will man eine *natürliche* oder angeborene und eine *erworbene* Immunität unterscheiden. Diese Ausdrücke entsprechen jedoch in keiner Weise den Begriffen, die man mit ihnen verbindet. Was die sog. „erworbene" Immunität auszeichnet, ist nicht der Erwerb an sich, sondern der *Erwerb auf spezifischem Wege*, d. h. durch Einwirkung der Erreger auf den Organismus; die spezifische Entstehungsursache bewirkt auch einen spezifischen Effekt, d. h. die erworbene Immunität richtet sich stets nur gegen eine bestimmte Infektion und ist immer ein individueller, von dem Verhalten der Wirtspezies abweichender Zustand.

Was man dagegen als „*natürliche Immunität*", wohl auch als „*physiologische Immunität*" oder als „*natürliche Resistenz*" zu bezeichnen pflegt, entsteht nicht durch die Einwirkung des Erregers auf das Individuum, kann also schon aus diesem Grunde der erworbenen Immunität überhaupt nicht gegenübergestellt werden. Die Aussage, daß die erworbene Immunität *spezifisch* ist, die „natürliche Immunität" *nicht,* hat keinen Sinn. Denn die erworbene Immunität ist spezifisch in Beziehung auf ein Ereignis in der Lebensgeschichte des Individuums und ist ebendeshalb ein individueller Ausnahmezustand; für die „natürliche Immunität" existiert kein solches Bezugsobjekt, sie ist auch nicht in erster Linie ein individueller Ausnahmszustand, sondern eine durch die Artzugehörigkeit bedingte und wie andere Artmerkmale unveränderlich vererbbare Eigenschaft (s. S. 74). Die Ursachen der „natürlichen Resistenz" sind so gut wie unbekannt, sie sind aber zweifellos nicht einheitlicher, sondern mannigfaltiger Art. Daß keine Tierspezies mit Ausnahme des Menschen, anthropoider Affen und der Anophelinen durch das Plasmodium malariae infiziert werden kann, wird niemand damit erklären wollen, daß die unübersehbare Schar refraktärer Arten über einen identischen Abwehrmechanismus verfügt; was die refraktären Arten miteinander gemein haben, ist lediglich die „historische Tatsache", *daß eine Anpassung des Plasmodium malariae an dieselben nicht stattgefunden hat.* Daß sich sehr viele und verschiedenartige Parasiten an eine bestimmte Wirtspezies nicht angepaßt haben bzw. nicht angepaßt sind, erscheint als selbstverständlich; und nichts anderes als diese Selbstverständlichkeit steckt hinter der Behauptung, die „natürliche Speziesresistenz" habe einen unspezifischen Charakter. Wie verfehlt diese Ausdrucksweise ist, welche sich aus der vermeintlichen Analogie mit der erworbenen Immunität herleitet, geht schon daraus hervor, daß ein und dieselbe Wirtspezies, z. B. der Mensch, für eine große Zahl der verschiedenartigsten Parasiten *empfänglich* ist, und daß man daher hier in logischer Konsequenz von dem *unspezifischen Charakter der Disposition* sprechen müßte.

Da die Probleme der natürlichen Empfänglichkeit schon an anderer Stelle abgehandelt wurden (s. S. 71), beziehen sich die folgenden Ausführungen ausschließlich auf die erworbene Immunität.

Die historische und sachliche Grundlage der Lehre von der erworbenen Immunität bildet die Beobachtung, daß das Überstehen gewisser Infektionskrankheiten einen zuverlässigen und dauerhaften Schutz gegen eine zweite Erkrankung gleicher Ätiologie gewährt. Dieses Verhalten konnte mit Sicherheit festgestellt werden für:

Variola	Fleckfieber	Erythema infectiosum
Varicellen	Gelbfieber	Tularämie
Zona (Herpes zoster)	Dengue	Milzbrand
Masern	Phlebotomusfieber	Pest
Röteln	Rift-Valley-Fieber	Parotitis epidemica
Scharlach	Maladie des porchers	Pertussis
Poliomyelitis	(BOUCHETs Krankheit)	
Typhus abdominalis	Verruga peruviana und Oroyafieber	

Bei einer *zweiten Gruppe* hinterläßt das Überstehen der Krankheit keine Immunität, sondern steigert oft im Gegenteil die Disposition zur Wiedererkrankung in erheblichem Grade. Hierher gehören die Infektionen mit Staphylokokken, mit Streptokokken (sog. „habituelles Erysipel"), mit Pneumokokken (croupöse Pneumonie), der akute Gelenkrheumatismus, die Gonorrhöe, das Ulcus molle, der Herpes febrilis und der Rotz.

Ferner existiert eine *dritte Gruppe,* für welche diese so außerordentlich wichtige Frage bisher nicht oder nicht eindeutig entschieden werden konnte; sie umfaßt die Cholera asiatica, die bacilläre Ruhr, die Diphtherie, die Influenza, die Febris recurrens, die Malaria, das Fünftagefieber, das Maltafieber, die BANGsche Krankheit, den Morbus Weil (Icterus infectiosus), die Psittakose u. a.

Die zunächst befremdende Tatsache, daß die ärztliche Erfahrung nicht immer ausreicht, um zu einem präzisen Resultat zu gelangen, findet ihre Begründung in folgenden Umständen: 1. Bei Infektionskrankheiten mit unbestimmter Symptomatologie und unbekanntem Erreger wie bei der Influenza kann die Diagnose unzuverlässig werden; erkrankt ein Individuum zwei- oder mehrmals unter ähnlichen Erscheinungen, so kann es sich daher um Infektionen verschiedener Ätiologie handeln, die nur mit demselben Namen bezeichnet wurden. 2. Ein und derselbe Erreger kann in mehreren *gruppenspezifischen Varietäten* vorkommen, die sich durch ihre immunisatorischen Wirkungen voneinander unterscheiden. So gibt es z. B. mehrere Typen der Pneumokokken, der Dysenteriebacillen, der Recurrensspirochäten, des Virus der Maul- und Klauenseuche und es konnte de facto in manchen Fällen festgestellt werden, daß eine vorausgegangene Infektion mit einer bestimmten Type zwar gegen eine nochmalige Infektion mit der gleichen Type, nicht aber gegen Infektionen mit anderen Typen desselben Erregers schützt *(monovalente Immunität).* Menschen, die ein durch die Spirochaeta Obermeieri hervorgerufenes Rückfallfieber überstanden haben, sind nicht immun gegen Infektionen durch die Spirochaeta Duttoni oder durch die Spirochaeta Novyi; mehrmalige Erkrankungen desselben Individuums an Recurrens beweisen somit noch nicht, daß überhaupt keine Recurrensimmunität existiert. 3. Es läßt sich oft nicht entscheiden, ob eine „zweite Erkrankung" auf einer Reinfektion beruht oder ob sie bloß ein Rezidiv bzw. eine Exacerbation darstellt (bacilläre Dysenterie). 4. Die betreffende Krankheit kann überhaupt oder im späteren Alter so selten sein, daß die Möglichkeit einer zweiten Erkrankung (auch ohne Immunität) unwahrscheinlich wird (BANGsche Krankheit, Diphtherie, Psittacosis). 5. Es ist möglich, daß das Überstehen der Krankheit nur in einem gewissen Prozentsatz der Fälle eine Immunität hinterläßt oder daß die Immunität nur eine zeitlich begrenzte Dauer hat. Beides konnte bei der Dengue durch experimentelle Reinfektionen von Dengue-Rekonvaleszenten sicher konstatiert werden, und man muß daher mit solchen Eventualitäten auch bei anderen Infektionen rechnen. Je nachdem man unter solchen Umständen das Hauptgewicht auf mehrmalige Erkrankungen oder auf einmalige Attacken (trotz wiederholter Infektionsmöglichkeit) legt, kann die Aussage über die immunisierende Wirkung der betreffenden Infektion kontradiktorisch lauten. Die tatsächlichen Verhältnisse durch Menschenexperimente so weitgehend klarzustellen, wie dies bei der Dengue geschehen ist, erscheint wohl nur ausnahmsweise zulässig, und die Ergebnisse von Tierversuchen, soweit solche überhaupt ausführbar sind, erlauben in der Regel nur sehr bedingte Rückschlüsse auf das Verhalten des Menschen.

Die durch das Überstehen einer Infektionskrankheit erworbene spezifische Immunität ist *ein dem Grade nach variabler Zustand.* Sie kann *absolut* oder auch bloß *relativ (partiell)* sein; im zweiten Falle kann es zu einer Erkrankung kommen, die aber im Vergleich zu einer Erstinfektion einen abgeschwächten (abortiven oder rudimentären) Verlauf zeigt.

Die Erfahrung gibt uns Aufschluß über die Faktoren, von welchen der Grad der Immunität abhängt:

1. Von der Natur der Krankheit bzw. von den immunisierenden Eigenschaften ihres Erregers. Daß dieses Moment die Hauptrolle spielt, geht schon aus der Tatsache hervor, daß es Infektionskrankheiten gibt, welche eine absolute und lang dauernde, andere, welche nur eine partielle und transitorische, und schließlich auch solche, welche gar keine Immunität hinterlassen (s. oben).

2. Von der Schwere (klinischen Intensität) der Ersterkrankung. Die erworbene Immunität beruht ja auf einer Reaktion des Organismus, die als aktive Leistung aufgefaßt werden muß, und es ist daher a priori wahrscheinlich, daß sie in quantitativer Hinsicht der Stärke des reaktionsauslösenden Vorganges entspricht. Der Einfluß dieses Faktors kann indes nur unter Bedingungen zutage treten, welche durch Punkt 1 umschrieben sind. Auch die schwerste croupöse Pneumonie schützt nicht gegen eine neuerliche Pneumokokkeninfektion der Lunge, und andererseits setzen die gutartigen Masern eine solide, meist lebenslängliche Immunität, welche der Pockenimmunität nicht nachsteht. Wenn wir ferner beobachten, daß leichte Masern-, Pocken-, Fleckfieberanfälle ebenso oder fast ebensogut wirken wie schwere Erkrankungen der gleichen Art, kann dies nur in der Beschaffenheit der betreffenden Erreger begründet sein, deren kräftiges Immunisierungsvermögen auch unter minder günstigen Umständen voll zum Ausdruck kommt. Nur bei von Haus aus schwach immunisierenden Infektionen wird daher die Schwere der Ersterkrankung für den Grad der Immunität von Bedeutung sein und wir sehen in der Tat, daß Menschen, die einen einzigen Recurrensanfall durchgemacht haben, in der Regel nicht immun werden, sondern daß zwei oder mehrere Anfälle notwendig sind, um eine (gruppenspezifische d. h. gegen eine bestimmte Type von Recurrensspirochäten gerichtete) Immunität zu erzeugen. Ähnliche Verhältnisse bestehen wahrscheinlich bei der Malariaimmunität der in Malariagegenden ansässigen Bevölkerungen.

3. Von der Rassezugehörigkeit und der Individualität der Menschen. Das bekannteste Beispiel der ersten Art ist die geringe und kurz dauernde Pockenimmunität der Neger, die zu dem Verhalten der weißen Rassen in auffallendem Gegensatze steht. Innerhalb der gleichen Rasse kann die Individualität Einfluß nehmen, und zwar wieder bei Infektionskrankheiten, deren spezifisch schützende Wirkung an sich nicht den maximalen Grad erreicht, wie man ihn etwa bei den Masern, der Variola, oder dem Fleckfieber konstatiert; für die Dengue ist diese individuelle Variabilität der postinfektionellen Immunität experimentell nachgewiesen (s. oben).

4. Von der seit der Ersterkrankung verstrichenen Zeit. Eine absolute Immunität kann sich allmählich in eine partielle umwandeln (Pocken, Fleckfieber, Vaccineimmunität) und sowohl eine absolute wie eine partielle Immunität kann völlig schwinden.

Die Beobachtung sagt nur, daß bestimmte *infektiöse Erkrankungen* gegen nochmalige *Erkrankungen* der gleichen Art Schutz gewähren. Jede darüber hinausgehende Behauptung bedarf daher eines besonderen Beweises.

Das ist schon dann der Fall, wenn man in der obigen Aussage den Ausdruck „infektiöse Erkrankung" durch das Wort „Infektion" ersetzen will. Infektionen können symptomlos (latent) verlaufen und es muß somit vorerst untersucht werden, ob *latente Infektionen* gegen homologe *Erkrankungen* Schutz bieten und umgekehrt. Beweisende, an bestimmten Personen angestellte Untersuchungen liegen nicht vor. Man hat also z. B. nicht geprüft, ob Personen, welche ein oder mehrmals Diphtheriebacillenträger waren, Antitoxin im Blute haben und trotz sonst günstiger Gelegenheit nicht an Diphtherie erkranken, oder ob umgekehrt eine von latenten Infektionen freie Vorgeschichte das Fehlen von Antitoxin im Blute und eine relativ erhöhte Krankheitsdisposition zur Folge hat. Die Aussagen über die immunisierende Wirkung latenter Infektionen stützen sich so gut wie ausschließlich auf epidemiologische Beobachtungen, nicht nur bei der Diphtherie, sondern auch bei anderen übertragbaren Krankheiten (über das Prinzip der *latenten Durchseuchung* vgl. den Abschnitt ,,Epidemiologie").

Die Substitution der manifesten Ersterkrankung durch eine latente Infektion bedeutet indes erkenntnistheoretisch noch immer den konsequenten Ausbau einer aus der Beobachtung natürlicher Ereignisse erfließenden Idee; schiebt sich doch als Bindeglied die Tatsache ein, daß nicht nur schwere, sondern auch leichte Erkrankungen von einer spezifischen erworbenen Immunität gefolgt sein können, und der Ersatz der leichten Erkrankung durch die symptomlose Infektion ist daher nur der letzte Schritt auf einem vorgezeichneten Weg. Radikaler wird die Abweichung, wenn man auch noch die Infektion zu streichen bzw. wenn man an ihre Stelle einen mit der Infektion organisch verbundenen, aber nicht mehr als Infektion zu bezeichnenden Teilvorgang zu setzen sucht. Dies ist nun de facto geschehen und zwar aus einem zweifachen Grunde, aus einem theoretischen, um zu einem Verständnis des Mechanismus der erworbenen Immunität zu gelangen, aus einem praktischen, um wirksame Schutzimpfungen zu finden, welche die Notwendigkeit einer immunisierenden Infektionskrankheit umgehen. Bevor wir die Bahnen verfolgen, welche die Immunitätsforschung hier eingeschlagen hat, erscheint es unerläßlich, vorerst die Begriffe der *antiinfektionellen* und der *antitoxischen* Immunität zu fixieren.

a) Die erworbene antitoxische Immunität und die antitoxischen Schutzimpfungen.

Wenn ein Mensch trotz erfolgter, sonst wirksamer Übertragung des Infektionsstoffes nicht erkrankt, kann die Ursache darin liegen, daß die in das Gewebe eingedrungenen Erreger sofort (bzw. nach vorübergehender, lokaler und noch nicht pathogener Vermehrung) absterben; oder es kommt zwar zur Ansiedelung und Vermehrung der Keime, aber die Erkrankung bleibt aus, weil der Organismus ein Mittel besitzt, welches den wesentlichen pathogenen Faktor des Infektionsprozesses unschädlich macht. Der erste Fall wird als *antiinfektiöse Immunität* bezeichnet; im zweiten sprechen wir von einer *antitoxischen Immunität*, weil uns nur eine Form dieses Zustandes genau bekannt ist, welche auf der Neutralisation der von den Erregern produzierten Toxine durch spezifische Antitoxine beruht.

Es ist selbstverständlich, daß die antitoxische Immunität nur bei einer kleinen Gruppe von Krankheiten möglich ist, nämlich bei jenen, deren Erreger Toxine bilden, denen spezifische Antitoxine entsprechen (Diphtherie, Tetanus, Scarlatina, Botulismus, die durch toxische Bacillen hervorgerufenen Formen der bacillären Dysenterie).

Für das Zustandekommen einer antitoxischen Immunität ist *definitionsgemäß die Antigenfunktion des Toxins,* seine Fähigkeit, den Organismus zur Produktion spezifischer Antitoxine anzuregen, der maßgebende Faktor. Da wir die Antitoxine nur als Serum- (Plasma-) Antikörper kennen, sind die Vorstellungen über das Wesen dieser Form der erworbenen Immunität vorwiegend *humoral* orientiert. Nach der herrschenden Auffassung wird ein Mensch gegen eine Erkrankung an Diphtherie gefeit, sobald im zirkulierenden Blut Diphtherieantitoxin in genügender Konzentration auftritt und bleibt geschützt, solange der Antitoxinspiegel im Blute nicht unter ein gewisses Niveau ($1/20$ A.E. im Kubikzentimeter) absinkt.

Soll dieser Gedankengang richtig sein, so müßte man verlangen: 1. Daß sich im Blute von Diphtherierekonvaleszenten Diphtherieantitoxin konstant nachweisen läßt; 2. daß Menschen, deren Blut genügend Antitoxin enthält, nicht erkranken; 3. daß gesunde Menschen durch die Immunisierung mit Toxin oder Toxinderivaten gegen die Erkrankung geschützt werden können, vorausgesetzt, daß die Immunisierung ein Auftreten ausreichender Antitoxinmengen im Blute zur Folge hat, und 4. daß die Zufuhr von antitoxinhaltigem Serum ebenfalls Schutz gegen eine Erkrankung bietet. Diese Postulate konnten bisher nur zum Teile befriedigt werden.

ad 1. Das Serum von Diphtherierekonvaleszenten enthält in einem hohen Prozentsatz der Fälle kein Antitoxin (HAMBURGER). Es ist aber auch nicht nachgewiesen, daß solche Individuen trotz der unterbliebenen Antitoxinbildung eine erworbene Immunität besaßen, d. h. unfähig waren, ein zweites Mal an Diphtherie zu erkranken.

ad 2. Auch ein vorhandener Antitoxingehalt des Blutes schützt nicht immer gegen eine Erkrankung.

ad 3. Dieses Verfahren wird nach der von P. EHRLICH eingeführten Terminologie als *aktive antitoxische Immunisierung* bezeichnet. Seinen direkten Zweck, die Anregung der Antitoxinproduktion, erfüllt es, wie ad hoc angestellte Untersuchungen (SCHICKsche Reaktion, Bestimmung des Antitoxins im Blute) ergaben, zweifellos; individuelle Versager sind selten. Über seine *krankheitsverhütende Wirkung* liegt eine Reihe von günstigen, aber untereinander nicht in jeder Beziehung übereinstimmenden Berichten vor; es müssen wohl noch weitere Erfahrungen gesammelt werden, bevor eine abschließende Bewertung möglich ist.

ad 4. Die Zufuhr von antitoxischem Serum gehört zu den *passiven Immunisierungsmethoden,* die dadurch charakterisiert sind, daß sich das zu schützende Individuum nicht durch die aktive Leistung der Antikörperbildung am Zustandekommen der Immunität beteiligt, sondern den in einem anderen Organismus produzierten Antikörper in fertigem Zustand übernimmt. Je nachdem die Zufuhr des antitoxischen Serums schon vor der erfolgten Ansteckung oder erst in der Inkubationsperiode erfolgt, kann man *präinfektionelle* (Diphtherie) und *postinfektionelle* (Tetanus, Botulismus) passiv antitoxische Schutzimpfungen unterscheiden. Für die Diphtherie und den Tetanus ist die krankheitsverhütende Wirkung der passiv antitoxischen Immunisierung erwiesen; sie ist jedoch nicht absolut gesetzmäßig, die Krankheit kann trotz der Impfung zum Ausbruch kommen und zeigt dann zwar häufig (Tetanus), aber nicht immer einen gemilderten (abgeschwächten) Verlauf.

Die Betrachtung der antitoxischen Immunität hat uns dazu geführt, *aktiv* und *passiv* induzierte Zustände dieser Art zu unterscheiden; wie wir später sehen werden, gilt diese Einteilung auch für das Gebiet der antiinfektiösen Immunität. Die *passive* Immunität ist stets von kurzer Dauer, besonders wenn das einverleibte antikörperhaltige Serum artfremd ist *(heterologe passive Immunität).* Der Schutz gegen die Erkrankung an Diphtherie, den wir einem Kind durch die Injektion von antitoxischem Pferdeserum verleihen, endet durchschnittlich schon nach 7—10 Tagen. Verwendet man artgleiches Serum, beim Menschen also antikörperhaltiges Menschenserum *(homologe passive Immunität),* so währt die Schutzwirkung wohl meist länger (2 oder mehrere Wochen); ein nachhaltiger Effekt läßt sich aber auf passivem Wege überhaupt nicht erreichen, weil passiv einverleibte Antikörper nachweislich innerhalb kurzer Frist aus dem Organismus verschwinden. Ganz anders verhält sich die *aktive Immunität:* sie kann monate-, jahre-, ja jahrzehntelang unverändert fortbestehen. Ist nun die aktive Immunität in jedem Falle nicht mehr als eine bloße Antigenwirkung und beruht ihr Beharrungsvermögen einfach darauf, daß sich aktiv erzeugte Antikörper solange im strömenden Blute erhalten? Für die antitoxischen Formen werden diese Fragen noch heute von der Mehrzahl der Forscher bejaht, obwohl auch hier schon Bedenken bestehen. Immerhin bleibt die SCHICKsche Reaktion (s. unter „Diphtherie"), wenn sie infolge einer aktiven Schutzimpfung gegen Diphtherie negativ geworden ist, in der Regel dauernd negativ, und ihr anhaltend negativer Ausfall ist nach dem jetzigen Stande unseres Wissens an die Persistenz der Antitoxine in der Zirkulation gebunden.

b) Die antiinfektiöse Immunität und die antiinfektiösen Schutzimpfungen.

Auf die *aktive antiinfektiöse Immunität* läßt sich dagegen das Antigen-Antikörperschema nicht ohne weiteres übertragen.

Eine Voraussetzung erscheint allerdings erfüllt. Antikörper, welche eine *antiinfektiöse* Immunität bedingen, müßten imstande sein, die Erreger zu vernichten, und solche Antikörper sind in der Tat in Form der Bakteriolysine, der spirochätiziden und viruliziden Serumstoffe bekannt. Sie können im Blute sowohl im Gefolge von Infektionsprozessen wie auch nach bloßen Antigenwirkungen (z. B. nach der Immunisierung mit abgetöteten Mikroben) auftreten und ihre krankheitsverhütenden Eigenschaften sind durch die Möglichkeit einer *passiven antiinfektiösen Schutzimpfung* sichergestellt. Man kann Menschen gegen die Erkrankung an Masern (Verfahren von DEGKWITZ), Gelbfieber (MARCHOUX, SALIMBENI und SIMOND), Fleckfieber, Pest, Milzbrand schützen, wenn man ihnen rechtzeitig genügende Mengen mikrobizider Sera injiziert; der Schutz ist zeitlich enge begrenzt — das liegt im Wesen jeder passiven Immunität —, daß er aber besteht, konnte unter anderen auch dadurch bewiesen werden, daß sich die mit Serum vorbehandelten Individuen gegen absichtliche, sonst sicher wirksame Infektionen refraktär verhielten. Durch die Ergebnisse umfangreicher und auf andere Infektionskrankheiten ausgedehnter Tierversuche wurden diese Erkenntnisse bestätigt und erweitert.

Gleichwohl hat sich die generelle Auffassung der *aktiven antiinfektiösen Immunität* als eines humoral (d. h. durch mikrobizide Antikörper des Blutes) bedingten Zustandes als unhaltbar erwiesen und zwar aus folgenden Gründen:

1. Bei manchen Krankheiten (z. B. bei der Dengue) konnten mikrobizide Antikörper im Serum überhaupt nicht gefunden werden, obwohl sie eine ausgesprochene aktive und streng spezifische Immunität hinterlassen.

2. Treten mikrobizide Antikörper im Blute auf, so schwinden sie in der Regel nach Wochen oder Monaten, während die durch das Überstehen der Infektion erworbene Immunität weit länger, unter Umständen das ganze Leben hindurch andauert (Pocken, Vaccineinfektion, Masern, Gelbfieber, Fleckfieber, Milzbrand). Die befristete Existenz der mikrobiziden Serumstoffe im Blute entspricht übrigens durchaus den Erfahrungen, die man an Tieren bei der immunisatorischen Erzeugung anderer Antikörper (Agglutinine, Präcipitine, Amboceptoren) gewonnen und als gesetzmäßig erkannt hat.

3. Das Vorhandensein großer Mengen mikrobizider Antikörper in der Zirkulation schützt nicht immer gegen Rezidive (Typhus) oder erneute (auf Reinfektion beruhende) Erkrankungen (Pneumonie).

Die Unzulänglichkeit rein humoraler Vorstellungen mußte notwendig zu der Annahme führen, daß die aktive antiinfektiöse Immunität wenigstens in jenen Fällen, in welchen zirkulierende Antikörper nicht vorhanden bzw. nicht nachweisbar sind, histogener („cellulärer") Natur sei, d. h. daß sie auf einer geänderten Reaktivität („Umstimmung") sämtlicher oder bestimmter Gewebe beruht. Was hat man sich aber unter dieser Umstimmung zu denken und durch welche Vorgänge wird sie erzeugt ? Für die Ideenbildung waren hier drei Umstände maßgebend, nämlich erstens die strenge Spezifität dieser Zustände, zweitens die Notwendigkeit, sie bei gewissen Infektionen, deren Erreger keine obligaten Zellschmarotzer sind, auf einen extracellulären Untergang der eingedrungenen Keime zurückzuführen und drittens die Existenz der passiven antiinfektiösen Immunität (s. oben), eines unzweifelhaft humoralen Phänomens. Auf diesem Boden entstand die Hypothese, daß die aktive antiinfektiöse Immunität, die man nach dem Überstehen bestimmter Infektionskrankheiten beobachtet, der Ausdruck eines nachhaltigen spezifischen Antigenreizes ist; Zellen, welche einmal von diesem Reiz getroffen wurden, erwerben die Fähigkeit, auf eine erneute Einwirkung des gleichen Reizes schneller und intensiver mit der Produktion von Antikörpern zu reagieren, welche die eingedrungenen Mikroben schon an der Eintrittspforte vernichten. Auch der aktiven Immunität wird somit ein humoraler Mechanismus zugeschrieben, dessen Bedingungen aber nicht vorhanden, *sondern nur potentiell in der gesteigerten Reaktionsbereitschaft der Gewebe gegeben sind.* Man erkennt sofort, daß die Erklärung auf Infektionskrankheiten, bei denen Antikörper überhaupt nicht nachweisbar sind, nicht angewendet werden kann.

Die Spezifität der aktiven antiinfektiösen Immunität berücksichtigt noch eine andere, von der eben diskutierten verschiedene Variante, die zwar ebenfalls die Intervention von Antikörpern annimmt, das Zugrundegehen der Erreger an der Eintrittspforte jedoch auf einen vermittelnden pathologischen Gewebsprozeß zurückführt, nämlich auf eine lokale, durch das örtliche Abreagieren von Antigen und Antikörper hervorgerufene entzündliche Reaktion. In konsequenter Auslegung dieser Theorie hat man also in der Entzündung das infektionsverhütende Moment zu erblicken; daß der Antikörper an sich mikrobizid wirkt, ist nicht erforderlich und würde nur eine Abweichung vom Grundgedanken bedeuten, daß er sich aber am Gesamtvorgang — wenn auch nur indirekt — beteiligt, läßt die Spezifität der Immunität als verständlich erscheinen. Die entzündlichen Vorgänge, die durch lokale Antigen-Antikörperreaktionen bedingt sind, werden im Kapitel „Die Allergien und ihre diagnostische Verwertung" (S. 151f.) ausführlich besprochen, so daß es zweckmäßig erscheint, die Lehre von der Schutzwirkung derartiger Prozesse gegen Reinfektionen und Superinfektionen erst an dieser Stelle (s. S. 155) zu erörtern.

Schließlich kennt man noch eine dritte bzw. vierte Form cellulärer, durch den Ablauf von Infektionen erzeugter Umstimmungen: *die Steigerung der parasitenzerstörenden Funktionen des reticuloendothelialen Apparates.* W. TALIAFERRO konnte am Modell der Vogelmalaria zeigen, daß die Reticulocyten die plasmodienhaltigen Erythrocyten in erheblichem Prozentsatz aufnehmen und vernichten; er vermochte ferner nachzuweisen, daß diese phagocytäre Tätigkeit von Anfall zu Anfall an Intensität zunimmt, ja daß sich die Reticulocyten durch Teilung vermehren, um die stetig wachsenden Aufgaben zu bewältigen. Ganz besonders wichtig ist aber in dem hier erörterten Zusammenhang die von TALIAFERRO festgestellte Tatsache, daß die Tiere im Stadium der chronischlatenten Malaria gegen Superinfektionen durch intravenöse Injektionen großer Mengen parasitenhaltigen Blutes geschützt sind, weil alle neu zugeführten Parasiten von den Reticulocyten quantitativ aufgenommen und zerstört werden. Vermutlich spielt dieses Phänomen der *Einarbeitung des reticuloendothelialen Systems* auch bei der erworbenen antiinfektiösen Immunität des Menschen eine Rolle, namentlich dort, wo es sich um eine bloße „Infektionsimmunität" d. h. um eine Immunität gegen Superinfektionen (s. S. 149) oder gegen Reinfektionen nach kurzer Frist handelt; daß die erhöhte Leistungsfähigkeit der Reticulocyten Jahre oder Jahrzehnte nach der Ausheilung einer Erstinfektion fortbestehen kann, ist dagegen unwahrscheinlich.

Will man die antiinfektiöse Immunität, wie sie der Mensch durch das Überstehen bestimmter Infektionskrankheiten erwirbt, auf Antikörper zurückführen, so erhebt sich automatisch die Frage, ob man die immunisierende Wirkung solcher Infektionsprozesse durch bloße Antigenwirkungen der betreffenden Erreger restlos ersetzen kann oder nicht. Um dieses Problem experimentell zu lösen, steht nur eine einzige Versuchsanordnung zu Gebote. Man muß die Infektion ausschalten, indem man normale (nicht durchseuchte) Individuen mit *abgetöteten Erregern* (oder aus solchen hergestellten Präparaten) vorbehandelt, und die auf diesem Wege erzielte antiinfektiöse Immunität prüfen. Lassen sich die Erreger im Reagensglase züchten, so verwendet man zur Impfung *abgetötete Kulturen*; wo dies nicht der Fall ist, benützt man *erregerhaltiges, sterilisiertes Blut* von infizierten Menschen oder Tieren, *Emulsionen aus erregerhaltigen tierischen Geweben* (z. B. Hirnemulsionen, wenn sich die Mikroben im Zentralnervensystem ansiedeln) oder Extrakte aus infizierten, die Krankheit übertragenden Insekten (z. B. aus Kleiderläusen bei der Fleckfieberschutzimpfung nach DA ROCHA-LIMA). Die Abtötung kann *thermisch* (durch 30—60 Minuten langes Erwärmen auf 60° C) oder *chemisch* (durch Zusatz von Äther, Phenol, Formalin usw.) erfolgen, soll aber jedenfalls so vorgenommen werden, daß eine Zerstörung oder Spezifitätsänderung der antigenen Erregersubstanzen vermieden wird. Um den resultierenden Immunitätszustand festzustellen, kann man so vorgehen, daß man das Verhalten der geimpften Individuen gegen *absichtliche (experimentelle) Infektionen* untersucht; wo dieses Verfahren aus irgendeinem Grunde nicht anwendbar ist, muß man sich darauf beschränken, die Widerstandsfähigkeit der Geimpften gegen *natürliche Infektionen* zu ermitteln.

Die zweite Methode ist naturgemäß weit weniger zuverlässig als die erste und erfordert ein bedeutendes Maß kritischer Objektivität. Sie besteht in der Regel in statistischen Erhebungen über die Morbidität und Letalität bei geimpften und nichtgeimpften Individuen. Jeder derartige Vergleich setzt voraus, daß die Erkrankungswahrscheinlichkeit in beiden Gruppen gleich groß ist. Diese Forderung ist jedoch fast immer unerfüllbar, einerseits, weil die Empfänglichkeit *(Disposition)* von individuellen Momenten abhängt, andererseits, weil man fast nie mit Sicherheit behaupten kann, daß die Infektionschancen (der Faktor der *Exposition*) für Geimpfte und Nichtgeimpfte identisch waren. Um diese unvermeidbare Fehlerquelle einigermaßen zu kompensieren, muß man verlangen: 1. Daß die nichtgeimpfte „Kontrollgruppe" und die geimpfte „Versuchsgruppe" *möglichst viele* und *gleich viele* Individuen umfassen; 2. daß die Morbidität in der Kontrollgruppe genügend hoch ist; 3. daß nur große Unterschiede zwischen Kontroll- und Versuchsgruppe als Beweise für eine durch die Impfung erzeugte Immunität bewertet werden, nicht aber unbedeutende prozentuelle Differenzen; 4. daß die Erhebungen am gleichen Ort und zur gleichen Zeit stattfinden und 5. daß das statistische Material einwandfrei ist. Nur durch die Außerachtlassung dieser selbstverständlichen logischen Kriterien sind die kontradiktorischen Urteile über den Wert mancher Schutzimpfungen (z. B. der Impfungen gegen Cholera oder gegen Pest mit abgetöteten Bakterien) zu erklären, Urteile, welche von maßgebenden Fachleuten gefällt wurden und deren Widersprüche dem praktischen Arzt keine persönliche Stellungnahme erlauben.

Soweit die Sachlage abgeklärt erscheint, können die *Erfolge der sog. „Antigenimpfungen"* (Impfungen mit abgetöteten Erregern) durch folgende Sätze präzisiert werden:

1. Es hat sich als unmöglich herausgestellt, durch Injektionen abgetöteter Milzbrandbacillen oder Tulariämiebakterien, sowie durch abgetötetes Gelbfiebervirus einen Schutz gegen die betreffenden Erkrankungen zu erzeugen.

2. Bei anderen Infektionen (Cholera, Typhus abdominalis, Pest, Vaccineinfektion, Fleckfieber) ist die krankheitsverhütende Wirkung der Antigenimpfungen umstritten. Auch von jenen Autoren, welche sich in positivem Sinne

entschieden haben, wird jedoch übereinstimmend zugegeben, daß nicht alle geimpften Individuen geschützt sind, sondern nur ein gewisser Prozentsatz, daß die gesetzte Immunität oft nur partiell ist (milderer Verlauf der Erkrankung, geringere Letalität) und daß sie nur kurze Zeit anhält; die Schutzwirkung der Impfungen mit abgetöteten Bakterien wird z. B. bei der Cholera und der Pest nur auf mehrere Monate, beim Abdominaltyphus auf 1—2 Jahre taxiert. Das bedeutet in allen Punkten einen Gegensatz zu der konstanten, absoluten und dauerhaften Immunität, die nach dem Überstehen der Pest, des Fleckfiebers oder der Vaccineinfektion eintritt.

3. Eine Sonderstellung scheinen gewisse Infektionen des Zentralnervensystems einzunehmen. Affen lassen sich mit abgetötetem Poliomyelitisvirus aktiv immunisieren und in neuerer Zeit hat man die PASTEURsche Schutzimpfung gegen Lyssa, die ursprünglich als aktive Immunisierung mit *lebenden* Wutmikroben gedacht war, durch die Immunisierung mit *abgetötetem* Wutvirus zu ersetzen versucht, ohne daß die günstigen statistischen Ergebnisse eine erhebliche Änderung erlitten (PUNTONI, SEMPLE, ALIVISATOS, HEMPT). Man hat jedoch hier zu berücksichtigen, daß die Infektionsstoffe nicht als solche, sondern in Form von virushaltigen Organen bzw. Organemulsionen, speziell von virushaltigem Gehirn benützt werden. Vielleicht spielt dieser Umstand eine weit größere Rolle als die Natur der Krankheiten, um welche es sich handelt. Ferner hat es sich gerade auf diesem Gebiete gezeigt, daß die *Art der Abtötung* die immunisierende Wirkung ganz entscheidend beeinflußt und daß besonders das *Formol* allen anderen Mitteln weit überlegen ist. Daß das Formol nur deshalb bevorzugt ist, weil es den spezifischen Antigencharakter am besten konserviert (s. S. 146), läßt sich nicht begründen. Es ist eher anzunehmen, daß das Formol gar nicht abtötend, sondern bloß „inaktivierend" oder „neutralisierend" auf die Virusarten einwirkt, so daß sich dann der auf der folgenden Seite sub 3 c) besprochene Mechanismus ergeben würde.

4. Bei einzelnen tierischen Infektionen (z. B. beim Mäusetyphus) ist die Verhütung der natürlichen Erkrankung durch die Immunisierung mit abgetöteten Bakterien gelungen. Ferner ist es zweifellos möglich, Tiere durch solche Verfahren gegen gewisse experimentelle Infektionen, z. B. gegen die intraperitoneale Injektion von Choleravibrionen, Typhus- und Paratyphusbacillen usw. zu schützen; die experimentelle Infektion zeigt jedoch — das gilt insbesondere für die Infektion des Bauchfells — einen ganz eigenartigen Charakter und die erzielten Resultate lassen sich daher nicht auf die durch dieselben Erreger hervorgerufenen, sonst aber völlig verschiedenen Infektionskrankheiten des Menschen übertragen.

Die Infektion ist somit der reinen Antigenwirkung, soweit wir diese zu prüfen imstande sind, hinsichtlich der immunisatorischen Auswirkung jedenfalls weit überlegen, nicht allein relativ, d. h. mit Rücksicht auf die Intensität und Dauer der erworbenen antiinfektiösen Immunität, sondern oft genug absolut, indem sie einen refraktären Zustand schafft, der sich, falls man die Infektion ausschaltet, überhaupt nicht erzielen läßt.

Das geht übrigens auch daraus hervor, daß bei manchen Infektionen schon eine abgeschwächte (abortive oder rudimentäre) Erkrankung, ja vermutlich ein völlig latent bleibender Prozeß gegen eine zweite Erkrankung festigt. Von dieser Beobachtung sind ja auch die ersten Schutzimpfungen durchwegs ausgegangen. Die uralte Variolation, die JENNERsche Vaccination (der noch kein anderes aktives Impfverfahren den Rang abgelaufen hat!), die fundamentalen Versuche von PASTEUR über die Immunisierung von Hühnern gegen Hühnercholera (Bac. avisepticus), das PASTEURsche Verfahren der Schutzimpfung gegen die Lyssa suchten alle das Prinzip der „*immunisierenden Minimalinfektion*" zu verwirklichen; wenn es nicht immer glückte, die Impfkrankheit im gewünschten Ausmaße abzuschwächen (Variolation), entsprach doch der immunisatorische Erfolg der Erwartung. Als daher später die Impfungen mit abgetöteten Erregern vielfach enttäuschten oder ganz versagten, griff man wieder auf die ursprüngliche Idee zurück. Die zum Teil schon in der ersten Epoche begründeten Methoden, durch welche man die „Virulenz" eines hochinfektiösen und hochpathogenen Keimes soweit zu reduzieren vermag, daß er sich dem Ideal eines *ungefährlichen Impfmikroben* möglichst annähert, wurden genauer erforscht und ausgebaut und es zeigte sich, daß zu diesem Ziele mehrere Wege führen:

1. *Die Wahl der Impfstelle* (ohne Beeinflussung der Virulenz). Die alten Pockeninokulatoren wußten bereits, daß die Variola nach zufälliger oder absichtlicher Insertion des Virus in die verletzte Haut im allgemeinen milder verläuft als die durch natürliche Ansteckung hervorgerufene Erkrankung. In der Veterinärmedizin sind manche praktisch verwendete Verfahren auf diesen Umstand basiert, so die Impfung von Rindern gegen Lungenseuche durch Inokulation von vollvirulentem Lungensaft in die Schwanzwurzelhaut.

2. *Die Injektion von vollvirulenten Erregern und von mikrobizidem (antikörperhaltigem) Serum*. Erreger und Serum können vorher miteinander gemischt oder getrennt an verschiedenen Körperstellen eingespritzt werden, sei es gleichzeitig (Simultanmethode) oder so, daß zuerst das Serum und später nach Einschaltung eines bestimmten Zeitintervalles die Erreger einverleibt werden (Sero-Vaccination im engeren Sinne). Die durch das zugeführte Serum gesetzte *passive* Immunität hält dann die Impfinfektion in Schranken, die ihrerseits eine *aktive* Immunität erzeugt; man kann daher diese Methoden als „*aktivo-passive*" oder „Kombinationsimmunisierungen" bezeichnen.

3. *Die Abschwächung der Virulenz, und zwar:* a) Mit Hilfe der *Passage durch andere Wirte*. Das Variolavirus wandelt sich im Organismus des Kalbes oder des Kaninchens in den für Impfungen von Menschen tauglichen Vaccine- bzw. Lapinekeim um, das Straßenvirus der Lyssa nimmt durch fortgesetzte Kaninchenpassage den Charakter des „Virus fixe" an, das man bei der PASTEURschen Schutzimpfung benützt.

b) Durch fortgesetztes *Wachstum der Erreger auf künstlichen Nährböden, speziell unter ungünstigen Bedingungen* (Temperaturen, welche nahe dem Vegetationsmaximum liegen, Zusatz entwicklungshemmender Stoffe).

c) Durch Abschwächungen, welche nicht in der Generationenfolge der Erreger (phylogenetisch) zustande kommen wie die sub a) und b) angeführten, sondern durch einmalige Einwirkungen auf vorhandene Erregerzellen bewirkt werden, die aber nicht genügen, um diese völlig abzutöten bzw. ihrer Infektiosität zu berauben (Austrocknung, entsprechende Wärmegrade, Zusatz niedriger Konzentrationen antimikrobieller Substanzen).

Natürlich lassen sich diese Methoden mannigfach variieren und miteinander verbinden; man kann z. B. zur Kombinationsimmunisierung auch abgeschwächte Erreger verwenden oder die rein aktive Immunisierung mit abgeschwächten Keimen beginnen und mit vollvirulenten fortsetzen.

Es ist nun in der Tat möglich gewesen, durch derartige *Infektionsimpfungen* zu neuen positiven Resultaten zu gelangen, welche den Impfungen mit abgetöteten Keimen (den „Antigenimpfungen") versagt blieben. Freilich sind die Infektionsimpfungen im allgemeinen mit dem Nachteil der schwereren und im voraus nicht absolut sicher zu berechnenden Impfreaktionen belastet. Abgeschwächte Erreger können unter Umständen in die hochvirulenten Ausgangsformen zurückschlagen und selbst dort, wo die gesetzte Veränderung irreversibel ist (Vaccine, Virus fixe), stellen sich bei manchen Individuen gefährliche Komplikationen ein (Encephalitis postvaccinalis, LANDRYsche Paralyse nach der PASTEURschen Lyssaschutzimpfung); man erzeugt eben eine Infektion, deren Verlauf nicht nur von den Eigenschaften des Erregers, sondern auch von der besonderen Beschaffenheit des infizierten Organismus abhängt. Noch weniger hat man es in der Hand, bei der Kombinationsimmunisierung stets das richtige Verhältnis zwischen Serum und Erreger zu treffen. Daher haben sich die Infektionsimpfungen in der *Veterinärmedizin* in größerem Umfange eingebürgert (Milzbrand, Lungenseuche, Schweinerotlauf usw.); hier wird nicht so sehr die absolute Ungefährlichkeit wie die ökonomische Rentabilität der Impfungen verlangt. Wenn z. B. in großen Schafherden alljährlich 10% der Tiere an Milzbrand eingehen und die Impfung diese Verluste auf 1% reduziert, wird der Tierzüchter die Impfung anwenden, selbst dann, wenn die noch verbleibenden Verluste ganz oder zum Teil der Impfung zur Last fallen. In der *humanen Medizin* gilt ein anderer Standpunkt. Die Impfung soll mit keinem Risiko für Gesundheit und Leben verknüpft sein und die Erfahrungen der letzten Jahre lehren, daß diese Forderung sogar höher bewertet wird wie die wichtigere Frage nach den Leistungen des Verfahrens (vgl. die Diskussionen über die CALMETTEsche Schutzimpfung gegen Tuberkulose und die Aufhebung der obligatorischen Kuhpockenimpfung in Holland wegen des vermehrten Auftretens der Encephalitis postvaccinalis). Die Gründe für diese Einstellung sind jedermann geläufig und brauchen daher nicht ausführlich erörtert zu werden.

Die immunisatorische Überlegenheit der Infektion über die Antigenwirkung kommt schließlich auch noch in der sog. *„Infektionsimmunität"* zum Ausdruck. Man versteht darunter die Erscheinung, daß bei einigen chronischen Infektionskrankheiten (Syphilis, Tuberkulose, experimentelle Recurrensinfektionen mancher Laboratoriumstiere) ein spezifisch refraktäres Verhalten gegen erneute Infektionen beobachtet wird, das aber nur so lange andauert, als im Organismus noch lebende Erreger vorhanden sind, und erlischt, sobald die vollständige Heilung im ätiologischen Sinne, die Autosterilisation, erfolgt ist. Die Widerstandsfähigkeit richtet sich mit anderen Worten nur gegen homologe *Superinfektionen,* nicht aber gegen *Reinfektionen.*

Die Bezeichnung „Infektionsimmunität" ist nicht gerade glücklich gewählt; sie paßt auch auf den Zustand eines Individuums, das z. B. die Blattern überstanden hat. Es wäre meines Erachtens besser, von *„infektionsgebundener Immunität"* zu sprechen.

Die anfängliche Tendenz, der Infektionsimmunität eine Sonderstellung zuzuweisen, findet derzeit keinen Anklang. Die Koexistenz von Immunität und Infektion sei ein häufiges Vorkommnis und theoretisch insofern verständlich, als sich oft genug die gleichzeitige Anwesenheit von lebenden Erregern und mikrobiziden Antikörpern in demselben Organismus feststellen läßt. Beides ist richtig. Bei den Pocken z. B. wird die Haut frühzeitig gegen Inokulationen von Variola- oder Vaccinevirus unempfänglich, obwohl Infektion und Krankheit noch fortschreiten, und ein Typhuskranker kann lange nach erfolgter klinischer Heilung infiziert bleiben (als Dauerausscheider) und gegen Neuerkrankungen geschützt sein. Das ist jedoch nur die eine Seite des Problems; charakteristisch für die Infektionsimmunität ist nicht so sehr die Koexistenz, sondern das gleichzeitige Erlöschen von Infektion und Immunität, und für diese Erscheinung fehlt eine befriedigende Erklärung.

Worauf die immunisierende Wirkung ablaufender Infektionsprozesse beruht und warum sie sich von reiner Antigenfunktion unterscheidet, ist vorläufig nicht bekannt. Die Hoffnung, einen klaren Zusammenhang zwischen den beiden durch Beobachtung und Experiment gesicherten Erscheinungen herzustellen, einen Zusammenhang, der über das gemeinsame Merkmal der Spezifität hinausgeht, braucht daher nicht aufgegeben zu werden. Von diesem Ziel ist die Forschung jedoch einstweilen noch weit entfernt.

B. Die Serodiagnostik.

Antikörperhaltige Sera geben mit ihren Antigenen in vitro Reaktionen, die man je nach den im Reaktionsgemisch auftretenden Veränderungen als Toxinneutralisation, Agglutination, Präcipitation, Bakteriolyse, Virusneutralisation, Komplementbindung usw. bezeichnet. Ob jeder dieser Veränderungen eine besondere Art von Antikörper entspricht, ob also voneinander wesensverschiedene Antitoxine, Agglutinine, Präcipitine, Bakteriolysine, „Virulizidine", komplementbindende Amboceptoren usw. existieren, oder ob das Reaktionsgeschehen hauptsächlich von der Beschaffenheit der Antigene und von den Reaktionsbedingungen bestimmt wird, ist auch heute noch nicht sicher beantwortet. Unberührt von dieser theoretischen Streitfrage bleibt *die praktische Verwertbarkeit der Reaktionen zu diagnostischen Zwecken,* die auf der spezifischen Beziehung der Antigene zu ihren Antikörpern beruht. Mit bekannten Antikörpern kann man die zugehörigen Antigene und umgekehrt mit bekannten Antigenen zugehörige Antikörper feststellen. Im Gebiete der Infektionskrankheiten nimmt diese *doppelte Nutzanwendung* spezielle Formen an:

a) Reichen andere Kriterien (morphologische, färberische, kulturelle und biochemische Eigenschaften, Wirkungen im Tierexperiment) nicht aus, um die in einem Untersuchungsmaterial vorhandenen oder aus demselben isolierten Mikroben sicher zu identifizieren, so kann die Reaktionsfähigkeit mit einem antikörperhaltigen Serum von bekannter Spezifität den gewünschten Aufschluß geben. Ob z. B. ein aus Trinkwasser oder Stuhl gezüchteter Vibrio der Choleravibrio ist oder nicht, wird durch sein Verhalten gegen agglutinierendes Choleraimmunserum bestimmt. Von manchen Mikrobenarten existieren mehrere Typen (s. S. 83); verfügt man über typenspezifische Sera, so läßt sich auf serodiagnostischem Wege auch die Typenzugehörigkeit der fraglichen Keime ermitteln (Pneumokokken, Meningokokken).

b) Im Serum (Blutplasma) von Infektionskranken treten spezifische Antikörper auf, die sich durch ihre Reaktionen mit bekannten Erregern oder aus solchen hergestellten Antigenen nachweisen lassen. Der positive Ausfall der Reaktion gestattet mit gewissen Einschränkungen einen Schluß auf die Natur der vorliegenden Erkrankung *(Serodiagnose der Infektionskrankheiten).*

c) Da im infizierten Organismus auch das Antigen (der Erreger) vorhanden ist, ergibt sich die Möglichkeit einer *serodiagnostischen Antigendiagnose der Infektionskrankheiten,* die jedoch keine praktisch-klinische Bedeutung erlangt hat.

Für ausgedehntere Verwendung im Betriebe von Kliniken, Krankenanstalten, Untersuchungsämtern eignen sich besonders jene Immunitätsreaktionen, bei welchen die im Reaktionsgemisch auftretenden Veränderungen sinnfällig sind, d. h. durch bloße Besichtigung mit freiem Auge oder mit einer Lupe konstatiert werden können. Dazu gehören die Flockungs- oder Fällungsreaktionen (Agglutination, Präcipitation) und die Komplementbindungsmethoden, die als Indicator für das Reaktionsgeschehen (für die durch den Antigen-Amboceptorkomplex erfolgende Bindung des Komplementes) das Verhalten nachträglich zugesetzter sensibilisierter Erythrocyten benutzen; bleiben die sensibilisierten Erythrocyten ungelöst, so ist das Komplement verbraucht worden, das Resultat somit positiv.

Einige wichtige serodiagnostische Verfahren konnten bisher nicht mit Sicherheit auf Antigen-Antikörperreaktionen zurückgeführt werden, so die Wa.R. und die verschiedenen Flockungsreaktionen zum Nachweis der luischen Infektion und die von HENRY 1927 entdeckten Fällungsreaktionen, welche das Serum von Malarikern mit Pigmentsuspensionen und mit bestimmten Eisenpräparaten gibt („Melano- und Ferro-Flokulation"). Die serologischen Luesreaktionen sind insofern nicht krankheitsspezifisch, als sie auch bei Infektionen von anderer Ätiologie (Lepra tuberosa, Frambösie, Trypanosen, Scharlach, Malaria) positive Ergebnisse liefern; verschiedene Untersuchungen haben es wahrscheinlich gemacht, daß es sich um Reaktionen von Lipoiden mit Lipoidantikörpern handelt, daß aber die Entstehung der Lipoidantikörper im Serum der Luetiker nur indirekt durch die Wirkung der Syphilisspirochäten verursacht wird.

Die Ausführung der Reaktionen sowie die Beurteilung der Resultate erfordern gründliche serologische Kenntnisse und große Erfahrung, sollten daher spezialistisch geschulten Kräften überlassen werden. In besonderem Grade gilt dies für serologische Diagnose der Lues, bei welcher überdies noch der Umstand zu berücksichtigen ist, daß die Ergebnisse weit zuverlässiger sind, wenn man nicht einige wenige, sondern zahlreiche Serumproben gleichzeitig untersucht; hier empfiehlt es sich daher, mit der Vornahme der Untersuchungen *Zentralinstitute* zu betrauen. Auch sind serologische Reaktionen, deren Technik früher ziemlich einfach war, wie etwa die Agglutinationen, heute wesentlich komplizierter, einerseits wegen der bereits erwähnten Aufspaltung der Mikrobenarten in zahlreiche Typen (s. S. 8 und 150), andererseits infolge der Erkenntnis, daß der Bakterienleib nicht ein einziges, sondern mehrere Antigene von verschiedenen Spezifitätsgraden enthält. Eine ganz exakte Typenbestimmung in der Typhus-Paratyphus-Enteritisgruppe (mit ihren „O-", „H-" und „Vi"-Antigenen) würde beispielsweise eine zeitraubende, zahlreiche Spezialsera erfordernde Antigenanalyse notwendig machen. In manchen Fällen können solche Untersuchungen, welche von geschulten Serologen in gut ausgestatteten Laboratorien durchzuführen sind, besondere Aufschlüsse bringen, die man auf anderen Wegen nicht erhalten kann, speziell auch hinsichtlich epidemiologischer Zusammenhänge. Für klinische oder praktisch-ärztliche Zwecke genügen allerdings vereinfachte Verfahren.

Auf die Technik der verschiedenen serodiagnostischen Methoden kann an dieser Stelle unmöglich eingegangen werden. Es dürfte aber dem Arzt willkommen sein, wenn er in einer Übersicht jene Infektionskrankheiten zusammengestellt findet, bei welchen solche Verfahren anwendbar und für die ätiologische Diagnose wichtig sind. Diesem Zweck soll die nachstehende Tabelle dienen; sie umfaßt also nur jene Fälle, in welchen das Serum von Patienten oder Rekonvaleszenten das Objekt der Untersuchung bildet.

Krankheit:	*Reaktion:*
Cholera asiatica:	Nachweis der spezifischen Agglutinationswirkung des Serums auf den Erreger.
Typhus abdominalis:	dasselbe
Paratyphus und infektiöse Fleischvergiftungen:	dasselbe
Bacilläre Dysenterie:	dasselbe
Maltafieber: } Brucellen-Infektionen {	dasselbe
BANGsche Krankheit: }	dasselbe
Tularämie:	dasselbe
Gonorrhoische Infektionen:	Komplementbindungsreaktion.
Pertussis:	Komplementbindungsreaktion.
Pocken:	Agglutination der Suspensionen von PASCHENschen Körperchen durch Patientenserum (AMIES, 1932).
Gelbfieber:	Mäuseschutzversuch nach THEILER: das Patientenserum neutralisiert bestimmte Mengen von Gelbfiebervirus, so daß das Gemisch für Mäuse unschädlich wird.
Fleckfieber:	Nachweis der agglutinierenden Wirkung des Serums auf bestimmte Stämme (X_{19}) der Proteusbacillen, sog. „WEIL-FELIX-Reaktion"
Syphilis:	Komplementbindungs- oder Fällungsreaktionen, welche das Serum oder der Liquor der Patienten mit lipoidhaltigen Organextrakten (sog. Luesantigenen) gibt.
Malaria:	Melano- und Ferro-Flokulation (s. oben).

C. Die Allergien und ihre diagnostische Verwertung.

Die durch eine Infektion hervorgerufene Umstimmung des Organismus läßt sich unter Umständen auch in der Weise feststellen, daß man die *veränderte Reaktionsfähigkeit* oder — nach der durch v. PIRQUET eingeführten Bezeichnung — die *Allergie* direkt prüft. Dies geschieht durch Einverleibung von Erregern, aus denselben hergestellten Präparaten oder von den Erregern produzierten spezifischen Substanzen und Vergleichung des Effektes mit den Wirkungen, welche solche Stoffe auf normale Individuen unter sonst gleichen Bedingungen ausüben.

Rein phänomenologisch betrachtet kann sich die veränderte Reaktivität äußern: a) als *Unter- oder Unempfindlichkeit* oder b) als *Überempfindlichkeit*.

ad a) Eine *Unempfindlichkeit* bzw. *herabgesetzte Empfindlichkeit* ist nur möglich, wenn das normale Individuum auf die Einverleibung des Testpräparates mit bestimmten pathologischen Erscheinungen reagiert. Für die Anwendung am Menschen muß ferner verlangt werden, daß die Reaktion harmlos ist, nur in einer lokalen transitorischen Gewebsveränderung besteht und der Beobachtung leicht zugänglich ist. Diesen Anforderungen genügen gewisse, auf die Haut wirkende Toxine (Diphtherie- und Scharlachtoxin), wenn sie in minimalen, den Gesamtorganismus nicht schädigenden Dosen intracutan injiziert werden (SCHICKsche bzw. DICKsche Reaktion). Bleibt die Wirkung des Toxins auf die Haut (in der unmittelbaren Umgebung der Injektionsstelle) aus, so wird das Resultat als negativ bezeichnet und beweist dann, daß im Blute der geprüften Person das korrespondierende Antitoxin vorhanden ist, und zwar zumindest in der die lokale Toxinwirkung gerade noch verhindernden Minimalkonzentration. Negative Ergebnisse liefert jedoch sowohl die SCHICKsche wie die DICKsche Reaktion auch bei einem hohen Prozentsatz der Individuen, welche weder an Diphtherie bzw. Scharlach erkrankt sind noch auch früher eine der beiden Erkrankungen durchgemacht haben; es können eben im Blute solcher Menschen die entsprechenden Antitoxine vorhanden sein, sei es, daß sie sich aus endogenen Ursachen (als „natürliche Antikörper") entwickeln oder daß sie infolge der immunisierenden Wirkung latenter Infektionen entstehen (s. S. 77). Praktisch hat dieses Verhalten zur Folge, daß sich die genannten Reaktionen *nicht zur Krankheitsdiagnose* eignen, sondern nur zur *Feststellung des Immunitätszustandes*. Man nimmt nämlich an, daß der Besitz von zirkulierendem Antitoxin, der durch den negativen Reaktionsausfall angezeigt wird, *gegen die betreffende Erkrankung schützt,* daß man also mit Hilfe der Reaktionen konstatieren kann, ob eine Empfänglichkeit (Disposition) für die Erkrankung an Diphtherie oder Scharlach besteht oder nicht. Auf ganze Bevölkerungsgruppen, verschiedene Altersstufen usw. angewendet müßten daher diese Verfahren darüber Aufschluß geben: 1. Warum von der Diphtherie oder vom Scharlach erfahrungsgemäß nur ein relativ geringer Prozentsatz der der Ansteckung exponierten Individuen befallen wird (s. S. 77) und 2. wer (es wären das die positiv Reagierenden) eines prophylaktischen Schutzes (einer Impfung) bedürftig ist. Vorläufig gehen indes noch die Ansichten auseinander, in welchem Umfange (Prozentsatz) die Voraussetzung richtig ist, daß das Ergebnis der Reaktionen als adäquater Ausdruck der Immunität gegen eine Erkrankung betrachtet werden darf, und man ist daher auch vielfach davon abgekommen, die aktiv antitoxische Immunisierung gegen Diphtherie auf die „SCHICK-positiven" Individuen zu beschränken.

Diagnostische Verwertung hat dagegen das von SCHULTZ und CHARLTON 1918 entdeckte „*Auslöschphänomen*" gefunden, das eine Art Umkehrung der DICKschen Reaktion darstellt. Frische Scharlachexantheme blassen in einem Umkreis von 5—10 cm Durchmesser völlig ab, wenn man antitoxisches Serum (Scharlachrekonvaleszentenserum, antitoxische Tiersera) intracutan injiziert, während scarlatiniforme Exantheme anderer Ätiologie (Arzneiexantheme, Serum- und Masernexantheme) unbeeinflußt bleiben. Es handelt sich somit um die lokale Aufhebung der Wirkung des spezifischen Scharlachtoxins auf die Hautcapillaren durch das korrespondierende Antitoxin.

ad b) ,,Überempfindlichkeit" sollte dem Wortsinne gemäß eine graduelle Steigerung des normalen Reaktionstypus bedeuten.

Wenn z. B. ein mit Tetanustoxin vorbehandeltes Tier schon auf weit kleinere Dosen dieses Toxins mit tödlichem Starrkrampf reagiert wie ein normales von gleicher Art und Größe, liegt zweifellos eine ,,Toxinüberempfindlichkeit" vor. Normale Reaktivität und Allergie (,,Hyperergie") sind in diesem Falle voneinander nicht qualitativ, sondern *rein quantitativ* verschieden.

Der Ausdruck ,,Überempfindlichkeit" wird jedoch in der Immunitätsforschung und in der klinischen Medizin auch dann angewendet, wenn 1. der Reaktion des allergischen Individuums ein *normaler Nulleffekt* gegenübersteht, d. h. wenn nur das allergische, nicht aber das normale Individuum reagiert oder 2. wenn sich allergische und normale Reaktion *qualitativ* weitgehend unterscheiden.

Für die Überempfindlichkeit in dem zuerst präzisierten engeren Sinne besitzen wir keine mechanistische Erklärung. Dagegen kennen wir ein gut analysiertes Phänomen, welches die Erscheinungen der zweiten Gruppe im Prinzip bzw. per analogiam verständlich macht: *die Anaphylaxie.*

Das normale Meerschweinchen reagiert auf die intravenöse Injektion größerer Dosen abgelagerten Pferdeserums nicht mit sinnfälligen Symptomen. Sensibilisiert man aber ein Meerschweinchen durch subcutane Einspritzung minimaler Pferdeserummengen, so wird es nach Ablauf einer bestimmten Frist *aktiv anaphylaktisch*, und die intravenöse Reinjektion von 0,01—0,2 ccm Pferdeserum löst nunmehr einen schweren, innerhalb weniger Minuten letal verlaufenden Shock aus. Mit dem Serum aktiv anaphylaktischer Meerschweinchen vermag man normale *passiv anaphylaktisch* zu machen. Hier haben wir ein Beispiel für die Umwandlung eines normalen Nulleffektes in eine maximale Reaktion, und wenn der Experimentator statt des Pferdeserums primär toxische Eiweißstoffe wählt, resultiert das Paradigma der qualitativen Reaktionsänderung. Hier wissen wir ferner, daß der geänderte Zustand auf dem Vorhandensein eines Antikörpers beruht, der aktiv erzeugt oder passiv zugeführt wird und dessen brüske Vereinigung mit dem bei der Reinjektion einverleibten Antigen die Ursache der anaphylaktischen Symptome ist; dafür spricht ja auch die Spezifität der Anaphylaxie und die wichtige Tatsache, daß die ausgelösten Reaktionen ceteris paribus immer dieselben sind, gleichgültig, welche Antigene man im Versuche verwendet.

Es liegt daher nahe, denselben Mechanismus auch für jene Formen der Überempfindlichkeit anzunehmen, welche mit der Anaphylaxie mehrere fundamentale Eigenschaften gemein haben, nämlich 1. die Spezifität, 2. die qualitative Änderung der Reaktion (wozu man ja auch den Ersatz eines normalen Nulleffektes durch eine positive pathologische Wirkung rechnen darf) und 3. die Unabhängigkeit der beim überempfindlichen Individuum auslösbaren Wirkungen von der Natur der auslösenden Substanzen. Diese *Trias von Merkmalen* weisen nun in erster Linie die Reaktionen auf, welche Menschen oder Tiere, die mit Tuberkelbacillen, Rotzbacillen, Brucella melitensis oder Brucella abortus, Trichophytonpilzen usw. infiziert sind, geben, wenn man auf die Haut oder gewisse Schleimhäute (Konjunktivalschleimhaut) Präparate einwirken läßt, die aus den betreffenden Erregern hergestellt werden (Tuberkulin, Mallein, Abortin, Trichophytin). Je nachdem die Allergie an der Haut oder an der Bindehaut des Auges geprüft wird, unterscheidet man *Cutan-* und *Ophthalmoreaktionen;* in der humanen Medizin werden nur die erstgenannten zu diagnostischen Zwecken angewendet und haben sich als brauchbare Methoden bewährt. Der Grad der Überempfindlichkeit läßt sich abschätzen, wenn man die Minimaldosis (minimale Konzentration) des Präparates bestimmt, welche bei dem untersuchten Individuum gerade noch eine deutlich positive Reaktion hervorzurufen vermag; allerdings hat dies zur Voraussetzung, daß man über Testpräparate von konstanter Beschaffenheit verfügt, ein Ziel, das man in neuerer Zeit durch die *,,Standardisierung der Tuberkuline"* zu erreichen bemüht war.

Am eingehendsten hat sich die Immunitätsforschung mit der *Tuberkulinüberempfindlichkeit* beschäftigt, die wir daher für die folgenden Ausführungen als Repräsentanten dieser Gruppe wählen wollen.

Die Tuberkulinüberempfindlichkeit ist im Gegensatz zur Anaphylaxie nicht passiv übertragbar, d. h. es gelingt nicht, tuberkulosefreie Individuen dadurch tuberkulinüberempfindlich zu machen, daß man ihnen das Serum tuberkulösinfizierter Individuen injiziert; der Nachweis eines der Tuberkulinüberempfindlichkeit zugrunde liegenden *humoralen Antikörpers* ist somit bisher nicht erbracht worden.

Die Tuberkulinreaktionen unterscheiden sich ferner von den anaphylaktischen. Bei beiden wird allerdings die Reaktionsform von der Art der Einverleibung des auslösenden Agens entscheidend beeinflußt. Der anaphylaktische Organismus reagiert auf eine subcutane Injektion des Antigens mit einer lokalen Entzündung (ARTHUSsches Phänomen), auf eine intravenöse mit akuten oder protrahierten Shocksymptomen, und in gleicher Weise kann man beim tuberkulinüberempfindlichen Menschen bloß *lokale Veränderungen* (wie die schon erwähnten Cutan- und Ophthalmoreaktionen) oder *Allgemeinerscheinungen* (diese auch in Form des Shocks) hervorrufen, je nachdem man durch entsprechende Applikation des Tuberkulins für eine örtlich begrenzte Auswirkung sorgt oder die Aufnahme genügender Tuberkulinmengen in den Blutkreislauf ermöglicht. Der *Tuberkulinshock,* den man begreiflicherweise im Tierexperiment (am Meerschweinchen) untersucht hat, gleicht aber nie dem akut anaphylaktischen der gleichen Tierart und differiert auch von der protrahierten Form der anaphylaktischen Allgemeinreaktion in einigen Punkten. Die *Lokalreaktion* auf eine intracutane Tuberkulineinspritzung entwickelt sich träge (in 24—48 Stunden), stellt morphologisch eine mit Zellproliferation einhergehende *papulöse Efflorescenz* dar und bildet sich, selbst wenn es nicht zur zentralen Nekrose kommt, langsam zurück. Die intracutan ausgelöste anaphylaktische Reaktion ist eine rasch aufschießende *Urticariaquaddel,* die ebenso schnell verschwindet, wie sie entsteht. Man pflegt daher die allergischen Lokalreaktionen in „*verzögerte*" und „*sofortige*" („*delayed and immediate reactions*" im Englischen) einzuteilen; die Tuberkulinreaktion gehört zur ersten, die Reaktionen, bei denen die Mitwirkung eines Antikörpers nachweisbar ist (Hautreaktionen von Echinokokkenträgern auf Hydatidenflüssigkeit, von Idiosynkrasikern auf Allergene, anaphylaktische Lokalreaktionen im engeren Wortsinn) zur zweiten Gruppe, so daß also der differenten Reaktionsform auch ein verschiedener Entstehungsmechanismus (fehlende oder vorhandene Beteiligung von Antikörpern) zu entsprechen scheint. In der letzten Zeit haben sich jedoch diese Grenzen verwischt, und zwar hauptsächlich in dem Sinne, daß man dort, wo nach der Natur des auslösenden Stoffes (artfremdes Serum usw.) eine sofortige Reaktion zu erwarten war, den verzögerten Typus beobachten konnte. Als eine besondere Form der Tuberkulinwirkungen hat man die sog. *Herdreaktionen* bezeichnet, worunter man das akut-entzündliche Aufflammen bestehender tuberkulöser Gewebsveränderungen versteht, welches durch resorbiertes, in das zirkulierende Blut gelangtes Tuberkulin hervorgerufen wird. Wie BESSAU mit Recht betont, ist das bekannte Aufflammen früherer Cutanreaktionen nach erneuter Ausführung der Tuberkulinprobe an entfernten Hautstellen gleichfalls als eine willkürlich provozierte „Herdreaktion" aufzufassen. Dieses Wiederaufflammen der entzündlichen Prozesse am Orte vorausgegangener Einwirkung konnte jedoch auch in mannigfacher Variierung nach Injektion artfremder Sera festgestellt werden, ist also kein ausschließliches Attribut des Tuberkulins und der ihm verwandten Substanzen.

Wie man sieht, haben sich dort, wo man prinzipielle Unterschiede erblicken wollte, zahlreiche Analogien und Beziehungen ergeben. Aber die Unmöglichkeit der passiven

Übertragung blieb schließlich doch aufrecht und stützt die Auffassung, daß die Tuberkulinüberempfindlichkeit sowie die mit ihr auf gleicher Stufe stehenden Überempfindlichkeiten gegen Mallein, Abortin, Trichophytin usw. nicht zu den anaphylaktischen, auf Antigen-Antikörperreaktionen beruhenden Phänomenen gehören, sondern allergische Zustände anderer, wenn auch vorläufig nicht bekannter Art darstellen — Zustände nichtbekannter Art, weil eine plausible Hypothese über die Wirkungsweise des Tuberkulins, welche sich von der Analogie mit der Anaphylaxie völlig emanzipiert, nicht aufgestellt werden konnte. Das Wesen dieser Allergien wird somit nicht definiert und der Allergiebegriff gewinnt die unbestimmte Bedeutung der „geänderten Reaktionsfähigkeit" schlechtweg, in welcher Form er natürlich auf sehr viele, miteinander sicher nicht verwandte Erscheinungen angewendet werden kann; die Spezifität der infektiösen Allergien, die sich auf Grund umfangreicher Erfahrungen nicht bezweifeln läßt, bleibt unaufgeklärt.

Viel umstritten sind die Versuche, die infektiösen Allergien als *zweckmäßige Zustände* zu deuten, welche die Heilungstendenz chronischer Infektionen begünstigen oder einen Schutz gegen Re- und Superinfektionen gewähren. Sie geraten in Kollision mit jener anderen Denkrichtung, welche die Überempfindlichkeit als einen pathogenen Faktor betrachtet, der beim Zustandekommen der krankhaften Symptome vieler Infektionskrankheiten eine wichtige Rolle spielen soll, ein Widerstreit der Ansichten, der eine spekulative Lösung in der Annahme findet, daß ein an sich unzweckmäßiges, weil pathologisches Geschehen einem für den Gesamtorganismus günstigen Ziele (Abgrenzung von Infektionsherden durch Zellproliferation, Abtötung eingedrungener Erreger) zustreben kann.

Diese Annahme ist speziell von der Tuberkuloseforschung adoptiert und in weitestem Umfange verwertet worden (K. E. RANKES Allergiestadien der Lungentuberkulose), seit R. KOCH gezeigt hatte, daß das tuberkulöse und gegen Tuberkulin überempfindliche Meerschweinchen gegen eine subcutane Superinfektion in gewissem Sinne geschützt ist, und daß sich an der Superinfektionsstelle (im Gegensatze zur subcutanen Erstinfektion) eine rasch einsetzende, intensive und schnell abheilende Entzündung entwickelt. Dazu kamen die Untersuchungen v. PIRQUETS über das Verhalten geimpfter Menschen gegen Revaccinationen; auch die Revaccine kann als stark beschleunigte, gleichzeitig aber abortive Reaktion verlaufen. In beiden Fällen scheinen Überempfindlichkeit und antiinfektionelle Immunität miteinander verbunden zu sein, so daß es naheliegt, die erste als Ursache der zweiten zu betrachten; die Überempfindlichkeitsreaktionen werden als Mehrleistungen („Hyperergien") aufgefaßt, die der infizierte oder spezifisch vorbehandelte Organismus aufbringt, um erneute exogene oder endogene Reinfektionen zu verhindern bzw. abzuschwächen. Es existieren jedoch sowohl für die Tuberkulose wie für andere Infektionen (Rotz, Vaccine, Variola, Pneumomykosen usw.) Beobachtungen und experimentelle Untersuchungen in großer Zahl, aus denen hervorgeht, daß Allergie (gemessen an der Reaktivität der Haut) und antiinfektiöse Immunität keineswegs parallel gehen, ja daß Allergie ohne Immunität und Immunität ohne Allergie sehr wohl bestehen kann. Wenn in die Gewebe eines spezifisch vorbehandelten oder infizierten Organismus lebende Infektionskeime eindringen und an der Eintrittspforte zugrunde gehen, so daß die Reinfektion nicht haftet, und wenn gleichzeitig die in Lösung gehenden Erregersubstanzen an der gleichen Stelle eine allergische Reaktion auslösen, so muß also der erste Vorgang nicht notwendig eine Folge des zweiten sein; es kann sich ebensogut um einen zufälligen Koeffekt handeln (DOERR). Die bestbekannte Form der sog. „Überempfindlichkeit", die aktive Anaphylaxie, beruht endlich sicher nicht auf einer Mehrleistung (Hyperergie) des durch die Sensibilisierung „umgestimmten" Organismus; der normale Organismus reagiert genau in derselben Weise wie der aktiv sensibilisierte, wenn man durch die Zufuhr von Antikörpern den Ablauf der pathogenen Reaktion ermöglicht (passive Anaphylaxie).

Epidemiologie.

A. Statistische Epidemiologie.

Unter „*Epidemie*" versteht man nach dem herrschenden Sprachgebrauch das gehäufte Auftreten einer Infektionskrankheit in einer bestimmten Bevölkerungsgruppe innerhalb eines begrenzten Zeitintervalles. Die Bevölkerungsgruppe kann klein oder groß sein, d. h. eine sehr verschiedene Zahl von Individuen umfassen, z. B. die Mitglieder eine Familie, die Zöglinge einer Schule, die Arbeiter einer Fabrik, die Einwohner einer Stadt, eines Landes; erstreckt sich die Ausbreitung der Seuche auf mehrere Kontinente, so spricht man von einer *Pandemie*. Das Zeitintervall kann ebenfalls variieren, die Epidemie kann nach mehreren Wochen oder erst nach mehreren Monaten, unter Umständen auch nach Jahresfrist erlöschen; stets ist jedoch für den Begriff der Epidemie die doppelseitige zeitliche Begrenzung (Anfang und Ende des „Seuchenausbruches") erforderlich.

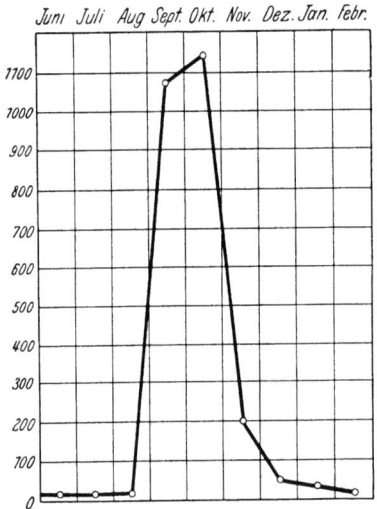

Abb. 2. Typhusepidemie in Gelsenkirchen (1901). Die absoluten Zahlen der auf die einzelnen Monate entfallenden Erkrankungen sind als Ordinaten (in der Mitte des jedem Monat entsprechenden Abszissenabschnittes) aufgetragen und die Scheitelpunkte der Ordinaten durch eine gebrochene Linie verbunden. Die absoluten Erkrankungszahlen haben eine relative Bedeutung, da sie auf die annähernd konstant gebliebene Bevölkerungsziffer des verseuchten Bezirkes zu beziehen sind.

In größeren Bevölkerungsgruppen beobachtet man noch ein anderes Verhalten. Manche Infektionskrankheiten erlöschen überhaupt nicht von selbst, sondern bestehen durch Jahrzehnte und Jahrhunderte fort, und es läßt sich oft auch nicht konstatieren, wann sie zuerst ihren Einzug in das betroffene Siedelungsgebiet gehalten haben (Tuberkulose, Lepra, Diphtherie, Masern, Syphilis, Malaria). Solche perennierende Verseuchungen werden als „*Endemien*" bezeichnet.

Als drittes Phänomen ist endlich die *Sporadizität* bekannt, d. h. das Auftreten eines einzigen Falles (oder einiger weniger Fälle, die untereinander keine Beziehungen aufweisen) in einem scheinbar unverseuchten Milieu; die Erkrankungen bleiben isoliert, sie haben keine weiteren Erkrankungen zur Folge (Meningitis cerebrospinalis epidemica).

Epidemische oder endemische Ausbreitung sind keine speziellen Attribute *bestimmter* Infektionskrankheiten. Im allgemeinen ist es allerdings richtig, daß *chronische Infektionen* (Tuberkulose, Lepra, Malaria, Syphilis) zu endemischer Einnistung neigen, weil die infizierten Individuen während langer Zeiträume als Infektionsquellen fungieren; dadurch wird einerseits das Abreißen der Infektketten, das Erlöschen des Verseuchungszustandes verhindert, andererseits muß es infolge der (im Verhältnis zur durchschnittlichen Lebensdauer des Menschen) langen Erkrankungsdauer notwendigerweise zu einer prozentuellen Häufung der Fälle kommen. Ähnliche Gesichtspunkte gelten für Infektionskrankheiten, die zwar akut ablaufen, an die sich aber häufig ein langes oder gar unbegrenztes Stadium latenter Infektion (das Dauerausscheidertum) anschließt wie z. B. beim Typhus abdominalis oder bei der Diphtherie. Es existieren jedoch Ausnahmen; die Masern gehören zu den akuten Infektionen, Dauerausscheider oder Keimträger sind nicht bekannt und doch herrscht diese

Krankheit in vielen Ländern in ausgesprochen endemischer Form, wenn auch mit stark wechselnder Frequenz.

Ferner kann ein und dieselbe Infektionskrankheit in bestimmten Bevölkerungsgruppen nur als Epidemie auftreten, in anderen Jahrhunderte und Jahrtausende hindurch endemischen Charakter bewahren. Die Cholera ist in Vorderindien (Gangesdelta), die Pest in einigen asiatischen und afrikanischen Distrikten (chinesische Provinz Yünnan, Abhänge des Himalaya, Assir, Uganda) endemisch, in Europa nehmen beide, wenn es nach erfolgter Einschleppung zur Ausbreitung kommt, den epidemischen Typus an, sie erlöschen nach relativ kurzer Frist ihres Bestehens.

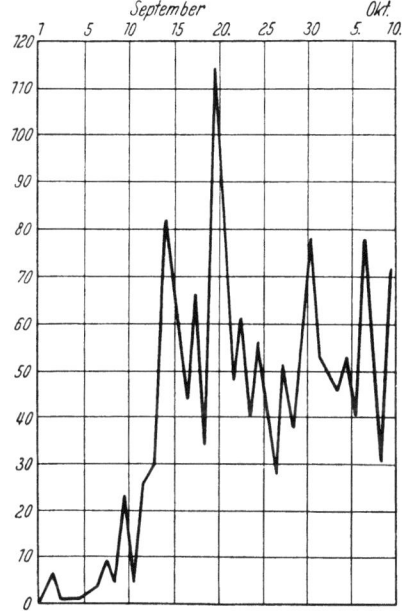

Schließlich kann sich an einen epidemischen Ausbruch ein endemischer Verseuchungszustand anschließen (Bildung von endemischen Choleraherden in Südrußland nach dem Weltkriege) und sehr häufig beobachtet man, daß sich in den regulären Gang von Endemien vorübergehende starke Frequenzsteigerungen einschalten, die man in Anbetracht ihres plötzlichen Beginnes und ihres befristeten Bestehens mit Recht als epidemische Phasen oder kurz als Epidemien bezeichnet.

Die *Epidemiologie* beschäftigt sich mit *allen* Formen des Auftretens der Infektionskrankheiten in den verschiedenen Bevölkerungsgruppen und berücksichtigt außer der örtlichen und zeitlichen Verteilung der Fälle auch jene allgemeinen Änderungen im klinischen Charakter der Infektionen, welche als Folgen der Ausbreitung zu betrachten sind. Sie ist demnach — abweichend von der etymologischen Bedeutung des Wortes — nicht

Abb. 3. Ein Abschnitt der in Abb. 2 dargestellten Typhusepidemie; Registrierung der auf jeden Tag entfallenden Erkrankungen.

bloß die „Lehre von den Epidemien", sondern muß als jener spezielle Wissenszweig definiert werden, *welcher die Infektionszustände von Menschenkomplexen quantitativ, zeitlich und qualitativ erfassen und auf ihre Ursachen zurückführen will.*

Um diese Aufgaben zu lösen, kann die Epidemiologie nur so vorgehen, daß sie zunächst das Objekt ihrer Untersuchungen fixiert. Das Objekt sind die Infektionszustände der Massen; da sich diese Massen stets aus infizierten (erkrankten) und nichtinfizierten (nichterkrankten) Individuen zusammensetzen, lassen sich ihre Infektionszustände nur durch das Verhältnis dieser beiden Gruppen ausdrücken und gleichzeitig messen. Die Basis sämtlicher Fragestellungen der Epidemiologie bilden somit *statistische Erhebungen,* die wenigstens insoweit vollständig und zuverlässig sein müssen, daß die gestellte Frage beantwortet werden kann.

Der Grundbegriff, mit welchem die *statistische Epidemiologie* operiert, ist also die *Morbidität,* eine Verhältniszahl, welche angibt, wie viele Erkrankungen auf die Gesamtzahl der Individuen oder — bei größeren Bevölkerungsgruppen — auf je 100, 1000 oder 10000 Menschen entfallen. Die Morbidität wird (ebenso wie die später zu definierende Mortalität und Letalität) im allgemeinen immer *auf bestimmte Infektionskrankheiten* bezogen; auch für die statistische Epidemiologie ist somit das Gesetz der Spezifität der Infektionskrankheiten bzw. der Spezifität der Erreger maßgebend. Die Zusammenfassung der prozentuellen Erkrankungshäufigkeit an verschiedenen Infektionen, welche denselben Infektionsmodus miteinander gemein haben (Geschlechtskrankheiten), oder gar an sämtlichen Infektionen in einer einzigen Ziffer verfolgt lediglich den Zweck, für die ökonomischen und gesundheitswirtschaftlichen Schäden, welche die Seuchen dem Volkskörper zufügen, eine globale Vorstellung zu gewinnen.

Die Morbidität an einer bestimmten Infektion ändert sich in der gleichen Bevölkerungsgruppe *mit der Zeit*. Morbiditätszahlen haben daher nur dann einen Sinn und wissenschaftlichen Wert, wenn das *Beobachtungsintervall* angegeben wird, auf welches sie sich beziehen. Welches Beobachtungsintervall in einem speziellen Falle gewählt wird, hängt von der statistischen Fragestellung ab; man kann die Morbidität für eine ganze Epidemie feststellen oder für bestimmte Zeitabschnitte von kürzerer oder längerer Dauer (Tage, Wochen,

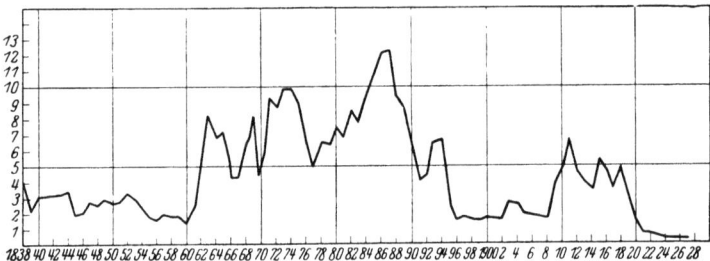

Abb. 4. Todesfälle an Diphtherie in Hamburg 1838—1927 auf 10000 Lebende.
(Nach A. GOTTSTEIN.)

Monate, Jahre, Quinquennien). Die zweite Methode gibt, wenn man die erhaltenen Resultate fortlaufend aneinanderreiht, Aufschluß darüber, *wie* sich die Morbidität mit der Zeit ändert, sie registriert *die Morbiditätsschwankungen* (bezogen auf dieselbe Infektion und die gleiche Bevölkerungsgruppe)[1]. Auf diese Weise erhält man ein klares Bild vom Gang (Verlauf) der Epidemien sowie von den rhythmischen (periodischen) Oszillationen der Frequenz bestimmter Infektionskrankheiten innerhalb eines Jahres (jahreszeitliche Schwankungen) oder längerer Perioden (Jahresschwankungen und sog. säkulare Schwankungen). Besonders übersichtlich werden solche Betrachtungen der Morbidität als Funktion der Zeit durch die graphische Darstellung, d. h. durch Eintragung der Morbiditätsziffern in ein Zeitkoordinatensystem, wie dies durch die Abb. 2—6 veranschaulicht wird.

Die Angaben über die Morbidität beruhen, sofern es sich um größere Bevölkerungsgruppen handelt, auf der obligatorischen Anzeigepflicht, welche

---

[1] Morbidität und Mortalität gestatten (ähnlich wie in der Bevölkerungslehre) noch eine andere Betrachtungsweise. Sie können nicht nur auf einen bestimmten Zeitabschnitt, sondern auch auf die Lebensdauer bezogen werden. Im ersten Falle stellt man fest, wieviel Individuen während des gewählten Zeitintervalles (Monat, Jahr usw.) erkranken oder sterben (sog. Querschnitts- oder Zustandsberechnung); im zweiten wird ermittelt, wieviel Individuen einer gleichzeitig geborenen Menschengeneration Jahr für Jahr an einer bestimmten Infektion erkranken bzw. sterben und welchen Gesamtwert die Ziffern nach Erreichung des n-ten Lebensjahres annehmen (Längsschnitts- oder Vorgangsberechnung). Durch die Längsschnittberechnung erfährt man somit, in welchem Lebensalter die maximale Durchseuchung erreicht wird (bei den Masern z. B. durch manifeste Erkrankungen im 10. Altersjahr, bei der Tuberkulose vorwiegend durch latente Infektionen mit dem 30. Jahre), und in welchem Tempo und quantitativem Ausmaß eine bestimmte Generation (ein Geburtenjahrgang) durch eine Seuche sukzessive geschädigt oder dezimiert wird.

für die meisten Infektionskrankheiten in allen Kulturstaaten gesetzlich geregelt erscheint. In Anbetracht der begrenzten Leistungsfähigkeit der klinischen und der beschränkten Anwendbarkeit (Inanspruchnahme) der ätiologischen Diagnostik sind die erhaltenen Ziffern daher fast stets zu niedrig; atypische oder abortive Fälle werden von der Statistik in der Regel nicht erfaßt. Ganz unberücksichtigt bleiben die *latenten Infektionen*. Erst in neuerer Zeit wurden Versuche unternommen, auch diese Kategorie zahlenmäßig zu bestimmen, zuerst und mit überraschendem Resultat für die Tuberkulose, später für die Cholera asiatica, den Abdominaltyphus, die Diphtherie, die Meningokokkeninfektionen, die Malaria. Die Ansichten über den *latenten Durchseuchungszustand* erfuhren dadurch eine förmliche Umwälzung; da aber die latent Infizierten nur durch schwer zu organisierende und mühevolle Untersuchungen ermittelt werden können, repräsentieren die erzielten Ergebnisse größtenteils nur *Momentaufnahmen* und geben — im Gegensatz zu der automatisch fortlaufenden Morbiditätsstatistik — keine Auskunft über die zeitlichen Schwankungen des (latenten) Infektionszustandes.

Die Morbidität ist eine Aussage über die *Zahl*, aber nicht über den *Charakter* der Erkrankungen. Als ein statistisch faßbarer Gradmesser der Intensität (Schwere) des Krankheitsverlaufes wird die *Letalität* verwendet, worunter man die Zahl der Todesfälle versteht, welche auf je 100 oder je 1000 *Erkrankungen* entfallen; sie bestimmt also die *Tödlichkeit* der Erkrankungen und setzt daher die Kenntnis der Morbidität voraus. Von der Letalität ist die *Mortalität* (Sterblichkeit an einer Infektionskrankheit) scharf zu unterscheiden, welche die Zahl der Todesfälle *auf die Zahl der Individuen der betreffenden Bevölkerungsgruppe* (bzw. auf 100, 1000 oder 10 000 Menschen) bezieht. Die Verschiedenheit der beiden Begriffe läßt sich am besten durch ein Beispiel klarmachen. Wenn in einer Typhusepidemie von je 1000 Menschen 2 erkranken und von je 100 Erkrankten 20 sterben, ist die Mortalität gering (0,4$^0/_{00}$), die Letalität groß (20%); erkranken von je 1000 Personen 100 und sterben von je 100 Erkrankten 5, so steigt die Mortalität auf 5$^0/_{00}$, die Letalität sinkt auf 5%. Bei gleichbleibender Letalität kann also die Mortalität wachsen oder abnehmen, wenn die Zahl der Erkrankungen (die Morbidität) steigt oder fällt. Kennt man die Morbidität, so kann man aus der Mortalität unschwer die Letalität berechnen und umgekehrt aus der Letalität die Mortalität.

B. Induktive Epidemiologie.

Die einmalige Feststellung der Morbidität, der latenten Durchseuchung, der Letalität und der Mortalität und in erhöhtem Maße ihre *fortlaufende Registrierung* läßt *Gesetzmäßigkeiten* zutage treten, welche eine Erklärung erheischen. Sucht die Epidemiologie diese Erklärung zu finden, so streift sie den Charakter einer bloßen Tatsachenforschung ab und wird zur Ursachenforschung (K. KISSKALT). Die Lösung der kausalen Probleme kann zunächst durch kritische Verwertung des Beobachtungsmateriales, d. h. ebenfalls auf statistischem Wege angestrebt werden, so daß sich Tatsachen- und Ursachenforschung — wenigstens hinsichtlich der wissenschaftlichen Methodik — nicht scharf voneinander abgrenzen lassen.

Schon die Betrachtung der Verseuchungszustände als *Funktion der Zeit* schließt gewisse Erklärungsmöglichkeiten regelmäßig wiederkehrender Phänomene in sich. Wenn man beobachtet, daß bestimmte Seuchen wie Fleckfieber und Recurrens vorzugsweise im Winter, andere wie die bacilläre Ruhr oder die Malaria im Spätsommer und Herbst auftreten, muß man dem Wechsel der Jahreszeiten einen dominierenden Einfluß zuerkennen.

Fruchtbarer werden die Ergebnisse des statistischen Verfahrens, wenn man die beiden Bezugskomponenten der epidemiologischen Erscheinungen, die Infektionskrankheiten und die Bevölkerungsgruppen, variiert, d. h. wenn man das Verhalten verschiedener Infektionskrankheiten oder verschiedener Bevölkerungsgruppen miteinander vergleicht.

a) Der Vergleich verschiedener Infektionskrankheiten führt ohne weiteres zur Einsicht, *daß jede Infektion durch besondere epidemiologische Verhältnisse ausgezeichnet ist.* Es ist dies eine selbstverständliche Konsequenz der Spezifität der Erreger, die sich jedoch in der seuchenhaften Ausbreitung der Infektionen nur unvollkommen widerspiegelt, da die Bedingungen für das Zustandekommen der Ansteckung bei mehreren Infektionen identisch oder ähnlich sein können (venerische Infektionen, infektiöse Darmerkrankungen, akute Exantheme). Mit der Feststellung der Verbreitung der *einzelnen* Infektionskrankheiten befaßt sich die *spezielle,* mit der Ermittelung *gemeinsamer* epidemiologischer Erscheinungen die *allgemeine* Epidemiologie.

b) Durch den Vergleich zweier oder mehrerer Bevölkerungsgruppen, welche sich ausschließlich oder doch vorwiegend durch einen Faktor voneinander unterscheiden, läßt sich die Bedeutung dieses Faktors für den Durchseuchungszustand und seine Fluktuationen erkennen. Die Wahl des Faktors wird durch die Fragestellung des Statistikers bestimmt; sie erfolgt im allgemeinen nach demographischen, soziologischen oder geographischen Gesichtspunkten. Die überwiegende Mehrzahl derartiger Untersuchungen erstreckt sich demnach auf die Erforschung des Einflusses folgender Momente:

1. Rassezugehörigkeit;
2. Alter und Geschlecht;
3. Beruf;
4. Siedelungsformen (Land- und Stadtbevölkerung);
5. Wohndichte (einschließlich der temporären oder dauernden Zusammendrängung vieler Individuen in Schulen, Kasernen, Gefangenenanstalten, Irrenanstalten);
6. wirtschaftliche Lage;
7. Kulturzustand (mit spezieller Berücksichtigung der hygienischen Kultur);
8. geographische Lage verseuchter und nichtverseuchter Orte und Länder (Klima, Boden- und Bewässerungsverhältnisse usw.).

Von den aufgezählten ,,Faktoren" besitzen nur wenige (Rassezugehörigkeit, Alter, Geschlecht, Beruf) den Charakter *einfacher Bedingungen* und selbst diese können von der Statistik meist nicht völlig rein erfaßt werden. Kinder leben unter anderen Verhältnissen als Erwachsene, beim Beruf spielt nicht nur dieser, sondern die wirtschaftliche Lage und die hygienische Kultur eine Rolle. In noch weit höherem Grade gilt dies für die übrigen Momente, welche ihrer Natur nach *Bedingungskomplexe* darstellen, die sich oft nicht weiter analysieren, in ihre Komponenten zerlegen lassen.

Der statistischen Ursachenforschung sind schon dadurch Schranken gezogen, deren Überschreitung wiederholt zu irrigen Auffassungen geführt hat (die Lehre von den Miasmen, die Boden- und die Wassertheorie der Malaria, die PETTENKOFERsche Hypothese von der Reifung der Typhus- und Cholerakeime in ,,siechhaftem" Boden, die Annahme einer infektiösen Ätiologie der Avitaminosen [Skorbut, Beri-Beri, Rachitis]). Es ist ferner nicht zu leugnen, daß diese Methode — die von KISSKALT als *induktive,* von A. GOTTSTEIN als *analytische* Epidemiologie bezeichnet wird — zwar *tatsächliche* Zusammenhänge aufdeckt, die Frage nach der *Kausalität* dieser Zusammenhänge jedoch meist unbeantwortet läßt. Daß die Diphtherie z. B. hauptsächlich im Kindesalter herrscht, daß also Kinder eine ungleich höhere Disposition für diese Krankheitsform besitzen als Erwachsene, kann durch statistische Erhebungen unschwer und zahlenmäßig bewiesen werden (vgl. Abb. 1, S. 76): bis zum Kern des Problems, der Ergründung des Wesens der Diphtheriedisposition, kann man dagegen auf diesem Wege nicht vordringen. Ein anderes Beispiel: einige Infektionskrankheiten zeigen sich meist oder gelegentlich in Form von explosiven Epidemien, sie treten plötzlich und mit großer Massenhaftigkeit auf, um ebenso plötzlich wieder zu verschwinden (Influenza, Dengue, Phlebotomusfieber, Fleckfieber und Malaria im Kriege, explosive Cholera- und Typhusepidemien); wodurch aber dieses Verhalten bedingt ist, vermag die induktiv-analytische Epidemiologie nicht zu entscheiden, und erst von anderer Seite her sind wir zur Erkenntnis gelangt, daß sich hier unter dem gleichen epidemiologischen Bild das Zusammenwirken ganz verschiedenartiger Bedingungskomplexe verbirgt. Der Wert dieser Forschungsrichtung liegt somit darin, daß sie von Tatsachen ausgeht, daß sie durch analytische Zerlegung dieser Tatsachen die epidemiologischen Probleme vereinfacht und daß sie uns Aufschlüsse über die Bedeutung der Disposition und über den in einem bestimmten Fall anzunehmenden Infektionsweg liefert, Aufschlüsse, die mit anderen Mitteln nicht zu gewinnen sind. Daß eine Typhusepidemie durch infiziertes Trinkwasser oder infizierte Milch hervorgerufen wird, stellen wir fast nie durch Untersuchung des Wassers oder der Milch auf Typhusbacillen fest, sondern durch Erhebungen, ob sich die Verbreitung der Krankheit mit der Wasser- bzw. Milchversorgung deckt und ob der Charakter der Epidemie der Annahme einer vielen Individuen zu gleicher Zeit gemeinsamen Infektionsquelle entspricht.

In neuerer Zeit versuchten amerikanische Autoren, epidemiologische Phänomene experimentell zu reproduzieren. TOPLEY, FLEXNER, AMOSS und WEBSTER studierten die Ausbreitung des Mäusetyphus in gesunden, nach bestimmten Schemata angeordneten Mäusepopulationen („Mäusedörfern") nach willkürlichem Import der Krankheit durch infizierte Exemplare. Auf die Resultate kann hier nicht eingegangen werden. Generell sei bemerkt, daß diese *experimentelle Epidemiologie* bisher nur einen Spezialfall untersucht hat, daß sie eigentlich nichts anderes tut als die statistische Epidemiologie, indem sie Beobachtungsmaterial sammelt und sichtet, und daß sich die Erfahrungen nicht einmal auf ähnliche Infektionen des Menschen (Kontaktepidemien des Typhus und Paratyphus) übertragen lassen, schon aus dem Grunde, weil die gegenseitigen Beziehungen der Individuen im Mäusedorf ganz andere sind als die Beziehungen freilebender Tiere, geschweige denn des Menschen.

C. Deduktive Epidemiologie.

Die *ätiologische (deduktive oder synthetische) Epidemiologie* schlägt den umgekehrten Weg ein; sie will die Massenerscheinungen aus den Bedingungen der Einzelinfektion ableiten. Dies setzt voraus, 1. daß man alle Bedingungen der Einzelinfektion kennt und 2. daß man imstande ist festzustellen, wie sich diese Bedingungen in der Masse realisieren. Keine der beiden Prämissen konnte bisher restlos erfüllt werden.

Über die Bedingungen der Einzelinfektion sind wir zwar im allgemeinen gut unterrichtet: Eigenschaften der Erreger, Art der Ausscheidung aus dem infizierten Organismus, Infektionsweg und Übertragungsmodus, Eintrittspforte, Disposition (natürliche Resistenz oder erworbene Immunität) des Empfängers. Wir wissen aber auch, daß diese Faktoren auch für ein und dieselbe Infektionskrankheit nicht einheitlich, sondern mannigfaltig sind (man denke nur an die verschiedenen Infektionswege bei der Verbreitung des Typhus) und daß selbst einfache Faktoren, wie z. B. die Virulenz (Infektiosität und Pathogenität) der Erreger, in der Natur graduell innerhalb weiter Grenzen variieren. Jeden dieser Faktoren zu bestimmen und seine Beteiligung am Endeffekt (der Einzelinfektion) zu ermitteln, ist schwierig, meist sogar unmöglich, weil wir ja höchstens im Experiment, nicht aber unter natürlichen Verhältnissen den Werdegang der

Einzelinfektionen vom Ursprung bis zum Ziele verfolgen, sondern bereits der vollzogenen Tatsache, der Erkrankung, gegenüberstehen. Schließlich sind auch nicht alle Bedingungen der Einzelinfektion bekannt oder genau genug erforscht; über die Schicksale der Erreger in der Außenwelt haben wir keine zureichenden Kenntnisse und für die wichtigste Phase des Infektionsprozesses, das Eindringen der Keime in die Gewebe, gilt dasselbe.

Die synthetische Erklärung epidemiologischer Phänomene aus dem Mechanismus der Einzelinfektion hat überdies noch mit dem Umstande zu kämpfen, daß die Einzelinfektionen *zweigliedrige,* die epidemiologischen Erscheinungen in der Regel *mehrgliedrige* Infektketten darstellen, wodurch sich die Verhältnisse außerordentlich komplizieren.

Man begreift daher, daß die deduktive Epidemiologie nur einen Teil der Probleme, welche durch die statistische Richtung aufgerollt wurden, zu lösen vermochte, oder — wie man das nicht ganz richtig auszudrücken pflegt — daß die „bakteriologischen und serologischen Methoden" partiell versagten. Dies und der Umstand, daß die deduktive Forschung eine Zeit hindurch über dem Erreger die Disposition fast ganz vernachlässigte, verschafften der induktivstatistischen Epidemiologie erneut eine stetig wachsende Bedeutung, die sie unter dem Eindruck der großen Entdeckungen von R. KOCH, J. L. PASTEUR und ihrer Nachfolger eingebüßt hatte. Bei dem gegenwärtigen Stande der Wissenschaft ist das richtige Verhältnis der beiden Zweige dahin zu präzisieren, daß sie nur in der Feststellung von Tatsachen autonom, voneinander unabhängig sind, daß sie dagegen in den Erklärungsversuchen gegenseitige Übereinstimmung anzustreben haben. *Das ideale Ziel der Epidemiologie ist jedenfalls die Integration der Einzelinfektionen zum epidemiologischen Phänomen, denn im natürlichen Gang der Seuchen kann nichts geschehen, was nicht schon im Wesen der Einzelinfektion begründet ist.*

Als Ursachenforschung kann sich die deduktive Epidemiologie mit weitaus überragenden Leistungen legitimieren, Leistungen, ohne welche die gesamte Epidemiologie das geblieben wäre, was sie vor KOCH und PASTEUR war: eine deskriptive Wissenschaft. Was von der deduktiven Forschungsrichtung noch in Zukunft zu erwarten ist, läßt sich nicht voraussagen.

KISSKALT meint, es werde niemals gelingen, durch die Eigenschaften der Ruhrbacillen das vorzugsweise Auftreten der bacillären Dysenterie im Sommer und Herbst zu erklären; diese Erklärung hat jedoch auch die induktive Epidemiologie bisher nicht gegeben, und wenn sie sagt, daß jahreszeitliche Dispositionsschwankungen maßgebend sind, bleibt sie den Beweis für die Existenz derselben und die Auskunft über das Wesen der Ruhrdisposition schuldig. Abgesehen davon, daß auch die Disposition zu den Bedingungen der Einzelinfektion gehört und als solche einer deduktiv-experimentellen Untersuchung zugänglich ist, könnte sich daher die obige Prognose als irrig erweisen. Bis vor kurzem konnte man sich den „*Anophelismus ohne Malaria*" auch nicht zurechtlegen, d. h. die Erscheinung, daß in manchen Gegenden Gametenträger und Anophelenspezies, welche als geeignete Überträger bekannt sind, vorkommen und daß es trotzdem nicht zu einer Ausbreitung der Malaria kommt; jetzt wissen wir durch die Arbeiten von SWELLENGREBEL, daß die Zugehörigkeit der Anophelen zu einer bestimmten zoologischen Spezies noch nicht ihre Eignung als Malariaüberträger bedingt, sondern daß innerhalb einer sonst geeigneten Anophelenart Varietäten existieren können, in welchen sich die aufgenommenen Gameten nicht weiter entwickeln. Die induktive Epidemiologie müßte eine „Immunität der Örtlichkeit" konstatieren; die deduktive Forschung zeigt, daß einfach der Infektionsweg, an den die Malariainfektion gebunden ist, durch den Mangel übertragender Insekten zur Unmöglichkeit wird.

D. Die wichtigsten epidemiologischen Phänomene.

Da die spezielle Epidemiologie den Kapiteln über die einzelnen Infektionskrankheiten vorbehalten bleiben muß, können hier nur die wichtigsten Phänomene der allgemeinen Epidemiologie kurz besprochen werden.

1. Die *Endemien*, worunter man perennierende (nicht erlöschende) Durchseuchungszustände versteht, können verschiedene Ursachen haben, je nachdem die betreffende Krankheit nur von Mensch zu Mensch oder von höheren Tieren auf den Menschen oder durch Vermittelung von Insekten übertragen wird.

Im ersten Falle setzen sich die Endemien aus kontinuierlichen Infektketten („nicht abreißenden Menschenpassagen") zusammen. Die Infektketten darf man sich allerdings nicht rein linear vorstellen, derart, daß ein infiziertes Individuum immer wieder nur eine einzige Person ansteckt; vielmehr können von einem Menschen mehrere Neuinfektionen ausgehen, die Infektketten können die Gestalt mannigfach verzweigter Stammbäume annehmen und von den Verästelungen endigt dann die Mehrzahl blind, die Kontinuität bleibt aber in anderen Linien gewahrt.

In dieser Gruppe wird das endemische Verhalten begünstigt bzw. bedingt: a) durch die lange Dauer des infektiösen Stadiums (chronischer Verlauf der Krankheit, Dauerausscheidertum); b) durch die latente Durchseuchung (Keimträger); c) durch das stete Vorhandensein oder den Zufluß empfänglicher Individuen (Geburten, Einwanderung); d) durch eine allgemeine Disposition der gesunden Menschen für die betreffende Infektion; e) durch den Tiefstand hygienischer Kultur, welcher die Chancen für direkte und indirekte Kontakte steigert. Natürlich können auch mehrere dieser Momente kooperieren, wie z. B. bei der Tuberkulose oder der Cholera asiatica.

Bei den Zoonosen (Lyssa, Rotz, Milzbrand, Morbus Weil, Maltafieber, BANGsche Krankheit, Tularämie, bei der Pest, sofern sie von Ratten oder Tarbaganen auf den Menschen übertragen wird) handelt es sich, wenn sie unter der Bevölkerung bestimmter Gegenden nicht erlöschen, nicht um Endemien im eigentlichen Wortsinne, sondern um stets erneute (fallweise) Abzweigungen bestehender Enzootien.

Krankheiten, welche nur durch Insekten übertragen werden, nehmen besonders leicht endemischen Charakter an, und zwar wieder aus mehrfachen Gründen. Bei manchen dauert das Stadium, währenddessen der Mensch für das Insekt infektiös ist, sehr lange (Malaria, afrikanische Schlafkrankheit), bei anderen halten sich die Erreger im Insekt oder seinen Entwicklungsstadien geraume Zeit (Gelbfieber, Dengue, Phlebotomenfieber), können im Insekt überwintern und so seuchefreie Perioden überbrücken und sogar vom weiblichen Insekt auf seine Nachkommenschaft übergehen (wie die Spirochäten der afrikanischen Recurrens bei der übertragenden Zecke Ornithodorus moubata). Ferner können nicht nur Menschen, sondern auch höhere Tiere empfänglich sein und als beständige „Virusreservoirs" fungieren, aus denen die Insekten den Ansteckungsstoff schöpfen (s. S. 90). Endlich spielt die Zahl der übertragenden Insekten eine Rolle (Endemizität des Fleckfiebers und gewisser Recurrensformen in hochgradig verlausten Bevölkerungsgruppen), die Erfüllung klimatischer Bedingungen für die exogene Entwicklung der Erreger im Organismus des Insekts (Malaria, afrikanische Schlafkrankheit, Dengue, Gelbfieber) u. a. m.

Es wurde bereits an anderer Stelle (s. S. 79) der Angaben gedacht, daß bestimmte Seuchen im endemischen Verbreitungsgebiet allmählich einen milderen Charakter angenommen haben (Pocken, Masern, Pest, Tuberkulose, Syphilis), und zwar, was nicht bestritten wird, ohne daß die Empfänglichkeit für die Infektion als solche herabgesetzt wurde. Würden solche Erscheinungen darauf beruhen, daß die erbliche Reaktionsfähigkeit der Menschen auf die pathogenen Auswirkungen der Infekte infolge der beständigen Durchseuchung allmählich abnimmt, so müßten schließlich an die Stelle der Infektionskrankheiten latente Infektionen treten. Wir verfügen über keine geschichtlichen Daten, denen zufolge eine derartige Substitution tatsächlich stattgefunden hat, was aber dadurch verschuldet sein könnte, das Begriff und Nachweisbarkeit der latenten Infektion erst einige Jahrzehnte zurückdatieren. Wohl aber steht fest, daß manche Infektionen des Menschen ihren malignen Charakter nicht eingebüßt haben während einer Beobachtungszeit, die sicher größer ist als die Frist, welche für die endemischen Abschwächungen als erforderlich bezeichnet wird; weiters, daß jede der in Betracht kommenden Seuchen auch im endemischen Gebiet jederzeit und sprunghaft einen bösartigen Charakter annehmen kann, was mit einer *erblichen* Veränderung der Reaktivität der Bevölkerung völlig unvereinbar ist. Die Ursachen für die durch Endemizität bedingten Änderungen des klinischen Verlaufes der Infektionskrankheiten müssen daher anderer Natur sein; in Ermangelung exakter Untersuchungen können sie aber nicht anders als spekulativ erörtert werden (Variabilität der Erreger, zeitweiliges Überwiegen bestimmter Erregertypen, spezifische Durchseuchung, Milieueinflüsse unspezifischer Art usw.).

2. An der endemischen Verseuchung partizipieren, wie bereits erwähnt, nicht nur die manifesten Erkrankungen, sondern auch die *latenten (stummen) Infektionen,* die bei manchen Prozessen (Diphtherie, Poliomyelitis, Cholera asiatica, Meningokokkeninfektionen, Fleckfieber, Gelbfieber, Tuberkulose) durch ihre Frequenz Bedeutung gewinnen, und zwar in doppelter Hinsicht: erstens, indem sie die Zahl der Infektionsquellen in einer bestimmten Bevölkerungsgruppe und damit natürlich auch die Zahl der Erkrankungen erheblich vermehren, zweitens, indem sie eine erworbene Immunität hinterlassen können, welche, da sie sich auf einen großen Prozentsatz der Individuen erstreckt, die Morbidität und die Letalität entscheidend beeinflußt. Diese beiden Auswirkungen der latenten Durchseuchung sollten nicht miteinander verquickt werden.

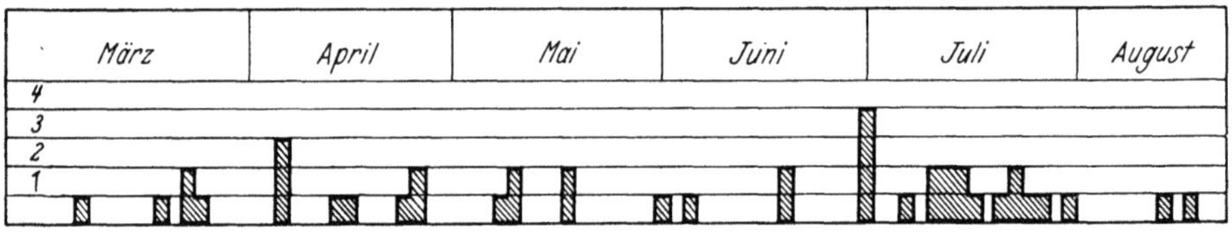

Abb. 5. Pockenepidemie in Basel (1921) zeigt das typische Verhalten einer Tardiv- (Kontakt-) Epidemie. Gezeichnet nach den Angaben von HUNZIKER und REESE.

a) Daß von latent infizierten Individuen Erkrankungen ausgehen können, ist erwiesen; doch gilt dies nicht ausnahmslos, da der mit latenter (geschlossener) Tuberkulose oder Lues latens behaftete Mensch für die Verbreitung der Tuberkulose bzw. Syphilis nicht in Betracht kommt.

b) Die *Masern* werden in unseren Gegenden, in welchen sie endemisch herrschen, zur „Kinderkrankheit". Da die Disposition für diese Infektion allgemein, die Kontagiosität sehr groß und die Möglichkeit der Ansteckung beständig vorhanden ist, erkrankt die weitaus überwiegende Zahl der Individuen (etwa 90%) in den ersten Lebensjahren und wird dann — meist für die ganze Lebensdauer — immun. Zahlreiche Beobachtungen beweisen, daß Erwachsene, falls sie die Masern früher nicht durchgemacht haben, ebenso empfänglich sind wie Kinder. Die Verschiebung der Morbidität auf das Kindesalter (die sog. „*Präzession*") ist also in diesem Falle die Folge einer hochprozentigen Durchseuchung. Latente oder abortive Maserninfektionen beteiligen sich an dem herrschenden Zustand nicht in nennenswertem Grade, da die Empfänglichkeit der Erwachsenen, welche von einer früheren Maserninfektion nichts wissen, sonst nicht verständlich wäre; vielleicht liegt dies daran, daß abortive oder latente Infektionen bei den Masern unter natürlichen Verhältnissen zu den Seltenheiten gehören.

Auch für das *Fleckfieber* und für das *Gelbfieber* bestehen in ihren endemischen Verbreitungsbezirken ganz analoge Verhältnisse; der Unterschied gegenüber den Masern liegt nur in der Tatsache, daß die beiden erstgenannten Infektionen im frühen Kindesalter häufig, ja fast gesetzmäßig abortiv oder ganz latent verlaufen. Der Effekt dieser mehr latenten Durchseuchung ist ähnlich wie bei den Masern: der autochthone Erwachsene erkrankt, auch wenn er der Ansteckung in hohem Grade ausgesetzt ist, meist gar nicht oder nur in milder Form; der zugewanderte infiziert sich außerordentlich leicht und erkrankt schwer. Die latente Gelbfieberdurchseuchung läßt sich sogar objektiv nachweisen: Individuen aus gelbfieberverseuchten Gebieten haben in ihrem Blutserum spezifische virusneutralisierende Antikörper, Menschen, die dauernd in gelbfieberfreien Ländern wohnen, nicht (HUGHES und SAWYER).

Bei der *Poliomyelitis* hat man wieder mehrfach die Beobachtung gemacht, daß Orte, in welchen die Krankheit aufgetreten war, bei einem späteren Ausbruch im gleichen Distrikt verschont bleiben; da eine Immunisierung durch Erkrankungen naturgemäß nicht in Frage kommt, wird auch hier eine latente Durchseuchung angenommen. Auch die Poliomeylitis gehört übrigens zu den Infektionen, welche das kindliche bzw. jugendliche Alter bevorzugen, was in analogem Sinne gedeutet werden kann wie bei den schon besprochenen Seuchen; doch ist die Beweisführung bei der Poliomeylitis schon weit weniger überzeugend, da sie auf nicht eindeutiger, statistisch-epidemiologischer Grundlage aufgebaut ist.

Noch zweifelhafter erscheint es, ob man auch alle anderen Infektionskrankheiten des Kindesalters (Diphtherie, Scharlach, Pertussis) ohne weiters nach diesem Schema erklären darf. Man kennt die „*spezifische Infektionsvorgeschichte*" weder bei den Erkrankten noch bei den Individuen, welche trotz großer Ansteckungsmöglichkeit nicht erkranken, d. h. man weiß nicht, ob sie vorher latent infiziert waren oder nicht; der Mangel oder das Vorhandensein von Antitoxin im Blute gestattet keinen Schluß, ob das untersuchte Individuum eine latente Infektion mit Diphtheriebacillen oder Scharlachstreptokokken durchgemacht hat, um so weniger als das Antitoxin auch nach einer klinisch manifesten Erkrankung fehlen kann (vgl. S. 143). Man weiß ferner nicht, ob die latenten Infektionen so allgemein verbreitet sind, um eine durchgreifende Änderung der Immunitätslage ganzer Bevölkerungen zu bewirken; für den Scharlach und den Keuchhusten trifft das sicher nicht zu. Schließlich ist es — besonders für die Diphtherie — durchaus nicht bewiesen, daß die latente Infektion eine dauernde Immunität hinterläßt, da dies nicht einmal für die manifeste Erkrankung festgestellt ist; zwei- und sogar mehrmalige Erkrankungen desselben Individuums an Diphtherie sind in auffallend großer Zahl beobachtet worden. Was man tatsächlich konstatiert hat, ist bloß 1. daß die Morbidität eine gesetzmäßige Beziehung zum Alter hat (s. Abb. 1), wobei es aber noch fraglich ist, ob diese Beziehung im anhaltend seuchefreien Gebiet nicht ebenso vorhanden ist wie im endemisch verseuchten; 2. daß die Erkrankungsbereitschaft in keiner Altersklasse allgemein ist, sondern, daß auch in der Periode der maximalen Anfälligkeit nur ein relativ kleiner Prozentsatz der exponierten Individuen erkrankt, was natürlich dagegen spricht, daß die latente Durchseuchung der maßgebende Faktor sein kann.

c) Den latenten Infektionen wird ferner auch ein Einfluß auf die *Aufrechterhaltung der Immunität* zugewiesen, welche ein Individuum durch Überstehen einer klinisch manifesten Erkrankung erwirbt. Es wird angenommen, daß von solchen latenten Infekten, denen die Menschen in verseuchten Ländern immer wieder ausgesetzt werden, immunisatorische Reize ausgehen, welche das allzu rasche Erlöschen des erworbenen Schutzes verhindern. Man sucht auf diese Art die oft lebenslängliche Dauer der Immunität nach Pocken, Varicellen, Masern, Fleckfieber zu erklären, die sich weder auf einen humoralen Mechanismus noch auf Veränderungen der Zellen (Gewebe) in befriedigender Weise zurückführen läßt (s. S. 144). Unter den sub b) gemachten Vorbehalten kann auch die Möglichkeit ins Auge gefaßt werden, daß der immunisatorische Effekt einer erstmaligen latenten Infektion durch wiederholte latente Infektionen gleicher Ätiologie verstärkt und vor dem Erlöschen bewahrt wird.

3. Die *Epidemien*. Man unterscheidet zwei Extremtypen: die *Explosivepidemien* und die *Kontaktepidemien*; wie KISSKALT richtig bemerkt, sollte man die zweite Bezeichnung durch „*Tardivepidemien*" ersetzen, weil die beiden Ausdrücke den zeitlichen Ablauf der Epidemien charakterisieren wollen und nicht die besondere Art des Übertragungsmodus. In der Tat ist der explosive und protrahierte Verlauf der Epidemien vom Übertragungsmodus weitgehend unabhängig.

Die *Explosivepidemien* sind durch ihren steilen Anstieg und Abfall ausgezeichnet, sowie durch eine kurz dauernde, scharf ausgeprägte Acme; die *Tardivepidemien* erreichen ihren Höhepunkt langsam, verharren auf dem erhöhten

Niveau oft geraume Zeit und flauen auch wieder in verzögertem Tempo ab. Das gegensätzliche Verhalten wird durch die Abb. 2 und 5 illustriert.

Explosivepidemien beobachtet man bei Masern, Cholera asiatica, Typhus abdominalis, bacillärer Dysenterie, Influenza, Dengue, Phlebotomenfieber, unter besonderen Verhältnissen (z. B. im Kriege oder infolge der Anhäufung großer Massen von Arbeitern in endemisch verseuchten Gebieten) auch bei der Malaria und beim Fleckfieber, selten beim Scharlach. Schon diese „bunte Reihe" lehrt, daß der Übertragungsmodus allein nicht maßgebend sein kann. Wesentlich ist eben nur, daß innerhalb einer kurzen Zeitspanne zahlreiche Individuen infiziert werden, und dies kann auf verschiedenen Wegen geschehen, vorausgesetzt, daß eine genügende Zahl empfänglicher Menschen vorhanden ist; eine allgemeine (hundertprozentige) Disposition der nicht durchseuchten Individuen, wie sie für die meisten der obengenannten Krankheiten de facto besteht, muß jedenfalls die Entstehung von Explosivepidemien fördern. Die rapide Vervielfältigung der Erkrankungen kann sich dagegen auf mehrfache Weise vollziehen.

Bei Infektionen, welche nur durch Kontakt übertragen werden (Masern, Influenza), erfolgt der rasche Anstieg dadurch, daß von jedem Erkrankten nicht eine, sondern mehrere Neuansteckungen ausgehen. Bezeichnet man die Anzahl der Personen, die ein Kranker durchschnittlich infiziert, mit n, so wird die Infektkette zur geometrischen Reihe $1, n, n^2, n^3, n^4$ usw. (GOTTSTEIN), wobei man noch zu berücksichtigen hat, daß sich die Epidemien in der Regel nicht aus einem einzigen eingeschleppten Fall entwickeln, oder (um im mathematischen Bilde zu bleiben), daß die geometrische Progression (bezogen auf eine Bevölkerungsgruppe) nicht mit 1, sondern schon mit einer hohen Ziffer beginnt. Je größer n, desto stärker muß die „*Durchseuchungsgeschwindigkeit*" wachsen; sie wird ferner durch das Zeitintervall bestimmt, welches vom Moment des Kontaktes bis zu dem Zeitpunkt verstreicht, in welchem der Infizierte fähig wird, die Krankheit zu übertragen; je kürzer diese sog. *Keimzeit* ist, in desto schnellerem Tempo werden die Glieder der Progression aufeinanderfolgen. In anderen Fällen übernimmt der *Infektionsweg* die Rolle des Vervielfältigungsmittels. Wenn Cholera-, Typhus-, Paratyphuskeime in Nahrungsmittel gelangen, in welchen sie sich unter Umständen sogar noch zu vermehren vermögen (Trinkwasser, Milch, Fleisch) und wenn die infizierten Nahrungsmittel von vielen Menschen genossen werden, ist der explosive Charakter der resultierenden Epidemie leicht verständlich. Ähnliche Verhältnisse können bei den durch Insekten übertragbaren Infektionen eintreten. Ein Gametenträger kann von zahlreichen Anophelen binnen kurzer Frist gestochen werden und jede dieser Anophelen kann im Prinzip eine neue Erkrankung vermitteln; ist die Zahl der Gametenträger und jene der Anophelen groß, sind viele noch nicht infizierte Individuen vorhanden und auf engem Raum zusammengedrängt, so wird der zur geeigneten Jahreszeit erfolgende Malariaausbruch den explosiven Typus annehmen (Kriegsmalaria in Oberitalien und am Balkan). Ungewöhnliche Pferchung der Menschen kombiniert mit hochgradiger Verlausung haben ferner das explosive Fleckfieber in den Lagern der Gefangenen während des Weltkrieges verschuldet.

Aus diesen Ausführungen ergibt sich gleichzeitig die Konstruktion des Werdeganges der *Tardivepidemien*. Sie können entstehen durch lange Keimzeiten (s. oben), durch Infektionswege, welche in der Regel nur zur Ansteckung eines einzigen Individuums führen, durch eine geringe Disposition der nichtdurchseuchten Personen, durch prozentuelle Häufung der Menschen, welche infolge einer früher durchgemachten latenten oder manifesten Infektion immun geworden sind, durch das Wandern der Seuchen über dünn besiedelte und verkehrsarme Gebiete, durch eine geringe Zahl der übertragenden Insekten oder durch das Zusammenwirken mehrerer der genannten Faktoren.

Nicht immer ist es möglich, den explosiven oder tardiven Charakter der Epidemien in befriedigender Weise zu erklären (z. B. das explosive Auftreten der Dengue, der Influenza und der bacillären Dysenterie, die Tardivepidemien der Diphtherie u. a. m.). Der explosive Typus wird übrigens oft genug nur durch Registrierungsfehler vorgetäuscht, und zwar gerade bei der Dengue, der Influenza und bei der Ruhr. Solange die Erkrankungen nicht sehr zahlreich sind, werden sie nicht erkannt (als Sommerfieber, Bronchitiden, Enteritis diagnostiziert) oder nicht angezeigt, bis ein stärkeres Einsetzen der Seuche ihre wahre Natur enthüllt und den Meldeapparat verspätet in Funktion setzt; häufig wird dann noch der Fehler gemacht, daß frühere Fälle nachträglich angezeigt, von der Statistik aber nicht mit dem Erkrankungstag, sondern mit dem Meldetag verbucht werden, wodurch natürlich gleichfalls ein plötzlicher Anstieg als rein statistisches Artefakt zustande kommen kann.

Zwischen dem explosiven und dem tardiven Extremtypus existieren Übergänge; auch können sich beide miteinander kombinieren. An die explosiven Trinkwasserepidemien des Typhus und der Cholera schließt sich in der Regel eine tardive Phase an, indem von den Trinkwasserinfektionen Ansteckungen durch Kontakt ausgehen; oder es schieben sich zwischen mehrere Ausbrüche derselben Seuche Tardivperioden ein (Pocken in früheren Jahrhunderten), ein Verhalten, das dem epidemischen Aufflammen endemischer Infektionskrankheiten nahesteht.

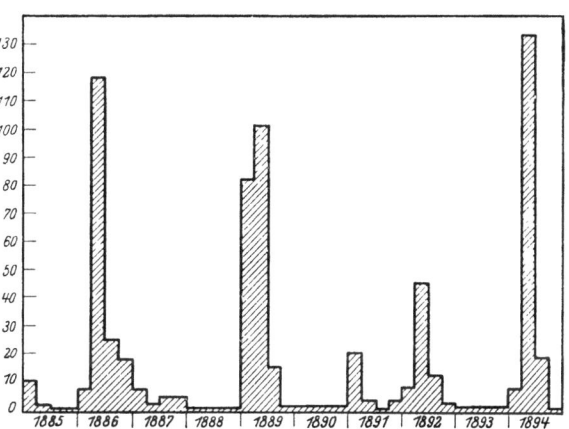

Abb. 6. Sterblichkeit an Masern in Nürnberg; vierteljährliche absolute Zahlen. Beispiel für cyclische Jahresschwankungen. (Nach A. GOTTSTEIN.)

Warum Epidemien entstehen und erlöschen, ist noch in vielen Beziehungen unklar. Die *Entstehung* ist begreiflich, wenn sie auf eine Einschleppung in ein völlig unverseuchtes Gebiet zurückgeführt werden kann oder wenn die Infektion als endemische Krankheit beständig herrscht; daß im zweiten Falle die Seuche epidemisch aufflackert, statt sich auf annähernd konstantem Niveau zu halten, kann man durch das Heranwachsen neuer empfänglicher Generationen, vielleicht auch durch Virulenzsteigerungen der Erreger erklären. Wenn aber manche Seuchen in der gleichen Gegend in Intervallen auftreten, welche durch seuchefreie Zeiten ausgefüllt sind (Influenza, Dengue, bacilläre Dysenterie), versagen diese Argumente, da keine Verbindungsbrücken zwischen den einzelnen Ausbrüchen (Keimträger, erneute Importe von außen) nachzuweisen sind. Noch schwerer verständlich ist das *Erlöschen* der Epidemien, das bekanntlich stets erfolgt, bevor die mögliche Höhe der Durchseuchung erreicht ist, auch bei Krankheiten, für welche eine allgemeine Disposition besteht. Die Zunahme der Individuen mit erworbener Immunität kann also nicht allein maßgebend sein, die Annahme eines Virulenzverlustes der Erreger wäre willkürlich und wird von mehreren modernen Epidemiologen entschieden abgelehnt, und das *zufällige Abreißen* sämtlicher Infektketten kann nicht verantwortlich gemacht werden, da bestimmte Epidemien (Influenza, Dysenterie, die Cholera im westlichen Europa) *regelmäßig* und *vollständig* erlöschen. Daß die Cholera in Europa, so oft sie auch eingeschleppt wurde, immer wieder rasch verschwand, während sich der Typhus lange hinzieht und endemisch einnistet, pflegt man so zu erklären, daß bei der Cholera die langfristigen Dauerausscheider fehlen, die beim Typhus relativ häufig sind; auf andere Seuchen (Masern, Influenza, Dysenterie) kann jedoch diese Begründung nach dem derzeitigen Stand unserer Kenntnisse nicht angewendet werden.

4. *Jahreszeitliche Verteilung.* Die meisten Seuchen bevorzugen bestimmte Jahreszeiten bzw. bestimmte Monate des Jahres. Ruhr, Cholera, Typhus, Paratyphus, Poliomyelitis treten in der Regel im Spätsommer (August und September) auf und nehmen im Spätherbst und Winter ab, im Winter und Vorfrühling steigen Diphtherie, Masern, Pocken, Fleckfieber, Recurrens, Mumps, Tuberkulose, Pneumonie, Influenza, im Frühling und Frühsommer die Masern (der Kulminationspunkt fällt oft auf den Mai).

Als Ursachen werden angegeben: vermehrte Exposition durch Zusammendrängen der Bevölkerung in den Wintermonaten, erhöhte Disposition im Winter infolge von Erkältungskrankheiten (Pneumonie, Influenza), im Sommer infolge von Darmstörungen (Ruhr, Cholera, Typhus und Paratyphus), Überhandnehmen der Verlausung in der kalten Jahreszeit (Fleckfieber, Recurrens), der Schulbeginn bei den Infektionskrankheiten des Kindesalters, vermehrte Gelegenheit zu alimentären Infektionen (Wasser, Milch, rohes Obst und Gemüse) beim Typhus und bei der Ruhr, Zunahme der Fliegen bei der Ruhr.

5. *Rhythmische Schwankungen (Periodizität der Seuchen).* Die Periodizität kann entweder in der Weise zum Ausdruck kommen, daß endemische Seuchen in gesetzmäßigen Intervallen aufflammen, oder so, daß sich zwischen die wiederkehrenden Ausbrüche seuchefreie Zeiten von mehr oder minder gleicher Dauer einschalten. Die *Länge der Periode,* d. h. der Zeitabstand zwischen den Kulminationspunkten je zweier aufeinanderfolgender Epidemien, variiert je nach der Natur der Infektionskrankheit und bei derselben Infektion je nach der Örtlichkeit; im allgemeinen hat man folgende Fälle zu unterscheiden:

a) Der Ausbruch (die epidemische Exacerbation einer Endemie) wiederholt sich Jahr für Jahr, und zwar meist zur gleichen Jahreszeit. Typische Beispiele für diese „*jahreszeitliche Rhythmik*" sind die Malaria, das Gelbfieber, das Phlebotomenfieber und die Pest.

Bei den drei erstgenannten Krankheiten hängt diese Form der Periodizität mit der Biologie der übertragenden Insekten und mit den Entwickelungsbedingungen des Erregers im Insekt zusammen. Anophelen, Aedes aegypti (Stegomyia calopus) und Phlebotomen treten zu gewissen Jahreszeiten in großen Massen auf und die Malariaplasmodien sowie die Virusformen des Gelb- und Phlebotomenfiebers reifen in den Insekten nur, wenn die durchschnittliche Lufttemperatur nicht unter ein bestimmtes Minimum sinkt. Natürlich deckt sich das Erscheinen der Insekten nicht völlig mit der Zunahme der Erkrankungen, da die Entwickelung im Insekt Zeit beansprucht, und da die Erkrankung bei den von infizierten Insekten gestochenen Menschen erst nach Ablauf der Inkubationsperiode einsetzt; der Anstieg der Morbiditätskurve wird dadurch um 2—4 Wochen nach rechts verschoben. Bei der Malaria kann die Morbiditätskurve alljährlich 2, beim Phlebotomenfieber 2 oder 3 Maxima aufweisen, weil innerhalb der günstigen warmen Monate 2 bzw. 3 Generationen geflügelter Imagines aufeinanderfolgen. Bei der Pest ist das alljährliche Aufflackern im Frühling als Konsequenz des gleichartigen Verhaltens der Pestepizootien unter den Ratten gedeutet worden.

b) *Die Periode erstreckt sich über mehrere Jahre* (cyclische Jahresschwankungen). Die Dauer der Periode wird für verschiedene Gegenden verschieden angegeben.

Bei den Blattern will man Perioden von 3—6, aber auch von 7, ja von 16 Jahren beobachtet haben, bei der Cholera von 6, bei den Masern (bei welchen die cyclischen Jahresschwankungen besonders ausgeprägt sind) von 2—5, beim Scharlach von 8 bis 15 Jahren. Die bacilläre Dysenterie zeigt sich nach eigenen Beobachtungen am gleichen Ort mit großer Regelmäßigkeit alle 3 Jahre, womit auch die Erfahrungen auf den östlichen Schauplätzen des Weltkrieges übereinstimmen (1914 und 1917).

c) Die Periodizität tritt erst beim Überblicken sehr langer Zeiträume zutage (säkularer Rhythmus der Diphtherie).

Wie schon zum Teile angedeutet wurde, hat man sich (in der letzten Zeit in steigendem Maße) bemüht, die Gesetzmäßigkeiten, welche sich aus der Beobachtung der Seuchen ergeben, in mathematische Formeln einzukleiden, in denen die zahlenmäßig bestimmbaren Faktoren als Rechnungsgrößen figurieren

(„Rechnende Epidemiologie"). Die bisher erzielten Ergebnisse sind jedoch nach dem Urteile GOTTSTEINS, eines der besten Kenner dieses Gebietes, nur als „vielversprechende Anfänge" zu bewerten und eignen sich daher nicht zur Besprechung in einem Lehrbuch.

Literatur.

DOERR, R.: Allergische Phänomene. Handbuch der normalen und pathologischen Physiologie, Bd. 13. Berlin: Julius Springer 1929. — DOERR, R.: Die erblichen Grundlagen der Disposition für Infektionen und Infektionskrankheiten. Z. Hyg. **119**, 635 (1937). — DOERR u. HALLAUER: Handbuch der Virusforschung. Berlin: Julius Springer 1938/39.

FREUND, H.: Pathologie und Pharmakologie der Wärmeregulierung. Handbuch der normalen und pathologischen Physiologie, Bd. 17. Berlin: Julius Springer 1926.

GOTTSCHLICH, E.: Allgemeine Morphologie und Biologie der pathogenen Mikroorganismen. Handbuch der pathogenen Mikroorganismen, 3. Aufl., Bd. 1. 1927. — GOTTSTEIN, A.: Epidemiologie, Grundbegriffe und Ergebnisse. Wien: F. Deuticke 1937. — Die ansteckenden Krankheiten, herausg. von M. GUNDEL. Leipzig: Georg Thieme 1935. — GRATIA, A. et R. LINZ: Les phénomènes de SANARELLI et de SHWARTZMAN ou l'allergie hémorrhagique. Ann. Inst. Pasteur Paris, **49** (1932).

ISENSCHMIDT, R.: Physiologie der Wärmeregulierung. Handbuch der normalen und pathologischen Physiologie, Bd. 17. Berlin: Julius Springer 1926.

KISSKALT, K.: Allgemeine Epidemiologie. Handbuch der pathogenen Mikroorganismen, 3. Aufl., Bd. 3. 1928. — KOLLE u. HETSCH: Die experimentelle Bakteriologie und die Infektionskrankheiten, 8. Aufl. Berlin u. Wien: Urban & Schwarzenberg 1938. — KREHL, L.: (a) Die Störungen der Wärmeregulation und das Fieber. Handbuch der allgemeinen Pathologie, herausgeg. von KREHL und MARCHAND, Bd. 4. 1924. (b) Entstehung, Erkennung und Behandlung innerer Krankheiten, Bd. 1. Pathologische Physiologie. Berlin 1932.

MARTINI, E.: Wege der Seuchen. Stuttgart: F. Enke 1936.

SEITZ, A.: Wesen der Infektion und Misch- und Sekundärinfektionen. Handbuch der pathogenen Mikroorganismen, 3. Aufl., Bd. 1. 1927. — SCHLOSSBERGER, H.: Immunität. Handbuch der normalen und pathologischen Physiologie, Bd. 13. Berlin: Julius Springer 1929.

THANNHAUSER, S. J.: Lehrbuch des Stoffwechsels und der Stoffwechselkrankheiten. München 1929. — TOPLEY and WILSON: The principles of bacteriology and Immunity. Sec. Edit. London: Ed. Arnold 1936.

Allgemeine Therapie der Infektionskrankheiten.

Von

R. STAEHELIN-Basel.

Die Infektionskrankheiten haben, wie im vorhergehenden Kapitel auseinandergesetzt ist, das Gemeinsame, daß sie zu bestimmten Reaktionen des Körpers (Immunitätsreaktionen) führen und daß sie mit einer gewissen Regelmäßigkeit bestimmte Symptome, wie Fieber, hervorrufen und bestimmte Organe besonders schädigen. Auch die Therapie hat deshalb besondere Aufgaben zu erfüllen, die bei jeder Infektionskrankheit mehr oder weniger regelmäßig wiederkehren und deshalb gemeinsam besprochen werden sollen, um Wiederholungen zu vermeiden.

Wir unterscheiden eine spezifische und eine unspezifische Therapie.

1. Spezifische Therapie.

Spezifische Therapie nennen wir eine solche, die gegen eine bestimmte Krankheit wirksam ist, gegen andere Krankheiten nicht oder nur in sehr beschränktem Maße. Unter den Infektionskrankheiten gibt es eine Minderzahl, gegen die eine spezifische Therapie gefunden worden ist, während das bei der Mehrzahl nicht der Fall ist. Bei vielen Krankheiten ist der Wert der bis jetzt vorgeschlagenen spezifischen Therapie noch zweifelhaft.

Wir unterscheiden bei der spezifischen Therapie die Chemotherapie und Immunotherapie.

Die *Chemotherapie* besteht in der Verabreichung von Arzneimitteln, deren Wirksamkeit bei einer bestimmten Infektionskrankheit entweder durch Zufall gefunden und durch systematische wissenschaftliche Arbeit genauer erforscht oder durch experimentelle, von bestimmten theoretischen Voraussetzungen ausgehende Forschungen gefunden wurde. Zur ersten Gruppe gehört beispielsweise Chinin bei Malaria, Ipecacuanha bzw. Emetin bei Amöbenruhr, Quecksilber und Jod bei Syphilis, zur zweiten Salvarsan und andere Arsenpräparate bei Syphilis, afrikanischer Schlafkrankheit usw. Von den Sulfamidoverbindungen wirkt Prontosil besonders bei Streptokokkeninfektionen, Uliron besonders bei solchen mit Staphylokokken.

Die *Immunotherapie* beruht auf der Tatsache, daß die Infektionen eine „Umstimmung" im Körper erzeugen, die spezifisch gegen den Krankheitserreger und dessen Gifte gerichtet ist. Im Kapitel über erworbene Immunität ist ausgeführt, daß „Schutzstoffe" entstehen, die die Gifte der Mikroorganismen unschädlich machen und diese selbst töten oder in ihrer Entwicklung hemmen, und daß es Infektionen gibt, in denen diese Stoffe ins Blut übergehen. Durch Übertragung solcher Stoffe auf den kranken Menschen können wir die Krankheit beeinflussen (passive Immunisierung). Wir können aber auch versuchen, die Produktion solcher Schutzstoffe anzuregen, indem wir die Mikroorganismen oder ihre Leibessubstanzen in bestimmter Menge dem Körper einverleiben (aktive Immunisierung).

a) Passive Immunotherapie.

Bei vielen Infektionen ist es möglich, die Produktion von Schutzstoffen bei Tieren durch Injektion von Bakterien oder Bakteriensubstanzen zu erzwingen, so daß deren Serum die „Immunkörper" in hoher Konzentration enthält. Im Kapitel über die Lehre von den Infektionskrankheiten wurde erwähnt, daß die Injektion eines solchen Immunserums den Ausbruch bestimmter Krankheiten *verhüten* kann. Die gleiche Wirkung der Schutzstoffe macht sich auch geltend, wenn die Bakterien schon in den Körper eingedrungen sind. Dann können, wenn mit dem eingespritzten Serum genug Antikörper eingeführt werden, genug Bakterientoxine unschädlich gemacht oder genug Bakterien vernichtet werden, um die Krankheit zu *heilen* und das Leben zu retten. Diese *passive Immunotherapie* oder *Serumtherapie* ist namentlich bei den Krankheiten wirksam, bei denen die Bakterientoxine im Blut nachweisbar sind und ein *antitoxisches* Serum zur Verfügung steht, insbesondere bei Diphtherie, Tetanus, Botulismus, bei der Gruppe des malignen Ödems. Es muß aber möglichst frühzeitig angewandt werden, bevor die Überschwemmung mit Toxinen irreparable Störungen gesetzt oder die Kräfte des Körpers gelähmt hat, die zur Abtötung und Elimination der eingedrungenen Bacillen notwendig sind. Viel weniger sicher sind die Erfolge der Sera, die nicht antitoxisch, sondern *bactericid* wirken. Sie können nur die Entwicklung der Bakterien hemmen, sind aber gegen die schon vorhandenen Gifte machtlos. Die Bakterienhemmung ist aber auch nicht stark genug, um mit Sicherheit das Fortschreiten der Krankheit zu verhindern. Deshalb sind die Meinungen über die Wirksamkeit dieser Sera noch geteilt. Am meisten Anerkennung genießen das Scharlachserum und das Pneumokokkenserum (dieses nur gegen den die Krankheit erzeugenden Pneumokokkentypus), aber auch Ruhr- und Meningokokkenserum werden gerühmt. Auch das Blut von *Rekonvaleszenten* (Scharlach, Poliomyelitis) enthält spezifische Schutzstoffe und wird therapeutisch verwendet, ebenso das Blut von Menschen, die künstlich gegen bestimmte Bakterien (Staphylokokken, Streptokokken) immunisiert wurden. Mit solchem Blut werden aber auch noch unspezifische Schutzstoffe übertragen (vgl. unten).

Die Serumkrankheit.

Da die Heilseren von Tieren (meist vom Pferd, seltener vom Rind oder Hammel) gewonnen werden, enthalten sie artfremdes Eiweiß, und sie müssen, um wirksam zu sein, parenteral (subcutan, intramuskulär, intravenös, intralumbal) einverleibt werden. Deshalb sind die Bedingungen für die Entstehung einer *Anaphylaxie* (vgl. S. 153f.) gegeben, sofern der Organismus anaphylaktisierbar ist, was bei fast allen Menschen der Fall ist. In der Tat können, wenn innerhalb einer gewissen Zeit nach einer ersten Seruminjektion wieder Serum injiziert wird, krankhafte Erscheinungen auftreten, die dem anaphylaktischen Shock im Tierexperiment vollkommen gleichen. Häufiger sieht man einen andersartigen, milderen Krankheitsverlauf.

Die gleichen Krankheitserscheinungen können auch nach der ersten Injektion von Pferdeserum auftreten. Wenn, wie gewöhnlich, eine Inkubationszeit dem Ausbruch vorausgeht, so erklärt man das durch die Bildung von Antikörpern gegen das Serumeiweiß, die eine gewisse Zeit beansprucht. Bei sofortiger Reaktion muß man eine angeborene oder (z. B. durch Inhalation) erworbene Überempfindlichkeit gegen Pferdeserum annehmen.

Nach *Erstinjektion* dauert es gewöhnlich 6—10 Tage, bis die Serumkrankheit auftritt. Sie besteht hauptsächlich in Hautaffektionen oder Fieber, meistens in beidem zusammen. Auf der Haut erscheinen, meistens zuerst an der Injektionsstelle, urtikarielle, verschieden große, juckende Efflorescenzen, die sich über den ganzen Körper zu verbreiten pflegen. Seltener ist das Exanthem skarlatinös, morbilliform oder polymorph. Dazu können Schmerzen und Schwellung von Gelenken, Muskelschmerzen, Drüsen- und Milzschwellung und Ödeme, besonders des Gesichts, kommen. Auch die Schleimhäute können beteiligt sein. In schweren Fällen wird der Puls klein und frequent, der Blutdruck sinkt. Nach 2—3 Tagen ist in der Regel alles vorüber. Seltener ist bei Erstinjizierten die *beschleunigte* Reaktion, die meistens milder verläuft, noch seltener die *sofortige* Reaktion, die unter Erscheinungen des Shocks innerhalb weniger Minuten bis 24 Stunden zum Tode führen, aber auch ebenso rasch ausheilen kann. In den wenigen beobachteten Todesfällen konnte fast immer nachträglich festgestellt werden, daß die Befallenen vorher gegen Pferdedunst empfindlich waren.

Eine *Reinjektion* löst nur dann eine Serumkrankheit aus, wenn die zweite Einspritzung erst einige Zeit nach der ersten vorgenommen wird. In den ersten Tagen nach einer Injektion besteht eine „Antianaphylaxie". Sie dauert meistens 8—10 Tage. Dann erst sind viele Menschen anaphylaktisch, und eine erneute Injektion des Serums der gleichen Tierart kann, selbst nach vielen Jahren, eine Serumkrankheit auslösen. Die Reaktion kann gleich wie nach Erstinjektion verlaufen, in der Regel tritt sie jedoch früher auf und verläuft rascher, oft auch heftiger. Man unterscheidet eine beschleunigte und eine sofortige Reaktion. Die *beschleunigte Reaktion* setzt 2—5 Tage nach der Erstinjektion ein, nachdem bisweilen unmittelbar nach der Einspritzung eine Rötung und Schwellung an der Stelle entstanden war, an die sich ein symptomfreies Intervall angeschlossen hatte. Ihr Verlauf ist sehr wechselnd, von leichtem, flüchtigem, unkompliziertem Charakter bis zu schweren Formen mit starken Ödemen, Asthma, Kollaps usw. Auch die bedrohlichen Fälle heilen in 2—3 Tagen ab. Die *sofortige* Reaktion tritt oft schon wenige Minuten, längstens 24 Stunden nach der Reinjektion auf und äußert sich als Lokal- oder Allgemeinreaktion oder als beides. Die Lokalreaktion besteht in einer heftig juckenden Schwellung und Rötung der Injektionsstelle, die sogar in Nekrose übergehen kann. Die Allgemeinreaktion kann ähnlich wie die gewöhnliche Reaktion verlaufen, nur rascher und heftiger, gewöhnlich mit schwerer Beeinträchtigung des Allgemeinbefindens und der Zirkulation. Sie kann aber auch foudroyant verlaufen, mit Erbrechen, Leibschmerzen, Angstgefühl, Kälte, Blässe und Cyanose der schweißbedeckten Haut, Tachykardie, Pulslosigkeit, Bewußtseinsverlust. Das beobachtet man besonders nach intravenöser oder intralumbaler Injektion. Diese Symptome gehen in der Regel nach wenigen Minuten vorüber, aber sie können auch zum Tode führen (höchstens 1 Todesfall auf 30000 Seruminjektionen).

Für die *Prophylaxe* der Serumkrankheit ist die Tatsache von Bedeutung, daß die Gefahr um so größer ist, je größere Mengen von Pferdeserum eingespritzt werden. Deshalb ist die Verwendung hochwertiger Sera, soweit deren Herstellung bisher gelungen ist, zu empfehlen. Selbstverständlich wird man die Serumanwendung nach einer früheren Seruminjektion, wenn schon 8—10 Tage nach dieser verflossen sind, möglichst vermeiden. Wenn man während einer Serumbehandlung damit rechnet, daß später wieder Serum notwendig werden könnte, wird man deshalb lieber jede Woche Einspritzungen vornehmen, um im Stadium der Antianaphylaxie zu bleiben. Aber auch, wenn man beim Patienten noch nie selbst Serum gegeben hat, ist es möglich, daß er solches früher einmal erhalten hat. Man frage deshalb immer nach früheren Serumeinspritzungen (Tetanusprophylaxe!), ferner nach Asthma oder anderen Überempfindlichkeitserscheinungen gegen Pferdedunst. Da die Serumtodesfälle außerordentlich selten sind, darf man sich in sehr dringenden Fällen, in denen die Gefahr des Zuwartens größer wäre, nicht von der Serumeinspritzung abhalten lassen; aber in der Regel hat man Zeit, ganz besonders, wenn man mit einer Serumüberempfindlichkeit rechnen muß, deren Ausbruch durch fraktionierte Injektion zu verhindern, indem man zuerst nur $1/2$—1 ccm Serum subcutan injiziert und frühestens 4, besser erst 12 Stunden später dem Patienten die Serumdosis ebenfalls subcutan einspritzt. 24 Stunden später kann man dann ruhig eine intravenöse Injektion folgen lassen.

Bei ganz besonderer Gefahr (Pferdeasthma, früher überstandene Serumkrankheit) muß man noch vorsichtiger vorgehen. Man spritzt zuerst 0,1 ccm Pferdeserum *intracutan* ein. Entsteht innerhalb einer Stunde an der Injektionsstelle eine Rötung (die bis handtellergroß werden kann), so injiziere man *sub*cutan 0,01 ccm und wiederhole die subcutanen Injektionen alle 2 Stunden mit verdoppelter Dosis, bis man die Gesamtmenge einverleibt hat. Man hat auch versucht, das Pferdeserum durch Serum anderer Tierarten zu ersetzen, aber es ist ein Fall bekannt, in dem eine Subcutaninjektion von Hammelserum 32 Tage nach Pferdeserum einen tödlichen Shock hervorrief.

Zur *Behandlung* der ausgebrochenen Serumkrankheit hat sich gegen den Kollaps besonders das Adrenalin bewährt. Bei plötzlichem Shock muß 1 mg intravenös oder sogar (wenn die Venen zu eng sind) intrakardial gegeben werden. Bei weniger stürmischen Erscheinungen ist Ephetonin oder Sympatol bisweilen wirksam. Gegen die übrigen Erscheinungen sind Calciumsalze (Calcium Sandoz, Afenil) zu empfehlen, besonders intravenös.

b) Aktive Immunotherapie.

Der passiven Immunotherapie steht die *aktive* oder *Vaccinetherapie* gegenüber. Der Name Vaccinetherapie bedeutet eine Verallgemeinerung des Vorganges bei der Schutzpockenimpfung, bei der die Einimpfung einer abgeschwächten Variola, der Vaccine, gegen die Erkrankung an richtiger Variola schützt. Gegen eine ganze Reihe von Krankheiten hat man solche „Vaccinen", abgeschwächte oder abgetötete Erregerkulturen oder Leibessubstanzen der Bakterien hergestellt und damit mehr oder weniger *gute prophylaktische* Erfolge erzielt (vgl. S. 144 ff). Im Gegensatz dazu versucht die Vaccine*therapie* bei der schon vorhandenen Krankheit, wenn die Erreger schon im Körper sind, durch Einverleibung der gleichen, im Körper schon vorhandenen Bacillen, aber in abgetötetem oder abgeschwächtem Zustand, oder ihrer Leibessubstanzen die Abwehrkräfte des Körpers zu stimulieren und eine stärkere Produktion von Abwehrstoffen zu erreichen.

Es erscheint widersinnig, den Körper mit Bakterien oder Giften, die ihn krank gemacht haben, und gegen die er ringt, noch stärker zu belasten. Einzig, wenn, wie bei der Impfung gegen die Lyssa, die eingedrungenen Erreger sich nur langsam vermehren, ist es ohne weiteres verständlich, daß man Zeit hat, durch Einverleibung abgeschwächten Infektionsmaterials den Körper so zu immunisieren, daß die Krankheit nicht ausbricht. Das stellt aber keine Therapie, sondern eine prophylaktische Vaccinebehandlung dar. Aber auch bei ausgebrochener Krankheit kann man sich eine Heilwirkung einer Vaccine vorstellen. Einmal kann sich der Kampf zwischen Erregern und Körper so lokal abspielen, daß die Substanzen, die die Produktion von Schutzstoffen anregen, gar nicht in die Zirkulation und an die Stätten gelangen, wo die Schutzstoffe produziert werden. So können wir uns denken, daß bei Pyelitis die Colibacillen im Nierenbecken nicht genügend Gifte ins Blut abgeben, und daß die subcutane Injektion der gleichen Colibacillen die Bildung von Schutzstoffen auslöst, die auf dem Blutweg an den Entzündungsherd herangebracht werden. Dann ist es auch möglich, daß Gifte aus dem Krankheitsherd zwar in die Zirkulation gelangen, aber nicht in genügender Konzentration, um an anderer Stelle die Bildung von Schutzstoffen anzuregen. Man hat die Vermutung geäußert, die Haut sei ein Ort der Schutzkörperbildung, so daß die Subcutaninjektion des Erregers oder seiner Bestandteile zu einer lebhaften Produktion von Schutz- oder Abwehrstoffen in der Haut führe, die dann auf dem Blutwege zum Krankheitsherd gelangen. Endlich kann man sich vorstellen, daß bei der Krankheit selbst der Kampf stoßweise erfolgt und Zeiten von fehlender und plötzlich starker Giftreaktion wechseln, so daß es nicht zu der gleichmäßig steigenden Antikörperproduktion kommt, wie sie durch eine systematische Vaccinebehandlung erreicht wird.

Die Vaccinebehandlung erfolgt in der Weise, daß die Vaccine zuerst in sehr geringer Menge (z. B. 1 ccm einer Aufschwemmung mit nur wenigen Millionen abgetöteter Bacillen) eingespritzt und dann die Dosis in mehrtägigen Intervallen ständig erhöht wird. In der Regel ist es richtig, es zu geringen Reaktionen an der Injektionsstelle, vielleicht auch im Krankheitsherd oder zu geringer Allgemeinreaktion kommen zu lassen, aber stärkere Reaktionen zu vermeiden. Jedesmal muß man mit der nächsten Einspritzung bis zum völligen Abklingen der letzten Reaktion warten.

Es liegt auf der Hand, daß die Vaccinetherapie vorwiegend bei chronischen Infektionskrankheiten in Betracht kommt. Unter diesen sind es namentlich solche, in denen einzelne isolierte Krankheitsherde bestehen, die nicht zur Ausheilung kommen wollen, aber wenig oder kein Fieber verursachen, so gewisse Formen von Tuberkulose (Tuberkulinbehandlung), Colipyelitis, lokalisierte Streptokokken- oder Staphylokokkenerkrankungen usw.

Besonders aussichtsreich ist es, den Mikroorganismus aus dem Krankheitsherd zu züchten und die Kulturflüssigkeit nach dem Abtöten der Erreger in der entsprechenden Konzentration als „Autovaccine" zu verwenden.

2. Unspezifische Therapie.

Die Behandlung der Infektionskrankheiten muß, gleichgültig, ob eine spezifische Therapie möglich ist oder nicht, versuchen, die Widerstandskräfte des Körpers nach Möglichkeit zu unterstützen, die Bedingungen herzustellen, unter denen sie sich am besten entwickeln können, Schädlichkeiten abzuhalten und einzelne gefährliche oder den Patienten quälende Symptome zu bekämpfen.

Außerdem kann man versuchen, die Reaktion des Körpers anzuregen, ihn so umzustimmen, daß er alle Kräfte zur Abwehr der Infektion mobil macht. Obschon die „Umstimmungstherapie" (vgl. S. 44) auch bei nicht infektiösen Krankheiten zur Anwendung kommt, soll sie hier besprochen werden. „Umstimmend" wirken alle möglichen Eingriffe, besonders auch hydrotherapeutische Prozeduren, Bestrahlungen mit Licht und Röntgenstrahlen, viele Medikamente, Klimawechsel, selbst die psychischen Einwirkungen. Man macht von allen diesen Methoden je nach der Lage des Falles Gebrauch, besonders bei chronischen Infektionskrankheiten. Eine besondere Besprechung verlangen die Behandlung mit Blut oder Serum und die Reizkörper- und Chemotherapie, ferner die Behandlung einzelner Symptome.

a) Die unspezifische Behandlung mit Blut und mit Serum.

Eine Methode, die man schon bei allen Infektionskrankheiten versucht hat, ist die *Bluttransfusion*. Am meisten Aussicht hat natürlich die Transfusion von Blut eines Rekonvaleszenten der Krankheit, die man zu behandeln hat. Dann treiben wir gleichzeitig auch eine spezifische Therapie, indem das Rekonvaleszentenblut bekannte oder unbekannte Schutzstoffe enthalten kann, allerdings nicht in solcher Menge wie in einem guten Heilserum, das dadurch gewonnen wurde, daß durch immer wiederholte Injektionen steigender Giftmengen eine Produktion von Antikörpern erreicht wurde, wie sie durch natürliche Infektion kaum zustande kommt. Als spezifische Therapie können wir deshalb die Transfusion von Rekonvaleszentenblut oder -serum nur dann versuchen, wenn uns kein zuverlässiges Heilserum zur Verfügung steht. Dagegen ist es möglich, daß das Rekonvaleszentenblut, aber auch das *Normalblut* unspezifische Schutzstoffe (Komplement, leukocytosefördernde Stoffe usw.), die der kranke Organismus nicht oder nicht in genügendem Maße zu bilden vermag, oder Substanzen enthält, die schon für die physiologischen Vorgänge wichtig sind, unter dem Einfluß der Krankheit aber nicht gebildet werden (Hormone usw.). Man sieht bisweilen nach der Transfusion von 300—500 ccm Normalblut bei schweren Infektionskrankheiten in der Tat eine auffallende Besserung, die aber meistens leider rasch vorübergeht. Man kann deshalb in jedem schweren Fall irgendeiner Infektion einen Versuch mit einer Bluttransfusion machen und diese beliebig oft wiederholen, sofern nicht der Zustand des Herzens Bedenken gegen die Belastung durch eine Vermehrung der zirkulierenden Blutmenge erweckt (was zwar selten zu befürchten ist, weil ja der Mechanismus der infektiösen Zirkulationsschwäche vorwiegend auf einer Capillarlähmung mit Verminderung der zirkulierenden Blutmenge beruht, was aber im einzelnen Fall oft schwer zu beurteilen ist). Wir sind noch weit davon entfernt, bestimmte Indikationen für eine Bluttransfusion bei den einzelnen Krankheiten oder in bestimmten Stadien dieser Krankheiten aufstellen zu können, abgesehen natürlich von Blutverlusten, bei denen eine Transfusion ohnehin erwünscht erscheint.

Man hat auch schon von der Einspritzung kleinerer Mengen von Blut günstige Resultate bei akuten und chronischen Infektionskrankheiten gesehen, selbst von der Injektion von *Eigenblut* und *Eigenserum* des Patienten. Am einfachsten sind die Einspritzungen von 20—50 ccm Blut auszuführen, die man aus der Armvene des Patienten entnimmt und direkt intramuskulär, am besten in den M. glutaeus, injiziert. Zur Eigen*serum*behandlung verwendet man 2—10 ccm Serum, das man durch Stehenlassen von Aderlaßblut des Kranken gewonnen hat und intramuskulär oder sogar intravenös einverleibt. Doch ist dabei peinliche Inhaltung der Asepsis notwendig. Es wird empfohlen, Einspritzungen bei akuten Infektionen täglich, bei chronischen seltener vorzunehmen. Ihre Wirkung, die freilich recht zweifelhaft ist, ist nicht wie die der Transfusion, sondern nach Art der Reizkörpertherapie zu erklären. In gleicher Weise ist die Wirkung von normalem Pferdeserum zu beurteilen, das man ebenfalls empfohlen hat. Die Heilerfolge des Diphtherieserums werden teilweise auf die unspezifische Wirkung des Pferdeserums zurückgeführt. Doch ist die Anwendung von Pferdeserum als Reizmittel bedenklich, weil es eine Überempfindlichkeit schaffen kann, die später gefährlich werden könnte, wenn eine Krankheit eintritt, die eine spezifische Serumtherapie verlangt.

b) Die Reizkörpertherapie.

Die Wirkung der Reizkörpertherapie stellt man sich in gleicher Weise wie bei der Vaccinetherapie als Anregung der Abwehrkräfte des Organismus gegen die Infektion vor, nur daß an Stelle der spezifischen die unspezifischen Abwehrkräfte geweckt werden sollen. Wir werden deshalb auch von der Reizkörpertherapie am ehesten bei den chronischen Infektionskrankheiten einen Erfolg erwarten. Dagegen ist nicht, wie bei der Vaccinetherapie, unter allen Umständen das Prinzip der steigenden Dosen durchzuführen, sondern es ist denkbar, daß eine einmalige kräftige Reaktion oder die Wiederholung gleich starker Reaktionen wirksam ist.

Die Reizkörpertherapie besteht in der Injektion von Substanzen, die bei parenteraler Einverleibung Reaktionen hervorrufen. In erster Linie gilt das von den Eiweißkörpern. Wenn diese nicht durch den Magen-Darmkanal, sondern auf anderem Wege in den Körper gebracht werden, so bilden sich in ihm Antikörper oder Abwehrfermente, die das Eiweiß abbauen. Dabei kann es bekanntlich zur Anaphylaxie kommen. Je nach der Art der Einverleibung und der Dosierung kann man verschieden starke Reaktionen hervorrufen, wobei Entzündungen, die irgendwo im Körper vorhanden sind, angefacht und qualitativ verändert werden können. Auch die Bildung von Antikörpern gegen bakterielle Substanzen kann davon beeinflußt werden. Aber nicht nur gegen Eiweißkörper werden Antikörper gebildet, sondern auch gegen Lipoide und andere Substanzen. In manchen Fällen ist der Mechanismus dieser Reizkörpertherapie noch unklar. Man spricht von „Umstimmung" oder „Protoplasmaaktivierung".

Die Einverleibung von Reizkörpern kann intravenös, intramuskulär oder subcutan erfolgen. Bei subcutaner Einspritzung entsteht gewöhnlich an Ort und Stelle eine mehr oder weniger starke Entzündung, gleichzeitig mit einer Allgemeinreaktion, bestehend in Fieber, Pulsbeschleunigung, nervösen Symptomen, Kopfschmerzen, Schlaflosigkeit, Appetitstörung, Leukocytose, vermehrtem Eiweißzerfall, Veränderungen der Serumkolloide, der Alkalireserve, des Blutzuckers, der Blutlipoide, Ionenverschiebungen im Blut usw. Die Allgemeinreaktion ist am stärksten bei intravenöser Einspritzung. Bei intramuskulärer Injektion ist sie etwas schwächer, aber stärker als bei der subcutanen, während die Entzündung an der Injektionsstelle nur wenig ausgesprochen ist. Je nach der Art des Präparates wählt man einen der drei Wege. Bei Benützung von Eiweißpräparaten fängt man in der Regel mit schwacher Dosis an und steigt dann, indem man das Abklingen der letzten Lokal- und Allgemeinreaktion abwartet. Bei einfacher zusammengesetzten Substanzen pflegt man öfter die gleiche Dosis zu wiederholen. Bisweilen begnügt man sich auch mit einer einmaligen starken Reaktion.

Es ist selbstverständlich, daß für eine Methode, über deren Wirkung wir nur unbestimmte Vorstellungen haben, keine genauen Indikationen aufgestellt werden können. Die Beurteilung der Wirkung ist auch außerordentlich schwierig, insbesondere bei den Infektionskrankheiten, die je nach der Konstitution des Individuums und je nach der Menge der eingedrungenen Erreger außerordentlich verschieden verlaufen. Durch die Reizkörpertherapie wirken wir auf die Konstitution, die sicher in den meisten Fällen für das Schicksal des Kranken wichtiger ist als die Menge und Virulenz der infizierenden Keime. Die Konstitution können wir aber nur in sehr beschränktem Maße erkennen. Wir wissen im voraus nicht sicher, ob wir sie durch einen energischen Eingriff, wie ihn die Reizkörpertherapie darstellt, im günstigen oder ungünstigen Sinne umstimmen. Das gilt ganz besonders für *akute* Infektionskrankheiten. Bei diesen wird deshalb die Reizkörpertherapie von den meisten erfahrenen Ärzten abgelehnt. Es ist zwar beobachtet worden, daß bei einer Pneumonie oder einem Abdominaltyphus nach einer einmaligen Injektion eines Eiweißpräparates ein Schüttelfrost eintrat, dann die Temperatur sank und dauernde Heilung eintrat. Aber viel häufiger sehen wir, daß die Temperatur nur vorübergehend abfällt und die Krankheit weitergeht, oder daß überhaupt nur ein Schüttelfrost mit Kollaps auftritt. Diese stürmischen Reaktionen sind gefährlich, und es muß deshalb ganz besonders dem Unerfahrenen dringend davon abgeraten werden, die Proteinkörpertherapie in Form der einmaligen starken Wirkung bei akuten Infektionskrankheiten anzuwenden. Sanfteres Vorgehen hat aber recht wenig Aussicht auf Erfolg. Anders verhält es sich bei *chronischen* Infektionskrankheiten. Hier dürfen wir stärkere Reaktionen wagen, ganz besonders bei lokalisierten Infektionen mit fehlendem oder geringfügigem Fieber, wie infektiösen Gelenkerkrankungen, Furunculosis usw. Wir können auch die Methode der wiederholten Einspritzungen mit oder ohne Ansteigen der Dosis anwenden, weil wir die Reaktionen beobachten und ihre Intensität beherrschen können. Aber auch bei den chronischen Infektionskrankheiten ist mit wenigen Ausnahmen, in denen sich eine bestimmte Reizkörpertherapie bewährt hat (progressive Paralyse, chronische Arthritis), große Vorsicht geboten, da man leicht Schaden anrichten kann.

Die Präparate, die am häufigsten gebraucht werden, sind folgende:

1. Milch und Milchpräparate. Die stärksten Fieberreaktionen erreicht man mit frisch abgekochter Handelsmilch. Man injiziert zuerst $1/2$ ccm intramuskulär. Wenn in den nächsten 2 Tagen keine Reaktion aufgetreten ist, verdoppelt man die Dosis und fährt so fort bis zu einer Gesamtdosis von 8—10 ccm. Ein Dauerpräparat ist das Aolan, das man in Dosen von 5—10 ccm intramuskulär anwendet. Das Caseosan, eine sterile 5%ige Caseinlösung, wird in Mengen von 0,5—3 ccm intramuskulär, von 0,25—1 ccm intravenös angewendet. Die Menge, die eine nur mäßige Reaktion hervorgerufen hat, wird nach 3—5 Tagen wiederholt.

2. *Eiweißpräparate.* Novoprotin, 0,2—1,0 ccm intravenös, 0,3—2,0 ccm intramuskulär. Cibalbumin 2—10 ccm subcutan, intramuskulär oder intravenös. Wenn man die Behandlung intravenös vornimmt, so dürfen zwischen den einzelnen Injektionen nicht mehr als 7 Tage verstreichen, oder man muß, um Anaphylaxie zu vermeiden, der intravenösen Injektion eine intramuskuläre vorausgehen lassen. Auch Pferdeserum wird neuerdings verwendet mit dem ausgesprochenen Zweck, eine Serumkrankheit zu erzeugen, besonders bei chronischen Darminfektionen (Colitis gravis).

3. *Eiweißabbauprodukte.* Peptonlösungen erzeugen leicht heftige Reaktionen, wenn sie intravenös gegeben werden. Phlogetan, ein Abbauprodukt pflanzlicher Nucleoproteide, wird in 2—3tägigen Intervallen steigend von 1—5 ccm intramuskulär gegeben. Detoxin, das Eiweiß und Aminosäuren enthält (als Aurodetoxin mit Gold kombiniert), wird alle 2 Tage in Mengen von 5—10—20 ccm intramuskulär oder auch intravenös einverleibt.

4. *Gewebsextrakte.* Das Sanarthrit, ein Knorpelextrakt, kommt in zwei Stärken in den Handel und wird in langsamer Dosensteigerung intravenös injiziert. Es verursacht ziemlich heftige Allgemein- und Lokalreaktionen. Die Dosierung ist so zu wählen, daß im Verlauf einer Kur (Intervalle von 2—4 Tagen) mehrere kräftige Reaktionen erreicht werden. Es wird hauptsächlich bei chronischen Gelenkerkrankungen gebraucht, kann aber bei jeder chronischen Infektion angewandt werden. Auch das Telatuten, das aus tierischen Gefäßwänden hergestellt wird, und das bei intravenöser Injektion geringere Reaktion verursacht, kann außer bei Gefäßspasmen, für die es bestimmt ist, auch sonst als mildes Reizkörperpräparat verwandt werden.

5. *Lipoide.* Helpin und Lipathren erzeugen keine deutlichen Reaktionen.

6. *Bakterienpräparate.* Vaccineurin, ein Autolysat verschiedener Bakterien, wurde zur Behandlung von Neuralgien empfohlen, ist aber auch sonst recht brauchbar, um dosierbare Reaktionen zu erzeugen. Es ist in drei Serien von je 6 Ampullen in steigender Dosierung im Handel und wird in dreitägigen Intervallen meistens subcutan gegeben. Xifalmilch ist eine Kombination von Milch mit Bakterieneiweiß und wird intramuskulär 2—3mal wöchentlich zu 2—5 ccm angewandt. Auch Vaccinen aus Streptokokken, Coli- und Typhusbacillen können als unspezifische Reizmittel gebraucht werden, ebenso das Tuberkulin, bei dem aber Vorsicht geboten ist, weil starke Reaktionen bei Neigung zu aktiver Tuberkulose gefährlich werden könnten. Das Omnadin enthält außer Bakterienbestandteilen auch anderes Eiweiß, Fette und Lipoide. Bei intramuskulärer Injektion von 1—2 ccm, die täglich wiederholt werden kann, erzeugt es kaum Reaktionen, dagegen gelegentlich anscheinend Besserungen, auch bei akuten Infektionskrankheiten. Auch Kombinationen von Bakterieneiweiß mit chemischen Substanzen sind im Handel, so die Yatrenvaccine. Die energischsten Kuren kann man mit Pyrifer durchführen, das in verschiedenen Stärken entsprechend einem verschiedenen Keimgehalt von Bakterien in den Handel kommt und bei intravenöser Injektion gestattet, je nach der Dosierung, Fieber von beliebiger Höhe und beliebigem Typus zu erzeugen. Es dient hauptsächlich zur Behandlung der chronischen Infektionskrankheiten des Nervensystems, namentlich der progressiven Paralyse. Saprovitan enthält lebende Bacillen.

7. *Einimpfung lebender Erreger und Erzeugung einer Infektionskrankheit,* ebenfalls ursprünglich für die Behandlung der progressiven Paralyse eingeführt: Malaria, Recurrens, Rattenbißfieber. Wegen des Zustandes der Zirkulation ist Vorsicht geboten, doch kann man alle diese Krankheiten in beliebigem Moment coupieren.

8. Erzeugung eines „*Fixationsabscesses*". Man injiziert subcutan 1—2 ccm alten Terpentinöls. Nach mehrtägigem hohem Fieber bildet sich ein Absceß, der eröffnet werden muß. Diese Methode ist hauptsächlich für die Behandlung der epidemischen Encephalitis empfohlen worden. Das gereinigte Terpentinöl in der 10fachen Menge Olivenöl gelöst, ist als Olobintin im Handel. Seine intramuskuläre Injektion erzeugt keine Abscesse, sondern nur Infiltrate. Sie kann mit steigenden Dosen von 0,5—1, bis höchstens 3—5 ccm in dreitägigen Abständen wiederholt werden.

9. *Einfache chemische Substanzen.* Vor allem ist der Schwefel zu nennen, der durch Erwärmen in Öl gelöst ($^1/_2$ bis mehrere Kubikzentimeter) oder als Sufrogel (0,1—0,4 ccm) intramuskulär injiziert werden kann. Man erhält dabei starke Reaktionen, während die percutane Einverleibung von Schwefel in Form von Perthisal nur geringe Reaktionen hervorruft. Nucleinsaures Natrium (0,25 bis mehrere Kubikzentimeter einer 10%igen Lösung in Intervallen von 3—5 Tagen), zimtsaures Natron (intravenöse Injektion der Hetol genannten 5%igen Lösung), Ameisensäure (0,2—0,5 ccm einer Lösung 1 : 100 000 subcutan) machen Leukocytose, bisweilen auch Herdreaktionen.

c) Unspezifische Chemotherapie.

Schon lange hat man versucht, Mittel zu finden, die die Mikroorganismen im Körper abtöten ohne diesen selbst zu schädigen. Abgesehen von den Mitteln, die bestimmte Infektionskrankheiten heilen, also zu der schon besprochenen spezifischen Chemotherapie gehören, und die vielleicht auch gegen andere Mikroorganismen wirksam sind, sind es hauptsächlich Silber-, Gold- und Jodpräparate und gewisse Farbstoffe, von denen man annimmt, daß sie auf verschiedene Mikroorganismen, speziell auf Sepsiserreger, wirken. Ob sie wirklich als „innerliche Desinficientia" die Mikroorganismen im Blut oder in den Organen abtöten, oder ob sie nur nach Art der Reizkörper wirken, ist noch unsicher. Man kann sie bei allen Infektionskrankheiten anwenden. Am häufigsten gebraucht man sie bei Sepsis.

1. Silberpräparate. Das kolloidale Silber ist als Kollargol in 12%iger Lösung haltbar. Die verdünnte Lösung (2—5%) wird hauptsächlich als Klysma gegeben, 1—2mal täglich 50—100 ccm. Die intravenöse Injektion ist fast ganz verlassen, weil sie zu starke Reaktionen macht. Intravenös wird das Elektrokollargol (meist 5—10 ccm) oder das Elektrargol (2 bis 20 ccm) angewandt. Heftige Reaktionen mit Schüttelfrost scheinen bisweilen eine Krankheit coupieren zu können, sind aber gefährlich. Deshalb geht man meist milder vor und beginnt mit kleinen Dosen. Die subcutane oder intramuskuläre Injektion, die meistens keine Reaktionen verursacht, wirkt wohl nicht so gut, ist aber vor einer intravenösen Injektion auszuführen, da sie eine Antianaphylaxie schafft, die die stürmischen, wahrscheinlich nicht auf dem Silber selbst, sondern auf dem Schutzkolloid beruhenden allzu starken Reaktionen verhindert. Weitere Präparate dieser Art sind Dispargen, Fulmargin und Choleval.

2. Goldpräparate. Während Krysolgan, Sanokrysin und Triphal vorzugsweise bei Tuberkulose empfohlen wurden, wird Solganal (ein organisches Goldsalz wie die schon genannten) für alle möglichen Infektionen empfohlen und besonders bei Sepsis, Endocarditis lenta usw. angewandt. Es kommt in Ampullen mit 0,01—1,0 g in den Handel und wird in steigenden Dosen intravenös injiziert. Die größeren Dosen verursachen leicht zu starke Reaktionen und Nebenerscheinungen, vor allem Exantheme. Das Solganal B wird in den gleichen Dosen gegeben, aber nur intramuskulär oder subcutan.

3. Jodpräparate. Besonders beliebt ist die PREGLsche Jodlösung (0,035—0,04% J, 0,2% Na_2CO_3, 0,4% NaCl), die auch als Presojod in den Handel kommt. Man injiziert davon mehrere bis 150 ccm in steigenden Dosen meist intravenös. Das Septojod ist 10mal stärker und wird in Dosen von 20—80 ccm intravenös empfohlen, während das Jodonascin in kleineren Dosen gegeben wird.

4. Von *Farbstoffen* werden hauptsächlich Acridinfarbstoffe angewandt. Das Trypaflavin wird in Dosen von 0,1—2,0 in 20—60 ccm Wasser gelöst injiziert und kann sogar täglich gegeben werden. Bei größeren Dosen sieht man neben der harmlosen Gelbfärbung auch Appetitstörung und Nierenreizung, so daß man besser bei kleineren Dosen bleibt. Rivanol wird in Mengen von 100—300 ccm in 1°/$_{00}$iger Lösung in physiologischer Kochsalzlösung alle 2 Tage intravenös gegeben. Argochrom und Argoflavin stellen die Verbindungen von Acridinfarbstoffen mit Silber dar und werden in $^1/_2$%iger Lösung von 1—20 ccm selbst mehrmals täglich gegeben. Hier wäre auch das Vuzin, ein Chininderivat, zu nennen, täglich 1—2mal einer 0,1—0,2%igen Lösung, ferner das Prontosil, das in Tabletten von 0,3 per os (in schweren Fällen 6—12 täglich) oder intravenös gegeben wird (bis zu 5mal 5 ccm der 2,5% Lösung), besonders bei Streptokokkeninfektionen, und das Uliron (3—5 Tabletten zu 0,3 täglich).

d) Die Behandlung des Fiebers.

Das Fieber, das regelmäßigste Symptom der Infektionskrankheiten, ist S. 129 ff. besprochen. Dort ist auch erwähnt, daß die Auffassung des Fiebers als eines nützlichen Vorganges für die Heilung der Infektion keineswegs erwiesen ist. Andererseits ist es auch nicht erwiesen, daß eine Infektionskrankheit kürzer oder länger verläuft, wenn das Fieber künstlich herabgedrückt wird. Der Arzt wird sich also zur Bekämpfung der Temperaturerhöhung dann entschließen, wenn er durch die Erniedrigung der Körpertemperatur andere Störungen beseitigt, die für den Kranken gefährlich oder lästig sind. Er wird sich also nicht durch die Höhe des Fiebers leiten lassen, sondern durch die übrigen Symptome. Nur bei sehr hohen Temperaturgraden über 40,5° muß man immer versuchen eine Abkühlung herbeizuführen, aber dann ist auch die Indikation durch die Begleiterscheinungen des Fiebers gegeben.

Eine Indikation zur Antipyrese bilden die Störungen des *Nervensystems*, die mit dem Fieber immer verbunden sind, aber in verschieden starkem Ausmaße. Kopfschmerzen, Schlaflosigkeit, Aufregung oder Benommenheit, Delirien sind häufige Erscheinungen bei Fiebernden. Die Antipyrese ist ganz besonders bei apathischen und benommenen Kranken angezeigt, die fast keine Nahrung zu sich nehmen, ungenügend atmen und in unveränderter Stellung liegen bleiben, so daß die Gefahr des Decubitus auftritt. Wenn es gelingt, die Körpertemperatur herunterzudrücken, so wird das Bewußtsein klarer, die Kranken atmen tiefer, befreien sich durch Husten von dem angesammelten Schleim, bekommen Appetit oder lassen sich wenigstens ohne Widerstand Nahrung einflößen, sie bewegen sich mehr, nehmen Anteil an ihrer Umgebung und lassen das Umbetten und andere Manipulationen viel leichter mit sich vornehmen. Auch die Zirkulation wird oft besser, die Hautfarbe weniger cyanotisch, der Puls kräftiger.

Daraus ergibt sich, daß die antipyretische Behandlung vorwiegend bei *länger dauerndem* Fieber in Betracht kommt. Im Beginn einer Infektionskrankheit sind die erwähnten Störungen weniger ausgesprochen, und die Gefahren der Unterernährung, der hypostatischen Pneumonie, des Decubitus bestehen noch nicht. Außerdem ist die Temperatur im Beginn des Fiebers in der Regel schwer zu beeinflussen, im späteren Verlauf dagegen leichter als beim Gesunden. Das Hauptanwendungsgebiet der Antipyrese ist deshalb immer noch der Typhus abdominalis.

Die *Bäderbehandlung* bezweckt nicht unter allen Umständen die Temperatur tief herunterzudrücken. Die Kranken empfinden sowohl die *starke* Abkühlung als den späteren Wiederanstieg der Temperatur sehr unangenehm. Man wählt deshalb eine Anfangstemperatur des Bades, die für den Fiebernden angenehm kühl ist, etwa 32—33°, und kühlt im Verlauf von etwa 15 Minuten das Wasser auf etwa 24° oder noch tiefer ab. Zweckmäßigerweise übergießt man den Oberkörper des Patienten mehrmals mit dem Badewasser, weil dadurch Hustenreiz erzeugt und das Sensorium angeregt wird. Dann wird der Kranke gut abgetrocknet, entweder auf einem besonderen Lager oder im Bett auf einer Unterlage, die nachher entfernt wird. Der Kranke muß von geübtem Personal ins Bad und zurück ins Bett getragen werden. Im ganzen vertragen fette und ältere Patienten die kalten Bäder schlecht. *Kohlensäurebäder* sind oft angenehmer, weil sie bei gleicher Temperatur wärmer empfunden werden als Wasserbäder.

An Stelle der Bäder können *Einpackungen* mit kalten Tüchern gebraucht werden, die alle 15—30 Minuten gewechselt werden. Die beliebten *Wadenwickel* beeinflussen die Temperatur kaum, werden aber oft angenehm empfunden.

Die *medikamentöse Antipyrese* kann die kühlen Bäder nicht ganz ersetzen. Die wirksamen Dosen der Antipyretica erzeugen oft einen unangenehmen Schweißausbruch, und nachher kann die Temperatur wieder mit Schüttelfrost ansteigen. Sie können auch die Zirkulation schädigen und Kollaps erzeugen. Es ist deshalb zweckmäßig, zuerst kleine Dosen zu geben. Diese sind auch in den Fällen angezeigt, in denen es nicht auf die Antipyrese, sondern nur auf die Beseitigung von Kopfschmerz und anderen unangenehmen Sensationen ankommt.

Zu diesem Zweck sind von Acetylsalicylsäure oder Antipyrin 0,3, von Phenacetin oder Lactophenin 0,25, von Pyramidon 0,2—0,3 zu geben. Will man die Temperatur sicher herunterdrücken, so sind die Dosen zu verdoppeln. Starke, lang dauernde Temperatursenkung mit verhältnismäßig geringer Neigung zu Kollaps erzeugt das Causyth (mehrmals täglich 1,0 per os oder per clysma, am energischsten 4,0 per clysma). Für die Dosierung sollen die subjektiven Empfindungen des Patienten wegleitend sein. Wenn sich der Kranke wohler fühlt, so befindet er sich in einem Zustand, der für den Ablauf der Infektion günstiger ist; wenn er durch Schweißausbrüche oder Schüttelfröste geplagt wird, so ist das sicher ungünstig. Oft gelingt es, durch regelmäßige Verteilung kleiner Dosen (z. B. 0,1 Pyramidon) über den ganzen Tag die Temperatur dauernd niedriger zu halten. Besonders bei Tuberkulose ist diese Behandlung oft vorteilhaft. Auch 2—3mal 0,5 Chinin wirkt oft gut.

In letzter Zeit sind Fälle von Agranulocystose nach reichlichem Pyramidongebrauch beschrieben worden. Wenn das auch große Seltenheiten sind, so ist darauf zu achten, weil das sofortige Aussetzen des Mittels die Heilung herbeiführen kann.

Jeder Fieberkranke gehört ins *Bett*. Nur bei leichten subfebrilen Temperaturen darf der Kranke unter Umständen etwas aufstehen. Nach der Entfieberung ist die Bettruhe noch einige Zeit durchzuführen, um so länger, je länger das Fieber dauerte und je schwerer die Krankheit war. Maßgebend ist in der Regel der Zustand der Zirkulationsorgane, besonders die Pulsfrequenz und ihre Neigung zu Beschleunigung bei Körperbewegung. Wenn noch subfebrile Steigerungen vorhanden sind, so sei man sehr vorsichtig, weil sie oft die Neigung zu Rezidiven oder das Vorhandensein von Komplikationen ausdrücken.

e) Die Behandlung der Zirkulationsstörungen.

Die meisten Infektionskrankheiten werden dadurch gefährlich, daß die Zirkulation geschädigt wird. Die Schädigung kann sowohl das Herz als auch die Gefäße treffen.

Im *Herzen* können sich Krankheitserreger ansiedeln und eine Myokarditis erzeugen. Die Herzmuskelfasern können auch toxisch geschädigt werden und degenerieren. Beides führt zu Insuffizienz bald mehr der rechten, bald mehr der linken Herzhälfte. Der Venendruck ist erhöht, die zirkulierende Blutmenge vermehrt. Die Insuffizienz äußert sich wie bei allen Herzleiden in Stauung des Kreislaufs, Cyanose, Leberschwellung, Ödemen, Stauungslungen.

Der *periphere Kreislauf* kann durch toxische Schädigung des Vasomotorenapparates oder der Gefäßwände gestört sein. Eine Lähmung der Gefäßzentren im verlängerten Mark oder eine Lähmung der peripheren Arterien hat zur Folge, daß das Blut in gewissen Arteriengebieten sich anhäuft und langsamer fließt. Namentlich die vom Splanchnicus versorgten Gefäße des Abdomens können große Mengen aufnehmen und der übrigen Zirkulation entziehen. „Der Mensch verblutet in sein Abdomen." Aber auch durch Lähmung der Capillaren kann eine Stase zustande kommen. Endlich kann die Capillarschädigung in einer vermehrten Durchlässigkeit der Capillarwand bestehen, und es tritt Flüssigkeit aus den Capillaren in das umgebende Gewebe. Besonders in der Leber wird das beobachtet. In der Milz kann ein Teil des Blutes vollständig zurückgehalten und aus der Zirkulation ausgeschaltet werden. In anderen Organen fließt das Blut nur langsamer. Die Venen führen dem Herzen eine verminderte Blutmenge zu, der Venendruck sinkt, und die zirkulierende Blutmenge ist vermindert. Der Patient ist blaß, die Extremitäten kühl, der Puls frequent und klein, das Bewußtsein leidet unter der ungenügenden Blutversorgung des Gehirns. Je nach dem Zustand der Hautcapillaren verursacht das in ihnen stagnierende, übermäßig reduzierte Blut eine graublaue Verfärbung oder Akrocyanose.

Diese periphere infektiöse Zirkulationsschwäche unterscheidet sich in ihren Äußerungen nicht von dem Kollaps aus anderen Ursachen. Sie kann plötzlich eintreten. Dann ist die Haut oft von kaltem Schweiß bedeckt. Sie kann sich aber auch allmählich entwickeln. Bei den meisten Infektionskrankheiten ist sowohl das Herz als auch das periphere Gefäßsystem beteiligt. Gewöhnlich tritt jedoch die Beteiligung des Herzens zurück. Sie wird besonders gefährlich, wenn sie zu einer peripheren Zirkulationsstörung hinzukommt, und sie kann dann dem Leben plötzlich ein Ende machen. Aber auch in der Rekonvaleszenz, z. B. nach Diphtherie, kommen plötzliche Todesfälle durch akute Herzinsuffizienz vor.

Je nach dem Vorwiegen der Symptome einer Herzschwäche oder einer peripheren Kreislaufstörung hat man die Mittel zu wählen, mit denen man hoffen kann, die Zirkulation so lange aufrecht zu erhalten, bis es dem Körper gelingt, die Infektion zu überwinden. Aber auch die antiinfektiösen Abwehrkräfte des

Organismus können sich um so besser entwickeln, je besser die Blutzirkulation ist. Deshalb kann eine zielbewußte Behandlung der Kreislaufschwäche manchem Patienten das Leben retten.

Wenn man vermutet, daß das *Herz* durch die Infektion geschädigt ist, was bei einem mehrere Wochen dauernden Fieber meistens der Fall ist, so sind die gleichen Mittel anzuwenden wie bei den Herzkrankheiten. Digitalispräparate waren deshalb von jeher üblich. In neuerer Zeit wird immer mehr die intravenöse Strophanthintherapie bevorzugt, doch muß vor zu großen Dosen dringend gewarnt werden. Die fiebernden Kranken machen auf unangenehme Sensationen nach den Einspritzungen nicht aufmerksam, und deshalb fehlt die Kontrolle, die uns sonst vor Überdosierung schützt. Mehr als 0,5 mg soll nicht gegeben werden, und nach längstens 3 Tagen ist eine Pause einzuschalten.

Wenn Symptome einer *Gefäßinsuffizienz* vorhanden sind, sind vor allem die Mittel am Platze, die auf den Gefäßtonus wirken, sei es auf dem Wege über die bulbären Zentren, sei es über Angriffspunkte an den peripheren Ganglien oder direkt an der Gefäßwand. Manche dieser Mittel wirken gleichzeitig auf das Herz selbst. Man gebe mehrmals täglich innerlich oder subcutan 1—2 ccm Cardiazol oder Coramin, 0,2—0,3 Coffein, 0,001 Strychnin, 1—2 ccm Sympatol, Veritol, Icoral oder Cycliton. Am wirksamsten ist oft der Campher, von dem man am besten mehrere (bis 5) ccm in der Form des 20%igen Öles subcutan injiziert. Aus einem solchen Depot wird der Campher, dessen Wirkung sonst flüchtig ist, allmählich resorbiert, so daß man die Zahl der Injektionen auf 2 (in schweren Fällen auf 4) in 24 Stunden reduzieren kann.

Tritt die periphere Zirkulationsschwäche als *akuter Kollaps* ein, so müssen diese Mittel in größeren Dosen, sogar intravenös (bis zu 5 ccm Cardiazol oder Coramin) gegeben werden. Das wirksamste, aber auch flüchtigste Mittel ist das Adrenalin, das in der Regel intramuskulär gegeben wird, weil es bei subcutaner Einverleibung schlecht und ungleichmäßig resorbiert wird und bei intravenöser Einspritzung zu stürmisch wirkt. Ähnlich, aber nachhaltiger und weniger stürmisch wirkt Sympatol, bisweilen auch Hypophysenpräparate.

Bisweilen sind *intravenöse Infusionen* von physiologischer Kochsalz- (besser RINGERscher oder TYRODEscher) Lösung recht wirksam. Die zirkulierende Blutmenge wird dadurch vermehrt, leider aber nur für ganz kurze Zeit, da die Flüssigkeit in die Gewebe abströmt. Sie werden deshalb als regelmäßige Behandlung nur in den Fällen ausgeführt, in denen gleichzeitig starke Wasserverluste zu bekämpfen oder mangelhafte Flüssigkeitszufuhr zu korrigieren ist. Sie werden dann mit Vorteil durch *subcutane Infusionen* ergänzt. Auch die Verwendung von 5%iger Traubenzuckerlösung als Infusionsflüssigkeit ist oft zweckmäßig, da dadurch wenigstens die am unmittelbarsten notwendigen Nahrungsmittel, die Kohlehydrate, zugeführt werden können und da bisweilen die Herzkontraktion durch zuckerreicheres Blut verbessert wird.

f) Die Diät bei Infektionskrankheiten.

Bei allen Infektionskrankheiten ist die Wärmeproduktion mehr oder weniger erhöht, dagegen der Appetit in der Regel vermindert, oft bis zur Nahrungsverweigerung. Die Energiebilanz ist deshalb oft sehr stark negativ. Trotzdem ist es gewöhnlich nicht nötig, einen Ausgleich der Bilanz durch möglichst reichliche Nahrungszufuhr zu versuchen. Bei kurz verlaufenden Infektionskrankheiten schadet die Abmagerung nichts, und in der Rekonvaleszenz wird das Körpergewicht bald wieder eingeholt. Immerhin ist es zweckmäßig, die Ernährung möglichst reichlich zu gestalten, ohne den Kranken zu belästigen. Das wichtigste ist die Zufuhr von Kohlehydraten und einer genügenden Menge von Wasser. Es ist eine alte Regel, daß der Fieberkranke genügend Flüssigkeit erhalten soll, um den Körper einigermaßen durchzuspülen und die Schlacken des gesteigerten Stoffwechsels auszuschwemmen. Es soll so viel Flüssigkeit zugeführt werden, daß der Urin klar und nicht zu dunkel ist. Wenn das per os nicht gelingt, so sind Tropfklystiere von 5% Traubenzuckerlösung oder subcutane oder intravenöse Infusionen (vgl. oben) notwendig.

Dauert das Fieber länger, so ist eine reichlichere Nahrungszufuhr notwendig. Auch hier ist es nicht notwendig, meistens auch nicht möglich, soviel Nahrung darzureichen, daß die Körperverluste ganz vermieden werden. Aber je besser die Ernährung gelingt, um so rascher erholt sich meistens der Patient nach der Entfieberung.

Bei den meisten Infektionskrankheiten ist der *Eiweißabbau* vermehrt. Trotzdem braucht die Nahrung nicht besonders eiweißreich zu sein. Es hat sich gezeigt, daß es wenigstens bei manchen fieberhaften Krankheiten gelingt, den Eiweißverbrauch durch reichliche Kohlehydratzufuhr auf die Werte eines Gesunden herunterzudrücken. Gegen eine zu große Eiweißzufuhr könnte man einwenden, daß die Leber immer geschädigt ist. Die Erfahrung hat aber gezeigt, daß man nicht ängstlich zu sein braucht, und bei länger dauerndem Fieber scheint eine nicht zu spärliche Eiweißzufuhr günstig zu sein.

Die Diät hat aber nicht nur auf die Stoffwechselbilanz, sondern auch auf den Zustand der *Verdauungsorgane* Rücksicht zu nehmen, selbst wenn diese nicht der Sitz der Krankheit sind wie bei Dysenterie oder Abdominaltyphus. Im Fieber ist oft die Sekretion der Verdauungssäfte herabgesetzt, die Salzsäure kann im Magensaft fehlen, voluminöse oder schlackenreiche Kost macht Beschwerden, und das Kauen ist erschwert.

Recht oft macht der Zustand des Kranken überhaupt nur eine flüssige Diät möglich. Dann ist besonders die Milch wertvoll, die oft nach Zusatz von Kaffee oder Kakao oder von etwas Kochsalz besser genommen wird. Kaffee mit viel Rahm ist bisweilen leichter zuzuführen. Dazu kommen Hafer-, Gersten-, Reisschleim- und andere Suppen (Tapioka, Sago, Grünkern usw.), zu denen zweckmäßigerweise Fleischbrühe genommen wird, Fruchtsäfte und Tee mit viel Zucker, Wein. Eier (bis zu 4 im Tag) können in die Suppen eingeschlagen und mit Zucker geschlagen oder als Eierkognak gegeben werden. Wichtig ist, daß nicht nur kalte Nahrung genommen wird. Wenn der Patient gut schluckt, kann man auch Brei aus verschiedenen Mehlen oder Gemüsen, gehacktes Fleisch, auch Fruchteis geben, wenn er kaut, auch geröstetes Brot, Zwieback, Keks, fein geschnittenes Fleisch.

Die Nahrung soll in kleinen Abständen, alle 1—2 Stunden, gegeben werden, wenn der Kranke nicht viel auf einmal ißt. Er muß zur Aufnahme von Speisen und Getränken immer wieder ermuntert werden. Auch eine sorgfältige Mundpflege mit Reinigung der Zähne und Schaben der Zunge, was schon wegen der Verhütung von Aspirationspneumonien wichtig ist, erleichtert die Ernährung.

Literatur.

DIEUDONNÉ u. WEICHARDT: Schutz- und Heilimpfung, 12. Aufl. Leipzig 1932.
HÖRING: Klinische Infektionslehre. Berlin: Julius Springer 1938.
HOFF, F.: Unspezifische Therapie und natürliche Abwehrvorgänge. Berlin: Julius Springer 1930.
KÖNIGER: Krankenbehandlung durch Umstimmung. Leipzig 1929.
PETERSEN, W. F. u. WEICHARDT: Proteintherapie und unspezifische Leistungssteigerung. Berlin: Julius Springer 1923.
WEICHARDT: Die Grundlagen der unspezifischen Therapie. Berlin: Julius Springer 1936.
WOLFF-EISNER, A.: Handbuch der experimentellen Therapie, Serum- und Chemotherapie. München 1926—31.

Spezielle Pathologie und Therapie der Infektionskrankheiten.

Von

R. STAEHELIN-Basel.

Mit 15 Abbildungen.

Eine große Zahl der Krankheiten, die der Arzt zu behandeln hat, sind Infektionskrankheiten. Ein großer Teil von ihnen befällt ausschließlich oder vorwiegend einzelne Organe und wird deshalb in den Kapiteln über die einzelnen Organsysteme besprochen. Im Kapitel Infektionskrankheiten sind solche Infektionen zusammengefaßt, die vorwiegend Allgemeinerscheinungen hervorrufen oder gleichzeitig in verschiedenen Organen lokalisiert sind. Die tuberkulöse Infektion ist entsprechend ihrer wichtigsten Lokalisation bei den Lungenkrankheiten geschildert.

Um die Übersicht zu erleichtern, sind die im Kapitel Infektionskrankheiten beschriebenen Krankheiten in einzelne Gruppen eingeteilt. Diese Einteilung kann, wie aus den Ausführungen des allgemeinen Teiles hervorgeht, weder nach der Art der Erreger (die ja nur zum Teil sicher bekannt sind), noch nach der Übertragungsweise (vgl. S. 93 ff.) noch nach einem anderen wissenschaftlichen Prinzip getroffen werden, sondern nur nach praktischen Gesichtspunkten.

Die akuten Exantheme bilden eine Gruppe für sich, weil sie in der Übertragungsweise, im Verlauf und in der Erzeugung einer dauernden Immunität sehr viel Ähnlichkeit haben. Auch die durch tierische Parasiten (Metazoen) erzeugten Krankheiten nehmen eine Sonderstellung ein. Die übrigen Krankheiten kann man nach dem Interesse, das sie für den Leser des deutschen Sprachgebietes haben, in solche einteilen, die in Mitteleuropa heimisch sind (bei denen wiederum kontagiöse und nichtkontagiöse zu unterscheiden sind) und in solche, die in Mitteleuropa nur ausnahmsweise beobachtet werden. Unter diesen gibt es solche, für die auch bei uns entweder immer oder wenigstens zeitweise die Bedingungen für die Übertragung gegeben sind, die aber, sei es durch Zufall oder durch systematische Bekämpfung am Eindringen in unsere Gegenden gehemmt oder ausgerottet worden sind, während die Gefahr einer erneuten Einschleppung dauernd vorhanden ist. Andere, wirklich als exotisch zu bezeichnende Infektionskrankheiten kommen deshalb bei uns nicht vor, weil die Übertragungsmöglichkeiten fehlen, z. B. die übertragenden Insekten nicht vorkommen. Wir sehen deshalb in den größten Teilen Mitteleuropas von ihnen nur Fälle, die sich auswärts infiziert haben. Bei dem gegenwärtigen Weltverkehr ist es aber immer möglich, daß man solchen Fällen begegnet.

Die *Seuchenbekämpfung* und die prophylaktischen Maßnahmen sind in dieser Darstellung nur insoweit berücksichtigt, als der Arzt bei der Krankenbehandlung darauf zu achten hat. Was der Student aus dem Lehrbuch der Hygiene lernen soll, braucht hier nicht wiederholt zu werden. Aus Gründen der Platzersparnis sind auch die Krankheiten, die in den Lehrbüchern der *Kinderkrankheiten* ausführlich behandelt werden, kürzer gefaßt und das für die Erkrankungen der Erwachsenen Wichtige hervorgehoben, sowie auch die Besprechung der *pathologischen Anatomie* auf das Notwendigste beschränkt.

I. Akute Exantheme.

Als akute exanthematische Infektionskrankheiten bezeichnet man eine Gruppe von kontagiösen Krankheiten, deren hauptsächlichstes Merkmal ein charakteristisches Exanthem ist. Außerdem ist ihnen gemeinsam der akute Verlauf, die direkte Übertragbarkeit von Mensch zu Mensch und das Hinterlassen einer meistens dauernden Immunität. Bei Masern, Röteln, Pocken und Windpocken ist die Empfindlichkeit eine allgemeine, so daß sie mit Ausnahme der Pocken, gegen die wir eine wirksame Schutzimpfung besitzen, in den zivilisierten Ländern endemisch sind und hier vorzugsweise als Kinderkrankheiten auftreten.

Alle Krankheiten werden sicher oder wahrscheinlich von einem filtrierbaren Virus erzeugt mit Ausnahme des Scharlachs, als dessen Erreger heute meistens ein Streptococcus angenommen wird.

1. Masern.

Die Masern (lateinisch morbilli, französisch rougeole, englisch measles) sind eine der am besten charakterisierten Infektionskrankheiten. Trotzdem wurden sie erst in der Mitte des 18. Jahrhunderts richtig erkannt und namentlich vom Scharlach getrennt, von dem man sie bis dahin nicht unterscheiden konnte.

Ätiologie. Die Masern werden durch ein filtrierbares Virus erzeugt, das schon während der Inkubationszeit und dann während des Fiebers im Blut kreist, wie Übertragungsversuche auf Menschen und Affen bewiesen haben, In die Umgebung der Kranken gelangt er mit dem Nasenschleim und Sputum, namentlich im Initialstadium und im Beginn der Exanthembildung, und die Erkrankung der Umgebung kommt wohl hauptsächlich durch Tröpfcheninfektion und durch flugfähigen Staub zustande. Der Mikroorganismus ist außerhalb des Körpers nicht lange lebensfähig und wird in infektionstüchtigem Zustand nicht über große Strecken transportiert.

Das Überstehen der Masern hinterläßt fast immer eine vollkommene *Unempfänglichkeit* gegenüber einer erneuten Infektion. Die Fälle, in denen jemand nachgewiesenermaßen zweimal im Leben Masern durchmacht, sind sehr selten. Wenn ein Masernkranker erzählt, er hätte schon früher einmal an der Krankheit gelitten, so sind meistens Zweifel an der früheren Diagnose berechtigt.

Die *Disposition* zu den Masern ist eine allgemeine. Wenige Menschen scheinen dauernd immun zu sein. Dagegen kann die Disposition im Lauf des Lebens schwanken. Säuglinge sind bis zum 5. Monat fast unempfindlich, ältere Säuglinge erkranken aber sehr leicht, und von da an bleibt die Empfindlichkeit bis ins hohe Alter bestehen.

Diese Tatsachen erklären, warum die Masern nicht ausrottbar sind, warum sie bei uns vorwiegend die Kinder befallen, und warum besonders in den Städten leicht Epidemien entstehen, die sich rasch ausbreiten und rasch wieder verschwinden. Wird die Krankheit in eine Bevölkerung eingeschleppt, die seit vielen Jahrzehnten von den Masern verschont worden ist, so erkranken Erwachsene wie Kinder (bis zu mehr als $^3/_4$ der Einwohnerschaft ist schon beobachtet worden), während die alten Leute gesund bleiben, die in ihrer Jugend die Masern durchgemacht haben. An den meisten Orten ist aber immer Gelegenheit zum Ausbruch von Masern gegeben, und fast jeder Mensch ist, wenigstens in größeren Städten, in der Jugend der Ansteckungsgefahr ausgesetzt, so daß immer wieder Epidemien entstehen, die unter den Erwachsenen wenige empfängliche Individuen treffen, sich deshalb vorzugsweise unter den Kindern ausbreiten und nach verhältnismäßig kurzer Zeit (einige Monate bis wenige Jahre) wieder erlöschen (vgl. S. 167, Abb. 6). Dazwischen kommen immer wieder sporadische Fälle vor, für die man keine Infektionsquelle findet. Wahrscheinlich gibt es, wie beim Typhus abdominalis, einzelne Virusträger und Dauerausscheider, oder der Mikroorganismus wird durch leichte, nicht erkannte und abortive Erkrankungen weiter verbreitet, während ein Überleben außerhalb des menschlichen Körpers während längerer Zeit unwahrscheinlich ist.

Für die *Gefährlichkeit* der Masern ist der spezifische Erreger wohl nur in beschränktem Maße verantwortlich zu machen, sondern die lebensbedrohenden Komplikationen sind wohl durch Sekundärinfektion bedingt.

Symptomatologie. Das *Inkubationsstadium* dauert 10—11 Tage und verläuft meistens ohne alle Krankheitssymptome. Es können aber auch von Anfang an, häufiger erst gegen das Ende der Inkubation, leichte Störungen der Gesundheit vorhanden sein: Müdigkeit und Gefühl von Unwohlsein besonders am Abend, Kopfschmerzen, Appetitlosigkeit. Selbst leichte Temperatursteigerungen kommen vor. Schließlich können auch Reizung der Conjunctival- und Nasenschleimhaut noch in der Zeit der Inkubation auftreten, doch bleiben sie fast immer nur schwach ausgeprägt, bis die eigentliche Krankheit ziemlich plötzlich auftritt.

Die Krankheit selbst zerfällt deutlich in zwei Stadien, das Initialstadium und das exanthematische Stadium.

Das *Initialstadium* wird wegen der charakteristischen Symptome auch das *katarrhalische* genannt, bisweilen auch das Prodromstadium, was aber nicht zweckmäßig ist, da Prodrome, wie erwähnt, schon während der Inkubation vorkommen können. Es beginnt plötzlich mit einem Anstieg der Temperatur, oft bis 39—40°, und mit Katarrh der Konjunktiven und der Nase. Die Bindehaut wird gerötet, die Lider geschwollen, Tränensekretion und Lichtscheu treten auf. Gleichzeitig besteht Schwellung der Nasenschleimhaut, Niesen, starke Nasensekretion. Der Katarrh erstreckt sich auch auf die Rachen-, Kehlkopf- und Luftröhrenschleimhaut, auch die Tonsillen sind geschwollen und gerötet. Daraus resultieren (gewöhnlich geringe) Schluckschmerzen, Husten von manchmal bellendem Charakter, Heiserkeit. Dazu gesellen sich allgemeine Fiebersymptome, Kopfschmerzen, Appetitlosigkeit, bisweilen Erbrechen, auch Diarrhöen.

Während das Fieber schon am folgenden Tag heruntergeht oder zuerst noch etwas steigt, um dann am dritten Tag zu fallen, zeigt die genaue Betrachtung des Mundes bisweilen diagnostisch sehr wichtige Veränderungen. Nicht selten sieht man ein kleinfleckiges „Enanthem", zuerst an der Uvula und am weichen Gaumen, oder eine diffuse Rötung der Schleimhaut. Während aber diese Ver-

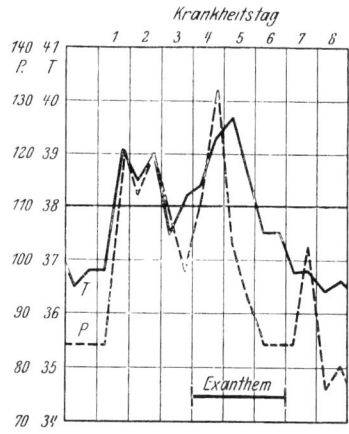

Abb. 1. Typische Temperaturkurve bei Masern.

färbungen auch bei anderen Krankheiten vorkommen, z. B. bei Scharlach, Diphtherie, Grippe, sind die sog. KOPLIKschen *Flecke* für Masern spezifisch. Sie bestehen aus eben sichtbaren bläulichweißen, wenig erhabenen Stippchen von weniger als einem Millimeter Durchmesser, umgeben von einem schmalen, geröteten Hof. Um sie zu sehen, muß man bei sehr guter Beleuchtung mit dem Spatel die seitliche Wangenschleimhaut und die Innenfläche der Unterlippe bis zur Umschlagstelle der Schleimhaut zum Unterkiefer sichtbar machen, da die Flecke hauptsächlich hier sitzen, mit Vorliebe gegenüber den oberen und unteren Molarzähnen, namentlich gerne in der Umgebung der Einmündung des Ductus stenonianus. Ihre Zahl ist verschieden und wechselt von vereinzelten bis zu mehreren Dutzend. Sie können schon nach einem Tag verschwinden, aber auch 3—6 Tage lang bestehen bleiben. Nach dem Ausbruch des Exanthems ist gewöhnlich nichts mehr davon zu sehen. Ulcerationen hinterlassen sie nicht. Ihr diagnostischer Wert wird nur dadurch beeinträchtigt, daß sie oft fehlen, und zwar in einzelnen Epidemien fast in allen Fällen, während sie zu anderen Zeiten regelmäßig festzustellen sind.

Das *exanthematische* oder *Eruptionsstadium* beginnt, nachdem das Initialstadium etwa 3 Tage gedauert hat und die Temperatur beinahe auf die Norm abgesunken oder vielleicht auch schon wieder etwas gestiegen ist, mit erneutem Fieberanstieg und mit dem Ausbruch des Hautausschlages. Dieser erscheint regelmäßig am 13. oder am 14. Tag nach der Infektion.

Das *Exanthem* erscheint zuerst im Gesicht, auf der behaarten Kopfhaut und hinter den Ohren und verbreitet sich gewöhnlich im Lauf eines Tages über Hals, Rumpf und Extremitäten, meistens ohne jede subjektive Empfindung an der Haut. Es besteht aus wenig erhabenen, erst stecknadelkopfgroßen, dann größer werdenden Flecken, richtiger Papeln, deren Farbe anfangs rosarot ist, dann intensiver rot, bisweilen etwas bläulichrot wird. Die Flecke stehen teilweise isoliert in der im übrigen blassen Haut, teilweise konfluieren sie, besonders am Gesicht, am Rücken und am Gesäß. Dadurch kann ein scharlachähnlicher Anblick entstehen, aber am Rand solcher Stellen sieht man immer die Zusammensetzung aus den einzelnen Flecken, die größer sind als die Scharlacheffloreszenzen. Es entstehen girlanden- und landkartenartige Begrenzungen, und in der Nachbarschaft befinden sich einzelstehende Flecke. Am wenigsten dicht sind sie an den Extremitäten. Nicht selten sieht man bei stark schwitzenden Patienten in der Mitte der Papeln feinste Bläschen mit wasserklarem Inhalt (Miliaria crystallina). Die Efflorescenzen können auch hämorrhagisch werden, so daß bei Druck mit dem Glasspatel rote Flecke zurückbleiben.

Das *Gesicht* ist außer dem hier besonders dicht stehenden Ausschlag noch durch die Conjunctivitis und Rhinitis entstellt, die noch weiter zunehmen. Rötung und Sekretion der Bindehaut, Blepharitis, oft mit Borkenbildung und Verklebung der Lider, Schwellung der Nase mit Rötung der Nasenlöcher, Schleimhautdefekten und eingetrocknetem Sekret ergeben zusammen mit dem Exanthem und einer diffusen Gedunsenheit ein charakteristisches Aussehen, das oft die Diagnose auf den ersten Blick stellen läßt.

Auch die *Laryngitis* und *Bronchitis* nehmen mit dem Ausbruch des Exanthems gewöhnlich noch zu. Das *Fieber* bleibt auf seiner Höhe oder steigt noch weiter. Mit ihm steigt die Puls- und Atemfrequenz, Kopfschmerzen sind häufig, das Bewußtsein kann bis zum Auftreten von Delirien getrübt werden, die Zunge ist stark belegt, der Appetit liegt ganz darnieder, die Kranken werden von Durst gequält, oft auch von Diarrhöen, oft sind sie aber auch obstipiert. Der Urin ist spärlich, konzentriert, enthält oft etwas Eiweiß und gibt fast immer vom Erscheinen des Exanthems an eine *positive Diazoreaktion*. Die Lymphdrüsen sind gewöhnlich etwas geschwollen, besonders am Hals. Auch die Milz ist oft deutlich, aber nur wenig vergrößert.

Oft beobachtet man ein charakteristisches Verhalten des *Blutes*. Während der Inkubation besteht eine neutrophile Leukocytose mit Eosinophile. Während des Initialstadiums sinkt die Gesamtleukocytenzahl rasch ab, ebenso die Lymphocyten und Eosinophilen, während sich die Monocyten zu vermehren pflegen. Am ersten und besonders am zweiten Tage des Exanthems besteht eine ausgesprochene *Leukopenie mit wenig Lymphocyten und höchstens vereinzelten Eosinophilen*. In den letzten Fiebertagen steigen die Leukocyten, besonders die Lymphocyten wieder an, die Eosinophilen erscheinen wieder, und in der Rekonvaleszenz kommt es zur postinfektiösen Lymphocytose und Eosinophilie. Diese Blutveränderungen kommen aber nicht in allen Fällen vor und können durch jede Komplikation gestört werden. Namentlich bei Pneumonien vermehren sich die Leukocyten, und das Ausbleiben dieser Veränderung ist ein signum mali ominis.

Das exanthematische Stadium dauert etwa 3—5 Tage. Dann beginnt das *Stadium der Rekonvaleszenz*. Das Fieber sinkt gewöhnlich in 1—2 Tagen rasch ab, doch können noch mehrere Tage hindurch abendliche subfebrile Temperaturen auftreten. Der Hautausschlag blaßt im Verlaufe weniger Tage ab, kann aber noch längere Zeit erkennbar bleiben, besonders wenn Hämorrhagien bestanden hatten. Noch während des Erblassens beobachtet man eine *kleienförmige Abschuppung* der Haut, die nach 3—8 Tagen beendet ist. Gleichzeitig mit dem Exanthem und dem Fieber verschwinden auch alle anderen Krankheitssymptome. Einzig die Laryngitis und die Bronchitis heilen langsamer ab, so daß noch mehr als eine Woche lang Heiserkeit, Husten und Auswurf bestehen und bronchitische Geräusche nachweisbar sein können.

Anomalien des Verlaufs. Von den Anomalien des Exanthems sind die hämorrhagischen Masern schon erörtert worden. Sie zeigen im übrigen keine Abweichung vom gewöhnlichen Verlauf. Dagegen ist eine geringe Ausprägung und ein rascher Rückgang des Hautausschlages in der Regel mit geringem, rasch vorübergehendem Fieber im Eruptionsstadium verbunden. Auch das Initialstadium kann dann geringe Erscheinungen machen oder sogar ganz fehlen, so daß man von abortiven Masern sprechen kann. Dagegen sind Fälle ohne jedes Exanthem (Morbilli sine exanthemate) sehr selten. Schwache Ausbildung des Exanthems kommt aber auch bei Herzschwäche vor (vgl. unten). Eine sehr seltene Anomalie ist die Bildung kleiner Pusteln auf den Efflorescenzen.

Umgekehrt kann bei typischem, wenn auch mäßigem Exanthem das Fieber ganz fehlen (afebrile Masern) oder die katarrhalischen Erscheinungen sehr gering sein und das Initialstadium ausfallen.

Im Gegensatz zu diesen abnorm leichten Verlaufsformen stehen solche, bei denen es ohne Komplikationen zu besonders *schweren* Symptomen kommt. Schon im Inkubationsstadium kann hohes, unregelmäßiges Fieber auftreten, wonach die weiteren Stadien in gewöhnlicher Weise oder ebenfalls besonders schwer verlaufen können. In anderen Fällen geht die Krankheit ohne Besonderheiten bis zum Ausbruch des Exanthems vor sich, aber am 2. Eruptionstag ändert sich plötzlich das Bild: die Patienten sehen schlecht verfallen aus, der Hautausschlag wird weniger auffallend, die Flecke sind blasser, aber bläulich, alle Zeichen gestörter Zirkulation und schwerer Störung der nervösen Funktionen stellen sich ein. Trotzdem ist noch Heilung möglich.

Komplikationen. Weitaus die wichtigsten Kompliaktionen sind die von seiten des Respirationsapparates. Da eine starke Entzündung der Luftwege zu dem gewöhnlichen Krankheitsbild gehört, kann es sehr leicht zu einer Weiterleitung der Entzündung kommen. Eigentümlicherweise pflanzt sich die Erkrankung selten von der Nasenschleimhaut auf die Nebenhöhlen fort, häufiger durch die Tuba Eustachii auf das Mittelohr.

Im Kehlkopf kann die Entzündung so heftig werden, daß die Schleimhautschwellung, namentlich an den Taschenbändern, ein Atemhindernis bildet. Es entsteht dann richtiger Pseudocroup. Doch dauert dieser gewöhnlich nicht lange, er wird sehr selten so heftig, daß eine Tracheotomie in Frage käme.

Weitaus am häufigsten und am gefährlichsten ist die Fortsetzung des Katarrhs in die feineren Bronchien und auf das Lungengewebe. Bronchitis capillaris und Bronchopneumonie sind die gefürchtetsten Komplikationen. Sie kommen vorzugsweise bei kleinen Kindern vor, namentlich bei solchen mit Rachitis und Skrofulose, sie sind aber entschieden auch viel häufiger bei schlechter Pflege. Beide Krankheiten führen zu ungenügender Arterialisation des Blutes und dadurch zu Cyanose. Dazu kommt eine infektiös-toxische Schädigung des Kreislaufes, die die Cyanose noch verstärkt, gleichzeitig aber die Durchblutung der Haut herabsetzt. Daraus resultiert eine blaßbläuliche Verfärbung, wobei die Exanthemflecke ihre rote Farbe verlieren und mehr oder weniger stark blau, bisweilen auch weniger sichtbar werden und selbst ganz verschwinden können. Dabei werden die Kinder elender, die Atmung dyspnoisch, die Temperatur steigt, wenn sie vorher im Absinken begriffen war, wieder höher oder geht wenigstens nicht herunter. Diese Allgemeinstörungen sind für die Diagnose häufig noch wichtiger als der Lungenbefund, da die Masernpneumonie oft in zahlreichen kleinen Herden auftritt, die bei der Sektion sogar den Eindruck einer Miliartuberkulose machen können und naturgemäß weder Dämpfung noch Bronchialatmen hervorrufen.

Als sehr viel seltenere Komplikation ist die akute Nephritis zu erwähnen, die ähnlich wie die Scharlachnephritis erst in der Rekonvaleszenzzeit auftritt, aber viel seltener als diese. Auch Meningitis serosa und Encephalitis kommen vor, meistens während des Exanthems oder 4—6 Tage später.

Etwas häufiger sind schwere Diarrhöen, die sich an die bereits erwähnten Durchfälle während der Krankheit selbst anschließen oder erst nachträglich entstehen, und die namentlich bei unterernährten Kindern unter 4 Jahren beobachtet werden und den Tod herbeiführen können. In den letzten Jahren ist auch Encephalitis und Meningitis serosa nicht ganz selten beobachtet worden.

Von *Komplikationen mit anderen Krankheiten* wird gelegentlich eine Kombination mit Scharlach beobachtet, die der Diagnose Schwierigkeiten bereiten kann, wenn das eine Exanthem in das andere übergeht. Besonders gefährlich ist die gleichzeitige Erkrankung an Masern und Diphtherie.

Die Masern haben, mehr als andere akute Infektionskrankheiten, die Eigenschaft, eine *Tuberkulose* zum Ausbruch zu bringen. In der Regel kann man das nicht dadurch erklären, daß eine Infektion mit Tuberkelbacillen während der Masern stattgefunden hätte. Offenbar handelt es sich um die Aktivierung einer latenten Tuberkulose durch das Maserngift, und dazu paßt die Tatsache, daß während der Masern die Hautreaktion auf Tuberkulin verschwinden kann, um nach deren Ausheilung wieder positiv zu werden. Allerdings teilen die Masern diese Eigentümlichkeit mit anderen akuten Infektionskrankheiten, die eine Tuberkulose nicht auszulösen pflegen.

Diagnose. Das wichtigste für die Diagnose ist das Exanthem. Wenn man den Patienten mit voll ausgebildetem Ausschlag und hohem Fieber sieht, ist die Diagnose in der Regel nicht schwer. Schwieriger ist sie, wenn das Exanthem nur schwach ausgebildet ist, und namentlich, wenn es noch gar nicht vorhanden ist. Erkrankt jemand in der Umgebung eines Masernkranken mit Fieber, Schnupfen und Bindehautkatarrh, so muß man natürlich in erster Linie an Masern denken. Ist dagegen nichts von Masernfällen in der Umgebung bekannt, so kann die Diagnose unmöglich sein, bis das Exanthem eintritt, und nur wenn die Koplikschen Flecken während des Initialstadiums sichtbar sind, ist die Diagnose sicher.

Das Masernexanthem kann mit anderen Ausschlägen verwechselt werden. Die Differentialdiagnose gegenüber den Röteln wird im Kapitel Röteln behandelt. Im Beginn kann der Ausschlag ähnlich aussehen wie ein beginnender Scharlach, aber nach kurzer Zeit werden die Flecke größer, und selbst wenn an einzelnen Stellen die Haut durch Konfluenz der Flecke gleichmäßig rot wird, so wird man doch immer an anderen Stellen isolierte Masernflecke und landkartenartige Begrenzungen finden. Besonders der Anblick des Gesichts, das Befallensein der Gegend unterhalb des Mundes, die Conjunctivitis usw. entscheiden die Diagnose in der Regel in kurzer Zeit. Auch die Untersuchung des Blutes und Urins (Diazo!) kann die Differentialdiagnose erleichtern. Schwieriger kann die Differentialdiagnose gegenüber masernähnlichen Exanthemen bei anderen Infektionskrankheiten werden, vor allem bei Grippe, gelegentlich auch bei Typhus exanthematicus. Doch das sind Seltenheiten. Viel häufiger kommen Arzneiexantheme in Frage, vor allem nach dem Genuß von Antipyrin, Phenacetin, balsamischen Mitteln, Chinin und nach Serumeinspritzungen. Wenn sich auch alle diese Exantheme durch ihre Polymorphie, ihre unregelmäßige Verteilung und durch das Auftreten urticariaähnlicher Efflorescenzen von den Masern zu unterscheiden pflegen, so können sie doch diesen unter Umständen sehr ähnlich sehen. Wenn kein Fieber vorhanden ist und wenn ein Medikament gegeben wurde, selbst ein solches, das nicht als Ursache von Exanthemen bekannt ist, so wird man sich für ein Arzneimittelexanthem entscheiden, sogar wenn das Medikament früher schon eingenommen wurde, ohne einen Ausschlag zu erzeugen. Wenn aber gleichzeitig Fieber vorhanden ist, so kann die Entscheidung viel schwieriger werden. Bisweilen führt der anamnestische Nachweis von Überempfindlichkeiten auf die richtige Spur.

Prognose. Die Prognose der unkomplizierten Masern ist durchaus günstig. Gefährlich werden die Masern nur durch Komplikationen, vor allem die Pneumonie. Diese Pneumonien sind besonders bei schwächlichen und schlecht gepflegten Kindern unter 6 Jahren zu fürchten, und zwar um so mehr, je jünger das Kind ist. Todesfälle Erwachsener sind Seltenheiten. Da aber die Masern eine Kinderkrankheit sind, ist in vielen Städten die Masernsterblichkeit während langer Zeitperioden größer als die des Scharlachs.

Die Prognose der Masern wechselt stark mit dem „Genius epidemicus". Namentlich in früheren Zeiten gab es an vielen Orten lange Perioden mit sehr hoher Masernsterblichkeit, während zur Zeit die meisten Epidemien gutartig sind. Doch kann jederzeit eine Epidemie mit bösartigem Charakter ausbrechen.

Von anderen Gefahren ist namentlich der Ausbruch einer Tuberkulose zu erwähnen, der gelegentlich (allerdings nicht häufig) durch Masern ausgelöst wird.

Prophylaxe. Da die Masern in der Regel harmlos verlaufen, und da fast niemand von den Masern verschont bleibt, so wird eine strenge Isolierung der Kranken weder von den Behörden vorgeschrieben noch von den Angehörigen durchgeführt. Außerdem ist es meistens für den wirksamen Schutz der übrigen Kinder zu spät, wenn bei einem Kind in einer Familie die Masern festgestellt werden. Nur in einem Fall ist eine Isolierung notwendig, nämlich wenn Kinder unter 4 Jahren in der Umgebung des Kranken sind, ganz besonders wenn es sich um kränkliche oder schwächliche Kinder handelt. Diese sollten nach Möglichkeit geschützt werden. In solchen Fällen soll nicht nur der Kranke isoliert, etwa ins Krankenhaus gebracht werden, sondern die besonders Gefährdeten sind von denen zu trennen, die vielleicht schon infiziert sind.

Für die Isolierung ist die Tatsache wichtig, daß das Maserngift vorzugsweise direkt übertragen wird, kaum durch Gegenstände. Auf strenge Vermeidung eines persönlichen Kontaktes ist deshalb das Hauptgewicht zu legen. In den Krankenhäusern kommen immer wieder, wenn auch selten, Übertragungen in andere Zimmer zur Beobachtung. Deshalb soll die Isolierung, wenn man sie als notwendig erachtet, ebenso streng durchgeführt werden wie beim Scharlach. Obschon die Gefahr der Übertragung im Initialstadium und im Beginn des exanthematischen Stadiums weitaus am größten ist, soll die Isolierung, wenn in der Umgebung besonders Gefährdete sind, mindestens 1 Woche lang nach dem Ausbruch des Exanthems fortgesetzt werden.

Gesunde Angehörige, die nicht einwandfrei früher Masern überstanden haben, sind 3 Wochen vom Beginn der Erkrankung an (bei Isolierung des Kranken 14 Tage vom letzten Zusammentreffen mit dem Kranken an) von der Berührung mit Kindern unter 6 Jahren, namentlich vom Besuch von Kleinkinderschulen usw. fernzuhalten.

In neuerer Zeit wurden vielfach gute Resultate mit der prophylaktischen Injektion von Rekonvaleszentenserum erreicht. Am wirksamsten ist Serum, das von unkomplizierten Masernfällen am 7.—9. Tage nach der Entfieberung gewonnen wurde, und steril aufbewahrt, seine Wirksamkeit monatelang behält. Davon werden 4 ccm intramuskulär injiziert (8 ccm, wenn eine Berührung mit Masernkranken schon vor 5—6 Tagen stattgefunden hat). In Ermangelung von Rekonvaleszentenserum kann man auch Serum von irgend jemand versuchen, der früher einmal Masern durchgemacht hat.

Therapie. Ein spezifisches Mittel gegen die Masern kennen wir noch nicht. Die Versuche mit Rekonvaleszentenserum, normalem Menschenserum oder Tierserum haben bisher keine sicheren Resultate ergeben.

Sehr wichtig ist die Allgemeinbehandlung. Bettruhe ist notwendig, bis mindestens 2 fieberfreie Tage vorüber sind. Während des Fiebers soll der Kranke nur leichte Kost genießen. Wenn Lichtscheu vorhanden ist, so ist das Zimmer dunkel zu halten.

Wegen des Katarrhs der Luftwege sind schleimlösende Mittel angezeigt (Mixt. solvens, Liquor Ammonii anisatus), bei Hustenreiz Zusatz von Opiumderivaten, Codein usw., bei kleinen Kindern Aqua Laurocerasi. Wenn die Conjunctivitis stärkere Grade erreicht, ist sie mit den gleichen Mitteln zu behandeln wie jeder andere akute Bindehautkatarrh. Empfehlenswert ist das Einschmieren der Nasenlöcher mit Bor- oder Mentholsalben.

Herz- und Gefäßmittel sind bei unkomplizierten Masernfällen in der Regel nicht notwendig, sondern nur in den seltenen Fällen mit bedrohlicher Zirkulationsschwäche. Dagegen soll bei Bronchitis capillaris und namentlich bei Pneumonie ihre Anwendung frühzeitig erfolgen. Im übrigen sind die Komplikationen nach den für diese geltenden Regeln zu behandeln.

2. Scharlach.

Der Scharlach (Scarlatina, Scarlatine, Scarlet Fever) ist eine akute, exanthematische Infektionskrankheit, die nicht so viele Menschen befällt wie die Masern, dafür aber verhältnismäßig mehr Erwachsene, und die auch im erwachsenen Alter recht gefährlich werden kann.

Ätiologie. Als Erreger des Scharlachs wird gegenwärtig von den meisten Forschern ein hämolytischer Streptococcus betrachtet.

Man findet hämolytische Streptokokken regelmäßig auf den Tonsillen scharlachkranker Menschen und kann sie auch gelegentlich aus deren Blut züchten. Auch bei allen Komplikationen des Scharlaches werden sie gefunden. Da sie sich aber kulturell nicht von anderen hämolytischen Streptokokken unterscheiden, nahm man früher an, daß der Scharlach durch einen anderen Erreger erzeugt werde und nur die sekundäre Ansiedlung der überall vorhandenen Streptokokken begünstige. Erst die Feststellung von G. F. und G. H. DICK, daß das Überstehen eines Scharlaches eine Veränderung in der Reaktion der Haut gegenüber dem Gift von Scharlachstreptokokken entstehen läßt, führte der Streptokokkenätiologie wieder mehr Anhänger zu.

Die sog. DICK-*Reaktion* besteht darin, daß man 0,1 ccm einer 1000fachen Verdünnung des Filtrates von Bouillonkulturen, in denen Streptokokken scharlachkranker Menschen gezüchtet wurden, intracutan injiziert. Bei positiver Reaktion beginnt nach 4—6 Stunden an der Injektionsstelle eine leichte Rötung und Schwellung, wird allmählich größer und erreicht nach 18—22 Stunden ihre größte Ausdehnung von 1—5 ccm Durchmesser, um dann wieder abzuklingen. Mischt man das Toxin vor der Injektion mit Scharlachrekonvaleszentenserum, so bleibt die Reaktion aus. Die positive Reaktion soll bei Menschen, die Scharlach überstanden haben, ausbleiben, dagegen bei anderen häufig nachweisbar sein. Doch ist der Ausfall der Reaktion nicht so regelmäßig, daß man daraus den Schluß ziehen könnte, die Streptokokken seien wirklich die Scharlacherreger (vgl. S. 152 f.).

Wichtiger ist, daß es gelungen ist, durch Einimpfung von Streptokokken, die von Scharlachfällen gezüchtet wurden, bei einzelnen Menschen Scharlach hervorzurufen. Es ist aber auch möglich, daß der Erreger ein Virus ist, das vielleicht zusammen mit Streptokokken wirkt.

Der Scharlacherreger, sei er nun ein Streptococcus oder nicht, zeichnet sich vor dem Masernerreger dadurch aus, daß er auch außerhalb des Körpers seine Lebensfähigkeit und Infektionstüchtigkeit lange erhält. Es kommt deshalb leicht zur Übertragung des Scharlachs durch Gegenstände, die von Kranken benützt werden, und in Zimmern, die von Scharlachkranken bewohnt und nachher nicht desinfiziert wurden, können selbst nach Jahren Scharlachfälle auftreten.

Der Erreger findet sich auf den Tonsillen und im Schleimhautsekret der oberen Luftwege des Erkrankten, wahrscheinlich auch bisweilen in den Hautschuppen. Mit Tröpfchen der Atemluft oder mit aufgewirbeltem Staub gelangt er in den Mund anderer Personen und siedelt sich vermutlich zuerst auf den Tonsillen an.

Von den Menschen, die Gelegenheit haben sich zu infizieren, erkrankt aber nur ein verhältnismäßig kleiner Teil. Die Empfänglichkeit ist viel geringer als gegenüber den Masern. Dagegen muß es verhältnismäßig viele Menschen geben, die den Scharlacherreger beherbergen können ohne zu erkranken, und ein (allerdings kleiner) Teil der Genesenen behält offenbar infektionstüchtiges Virus noch lange Zeit nach der Abheilung der Krankheit zurück. Dadurch kommt es zum Auftreten der sog. Heimkehrfälle, d. h. zur Erkrankung Angehöriger von Patienten, die nach scheinbar genügend langer Isolierung aus dem Krankenhaus zurückkehren.

Diese Eigentümlichkeiten des Scharlacherregers erklären die epidemiologischen Erfahrungen. Auch von der Bevölkerung großer Städte erkrankt nur ein verhältnismäßig kleiner Teil, nicht halb so viel wie an Masern, die Epidemien sind seltener und breiten sich langsamer aus, ziehen sich dann aber länger hin. Zwischen den Epidemien gibt es immer vereinzelte Fälle und kleine Gruppen von solchen, und auch innerhalb der Epidemien findet man verhältnismäßig viele Erkrankungen ohne nachweisbaren Zusammenhang mit anderen Fällen. Endlich wird auch erklärlich, daß der Scharlach keine so ausgesprochene Kinderkrankheit ist wie die Masern.

Allerdings besteht noch eine besondere Altersdisposition. Vom 2.—10. Jahr ist sie am stärksten, wenn auch lange nicht so groß wie bei den Masern, im erwachsenen Alter nimmt sie ab. Säuglinge werden sozusagen nie vom Scharlach befallen, aber schon im 2. Jahr ist die Empfänglichkeit sehr hoch und bleibt während der ganzen Jugend auf der Höhe. Im höheren Alter nimmt die Disposition stark ab.

Das Überstehen des Scharlachs hinterläßt fast immer eine dauernde Immunität für das ganze Leben. Doch gibt es Menschen, die mehrmals an Scharlach erkranken, und zwar ist die wiederholte Krankheit häufiger als bei den Masern. Vielleicht beruht die verminderte Disposition mit zunehmendem Alter zum Teil auf dem Überstehen unbemerkter Infektionen.

Der Scharlachkranke ist während des Fieberstadiums am stärksten infektiös. Ob schon während des Inkubationsstadiums eine Übertragung auf andere möglich ist, ist nicht sicher, jedenfalls ist die Gefahr viel geringer als bei den Masern. Dagegen dauert die Ansteckungsfähigkeit länger an und reicht in die Rekonvaleszenz hinein, aber offenbar verschieden lange. Nach 4 Wochen ist wohl bei der Mehrzahl der Patienten die Gefahr vorüber, fast ausnahmslos nach 6 Wochen. Dagegen können einzelne Menschen noch länger ansteckungsfähig bleiben, vielleicht das ganze Leben lang.

Symptomatologie. Die Dauer der Inkubation wird in der Regel auf 5—7 Tage angegeben. Doch ist eine kürzere Dauer nicht ganz selten, sie soll sogar ausnahmsweise nur 2 Tage betragen können. Während der Inkubation bestehen in der Regel keinerlei Krankheitssymptome, nur selten besteht leichtes Übelsein.

Die Krankheit setzt gewöhnlich recht plötzlich mit Fieberanstieg ein, oft mit Schüttelfrost, bisweilen nur mit leichterem Frösteln. Recht häufig ist dabei Erbrechen, bei Kindern auch Durchfall, doch gehen diese Symptome von seiten des Magen-Darmkanals rasch vorüber. Gleichzeitig mit dem Temperaturanstieg stellen sich Allgemeinsymptome wie Müdigkeit, Kopf- und Gliederschmerzen, nächtliche Unruhe, selbst Delirien ein. Endlich entstehen zur gleichen Zeit die Zeichen der beginnenden Angina.

Schon am 1. Tag, bisweilen aber auch erst am 2. oder 3. Tag erscheint das typische *Exanthem*. Es beginnt zuerst am Hals und Rumpf und geht dann auf die Extremitäten über. Am wenigsten betroffen wird das Gesicht, und besonders die Gegend um Mund und Kinn bleibt blaß, während das übrige Gesicht den Eindruck einer gewöhnlichen fieberhaften Rötung macht. Das Hervortreten dieses blassen Dreiecks, das um das Kinn seine Basis und längs der Nasolabialfalten seine zwei übrigen Schenkel hat, ist für Scharlach außerordentlich charakteristisch und steht im Gegensatz zu den Masern, bei denen diese Gesichtsteile auch von Flecken bedeckt sind. Beim Betrachten des Körpers ist der erste Eindruck der einer gleichmäßigen „scharlachfarbigen" Röte, die an den Flanken, an der Innenseite der Oberschenkel, an den Ellbeugen und Kniekehlen besonders hervortritt. Bei genauerer Betrachtung erkennt man, daß die roten Flächen aus zahllosen kleinen roten Tüpfelchen zusammengesetzt sind, die von einem blässeren, mit der Nachbarschaft zusammenfließenden Hof umgeben werden und bisweilen in der Mitte ein blasses erhabenes Zentrum erkennen lassen. Druck mit dem Glasspatel läßt die Röte gewöhnlich vollkommen verschwinden, als Zeichen dafür, daß die Rötung nur durch eine Erweiterung der Capillaren bedingt ist. Nicht selten erkennt man aber unter dem Glasspatel an der Stelle der roten Tüpfelchen kleinste rote oder gelbliche Pünktchen, als Ausdruck geringfügiger Hämorrhagien. Diese capillare Hyperämie beruht nicht auf einer vollkommenen Lähmung der Capillaren, denn wenn man mit dem Fingernagel einen Strich über die Haut zieht, so entsteht nach kurzer Zeit ein blasser Streifen. Dieses Exanthem ist anfangs blaß, nimmt aber sehr rasch die charakteristische Farbe an und erreicht schon innerhalb einiger Stunden, meistens etwa nach 1 Tag die stärkste Intensität, bleibt verschieden lange, in mittelschweren Fällen etwa 3—4 Tage, auf der Höhe und blaßt dann allmählich ab. Im Stadium der Abblassung verschwindet zuerst der rote Hof, so daß das Exanthem jetzt fleckiger aussieht. Solange das Exanthem besteht, erzeugt das Anlegen einer Staubinde am Oberarm kleine Blutungen in der Ellbeuge.

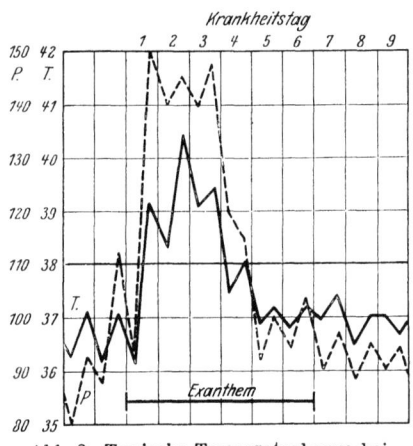

Abb. 2. Typische Temperaturkurve bei mittelschwerem Scharlach.

Am Gaumen sieht man den Ausschlag (Enanthem) entweder als eine diffuse oder als eine aus dunklen roten Flecken zusammengesetzte Rötung.

Die *Zunge* ist anfangs mit einem dicken, weißen Belag bedeckt, läßt aber schon jetzt an der Spitze und am Rand die geschwollenen Follikel hervortreten. Diese werden immer deutlicher, in den nächsten Tagen löst sich der Belag ab, die Zunge wird rot, und es entsteht das Bild der „Himbeerzunge". Der Vergleich ist insofern nicht ganz zutreffend, als die geschwollenen Follikel viel kleiner und spitzer sind als die einzelnen Kügelchen der Himbeere.

Schon vom Beginn an besteht eine *Angina*. Bisweilen sind die Tonsillen und die Gaumenbögen einfach geschwollen und gerötet, sehr häufig aber bilden sich bald in den Krypten Pfröpfe, oder die ganze Tonsille überzieht sich mit einem weißen oder gelblichweißen Belag, aus der Angina catarrhalis wird eine Angina lacunaris oder pseudomembranacea. Die Beläge können auch über den Rand der Mandeln hinausgreifen und einen Teil des weichen Gaumens oder die Uvula bedecken, so daß ein Bild entsteht, wie wir es sonst bei der Diphtherie zu sehen gewohnt sind. Entsprechend dieser Angina bestehen mehr oder weniger heftige Halsschmerzen und Schluckbeschwerden. Die submaxillaren Lymphdrüsen schwellen an.

Die *Temperatur*, die in der Regel schon am 1. Tag gestiegen ist, erhebt sich oft am 2. Tag noch höher, kann noch 1—2 Tage auf der Höhe bleiben, beginnt aber meistens schon am 3. Tag staffelförmig herunterzugehen und erreicht mit dem

Verschwinden des Exanthems, meistens etwa 1 Woche nach Beginn der Krankheit normale Werte. Doch können subfebrile Temperaturen noch einige Tage länger bestehen bleiben oder in der Rekonvaleszenz vorübergehend wieder auftreten.

Der *Puls* ist in der Regel höher, als es der Temperatur entspricht. Der *Urin* hat alle Eigenschaften des Fieberurins, doch ist im Gegensatz zu den Masern wichtig, daß die Diazoreaktion meist fehlt. Im Blut findet man in der Regel vom Beginn der Krankheit an eine *Leukocytose*, die oft nur gering ist, aber auch bis über 20000 steigen kann und oft sehr langsam während der Rekonvaleszenz abnimmt. Die Vermehrung betrifft hauptsächlich die Neutrophilen, die zu einem großen Prozentsatz stabkernig sind und oft toxische Veränderungen im Protoplasma aufweisen, namentlich Verklumpungen basophiler Substanz, die sog. DÖHLEschen Körperchen. Charakteristisch ist eine *Vermehrung der eosinophilen Zellen*, die am 2. oder 3. Tag des Exanthems auftritt und oft mehr als 10% erreicht. Die Eosinophilie, die bis in das Abschuppungsstadium andauert, fehlt nicht nur in sehr schweren Fällen, in denen die Eosinophilen vermindert sein und ganz verschwinden können, sondern bisweilen auch bei leichteren Fällen.

Sonst finden sich im übrigen Körper wenig Veränderungen, namentlich fehlt in der Regel die für Masern so charakteristische Bronchitis, und Pneumonien treten nur in seltenen Fällen besonders schweren Verlaufs am Ende der Krankheit auf.

In der Regel dauert das fieberhafte Stadium, sofern keine Komplikationen vorhanden sind, etwa eine Woche, in leichteren Fällen kürzer, selten länger. In der großen Mehrzahl der Fälle erfolgt der Rückgang der Temperatur allmählich, und mit ihr zusammen gehen auch alle anderen Symptome zurück, das Exanthem wird blasser und verschwindet, und das Stadium der Rekonvaleszenz beginnt.

Das Stadium der *Rekonvaleszenz* hat beim Scharlach eine ganz besondere Bedeutung, weil der Patient währenddessen noch als infektiös zu betrachten ist und weil in ihm noch Komplikationen auftreten können. Es ist charakterisiert durch die Schuppung.

Die *Schuppung* der Haut beginnt bisweilen am Rumpf schon, während das Exanthem an den Extremitäten noch zu sehen ist, häufiger erst, wenn dieses schon verschwunden ist, oder erst nachträglich in der 2., 3. oder 4. Woche. Am Rumpf, wo es oft in der Nähe der Achselhöhlen zuerst zu sehen ist, sieht man nur feine Schüppchen. An den Extremitäten, besonders an den Händen und Füßen nimmt die Schuppung eine charakteristische, lamellöse Form an, die sich von der kleinförmigen Abschuppung der Masern ganz wesentlich unterscheidet und gelegentlich für die nachträgliche Diagnose des Scharlachs sehr wichtig ist. Von den Händen und namentlich von den Füßen kann man bisweilen große Hautfetzen abziehen, sogar die ganze Haut der Fußsohle kann wie eine Sandale abgestoßen werden. Häufig handelt es sich aber um kleinere Lamellen, die besonders zwischen den Fingern und Zehen, an deren Endgliedern, an den Hand- und Zehenballen und an den Fersen charakteristisch sind. Größere Schuppen fehlen, wenn die kleinen Patienten alle Schuppen wegreißen, namentlich aber auch dann, wenn die Rekonvaleszenten häufig gebadet werden. Die Schuppung dauert verschieden lange, bisweilen nur einige Tage, bisweilen aber bis zu 6 Wochen und länger, ganz besonders an den Füßen. Die Schuppung kann recht verschieden stark sein. Selten fehlt sie ganz.

Nicht immer führt die Erkrankung zur Heilung, sondern in einem bei den verschiedenen Epidemien verschieden häufigen Prozentsatz endigt sie tödlich. Der Tod tritt entweder infolge allgemeiner Vergiftung unter hohem Fieber meistens am 4.—6. Tag ein, oder er ist Folge einer Komplikation.

Abweichungen des Verlaufs. Auch beim Scharlach gibt es, und zwar ziemlich häufig, *leichte* Formen, in denen das Fieber nicht hoch steigt und nur wenige

Tage andauert, Angina und allgemeine Beschwerden gering sind und das Exanthem nur flüchtig und schwach auftritt. Von da gibt es alle Übergänge bis zu *abortiven* Formen, in denen sich das ganze Krankheitsbild auf vorübergehende Halsschmerzen beschränkt und das Exanthem vom Patienten gar nicht bemerkt wird. Leichte Anginen, die als Scharlachinfektion aufgefaßt werden müssen, treten bisweilen in der Umgebung Kranker auf und verleihen einen dauernden Schutz gegen Ansteckung. Es ist wahrscheinlich, daß auch eine Infektion ohne alle Krankheitssymptome vorkommt und immun macht (stumme Feiung). Als besondere Anomalien müssen die Scarlatina sine exanthemate, bei der trotz Angina und hoher Temperatur kein Ausschlag bemerkt wird, und die Scarlatina sine angina erwähnt werden. Die Scarlatina sine angina, bei der die Rachenorgane nur in der Form des Enanthems an der Erkrankung teilnehmen, findet sich besonders häufig bei Wöchnerinnen, während beim sog. Wundscharlach in der Regel auch die Angina vorhanden ist.

Unter den *schweren* Formen kann man solche unterscheiden, die durch Komplikationen gefährlich werden, und solche, die ohne den Eintritt von Komplikationen, offenbar durch Vergiftung mit dem Scharlachgift selbst das Leben bedrohen. Diese Fälle mit primärer starker Toxizität verlaufen sehr selten perakut und führen innerhalb 1—2 Tagen, noch seltener innerhalb weniger Stunden unter rasch eintretender Benommenheit, Delirien und Konvulsionen, Durchfall und Zirkulationsschwäche zum Tode. Sehr viel häufiger sind die Fälle, die wie ein gewöhnlicher Scharlach, allerdings mit auffallend hoher Pulsfrequenz, beginnen und in den ersten 2—4 Tagen das Bild eines typischen Scharlachs mit schwerer Angina und intensivem Exanthem darbieten, dann aber plötzlich schlechten Puls und eine schwere Affektion des Nervensystems zeigen, während das Exanthem blässer und livide wird, und 1—2 Tage später mit dem Tode endigen. In dieser Weise verläuft auch gewöhnlich der hämorrhagische Scharlach. Dieser darf nicht mit den Fällen verwechselt werden, in denen in manchen Bezirken das Zentrum der kleinen Efflorescenzen hämorrhagische Blutpunkte erkennen läßt, und die prognostisch nicht anders zu beurteilen sind als der gewöhnliche Scharlach. Beim hämorrhagischen Scharlach kommt es nach den ersten 2 Tagen zu Blutungen an verschiedenen Stellen der Haut, die zuerst punktförmig sind, sich dann aber rasch vergrößern, bisweilen zu größeren, flächenhaften Suffusionen.

Als besonders seltene Formen des Exanthems sind das, nur auf einzelne Abschnitte beschränkte, partielle Exanthem, das Auftreten von kleinen Papeln statt Flecken (Scarlatina papulosa) und die Entstehung von masernartigen, größeren, unregelmäßig konfluierenden Flecken (Scarlatina variegata) zu erwähnen. Viel häufiger ist die *Scarlatina miliaris*, bei der die Efflorescenzen kleinste wasserhelle Bläschen (Miliaria crystallina) tragen, wie beim Schweißfriesel. Das Auftreten dieser Bläschen hat keinerlei prognostische Bedeutung.

Komplikationen und Nachkrankheiten. Der Scharlach ist eine Krankheit, die besonders zu Komplikationen neigt, die teilweise von den durch den Scharlach selbst bedingten Lokalaffektionen ihren Ursprung nehmen und entweder durch die Scharlacherreger selbst oder durch Mischinfektion bedingt sind.

Die *Scharlachangina,* die von vornherein sehr verschiedene Grade erreichen kann, nimmt bisweilen eine besonders bösartige Form an (Angina scarlatinosa maligna). Etwa vom 2. oder 3. Tag an nimmt die Schwellung der Tonsillen und der Rachengegend stark zu, die Beläge dehnen sich aus und werden nekrotisch, Schwellung der Drüsen und der Haut am Unterkiefer und am Hals quälen den Kranken. An den Tonsillen und in ihrer Nachbarschaft kann das Gewebe ausgedehnt nekrotisch werden. Durch Eindringen der Entzündung in die Tiefe entstehen Retropharyngealabscesse, Angina Ludovici, Nekrose der Kiefer und anderer Knochen, selten sogar Glottisödem. Auch die Drüsen können vereitern. Allgemeine Sepsis kann hinzukommen. Diese Angina scarlatinosa maligna führt in der Regel innerhalb der zweiten Woche zum Tode.

Häufiger als dieser zum Glück recht seltene Verlauf sind stärkere Schwellung der submaxillaren und cervicalen *Lymphdrüsen,* die zur Vereiterung führen können. Die Schwellung dieser Drüsen tritt bei jedem Scharlach auf und wird in der Regel um so deutlicher, je stärker die Angina ausgesprochen ist, erreicht jedoch gewöhnlich keinen hohen Grad. Bisweilen aber, besonders bei starkem Belag und ausgesprochener Nekrose der Tonsillen, wird die Schwellung auf einer oder beiden Seiten des Halses nach einigen Tagen immer stärker. Sie ist sehr schmerzhaft, und die Drüsen erweichen und brechen, wenn sie nicht vorher eröffnet werden, durch die Haut durch. Nach dem Abfluß des Eiters tritt meistens Heilung ein, doch kann sich auch eine Sepsis anschließen.

Eine sehr häufige Komplikation, die ebenfalls durch Fortleitung der Entzündung von der Angina zu erklären ist, ist die *Otitis media*. Man muß deshalb von Anfang an auf die Ohren achten, speziell auch auf Druckempfindlichkeit des Processus mastoideus, um die Otitis rechtzeitig zu behandeln (evtl. Parazentese des Trommelfelles), damit weder eine Fortleitung der Entzündung nach dem Felsenbein, Sinusthrombose usw. entsteht, noch Schwerhörigkeit zurückbleibt. Auch auf die *Nase* und ihre Nebenhöhlen kann die Entzündung weiterschreiten.

Die Angina, von der aus alle diese Komplikationen entstehen, zeichnet sich, wie erwähnt, durch das Auftreten diphtherieähnlicher Beläge aus. Auch ohne Mischinfektion mit Diphtheriebacillen kann Nekrose und Fibrinausscheidung mit diphtherieartigem anatomischem Befund auftreten. Daneben kommt aber eine *Komplikation mit echter Diphtherie* nicht so selten vor. Oft erweckt die mehr grauweiße Farbe der Membran, ihre Derbheit und feste Verwachsung mit der Unterlage im Gegensatz zu den mehr schmierigen Belägen des Scharlachs den Verdacht auf eine echte Diphtherie, aber nur die bakteriologische Untersuchung kann entscheiden. Die echte Scharlachdiphtherie steigt nicht selten in den Kehlkopf hinunter, erst dann wird die Prognose schlecht. Man versäume deshalb die bakteriologische Untersuchung bei Verdacht auf eine Komplikation durch Diphtherie niemals.

Komplikationen von seiten der Bronchien und Lungen (Pneumonie) kommen fast nur bei der Angina scarlatinosa maligna vor. Dagegen ist das *Herz* häufig betroffen, besonders in Form einer Myokarditis, während Endokarditis seltener ist, obschon systolische Geräusche recht oft zu hören sind. Bei der Sektion ist die Myokarditis ein häufiger Befund. Recht oft sind die *Gelenke* betroffen. Selten ist ihre Vereiterung, häufig dagegen das Auftreten von Schmerzen, oft mit leichten Schwellungen, in mehreren Gelenken (Scarlatina rheumatica, Scharlachrheumatoid).

Die Beteiligung des *Nervensystems* zeigt sich in vielen Fällen durch Benommenheit, die bis zum *Koma* gehen kann, Konvulsionen und Delirien. Nicht selten ist eine ausgesprochene Meningealreizung mit lebhaften Kopfschmerzen, leichter Nackenstarre und deutlichem KERNIGschem Symptom.

Von Komplikationen der *Verdauungsorgane* ist (abgesehen von dem regelmäßigen initialen Erbrechen) zu erwähnen, daß bisweilen im Laufe der Krankheit Durchfälle und sogar Darmblutungen auftreten können.

Alle erwähnten Komplikationen stellen sich in der Regel nach den ersten Tagen der Erkrankung ein. Es ist aber eine Eigentümlichkeit des Scharlachs, daß sie nicht selten auch als Nachkrankheiten, in der Regel in der 2. oder 3. Woche entstehen können. Man hat das das zweite Kranksein genannt und als anaphylaxieartigen Vorgang erklärt, indem sich Gegengifte gegen das

Scharlachgift bilden, die 2—3 Wochen zu ihrer vollen Entwicklung brauchen und dann den Abbau des noch vorhandenen Scharlachgiftes unter Bildung toxisch wirkender Zwischenprodukte herbeiführen. Oft ist das erste Zeichen eine leichte Erhebung der Temperaturkurve, der nach 1—2 Tagen die Lokalsymptome nachfolgen.

Die wichtigste und gefürchtetste Nachkrankheit ist aber die *Scharlachnephritis,* die meistens in der 2. oder 3. Woche entsteht. Allerdings sind die Nieren auch während des Fiebers geschädigt, aber in der Regel finden wir nur die gewöhnlichen Zeichen der febrilen Albuminurie. Selten kommt es schon in diesem Stadium zu einer richtigen Nephritis (außer in tödlich verlaufenden Fällen mit Angina maligna usw.) Die richtige Scharlachnephritis kommt zum Glück nur bei einem kleinen, je nach den Epidemien wechselnden Prozentsatz der Fälle vor, und man muß eine besondere Disposition voraussetzen. So sah ich nach mehreren 100 Fällen ohne Nephritis eine solche bei 3 Brüdern, die hintereinander an Scharlach erkrankten. Sie zeigt sich häufig zuerst durch eine leichte Temperatursteigerung an, dann treten die Ödeme auf, und nach kurzer Zeit entwickelt sich mehr oder weniger ausgesprochen das Bild der akuten Glomerulonephritis mit Ödemen, Kopfschmerzen, Erbrechen usw. Die Neigung zu Krämpfen ist besonders stark. Die Urinuntersuchung zeigt, wenn sie fortlaufend durchgeführt wird, durch das Auftreten von Eiweiß und Zylindern die herannahende Nephritis an. Die Nephritis heilt in der Regel aus, führt jedoch nicht selten zum Tode oder kann in eine Schrumpfniere übergehen.

Diagnose. Da eine bakteriologische Diagnose des Scharlachs noch nicht möglich ist, wird die Diagnose in der Regel auf Grund des typischen Exanthems gestellt. Doch genügt dieses allein nicht, weil ähnliche Exantheme auch sonst vorkommen können. Deshalb ist immer der Nachweis einer Angina (mit Ausnahme des puerperalen Scharlachs) und von Fieber zur Diagnose erforderlich. Aber bei fieberhafter Angina können scharlachähnliche Exantheme auftreten, die infektiöser Natur oder durch Medikamente bedingt sind. In der Regel wird die genaue Betrachtung des Exanthems die Diagnose stellen lassen, bisweilen auch das Fehlen der Eosinophilie im Blut oder das Auftreten der Diazoreaktion im Urin einen Scharlach unwahrscheinlich machen.

Ähnliche Exantheme wie bei Scharlach sehen wir nicht selten nach dem Einnehmen von Mitteln wie Antipyrin, Phenacetin, Morphium und anderen Medikamenten und auch nach dem Genuß bestimmter Nahrungsmittel oder nach der Einspritzung von Heilserum. Allerdings unterscheiden sich diese Exantheme in der Regel vom Scharlachexanthem dadurch, daß der Ausschlag nur an einzelnen Stellen die gleichmäßige Rötung mit den kleinen dunkelroten Punkten zeigt wie beim Scharlach, und daß an anderen Stellen mehr masernähnliche oder urtikarielle Efflorescenzen vorhanden sind. Sie können aber wie ein atypischer oder sogar wie ein typischer Scharlach aussehen. Auch das Auftreten der weißen Linie beim Bestreichen der geröteten Hautstelle mit einem spitzen Gegenstand ist kein sicheres Unterscheidungsmittel. Wichtiger ist die Lokalisation des Ausschlages, die bei toxischen Exanthemen meistens eine andere ist als beim Scharlach.

Bei vielen Infektionskrankheiten treten im Beginn flüchtige Exantheme auf, die einem Scharlachausschlag ähnlich sehen; z. B. bei Variola (bei der das Initialexanthem freilich in der Regel eine charakteristische Lokalisation am „Schenkeldreieck" zeigt), nicht ganz selten bei Influenza, häufiger bei Malaria, in seltenen Fällen sozusagen bei jeder Infektionskrankheit, sogar bei Typhus abdominalis. In der Regel sind diese Ausschläge nicht typisch skarlatiniform, polymorph oder mehr masernähnlich, auch anders lokalisiert. Aber die Unterscheidung kann schwierig sein, namentlich im ersten Moment. Später zeigt dann oft das Auftreten neuer Symptome oder der weitere Verlauf, daß eine andere Krankheit vorliegt. In Zweifelsfällen wird man den Kranken für einige Tage in einem Einzelzimmer absondern.

Besondere Schwierigkeiten bereiten bisweilen *septische* Exantheme. Bei Streptokokkensepsis können Ausschläge auftreten, die einem Scharlach recht ähnlich sehen. Besonders bei Wundscharlach, bei dem das Exanthem sich von der Wunde aus verbreitet, kann die Entscheidung recht schwierig werden, ebenso beim Scharlach der Wöchnerinnen. Gewöhnlich bringt der weitere Verlauf bald Klarheit.

Eine diagnostische Bedeutung wird häufig dem SCHULTZ-CHARLTONschen *Auslöschphänomen* zugeschrieben (vgl. S. 152). Wenn man einem Scharlachkranken $^1/_2$—1 ccm Serum eines Scharlachrekonvaleszenten oder Anti-Scharlachstreptokokken-Serum intracutan injiziert, so verschwindet das Scharlachexanthem im Umkreis von etwa 5—10 cm Durchmesser im Verlaufe einiger Stunden vollständig, und es entsteht ein blasser Kreis innerhalb des Exanthems. Diese Eigenschaft, das Scharlachexanthem auszulöschen, gewinnt das Serum erst in der Rekonvaleszenz, vom 14.—19. Krankheitstag ab. Auch Scharlachstreptokokkenantitoxin löscht das Exanthem aus. Bei Menschen, die Scharlach überstanden haben, bleibt diese Eigenschaft des Serums oft dauernd bestehen. Gegenüber Masernexanthem ist es nicht wirksam. Doch ist die Probe nicht absolut spezifisch und kann bei sicherem Scharlach bisweilen fehlen.

Bei atypischem oder rudimentärem Scharlach kann die Diagnose schwierig werden und ist oft nur aus dem Zusammenhang mit sicheren Scharlachfällen zu erschließen. Auch das Auftreten einer Schuppung oder einer Nephritis kann gelegentlich dazu führen, eine Erkrankung retrospektiv als Scharlach zu erkennen. Es muß aber darauf hingewiesen werden, daß es Epidermophytien gibt, die zuerst an den Füßen, dann an den Händen eine Schuppung hervorrufen, die von der Scharlachschuppung nicht zu unterscheiden ist, und bei denen nur der Nachweis der Pilze in der Haut der Fußsohlen die Diagnose möglich macht.

Prognose. Auch der Scharlach ist bei kleinen Kindern am gefährlichsten, aber seine Gefährlichkeit nimmt mit dem Ende der frühen Kindheit lange nicht so rasch und nicht so stark ab wie die der Masern. Vom 40. Jahr an nimmt die Sterblichkeit der Erkrankten wieder zu. Die Sterblichkeit ist aber außerordentlich großen Schwankungen unterworfen. Es gibt Epidemien, in denen mehr als 10% der Erkrankten sterben, und diese hohe Letalität kann jahrelang anhalten. Dann kann aber auch wieder in vielen Städten, selbst während größerer Epidemien die Letalität jahre- und jahrzehntelang unter 1% bleiben. Wenn man den Charakter der herrschenden Epidemie kennt, so kann man daraus wichtige Anhaltspunkte für die Prognose gewinnen. Man denke aber immer daran, daß die Krankheit bis zum Ende des 2. Lebensjahres sehr gefährlich ist und auch in den nächsten 3 Lebensjahren gefährlich bleibt, und daß jenseits dieses Alters auch während gutartiger Epidemien einzelne Fälle tödlich verlaufen. Besonders gefährlich ist der Scharlach der Wöchnerinnen. Auch ist zu berücksichtigen, daß nicht selten Schwerhörigkeit oder selbst Taubhaut infolge einer Scharlachotitis zurückbleibt und eine chronische Nephritis entstehen kann.

Prophylaxe. Wegen der Gefährlichkeit des Scharlachs muß alles getan werden, um die Übertragung auf Gesunde zu verhüten. Deshalb müssen die Isolierungsmaßnahmen streng durchgeführt werden. Da das Scharlachgift auch durch Personen und Gegenstände auf andere übertragen werden kann, muß das Krankenzimmer gut von der Außenwelt abgeschlossen sein. Alles was herauskommt, muß desinfiziert werden, und jeder, der das Krankenzimmer betritt, muß Überkleider tragen und nach dem Verlassen des Zimmers die Hände desinfizieren. Wo diese Maßregeln nicht durchgeführt werden können, ist Krankenhausbehandlung notwendig, und nach dem Abtransport des Patienten muß dessen Zimmer desinfiziert werden. Eine Zimmerdesinfektion ist auch nach Abschluß der

Behandlung notwendig. Die Isolierung des Kranken soll so lange durchgeführt werden, als noch Temperatursteigerung oder andere Krankheitssymptome bestehen.

In der Regel soll die Isolierung 6 Wochen nach Beginn des Exanthems durchgeführt werden, und an vielen Orten ist das gesetzliche Vorschrift. Es ist aber fraglich, ob nicht in den Fällen, in denen der Patient nach kurzer Zeit vollkommen gesund ist und keine Temperaturerhebung mehr zeigt, 4 oder selbst 3 Wochen genügen würden. Fraglich ist auch, ob es notwendig ist, die Isolierung bis zur Beendigung der Schuppung fortzusetzen, da die Hautschuppen sicher nicht immer infektiös sind. Wenn die Schuppung an den Füßen nach 6 Wochen noch nicht beendigt ist, so genügt zur Verhütung einer Übertragung der Krankheit das Tragen von Strümpfen, die in Lysollösung eingetaucht wurden.

In den Krankenhäusern sollen die Scharlachkranken aber auch voneinander möglichst isoliert werden, solange sie noch Angina haben. In engbelegten Scharlachsälen sieht man recht oft nach dem Eintreffen neuer Kranker bei alten Insassen eine Angina neu aufflammen und im Anschluß daran Komplikationen wie Lymphdrüsenschwellung oder Otitis auftreten. Diese offenbar durch Sekundärinfektion verursachten Komplikationen können durch das Isolieren der frischen Patienten, sogar durch genügende Entfernung der Betten vermieden werden.

Behandlung. In schweren Fällen hat das unter Verwendung von Scharlachstreptokokken hergestellte Heilserum ganz entschieden Erfolge. Man sieht oft in unmittelbarem Anschluß an die Einspritzung das Exanthem abblassen und den ganzen Zustand sich plötzlich bessern. Scheinbar hoffnungslose Fälle können einen plötzlichen Umschwung zum Bessern zeigen. Es ist deshalb anzuwenden, wenn ein Fall von vornherein Zeichen schwerer Intoxikation, Bewußtseinsstörung und Zirkulationsschwäche zeigt, oder wenn nach den ersten Tagen das Krankheitsbild sich verschlechtert und bedrohlich wird. Bei Wöchnerinnen wird man das Serum schon geben, bevor man seiner Diagnose sicher ist, ebenso bei Verdacht auf Wundscharlach. Gibt man das Serum am ersten Tag des Exanthems, so sieht man auffallend oft einen abgekürzten Verlauf des Scharlachs. Das Serum, das z. B. von den Behring-Werken hergestellt wird, soll in Dosen von 50 (bis 100) ccm subcutan oder intramuskulär, in verzweifelten Fällen intravenös gegeben werden. Serum von Scharlachrekonvaleszenten wirkt ähnlich, noch besser die Transfusion von Rekonvaleszentenblut. Doch sollte man nur Blut verwenden, das frühestens am Ende der 3. Woche entnommen wurde. Auf das Auftreten und den Verlauf von Komplikationen scheint das Serum dagegen keinen Einfluß zu haben. In Fällen ohne toxische Allgemeinerscheinungen ist deshalb seine Anwendung unnötig.

Bettruhe soll in der Regel 3 Wochen lang durchgeführt werden, bis die Gefahr der Nachkrankheiten vorüber ist, obschon wir nicht sicher sind, dadurch ihr Auftreten zu verhüten. Dagegen ist die früher übliche Milchdiät bis zum Ablauf der 3. Woche unnötig. Solange Angina besteht, muß man freilich flüssige Diät geben, nachher ist aber eine reichliche und abwechslungsreichere Diät zweckmäßiger. Gewöhnlich gibt man in den ersten 3 Wochen kein Fleisch und wenig Kochsalz. Allerdings ist es nicht sicher, ob dadurch die Entstehung einer Nephritis verhütet wird, es ist aber möglich, daß die geringe Belastung der Niere günstig wirkt.

Besondere Sorgfalt ist auf die Pflege des Mundes zu verwenden, um den Verlauf der Angina zu mildern und die von ihr ausgehenden Komplikationen zu verhüten. Häufiges Spülen des Mundes und Gurgeln mit Wasserstoffsuperoxyd, verdünnter essigsaurer Tonerde oder Alaunlösung ist notwendig, in schwereren

Fällen Einatmen feuchter Luft (sog. Bronchitiskessel). Zweckmäßig ist auch die Reinhaltung der Nase mittels Sprays.

Bei hohem Fieber sind Antipyretica zweckmäßig, bei Herzschwäche Herz- und Gefäßmittel notwendig, besonders Campher. In schlimmen Fällen können auch Injektionen von Adrenalin oder Sympatol versucht werden.

Ganz besonders ist auf die ersten Zeichen irgendwelcher Komplikationen zu achten, damit sie rechtzeitig sachgemäß behandelt werden.

3. Röteln.

Die Röteln (Rubeola, German Measles) sind erst seit etwa 50 Jahren als besondere spezifische Infektionskrankheit allgemein anerkannt worden. Daß es sich um eine selbständige Infektionskrankheit mit einem offenbar spezifischen Erreger handelt, geht daraus hervor, daß das Durchmachen der Röteln für das ganze Leben gegen diese immun macht, aber keinen Schutz gegen Masern oder Scharlach gewährt, wie diese Krankheiten ihrerseits keine Immunität gegen Röteln hinterlassen.

Ätiologie. Der Erreger ist unbekannt. Seine Infektiosität ähnelt offenbar mehr der des Scharlacherregers als der des Masernerregers. Die Disposition ist nicht bei allen Menschen vorhanden. Am stärksten ist sie im Alter von 2—10 Jahren. Daher entstehen meistens nur kleine Epidemien, die aber wegen der langen Inkubation schleppend verlaufen. Die Ansteckungsfähigkeit ist am stärksten im Anfang des exanthematischen Stadiums, kann aber schon während der Inkubation vorhanden sein und klingt mit dem Abblassen des Exanthems rasch ab.

Symptomatologie. Die Inkubation, die meist symptomlos verläuft, wird in der Regel auf 12—14 Tage angegeben, dauert aber nicht selten 21 Tage. Dann bricht das Exanthem entweder ohne Vorboten aus, oder es geht ihm ein Prodromalstadium mit mehr oder weniger starker Temperaturerhöhung, Katarrh der oberen Luftwege und der Bindehaut voraus, bisweilen auch eine Angina. Auch die Lymphdrüsen können schon vor dem Auftreten des Ausschlages vergrößert sein. Ein Enanthem am weichen Gaumen, bestehend aus blaßroten Fleckchen, kann schon vor dem Hautausschlag entstehen. Während alle diese Symptome sich verstärken oder auch erst entstehen, bildet sich gewöhnlich zuerst am Gesicht und an der behaarten Kopfhaut der *Ausschlag* aus und breitet sich rasch über den Rumpf und die Extremitäten aus. Er besteht aus blaßroten, nicht oder kaum erhabenen Flecken, die größer sind als beim Scharlach, gewöhnlich aber kleiner als bei den Masern. Sie stehen in der Regel isoliert und selten so dicht, daß sie einander berühren. Richtige Konfluenz wie bei Masern oder Scharlach (Rubeola morbillosa, scarlatinosa) beobachtet man selten. Vor den anderen Exanthemen zeichnet sich der Rötelnausschlag durch seine große Flüchtigkeit aus. Er dauert im ganzen gewöhnlich nur 1—3 Tage. Oft geht er schubweise weiter, so daß man an einzelnen Stellen ein beginnendes, an anderen Stellen ein abblassendes Exanthem sieht. Nach dessen Verschwinden beobachtet man eine kleienförmige Abschuppung der Haut.

Das Fieber ist meistens gering und braucht 38° nicht zu überschreiten, ja, es kann sogar vollkommen fehlen. Nur in seltenen Fällen steigt es auf 39° und darüber. Die Störung des Allgemeinbefindens ist dementsprechend gering, und auch die katarrhalischen Erscheinungen sind meistens nicht stark ausgesprochen. Ein regelmäßiges Symptom ist eine Anschwellung der Lymphdrüsen, besonders der cervicalen, bisweilen auch der axillaren und inguinalen, die selten stärkere Grade erreicht und rasch vorübergeht.

Charakteristisch ist auch der *Blutbefund*. Die Gesamtzahl der weißen Blutkörperchen geht herunter, aber der prozentische Gehalt an Lymphocyten nimmt zu, und unter diesen finden sich viele jugendliche Formen und Lymphoblasten.

Namentlich sind aber die Röteln ausgezeichnet durch eine Vermehrung der *Plasmazellen* auf 5—10% und mehr. Doch kommt diese bisweilen auch bei Masern vor.

Rezidive sind selten, ebenso *Nachkrankheiten*.

Die **Diagnose** ist nicht immer leicht, sondern Verwechslungen mit beginnendem Scharlach oder Masern, selbst mit einer syphilitischen Roseola, sind möglich. Die genaue Betrachtung des Exanthems, das Fehlen schwererer Krankheitssymptome und die charakteristische Lymphdrüsenschwellung erlauben aber die Unterscheidung meistens. Leicht ist die Diagnose bei Epidemien, besonders wenn ein Teil der Erkrankten Scharlach und Masern schon durchgemacht hat.

Die **Prognose** ist ausnahmslos günstig.

Die **Therapie** kann sich deshalb auf die nötige Schonung, Bettruhe während des Fiebers, die Behandlung einer etwa vorhandenen Angina beschränken. Eine *Isolierung* der Kranken ist nicht notwendig.

4. Vierte Krankheit.

FILATOW und DUKES haben die Lehre aufgestellt, daß es neben Scharlach, Masern und Röteln noch eine vierte Krankheit gibt, die bisweilen bei Kindern in kleinen Epidemien auftritt. Diese wird deshalb auch FILATOW-DUKESSche Krankheit oder nach ihren Symptomen *Rubeola scarlatinosa* genannt. Gruppenerkrankungen, die in dieses Krankheitsbild passen, sind selten, kommen aber sicher bisweilen vor, so daß man nicht berechtigt ist, die Existenz dieser Krankheit zu bestreiten, während es freilich nicht sicher ist, ob es sich bei allen Epidemien um die gleiche Krankheit handelt.

Die Krankheit beginnt nach einer Inkubation von 3 Wochen mit einem scharlachähnlichen Exanthem, bisweilen mit Fieber und mit Erscheinungen, wie sie bei den Röteln beobachtet werden, und heilt nach 1—3 Tagen aus. Ihre Diagnose kann nur gestellt werden, wenn solche Fälle gruppenartig auftreten, namentlich wenn die Erkrankten Scharlach und Röteln schon teilweise überstanden haben.

Endlich ist zu erwähnen, daß schon der Versuch gemacht wurde, auch eine „*fünfte Krankheit*" abzugrenzen.

5. Pocken.

Die Pocken (Blattern, Variola, Petite Vérole, Small-Pocks, Vaiuolo), die in früheren Jahrhunderten in verheerenden Epidemien auch in den zivilisierten Ländern immer viele Opfer gefordert haben, treten in Ländern mit gutem Impfschutz heutzutage nur ganz vereinzelt auf, verursachen aber in Gegenden mit ungenügendem Impfschutz immer wieder größere oder kleinere Epidemien (vgl. S. 164, Abb. 6) und tragen in unzivilisierten Erdteilen immer noch in wesentlichem Maße an der Entvölkerung der Eingeborenen bei.

Seit einigen Jahren sind in einzelnen Gegenden Epidemien von leicht verlaufenden, atypischen Pocken beobachtet worden, die wegen ihres abweichenden Verhaltens vielfach als besondere Krankheit (*„Allastrim"*) aufgefaßt wurden. Ihre Ursache ist aber offenbar der gleiche Erreger wie der der Pocken, nur in wesentlich abgeschwächter Form.

Ätiologie. Als Erreger der Pocken müssen wir kleinste, durch Porzellankerzen filtrierbare Mikroorganismen betrachten. Die von GUARNERI 1892 gefundenen rundlichen Körperchen, die in den Zellen der Kaninchencornea nach dem Einimpfen von Pockenpusteninhalt regelmäßig zu sehen sind, stellen wahrscheinlich nur spezifische Reaktionsprodukte der Zellen dar. Sie treten nur nach dem Einimpfen echter Pocken oder nach dem Weiterimpfen auf Kaninchenaugen auf und erlauben in zweifelhaften Fällen die Diagnose. Dagegen werden die von PASCHEN beschriebenen kleinsten runden Gebilde im Inhalt von Pusteln und in den Organen von Pockenkranken vielfach als die Erreger angesehen.

Das Virus findet sich im Inhalt der Pockenbläschen, wahrscheinlich auch sonst auf der Haut Pockenkranker, und gelangt durch Berührung, durch vom

Patienten berührte Gegenstände oder durch den Staub, der eingetrockneten Bläscheninhalt enthält, auf andere Menschen, so daß auch Gesunde als Virusträger dienen können. Außerdem ist das Virus auch im Sekret der oberen Luftwege vorhanden und wird schon im ersten Stadium der Erkrankung durch die Tröpfchen der Atemluft verbreitet. Ob auch Urin und Faeces den Erreger beherbergen, ist noch nicht sicher.

Das Virus ist in der Dunkelheit, selbst bei Austrocknung, fast unbegrenzt haltbar. Nur im Sonnenlicht verliert es rasch seine Wirksamkeit. Es ist deshalb begreiflich, daß Gegenstände, die mit Pockenkranken in Berührung gekommen sind, selbst noch nach langer Zeit und nach dem Transport in entfernte Gegenden Erkrankungen hervorrufen können. Außerdem beobachtet man aber bisweilen auch in der unmittelbaren oder weiteren Nachbarschaft von Zimmern, in denen Pockenkranke verpflegt werden, neue Erkrankungen, so daß eine Übertragung durch den Luftstaub oder durch Fliegen angenommen werden muß.

Die *Disposition* ist eine allgemeine und besteht während des ganzen Lebens. Allerdings nimmt sie nach dem 40. Jahre etwas ab und ist während der Schwangerschaft und im Wochenbett besonders stark.

Das Überstehen der Pocken hinterläßt eine dauernde *Immunität*. Nach einer abgeschwächten Erkrankung, wie sie die Impfung darstellt, entsteht ebenfalls eine Immunität, die aber nach einiger Zeit abnimmt und nach etwa 10 Jahren soweit herabgesetzt ist, daß viele Menschen an Pocken erkranken können, wenn auch meistens in leichterer Form. Eine Wiederholung der Impfung nach etwa 10 Jahren erzeugt bei den meisten Menschen dauernde Unempfänglichkeit. Wie vollkommen die Immunität infolge der Durchseuchung durch die Epidemien von abgeschwächten Pocken ist, wissen wir noch nicht.

Symptomatologie. Das Inkubationsstadium beträgt 10—13 Tage. Im Inkubationsstadium fühlen die Patienten sich gewöhnlich noch vollkommen wohl, doch können auch ganz leichte Störungen des Wohlbehagens schon in dieser Zeit auftreten. Die Krankheit selbst verläuft verschieden schwer, und es ist zweckmäßig, verschiedene Verlaufsarten zu unterscheiden und die alte Einteilung in Variola vera und Variolois beizubehalten. Dabei muß aber ausdrücklich davor gewarnt werden, mit diesen Worten den Begriff verschiedenartiger Krankheiten zu verbinden, da es sich nur um graduelle Unterschiede handelt und alle Übergänge vorkommen.

1. *Variola vera:* Das Initialstadium beginnt gewöhnlich plötzlich mit starken Kopf- und Kreuzschmerzen und Fieber, oft mit Schüttelfrost. Auch Erbrechen ist nicht selten, und am 2. und 3. Tag steigt die Temperatur oft noch höher, meistens bis 40° und darüber. Puls und Respiration sind stark beschleunigt. Es besteht starkes Krankheitsgefühl, und namentlich die Kreuzschmerzen sind recht heftig. Oft ist auch etwas Pharyngitis und Angina, auch Laryngitis und geringe Bronchitis vorhanden. Die Zunge ist stark belegt.

Die Haut ist am Anfang stark fieberhaft gerötet. Am 2. oder 3. Tag tritt in einem Teil der Fälle das sog. *Initial- oder Prodromalexanthem* auf. Es sieht oft scharlachähnlich aus, bisweilen mehr masernähnlich und kann über Rumpf und Extremitäten verschieden verteilt sein. Charakteristisch ist eine Rötung am unteren Teil des Bauches und an der Innenseite der Oberschenkel (sog. Schenkeldreieck). Nicht selten ist der Ausschlag hämorrhagisch und besteht aus kleinsten Blutungen. Das hämorrhagische Exanthem tritt oft schon recht früh, am 1. Tage der Erkrankung auf. Dieses Initialexanthem verschwindet rasch wieder und dauert oft nur einige Stunden. Das Initial- oder Prodromalstadium dauert etwa 3 Tage und endet mit einem Abfall der Temperatur bis fast zur Norm.

Das *Stadium eruptionis* beginnt am 3. oder 4. Tage der Krankheit mit dem Aufschießen kleinster, juckender, blaßroter Pünktchen. Wenn man sie bemerkt, sind sie gewöhnlich schon etwas erhaben und fühlen sich derb an. Innerhalb von 1—2 Tagen werden sie dunkler und größer bis zu Linsen- oder Erbsengröße.

Am 3. Tag (also am 6. Tag der Erkrankung) zeigt sich auf der Höhe der Knötchen ein kleines, zunächst wasserhelles Bläschen. Es wird sehr rasch größer, und der durchscheinende Inhalt wird immer trüber. Gleichzeitig bildet sich in der Mitte des Bläschens eine Einsenkung („Pockennabel"). Diese Einsenkung kommt dadurch zustande, daß die Epidermis nicht überall gleichmäßig abgehoben wird, sondern im Innern des Bläschens noch Brücken von Gewebe erhalten bleiben, die in die Tiefe reichen. Um das immer trüber werdende Bläschen herum bildet sich ein roter Hof (Halo), der ebenfalls erhaben ist. Die Haut ist

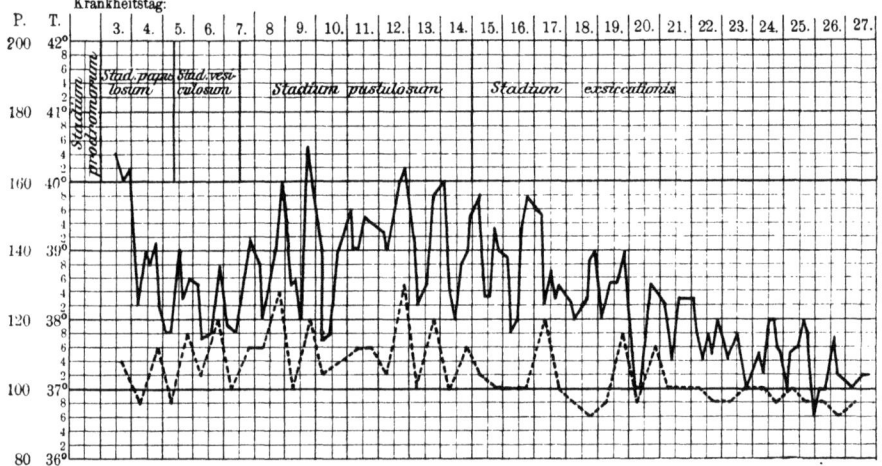

Abb. 3. Variola vera confluens. (Med. Klinik Leipzig.) (Aus Handbuch der inneren Medizin, 2. Aufl. Bd. I/1. F. ROLLY.)

hier derb infiltriert, und beim Streichen fühlen sich die Efflorescenzen so hart wie Schrotkörner an.

Diese Entwicklung vollzieht sich im Laufe von 1—2 Tagen, und am 8. bis 9. Krankheitstage ist das Bild voll entwickelt. Man sieht jetzt den Körper mehr oder weniger übersät mit mehr oder weniger dichtstehenden Efflorescenzen. Da, wo die Efflorescenzen am dichtesten stehen, also namentlich am Kopf, entstehen sie am frühesten und sind dementsprechend am meisten entwickelt. Doch bleiben sie auch an den Extremitäten nie weit hinter den zuerst befallenen Partien zurück, und namentlich zeigen alle Efflorescenzen der gleichen Region den gleichen Entwicklungsgrad, und man findet nie nebeneinander Knötchen und eitergefüllte oder schon eintrocknende Pusteln.

Am Rumpf stehen die Bläschen etwas weniger dicht als am Kopf, und gegen die Extremitäten zu nehmen sie noch mehr ab. An Stellen mechanischer Reizung (Druck von Strumpfbändern usw.) stehen sie oft besonders dicht. Dagegen wird das sog. Schenkeldreieck, wo das Initialexanthem seinen Sitz hat, häufig mehr oder weniger verschont.

Außer an der Haut sieht man auch an den *Schleimhäuten* Pusteln, namentlich am Mund, an der Nase, im Rachen, am Zungengrund, seltener am Kehlkopf und in der Trachea. Auch der obere Teil des Oesophagus, das Rectum, die Vulva und die Vagina können betroffen sein. Die Schleimhautefflorescenzen sind meistens etwas flacher als die der Haut und platzen etwas früher unter Hinterlassung oberflächlicher Geschwürchen. Im übrigen entspricht das Stadium ihrer Entwicklung dem der Hautpusteln, doch können sie auch etwas früher als diese zu sehen sein. In der Umgebung der Pusteln ist die Schleimhaut gerötet und geschwollen.

Das *Stadium suppurationis* oder *pustulosum* dauert gewöhnlich etwa 3 Tage, bisweilen aber auch länger. Während dieser Zeit sind nicht nur die Bläschen am stärksten mit Eiter gefüllt, sondern auch der Halo ist am stärksten entwickelt, die ganze Haut, namentlich im Gesicht, geschwollen.

Etwa am 12. Tage, bisweilen auch später, beginnt das *Stadium exsiccationis*. Der eitrige Inhalt verschwindet, und an Stelle der milchig getrübten Bläschendecke bildet sich eine braune Borke. Auch die Austrocknung beginnt zuerst an den Bläschen, die zuerst aufgetreten waren, also im Gesicht und an der behaarten Kopfhaut. Allmählich stoßen sich die Borken ab, und an ihrer Stelle ist die Haut zuerst gerötet und etwas erhaben, senkt sich aber allmählich ein, so daß eine tiefer liegende Narbe entsteht. Diese Narben bilden sich nie ganz zurück, und wenn die Pusteln dicht gestanden haben, so bleibt eine dauernde schwere Entstellung, namentlich im Gesicht zurück.

Man kann beim Pockenexanthem *mehrere Formen* unterscheiden. In den leichteren und mittelschweren Fällen bleiben die einzelnen Bläschen voneinander getrennt: *Variola discreta*. Stehen sie dagegen dicht, so fließen sie in mehr oder weniger ausgedehnten Bezirken, namentlich im Gesicht ineinander über: *Variola confluens*. Dann sind auch die Allgemeinerscheinungen besonders schwer, und die Prognose ist ungünstiger. Noch schlimmer sind die *hämorrhagischen* Pocken, bei denen sich die Pocken mit blutigem Inhalt füllen. Von dieser Variola haemorrhagica pustulosa ist die *Purpura variolosa* zu trennen, bei der schon im Initialstadium mehr oder weniger zahlreiche, rasch sich vergrößernde Hautblutungen entstehen, die rasch tiefschwarzblau werden. Gewöhnlich erfolgt dann der Tod schon am 3. Krankheitstage.

Der *Fieberverlauf* zeigt eine ausgesprochene Abhängigkeit von der Entwicklung der Pusteln. Nachdem das sog. Initialfieber vorüber und die Temperatur wieder fast auf die Norm zurückgekehrt ist oder wenigstens eine deutliche Remission gezeigt hat, steigt mit dem Auftreten der Pockenknötchen die Körperwärme wieder an und geht entsprechend der eitrigen Umwandlung des Bläscheninhaltes weiter in die Höhe. Im Suppurationsstadium wird der Gipfel erreicht, und das Fieber bleibt kürzere oder längere Zeit hoch und mehr oder weniger regelmäßig. Während des Stadium exsiccationis geht es allmählich herunter. Dieses „Suppurationsfieber" erreicht in der Regel nicht die gleichen Grade wie das Initialfieber. Sein Anstieg geht der Schwere des Falles parallel. Auch die Remission zwischen dem Initial- und Suppurationsfieber ist von der Schwere des Falles abhängig, und im allgemeinen geben die Erkrankungen, in denen die Temperatur vor dem Auftreten der Knötchen fast auf die Norm zurückgegangen ist, eine bessere Prognose als die, in denen die Remission nur gering ist.

Gleichzeitig mit dem Ansteigen des Suppurationsfiebers wird der Zustand der Patienten schwerer. Sie klagen immer mehr über Hitze und Brennen in der Haut und in den Schleimhäuten. Halsschmerzen und Schmerzen in der Nase plagen sie, und das Schlucken wird zur Qual. Auch Heiserkeit und Husten können auftreten. Die Kranken werden unruhig, oft benommen oder delirieren. Der Puls wird schlechter, die Respiration beschleunigt, und die Krankheit kann im Stadium suppurationis durch Zirkulationsschwäche auch ohne Komplikationen zum Tode führen.

Es können aber auch gefährliche *Komplikationen* auftreten. Von den Bläschen der Haut aus entstehen bisweilen Abscesse und Phlegmonen, die in die Tiefe wandern und zu Muskelabscessen, Lymphdrüsenvereiterung, Decubitus, Sepsis führen können. Auch Erysipele werden beobachtet.

Auch von den Efflorescenzen der Mund- und Rachenschleimhaut aus können Geschwürsbildungen und Nekrosen, sowie abszedierende Entzündungen der Speicheldrüsen oder der Lymphknoten, Hals- und Rachenphlegmonen entstehen.

Glottisödem und Perichondritis laryngea werden beobachtet. In der Nase können Geschwürsbildungen zu Perforation der Scheidewand, Verwachsungen der Nasenlöcher usw. führen.

Otitis media ist recht häufig. Sie entsteht meistens durch Fortleitung der Entzündung vom Rachen durch die Tuben.

Komplikationen von seiten der *Augen* sind ziemlich häufig. Regelmäßig besteht Conjunctivitis, und auf der Conjunctiva können Pockenpusteln auftreten. Sekundär kommt es bisweilen zu geschwürigen, diphtheroiden Erkrankungen der Hornhaut mit daraus folgenden Trübungen. Auch Iritis, Hypopyon und Panophthalmie werden beobachtet. Auch der Sehnerv kann erkranken.

Im Gehirn und Rückenmark werden lokalisierte Entzündungen beobachtet.

Von selteneren Komplikationen sind eitrige Gelenkentzündungen, Osteomyelitis und Orchitis zu erwähnen.

Häufiger ist Myokarditis, seltener Endokarditis und Perikarditis. Entzündungen der Niere kommen hauptsächlich bei septischen Komplikationen vor.

Bei Schwangeren erfolgt oft Abort und Frühgeburt mit Tod des Fetus. Nicht selten resultiert daraus eine Infektion des Uterus.

Außerdem entstehen häufig Bronchopneumonien. Ein Bronchitis ist die Regel, und nicht selten wandert sie in die Tiefe und greift auf das Lungengewebe über. Auch Pleuritis und Empyem können auftreten. Die Pneumonien geben eine schlechte Prognose.

Das Blut zeigt Leukocytose mit Mononukleose, ohne Verschwinden der Eosinophilen.

2. Als *Variolois* bezeichnet man Fälle, deren Verlauf wesentlich leichter ist als der bisher geschilderte, und bei denen namentlich das Suppurationsfieber fehlt oder nur schwach ausgeprägt ist. Das Initialfieber kann ebenso hoch sein wie bei Variola vera, ist aber bisweilen auch schwächer und von weniger schweren Allgemeinsymptomen begleitet. Das Fehlen des Suppurationsfiebers ist dadurch bedingt, daß sich weniger Bläschen entwickeln, doch machen die einzelnen Efflorescenzen die gleiche Entwicklung durch wie bei Variola vera, nur reichen sie in der Regel weniger in die Tiefe und hinterlassen dementsprechend keine oder nur geringfügige Narben. Auf den Schleimhäuten sind gar keine oder nur vereinzelte Efflorescenzen, die kaum Beschwerden verursachen. Überhaupt haben die Patienten nach Ablauf des Initialfiebers kaum über etwas zu klagen.

Selbstverständlich ist die Abgrenzung der Variolois von der Variola vera keine scharfe. Die beiden Formen sind durch alle Übergänge mit mehr oder weniger zahlreichen Pusteln und mit mehr oder weniger ausgesprochenem Suppurationsfieber miteinander verbunden. Auf der anderen Seite finden wir Übergänge von Variolois zu *rudimentären* Formen, bei denen nach einem geringfügigen Unwohlsein 2 oder 3 Pockenpusteln entdeckt werden. Zu den rudimentären Formen gehört auch die *Variola sine exanthemate*, bei der das Initialstadium mehr oder weniger ausgesprochen ist, aber auch die genaueste Untersuchung keine Hautefflorescenzen entdecken läßt.

Die Variolois kommt vorzugsweise bei Menschen zur Beobachtung, die in ihrer Jugend geimpft worden sind, besonders bei solchen, bei denen die Impfung nur einmal erfolgt ist und mehr als 10 Jahre zurückliegt. Seltener tritt sie bei mehrmals Geimpften auf. Doch sieht man in Epidemiezeiten auch bei Ungeimpften einzelne Fälle von Variolois. Wenn Pocken in eine durchgeimpfte Bevölkerung eingeschleppt werden, so können sie sich in Form von Variolois unerkannt langsam weiter verbreiten, bis ein Fall diagnostiziert wird oder eine Variola vera auftritt, die zur Stellung der richtigen Diagnose Veranlassung gibt, aber in der Regel leicht verläuft.

Atypische Pockenepidemien. Schon früher sind gelegentlich Epidemien und Endemien (z. B. in Brasilien, Mittelamerika, Afrika) von pockenähnlichen, aber leichten Erkrankungen beobachtet worden, und vor einigen

Jahren sind in verschiedenen Ländern Europas und anderen Erdteilen Epidemien mit tausenden von Erkrankungen entstanden, die sich nicht nur durch ihren gutartigen Charakter, sondern auch in der Art des Exanthems vielfach von Pocken unterscheiden und deshalb teilweise als besondere Krankheiten (*„Alastrim", „Samoa-Pocken", „weiße Pocken" usw.)* bezeichnet wurden. Die Erfahrung hat aber gezeigt, daß es sich dabei um echte Pocken handelt, bei denen die Impfung auf die Kaninchencornea typische Knötchen und GUARNIERIsche Körperchen erzeugt, und die nur bei Menschen ohne genügenden Pockenimpfschutz auftreten, dagegen keine Beziehung zur Varicellenimmunität haben. Man spricht deshalb von *Variola mitigata* usw.

Die Inkubation ist die gleiche wie bei Variola. Auch die Symptome des Initialstadiums können die gleichen sein, doch ist das Fieber oft nur gering und kann sogar ganz fehlen. Initialexantheme sind außerordentlich selten. Nach 3 bis 4 Tagen beginnen die Knötchen aufzuschießen, sind aber viel spärlicher als bei Variola vera. Bisweilen ist das Krankheitsbild wie das einer Variolois mit regulärer Entwicklung der Knötchen zu Pusteln, wobei die Entwicklungsstadien von allen Efflorescenzen gleichzeitig durchgemacht werden, aber auch dann fällt gewöhnlich auf, daß die Bläschen einen weniger eitrigen Inhalt und eine dünnere Decke haben als die Pockenpusteln. Recht häufig bleibt aber ein Teil der Efflorescenzen auf dem Knötchenstadium stehen und bildet sich bald wieder zurück. Vielfach sieht man auch neben älteren Bläschen frische auftreten, wie das bei Varicellen die Regel ist. Von den Varicellen unterscheidet sich das Krankheitsbild in der Regel dadurch, daß die Bläschen im Gesicht und dann wieder an den Extremitäten am frühesten auftreten und am dichtesten stehen, während der Rumpf verhältnismäßig weniger bedeckt ist. Doch gibt es auch hier Ausnahmen. Das Allgemeinbefinden ist während des pustulösen Stadiums nur wenig gestört, schwerere Infektionen sind selten.

Die Letalität betrug bei einzelnen dieser Epidemien bis zu 3%, bei den meisten war sie geringer. In der Schweiz starben von 5000 Erkrankten nur 5, und zwar Säuglinge, Greise und mit anderen Krankheiten behaftete Menschen.

Diagnose. Ein ausgebildetes Pockenexanthem ist leicht zu erkennen. Die mehrkammerigen, eingedellten Pusteln mit dem geröteten Hof, mit dem dichtesten Sitz am Kopf und dann wieder an den Extremitäten sind so charakteristisch, daß auch der Ungeübte die Krankheit erkennen muß, wenn er die Allgemeinerscheinungen und den bisherigen Verlauf berücksichtigt.

Schwieriger wird die Diagnose, wenn die Efflorescenzen nur spärlich sind. Dann sind Verwechslungen mit pustulösen Syphiliden oder Acnepusteln möglich, wenn man nur das Aussehen der Efflorescenzen berücksichtigt. Impetigo contagiosa ist durch die Einkammerigkeit der Blasen und das rasche Entstehen gelber Borken leicht zu unterscheiden. Bei allen diesen Krankheiten schützt die Berücksichtigung des bisherigen Verlaufs, das Prodromalstadium mit seinen typischen Symptomen vor Verwechslungen.

Am häufigsten kommen die *Varicellen* differentialdiagnostisch in Frage. Diesen gegenüber ist für Pocken charakteristisch: 1. Die gleichzeitige Entwicklung der Einzelefflorescenzen. Sie können im Gesicht älter aussehen als an den Extremitäten, aber am gleichen Körperabschnitt sind bei den meisten Epidemien alle Efflorescenzen gleich vorgeschritten, auch wenn sie nicht alle gleich groß sind. Man findet entweder nur Knötchen oder nur Bläschen, nur Pusteln, nur mit Krusten bedeckte Efflorescenzen. 2. Die Verteilung des Exanthems, die man wegen der Bevorzugung des Gesichtes und der distaleren Teile der Extremitäten (Handteller, Fußrücken!) und der geringeren Beteiligung des Rumpfes „zentrifugal" genannt hat. 3. Die charakteristische Härte der Knötchen, die sich beim Darüberstreichen wie Schrotkörner in der Haut anfühlen. In einzelnen Epidemien von milden Pocken können aber, wenigstens in einzelnen Fällen, alle diese Unterscheidungsmerkmale im Stich lassen. Dann ist eine sichere Diagnose nur durch den *Nachweis der* PASCHEN*schen Körperchen im Pustelinhalt oder dessen Einimpfung auf die Kaninchencornea* möglich.

Da die Einimpfung auch mit eingetrocknetem Material gelingt, ist es möglich, dieses auch in entfernte Institute zur Anstellung des Versuches zu versenden. Die Pusteln müssen, da sie sich wegen ihrer Mehrkammerigkeit nicht ausdrücken lassen, mit einem Messerchen oder scharfen Löffel eröffnet werden. Ihr Inhalt wird auf einem gereinigten Objektträger verstrichen und der Objektträger nach dem Vertrocknen versandt, wobei darauf zu achten ist, daß der äußere Teil der Verpackung ja nicht infiziert wird (also Verpackung außerhalb des Krankenzimmers ohne Berührung des Inhaltes!) und daß der Empfänger vor der Eröffnung des Paketes über den Inhalt orientiert ist. Die PAULsche Reaktion (milchweiße Trübung der Impfstellen auf der Kaninchencornea nach Einlegen des Bulbus in Sublimatalkohol) in Verbindung mit der Färbung der GUARNIERischen Körperchen ergibt bei den allermeisten Fällen ein positives Resultat, bei anderem Material als Pocken immer ein negatives. Über Flockungs- und Komplementbindungsreaktionen vgl. S. 86.

Eine nachträgliche Diagnose erlaubt in der Regel auch die *Einimpfung von Pockenvaccine.* Diese Impfung geht schon 2 Tage vor dem Auftreten des Exanthems bei Pockenkranken nicht mehr an und bleibt von da an erfolglos. Wenn sie also positiv, selbst nur abortiv verläuft, so kann es sich nicht um Pocken gehandelt haben. Allerdings dauert es einige Tage, bis das Resultat festgestellt werden kann, aber auch eine solche retrospektive Diagnose kann aus seuchenpolizeilichen Gründen außerordentlich wichtig sein. Man soll deshalb in jedem verdächtigen Fall an einer vom Exanthem nicht betroffenen Stelle eine Impfung vornehmen, evtl. nach Konsultation des Amtsarztes.

Im Prodromalstadium ist die Diagnose kaum mit Sicherheit zu stellen. Wenn allerdings während einer herrschenden Pockenepidemie jemand plötzlich an hohem Fieber mit heftigen Kreuzschmerzen erkrankt, so wird es sich wahrscheinlich um Pocken handeln, und wenn man bei genauer Beobachtung ein Initialexanthem entdeckt, so wird die Diagnose so gut wie sicher. Bei sporadischen Fällen wird man höchstens die Vermutung äußern können, wenn sie aus pockenverseuchten Gegenden kommen oder mit Material aus solchen Ländern zu tun haben. Es ist wichtig, in solchen Fällen an die Möglichkeit von Pocken zu denken und sie bis zum 4. oder 5. Krankheitstag zu isolieren, um festzustellen, ob Knötchen auftreten oder nicht, weil man dadurch unter Umständen den Ausbruch einer Epidemie verhindern kann.

Prognose. Die Prognose der Pocken ist sehr ernst. Vor der Einführung der Impfung war die Variola die Infektionskrankheit, die am meisten Opfer forderte. 7—16% aller Todesfälle waren durch sie verursacht.

Die Prognose ist aber sehr verschieden nach der Form der Erkrankung. Bei *Variola vera* beträgt die Sterblichkeit je nach den Epidemien 15—30%. Bei Variola confluens ist sie größer als bei Variola discreta. Die hämorrhagischen Pocken sind sozusagen immer tödlich. Je nach dem Alter ist die Prognose verschieden. Bei Kindern unter 10 Jahren wird eine Sterblichkeit von 58% angegeben. Auch jenseits des 40. Lebensjahres wird die Sterblichkeit wieder größer. Bei Frauen ist sie im ganzen größer als bei Männern, und ganz besonders gefährdet sind Schwangere und Wöchnerinnen.

Im Gegensatz dazu ist die Prognose bei *Variolois*, bei abortiven Formen und bei Variola sine exanthemate gut. Da Menschen, die in der Jugend geimpft sind, fast immer nur an Variolois erkranken, wenn es überhaupt zur Erkrankung kommt, ist die Prognose bei Geimpften in der Regel von Anfang an günstig zu stellen, und zwar um so günstiger, je kürzer die seit einer erfolgreichen Impfung verflossene Zeit ist.

Bei den gewöhnlichen Epidemien schwankt die Mortalität verhältnismäßig wenig. Dagegen war sie in den Epidemien von *atypischer, abgeschwächter Variola*, die in den letzten Jahren beobachtet wurden, sehr gering und betrug, wie erwähnt, 0,5—3,5%, bisweilen sogar noch weniger. Auch bei diesen Epidemien ist die Prognose um so günstiger, je geringer das Exanthem ist.

Zu berücksichtigen ist auch, daß nach Variola vera bisweilen Blindheit oder Taubheit zurückbleibt und die Narben stark entstellen.

Prophylaxe. Die sicherste Prophylaxe der Pocken ist die obligatorische Schutzimpfung[1] der ganzen Bevölkerung, die am besten am Ende des ersten Lebensjahres vorgenommen und nach 10 Jahren wiederholt wird. Erstimpfungen bei Erwachsenen verlaufen in der Regel schwerer als bei Kindern. Trotzdem wird man beim Ausbruch einer Epidemie in einer ungeimpften oder schlecht durchimpften Bevölkerung jedermann, auch den Erwachsenen die Impfung empfehlen, weil die Gefahr der Impfung minimal ist im Verhältnis zur Gefahr der Erkrankung. Auch im Beginn der Inkubation ist sie noch wirksam. Auch allen schon mehrmals Geimpften, die irgendwie mit Pockenkranken oder Verdächtigen in Beziehung stehen, ist die Impfung anzuraten. Zur Pflege Pockenkranker dürfen nur Personen zugelassen werden, die geimpft sind, und sie müssen vor dem Beginn ihrer Tätigkeit wieder vacciniert werden.

Die *Isolierung* des Kranken muß äußerst streng durchgeführt werden. Die Fenster des Krankenzimmers müssen mit Fliegengittern versehen sein, und die Vorsichtsmaßregeln zur Verhütung des Verschleppens von irgendwelchem Material aus dem Krankenzimmer müssen aufs peinlichste genau durchgeführt werden. Wenn ein Pockenkranker in ein Krankenhaus gebracht wird, so muß das bisher von ihm innegehabte Zimmer desinfiziert werden. Eine Desinfektion hat auch nach Abschluß der Behandlung zu geschehen. Der Kranke darf erst dann aus der Isolierung entlassen werden, wenn alle Komplikationen geheilt und die Pockenefflorescenzen neu epithelisiert sind.

Therapie. Eine spezifische Therapie kennen wir nicht. Die Aufgabe der Behandlung besteht darin, die Kräfte zu erhalten, die Beschwerden zu lindern und Sekundärinfektionen zu verhüten.

Im Initialstadium kann man versuchen, die Fieberbeschwerden durch Antifebrilia und kühle Bäder und Einpackungen zu vermindern. Oft verlangen die Kopfschmerzen und namentlich die Kreuzschmerzen schmerzlindernde Mittel.

Im Eruptionsstadium erfordert die Variolois in der Regel keine besondere Behandlung. Dagegen stellt die Variola vera große Anforderungen an die Krankenpflege. Die mit Pusteln bedeckten Hautstellen sind außerordentlich schmerzhaft, und jede Bewegung tut weh. Trotzdem soll die Lage der Kranken möglichst oft gewechselt werden, um Hypostase und Pneumonien zu vermeiden. Von Anfang an sollen Mundspülungen mit Wasserstoffsuperoxyd, hypermangansaurem Kali oder etwas Ähnlichem durchgeführt werden. Später muß man sich in der Regel auf vorsichtiges Auswischen des Mundes mit solchen Lösungen beschränken. Einpackungen des Körpers mit 10%iger Kaliumpermangatlösung oder Bepinseln der Efflorescenzen mit 10fach verdünnter Jodtinktur werden empfohlen. Bepinselung mit Öl oder Glycerin lindert bisweilen die Schmerzen. Umschläge mit desinfizierenden Lösungen vermindern den üblen Geruch. Während des Suppurationsstadiums sind aber feuchte Umschläge nur auf einzelne Stunden des Tages zu beschränken, weil die Haut sonst leicht maceriert wird. Lauwarme Bäder unter Zusatz von Kaliumpermanganat sind zu empfehlen, lassen sich aber in schweren Fällen nicht durchführen.

Besondere Aufmerksamkeit erfordert die Ernährung der Kranken, da das Schlucken häufig erschwert ist. Man muß froh sein, wenn man genügend Flüssigkeiten zuführen kann. Das Einbringen einer Anästhesinaufschwemmung in

---

[1] Vgl. auch Bd. I, S. 148 und Bd. II. Abschnitt Nervenkrankheiten: Akute disseminierte Encephalomyelitis.

den Mund erleichtert bisweilen das Schlucken. Oft sind Tropfklystiere mit 5%iger Traubenzuckerlösung zweckmäßig.

Zur Vermeidung und Behandlung der Bronchitis ist die Feuchthaltung der Luft mit dem Bronchitiskessel zweckmäßig. Herzschwäche und Komplikationen müssen wie bei allen anderen Infektionskrankheiten bekämpft werden.

FINSEN hat seinerzeit angegeben, daß die Vereiterung der Bläschen durch Rotlichtbehandlung verhindert oder jedenfalls milder gestaltet werden könne. Das Wesen der Behandlung besteht darin, daß kein anderes als rotes Licht Zutritt zu den Pockenefflorescenzen bekommt. Ob nur die Schwierigkeit, diese Forderung durchzuführen, daran schuld ist, daß diese Methode die daraufgestellten Erwartungen nicht erfüllt hat, bleibt dahingestellt.

6. Windpocken.

Die Windpocken (Varicellae, Spitzpocken, Schafsblattern, wilde Blattern, Chicken-Pox) sind eine weitverbreitete, im ganzen harmlose Krankheit, die vorzugsweise Kinder befällt und mit Variola, auch deren leichtesten Formen, nur eine gewisse Ähnlichkeit der Hautefflorescenzen gemein hat.

Ätiologie. Das Virus der Windpocken ist noch unbekannt. Daß es von dem der Variola verschieden ist, geht daraus hervor, daß das Überstehen der Variola keine Immunität gegen Varicellen verleiht und das Überstehen der Windpocken keine gegen echte Pocken, sowie daraus, daß der Ausfall der Pockenvaccineimpfung durch die Varicellenerkrankung nicht beeinflußt wird, endlich daß auf der Kaninchencornea weder der Inhalt der Windpockenbläschen noch irgendwelche Ausscheidungen der Kranken die PAULsche Reaktion oder das Auftreten von GUARNERischen Körperchen hervorrufen.

Das Virus hält sich außerhalb des Körpers nicht lange. Deshalb werden Übertragungen durch Drittpersonen oder durch Gegenstände nicht beobachtet, sondern die Übertragung erfolgt in der Regel direkt von einem Kranken auf ein disponiertes Individuum. Zur Infektion genügt ein ganz kurzes Zusammensein. Auch eine Übertragung durch die Luft auf größere Distanzen scheint möglich, denn in Krankenhäusern werden oft Kinder, die in größerer Entfernung von der Infektionsquelle, selbst in anderen Sälen liegen, angesteckt. Ob es gesunde Virusträger gibt, weiß man nicht, doch spricht dafür die Tatsache, daß man überall immer wieder Epidemien und sporadische Fälle auftreten sieht, und daß wenigstens in Städten die große Mehrzahl der Menschen die Krankheit durchmacht.

Die Disposition ist eine allgemeine, aber bis zum 10. Lebensjahr besonders stark. Das Überstehen der Krankheit läßt in der Regel eine dauernde Immunität zurück, doch kommt wiederholte Erkrankung vor, wenn auch recht selten.

Symptomatologie. Die Dauer der Inkubation beträgt meistens 13—14 Tage. Doch werden auch größere Schwankungen, 1—3, sogar 4 Wochen angegeben Dann beginnen gewöhnlich ohne Vorboten die Knötchen aufzuschießen. Doch können auch 1—2 Tage lang Prodromalsymptome, meist nur geringfügiger Natur, Fieber und Allgemeinstörungen vorausgehen.

Gewöhnlich treten die Knötchen, oft unter starkem Jucken, zuerst im Gesicht und an der behaarten Kopfhaut oder am Rumpf auf und verbreiten sich von da nach den Extremitäten, aber wenig nach deren peripheren Teilen. An den Fußsohlen und Handtellern treten sie im Gegensatz zu den Pocken nur äußerst selten auf. Zuerst sieht man nur kleine rote Flecke, aber bald bilden sich diese zu Knötchen und meistens innerhalb weniger Stunden zu Bläschen um, die in der Regel nur in dem oberflächlichen Teil der Haut sitzen und sich deshalb beim Darüberstreichen nicht so hart anfühlen wie die Pockenefflorescenzen. Die größere Zahl der Bläschen ist einkammerig, doch kommen auch mehrkammerige vor, die eine zentrale Vertiefung, einen „Pockennabel" aufweisen. Der Inhalt kann wasserartig bleiben und dann zu einer dunklen Kruste eintrocknen, er kann sich aber auch eitrig umwandeln und wie eine Pockenpustel aussehen. Aber auch die Pusteln trocknen viel rascher ein als bei Variola.

Nach kurzer Zeit entstehen Nachschübe. Zwischen den spärlichen älteren Efflorescenzen erscheinen neue Knötchen, die sich rasch zu Bläschen, teilweise auch zu Pusteln umwandeln. Man sieht deshalb schon vom 2. oder 3. Tage an nebeneinander frische Knötchen, Bläschen, Pustelchen und eingetrocknete Schorfe und bräunliche Krusten, die sich nach wenigen Tagen abstoßen. Die Gesamtzahl der Efflorescenzen ist selten groß. Sie beträgt meistens 100—200. Am dichtesten sitzen sie am Rumpf, weniger zahlreich im Gesicht und namentlich an den Extremitäten („zentripetale" Ausbreitung). Nach wenigen Tagen hört die Bildung neuer Knötchen auf, und die Krusten der alten Efflorescenzen fallen ab.

Auch an den Schleimhäuten können Bläschen auftreten, die nach kurzer Zeit unter Hinterlassung oberflächlicher Geschwüre wieder verschwinden. Die Geschwüre können lebhafte Beschwerden verursachen, heilen aber nach wenigen Tagen aus. Sie kommen am häufigsten in der Mundschleimhaut und am Rachen, seltener an der Vulva, an der Harnröhre, an der Conjunctiva, selbst an der Cornea zur Beobachtung.

Da die Windpockenbläschen meistens nur oberflächlich in der Haut sitzen, pflegen sie keine Narben zu hinterlassen. Doch kommen recht häufig vereinzelte tiefer greifende Pusteln vor, und bei manchen Menschen bleiben ein oder zwei kleine vertiefte Narben im Gesicht zurück und verschwinden während des ganzen Lebens nicht mehr.

Die *Allgemeinerscheinungen* sind meistens gering. Die Temperatur ist in der Regel in den ersten 1—3 Tagen erhöht, erreicht aber selten 39 oder gar 40°. Auch der Allgemeinzustand ist wenig gestört, und viele Patienten machen die Krankheit ambulant durch. Bisweilen macht nur das Jucken auf die Bläschen aufmerksam, ja es kann sogar vorkommen, daß man sie bei den Geschwistern oder den Kameraden erkrankter Kinder entdeckt, ohne daß irgendwelche Klagen geäußert werden.

Ein schwerer Verlauf kommt am häufigsten bei Erwachsenen zur Beobachtung, bei denen die Krankheit aber selten ist. Bei diesen können heftige Kopfschmerzen, Übelkeit, Gliederschmerzen usw. auftreten, und das Fieber kann eine Woche lang hoch sein. In solchen Fällen ist oft die Zahl der Efflorescenzen ungewöhnlich groß, und sie erleiden alle die Umwandlung in Pusteln (Varicella pustulosa). Selbst ein initiales Exanthem, wie bei den Pocken, kann vorkommen.

Gelegentlich kann das Exanthem auf dem Stadium der flachen Knötchen bestehen bleiben und sich dann zurückbilden (Roseola varicellosa). Weitere Seltenheiten sind die Entstehung größerer Bläschen (Varicella bullosa oder pemphigosa) und die Varicella hämorrhagica.

Komplikationen und *Nachkrankheiten* sind außerordentlich selten. Gelenkaffektionen, Nephritis postvaricellosa, Encephalitis und andere Raritäten sind schon beobachtet worden.

Das *Blut* zeigt keine oder nur geringfügige Veränderungen, anfangs bisweilen geringe Herabsetzung der Leukocyten, namentlich der Neutrophilen, dann leichte Lymphocytose und Monocytose.

Im Zusammenhang mit Windpocken wurden bisweilen Fälle von *Herpes zoster* beobachtet, sogar in der Weise, daß bei mehreren Kindern in den gleichen Krankensälen hintereinander Erkrankungen an Varicellen, dann an Herpes zoster und dann wieder an Varicellen auftraten, und zwar jeweilen nach einer den Varicellen entsprechenden Inkubationszeit. Man hat daraus geschlossen, daß das Varicellenvirus auch Gürtelrose erzeugen könne, doch nehmen manche Autoren an, daß die beiden Krankheiten nichts miteinander zu tun hätten und die erwähnten Beobachtungen als zufälliges zeitliches Zusammentreffen zu betrachten seien.

Diagnose. In der großen Mehrzahl der Fälle sind die Varicellen leicht zu erkennen. Schwierigkeiten können gelegentlich entstehen, wenn nur wenige Bläschen vorhanden sind. Dann kann differentialdiagnostisch ein Herpes zoster in Betracht kommen, doch schützt in der Regel eine genaue Untersuchung des ganzen Körpers vor Verwechselungen. Auch die Unterscheidung von Acnepusteln oder von papulo-nekrotischen Tuberkuliden ist fast immer leicht. Gegenüber der Variola sind differentialdiagnostisch maßgebend: 1. das gleichzeitige Vorkommen von Efflorescenzen verschiedenen Alters an der gleichen Körperstelle; 2. das Fehlen eines ausgesprochenen Initialfiebers und, sofern überhaupt richtiges Fieber vorhanden ist, das Hochbleiben der Temperatur beim Ausbruch des Exanthems, während bei Variolois die Temperatur beim Aufschießen der Knötchen sinkt; 3. die rasche Entwicklung der Papeln zu Bläschen, im Verlauf einiger Stunden; 4. die geringere Dicke der Epidermisdecke bei den Varicellenbläschen, die den Inhalt viel besser durchscheinen läßt, und das Fehlen der charakteristischen Härte beim Streichen mit dem Finger über die Haut; 5. der Zusammenhang der Erkrankung mit sicheren Varicellenfällen, wenn keine Variola in der Gegend herrscht; 6. das Fehlen einer Leukocytose. Es muß aber ausdrücklich darauf aufmerksam gemacht werden, daß bei Erwachsenen alle diese Unterscheidungsmerkmale im Stiche lassen können, weil bei diesen die Varicellen bisweilen schwer und variolaähnlich verlaufen können und atypische und rudimentäre Formen von Variola vorkommen. Besonders schwierig ist die Unterscheidung während einzelner Epidemien („Variola mitigata"). Diese Epidemien zeichnen sich oft durch das Auftreten atypischer Formen aus, die von Varicellen kaum oder gar nicht zu unterscheiden sind. Es ist deshalb besser, sich in zweifelhaften Fällen nicht auf einzelne für Varicellen charakteristische Symptome zu verlassen, sondern den Kranken zunächst als pockenverdächtig zu betrachten und Material zur Anstellung der PAULschen Reaktion und zum Nachweis der GUARNIERIschen Körperchen zu entnehmen. Der negative Ausfall des Versuches ist zwar nicht absolut beweisend, macht aber das Vorhandensein von Pocken höchst unwahrscheinlich.

Prognose. Das Vorkommen gefährlicher Komplikationen, die zum Tode führen können, ist etwas so außerordentlich Seltenes, daß die Prognose ausnahmslos gut gestellt werden kann, außer wenn es sich um sehr elende kleine Kinder handelt, bei denen die geringste Schädigung gefährlich werden kann.

Prophylaxe. Nur wenn kranke oder sehr elende Kinder in der Umgebung Varicellenkranker sind, müssen diese vor Ansteckung geschützt werden. Dann sind sie aber auch vor der Berührung mit Geschwistern oder anderen Kindern zu schützen, die mit Varicellenkranken zusammen waren und sich im Inkubationsstadium befinden können. In Krankenhäusern sind die Varicellenkranken zu isolieren.

Therapie. In vielen Fällen ist eine Therapie unnötig, sonst ist sie rein symptomatisch.

7. Erythema infectiosum.

Das Erythema infectiosum ist eine früher meistens mit Röteln verwechselte, harmlose Infektionskrankheit, die in kleinen Epidemien auftritt und vorwiegend Kinder befällt.

Nach einer Inkubation von 6—14 Tagen tritt, oft begleitet von geringfügigem Unwohlsein, im Gesicht ein kleinfleckiger Ausschlag auf, der rasch zu einer gleichmäßigen, erst rot, dann bläulich werdenden Fläche von „Schmetterlingsform" konfluiert. Nach 1—3 Tagen erscheinen am übrigen Körper ebenfalls kleine, erhabene rote Flecke, die bald größer werden und zusammenfließen, besonders an der Streckseite der Vorderarme und Unterschenkel und am Gesäß. Durch zentrale Rückbildung und peripheres Weiterschreiten entstehen charakteristische girlanden- und landkartenartige Figuren. Fieber besteht höchstens in den ersten 1—2 Tagen. Das Exanthem blaßt bald ab, und der Patient ist in der Regel nach 6—10 Tagen geheilt.

8. Schweißfriesel (Febris miliaris).

Der Schweißfriesel ist eine heutzutage selten auftretende kontagiöse Krankheit, von der die ersten mörderischen Epidemien aus dem Ende des 15. und Anfang des 16. Jahrhunderts in England bekannt sind (Sudor anglicus). Auch im 20. Jahrhundert sind noch kleine Epidemien beobachtet worden, z. B. in Bremen. Die Epidemien treten vorwiegend im Sommer bei feuchtem Wetter auf.

Die Ansteckung erfolgt von Mensch zu Mensch. Besonders das Alter von 20—40 Jahren wird betroffen, in einzelnen Epidemien aber vorwiegend die Kinder. Nach einer Inkubation von 1—2 Tagen erwachen die Befallenen meist in der Nacht mit Herzbeklemmung, Frösteln und merkwürdig heftigem, anhaltendem, profusem Schweiß. Die Temperatur ist hoch, die Zunge belegt, der Mund trocken, Puls und Respiration frequent, und die Kranken leiden unter Kopfschmerzen, Atemnot und Beklemmung auf der Brust, die sich bis zu Todesangst steigern kann. Dieser Zustand dauert 3—4 Tage an, dann erscheint ein Exanthem, das sich vom Hals aus innerhalb weniger Stunden über den ganzen Körper ausbreitet, am wenigsten über den Kopf. Man unterscheidet einen masernartigen, einen scharlachartigen und einen hämorrhagischen Frieselausschlag. Kaum ist er erschienen, so schießen auf den Efflorescenzen hirsekorngroße Bläschen mit wasserklarem Inhalt auf, der sich in 1—2 Tagen entweder weißlich trübt (Miliaria alba) oder hämorrhagisch wird (Miliaria rubra). Mit der Ausbildung des Exanthems geht die Temperatur herunter und erreicht nach 2—4 Tagen die Norm, die Schweiße und die übrigen Beschwerden gehen zurück, die Bläschen trocknen ein, die Krusten werden bald abgestoßen. In der Rekonvaleszenz können Rezidive auftreten.

In den ersten englischen Epidemien endigten 90%, in den Epidemien des 19. Jahrhunderts durchschnittlich 8% der Fälle letal. Der Tod tritt entweder schon nach wenigen Stunden oder nach etwa 3 Tagen vor oder mit dem Ausbruch des Exanthems ein, oder endlich nach dessen Erscheinen in einem anschließenden typhösen Zustand im Koma. Jetzt scheint die Krankheit, wenn sie auftritt, nur noch milde zu verlaufen und Todesfälle kaum noch vorzukommen.

Die Diagnose kann aus den Schweißen, der Beklemmung und dem am 3.—4. Tage auftretenden charakteristischen Ausschlag gestellt werden und ist in Epidemiezeiten leicht. Eine besondere Therapie kennen wir nicht.

9. Febris herpetica.

Kurz dauernde Fieberzustände mit Herpeseruptionen sind nicht selten. Entsprechend dem in der Regel einzig vorhandenen objektiven Symptom des Herpes wurden sie früher als Febris herpetica oder auch ephemera bezeichnet. Heute nennt man sie meistens Influenza und rechnet sie zur großen Gruppe der sporadischen Grippe, in der alle Erkältungskrankheiten Platz finden. Daneben gibt es aber kleine Epidemien, in denen eine Reihe von Menschen, z. B. in Schulen, Krankenhäusern (nur in einzelnen Sälen oder Pavillons usw.), in gleichförmiger Weise nacheinander erkranken, so daß wir eine spezifische Infektion mit einem besonderen Erreger annehmen müssen. Besonders Individuen unter 40 Jahren werden befallen.

Die epidemische Erkrankung tritt plötzlich oder nach kurzem Unbehagen mit Frösteln oder Schüttelfrost auf. Die Temperatur steigt rasch auf 39—40°. Die subjektiven Beschwerden bestehen in Kopfweh, Mattigkeit, Gliederschmerzen, die sehr heftig werden können, Stechen auf der Brust. Am 3. oder 4. Tage tritt ein Herpesausschlag auf, meistens an der Lippe. Gleichzeitig geht die Temperatur herunter, meistens kritisch, seltener lytisch im Verlauf einiger Tage. Nach Abheilen des Herpes, in der Regel nach einer Krankheitsdauer von 4, 5, selten bis 10 Tagen ist der Patient geheilt.

Die Untersuchungen von GRÜTTER, DOERR, LEVADITI usw. haben ergeben, daß bei allen Fällen von Herpes, auch bei Infektionskrankheiten irgendwelcher Ätiologie, beim Herpes menstrualis usw., mit Ausnahme des Herpes zoster, ein einheitliches Virus vorhanden ist, das auch bei Encephalitis epidemica gefunden wird. Wir müssen deshalb annehmen, daß auch die kontagiöse Febris herpetica durch dieses Virus erzeugt wird, und daß es unter Umständen, die wir noch nicht kennen, die Fähigkeit erlangt, kleine Epidemien zu verursachen.

II. Andere in Mitteleuropa heimische kontagiöse Krankheiten.

1. Influenza, Grippe.

Influenza oder Grippe wird sowohl die von Zeit zu Zeit pandemisch auftretende Krankheit bezeichnet als auch sporadische Fälle, die in ihren Symptomen der pandemischen Erkrankung gleichen. Während aber die Influenzaseuche eine wohl charakterisierte Infektionskrankheit ist, ist die ätiologische Stellung der sporadischen Fälle unklar und ihr Bild wenig scharf.

a) Pandemische Grippe.

Während wahrscheinlich schon im Altertum und im Mittelalter Seuchenzüge aufgetreten sind und das Vorkommen von Pandemien seit dem 16. Jahrhundert sichergestellt ist, haben wir doch erst seit dem 19. Jahrhundert genaue Nachrichten. Eine große Epidemie durchzog im Jahr 1830 von China kommend Europa, und bis 1836 folgten ihr mehrere kleinere Wellen. Eine zweite große Pandemie trat in den Jahren 1847—1848 auf, kleinere Epidemien 1850—1858 und 1874—1878. Eine große Pandemie durchseuchte von 1889 an, von Rußland kommend, ganz Europa und die übrigen Erdteile. Ihr folgten mehrere Wellen bis 1894. 1918 entstand die bisher größte und verheerendste Pandemie, die sich in den Monaten Juni und Juli, dann wieder im Herbst in noch stärkerem Maße über ganz Europa und die übrige Welt verbreitete und die Anfang 1920, Ende 1921 und Ende 1922 und seither immer wieder überall neue, wenn auch geringere Wellen zeigte. Diese Epidemiewellen weichen oft im Tempo des Verlaufs, in der Zahl der Befallenen, in der Mortalität und im Auftreten von Komplikationen (Lungenentzündungen, Erkrankungen der Nasennebenhöhlen und des Ohres usw.) erheblich voneinander ab, zeigen aber merkwürdigerweise auch in weit voneinander entfernten Gegenden bisweilen gleichzeitig den gleichen Charakter.

Alle Pandemien verbreiteten sich zuerst längs den großen Verkehrswegen, so daß die ersten Fälle meistens in den größten Städten beobachtet wurden. Auch sonst zeigt sich immer wieder, daß die Übertragung in frischen Pandemien nur von Mensch zu Mensch erfolgt, wobei besonders die im Inkubationsstadium befindlichen zur Weiterverbreitung beitragen. Für den späteren Verlauf spielen offenbar gesunde Keimträger eine Rolle, daneben auch uns noch unbekannte Einflüsse, wie das gleichzeitige Auftreten der Nachwellen an den verschiedenen Orten beweist.

Ätiologie. Der Erreger der pandemischen Grippe ist wahrscheinlich ein von Smith, Andrewes und Laidlaw entdecktes Virus von 80—120 $\mu\mu$ Durchmesser, das für sich allein vermutlich nur eine unkomplizierte leichte Grippe erzeugt, aber in allen Epidemien zusammen mit anderen Erregern wirkt, die namentlich die Komplikationen, besonders Bronchitis und Pneumonien erzeugen. Im Sputum finden sich immer Bakterien verschiedener Art, Pneumokokken, Micrococcus catarrhalis, Streptokokken, Staphylokokken und namentlich (in den einzelnen Epidemien in verschiedener Häufigkeit) der von Pfeiffer 1892 entdeckte „Influenzabacillus", ein sehr kleines Stäbchen, das während der damals herrschenden Epidemiewelle so regelmäßig (auch im Blut) festgestellt wurde, daß man glaubte, den Erreger der Krankheit gefunden zu haben. Der Pfeiffersche Bacillus kommt aber auch bei anderen Krankheiten vor (vgl. unten). Wir müssen annehmen, daß diese verschiedenartigen Bakterien die Komplikationen der Grippe, wie Bronchitis und Pneumonie, erzeugen, es ist aber auch möglich, daß die Epidemien nur durch das gemeinsame Eindringen des Virus und anderer Erregern zustande kommen.

Die Erreger werden durch die Atemluft der Kranken, und zwar schon im Inkubationsstadium, durch Tröpfchen beim Niesen und Husten verbreitet, sterben aber außerhalb des menschlichen Körpers rasch ab.

Der 1892, am Ende der vorletzten Pandemie von Pfeiffer entdeckte „Influenzabacillus" wird in vielen Fällen im Sputum gefunden, aber bei den einzelnen Epidemiewellen in recht verschiedener Häufigkeit, außerdem auch, wenn auch viel seltener, bei vielen anderen Krankheiten, Masern, Bronchitis, Tuberkulose usw.; er kann deshalb nicht sicher als der Erreger angesprochen werden. Das gleiche gilt von dem filtrierbaren Virus, das von verschiedenen Forschern gefunden wurde. Im Sputum finden sich meistens auch Pneumokokken und andere Diplokokken, Micrococcus catarrhalis, Streptokokken und Staphylokokken. Sie spielen besonders als Ursache der Komplikationen, namentlich der Pneumonien eine große Rolle, sind aber sicher nicht die Erreger der Krankheit. Auch ein komplexes Virus, das Zusammenwirken verschiedener Mirkoorganismen ist angenommen worden, erklärt aber die Epidemiologie nicht. Wir müssen wohl annehmen, daß ein noch nicht isoliertes, wahrscheinlich filtrierbares Virus der Erreger ist, vielleicht im Zusammenwirken mit dem Pfeifferschen Bacillus. Er wird durch die Atemluft des Kranken, und zwar schon im Inkubationsstadium, durch Hustentröpfchen usw. verbreitet, stirbt aber offenbar in der Außenwelt rasch ab.

Die Disposition zur Grippe ist eine allgemeine, aber offenbar zeitweise wechselnde. Während der letzten Pandemie erkrankte die große Mehrzahl der Menschheit, aber ein Teil schon bei der ersten Welle, andere erst später. Vielfach blieben ältere Individuen verschont, besonders solche, die schon 1889 bis 1894 die Grippe durchgemacht haben.

Auch sonst sehen wir, daß die Grippe eine gewisse *Immunität* hinterläßt. Das erklärt auch zum Teil den Verlauf der verschiedenen Pandemien. Die Pandemie von 1889 war an sich leichter und erforderte weniger Opfer, diese aber besonders unter älteren Leuten. Die viel schwerere Pandemie von 1918 war für die ältere Generation, die die Krankheit schon bei der früheren Pandemie durchgemacht hatte, weniger gefährlich, hatte aber in der jüngeren, noch nicht durchseuchten Bevölkerung eine ungeheure Zahl Todesfälle zur Folge.

Die Immunität ist aber keine absolute. Während es Menschen gibt, die die Grippe nur einmal durchmachen, erkranken andere wiederholt, manche bei jeder Epidemiewelle.

Symptomatologie. Man hat eine reine „febrile" Form von der mit Komplikationen einhergehenden Form unterschieden, unter denen die pulmonale die häufigste und schwerste ist, während die gastrische und die nervöse Form sehr viel seltener sind. Es handelt sich aber nicht um verschiedene Formen der Krankheit, sondern um das Hinzutreten von Komplikationen, die sicher zum Teil nicht durch das Grippevirus, sondern durch Mischinfektionen bedingt sind.

I. Die unkomplizierte Grippe. Nach einer Inkubation von 18 Stunden bis höchstens 4 Tagen beginnt die Krankheit plötzlich mit Temperaturanstieg, oft mit Schüttelfrost und mit schwerem Krankheitsgefühl. Kopfschmerzen, Rücken-, Kreuz- und Gliederschmerzen können sehr heftig werden. Die Temperatur steigt auf 39 oder 40°, bleibt aber nicht lange auf der Höhe, sondern beginnt schon am zweiten oder dritten Tage nachzulassen und geht meistens in 1 bis 3 Tagen auf die Norm zurück.

Die subjektiven Krankheitserscheinungen können sich auf diese Schmerzen reduzieren, und der objektive Befund kann sozusagen negativ sein. In der Regel ist aber leichte Conjunctivitis, mehr oder weniger ausgesprochene Rötung des Gaumens, des Rachens und der Tonsillen, Belag auf dem Zungenrücken festzustellen, und die Kranken klagen über Kratzen im Hals, Schmerzen unter dem Sternum, selten über stärkere Halsschmerzen. Gewöhnlich ist auch etwas trockener Husten vorhanden, häufig auch Schnupfen. Gelegentlich lassen sich auch bronchitische Geräusche über den Lungen nachweisen.

Der Puls ist in der Regel weniger frequent als der Höhe des Fiebers entspricht, oft stark verlangsamt, bis auf 40 Schläge herunter. Eine Milzschwellung ist selten nachweisbar.

Der *Blutbefund* wechselt. Häufig besteht initial eine neutrophile Leukocytose, die sehr rasch zurückgeht und einer oft sehr hochgradigen Leukopenie Platz macht. Meistens gehen die Lymphocyten stärker zurück als die Neutrophilen, so daß die relative Zahl der (oft stark toxisch veränderten) Neutrophilen erhöht bleibt. Die Eosinophilen verschwinden häufig ganz. In der 2. Woche gehen die Veränderungen zurück, und in der Rekonvaleszenz beobachtet man nicht selten reaktive Lymphocytose und Eosinophilie. Diese Blutveränderungen sind aber nur etwa in einem Drittel der Fälle typisch.

Sehr selten tritt die Krankheit von Anfang an so heftig auf, daß auch ohne Komplikationen innerhalb der ersten Tage, ja sogar innerhalb der ersten Stunden die Zirkulation versagt und der Tod eintritt. In der großen Mehrzahl heilt die Grippe im Laufe einer Woche ab, hinterläßt aber für 1—2 Wochen, bisweilen auch noch viel länger, ein auffallendes Müdigkeitsgefühl, oder es treten Komplikationen auf und beherrschen das Krankheitsbild. Wieder in anderen

Fällen verläuft die Krankheit sehr leicht oder abortiv und reduziert sich auf ein geringes Unwohlsein mit kaum erhöhter Temperatur.

II. Komplikationen. *1. Respirationsapparat.* Recht oft werden die bei den meisten Fällen von Grippe wenigstens angedeuteten Symptome von seiten der Luftwege stärker und können das Krankheitsbild beherrschen. Eine starke Rhinitis und eine heftige Tracheitis mit trockenem Reizhusten und Schmerzen unter dem Brustbein kann die Patienten stark belästigen. Häufig wird auch die Bronchitis stärker und kann in die feineren Bronchien heruntersteigen und zu einer heftigen *Bronchiolitis* führen.

Das Gefährlichste ist aber die *Pneumonie,* die etwa in 1—3% der Grippefälle, je nach dem Genius epidemicus auch öfter oder seltener auftritt. Gewöhnlich handelt es sich um Bronchopneumonien mit sehr verschiedener Zahl und Größe der Herde und mannigfaltiger anatomischer Veränderung (fibrinös, schlaff, hämorrhagisch, nekrotisierend, sog. bunte Pneumonien). Sehr viel seltener sind lobäre Entzündungen. Die Pneumonie beginnt meistens etwa am 4. Tage der Erkrankung, bisweilen noch später, nachdem die Temperatur schon heruntergegangen, ja sogar normal geworden sein kann (s. Abb. 4). Das Fieber steigt wieder mehr oder weniger rasch, der Patient wird elender, der Puls geht in die Höhe, und man entdeckt zuerst an der Lungenbasis oder an anderen Stellen feines Knistern. Dieses dehnt sich rasch aus, Dämpfungen und Bronchialatmen treten auf, Puls und Allgemeinzustand werden schlechter. Das Gesicht wird cyanotisch, dunkelblau oder blaß livid. Eigentümlich ist oft eine mit dem Aussehen und der Schwäche des Patienten nicht

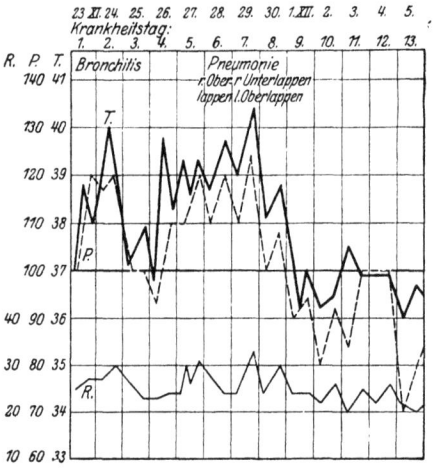

Abb. 4. Pandemische Grippe mit Pneumonie. Typische Kurve. (Aus Handbuch der inneren Medizin, 2. Aufl., Bd. I/1. R. MASSINI.)

übereinstimmende Euphorie. Das Blut zeigt oft eine starke Leukocytose, doch kann diese auch ausbleiben. Weiterbestehen oder Zunahme einer Leukopenie trotz dem Auftreten der Pneumonie ist ein schlechtes Zeichen. Wenn die Pneumonie günstig verläuft, so beginnt nach einigen Tagen die Temperatur herunterzugehen oder fällt nach 8—10 Tagen kritisch ab. Doch kann sich die Krankheit auch länger als 2—3 Wochen hinziehen. Recht häufig, je nach der Epidemie in 20—50%, führt die Pneumonie zum Tode, bisweilen noch nach mehr als 2 Wochen.

Nicht selten entsteht im Laufe der Pneumonie oder erst nachträglich ein Empyem, das recht oft abgekapselt ist und bei rechtzeitiger Erkennung eine verhältnismäßig günstige Prognose gibt. Oft genügt eine Saugdrainage ohne eine Rippenresektion, was deshalb wichtig ist, weil die Empyeme nicht selten doppelseitig sind. Brustfelleiterungen können auch auftreten, ohne daß vorher eine Pneumonie nachweisbar war.

Wegen der Häufigkeit der Nekrose bei der Grippenpneumonie ist es nicht verwunderlich, daß bisweilen chronisch pneumonische Prozesse und Bronchiektasien entstehen. Merkwürdig ist, daß sie nach der letzten Pandemie nicht häufiger geworden sind, als das tatsächlich der Fall ist.

2. Verdauungsapparat. Symptome von seiten des Magen-Darmtractus sind bei der Grippe verhältnismäßig selten und beschränken sich, abgesehen von der

Appetitlosigkeit und der häufig vorhandenen Obstipation auf gelegentliches Vorkommen von Erbrechen, etwas Leibschmerzen und Durchfall. Sie können aber auch stärker im Krankheitsbild hervortreten und dieses beherrschen (gastrointestinale Form der Grippe). Der Symptomenkomplex einer Gastroenteritis kann entstehen, oder Leibschmerzen und selbst lokalisierte Druckempfindlichkeit können so stark werden, daß Verwechslungen von Perityphlitis und anderen lokalisierten Abdominalerkrankungen möglich sind.

3. *Nervensystem.* Bei jeder Grippe ist das Nervensystem mehr oder weniger affiziert. Kopf- und Rückenschmerzen, Schmerzen in den Gliedern gehören zu den typischen Grippesymptomen. Auch Meningismus in Form von Nackenstarre und KERNIGschem Symptom ist nicht selten. Im Laufe einer schweren Grippe werden die Patienten meistens apathisch, somnolent, häufig aber auch verwirrt, und es können schwere Delirien auftreten. Selbst lange dauernde Psychosen können durch die Grippe ausgelöst werden.

Daneben kommen aber auch *lokalisierte* Erkrankungen des Nervensystems vor. Am häufigsten sind Neuritiden, seltener lokalisierte Encephalitiden, Myelitiden oder meningitische Prozesse. Alle Nervensymptome können bei verhältnismäßig geringem Grippefieber vorkommen. Man hat deshalb den Namen „nervöse Grippe" oder „Kopfgrippe" gebraucht. Diese Ausdrücke sind aber zu vermeiden, weil sie leicht zu Mißverständnissen führen, und weil sie leicht zu einer bequemen Diagnose in Fällen Veranlassung geben, die mit Grippe nichts zu tun haben. Insbesondere muß vor einer Verwechslung der „Nervengrippe" mit der Encephalitis epidemica (s. lethargica) gewarnt werden. Diese Krankheit (s. Kapitel: Erkrankungen des Nervensystems) hat mit der epidemischen Grippe ätiologisch nichts zu tun, wenn sie auch hauptsächlich zu Zeiten von Grippepandemien beobachtet wurde.

4. *Haut.* Herpes labialis kommt bei manchen Grippefällen vor, und zwar bei verschiedenen Epidemiewellen in verschiedener Häufigkeit. Bisweilen ist der Inhalt der Bläschen hämorrhagisch. Auch an anderen Stellen als an den Lippen wird Herpes beobachtet.

Im Beginn der Krankheit beobachtet man bisweilen scharlachähnliche, sehr viel seltener masernähnliche oder andersartige Ausschläge, besonders in einzelnen Epidemien. Später sieht man mitunter, wie bei jeder fieberhaften Krankheit mit Schweißausbruch, Sudamina und Miliaria crystallina. Nach der Grippe tritt oft mehr oder weniger ausgebreitete Schuppung der Haut auf. Sehr häufig fallen die Haare im Verlauf der nächsten Monate aus.

5. *Urogenitalapparat.* Febrile Albuminurie ist die Regel. Dagegen sind richtige Nephrosen und Nephritiden selten, ebenso Cystitis, Pyelitis und Pyelonephritis. Bei Frauen löst die Grippe recht häufig vorzeitige Menses aus. Wenn die Krankheit während der Gravidität auftritt, so wird diese in der Regel unterbrochen, aber auch für die Mutter ist die Grippe sehr gefährlich und endet nicht selten mit dem Tode von Mutter und Kind.

6. *Kreislaufsorgane.* Die Todesursache bei der Grippe ist fast ausschließlich das Versagen des Kreislaufes. Trotzdem sieht man verhältnismäßig wenig anatomische Veränderungen am Herzen, und Endokarditis, Myokarditis und Perikarditis sind, abgesehen von der Fortleitung einer Eiterung vom Brustfell auf den Herzbeutel, äußerst selten. Dagegen bleibt nach der Abheilung der Grippe nicht selten eine funktionelle Kreislaufschwäche zurück, die sich in Herzklopfen, Dyspnoe bei Anstrengungen, Extrasystolie und abnormen Sensationen in der Herzgegend äußern kann, in der Regel jedoch nach einigen Monaten verschwindet. Wenn ein Herzkranker von Grippe befallen wird, so führt diese besonders leicht zum Tode. Bisweilen entstehen Thrombosen der Venen und Embolien, selbst Thrombosen der Arterien, die zu Gangrän führen können.

7. *Sinnesorgane.* Die schon erwähnte Reizung der *Konjunktiven* im Beginn der meisten Grippefälle kann bisweilen zu schwerer Conjunctivitis mit Geschwürsbildung an den Augenlidern und selbst an der Hornhaut führen. Seltener sind Neuroretinitis, Blutungen ins Auge, Glaukom usw.

Häufiger sind Komplikationen von seiten der *Ohren.* Otitis media wurde während mehrerer Epidemien in 3—4% der Fälle, in einzelnen noch häufiger gefunden. Sie kann durch Übergreifen auf die Nachbarschaft gefährlich werden. In einigen Epidemien beobachtet man oft hämorrhagische Blasen auf dem Trommelfell. Auch Neuritis acustica mit Schwerhörigkeit und selbst Taubheit kommt vor.

8. *Bewegungsorgane.* Schmerzen in den *Muskeln* sind häufig. Bei der Sektion findet man bisweilen Blutungen in den Muskeln, seltener wachsartige Degeneration oder Abscesse.

Die *Gelenke* sind oft schmerzhaft, dagegen selten geschwollen, noch seltener sind Gelenkvereiterungen.

Erkrankungen der Knochen, Periostitis, Osteomyelitis sind seltener.

9. *Grippe und andere Krankheiten.* Wenn die Grippe zu einer bestehenden Krankheit hinzutritt, so verläuft sie oft besonders gefährlich. Das gilt namentlich für Herzkrankheiten, chronische Bronchitis, dann Emphysem, Scharlach, Malaria, Ruhr usw. Wird die Grippe überstanden, so zeigt die bestehende Krankheit meistens eine Verschlimmerung.

Patienten mit Lungentuberkulose überstehen die Grippe meistens nicht schlechter als Gesunde. Dagegen kann die Grippe eine inaktive Tuberkulose aktivieren, so daß ein Mensch, der vor der Grippe gesund schien, nach dieser an fortschreitender Tuberkulose erkrankt.

Prognose. Da, wie erwähnt, die unkomplizierte Grippe nur in äußerst seltenen Ausnahmefällen zum Tode führt, hängt die Prognose vor allem von den Komplikationen, in erster Linie von der Pneumonie ab. Die Häufigkeit der Pneumonie ist in den verschiedenen Pandemien und Epidemiewellen nicht gleich. Bisweilen wird kaum 1%, bisweilen bis zu 5% der Kranken befallen, also immer verhältnismäßig wenige. Deshalb ist, trotzdem die Sterblichkeit der Pneumonie eine sehr hohe ist, die gesamte Letalität der Influenza niedrig und schwankt bei den einzelnen Epidemien zwischen weniger als 1 und gegen 2%. Trotz dieser geringen Letalität können aber die Pandemien eine ungeheure Zahl von Menschen dahinraffen, weil so viele von der Krankheit befallen werden. Während der letzten Pandemien sind viele Millionen Menschen an der Krankheit gestorben, und die Mortalität der Gesamtbevölkerung an Grippe betrug z. B. in der Schweiz in den Jahren 1918—1919 mehr als $^1/_2\,^0/_{00}$.

Diagnose. Während einer Epidemie ist die Diagnose in der Regel leicht. Es muß nur davor gewarnt werden, sich ohne eine eingehende Untersuchung oder gar ohne Temperaturmessung mit dieser Diagnose zu begnügen, und namentlich davor, mit der Annahme einer ,,gastrischen", ,,nervösen" usw. Grippe bereit zu sein. Man kann sonst leicht andere Infektionskrankheiten, wie Diphtherie, Scharlach, Masern, Variola oder eine Meningitis, eine Perityphlitis oder eine incarcerierte Hernie übersehen.

Schwieriger kann die Diagnose im Beginn einer Epidemie oder einer neuen Welle werden, ebenso bei den Nachzüglern nach dem Abflauen der Seuche. Beginn mit Fieber und Kopfschmerzen, wie es charakteristisch für die Grippe ist, kommt bei allen möglichen Infektionskrankheiten vor. Nur genaue wiederholte Untersuchung kann vor Verwechslungen schützen.

Prophylaxe. Im Gegensatze zur allgemeinen Prophylaxe, die sich bisher als vollkommen unmöglich gezeigt hat, kann die individuelle Prophylaxe gelegentlich besonders gefährdete Menschen, wie Schwangere, vor der Ansteckung schützen, indem sie vor Berührung mit der Außenwelt gehütet werden. In den Krankenhäusern müssen Grippekranke in besonderen Sälen untergebracht und Pflegepersonen, die irgendwie verdächtige Symptome aufweisen, sofort aus dem Dienst entfernt werden. Dadurch kann die Gefahr für die anderen Kranken wenigstens vermindert werden.

Therapie. Ein wirksames Heilmittel kennen wir nicht. Salicylpräparate, Pyramidon, Phenacetin, Chinin usw. können Kopfweh und andere Schmerzen lindern, die Temperatur herunterdrücken und das subjektive Befinden bessern, aber den Gang der Krankheit nicht beeinflussen. Dagegen kann sofort eingeleitete Bettruhe das Auftreten von Komplikationen, namentlich Pneumonien verhüten. Die Bettruhe ist deshalb selbst nach erfolgter Entfieberung noch einige Tage fortzusetzen.

Die Diät soll die Verdauungsorgane nicht zu stark belasten, kann aber im übrigen den Wünschen der Kranken entsprechen. Reichliche Ernährung ist bei der kurzen Dauer des Leidens nicht notwendig. Dagegen ist für genügende Flüssigkeitszufuhr zu sorgen, weil der Wasserverlust durch die Haut gewöhnlich besonders stark ist. Der Patient soll so viel trinken, daß die Urinmenge mindestens 1 l beträgt.

Die Pneumonien können weder durch innerliche Mittel, die zu diesem Zweck empfohlen wurden, wie Kreosot, Aconit usw., noch durch Injektionen von kolloidalem Silber oder Gold, Trypaflavin, Prontosil usw. verhütet werden. Auch bei ausgebrochener Pneumonie ist der Wert dieser Mittel zweifelhaft. Am meisten Aussicht haben noch intramuskuläre Injektionen von 0,5 Chininurethan. Ob Rekonvaleszentenserum eine günstige Wirkung hat, ist noch nicht entschieden. Wo es zur Hand ist, kann es jedenfalls versucht werden. Im übrigen ist die Grippepneumonie wie jede andere Lungenentzündung zu behandeln, wenn nötig mit Herzmitteln, Aderlaß, Chinineinspritzungen usw. Wickel sind nur dann am Platze, wenn die unvermeidliche Bewegung des Kranken für das Herz nicht bedenklich erscheint.

b) Sporadische Grippe, sporadische Influenza.

Nach jeder Epidemie beobachtet man einzelne Fälle, die mehr oder weniger gleich wie die epidemischen Fälle verlaufen. Auch wenn die letzte Pandemie Jahre zurückliegt, sind solche Fälle häufig. Zu gewissen Jahreszeiten, besonders im Frühling, treten sie gehäuft auf. Bisweilen sieht man Gruppenerkrankungen, mehrere Fälle in Familien oder richtige kleine Epidemien in einzelnen Kasernen, Dörfern oder Städten. Außer solchen Gruppenerkrankungen beobachtet man in epidemiefreien Zeiten Einzelfälle, die in Symptomen und Verlauf der pandemischen Influenza vollkommen gleichen. Von diesen gibt es wieder alle Übergänge zu banalen „Erkältungskrankheiten", fieberhafter oder fieberloser Pharyngitis, Bronchitis, Schnupfen.

In den ersten Jahren nach einer Pandemie hat man den Eindruck, daß alle diese Erkrankungen als sporadische Fälle der epidemischen Grippe aufzufassen sind. Wenn dann aber eine neue Pandemie auftritt, so erscheint sie als eine neue Krankheit. Deshalb wurde bei der Pandemie von 1889 an Stelle des Namens Grippe, der seit den dreißiger Jahren des Jahrhunderts üblich war, der Name Influenza hervorgeholt, der in noch früheren Epidemien üblich gewesen war, und für die sporadischen Fälle beibehalten. 1918 griff man dann wieder auf den Namen Grippe zurück. Schon das zeigt, daß das Verhältnis der sporadischen zu den epidemischen Fällen noch recht wenig geklärt ist.

Das Verhältnis der sporadischen Fälle und der kleinen, sich immer wiederholenden Epidemien zur sporadischen Grippe ist noch nicht sicher zu beurteilen. Die Bakterienflora, die man im Sputum findet, ist bei allen diesen Krankheiten im ganzen die gleiche, nämlich eine Mischflora von Pneumo-, Staphylo- und

Streptokokken, Micrococcus catarrhalis, Influenzabacillen usw., wobei in einzelnen Fällen und in Epidemien bald der eine, bald der andere Mikroorganismus vorherrscht, wie auch während der Pandemie der Sputumbefund örtlich und zeitlich wechselt. Nach den neuesten Forschungen findet man das Grippevirus nur bei der epidemischen Form, was eine strenge Trennung der pandemischen Grippe von den sporadischen Fällen und eine besondere Namengebung zur Folge haben sollte. Da aber die sporadischen Fälle und die kleinen Epidemien die gleichen Krankheitssymptome wie die epidemischen zeigen, wird man sie, solange die besondere Ätiologie noch nicht endgültig bewiesen und eine einfache bakteriologische Diagnostik noch nicht möglich ist, weiterhin als sporadische Grippe oder Influenza bezeichnen müssen.

Ätiologie. Wenn mehrere Fälle auftreten, besonders wenn kleine Epidemien vorhanden sind, liegt das infektiöse Moment so auf der Hand, daß man einen belebten übertragbaren Erreger als Ursache der Erkrankung ansehen muß. Der bakteriologische Befund des Sputums ergibt mancherlei Mikroorganismen, die oben erwähnt wurden, aber selten ist ein bestimmtes Bacterium, ein Pneumococcus oder Streptococcus so vorherrschend und regelmäßig, daß man ihn als Erreger ansprechen und somit erkennen könnte, daß es sich nicht um sporadische Grippe, sondern um eine anderartige Infektionskrankheit handelt. Aber selbst dann bleibt unklar, weshalb dieser Mikroorganismus plötzlich eine Krankheit oder eine ganze Epidemie erzeugt. Die Einflüsse, die in einem gegebenen Moment die Virulenz der Bakterien steigern oder die Widerstandskraft eines oder mehrerer Menschen herabsetzen, so daß Bakterien aus harmlosen Saprophyten zu Krankheitserregern werden, sind uns noch unbekannt.

In einzelnen Fällen gelingt es freilich, eine Schädigung des Körpers in Form einer *Erkältung* nachzuweisen. Auch *Strapazen* und *Überanstrengungen* können eine Grippe auslösen. Recht oft gehen aber diese Schädigungen nicht über das hinaus, was schon oft auf den Körper eingewirkt hatte und sonst immer ohne Gesundheitsstörung ertragen wurde.

Symptomatologie. Es gibt Fälle, die wie die pandemische Grippe plötzlich mit Fieber und Schmerzen in Kopf, Rücken, Kreuz und Gliedern beginnen und unter geringfügigen Zeichen von katarrhalischer Reizung der Luftwege, trockenem Husten, Kratzen im Hals und Sternalschmerzen, innerhalb weniger Tage ablaufen, also durchaus dem oben geschilderten Bild der unkomplizierten epidemischen Grippe entsprechen. Diese Fälle wird man, auch wenn sie vereinzelt auftreten, als sporadische Grippe oder Influenza bezeichnen müssen. Das gleiche gilt, wenn sich an diese fieberhafte Erkrankung eine Bronchopneumonie anschließt. Solche Fälle, die bis auf alle Einzelheiten einer typischen Grippepneumonie entsprechen und selbst bei der Sektion das charakteristische Bild der „Bunten Pneumonie" aufweisen, kommen auch in epidemiefreien Zeiten immer wieder vereinzelt vor, wenn auch zum Glück recht selten. In anderen Fällen treten katarrhalische Erscheinungen, Schnupfen, Angina, Bronchitis mehr in den Vordergrund, aber der typische Beginn, das Hervortreten der Allgemeininfektion im Anfang, die offenkundige Ansteckung von einem in gleicher Weise Erkrankten erlaubt auch bei weniger typischem Verlauf die Einreihung unter den Begriff Grippe. Endlich kommt es vor, daß im Anschluß an eine grippeähnliche Allgemeininfektion eine Neuritis oder eine andere der bei der pandemischen Grippe erwähnten Komplikationen auftritt.

Prognose. Die Prognose der sporadischen Grippe ist im ganzen eine durchaus günstige. Die Grippepneumonien, die fast die einzige Todesursache bei der pandemischen Grippe bilden, sind in den sporadischen Fällen äußerst selten. Wenn diese sporadische Grippe zum Tode führt, so war meistens die Diagnose falsch. Auch die Aktivation einer alten Tuberkulose durch diese sporadische

Grippe ist viel seltener, als man früher annahm. Die „Grippe" oder „Influenza", die die Kranken vielfach als Beginn des Leidens angeben und die häufig sogar vom Arzt als solche diagnostiziert wurde, ist sicher in der Regel schon der Ausdruck der Tuberkuloseinfektion, recht oft in Form eines unerkannten Frühinfiltrates.

Diagnose. Mit der Diagnose Grippe oder Influenza soll man in epidemiefreien Zeiten recht vorsichtig sein. Sie ist erlaubt und geboten, wenn die Krankheit die Symptome und den Verlauf zeigt, wie sie den typischen Fällen der pandemischen Grippe zukommen, d. h. wenn die rasch ablaufende fieberhafte Erkrankung das einzige ist oder durchaus im Vordergrund steht. Wenn Lokalsymptome hervortreten, so bezeichnet man die Krankheit, selbst wenn sie endemieartig auftritt, lieber als infektiöse Angina, Bronchitis usw.

Die Warnung vor leichtfertiger Diagnose ist deshalb notwendig, weil man sich sonst leicht daran gewöhnt, die Diagnose Grippe zu oft zu stellen, sich mit ihr zufrieden zu geben und nicht gründlich immer wieder zu untersuchen. Denn hinter dem Bild der Grippe können sich alle möglichen Krankheiten verbergen. Scharlach, Masern, Diphtherie, Anginen sehen oft mehr als einen Tag lang gleich aus. Auch an Variola muß man denken, besonders wenn die Rücken- und Kreuzschmerzen sehr ausgesprochen sind. Eine croupöse Pneumonie kann mehrere Tage unter dem Bild der Allgemeininfektion verlaufen, bis pneumonische Veränderungen über der Lunge nachweisbar sind. Auch mit Typhus abdominalis und exanthematicus, Meningitis, Miliartuberkulose, Sepsis, akuter Leukämie und mit fast allen Tropenkrankheiten sind Verwechslungen möglich. Bei jungen Leuten muß man auch an die Möglichkeit eines tuberkulösen Frühinfiltrates denken und soll, wenn das Fieber nicht innerhalb weniger Tage ganz zur Norm abfällt sondern subfebril bleibt, oder wenn ein Rezidiv auftritt, das Sputum untersuchen und eine Röntgenaufnahme machen lassen.

Bisweilen kann eine Leukopenie mit relativer Lymphopenie die Diagnose frühzeitig stellen lassen.

Ganz besonders tadelnswert ist die Diagnose einer *chronischen* Grippe. Diese Diagnose ist immer falsch. Das gleiche gilt von Diagnosen wie „Darmgrippe" oder gar „Herzgrippe" usw.

Prophylaxe. Da auch von Einzelfällen gelegentlich Übertragungen vorkommen können, sind die Kranken in einem eigenen Zimmer zu isolieren; sie sollen auch in Krankenhäusern möglichst isoliert werden.

Therapie. Die Therapie ist die gleiche wie bei der pandemischen Grippe.

c) Influenzabacillenerkrankungen.

Es wurde schon erwähnt, daß der Influenzabacillus nicht der Erreger der Influenza sein kann, gelegentlich aber bei einzelnen Fällen oder bei Gruppenerkrankungen als einziger oder vorherrschender Mikroorganismus gefunden wird. Da er im Tierversuch pathogene Eigenschaften nachweisen läßt, müssen wir wohl annehmen, daß er in *diesen* Fällen der Krankheitserreger ist. Am häufigsten sind es grippeähnliche Krankheiten oder akute oder chronische Bronchitiden. Doch wurde er auch schon bei Meningitis, Otitis, Endokarditis, Pleuraempyem und anderen Krankheiten gefunden.

2. Pertussis.

Die Pertussis (tussis convulsiva), die zum erstenmal 1578 in Paris beobachtet worden zu sein scheint, ist eine so wohl charakterisierte Infektionskrankheit, daß sie alle möglichen populären Namen hat, in Deutschland vor allem Keuchhusten, aber auch blauer Husten, Stickhusten usw., in Frankreich Coqueluche, in Italien Tosse canina, in England whooping-cough usw. Sie befällt vorwiegend Kinder, und zwar schon im Säuglingsalter, seltener Erwachsene und selbst Greise.

Ätiologie. Der Erreger ist ein kleiner, dem Influenzabacillus ähnlicher Bacillus, der von BORDET und GENGOU gefunden wurde. Er findet sich im Sputum und in den Hustentröpfchen während des Stadium catarrhale und in der ersten Zeit des Stadium convulsivum regelmäßig, dann immer seltener bis zum Ende der 4. Krankheitswoche.

Die Empfänglichkeit ist eine allgemeine, aber stark nur bis zum 10. Lebensjahr. Bei Erwachsenen ist sowohl Disposition als auch Ansteckungsgelegenheit geringer, doch kommen Erkrankungen bis ins höchste Alter vor. Zeitweise entstehen größere Epidemien anscheinend oft im Zusammenhang mit Masernepidemien, besonders durch Weiterverbreitung in den Schulen. Die Epidemien erlangen selten großen Umfang, wiederholen sich aber oft, und zwischen den Epidemien werden überall einzelne Fälle oder Gruppen von solchen beobachtet. Da die Infektiosität im Stadium catarrhale am größten ist, sind meistens schon die Geschwister infiziert, wenn man bei einem Kind den Keuchhusten erkennt. Ob es Menschen gibt, die nach dem Überstehen der Krankheit den Bacillus weiter beherbergen und zu Dauerausscheidern werden, wissen wir noch nicht. Dagegen beherbergen Personen in der Umgebung des Kranken zeitweise Bacillen und tragen so zur Weiterverbreitung bei. Es wird auch angenommen, daß Erwachsene, auch solche, die früher den Keuchhusten schon durchgemacht haben, von einer abortiven Erkrankung befallen werden und andere anstecken können.

Die Ansteckung erfolgt direkt durch Hustentröpfchen usw. Es genügt ein recht kurzes Zusammensein mit einem Keuchhustenkranken.

Nach dem Keuchhusten bleibt in der Regel eine Immunität für das ganze Leben zurück, aber mehrmalige Erkrankungen sind nicht selten.

Symptomatologie. Die Inkubation beträgt meistens 1—2 (bis 3) Wochen, doch ist auch eine kürzere Inkubationszeit, bis zu 2 Tagen herunter, sehr viel seltener eine längere beobachtet worden.

Stadium catarrhale oder Prodromalstadium. Unter geringen Allgemeinsymptomen, bisweilen mit geringfügigem Fieber, beginnt Husten, oft mit Heiserkeit, mit Kratzen im Hals oder mit Schnupfen. Ein uncharakteristischer Husten dauert an oder wird allmählich stärker. Nach 1—2 (selten bis 4) Wochen geht dieses Stadium unter stärkerer Zunahme des Hustens über in das

Stadium convulsivum s. spasmodicum. Dieses ist charakterisiert durch das Auftreten der Keuchhustenanfälle. Der Anfall beginnt oft mit einer Art Aura, Kitzel im Hals oder Beengung über der Brust, bisweilen ohne eine solche mit einer tiefen Inspiration und einigen kurzen Hustenstößen. Dann kommt eine rasche, stridoröse Inspiration mit bald mehr pfeifendem oder seufzendem, bald mehr kratzendem Geräusch. Darauf erfolgen wieder einige kurze Hustenstöße, dann ein stridoröses Inspirium, und das wiederholt sich mehrmals bis zur Dauer einer halben Minute und länger. Das Gesicht wird dabei cyanotisch, die Zunge wird herausgestreckt (wobei es häufig zu einer Verletzung des Frenulum durch die Schneidezähne kommt), die Augen treten vor und füllen sich mit Tränen, das Gesicht wird geschwollen, der Hals dick, die Venen strotzend gefüllt, und es entsteht ein schweres Erstickungsgefühl. Endlich wird etwas zäher Schleim herausgewürgt, in der Regel auch etwas Mageninhalt ausgebrochen, und damit ist der Anfall zu Ende.

In den ersten Tagen erfolgen nur wenige, schwächere Anfälle, mit der Zeit nehmen sie zu und werden häufiger, in schweren Fällen 20 und mehr in 24 Stunden. Charakteristisch ist, daß die Anfälle mit Vorliebe in der Nacht auftreten. Am Tage werden sie oft durch Aufregung oder Anstrengung ausgelöst. Wenn ein Kind auf einer Keuchhustenabteilung einen Anfall bekommt, so tritt meistens bei anderen Kindern prompt ebenfalls ein solcher auf. Auch durch Berühren der Rachenwand können Anfälle ausgelöst werden.

Der Anfall führt nicht selten zu Blutungen in die Schleimhäute, vor allem in die Bindehaut des Auges und zu Nasenbluten. Bei schwangeren Frauen ist auch Abort beobachtet worden. Eine gefürchtete Komplikation bei kleinen Kindern sind die Konvulsionen. Bei alten Leuten führt der Anfall bisweilen zu kurz dauerndem Bewußtseinsverlust.

Wichtig ist, daß bei Erwachsenen der inspiratorische Stridor oft fehlt oder nur angedeutet ist und am Ende des Anfalls kein Auswurf herausbefördert wird, auch kein Erbrechen auftritt.

Die Häufigkeit und Heftigkeit der Anfälle ist weitgehend abhängig von der nervös-psychischen Konstitution. Nervöse, ängstliche und energielose Individuen haben viel heftigere Anfälle als robuste und energische Naturen.

Während des Stadium convulsivum bestehen bisweilen geringfügige Temperatursteigerungen und in der Regel leichte bronchitische Symptome. Die Bronchitis kann aber auch stärker werden und in Bronchopneumonie übergehen.

Die Dauer des Stadium convulsivum ist sehr wechselnd, im Durchschnitt 4—6 Wochen.

Als *Stadium decrementi* bezeichnet man das allmähliche Zurückgehen der Anfälle. Sie werden immer seltener und schwächer. Im Verlauf von etwa 3—4 Wochen hören sie ganz auf, doch können auch noch länger 2—3 Anfälle im Lauf von 24 Stunden bestehen bleiben. Es gibt auch Kinder, die noch sehr lange rein psychogen bedingte Anfälle beibehalten (sog. Keuchhustentic).

Prognose. Die Gefahren des Keuchhustens bestehen einerseits in den schweren, mit Konvulsionen einhergehenden Anfällen, die recht oft zum Tode führen. Sie sind zum Glück selten. Wieweit sie mit allgemeiner Spasmophilie zusammenhängen, ist noch nicht entschieden. Eine zweite Gefahr stellen die Bronchopneumonien dar. Endlich kann durch den Keuchhusten eine Lungentuberkulose zum Ausbruch gebracht werden.

Die Prognose ist um so ernster, je jünger und elender das Kind ist. Besonders gefährlich ist der Keuchhusten im Säuglingsalter. Überall ist im ganzen die Sterblichkeit in den letzten Jahrzehnten erheblich zurückgegangen.

Diagnose. Die bakteriologische Diagnose gelingt bei einem Teil der Fälle in besonders darauf eingerichteten Laboratorien mit Hilfe von Platten, die mit einem die Unterscheidung von den sehr ähnlichen Influenzabacillen erleichternden Nährboden beschickt sind und während des Hustens etwa 10 cm vom Mund entfernt hingehalten werden. Die Kultur gelingt am häufigsten im Katarrhalstadium. Im Stadium convulsivum nehmen die Bacillen rasch ab.

Die Diagnose muß deshalb in der Regel aus den typischen Anfällen gestellt werden. Wenn man nicht Gelegenheit hat einen spontanen Anfall zu sehen, so ist es zweckmäßig, durch Kitzeln der Rachenwand mit dem Zungenspatel die Provokation eines Anfalls zu versuchen, sonst führt bisweilen eine genaue Anamnese, eine Schilderung des Anfalls durch die Angehörigen zum Ziel. Bisweilen kann die Feststellung einer normalen oder verlangsamten Senkungsreaktion oder einer Leukocytose mit absoluter Lymphocytose (über 10 000) die Diagnose stützen, da beides in etwa $^3/_4$ der Fälle in den ersten 3 Wochen des Stadium convulsivum beobachtet wird.

Schwierig ist die Diagnose beim *Erwachsenen*. Bei diesem fehlt häufig die stridoröse Inspiration. Meistens ist sie allerdings wenigstens andeutungsweise vorhanden; es ist zweckmäßig, die Patienten auf dieses Symptom aufmerksam zu machen und sie zu genauer Selbstbeobachtung aufzufordern. Dann geben sie bisweilen nachträglich doch sein Auftreten an. Oft kann man die Diagnose auf Grund des Zusammenhanges mit einer kindlichen Keuchhustenerkrankung stellen. Ob die Leukocytose mit relativer Lymphotose, die beim Kind meistens vorhanden ist, beim Erwachsenen regelmäßig vorkommt, ist noch nicht bekannt.

Pertussisähnlicher Husten kommt auch bei anderen Erkrankungen vor, insbesondere bei Reizung durch vergrößerte Bronchialdrüsen. Man achte deshalb auf Zeichen von Bronchialdrüsentuberkulose oder von Mediastinaltumor. Recht oft gibt erst die glückliche Heilung nach typischem Verlauf die Gewißheit, daß es sich um einen Keuchhusten gehandelt hat.

Differentialdiagnostische Schwierigkeiten können gegenüber Hysterie entstehen, besonders bei Kindern, die den Keuchhusten bei anderen kennengelernt haben. Bisweilen ist längere Beobachtung notwendig.

Prophylaxe. Da der Keuchhusten in der Regel eine leichte Krankheit ist, der man doch kaum entgehen kann, und da außerdem das infektiöseste Stadium bei seiner Erkennung vorüber ist, werden in der Regel kranke Kinder nicht isoliert, müssen dagegen vom Schulbesuch und vom sonstigen Kontakt mit fremden Kindern ferngehalten werden, ebenso die Geschwister, die sich im Inkubationsstadium befinden können. Nur wenn Kinder unter 3 Jahren, namentlich Säuglinge im Hause sind, muß man versuchen, diese durch Trennung von den Kranken noch vor der Infektion zu schützen. Erwachsene müssen von der Berührung mit Kindern, namentlich mit Säuglingen, ferngehalten werden. 4 Wochen nach Beginn ist die Krankheit kaum mehr ansteckend, aber es ist klüger, die Isolierung bis zum Verschwinden der Anfälle durchzuführen.

Sofern dies mit der Ausübung des Berufes vereinbar ist, braucht die Berufstätigkeit in der Regel nicht unterbrochen werden. In Krankenhäusern müssen die Pertussiskranken isoliert werden. Die Pflegepersonen, die auch mit anderen Kranken in Berührung kommen, müssen beim Betreten und beim Verlassen des Isolierzimmers die üblichen Vorsichtsmaßregeln befolgen und sollen, wenn sie an Husten erkranken, nicht mit anderen Kindern in Berührung kommen.

Neuerdings ist die Herstellung einer Vaccine gelungen, das die Infektion verhüten und im Inkubationsstadium angewandt, den Krankheitsverlauf mildern kann.

Therapie. Ein Heilmittel des Keuchhustens besitzen wir immer noch nicht. Die Vaccinebehandlung soll die Krankheit mildern können. Dagegen gelingt es, durch Beruhigungsmittel die Anfälle wesentlich zu mindern und die Anfallsbereitschaft herabzusetzen. Bei Kindern hat sich Bromoform immer noch am besten bewährt (4mal täglich 2 plus soviel Tropfen, als das Kind Jahre zählt). Auch bei Erwachsenen wirkt Bromoform oft recht gut, in Dosen von 4mal 15—20 Tropfen, hat jedoch manchmal eine gewisse Schläfrigkeit zur Folge und muß nicht selten wegen Bromacne abgesetzt werden. Sonst gibt man Codein oder Dicodid, muß jedoch bisweilen die üblichen Dosen wesentlich überschreiten. Auch hier muß eine gewisse Schläfrigkeit in den Kauf genommen werden. Auch Luminal, Allional usw. leisten oft gute Dienste und erlauben die Codeindosen geringer zu wählen. Die Thymian-, Drosera- und Belladonnapräparate, die bei Kindern vielfach von Nutzen sind, leisten bei Erwachsenen nicht viel. Auch die psychische Einwirkung, die bei den Kindern sehr wichtig ist, ist bei Erwachsenen ohne Erfolg, doch sollen diese dazu angeleitet werden, dem Hustenreiz nicht allzu rasch Folge zu leisten. Für die übrige Behandlung im Kindesalter sei auf die Lehrbücher der Pädiatrie hingewiesen.

3. Parotitis epidemica.

Die Parotitis epidemica ist ebenfalls eine so bekannte Krankheit, daß sie alle möglichen Volksnamen hat (Ziegenpeter, Ohrenmichel usw.). Am meisten wird der Name Mumps gebraucht, der aus England stammt, wo auch der Name

,,Branks" üblich ist. Französisch: Oreillons, Fièvre ourlienne. Italienisch: Orecchioni, gotoni.

Die Krankheit, die seit dem Altertum bekannt ist, trat früher in größeren Epidemien auf und verbreitet sich auch jetzt noch bisweilen epidemieartig, kommt aber ständig in sporadischen Fällen und kleinen Epidemien zur Beobachtung. Die Empfänglichkeit ist eine allgemeine, aber weitaus am größten im Schulalter. Auch im Erwachsenenalter ist sie noch ziemlich groß, nimmt aber vom 25. Jahre an stark ab. In Dörfern, in denen seit langer Zeit kein Fall vorgekommen ist, entstehen bisweilen ausgedehnte Epidemien, namentlich unter der Schuljugend. Auch in den Armeen verbreitet sich die Krankheit oft in Epidemien, die aber nur einen verhältnismäßig kleinen Teil der Mannschaft befallen und sich meistens ziemlich lange hinziehen.

Ätiologie. Als Erreger wird neuerdings ein filtrierbares Virus angenommen. Man nimmt an, daß er sich hauptsächlich im Speichel der Kranken findet. Er wird von Mensch zu Mensch übertragen, doch sollen auch Gegenstände, namentlich von Kindern berührte, die Ansteckung vermitteln können. Auch sichere Übertragung durch Rekonvaleszenten, noch nach 6 Wochen sind beobachtet worden. Wahrscheinlich können auch Gesunde den Erreger beherbergen und weiterverbreiten.

Die Krankheit hinterläßt eine dauernde Immunität, doch kommen auch Ausnahmen vor.

Symptomatologie. Die Inkubation beträgt nach neueren Angaben in der Regel 18—22 Tage, doch wird auch über Inkubationszeiten zwischen 3 und 36 Tagen berichtet.

Prodromalerscheinungen können ganz fehlen, kommen aber bisweilen in Form von Fieber und uncharakteristischen Allgemeinbeschwerden vor.

Die *Schwellung der Ohrspeicheldrüse* beginnt in der Regel auf einer Seite, selten beidseitig, bleibt aber nur in $^1/_4$ der Fälle einseitig. Gewöhnlich geht die Schwellung erst nach dem Rückgang auf der einen Seite auf die andere über.

Im Anfang läßt sich die vergrößerte Parotis gut abtasten. Dann wird auch das umliegende Gewebe ödematös. Immer aber ist ein für die Schwellung der Drüse charakteristisches Abheben des Ohrläppchens erkennbar. Das Maximum der Schwellung wird gewöhnlich nach 2—3 Tagen erreicht. Sie ist außerordentlich schmerzhaft, der Mund kann kaum geöffnet werden. Durch Kompression des Gehörganges können heftige Ohrenschmerzen und Schwerhörigkeit entstehen.

In einem Teil der Fälle erkranken gleichzeitig mit der Parotisschwellung oder erst nachher die Unterkieferspeicheldrüsen, seltener die Sublingualdrüsen. Auch isolierte Erkrankungen dieser Drüsen ohne Beteiligung der Ohrspeicheldrüsen kommen vor, sind aber sehr selten.

Der *Fieberverlauf* ist sehr verschieden. Bei Kindern ist es meistens nur mäßig und remittierend und dauert bisweilen nur 2 Tage, gewöhnlich etwas länger bis zu 7 Tagen, kann aber auch vollständig fehlen. Bei Erwachsenen ist es in der Regel höher; eine hohe Kontinua von einer Woche und länger ist nicht selten. Der Abfall erfolgt lytisch innerhalb einiger Tage.

Die Pulsfrequenz entspricht meistens der Höhe des Fiebers, doch wird häufig auch Bradykardie beobachtet.

Die Milz ist regelmäßig leicht geschwollen.

Recht oft treten Durchfälle auf, bisweilen schon im Prodromalstadium.

Die Angaben über das *Blutbild* lauten verschieden. Meistens soll im Beginn Leukopenie mit relativer Lymphocytose, später Leukocytose mit absoluter Lymphocytose, oft mit hoher Eosinophilie vorkommen.

Die wichtigste Komplikation ist die *Orchitis*, die fast nur bei geschlechtsreifen Individuen auftritt und vor dem 10. Jahre eine außerordentliche Seltenheit ist. Bei Soldaten fand man sie bis zu 30% der Fälle, in einzelnen Epidemien noch viel häufiger. In der Regel bleibt sie einseitig. Während Epidemiezeiten sind auch schon Fälle von reiner Hodenentzündung ohne Beteiligung der Speicheldrüse gefunden worden.

Die Schwellung der Hoden tritt in der Regel etwa eine Woche nach dem Beginn der Erkrankung auf, wenn die Speicheldrüsen schon wieder abgeschwollen sind. Gleichzeitig setzt hohes Fieber ein, oft mit Schüttelfrost. Das Allgemeinbefinden ist oft schwer gestört, der Hoden sehr schmerzhaft. Nach einigen Tagen, bisweilen erst nach mehr als einer Woche, heilt die Krankheit aus, gelegentlich unter Atrophie des Organs, so daß nach doppelseitiger Erkrankung Sterilität zurückbleiben kann.

Fast regelmäßig scheinen die Meningen zu erkranken, allerdings in der Regel nur sehr leicht, in der Form einer geringen Meningitis serosa. Die Lumbalpunktion ergibt recht oft leichte Druckerhöhung, Globulinvermehrung und Lymphocytose des Liquor. Die subjektiven Erscheinungen können sehr gering sein und nur in Kopfschmerzen oder auch geringer Nackenstarre mit schwachem KERNIGschem Symptom bestehen, selten sind stärkere meningitische Erscheinungen, Lähmungen von Gehirnnerven oder gar das ausgesprochene Bild einer Meningitis mit schwerer Bewußtseinsstörung. Daneben kommen Symptome vor, die als Ausdruck einer Encephalitis aufgefaßt werden müssen, Paresen und Monoplegien der Extremitäten, Ataxie, Aphasie usw. Alle diese Lokalsymptome können auch ohne wesentliche allgemeine cerebrale Störungen auftreten. Sie sind recht selten.

Am meisten Bedeutung hat die Erkrankung des Hörnervs, die wohl in erster Linie auf meningitische Prozesse zu beziehen ist. Einige Tage (bis 2 Wochen) nach dem Beginn der Speicheldrüsenschwellung klagen die Patienten über Ohrenschmerzen, Geräuschempfindungen, Hörstörungen. Der Trommelfellbefund ist negativ. Dann kann sich Schwerhörigkeit bis zur Ertaubung entwickeln und dauernd zurückbleiben. Es ist schon eine Reihe von Fällen einseitiger Ertaubung und doppelseitiger Schwerhörigkeit infolge von Mumps bekannt. Auch der Vestibularis kann ergriffen werden.

Merkwürdig ist, daß gelegentlich auch leichte Erkrankungen von Drüsen mit äußerer oder innerer Sekretion im Verlauf der Parotitis epidemica vorkommen, Anschwellungen der Tränendrüsen, der Schilddrüse, der Thymusdrüse, der Prostata, Pankreatitis.

Atypische Fälle. Abgesehen von der erwähnten isolierten Erkrankung der Kiefer- oder Speicheldrüsen können auch alle anderen, sonst als Komplikation beobachteten Erkrankungen isoliert auftreten, mit oder ohne Fieber. Ihre Zugehörigkeit zur Parotitis epidemica wird durch den Zusammenhang mit typischen Mumpserkrankungen im Verlauf einer Epidemie bewiesen. Häufiger kommt es vor, daß nachträglich doch noch eine Schwellung der Speicheldrüse auftritt und die Ätiologie des Leidens erkennen läßt.

Prognose. Todesfälle an Parotitis epidemica sind außerordentlich selten, in größeren Statistiken etwa $0,1°/_{00}$. Auch das Zurückbleiben einer Schwerhörigkeit oder gar Taubheit ist sehr selten.

Diagnose. Bei ausgesprochenen Fällen ist die Diagnose leicht. Im Beginn der Erkrankung können die RILLIETschen Druckpunkte auf die Erkrankung der Speicheldrüsen hindeuten: 1. Das Kiefergelenk; 2. hinter dem Unterkieferwinkel und unter dem Warzenfortsatz; 3. die Gegend der Glandula submaxillaris. Rötung und Schwellung der Einmündungsstelle des Ductus stenonianus ist deshalb diagnostisch wenig verwertbar, weil sie auch bei Affektionen der Mundhöhle vorkommt.

Verwechslungen mit Parulis oder Lymphdrüsenschwellung sind bei genauer Untersuchung kaum möglich. Schwieriger kann die Unterscheidung von nicht epidemischer Parotitis werden. In der Regel tritt diese aber nur im Verlauf anderer Infektionskrankheiten und bei kachektischen Individuen auf, ist meistens nur einseitig und führt häufig zu Vereiterung, was bei Parotitis epidemica kaum vorkommt. Verwechslungen mit chronischer Parotisschwellung kommen selten in Frage und werden nach Verlauf einiger Tage erkannt.

Prophylaxe. Eine Isolierung der Kranken wird nur bei Anwesenheit besonders Gefährdeter, in Krankenhäusern, Kinderanstalten usw. durchgeführt, da die empfänglichen Menschen ja doch meistens die Krankheit durchmachen müssen und diese fast vollkommen ungefährlich ist. Meistens kommt man mit der

Isolierung eines kranken Familiengliedes doch zu spät. Die Parotitis epidemica ist deshalb in Deutschland und in den meisten anderen Ländern nicht anzeigepflichtig.

Therapie. Da die Parotitis epidemica sozusagen immer von selbst heilt, müssen nur die Symptome bekämpft werden, die dem Patienten lästig sind. Gegen die Spannung der Haut ist Einreiben mit Öl oder indifferenten Salben zweckmäßig. Die Schmerzen werden durch feuchte Umschläge, namentlich aber durch warmes Einpacken gemildert. Nur wenige Patienten empfinden im Beginn Kälteapplikationen angenehm. Auch Salicylpräparate, Pyramidon und andere Antineuralgica werden versucht.

Sorgfältige Mundpflege durch Spülungen ist notwendig, aber oft durch die Kiefersperre erschwert. Wegen der Schluckbeschwerden ist häufig nur flüssige Ernährung möglich.

Bei Auftreten von Schmerzen in der Hodengegend soll das Scrotum sofort mit Hilfe einer Schiene, einer Watteunterlage oder eines Suspensoriums hochgelagert und ruhiggestellt werden. Ist die Orchitis eingetreten, so wirkt Wärme meistens besser als Kälte.

Ob bei beginnender Acusticusaffektion eine Lumbalpunktion durch Herabsetzung des auf dem Hörnerv lastenden Druckes Erfolg haben kann, ist zweifelhaft. Man sollte sie aber jedenfalls versuchen.

4. Diphtherie.

Die Diphtherie ist eine Infektionskrankheit, die seit mindestens 2 Jahrtausenden in den Mittelmeerländern heimisch ist und später in Seuchenzügen große Länderstrecken ergriffen hat. In Deutschland erfolgte die Ausbreitung von der Mitte des 19. Jahrhunderts an. Gegen Ende des Jahrhunderts setzte überall ein Rückgang der Todesfälle ein, an vielen Orten schlagartig mit der Einführung der Serumbehandlung. Jetzt ist die Krankheit bei uns endemisch, viel milder als früher, erfordert aber immer noch zahlreiche Opfer. Zeitweise tritt an einzelnen Orten oder in ausgedehnten Gegenden eine epidemieartige Häufung der Fälle auf, manchmal auch eine plötzliche Zunahme der Bösartigkeit (vgl. S. 158, Abb. 4). Beim Vergleich der Malignität zu verschiedenen Zeiten ist freilich auch zu berücksichtigen, daß heute viel mehr leichte Fälle erkannt werden als früher.

Ätiologie. Der Erreger ist der von LOEFFLER 1884 entdeckte Bacillus. Man unterscheidet verschiedene Typen (gravis, mitis und intermedius), aber ihre Beziehungen zum Krankheitsverlauf sind noch nicht abgeklärt. Er wird nicht nur von Kranken auf Gesunde übertragen, sondern auch von Dauerausscheidern und gesunden Bacillenträgern, die die Krankheit anscheinend nie durchgemacht haben. Massenuntersuchungen haben bei 3—9% der Bevölkerung Diphtheriebacillen im Rachen oder in der Nase ergeben. Vielfach sind diese Bacillen allerdings im Tierversuch avirulent, wir wissen aber noch nicht, ob sie nicht trotzdem bei empfänglichen Individuen eine Diphtherie hervorrufen können. Viele Bacillenträger haben wohl einmal eine Diphtherie durchgemacht, ohne es zu wissen, andere haben geringfügige Veränderungen der Schleimhaut, die vielleicht als chronische Diphtherie aufgefaßt werden müssen. Diphtheriebacillenträger finden sich namentlich in der Umgebung Diphtheriekranker (vgl. auch S. 74, 107 f.).

Die Ansteckung erfolgt durch Tröpfcheninfektion.

Da die Diphtheriebacillen so verbreitet sind, muß für die Entstehung der Krankheit eine besondere Disposition angenommen werden. Sie ist in verschiedenen Altern nicht gleich. Am größten scheint sie im Alter von 6 bis 15 Jahren, in dem auch die Ansteckungsgelegenheit am größten ist. Im Säuglingsalter sind die Erkrankungen zwar sehr gefährlich, aber recht selten, was zum Teil durch geringere Disposition, zum Teil aber auch durch geringe Exposition zu erklären ist. Bei starker Exposition ist auch im Erwachsenenalter die Erkrankungsgefahr groß, z. B. bei Assistenten und Schwestern auf Diphtheriestationen.

Über die Disposition hat man mit Hilfe der SCHICK-Probe ausgedehnte Untersuchungen angestellt. Man ging von der Tatsache aus, daß viele Gesunde einen gewissen Antitoxingehalt im Blut besitzen. Ein Gehalt von $1/_{30}$ Antitoxineinheit in 1 ccm soll genügen, um vor der Erkrankung zu schützen. Die SCHICK-Probe besteht darin, daß von einem toxinhaltigen Serum, das entsprechend eingestellt ist (im Handel erhältlich), intracutan 0,1—0,2 ccm injiziert werden. Wenn das Blut des untersuchten Individuums weniger als $1/_{30}$ Antitoxineinheit enthält, so entsteht innerhalb von 24—48 Stunden um die Injektionsstelle eine elliptische Rötung, die sich von einer unspezifischen, etwa auf Pferdeserumempfindlichkeit beruhenden Reaktion außer dem späten Auftreten durch scharfe Abgrenzung und Fehlen einer Erhebung über die Umgebung unterscheidet. Während die „falsche" Reaktion schon in der ersten Stunde beginnt und schon am 3. oder 4. Tag spurlos verschwindet, erreicht die spezifische erst am 4. Tag ihr Maximum und heilt mit Desquamation und Pigmentbildung aus. Die Reaktion fällt bei $5/_6$ der Neugeborenen negativ aus, aber nach 3 Monaten sinkt die Zahl der negativen Reaktion rasch (Schwinden des von der Mutter mitgegebenen Antitoxins), und im 2. bis 3. Jahre ist die Probe nur bei etwa $1/_4$ der Untersuchten negativ. Dann steigt im Lauf der Kindheit die Zahl der negativ Reagierenden wieder auf etwa $5/_6$. Diese Beobachtung stimmt im ganzen mit den Schlüssen, die man aus der allgemeinen Erfahrung in bezug auf die Häufigkeit der Disposition ziehen muß. Man darf sich aber nicht darauf verlassen, daß eine negative SCHICK-Reaktion die Infektion mit Diphtherie ausschließen würde (vgl. S. 152).

Das Überstehen einer Diphtherie hinterläßt jedenfalls nicht in allen Fällen eine dauernde Immunität. Mehrmalige Erkrankung an Diphtherie ist nicht selten, besonders bei Erwachsenen.

Symptomatologie. Die Inkubation dauert etwa 2—5—7 Tage. Die Krankheit beginnt meistens ziemlich plötzlich mit Lokal- und Allgemeinsymptomen.

Rachendiphtherie. Auf der Schleimhaut, meistens zuerst an den Gaumentonsillen, entsteht eine hauchförmige Trübung und wandelt sich rasch in einen weißlichen, in leichteren Fällen feucht, in schweren trocken aussehenden Belag, der der Unterlage fest aufsitzt. Seltener entstehen zuerst Pfröpfe in den Tonsillen, die dann konfluieren und ebenfalls feste Beläge bilden. Diese Beläge können auf die Tonsillen, sogar nur auf einen Teil von diesen beschränkt bleiben und sich dann abstoßen, wobei eine oder mehrere, rasch abheilende Geschwürsflächen zurückbleiben, oder sie breiten sich weiter aus, greifen über den Rand der Mandeln auf den Gaumenbogen und selbst auf die Rachenwand über, und auch an anderen Stellen, namentlich an der Uvula, entstehen isolierte Membranen. Sehr viel seltener treten die Membranen primär an einer anderen Stelle als an den Gaumentonsillen auf, am häufigsten noch an der Rachenmandel, von der sie sich nach abwärts verbreiten und längs den Gaumenbögen sichtbar werden. Die Umgebung der Membranen ist in leichten Fällen nur wenig gerötet, in schweren Fällen stark geschwollen, hochrot, und es kann ein ähnliches Bild von Verengerung des Schlundeinganges entstehen wie bei einer Angina phlegmonosa. Die Lymphdrüsen am Unterkiefer und am Hals sind immer mehr oder weniger geschwollen und schmerzhaft.

Gleichzeitig mit der Erkrankung der Tonsillen steigt die Körpertemperatur plötzlich an, erreicht aber gewöhnlich keine sehr hohen Werte, oft nicht mehr als 38—38,5°.

Die große Mehrzahl der Fälle, die wir heutzutage zu sehen bekommen, zeigt nach 3—4 Tagen Abstoßung der Membranen und Abfall des Fiebers und geht in Heilung über. Das ist besonders dann der Fall, wenn innerhalb der ersten Tage der Erkrankung Heilserum eingespritzt wurde. Bisweilen schließt sich die Heilung unmittelbar an die Seruminjektion an. Aber auch wenn kein Serum gegeben wurde, verlaufen manche Fälle so milde. Es gibt auch abortive Erkrankungen, in denen Membranenbildung und Allgemeinerscheinungen gering sind und in wenigen Tagen abheilen. Bisweilen entwickeln sich überhaupt keine richtigen Membranen, sondern die Krankheit verläuft unter dem Bild der Angina lacunaris, obschon die bakteriologische Untersuchung Diphtherie ergibt. Auf der anderen Seite gibt es Fälle, in denen das Fieber nicht heruntergeht und die Membranen sich immer mehr ausbreiten und nach 1—2 Wochen auf den Kehlkopf übergreifen. Man sieht das besonders dann, wenn nicht im Anfang der Erkrankung Serum eingespritzt wurde, sehr viel seltener trotz richtiger Serumbehandlung.

Als *maligne Diphtherie* bezeichnet man Fälle, in denen die Lokal- und Allgemeinerkrankung von Anfang sehr heftig auftritt. Dieser Verlauf kommt in verschiedenen Epidemien verschieden häufig vor, bisweilen auch in sporadischen Fällen. Schon nach 48 Stunden ist alles voll von Belägen, diese werden mißfarbig, übelriechend, und Gaumen und Rachen sind dick geschwollen. Die Drüsenschwellung am Hals nimmt einen großen Umfang an, und die Haut über den Drüsen ist von Flüssigkeit durchtränkt. Das Fieber ist hoch, das Gesicht fahl, blaß und mehr oder weniger cyanotisch, der Puls klein und frequent. Dieser septische Zustand kann auch bei geringen Lokalsymptomen vorhanden sein. Meist endigt er rasch tödlich. Er kann durch besonders heftige Wirkung der Diphtheriebacillen, aber auch durch Mischinfektion bedingt sein.

Kehlkopfdiphtherie. Die Erkrankung des Kehlkopfes schließt sich in der Regel nach einer Woche oder noch später an die Rachendiphtherie an. Die Membranbildung kann aber auch schon nach wenigen Tagen rasch auf den Kehlkopf übergreifen, besonders wenn sie im Nasenrachenraum begonnen hat. Selten erkrankt der Kehlkopf primär. Im ganzen sehen wir heutzutage frühzeitiges Übergreifen der Diphtherie auf den Kehlkopf verhältnismäßig häufiger, weil die spätere Kehlkopferkrankung seit der Serumbehandlung seltener geworden ist und fast nur noch bei vernachlässigten Fällen vorkommt. Bellender Husten, der rasch stärker wird, und Heiserkeit sind die ersten Symptome. Bald wird die Atmung angestrengt und stridorös. Einziehungen im Epigastrium, in den Flanken, im Jugulum, in den Schlüsselbeingruben sind der Ausdruck der angestrengten, aber wenig erfolgreichen Inspiration. Diese Einziehungen treten in den ersten 3 Lebensjahren schon bei geringer Stenose auf, später immer mehr nur bei einem stärkeren Hindernis. Wichtiger als die Beobachtung der inspiratorischen Einziehung ist für die Beurteilung der Stenose die Gesichtsfarbe. Sie bleibt zuerst unverändert, wird dann zunehmend cyanotisch, später blaß. Wichtig ist auch die Auskultation der Lunge, die mit zunehmender Stenose eine immer ausgesprochenere Abschwächung des Atemgeräusches ergibt. Während die Atemnot immer heftiger wird, tritt Apathie und Somnolenz ein, die Atmung wird oberflächlicher, schließlich erfolgt der Tod. Kommt es nicht zum Nachlassen der Atmung, so kann immer noch durch Abstoßung der Membranen, namentlich wenn das Serum wirksam wird, Heilung eintreten.

Die Untersuchung mit dem Kehlkopfspiegel ergibt, wenn sie durchgeführt werden kann, eine Rötung des Kehlkopfeinganges und der Stimmbänder und Beläge im Sinus piriformis und auf den falschen Stimmbändern.

Bei Erwachsenen ist eine diphtherische Kehlkopfstenose sehr selten, auch bei älteren Kindern, weil der Kehlkopf weiter ist. Aber auch bei Erwachsenen kann eine im Abstoßen begriffene, flottierende Membran plötzlich die durch Schwellung verengte Stimm- oder Taschenbandritze verlegen und zu plötzlicher Erstickung führen.

Bronchialdiphtherie. Wenn die Erkrankung durch die Trachea hindurch bis in die feinen Bronchien hinabsteigt, können diese durch Membranenbildung verengt werden. Dann nützt auch Tracheotomie oder Intubation nichts, und der Tod erfolgt durch Erstickung.

Lungen. Bei descendierender Diphtherie kann der Tod auch infolge von Pneumonie eintreten. Diese kann durch den Diphtheriebacillus selbst oder durch Mischinfektion bedingt sein.

Störungen von seiten anderer Organe. 1. Kreislauf. Eine Kreislaufschädigung ist die Todesursache in den Fällen, die nicht an der Kehlkopfdiphtherie ersticken, also fast in allen Todesfällen Erwachsener oder älterer Kinder. Sie beruht in erster Linie auf einer Vasomotorenschwäche, aber auch das Herz ist geschwächt. Es handelt sich vorwiegend um eine Wirkung der Toxine, die die Bacillen abscheiden, und diese Toxinwirkung kann bis zu einem gewissen Grade durch Neutralisation des Toxins mit Hilfe von Serum hintangehalten werden. Daneben kommt sicher auch eine Schädigung des Herzens durch Bacillen vor, die in den Kreislauf gelangen und sich im Herzen ansiedeln. Das ist dann anzunehmen, wenn im Myokard circumscripte Entzündungsherde getroffen werden. Häufiger zeigt der Herzmuskel eine diffuse Degeneration.

Die Kreislaufstörungen werden bei Fällen von maligner Diphtherie bisweilen schon an den ersten Tagen gefährlich. Sie äußern sich in frequentem, kleinem und unregelmäßigem Puls und Blässe, seltener in schwerer Cyanose der Haut. Sie können auch bei geringem Lokalbefund während des Fieberstadiums zum Tode führen.

Aber auch nach dem Abheilen der Lokalsymptome und Absinken des Fiebers ist die Zirkulation noch nicht normal (oft auch das Elektrokardiogramm noch verändert). Noch längere Zeit kann Dyspnoe bei geringen Anstrengungen, Tachykardie und blasses Aussehen als Zeichen der andauernden Zirkulationsschwäche bestehen bleiben. Sie kann sich sogar noch verschlimmern und nach einigen Tagen zum Tode führen. Nicht selten wird der Puls mit zunehmender Zirkulationsschwäche langsamer, und eine Bradykardie von 50 oder weniger Schlägen gilt als ominöses Zeichen. Besonders schlimm sind Überleitungsstörungen. Es kommt auch vor, daß erst in der Rekonvaleszenz Blässe, Schwäche, Apathie, Bangigkeit und Bradykardie auftritt und nach kurzer Zeit der Tod an Herzschwäche erfolgt. Selten werden plötzliche Todesfälle ohne Vorboten in der Rekonvaleszenz, sogar noch nach Wochen beobachtet. Meistens bessert sich die Zirkulationsschwäche schon nach wenigen Tagen und verschwindet vollständig.

2. Nieren. Regelmäßig beobachtet man febrile Albuminurie, selten eine richtige Nephrose, die aber in der Regel wenig schwere Symptome macht und nach einigen Wochen ausheilt. Noch seltener ist Glomerulonephritis.

3. Hämorrhagische Diathese. Punktförmige oder ausgedehntere Hautblutungen, Epistaxis, selten sogar auch Magen- und Nierenblutungen kommen in schweren Fällen zwischen dem 3. und 8. Tag zum Vorschein, bisweilen mit Thrombopenie Solche Fälle endigen fast immer tödlich.

4. Nervensystem. Krämpfe kommen bei kleinen Kindern im Beginn der Erkrankung vor, aber viel seltener als bei anderen Krankheiten. Wenn sie nicht bald von selbst verschwinden, so sind sie ein Zeichen schwerster Infektion. Leichte meningeale Reizung, die namentlich an dem Kernigschen Symptom zu erkennen ist, ist häufig. Sonst macht die Diphtherie wenig cerebrale Störungen.

Die *postdiphtherischen Lähmungen* sind peripherer Natur und betreffen fast ausnahmslos motorische Nerven. Nach leichten Fällen sind sie selten, dagegen treten sie in 10 und selbst mehr Prozenten der mittelschweren Fälle auf. Sie beginnen meistens in der 2. Woche, weniger oft schon in der 1., oder dann in der 3. bis 6. Woche, selten noch später. Weitaus am häufigsten, in mehr als der Hälfte der Fälle, ist das Gaumensegel betroffen. Die Sprache wird näselnd, und beim Schlucken fließen Flüssigkeiten aus der Nase heraus. Die Gaumensegellähmung pflegt auch am frühesten aufzutreten. Andere Lähmungen können später dazutreten, aber auch isoliert entstehen. Eine Lähmung der Akkommodationsmuskeln des Auges führt zu Sehstörung beim Blick in die Nähe und kann bei Kindern leicht übersehen werden. Seltener sind Lähmungen der äußeren Augenmuskeln, am häufigsten die des Abducens. Öfter werden die Muskeln der Extremitäten und des Stammes, auch die Halsmuskeln betroffen. Die Reflexe sind herabgesetzt oder aufgehoben, Entartungsreaktion und Atrophie können sich einstellen. Bisweilen entsteht eine Polyneuritis, die bei Erwachsenen, wenn keine genaue Anamnese aufgenommen wird, mit einer alkoholischen Pseudotabes verwechselt werden kann, weil die diphtherische Rachenerkrankung sehr leicht gewesen sein kann. Gefährlich ist die Lähmung der Schlundmuskulatur, die meistens als Frühlähmung auftritt, oder gar der Atemmuskulatur. Zum Glück ist aber die tödliche Lähmung selten, und die Mehrzahl der Lähmungen geht zurück. Die Blasen-Mastdarmmuskulatur und die sensiblen Nerven werden sehr selten betroffen.

Die postdiphtherische Lähmung ist im ganzen um so schwerer, je früher sie auftritt. Meistens entwickelt sie sich im Laufe von 3—8 Tagen zu voller Höhe. Wenn sie dann noch zunimmt, so ist immer ein Übergreifen auf die Schlund- und Atemmuskulatur zu befürchten. Nachdem die Lähmung kürzere oder längere Zeit gedauert hat, geht sie allmählich zurück. Die gesamte Dauer beträgt einige Wochen bis zu vielen Monaten. Namentlich die Polyneuritis der Extremitäten kann monatelang bestehen bleiben, geht aber schließlich fast ausnahmslos in völlige Heilung über.

Diagnose. Entscheidend für die Diagnose der Diphtherie ist der Nachweis der Bacillen im Rachenabstrich durch das Kulturverfahren und die spezifische Färbung der Bacillen. Dieser Nachweis braucht aber, je nach der Nähe des Laboratoriums, an das man das Untersuchungsmaterial einschicken kann, kürzere oder längere Zeit. Außerdem ist ein negativer Ausfall der Untersuchung kein sicherer Beweis, und eine zweite Untersuchung kann ein positives Resultat ergeben. Endlich kann ein Bacillenträger an einer nicht spezifischen Angina erkranken und Bacillen im Rachenabstrich aufweisen. Deshalb sollte die Diagnose auch ohne Berücksichtigung des bakteriologischen Befundes gestellt werden, und kann es auch meistens. Charakteristisch ist das Auftreten von zusammenhängenden Belägen, die die Grenzen der Tonsillen überschreiten oder auch an anderen Stellen der Schleimhaut auftreten. Eine Verwechslung ist dann höchstens mit der Scharlachangina möglich, bei der aber das Exanthem in der Regel die Diagnose entscheiden wird (vgl. S. 191), oder mit der PLAUT-VINCENTschen Angina, die aber in der Regel geringere Allgemeinsymptome macht und deren Beläge sich durch zentrale Einsenkung und das Hinterlassen tieferer Ulcera unterscheiden (vgl. das Kapitel Erkrankungen der Rachenhöhle). Schwierig kann die Differentialdiagnose gegenüber Angina lacunaris werden, da es Infektionen mit Diphtherie gibt, die unter diesem Bilde verlaufen. Man soll deshalb in irgendwie verdächtigen Fällen einen Abstrich machen. Ergibt dieser Diphtheriebacillen, so ist man freilich nicht sicher, ob es sich um eine Diphtherie oder um eine Angina andersartiger Ätiologie bei einem Bacillenträger handelt; es ist aber besser, solche Fälle als Diphtherie zu behandeln.

Prognose. Seit der Einführung des Diphtherieheilserums ist die Prognose bedeutend besser geworden, die Letalität schwankt aber zeitlich und örtlich erheblich zwischen weniger als 2 und mehr als 10%. Im Einzelfalle ist die Prognose um so besser, je frühzeitiger das Serum gegeben wurde. Die Kehlkopfdiphtherie ist seltener geworden und gibt bei operativer Behandlung eine bessere Prognose als früher. Einzig die von Anfang an schwer auftretende (toxische, maligne) Diphtherie gibt immer noch eine gleich schlechte Prognose wie früher und führt in mehr als der Hälfte der Fälle zum Tode. Eine solche maligne

Diphtherie ist anzunehmen, wenn mehr als eines der folgenden Zeichen vorhanden ist: 1. ausgedehnte, namentlich mißfarbene Beläge mit starker Schwellung von Gaumen und Uvula, besonders bei fauligem Geruch; 2. Ödem der Haut über den geschwollenen Halsdrüsen; 3. blasses Aussehen mit schlechtem Puls; 4. Erbrechen; 5. Hautblutungen.

Prophylaxe. Die Versuche einer allgemeinen Prophylaxe durch aktive Immunisierung sind hier nicht zu besprechen, sondern nur die Maßnahmen, die der Arzt in der unmittelbaren Umgebung des Kranken zu treffen hat. In erster Linie ist eine Isolierung des Kranken erforderlich, und zwar so lange, bis drei sich folgende Abstriche an verschiedenen Tagen alle ein negatives Resultat ergeben haben. Allerdings ist das kein sicherer Beweis für das vollständige Verschwinden der Bacillen, aber die große Mehrzahl der Fälle wird dadurch richtig beurteilt. Bei $^3/_4$ der Erkrankten verschwinden die Bacillen innerhalb der ersten 5 Wochen, und nach 8 Wochen sind 95% bacillenfrei. Bei dem übrigbleibenden Rest ist Bacillenfreiheit sehr schwer zu erreichen, doch ist oft Tonsillektomie erfolgreich. Man wird solche Dauerausscheider in der Regel nicht mehr länger isolieren können. Kinder, die Geschwister haben, wird man nach Möglichkeit innerhalb der Familie zu isolieren suchen, außer wenn etwa die Geschwister auch schon die Diphtherie durchgemacht haben. Schüler sollen dem Schularzt angezeigt werden, ebenso Lehrer. Bei Lehrern und anderen Personen, die berufsmäßig mit Kindern zu tun haben, sind alle Versuche zur Entfernung der Bacillen angezeigt (vgl. S. 231).

Da die Injektion von 500—1000 Einheiten Heilserum eine allerdings nur unvollkommene und höchstens 3 Wochen dauernde passive Immunität verleiht, ist eine prophylaktische Injektion bei besonders gefährdeten Personen der Umgebung, namentlich Kindern, angezeigt, auch bei Patienten, die irrtümlicherweise auf eine Diphtheriestation aufgenommen werden, ohne an Diphtherie krank zu sein.

Therapie. Die Diphtherie ist eine der wenigen Krankheiten, gegen die wir ein wirksames Heilserum besitzen. Das Heilserum enthält ein Antitoxin, das die Diphtheriebacillen nicht abtötet, wohl aber deren Toxin neutralisiert. Es hebt deshalb, wenn es rechtzeitig und in genügender Menge gegeben wird, die Wirkungen auf, die die lokale Erkrankung auf entfernte Organe, das Herz, das Vasomotorensystem usw. ausübt. Wir sehen aber, daß oft in unmittelbarem Anschluß an eine Serumeinspritzung die lokale Erkrankung Halt macht, die Beläge sich nicht mehr ausbreiten, sondern sich rasch abstoßen und die Schleimhautschwellung zurückgeht. Deshalb muß die Serumbehandlung in jedem Falle so frühzeitig wie möglich durchgeführt werden und soll nur dann ausbleiben, wenn man einen Fall erst zur Zeit des Abklingens in Behandlung bekommt.

Die Dosis, die man bei der ersten Einspritzung geben soll, beträgt beim Neugeborenen 2000 Einheiten, in schweren Fällen 3000, bei älteren Kindern 3000 oder mehr, bei Erwachsenen 4000—6000 oder mehr. Wenn am folgenden Tag noch keine Besserung eingetreten ist, so ist die Dosis zu wiederholen, ebenso an den nächstfolgenden Tagen. Größere Einzeldosen als 8—10 000 und größere Gesamtdosen als etwa 20 000 scheinen keine weitere Verbesserung der Wirkung zu erzielen. Am besten ist die intramuskuläre Einspritzung, in schweren Fällen ist die intravenöse noch wirksamer.

Der einzige Nachteil der Serumbehandlung besteht darin, daß die körperfremden Eiweißsubstanzen des Pferdeserums *Überempfindlichkeitserscheinungen* auslösen können. Etwa $^1/_{10}$ der Patienten erkrankt 7—10 Tage nach der Serumeinspritzung an Serumkrankheit (vgl. S. 171). Da diese in der Regel harmlos verläuft, darf man sich durch die Angst vor ihr nicht von der Serumtherapie abhalten lassen. Nur bei früher schon erfolgter Serumeinspritzung und ganz besonders bei manifester Überempfindlichkeit gegen Pferdedunst können gefährliche Zustände auftreten. Deshalb ist immer danach zu fragen und evtl. die S. 173 erwähnte fraktionierte Injektion durchzuführen.

Neben dieser spezifischen Behandlung darf die *unspezifische* nicht vernachlässigt werden. Die Bettruhe soll in der Regel eine Woche nach dem Verschwinden des Belages und dem Heruntergehen des Fiebers durchgeführt werden, bei Komplikationen oder schlechter Zirkulation noch länger. Die Ernährung stößt oft wegen der Schluckbeschwerden auf Widerstand. Und doch ist reichliche Zufuhr wenigstens von Flüssigkeiten, die zum mindesten etwas Kohlehydrate enthalten sollen, notwendig. Wenn die Kranken nicht zu genügendem Schlucken veranlaßt werden können, sind Tropfklystiere oder Infusionen von 5%iger Traubenzuckerlösung zu verabfolgen.

Die *lokale* Behandlung besteht in Spülen des Mundes und Gurgeln mit 3%igem Wasserstoffsuperoxyd, verdünnten Lösungen von essigsaurer Tonerde, Alaun u. dgl. Bei heftigen Schmerzen und starker Schwellung ist eine Eiskrawatte oder ein oft gewechselter Umschlag mit kaltem Wasser vorteilhaft, später lauwarme Umschläge. Schlucken von Eisstückchen lindert oft die Schmerzen. Antiseptische Gurgelungen und Pinselungen können auch bei *Bacillenträgern* versucht werden, beseitigen aber, wie auch Pyocyanasespray usw., die Bacillen oft nicht. Dann ist immer ein Versuch mit der Tonsillektomie zu empfehlen.

Für die Behandlung der *Kehlkopfstenose* sei auf die Lehrbücher der Pädiatrie und der Chirurgie verwiesen.

Zur Behandlung der *Lähmungen* hat man vielfach Injektionen von großen Serumdosen versucht, aber ohne einwandfreie Erfolge. In der Regel heilen die Lähmungen ohne jede Behandlung aus. Selbstverständlich muß man bei Schlucklähmung die Aspiration von Flüssigkeiten in die Lunge vermeiden und nötigenfalls durch Einführung der Schlundsonde, Tropfeinläufe und Nährklystiere die Ernährung sicherstellen. Man muß versuchen, die Kontraktion der schlecht innervierten Muskeln durch Strychnin, Coffein und Hypophysenpräparate zu verstärken.

Nasendiphtherie. Eine Beteiligung der Nase am diphtherischen Prozeß ist bei Rachendiphtherie häufig. Sie macht meistens keine wesentlichen Symptome und heilt mit der Grundkrankheit ab. Selten besteht sie (auch bei Erwachsenen) nach dem Abheilen des Gaumenprozesses als chronische Erkrankung weiter und verlangt die gleiche Behandlung wie die primäre Nasendiphtherie. Diese ist bei kleinen Kindern häufig und stellt beim Säugling überhaupt die einzige Form der Diphtherie dar. Im Säuglingsalter verläuft sie auch bisweilen bösartig. Vom 2. Lebensjahr an wird sie immer mehr von der Rachendiphtherie verdrängt, aber erst nach dem 4. Lebensjahr bildet diese die häufigere Erkrankung. Die Nasendiphtherie ist meistens eine harmlose, aber hartnäckige Krankheit. Ihre Symptome bestehen in Schnupfen, Rötung des Naseneinganges und Erschwerung der Nasenatmung. Die rhinoskopische Untersuchung läßt in der Regel Auflagerungen und Geschwüre der Schleimhaut erkennen. Das wichtigste ist die Untersuchung eines Schleimhautabstriches, in dem die Bacillen nachgewiesen werden. Die Behandlung besteht zunächst in Seruminjektionen. Wenn aber 2—3 Einspritzungen keine Heilung herbeigeführt haben, so ist deren Wiederholung zwecklos. Spülungen der Nase mit antiseptischen Lösungen und Einlegen von Tampons, die mit solchen Lösungen getränkt oder mit Borsalbe bestrichen sind, beschleunigen die sich oft recht lange hinziehende Heilung.

Die Diphtherie der *Konjunktiven*, der *Vaginalschleimhaut*, des *äußeren Gehörganges* und *Mittelohrs*, der *Haut* und die *Wunddiphtherie* bildet selten eine Komplikation der Rachendiphtherie, sondern tritt meistens selbständig auf. Für ihre Beschreibung muß auf die spezialistischen Lehrbücher verwiesen werden.

5. Die typhösen Erkrankungen.

Vor 100 Jahren bezeichnete man als Typhus ein „hitziges Fieber" mit starker Trübung oder Benebelung des Bewußtseins ($\tau\tilde{\upsilon}\varphi o\varsigma$ = Rauch, Dunst). Die gleiche Bedeutung hatte der Ausdruck Nervenfieber. Da man schon damals wußte, daß bei einem Teil dieser fieberhaften Krankheiten mit Hervortreten nervöser Symptome im Krankheitsbild Darmgeschwüre und Schwellung der Mesenterialdrüsen gefunden werden, trennte man diese Gruppe als Typhus abdominalis vom Typhus nervosus, putridus usw. ab. Erst später merkte man, daß man mit dem Typhus abdominalis vielfach eine Krankheit verwechselt hatte, die sich durch Fehlen von Darmgeschwüren und das Auftreten eines bestimmten Exanthems unterscheidet, und nannte diese Typhus exanthematicus. Gegenwärtig ist der Name Typhus nur noch für diese beiden Krankheiten geblieben. Während man aber in den Ländern deutscher Zunge unter dem einfachen Wort Typhus den Typhus abdominalis versteht, wird dieser Ausdruck im lateinischen und englischen Sprachgebiet für den Typhus exanthematicus reserviert und der Typhus abdominalis als fièvre typhoide, typhoid fever bezeichnet.

Aber auch der Begriff des Typhus abdominalis hat eine Umwandlung erfahren. Während des Emporblühens der pathologischen Anatomie wurde er zu einem rein pathologisch-anatomischen Begriff. Seit aber der Erreger der Krankheit, der Typhusbacillus im Jahr 1880 entdeckt wurde, ist der Begriff Typhus abdominalis zu einer ätiologischen Einheit, zur Bezeichnung der durch den Typhusbacillus verursachten Krankheitsfälle geworden, bei denen allerdings fast ausnahmslos der typische pathologisch-anatomische Befund erhoben wird. 20 Jahre nach der Entdeckung des Typhusbacillus gelang SCHOTTMÜLLER die Trennung eines ähnlichen Bacillus von jenem, und es zeigte sich, daß dieser „Paratyphusbacillus" sowohl typhusähnliche Krankheitsbilder mit dem anatomischen Befund des Typhus abdominalis als auch ganz andersartige Erkrankungen erzeugen kann, und später lernte man mehrere Arten von Paratyphus kennen.

Die Bacillen der Typhus- und Paratyphusgruppe werden als Arten der Gattung Salmonella bezeichnet. Sie unterscheiden sich voneinander teils durch gewisse kulturelle Eigentümlichkeiten, teils durch ihre Agglutininogene. Im Blut von erkrankten Menschen und von geimpften Tieren erscheinen Agglutinine, die entweder auf die thermostabilen, in den Bacillenleibern enthaltenen sog. O-Antigene oder auf die thermolabilen, den Geißeln zugeschriebenen H-Antigene wirken. Nach dem Vorhandensein eines oder mehrerer O-Antigene teilt man die Salmonellabakterien in die Gruppen A bis E ein. Innerhalb dieser Gruppen unterscheiden sich die einzelnen (bisher etwa 40 bei menschlichen Erkrankungen gefunden) Arten durch ihre H-Antigene. Von den häufig beim Menschen gefundenen Krankheitserregern gehören der Erreger des Paratyphus A zur Gruppe A, der SCHOTTMÜLLERsche Paratyphusbacillus B und das Bacterium des Paratyphus „Breslau" (auch Salmonella typhi murium genannt) zur Gruppe B, der Typhusbacillus und die GÄRTNERschen Bacillen zur Gruppe D.

Die durch den Typhusbacillus erzeugten Krankheitsfälle werden als Typhus abdominalis, die durch alle anderen Erreger der Salmonellagruppe hervorgerufenen als Paratyphus bezeichnet.

a) Typhus abdominalis.

Als Typhus abdominalis bezeichnet man heutzutage jede Krankheit, die durch den von EBERTH im Jahre 1880 entdeckten Bacillus hervorgerufen wird. Die Krankheit tritt teils in Epidemien, teils sporadisch in vereinzelten Fällen oder Gruppen von solchen auf und zeigt meistens einen typischen Verlauf. Daneben kommen aber auch abortiv verlaufende Formen vor.

Vorkommen und Ätiologie. Der Typhus abdominalis war früher außerordentlich verbreitet. Auch jetzt noch herrscht er in weiten Gegenden so stark, daß die Mehrzahl der Einwohner ihn einmal durchmachen muß. In den Ländern mit guten hygienischen Verhältnissen ist er gewaltig zurückgegangen. Doch fallen auch in diesen jährlich noch auf 100 000 Einwohner mehrere Todesfälle an Typhus. Da, wo die hygienischen Verhältnisse schlecht sind, kommen in den Städten immer zahlreiche Typhusfälle vor, auf dem Lande weniger. Die Besserung der hygienischen Einrichtungen hat in allen Ländern in erster Linie einen Rückgang des Typhus abdominalis in den Städten zur Folge, während er auf dem Lande schwerer ausrottbar ist. Aber auch in den Städten kommen immer einzelne Fälle zur Beobachtung, und von Zeit zu Zeit entstehen immer wieder Epidemien durch Trinkwasser, Milch, Speiseeis usw. Der vermehrte Genuß roher Nahrungsmittel, die aus typhusverseuchten Gegenden weithin verschickt werden, hat neue Infektionsquellen entstehen lassen.

Der Typhusbacillus gelangt vor allem mit dem Stuhl, aber auch mit dem Urin von infizierten Menschen in die Außenwelt und erzeugt einerseits Kontaktinfektionen, andererseits durch die Verunreinigung von Abwässern oder durch die Berührung von Milch und anderen Nahrungsmitteln mit beschmutzten Händen größere Epidemien und sporadische Fälle. Dabei spielen neben den Kranken und Rekonvaleszenten auch die Dauerausscheider von Typhusbacillen eine wichtige Rolle. Erfahrungsgemäß werden 1—4% der Kranken zu Dauerausscheidern. (Näheres über Bakteriologie und Epidemiologie ist in den Lehrbüchern der Hygiene nachzusehen. Vgl. auch S. 156f., Abb. 1 und 2.)

Das Überstehen des Abdominaltyphus hinterläßt eine dauernde Immunität.

Allgemeines Krankheitsbild. Die Inkubation des Typhus abdominalis beträgt 1—3, im Durchschnitt 2 Wochen. Doch ist auch schon über Fälle berichtet worden, in denen die Inkubation anscheinend nur 3—4 Tage gedauert hat. Häufig ist auch die Länge der Inkubationsdauer selbst bei bekannter Infektionsgelegenheit nicht genau bestimmbar, weil der Krankheitsbeginn nicht festgestellt werden kann.

Die Krankheit beginnt gewöhnlich ganz allmählich. Der Patient fühlt sich etwas müder als sonst und hat etwas Kopfschmerzen. Im Verlauf einiger Tage werden die Beschwerden deutlicher, allmählich nimmt die Müdigkeit und die Unlust zur Arbeit zu, das Kopfweh wird stärker, leichtes Frösteln und Hitzegefühl stellt sich ein, und der Patient hat das Gefühl, daß hinter diesem Unwohlsein eine Krankheit stecken müsse. Wenn er die Temperatur mißt, so ist sie erhöht, bisweilen ist man überrascht, daß schon hohes Fieber da ist. Hat man Gelegenheit, die Temperatur von Anfang an zu messen, so erhält man eine allmählich ansteigende Kurve. Dieses Stadium des ansteigenden Fiebers dauert in der Regel etwa 1 Woche. Es entspricht der Ausbildung einer markigen Schwellung in den lymphatischen Apparaten des Darmes, den Lymphfollikeln und den PEYERschen Platten, vorzugsweise im unteren Ileum. Am Ende dieses Stadiums ist gewöhnlich das volle Krankheitsbild erreicht. Der Patient ist vollkommen apathisch, müde und liegt teilnahmslos im Bett. Die Kopfschmerzen, die in den ersten Tagen sehr heftig sein konnten, sind zurückgegangen, und auch der Durst hat nachgelassen. Von seiten des Abdomens bestehen gewöhnlich keine oder nur sehr geringe Beschwerden. Der Stuhl ist meistens angehalten. Dagegen ist die Zunge auf dem Rücken stark belegt.

Auch den weiteren Verlauf kann man schematisch in Perioden von etwa 1 Woche einteilen, in denen die Krankheitssymptome mehr oder weniger den anatomischen Veränderungen im Darm parallel gehen.

Am Ende der 1. oder am Anfang der 2. Woche treten einige Symptome auf, die für die Diagnose außerordentlich wichtig sind. Auf der Haut des Bauches erscheinen rote Flecke (Roseola), eine Vergrößerung der Milz ist nachzuweisen, im Urin wird die Diazoreaktion positiv, und das Blut zeigt eine Leukopenie mit relativer Lymphocytose.

In der 2. Woche, während der die markige Schwellung der Lymphapparate im Ileum ihren Höhepunkt erreicht und die Nekrose- und Schorfbildung beginnt, bleibt das Fieber hoch (Febris continua), und die Patienten zeigen immer mehr das Bild der typhösen Benommenheit, ohne lokale Symptome, mit Ausnahme der typischen Durchfälle, die sich in der 2. Woche einzustellen pflegen.

In der 3. Woche wird die Schorfbildung der PEYERschen Platten vollständig, und der Schorf wird abgestoßen. Es entstehen die typischen Geschwüre, und dadurch können gefährliche Komplikationen entstehen, nämlich Blutung und Perforation der Geschwüre in die Bauchhöhle. Während dieser Zeit bleibt das Fieber noch hoch, zeigt aber oft eine Neigung zu Remission (amphiboles Stadium).

In der 4. Woche kehrt die Temperatur staffelförmig zur Norm zurück, während die Darmgeschwüre sich reinigen und ausheilen.

Von diesem typischen Verlauf zeigen die einzelnen Fälle vielfach Abweichungen durch verschiedene Intensität des Gesamtbildes und der einzelnen Symptome, durch Verschiedenheiten im zeitlichen Ablauf und durch das Auftreten von Komplikationen.

Einzelne Symptome. *1. Fieber.* Beim Typhus abdominalis ist die Fieberkurve der wichtigste Ausdruck der Schwere des Krankheitsbildes. In der Mehrzahl der Fälle zeigt sie den typischen bekannten Verlauf. Doch kommen auch manche Abweichungen vor.

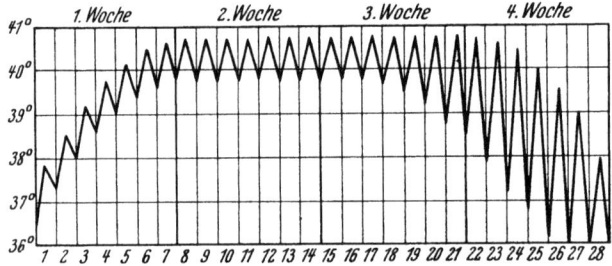

Abb. 5. Schematische Fieberkurve bei Typhus abdominalis. (Nach LIEBERMEISTER.)

Bisweilen beginnt die Krankheit mit raschem Temperaturanstieg, ausnahmsweise sogar mit Schüttelfrost. In der Regel steigt das Fieber so langsam an, daß es am Anfang nicht empfunden und infolgedessen nicht gemessen wird. In den Fällen, in denen von Anfang an eine Messung stattfindet, erfolgt der Anstieg zur vollen Höhe gewöhnlich innerhalb von weniger als 1 Woche.

Die Höhe des Fiebers, das *Fastigium,* dauert in der Regel etwa 2—3 Wochen. Charakteristisch ist, daß die Schwankungen verhältnismäßig gering sind und die Höhe der normalen Tagesschwankungen nicht übersteigen. Diese Febris *continua* bewegt sich meistens zwischen 39—40°, und sie ist im ganzen bei Kindern und jugendlichen Personen höher als bei älteren Individuen. Temperaturen über 40,5 sind im ganzen ein schlechtes Zeichen. Im Vergleich mit anderen Krankheiten ist die Körpertemperatur beim Typhus abdominalis verhältnismäßig leicht zu beeinflussen und sowohl durch kühle Bäder als auch durch Arzneimittel leichter herunterzudrücken als bei manchen anderen Krankheiten, insbesondere bei Miliartuberkulose.

Seltener verläuft die Temperaturkurve unregelmäßig, remittierend oder selbst intermittierend. Nur gegen das Ende der Kontinua zeigt sich gewöhnlich ein unregelmäßigerer Verlauf der Temperaturkurve *(amphiboles Stadium).* Es kommt auch vor, daß nach einer vorübergehenden Senkung die Temperatur wieder steigt und längere Zeit auf der Höhe bleibt. In solchen Fällen findet man, wenn sie tödlich enden, neben alten Geschwüren auch frische, und man kann annehmen, daß die erneute Temperatursteigerung einem Nachschub von entzündlicher Schwellung der lymphatischen Apparate des Darmes entspricht. Solche Fälle ziehen sich gewöhnlich lange hin und geben eine ernstere Prognose. Noch ernster ist die Prognose in den Fällen, in denen die Temperatur einige Zeit um 39° oder zwischen 39 und 40° bleibt, dann aber höher steigt und auf der größeren Höhe kontinuierlich weiter verläuft. Auch die von vornherein mit sehr hohem Fieber einhergehenden Fälle sind prognostisch ungünstig — außer im Kindesalter.

Die Dauer der Kontinua beträgt in der Regel etwa 2—3 Wochen. Bisweilen ist sie aber auch länger und kann sich selbst ohne Komplikationen mehr als einen Monat hinziehen. Meistens wechseln aber bei diesem protrahierten Verlauf Perioden kontinuierlichen Fiebers mit vorübergehenden Remissionen. Auf der anderen Seite sehen wir auch Fälle von Typhus abdominalis, bei denen die Temperatur nicht hoch steigt und trotzdem ihren Charakter einer Kontinua besitzt, namentlich bei alten Leuten. Sehr viel häufiger sind die Fälle, in denen nicht nur die Höhe, sondern auch die Dauer des Fiebers gering ist und die Krankheit abortiv verläuft. Ganz afebrile Fälle sind sehr selten.

Die *Deferveszenz* dauert in der Regel etwa 1 Woche, und nachher sinkt die Temperatur unter die Norm. Es kann aber auch vorkommen, daß sie noch einige Tage leicht erhöht bleibt. Wenn diese subfebrilen Temperaturen nicht rasch zur Norm zurückkehren, so ist immer ein Rezidiv zu befürchten. Aber auch ohne Rezidive sieht man während der Rekonvaleszenz oft vorübergehende leichte Temperatursteigerungen, die durch reichlichere Nahrungsaufnahme, durch zu frühes Aufstehen oder selbst durch psychische Erregungen ausgelöst werden können.

2. **Haut.** Im Beginn des Typhus ist das Gesicht fieberhaft gerötet, und die Haut fühlt sich heiß und trocken an.

Am Ende der ersten oder Anfang der zweiten Woche treten in der großen Mehrzahl der Fälle die *Roseolen* auf. Meistens sind es nur wenige, oft nur 2—3, selten mehr als 10—15, die man gleichzeitig zu sehen bekommt. Man muß daher die Stellen, wo sie aufzutreten pflegen, täglich daraufhin ansehen. Es sind dies vor allem der Bauch und die unteren Brustpartien. Die Roseolen können auch an anderen Stellen, an den Extremitäten und im Gesicht auftreten, sind hier aber um so seltener, je weiter vom Bauch der Körperteil entfernt ist.

Die Roseolen sind anfangs stecknadelgroße, in 3—4 Tagen zu Linsengröße wachsende rote, runde, teilweise leicht erhabene Flecke, die auf Druck fast vollständig verschwinden. Sie entstehen dadurch, daß sich die Typhusbacillen in einigen Papillen des Coriums ansiedeln. Man findet sie hier in Spalträumen, die man als Hautlymphgefäße auffaßt. In den befallenen Papillen selbst sieht man reichliche neugebildete Zellen bindegewebiger Herkunft. Um die wenigen so veränderten Papillen herum entsteht ein hyperämischer Hof. Stellenweise entsteht eine leichte Nekrose des Epithels.

Nach weiteren 3—4 Tagen pflegen die Roseolen wieder abzublassen und verschwinden spurlos oder hinterlassen eine geringe bräunliche Verfärbung oder eine leichte Abschilferung der Haut. Unterdessen sind aber gewöhnlich neue Roseolen aufgetreten, so daß solche Fleckchen, wenn auch nicht häufig, bis zur Entfieberung sichtbar sein können.

Wenn man die Roseolen etwas anritzt und abkratzt, so kann man aus der so gewonnenen blutigen Flüssigkeit Typhusbacillen züchten. Dann hat man den sicheren Beweis für das Bestehen eines Typhus abdominalis geliefert, während sonst die Anwesenheit von Roseolen nicht absolut pathognomonisch ist, indem auch bei Miliartuberkulose und anderen Krankheiten, z. B. Pneumonie, gelegentlich Roseolen auftreten, die allerdings nicht so gleichmäßig rund sind und verschiedene Größe aufweisen können.

Im Verlauf der Krankheit kann sich nicht nur über dem Sacrum, sondern über allen Knochenvorsprüngen *Decubitus* entwickeln, natürlich um so leichter, je länger das Fieber dauert, je mangelhafter die Pflege ist, und je ruhiger der Patient liegt. Die Gefahr ist deshalb besonders groß, wenn der Kranke infolge von Darmblutung, Thrombose oder anderen Komplikationen ruhig liegen muß. Das gleiche gilt von der *Furunkulosis*, die bisweilen sich entwickelt und recht lästig werden, aber auch durch die Bildung tiefer gehender Abscesse das Leben gefährden kann.

In seltenen Fällen entstehen purpuraähnliche Blutungen, bisweilen in großer Ausdehnung. In Kriegszeiten und unter ähnlichen Verhältnissen kann ein skorbutähnliches Bild entstehen, und oft handelt es sich dann um wirklichen Skorbut infolge von Vitaminmangel.

Wenn die Temperatur heruntergeht, können lebhafte Schweißausbrüche auftreten. Dann beobachtet man nicht selten eine Miliaria crystallina.

Herpes ist bei Typhus abdominalis außerordentlich selten, so daß sein Auftreten differentialdiagnostisch gegen Typhus zu verwerten ist.

3. *Verdauungsorgane.* Die *Lippen* sind, wenn das Fieber einige Zeit dauert, trocken, rissig, oft mit Borken belegt.

Die *Zunge* ist am Anfang der Erkrankung auf dem Rücken grauweiß belegt, dagegen am Rand und an der Spitze hochrot. Später wird der Belag dicker, schmutzig gelblichbraun, „fuliginös", wenn nicht durch sorgfältige Mundpflege die Bildung der braunen Auflagerungen verhindert wird.

Auch *Mundschleimhaut* und *Rachen* sind im späteren Verlauf der Krankheit mit abgestoßenen Epithelien, Schleim und Resten von eingegebenen Getränken belegt, wenn der Mund nicht sorgfältig gepflegt wird. Im Beginn der Krankheit besteht in der Regel ein leichter Grad von Pharyngitis mit Rötung der Gaumenbögen und der Tonsillen. Die Mandelschwellung ist oft sehr deutlich ausgeprägt, so daß man von einer *Angina typhosa* sprechen kann. Fälle mit starker Angina, bei denen im Beginn sogar fälschlicherweise Diagnose auf Angina catarrhalis gestellt wird, hat man als *Tonsillotyphus* bezeichnet. Auch Geschwüre können sich an den Tonsillen bilden.

Nicht selten sieht man am *Gaumenrande* bei genauerer Betrachtung kleine, flache Geschwürchen. Außerdem kommen an der Mundschleimhaut an den Stellen, wo Zahnvorsprünge die Schleimhaut berühren, Dekubitalgeschwüre vor. Auch *Soor* kann sich entwickeln.

In schweren Fällen kommt gelegentlich *Parotitis* vor, die nach einigen Tagen zurückgehen oder auch abszedieren kann.

Von seiten des *Magens* bestehen nur geringe Störungen. Appetitmangel ist eines der Frühsymptome, aber Brechreiz und Erbrechen sind selten, außer bei Kindern. Doch darf der Beginn der Krankheit mit Erbrechen auch bei Erwachsenen den Gedanken an einen Typhus abdominalis nicht vollständig beseitigen. Im späteren Verlauf fehlt der Appetit vollständig, und selbst der Durst liegt darnieder, so daß die Patienten oft zu jedem Schluck Flüssigkeit gezwungen werden müssen und die Einführung konsistenterer Speisen von vornherein unmöglich ist. Erbrechen in den späteren Stadien zeigt fast immer eine drohende oder schon erfolgte Perforation an.

Auch Bauchschmerzen sind selten. Sie können (abgesehen von der Peritonitis) gelegentlich die Folge von starker Obstipation sein.

Auftreibung des *Abdomens* ist im Beginn des Typhus recht häufig. In der Regel kann man durch Druck in der Blinddarmgegend hörbares Gurren erzeugen. Diesem *Ileocöcalgurren* wurde früher eine große diagnostische Bedeutung beigelegt, namentlich zur Unterscheidung vom Flecktyphus, es kommt aber auch bei vielen anderen Zuständen vor und ist einfach der Ausdruck dafür, daß der Inhalt des Coecums abnorm flüssig ist, selbst wenn Obstipation besteht. Im Laufe der Krankheit stellt sich in der Regel ein mehr oder weniger starker Meteorismus ein. Wenn er plötzlich zunimmt, so kann das ein Zeichen dafür sein, daß eine Perforation oder eine Blutung droht. Bisweilen ist er aber auch der Ausdruck einer zunehmenden Zirkulationsschwäche.

Durchfälle können schon im Beginn der Krankheit vorhanden sein. Bisweilen bleiben sie dauernd bestehen, recht oft machen sie aber nach einigen Tagen einer Obstipation Platz. Häufiger besteht von Anfang an Obstipation, und es gibt Fälle, in denen der Stuhl während der ganzen Dauer der Erkrankung angehalten bleibt. In der Regel stellen sich aber, bisweilen schon in der zweiten Woche, bisweilen später, Durchfälle ein, die recht oft eine typische Beschaffenheit zeigen. Der Typhusstuhl wird zutreffend mit einer schlecht gekochten *Erbsensuppe* verglichen. Doch muß ausdrücklich betont werden, daß solche Faeces gelegentlich auch bei anderen Infektionskrankheiten vorkommen können, und daß es recht viele Typhusfälle gibt, in denen der Stuhl niemals diese charakteristischen Eigenschaften zeigt, sondern ganz unspezifisch aussieht. Infolge der Benommenheit der Patienten wird der Stuhl oft ins Bett entleert. In der Regel sind die Defäkationen nicht sehr häufig, doch kommt es auch vor, daß die Diarrhöe heftig wird und die ohnehin schon geschwächten Kräfte des Kranken noch vollends aufbraucht.

Es ist noch zu erwähnen, daß bei einzelnen Trinkwasserepidemien massenhafte, dem Ausbruch des Typhus vorausgehende Durchfälle in der Bevölkerung beobachtet wurden.

Eine häufige und gefährliche Komplikation sind die *Darmblutungen*. Diese erfolgen am häufigsten in der dritten Krankheitswoche, selten schon früher, bisweilen erst später. Bei lange sich hinziehenden Typhusfällen können sie sich mehrere Wochen hindurch wiederholen. Selten setzen sie so plötzlich und stark ein, daß der Kranke kollabiert und blaß wird, die Temperatur unter die Norm fällt, der Puls verschwindet und rasch der Tod eintritt. In der Regel sind die Blutungen anfangs nicht so abundant und führen nur bei mehrmaliger Wiederholung zum Tode. Oft werden blutige Stühle entleert, ohne daß vorläufig der Zustand des Patienten sichtlich verändert scheint, häufiger geht starker Meteorismus, verbunden mit starken Leibschmerzen voraus, und in der Regel zeigt die Pulskurve einen deutlichen Anstieg, die Temperaturkurve eine mehr oder weniger deutliche Senkung. Je nach der Menge und Häufigkeit der Blutstühle entsteht die Gefahr der Verblutung. Wenn die Blutstühle ausgesprochen sind, so ist die Wahrscheinlichkeit des tödlichen Ausgangs 20—30%, doch sind solche Zahlen nur von bedingtem Wert, weil sie je nach der Genauigkeit der Beobachtung verschieden ausfallen. Durch chemischen Nachweis kann man Blut im Stuhl häufiger nachweisen.

Eine Komplikation, die noch gefährlicher ist als die Blutung, ist die *Perforation* der Geschwüre. Auch sie tritt am häufigsten in der dritten Krankheitswoche auf. Bisweilen wird sie durch lebhafte Darmperistaltik, durch Pressen bei der Defäkation, durch starke Körperbewegungen ausgelöst. Häufiger zeigt stärkerer Meteorismus mit circumscripter Druckempfindlichkeit am Abdomen an, daß ein Geschwür die Serosa erreicht hat. Die Perforation selbst äußert sich, wenn der Patient nicht zu benommen ist, darin, daß der Kranke einen plötzlichen Schmerz empfindet, dann stellen sich Übelkeit, Erbrechen, Singultus ein, und man findet in einem Teil des Abdomens Druckempfindlichkeit und Muskelspannung. Aber alle diese Symptome können fehlen, weil das allgemeine Darniederliegen der nervösen Funktionen ihre Ausbildung hindert. Dann macht erst die zunehmende Auftreibung des Leibes, der rasche Anstieg des Pulses und der Respiration auf die Möglichkeit einer Perforation aufmerksam, und Erbrechen, Singultus, Flüssigkeitsansammlung im Abdomen usw. vervollständigen das Bild der Perforationsperitonitis, wenn der Tod nicht schon innerhalb von 1—2 Tagen nach der Perforation eintritt, was nicht selten der Fall ist. Sofortige Erkennung der Perforation und Operation können das Leben retten, aber das ist eine Ausnahme, weil man entweder zu spät kommt oder der Patient zu elend war, um Perforation und Operation zu ertragen, oder weil nach gelungener Operation ein anderes Geschwür perforiert. Die Perforation eines Typhusgeschwüres ist deshalb fast immer tödlich. Sie macht 5—10% der Typhustodesfälle aus.

Außer der Perforationsperitonitis gibt es noch eine Peritonitis typhosa, bei der Typhusbacillen im Exsudat gefunden werden können, sie ist aber außerordentlich selten.

Die *Milz* ist am typhösen Krankheitsprozeß hervorragend beteiligt, und sie schwillt schon sehr früh stark an zu einem großen, blutreichen, weichen, auf dem Sektionstisch zerfließenden Tumor. Diese Milzschwellung fehlt selten, am ehesten noch bei alten Leuten. Sie ist diagnostisch recht wichtig, weil sie sich oft nachweisen läßt, bevor andere Symptome als das Fieber vorhanden sind. Man kann gewöhnlich im Lauf der ersten Krankheitswoche eine Vergrößerung der Milzdämpfung feststellen, und bald wird der weiche Milzpol fühlbar. Dann nimmt die Schwellung noch zu und bleibt bestehen, solange das Fieber andauert. Mit dem Abfallen der Temperatur geht sie zurück. Wenn der Milztumor während der Deferveszenz nicht verschwindet, so muß man immer mit der Wahrscheinlichkeit eines Rezidives rechnen. Die Weichheit der Milz hat zur Folge, daß bisweilen, wenn auch glücklicherweise selten, eine Milzruptur mit gefährlicher Blutung ins Abdomen eintritt, was manchmal an dem plötzlichen Eintreten eines Schmerzes in der Milzgegend erkannt werden kann. Doch kommen auch Milzinfarkte vor, die ebensolche Schmerzen verursachen. Endlich sind noch Milzabscesse zu erwähnen.

Die *Leber* zeigt auf dem Sektionstisch die gewöhnlichen Zeichen einer infektiösen Veränderung, außerdem die sog. Typhuslymphome und miliare Nekrosen. Es ist deshalb begreiflich, daß sie gelegentlich vergrößert zu perkutieren oder zu palpieren ist und daß leichte Druckempfindlichkeit vorkommt. Selten ist Ikterus, noch seltener Leberabscesse, die sich durch Schüttelfröste anzeigen können.

Die *Gallenblase* ist selten in Form einer richtigen Entzündung beteiligt. Bei der Sektion wird sie meistens normal gefunden, sofern sie nicht schon vor dem Typhus verändert war. Dagegen findet man in der Galle regelmäßig Typhusbacillen. Auch nach dem Abheilen des Typhus kann die Gallenblase dauernd Typhusbacillen beherbergen. Das führt zur Ausscheidung von Typhusbacillen im Stuhl, und solche Individuen sind eine dauernde Gefahr für ihre Umgebung. Irgendwelche Beschwerden von seiten der Gallenblase brauchen damit nicht verbunden zu sein, und man hat schon beobachtet, daß die Entfernung einer anscheinend normalen Gallenblase die Ausscheidung von Typhusbacillen beseitigt. In anderen Fällen entstehen die Zeichen einer Cholelithiasis, und man nimmt an, daß die Typhusbacillen eine Cholecystitis mit oder ohne Steinbildung erzeugen können.

4. *Nervensystem.* Die Beteiligung des Nervensystems am typhösen Prozeß ist so auffallend, daß sie der Krankheit den Namen „Nervenfieber" gegeben hat. Schon das erste Symptom, das den Patienten auffällt, sind gewöhnlich *Kopfschmerzen.* Diese können im Lauf der ersten Woche sehr heftig werden, verschwinden dann aber bald.

Von der zweiten Krankheitswoche an steht eine allgemeine Herabsetzung der nervös-psychischen Funktionen im Vordergrunde des Krankheitsbildes. Die Patienten werden apathisch, teilnahmslos, benommen, somnolent. Die Somnolenz kann sich bis zum Koma steigern. Diesen häufigeren Fällen von „Febris nervosa stupida" stehen Fälle von „Febris nervosa versatilis" gegenüber, die sich durch Aufregung, Delirien und Bewegungsdrang auszeichnen. Beides kann sich auch kombinieren, doch herrschen, wenigstens bei Erwachsenen, die ruhigen Formen vor. Die Patienten liegen meistens ruhig, soporös da, sind schwer zum Trinken zu bewegen und murmeln bisweilen unverständliche Worte vor sich hin („mussitierende Delirien"). Wenn man ihre Worte versteht, merkt man, daß sie desorientiert sind und Halluzinationen, oft auch Wahnvorstellungen haben. In schweren Fällen sieht man oft plötzlich Kontraktion einzelner Muskeln (Sehnenhüpfen), oder die Kranken wiederholen beständig einzelne einfache Bewegungen (Flockenlesen). Auch richtige Psychosen kommen vor, die weit in die Rekonvaleszenz andauern können.

Von organischen Veränderungen des Nervensystems wird ganz regelmäßig eine mehr oder weniger ausgesprochene Meningealreizung beobachtet: Leichte Nackenstarre, KERNIGsches Symptom. Dieser *„Meningismus"* ist namentlich im Beginn der Erkrankung vorhanden und kann zu Verwechslung mit einer beginnenden Hirnhautentzündung Veranlassung geben. Wenn man eine Lumbalpunktion macht, so findet man nicht selten eine leichte Druckerhöhung und eine geringe Zellvermehrung, auch leichte Eiweiß- und Globulinzunahme im Liquor, also die Zeichen einer „Meningitis serosa". Diese meningealen Reizsymptome können während des ganzen Fieberverlaufs bestehen bleiben. Selten ist eine richtige eitrige Meningitis oder eine Pachymeningitis haemorrhagica interna.

Im Gehirn können Encephalitiden, Abscesse, Thrombosen und Embolien auftreten, die je nach ihrer Lokalisation Symptome machen. Auch Sinusthrombose kommt vor. Alle diese seltenen Komplikationen können auch nach Ablauf des eigentlich typhösen Prozesses weiter bestehen oder sogar als Nachkrankheiten auftreten. Etwas häufiger beobachtet man vorübergehende Ausfallserscheinungen, wie Sprachstörungen, Ataxie usw., von denen nicht sicher ist, ob eine der erwähnten anatomischen Veränderungen zugrunde liegt.

Auch akute Myelitis und Meningitis spinalis können vorkommen.

Die peripheren Nerven zeigen nicht ganz selten die Symptome einer Mononeuritis oder Polyneuritis, oft als Nachkrankheiten. Etwas häufiger ist die Neuritis optica.

Schwerhörigkeit ist eine ganz regelmäßige Erscheinung beim Typhus abdominalis. Sie verschwindet fast immer in der Rekonvaleszenz, kann aber auch dauernd bestehen bleiben. Sie beruht meistens auf einer Neuritis acustica, seltener auf einer Labyrinthitis. Außerdem kommt aber auch Otitis media vor.

5. Zirkulationsorgane. Das Versagen des Zirkulationsapparates ist die häufigste Todesursache beim Typhus abdominalis. Trotzdem findet man am Herzen gewöhnlich nur geringfügige Veränderungen. Das Versagen der Gefäßinnervation ist wohl mindestens ebenso wichtig. Doch erfolgt der Tod selten im Kollaps, sondern meistens unter den Zeichen zunehmender Zirkulationsschwäche. Im einzelnen zeigen die Zirkulationsorgane ein recht typisches Verhalten.

Charakteristisch ist vor allem der *Puls*. Seine Frequenz ist im Verhältnis zum Fieber gering und bleibt selbst bei 39° oft dauernd unter 100. Bei Kindern ist die Frequenz höher, aber doch im Vergleich mit andern Krankheiten niedrig. Dagegen nimmt bei körperlichen Bewegungen und bei Aufregung, besonders bei lebhaften Delirien, die Frequenz stark zu. Zunehmen der Pulsfrequenz in der Ruhe ist ein Zeichen gefährlicher Herzschwäche oder von Komplikationen. Auffallend ist eine für die tastenden Finger fühlbare Dikrotie, meistens aber nur im Beginn der Erkrankung.

Der *Blutdruck* ist nur wenig verändert. Stärkeres Sinken ist ein Signum mali ominis.

Die Untersuchung des *Herzens* zeigt gewöhnlich eine mit dem Fortschreiten der Erkrankung deutlicher werdende Abschwächung des Spitzenstoßes, leiser und unreiner werdende Herztöne, bisweilen auch ein systolisches Geräusch. Erweiterung des Herzens ist selten. Perikarditis, die auch in der Rekonvaleszenz auftreten kann, ist selten, noch seltener Endokarditis.

Eigentliche Stauungssymptome kommen sehr selten zur Beobachtung. Das Aussehen ist nicht eigentlich cyanotisch, sondern auch bei ausgesprochener Zirkulationsstörung mehr livid, ein Zeichen dafür, daß die Stauung nicht in den größeren Venen, sondern in den gelähmten Capillaren zu suchen ist.

Nicht selten treten *Venenthrombosen* auf. Ihr Sitz ist in der Regel die Vena femoralis, und die Folge ist eine Schwellung eines oder beider Beine, die sich meistens durch ihre Blässe auszeichnet. Nach 4—6 Wochen pflegt die Schwellung zurückzugehen. Die Neigung zu Ödem kann aber noch viel länger bestehen bleiben, und in der Regel bilden sich Varicen aus. Aber auch Lungenembolien können auftreten und zum Tode führen. Wenn sich die Thrombose in das Gebiet der Vena iliaca oder gar der Vena cava inferior fortsetzt, so steigen die Schwellungen höher hinauf, und es kann sogar Thrombose der Nierenvenen hinzukommen.

6. *Blut.* Während die roten Blutkörperchen und das Hämoglobin im Lauf der Krankheit meistens nur mäßig hinuntergehen und nur bei Darmblutungen oder bei Milzruptur eine stärkere Anämie entsteht, zeigen die *Leukocyten* charakteristische Veränderungen.

In der ersten halben Woche, während der man allerdings nur selten Gelegenheit hat, das Blut zu untersuchen, ist die *Gesamtzahl* der Leukocyten erhöht. Dann geht sie rasch herunter, in schweren Fällen auf 4000—2000, selbst auf 1000. Im Stadium des Fieberabfalls steigt die Zahl wieder. Die *Neutrophilen* sind in den ersten Tagen vermehrt, dann sinkt ihre Zahl, solange das Fieber andauert, und zwar sowohl ihre Gesamtzahl als auch ihr prozentischer Anteil. Sie zeigen schwere toxische Veränderungen, die Zahl der Stabkernigen nimmt zu, die Granula werden ungleichmäßig, groß und schlecht färbbar, Verklumpungen und Vakuolenbildungen sind sichtbar. In der Rekonvaleszenz vermehren sie sich wieder und werden normal. Die Lymphocyten zeigen von Anfang eine Abnahme ihrer Gesamtzahl, die zunächst noch fortschreitet. Gegen Ende der zweiten Woche beginnt ihre absolute Zahl wieder zuzunehmen. Aber schon vorher nimmt dadurch, daß die Neutrophilen rascher zurückgehen, ihr prozentischer Anteil an der Gesamtleukocytenzahl zu, und in der Regel resultiert eine Kreuzung der Kurven für die Neutrophilen und die Lymphocyten. In der Rekonvaleszenz kreuzen sich die Kurven im umgekehrten Sinne, obschon die absolute Lymphocytenzahl noch weiter zunehmen kann, weil die Neutrophilen wieder ansteigen. Die *Eosinophilen* sinken schon früh und verschwinden häufig vollständig aus dem Blut. Ihr Wiedererscheinen oder ihr Wiederanstieg ist ein Zeichen baldiger Entfieberung. Es muß aber betont werden, daß es auch Fälle mit abweichendem Blutbefund gibt und daß relative Lymphopenie einen Typhus selbst beim Fehlen von Komplikationen nicht ausschließt.

Beim Auftreten von Rezidiven wiederholen sich diese Veränderungen, aber entsprechend dem gewöhnlichen Ablauf der Rezidive in geringerem Maße und in kürzerer Zeit. Jede Komplikation stört diese Gesetzmäßigkeiten, und eine Pneumonie, eine Eiterung usw. kann neutrophile Leukocyten hervorrufen. Wenn aber die blutbildenden Organe durch die Krankheit erschöpft sind, so bleiben diese Reaktionen aus, und das Fehlen einer Leukocytose bei einer eintretenden Komplikation ist immer ein ernstes Zeichen.

Im übrigen zeigt das Blut außer den gewöhnlichen Zeichen der Infektion (beschleunigte Senkungsreaktion, Globulinvermehrung) eine für den Typhus charakteristische Herabsetzung des Fibrinogengehaltes.

Von großer Bedeutung ist die Tatsache, daß beim Abdominaltyphus regelmäßig Typhusbacillen im Blut erscheinen. Wenn man oft genug sucht, so gelingt ihr Nachweis durch die Kultur fast immer, so lange Fieber besteht, am leichtesten während des Temperaturanstieges. Doch ist die Zahl der Bacillen selten groß, und man braucht oft mehrere Kubikzentimeter Blut um vereinzelte Kulturen aufgehen zu lassen.

Offenbar werden die Bacillen im Blut rasch abgetötet, aber sie gelangen aus den Brutstätten in den Lymphapparaten des Darms und des Mesenteriums immer wieder ins Blut.

Man hat angenommen, daß diese Ausschwemmung von Bacillen ins Blut und die Zerstörung der Bacillenleiber durch die bactericiden Kräfte des Blutes das Fieber erzeugt. Da diese bactericiden Kräfte sich allmählich entwickeln, würde es sich erklären, daß die Bacillen in den ersten Tagen der Erkrankung am leichtesten zu züchten sind. Man kann den Typhus abdominalis auch als Sepsis durch Typhusbacillen auffassen, die in den Lymphapparaten des Darmes als im „Sepsisherd" wuchern und durch die Einschwemmung ins Blut die wichtigsten Krankheitssymptome hervorrufen.

7. *Respirationsorgane.* Trotzdem die Respirationsorgane am Typhus abdominalis verhältnismäßig wenig beteiligt sind, zeigen sie doch charakteristische Veränderungen.

Die *Nasenschleimhaut* ist meistens etwas geschwollen und mehr oder weniger mit Borken bedeckt. Das ist deshalb wichtig, weil die Patienten dadurch veranlaßt werden, durch den Mund zu atmen und den Mundinhalt zu aspirieren. Im Beginn der Krankheit ist Nasenbluten ziemlich häufig.

Der *Kehlkopf* zeigt bisweilen Ekchymosen. Wichtiger sind die allerdings ziemlich seltenen Ulcerationen, von denen aus eine Perichondritis laryngea entstehen kann.

Bronchitis ist ein ganz regelmäßiges Symptom des Abdominaltyphus. Sie entwickelt sich meistens im Verlauf der ersten Woche, erreicht aber selten nennenswerte Grade und geht dann wieder zurück. Wenn sie bestehen bleibt oder noch zunimmt, so kann sie durch Übergreifen auf die feineren Bronchien (Bronchiolitis) oder auf das Lungengewebe (Bronchopneumonie) gefährlich werden. In den späteren Stadien der Krankheit kann eine Bronchitis infolge von mangelhafter Lungenventilation, Hypostase oder Aspiration von neuem entstehen und ist dann naturgemäß viel gefährlicher.

Die *Lungen* werden durch das lange Krankenlager in ihren abhängigen Partien leicht atelektatisch. Es entwickeln sich deshalb leicht hypostatische Pneumonien. Aber auch lobäre Pneumonien kommen vor, oft schon in einem frühen Stadium. Man hat diese Fälle Pneumotyphus genannt. Das Auftreten einer Pneumonie kann sich durch einen stärkeren Anstieg der Temperatur kenntlich machen. Dieser Fieberanstieg ist aber oft undeutlich, und nicht selten bemerkt man zuerst eine auffallende Cyanose und beschleunigte Atmung. Wenn diese Symptome im Verlauf eines Typhus bemerkt werden, soll man immer an eine Pneumonie denken.

Diese Pneumonien sind sehr gefährlich und endigen meistens tödlich. Seltener sind Lungeninfarkte, häufiger terminales Lungenödem.

8. *Urogenitalapparat.* Der Harn zeigt die Veränderungen, die man bei jeder fieberhaften Krankheit antrifft, nämlich Verminderung der Menge, dunkle Farbe und starke Konzentration, häufig auch Albuminurie und im späteren Verlauf vermehrten Urobilingehalt. Selten sind die Zeichen einer richtigen Nephrose oder Glomerulonephritis (die sogar chronisch werden kann) vorhanden.

Eine besondere Bedeutung hat die *Diazoreaktion*. Sie wird nicht in allen, aber in vielen Fällen etwa vom Ende der ersten Woche an positiv und bleibt es gewöhnlich bis zum Eintritt der Fieberremission.

In manchen Fällen (die Angaben schwanken zwischen 10 und 50%) kann man aus dem Urin *Typhusbacillen* züchten. Diese Ausscheidung der Bacillen mit dem Harn ist deshalb wichtig, weil sie zur Weiterverbreitung der Krankheit führen kann. Deshalb soll nicht nur der Stuhl, sondern auch der Urin des Kranken als infektiös betrachtet werden. Auch in der Rekonvaleszenz muß auf Typhusbacillen im Harn geachtet werden, und der Kranke ist erst dann als unschädlich für die Umgebung zu betrachten, wenn eine 3malige Untersuchung keine Bacillen mehr ergeben hat.

Diese Bakteriurie macht gewöhnlich keinerlei Beschwerden. Nur selten kündigt sie sich durch Harndrang an. Daneben kommt aber auch noch richtige (sogar gangräneszierende) Cystitis und Pyelitis vor, die zu Pyelonephritis und Absceßbildung in der Niere führen kann. Auch paranephritische Abscesse werden beobachtet.

Von seiten der *Genitalien* werden als seltene Komplikationen Orchitis, Epididymitis und abszedierende Prostatitis beobachtet. An den weiblichen Genitalien kommen recht selten Geschwüre vor. Sogar Gangrän der Vulva ist beobachtet worden.

Im Beginn der Krankheit setzen die Menses häufig zu früh ein, im weiteren Verlauf der Krankheit bleiben sie dagegen in der Regel aus. Wenn eine schwangere Frau an Typhus erkrankt, so wird die Gravidität meistens durch Abort oder Frühgeburt unterbrochen.

9. *Bewegungsorgane.* Osteomyelitis und Periostitis typhosa sind nicht ganz selten. Häufiger sind die Muskeln befallen, und zwar in Form der zuerst von ZENKER beschriebenen wachsartigen Degeneration, oft mit mehr oder weniger ausgedehnten Blutungen. Diese Veränderungen finden sich am häufigsten an den Bauchmuskeln und machen bisweilen circumscripte Schmerzen und Druckempfindlichkeit, sogar schmerzhafte Schwellungen. Sie können auch vereitern. Selten sind Erkrankungen der Gelenke.

Rezidive und Nachschübe. Der Typhus abdominalis neigt zu *Rückfällen,* die meistens nach einem fieberfreien Intervall von wenigen Tagen bis zu 2 Wochen auftreten und eine verkürzte und abgeschwächte Form des ursprünglichen Verlaufs aufweisen. Sie können aber auch schwer verlaufen und sogar länger andauern als der erste Anfall der Krankheit. Auch tödliche Darmblutungen und Perforationen im Rezidiv sind beobachtet worden.

Erfolgt der Wiederanstieg des Fiebers, bevor dieses ganz zur Norm zurückgekehrt war, so spricht man von einem *Nachschub.* Man findet dann anatomisch frische Schwellungen und Geschwüre der PEYERschen Platten neben alten, noch nicht ausgeheilten, während beim Rezidiv außer den frischen Veränderungen nur ausgeheilte Geschwüre zu finden sind. Aber auch dann, wenn die Fieberkurve keine deutliche Remission gezeigt hat, kann man bei der Sektion Nachschübe feststellen, und bei jedem länger dauernden Typhus sind solche anzunehmen.

Die Rekonvaleszenz. Im Verlauf des Typhus abdominalis kommen die Patienten in einen Zustand von Unterernährung und Schwäche wie bei wenig anderen Krankheiten. Die Rekonvaleszenz beansprucht deshalb ziemlich viel Zeit. Oft ist es aber merkwürdig, wie rasch sich die Patienten erholen und wie rasch sie an Gewicht zunehmen. Die Gewichtszunahme ist die Folge eines starken Hungers mit entsprechender Nahrungsaufnahme.

In den ersten 2 Wochen der Rekonvaleszenz muß man immer noch mit einem Rezidiv rechnen, namentlich wenn man noch eine Milzvergrößerung feststellen kann. Außerdem kommen gelegentlich einzelne subfebrile Zacken bei Anstrengung oder Aufregung vor. Nicht selten ist die Rekonvaleszenz durch das Weiterbestehen von einzelnen Komplikationen, wie Furunkeln, gestört, während Nachkrankheiten (Muskelabscesse, Osteomyelitis usw.) verhältnismäßig selten sind.

Verschiedener Verlauf des Typhus abdominalis. In den meisten Fällen verläuft die Krankheit in der oben geschilderten Weise in etwa 4 Wochen. Nicht selten dauert aber das Fieber auch länger und zieht sich über 5—6 oder gar noch mehr Wochen hin.

Während solche Fälle durch die lange Dauer der Krankheit gefährlich werden können, gibt es solche, die von Anfang an *stürmisch* auftreten, rasch zu hohem Fieber und schwerem Darniederliegen der Kräfte führen und unter septischen Erscheinungen schon innerhalb einer Woche mit dem Tode endigen.

Sehr viel häufiger sind *abgeschwächte* und *rudimentäre* Erkrankungen. Es kommt vor, daß der Kranke so wenig Beschwerden hat, daß er nicht einmal das Bett aufsucht *(Typhus ambulatorius)*. Aber auch in solchen Fällen können Darmblutungen und Perforationen oder plötzliche Herzschwäche eintreten, und es kann vorkommen, daß man bei der Sektion eines Menschen, der aus scheinbar voller Gesundheit heraus plötzlich gestorben ist, einen Typhus abdominalis als Todesursache findet.

Der *Typhus abortivus* kann entweder mit voller Kraft einsetzen, um nach wenigen Tagen hohen Fiebers scheinbar auszuheilen. Auch in solchen Fällen kann nachträglich Perforation oder Blutung eintreten. Oder der Typhus verläuft als abgekürzte und gleichzeitig abgeschwächte Krankheit. Die Temperatur steigt im Lauf einiger Tage an, während Kopfschmerzen, Müdigkeit und Appetitlosigkeit sich entwickeln. Aber statt daß das Fieber in eine Kontinua übergeht, kehrt es im Verlauf einiger Tage zur Norm zurück, und der Patient bleibt dauernd geheilt. Ja es gibt Fälle, in denen sich das Krankheitsbild auf ein wenige Tage dauerndes Unwohlsein beschränkt und die Temperaturmessung, wenn sie überhaupt ausgeführt wird, nur subfebrile Temperaturen ergibt. Der Stuhl kann obstipiert oder diarrhoisch sein. Selten sind Fälle, die wie eine Gastroenteritis paratyphosa verlaufen.

Solche leichte und abortive Fälle wurden besonders häufig im Weltkrieg beobachtet und auf die Schutzimpfung zurückgeführt. Es muß aber betont werden, daß solche Fälle von jeher in Epidemiezeiten beobachtet wurden, und daß auch bei nicht Geimpften bisweilen Gruppenerkrankungen vorkommen, von denen die meisten Fälle abortiv verlaufen und nur durch das Auftreten von Roseolen oder den Nachweis der Agglutination (seltener durch die Blutkultur) als Typhus erkannt werden können, während nur einzelne Fälle wie ein typischer Abdominaltyphus verlaufen.

Prognose. Die Mortalität des Typhus abdominalis wird mit etwa 5—10% angegeben. Diese Zahl gilt aber nur für große Statistiken. In einzelnen Epidemien kann die Sterblichkeit größer sein, und sie kann namentlich größer *scheinen,* wenn die leichten Fälle nicht erkannt und nicht mitgezählt werden.

Der Tod erfolgt am häufigsten in der 2. bis 4. Woche. Doch kann auch später die Krankheit, wenn sie länger dauert, zum Tode führen, und sogar in der Rekonvaleszenz kann, wenn auch sehr selten, eine Nachkrankheit das Leben bedrohen. Am häufigsten ist es die infektiöse Zirkulationsschwäche, die dem Leben ein Ende macht. Wenn die Krankheit von Anfang an sehr heftig einsetzt, so kann sie schon in der 2. Woche unter hohem Fieber, starkem Anstieg des Pulses und schwerer Benommenheit zum Tode führen. In anderen Fällen nimmt die Störung des Nervensystems und der Zirkulation langsamer zu und wird erst in der 3. oder 4. Woche verhängnisvoll. Seltener ist es die lange *Dauer* der Erkrankung, die schließlich die Kraft bricht. Natürlich werden die Zirkulationsorgane bei sehr langer Dauer des Fiebers stark geschwächt, man sieht aber oft Fälle, die nach vielen Wochen, fast zum Skelet abgemagert, schließlich entfiebern und sich dann verhältnismäßig rasch erholen.

Ein großer Teil der Kranken stirbt an *Komplikationen.* Die gefährlichste, sozusagen immer tödliche ist die Perforation, die 5—10% aller Todesfälle ausmacht. Häufiger ist es die Darmblutung, die durch Blutverlust den Tod herbeiführt. Nicht selten macht eine Pneumonie dem Leben ein Ende, während andere Komplikationen, wie Eiterungen, weniger häufig deletär werden.

Im *einzelnen Falle* sind für die Prognose in erster Linie das Alter und der Kräftezustand maßgebend. Bei Kindern ist die Sterblichkeit geringer, und jenseits des 40. Altersjahrs sehr groß. Durch Entbehrung, Hunger usw. geschwächte oder an anderen Krankheiten leidende Patienten erliegen dem

Typhus leichter als kräftige Individuen. Die Widerstandsfähigkeit ist aber durchaus nicht der Entwicklung der Muskulatur oder dem Ernährungszustand proportional. Kräftige gesundheitsstrotzende Menschen werden durch die Krankheit mindestens so gefährdet wie muskelschwächere, magere Individuen.

Bei Vaccinierten ist die Prognose günstig, wenn die Schutzimpfung nicht zu weit zurückliegt. Die Mortalität wird mit höchstens 1% angegeben.

Prognostisch ungünstig sind im Einzelfalle: Allmähliches Heraufgehen der Temperatur im Laufe der Kontinuität, besonders aber plötzliches Einstellen der Kurve auf eine höhere Lage, auch wiederholte, einzelne hohe Fieberzacken, während lange Dauer des Fiebers nicht besonders gefährlich ist; starker Meteorismus, zunehmende Benommenheit, plötzliches Heruntergehen der Temperatur, während der Puls hoch bleibt oder gar noch weiter ansteigt. Das ist entweder das Zeichen einer Blutung oder einer Darmperforation oder der Ausdruck eines Herzkollapses. Wenn dagegen eine vorübergehende Fieberremission von einem Pulsabfall begleitet wird, so ist das in der Regel als gutes Zeichen zu bewerten.

Diagnose. Häufig kann die Diagnose ohne Zuhilfenahme der bakteriologischen Untersuchung aus der Beobachtung des Kranken allein gestellt werden. Allmählicher Beginn der Krankheit mit Kopfschmerzen und Fieber, mit leichter Bronchitis muß immer den Gedanken an einen Typhus wecken. Wenn dann ein weicher Milztumor auftritt und gar noch Roseolen erscheinen, ist die Diagnose so gut wie sicher. Auch der Nachweis der Diazoreaktion und der Leukopenie mit relativer Lymphocytose kann gute Dienste leisten. Im weiteren Verlauf ist die Kontinua mit niedrigem Puls und mit Benommenheit charakteristisch, es kommt aber auch vor, daß in atypischen Fällen erst das Auftreten einer Darmblutung den Gedanken an einen Abdominaltyphus aufkommen läßt.

Sobald man den Verdacht auf Bauchtyphus gefaßt hat, muß man Blut für die Kultur und die Agglutination und Stuhl für die Bacillenkultur entnehmen. Fällt eine dieser drei spezifischen Proben positiv aus, so ist damit in der Regel die Diagnose entschieden. Andernfalls muß die Untersuchung nach einigen Tagen wiederholt werden.

Die *Züchtung der Typhusbacillen aus dem Blut* ist der sicherste Beweis für das Vorliegen eines Typhus abdominalis. Sie gelingt aber nicht immer, wenn man nicht große Mengen von Blut verwendet und die Untersuchung, wenn nötig, wiederholt. Am meisten positive Resultate erhält man im Beginn des Typhus, leichter bei ansteigendem als bei absteigendem Fieber. Am einfachsten und erfolgreichsten ist es, einige Kubikzentimeter Blut in steriler Galle aufzufangen und die Bacillen darin sich anreichern zu lassen. Bisweilen genügt es auch, einige Kubikzentimeter Blut zur Untersuchung einzuschicken, doch gelingt der Nachweis besser, wenn man das Blut nicht gerinnen läßt, sondern in der doppelten Menge gekochten Wassers auffängt (vgl. S. 102). Wenn man sich nicht mit einmaliger Untersuchung begnügt, so kann man in 90% der Fälle Bacillen aus dem Blut züchten. Auch durch Auskratzen der Roseolen und Einbringen des gewonnenen Materials in Galleröhrchen kann man Kulturen gewinnen. Dagegen ist vor der Milzpunktion, die an sich am leichtesten zum Ziel führt, wegen der Gefahr der Blutung zu warnen.

Die Züchtung der Bacillen aus dem *Stuhl* gelingt weniger regelmäßig, in der Regel erst in den späteren Stadien der Krankheit. Neben der diagnostischen hat sie auch eine wichtige prophylaktische Bedeutung, da die Patienten, solange sie Bacillen mit dem Stuhl ausscheiden, für ihre Umgebung gefährlich sind. Die Ausscheidung dauert oft noch längere Zeit in der Rekonvaleszenz an und verschwindet bisweilen überhaupt nicht mehr. Es ist deshalb notwendig, in jedem Falle den Stuhl zu untersuchen, und zwar bei positivem Befund wöchentlich, bis das Ergebnis 3mal hintereinander negativ geworden ist. Um aber Aussicht auf positive Resultate zu haben, darf man keinen harten Kot verwenden. Wenn deshalb der Stuhl nicht ohnehin dünn ist, so soll man ein Abführmittel geben. Der weiche Stuhl ist möglichst rasch der Untersuchung zuzuführen.

Auch aus dem *Urin* lassen sich nicht selten Bacillen züchten.

Die *Agglutinationsprobe* fällt in der Regel erst später positiv aus als die Blutkultur. Da man aber nicht sicher ist, ob diese gelingt, ist es notwendig, in jedem Fall schon im Beginn mit dem Blut für die Kultur auch Blut für die Agglutination zu entnehmen. Ist eine Venenpunktion unmöglich, so kann man genügend Blut durch einen Schnitt ins Ohrläppchen oder durch blutige Schröpfköpfe gewinnen. Tritt die Agglutination in Verdünnung von 1:50 oder mehr ein, so wird die Probe als positiv bezeichnet. Sie ist aber für das Vorliegen eines Typhus abdominalis nicht absolut beweisend. Wenn früher einmal jemand (vielleicht unbewußt) einen Typhus durchgemacht hat oder gegen Typhus geimpft worden ist, so kann die Agglutination das ganze Leben hindurch sehr stark bleiben. Allerdings wird, wenn der Patient an Typhus erkrankt, im Verlaufe der Krankheit die Agglutination noch stärker ansteigen, doch ist ein solches Ansteigen des Agglutinationstiters für Typhus auch schon im Verlaufe anderer Krankheiten beobachtet worden. Wichtiger ist dieses Ansteigen des Titers in Fällen, in denen bei der ersten Untersuchung die Agglutination noch an der Grenze des Normalen war. In der Regel wird der positive Ausfall der Agglutination dafür sprechen, daß die vorliegende Krankheit Typhus ist, und bisweilen erlaubt sie, wenn sie erst in der Rekonvaleszenz auftritt, nachträglich die Diagnose (vgl. auch S. 124).

Differentialdiagnose. Im Beginn der Erkrankung kann Typhus abdominalis von anderen fieberhaften Krankheiten nur schwer unterschieden werden. Es ist bekannt, daß leichte Fälle oft fälschlicherweise als „Influenza" aufgefaßt werden, bis das Auftreten eines schwereren Falles in der Umgebung den Gedanken an Typhus weckt und die Agglutinationsprobe bei den jetzt Geheilten die richtige Diagnose erlaubt. Nach dem Ablauf der ersten Krankheitswoche sind Verwechslungen mit Miliartuberkulose, Sepsis, Meningitis, zentraler Pneumonie möglich, vor denen unter Umständen eine Röntgenaufnahme der Lunge oder eine Lumbalpunktion schützen kann. In vielen Ländern kommt auch Typhus exanthematicus, Recurrens und Malaria in Frage, in unseren Gegenden auch die Infektion mit der BANGschen Krankheit. Hier kann nur die bakteriologische Untersuchung Klarheit schaffen. Diese ist auch das einzige Mittel, um die Differentialdiagnose des Paratyphus zu sichern. Man muß auch daran denken, daß das Serum des Typhuskranken auch die Paratyphusbacillen mitagglutinieren kann, ja, daß im Beginn des Typhus die Agglutination von Paratyphusbacillen stärker ausfällt als die der Typhusbacillen selbst. Die Wiederholung der Probe nach einigen Tagen ergibt dann eine viel stärkere Agglutination der Typhusbacillen.

Prophylaxe. Von der Prophylaxe ist hier nur so viel zu besprechen, als der Arzt bei der Behandlung eines Typhuskranken zu berücksichtigen hat. In den meisten Ländern ist der Typhus anzeigepflichtig, und in Deutschland sind die Fälle innerhalb 24 Stunden zu melden. In jedem Fall ist nach der Quelle der Infektion zu suchen, nach Krankheitsfällen in der Umgebung und früher überstandenem Typhus bei Angehörigen zu fragen; Familienglieder, die sich nicht wohl fühlen, sind zu untersuchen usw. Man erleichtert nicht nur dadurch dem beamteten Arzt seine Aufgabe, sondern man kann unter Umständen vor dessen Eingreifen einen Rekonvaleszenten oder Bacillenträger feststellen und das Auftreten neuer Fälle verhüten.

Zur Verhütung der Ansteckung in der Umgebung muß der Kranke sorgfältig isoliert werden. Am sichersten ist das Einweisen in ein Krankenhaus, aber auch im Hause kann der Patient isoliert werden, wenn ein besonderes Zimmer und die nötige Pflege zur Verfügung steht. Das Zimmer darf nur in besonderen Überkleidern betreten werden, und beim Verlassen sind die Hände sorgfältig zu desinfizieren. Im Krankenhaus ist die Isolierung in besonderen Zimmern nicht erforderlich, sofern Ärzte und Pflegepersonal am Bett des Patienten besondere Mäntel anziehen und nachher die Hände desinfizieren und alle übrigen Vorsichtsmaßregeln getroffen werden. Bei gehäuften Fällen ist dagegen die Unterbringung in Isolierabteilungen oder in besonderen Sälen, die später desinfiziert und wieder für den allgemeinen Gebrauch verwendet werden können, unbedingt notwendig. Da alles, was der Patient berührt hat, infiziert sein kann, müssen nicht nur nach jedem Berühren des Patienten oder des Bettes die Hände desinfiziert werden, sondern auch das Eßgeschirr und namentlich Stuhl und Urin. Der Stuhl muß mit Lysol übergossen oder mit der gleichen Menge Kalkmilch, Kresol od. dgl. versetzt werden, ebenso der Urin. Die Bett- und Leibwäsche und die vom Pflegepersonal benützten Mäntel müssen mindestens 2 Stunden lang in Gefäße mit Sublimat, Lysol- oder Kresollösung gelegt werden. Diese Isolierung ist so lange durchzuführen, bis mindestens 3malige Untersuchung des Stuhls und Urins im Abstand von je 1 Woche keine Bacillen mehr ergeben hat. Wenn das zu lange dauert und wenn anzunehmen ist, daß der Patient Dauerausscheider bleibt, so darf die Isolierung aufgehoben werden, vorausgesetzt, daß der Patient über die Gefahr, die er für seine Umgebung bildet, aufgeklärt und über die zu beachtenden Vorsichtsmaßregeln (Desinfektion der Hände nach jeder Berührung der Analgegend, Desinfektion der Wäsche) unterrichtet ist. Diese Belehrung kann auch dem Amtsarzt überlassen werden, dem jeder aus der Behandlung entlassene, noch Bacillen ausscheidende Rekonvaleszent zu melden ist. Bestehen Symptome eines chronischen Gallensteinleidens, so ist die operative Entfernung der Gallensteinblase zu empfehlen, die in einzelnen, aber keineswegs in allen Fällen die Ausscheidung beseitigt.

Für die Krankenpflege sind womöglich solche Personen zu verwenden, die schon Typhus durchgemacht haben oder vor weniger als einem Jahre gegen Typhus geimpft worden sind. Die Vaccination des neu zu verwendenden Pflegepersonals hat den Nachteil, daß der Schutz erst nach 2—3 Wochen wirksam wird. Ob die Immunisierung durch Verschlucken von Impfstoff in Kombination mit Galle diese Nachteile nicht hat, und ob sie überhaupt wirksam ist, ist noch nicht entschieden.

Über die Frage der Typhusschutzimpfung muß auf die Lehrbücher der Hygiene verwiesen werden. Hier sei nur erwähnt, daß sie jedem zu empfehlen ist, der sich in durchseuchte Gegenden begibt.

Therapie. Eine *spezifische* Therapie des Typhus besitzen wir nicht. Die Immunsera haben sich bisher nicht wirksam erwiesen, ebensowenig die Vaccinebehandlung, die nicht einmal theoretisch begründet ist. Auch die Chemotherapie und die Reizkörpertherapie haben noch keine einwandfreien Erfolge gezeigt. Dagegen kann eine unspezifische Behandlung manchem Patienten das Leben retten und die Krankheit milder gestalten.

Das wichtigste ist eine gute *Krankenpflege.* Deshalb ist auf geübtes und zuverlässiges Pflegepersonal großes Gewicht zu legen. Gute Lagerung im Bett, Sorgfalt bei jeder Umlagerung, Hautpflege und gründliche Reinigung sind zur Vermeidung von Decubitus, Furunkulose usw. notwendig. Von Zeit zu Zeit muß der Patient auf die Seite gelegt werden, damit keine Hypostasen entstehen. Frühzeitig ist ein Wasserkissen unterzulegen. Die Bettruhe muß so lange durchgeführt werden, bis die Gefahr eines Rezidivs vorbei ist, bei mittelschweren Fällen etwa 10 Tage nach der Entfieberung. Wenn der Patient wieder aufstehen darf, so hat das schrittweise zu geschehen. Tritt dabei Temperaturansteigerung auf, ist wieder Bettruhe erforderlich.

Besondere Bedeutung hat die *Mundpflege*. Zähne, Zunge und Mund müssen sorgfältig gereinigt werden. Zerstäuben von Wasser, Borwasser usw. in die Nase mit Hilfe eines Sprays, mehrmals täglich, hält die Nase durchgängig und vermindert die Gefahr von Aspirationspneumonien. Wenn der Kranke trotzdem durch den Mund atmet, ist die Aufstellung eines Bronchitiskessels empfehlenswert.

Die *Diät* muß sich von der bei anderen Infektionskrankheiten anzuwendenden deshalb unterscheiden, weil der Abdominaltyphus lange dauert und die Gefahr der Unterernährung größer ist als bei einer kurz dauernden Krankheit. Daher muß von Anfang an für möglichst reichliche Calorienzufuhr gesorgt werden. Die früher herrschende Angst vor einer Reizung der Geschwüre durch feste Kost ist unberechtigt, weil der Dünndarminhalt flüssig ist und den Dünndarm rasch verläßt. Natürlich dürfen keine gröberen, im Magen-Darmkanal nicht aufgelösten Pflanzenbestandteile darin vorhanden sein. Man wird deshalb auf Gemüse und Obst verzichten. Solange der Kranke feste Nahrung zu sich nimmt, und wenn er im Stadium des absteigenden Fiebers und in der Rekonvaleszenz wieder Bedürfnis nach festerer Nahrung hat, kann man ruhig gehacktes bindegewebearmes Fleisch, Eierspeisen, Zwieback oder Semmeln, Breie usw. geben. Wenn er feste Nahrung verweigert, so muß man suchen ihm möglichst viel Calorien in flüssiger Form beizubringen. $1-1^1/_2$ l Milch, $^1/_4$ l Sahne, mindestens 4 Eier im Tage, Schleimsuppen, dünne Breie von Mondamin, Paidol usw. ergeben oft eine genügende Nahrung, ohne daß sie 2 l Flüssigkeit übersteigt. Alkohol in Form von Wein oder Eierkognak in mäßiger Menge ist eine wertvolle Calorienzugabe, wenigstens wenn die Patienten an Alkohol gewöhnt sind. Die Flüssigkeitsmenge soll womöglich nicht unter 2 l bleiben, dieses Maß aber auch nicht wesentlich überschreiten. Kohlensäurehaltige Getränke sind zu vermeiden, dagegen sind Fruchtsäfte zweckmäßig, namentlich wenn Obstipation besteht. Bei Durchfall ist der Zusatz von Kakao, Hygiama, Ovomaltine angezeigt. Häufiger Durchfall, Meteorismus und Darmblutungen machen eine wesentliche Reduktion der Milch notwendig. Nach einer stärkeren Darmblutung ist es am besten, die Nahrungszufuhr für 1—2 Tage ganz einzustellen und nur Eisstückchen, höchstens $^1/_2$ l eisgekühlter Milch zu geben. Am 3. Tage kann man die Milchmenge auf $^3/_4$ l steigern und 2 Eier zufügen. Dann vermehre man bis zum 6. Tage die Zahl der Eier täglich um eines, die Milchmenge bis auf 1 l, um von da an die Nahrung reichlicher zu gestalten.

Die *Bäderbehandlung* des Typhus hatte nach ihrer Einführung durch den Stettiner Arzt BRANDT im Jahre 1861 eine solche Herabsetzung der Mortalität zur Folge, daß man der durch die kalten Bäder herbeigeführten Temperaturherabsetzung einen heilenden Einfluß auf den Krankheitsprozeß zuschrieb. Später hat sich gezeigt, daß nicht das Sinken der Körpertemperatur, sondern die anderen Wirkungen des Bades die Hauptsache sind, wie S. 179 ausgeführt wurde. Man verfährt deshalb nach den dort angegebenen Regeln und verabfolgt täglich 1—2 Bäder von 10—15 Minuten. Nach dem Bade soll man das Aufhellen des Bewußtseins benützen, um den Patienten Nahrung zuzuführen.

Kontraindiziert sind die Bäder bei Herzschwäche, starkem Meteorismus, drohender Blutung oder Perforation, höherem Alter, bei Komplikationen, z. B. Pneumonie, Thrombose usw. Dann sind unter Umständen kalte Wickel zweckmäßig, die man viertelstündlich wechselt. Auch Antipyretica sind dann zu versuchen, da durch die Erniedrigung der Temperatur das Bewußtsein aufgehellt, die Pflege und die Ernährung erleichtert wird (vgl. S. 179f.). Es ist möglich, durch dauernde Darreichung eines Antipyreticums (z. B. Causyth) die Temperatur dauernd niedrig zu halten und den Verlauf wesentlich milder zu gestalten, aber diese Behandlung ist wegen der Gefahr der Kollapse recht schwierig.

Auch gegen Kopfschmerzen leisten die Antineuralgica oft gute Dienste. Bei *Kollaps* sind Injektionen von Herz- und Gefäßmitteln notwendig. Die gleichen Mittel gebe man in kleineren Dosen, wenn Cyanose, hohe Frequenz und schlechte Beschaffenheit des Pulses eine gefährliche Zirkulationsschwäche anzeigen. Dagegen hat dauernde Digitalisbehandlung keinen Zweck. Ebenso zwecklos ist die Fortsetzung der Anwendung von Herz- und Gefäßmitteln im Stadium des Temperaturabfalles oder in der Rekonvaleszenz.

Die *Obstipation* darf nur im Beginn des Typhus durch Abführmittel bekämpft werden. Später sind Klystiere zweckmäßiger. Bei starkem *Durchfall* kann man Tannigen, Tannalbin, Wismut usw. versuchen. Opium verwende man nur mit großer Vorsicht, da es leicht Meteorismus erzeugt.

Die Behandlung der *Darmblutung* durch Diät wurde oben erwähnt. Als Medikament kommen in erster Linie Opiate in Frage, um den Darm ruhigzustellen. Dabei tritt freilich Meteorismus auf, der aber keine Bedeutung hat, wenn er nicht allzu stark wird. Wird er zu ausgedehnt, so ist das Opium zu reduzieren oder wegzulassen. Innerliche Mittel zur Blutstillung sind unsicher. Man kann Plumbum aceticum in Dosen von 0,02—0,03 versuchen. Im übrigen kommen die im Kapitel „Allgemeine Therapie" erwähnten Maßnahmen gegen die Blutung in Betracht.

b) Paratyphus.

Wie schon erwähnt wurde, ist am Ende des letzten Jahrhunderts, zuerst von Schottmüller, nachgewiesen worden, daß ähnliche Erkrankungen wie Abdominaltyphus durch Bacillen hervorgerufen werde, die dem Typhusbacillus sehr ähnlich sind, aber sich von ihm durch Kultur und Agglutination unterscheiden lassen. Bald wurden 2 Typen A und B unterschieden, und man erkannte auch, daß der Paratyphusbacillus außer typhusähnlichen Krankheitsbildern auch ganz andere Affektionen hervorrufen kann, ja daß viele Fälle von choleraähnlichen Erkrankungen („Cholera nostras") auf einer Infektion mit Paratyphusbacillen beruhen. Dann gelang die Abtrennung weiterer Arten vom Paratyphus B durch die Agglutination (vgl. S. 232), teilweise auch durch feinere kulturelle Unterscheidung. Schon früh lernte man den schon 1888 von Gärtner entdeckten und Bact. enteritidis genannten Bacillus durch die Agglutination vom Paratyphusbacillus B abtrennen. Später hat man auch ein vom B-Bacillus Schottmüller nur schwer unterscheidbares Bacterium als B. enteritidis Breslau abgetrennt, und heute kennen wir eine große Menge verschiedener Stämme, von denen die genannten die wichtigsten sind.

Wir haben gesehen, daß auch der Typhus abdominalis bisweilen wie eine akute Gastroenteritis verlaufen kann. Während aber der Typhus abdominalis nur ausnahmsweise diesen Verlauf zur Folge hat und die Regel eine mehrere Wochen dauernde Erkrankung ist mit kontinuierlichem Fieber und typischer Darmveränderung, Lokalisation an den Peyerschen Platten und Geschwürsbildung, ist beim Paratyphus dieser Verlauf verhältnismäßig selten, dagegen eine akute, in wenigen Tagen ablaufende heftige Reizung des Magen-Darmkanals mit unspezifischer Entzündung der Darmschleimhaut die Regel. Auch fibrinöse Darmentzündung, selbst mit ruhrähnlichen Geschwüren kommt vor, wobei allerdings nicht immer zu entscheiden ist, ob nicht etwa eine Kombination mit echter Ruhr vorliegt. Die unspezifische Darmentzündung kann auch mit typhöser Veränderung in den Peyerschen Platten *kombiniert* sein.

Die Unterschiede im klinischen Krankheitsbild sind sicher zum großen Teil durch die verschiedenen Krankheitserreger bedingt. So scheint B. paratyphi A fast nur typhusartigen Verlauf, B. enteritidis „GÄRTNER" und „Breslau" fast nur akute Gastroenteritis hervorzurufen. Aber bei Massenerkrankungen aus der gleichen Infektionsquelle können beide Formen und Mischformen auftreten, z. B. bei Paratyphus B SCHOTTMÜLLER. Wir haben also eine ganze Reihe von Bacillen anzunehmen, die bald mehr typhöse, bald mehr gastroenteritische Krankheitsbilder erzeugen. Am einen Ende der Reihe steht der Typhusbacillus mit fast ausschließlich typhösem, am anderen Ende das Bact. enteritidis „Breslau" mit fast ausschließlich gastroenteritischem Verlauf.

Epidemiologisches. Der Paratyphus scheint in der ganzen Welt verbreitet zu sein und kommt auch in den Ländern recht häufig vor, in denen kein Typhus herrscht. Zum Teil beruht das darauf, daß der Paratyphus eine Erkrankung nicht nur des Menschen, sondern auch der Tiere, namentlich der Haustiere ist. Auch in dieser Beziehung bestehen Unterschiede zwischen den einzelnen Bakterien. Das B. paratyphi A und das B. paratyphi B SCHOTTMÜLLER scheinen fast nur den Menschen krank zu machen, während die Enteritisbakterien unter den Nutztieren sehr verbreitet sind und große Seuchen bedingen, aber nur ausnahmsweise den Menschen befallen, nämlich wenn ihr Fleisch ungenügend gekocht genossen wird oder ihr Darminhalt Speisen oder Getränke verunreinigt. Deshalb kann Fleisch von notgeschlachteten oder auch scheinbar gesunden Tieren, Milch, Butter (bzw. Speisen aus ungekochter Milch und Butter), rohe Enteneier, Wasser auf Viehweiden usw. eine Infektionsquelle bilden. Wie beim echten Typhus können auch beim Paratyphus die Nahrungsmittel durch Bacillenträger infiziert werden, was infolge der Vermehrung der Bacillen in den Speisen (Konserven, Hackfleisch, Kartoffelsalat usw.) zu heftigen Gruppenepidemien führen kann.

Aus diesen Gründen sind Gruppenepidemien häufig, in der Regel aber auf wenige Individuen beschränkt (seltener Massenerkrankungen), oft ohne weiteres als Nahrungsmittelvergiftungen erkennbar. Noch häufiger sind Einzelfälle, deren Quelle oft nicht zu finden ist. Es ist möglich, daß ein Teil dieser Fälle durch Paratyphusbacillen bedingt ist, die schon lange im Darm des Menschen weilten, aber erst durch irgendeine Schädigung des Körpers in den Stand gesetzt wurden, in das Lymphsystem der Darmwand einzudringen, wie wir das von den Schlachttieren kennen, bei denen z. B. eine puerperale Erkrankung durch Streptokokken eine Überschwemmung des Körpers mit Paratyphusbacillen zur Folge haben kann (sekundäre Tierparatyphosen). Bisweilen kann sich eine „sekundäre" Gastroenteritis paratyphosa an eine Angina, einen Scharlach oder dergleichen anschließen. Kontaktinfektionen sind im Gegensatze zum echten Typhus recht selten.

Symptomatologie. Wir können beim Paratyphus 2 Gruppen von Krankheitsbildern unterscheiden, die zwar durch Übergangsformen miteinander verbunden, aber in der Mehrzahl der Fälle scharf voneinander getrennt sind. Außerdem kann der Paratyphusbacillus auch die Erkrankung anderer Organe als des Magen-Darmrohres erzeugen.

a) Paratyphus abdominalis. Als Paratyphus abdominalis bezeichnet man die Krankheit, die klinisch und pathologisch nicht von einem Typhus abdominalis zu unterscheiden ist und nur durch bakteriologische Untersuchung von ihm getrennt werden kann. In unseren Gegenden wird der Paratyphus abdominalis am häufigsten durch den Paratyphusbacillus B SCHOTTMÜLLER verursacht, im Orient durch den B. Paratyphi A. In ihrem Verlauf zeigt die Krankheit gegenüber dem typischen Typhus abdominalis gewisse Unterschiede. Die *Inkubation* ist im allgemeinen kürzer (meistens 3—6 Tage), der *Krankheits-*

verlauf in der Regel milder, das Fieber dauert selten länger als 3 Wochen, Rezidive sind seltener. Die Krankheit beginnt meistens rascher, und nicht selten ist Schüttelfrost. Roseolen finden sich nicht so regelmäßig. Milz- und Blutveränderungen sind prinzipiell gleich wie beim Typhus abdominalis, nur in der Regel weniger stark ausgeprägt, entsprechend dem milderen Verlauf. Gefährliche Darmblutungen oder gar Perforation sind recht selten. Die Mortalität beträgt für den Paratyphus A kaum 2%, für den Paratyphus B noch weniger.

b) Gastroenteritis paratyphosa. Sie wird am häufigsten durch Nahrungsmittelinfektionen mit dem B. enteritidis GÄRTNER oder mit dem Breslau-Typ des B. paratyphi B hervorgerufen. Nach einer Inkubation von wenigen Stunden oder 1—2 Tagen, seltener später, beginnt die Krankheit mit Übelkeit, Brechreiz, oft auch Singultus, Leibschmerzen und führt meistens rasch zu heftigem Erbrechen und Durchfall. Nicht selten entsteht an den Lippen ein Herpes. Auch urtikarielle oder scharlachähnliche Ausschläge und Roseolen kommen vor. Die Temperatur steigt meistens rasch, oft mit Schüttelfrost, beginnt aber meistens schon am 2. Tage lytisch zu sinken. Trotzdem dauern die Diarrhöen oft noch weiter, und der Allgemeinzustand kann sich weiter verschlimmern. Durst, Trockenheit im Munde, Erbrechen und profuse Durchfälle mit heftigen Tenesmen können die Kranken furchtbar quälen. Der Leib ist gespannt oder eingefallen, die Bauchdecken fühlen sich oft teigig an. Die Milz wird mehr oder weniger geschwollen. Infolge Wasserverlustes kann es zu schwerer Prostration und zu heftigen Wadenschmerzen kommen und das Krankheitsbild der richtigen Cholera entstehen. Solche Fälle waren schon vor der Entdeckung des Cholerabacillus bekannt und führten dazu, neben der epidemischen „Cholera indica" eine „Cholera nostras" zu unterscheiden. Innerhalb von 2—4 Tagen kann diese Krankheit unter Kreislaufsschwäche zum Tode führen.

Doch ist das selten, und in der Regel wird das Krankheitsbild nicht so heftig. Vom 3. oder 4. Tage an tritt Besserung ein, und nach kurzer Zeit befindet sich der Patient in voller Rekonvaleszenz. Recht häufig sind *leichte* Fälle von rasch vorübergehendem Brechdurchfall mit geringem Fieber, die sich aber nach mehr oder weniger heftigen Initialsymptomen über mehrere Wochen hinziehen oder nach scheinbarer Heilung Rezidive zeigen können.

Die *Prognose* ist in den einzelnen Fällen so verschieden, daß keine allgemeine Letalitätszahlen angegeben werden können. Bei Nahrungsmittelvergiftungen größeren Umfanges stirbt bisweilen ein größerer Teil der Erkrankten, bisweilen kein einziger. Die meisten Einzelerkrankungen verlaufen günstig, aber in den größeren Krankenhäusern kommen fast jedes Jahr einige Todesfälle an Gastroenteritis paratyphosa vor.

Im Einzelfalle ist die Prognose um so ernster, je heftiger Durchfall und Erbrechen sind, namentlich je länger sie dauern und je frequenter und kleiner der Puls ist.

c) Übergangs- und Mischformen. Bisweilen beginnt die Erkrankung wie eine akute Gastroenteritis und nimmt nach den ersten Tagen einen typhusähnlichen Verlauf. Oder die Fieberkurve ist typhusähnlich, während Erbrechen, Durchfälle und Leibschmerzen bis zum Temperaturabfall bestehen. Auch Mischinfektionen mit mehreren Bakterien kommen vor.

Andere Lokalisationen des Paratyphus. In seltenen Fällen werden bei chronischer Cholecystitis mit oder ohne Steinbildung, bei Cystopyelitis, selbst bei Meningitis und bei puerperalen Infektionen Paratyphusbacillen in den erkrankten Organen, im Eiter, in den Ausscheidungen, sogar im Blut als einzige Mikroorganismen gefunden, so daß sie als Erreger der Krankheit angesprochen werden müssen. In der Mehrzahl der Fälle kann man das dadurch erklären, daß der Kranke früher einmal, vielleicht unbemerkt, einen Paratyphus durchgemacht hat, während dessen die Bacillen auf dem Blutwege aus dem Darmkanal in ein entferntes Organ gelangt sind und sich hier festgesetzt haben. Puerperale Infektionen müssen eher so gedeutet werden, daß der Paratyphus als Verunreinigung in die Wunde eingedrungen ist und ausnahmsweise als Eitererreger wirken kann.

Diagnose. Die Diagnose kann bei einer typhusverdächtigen Erkrankung oder bei einer akuten Gastroenteritis nur durch den Nachweis des Erregers oder durch die Agglutination gestellt werden. Deshalb soll man möglichst bald Blut und Stuhl, evtl. auch Urin entnehmen und zur Untersuchung einsenden, wie beim Typhus abdominalis besprochen wurde. Auch für den Paratyphus gilt, daß ein negatives Ergebnis nichts beweist, sondern nur zur Wiederholung der Untersuchung Veranlassung geben soll, und daß bisweilen erst eine positive Agglutination in der Rekonvaleszenz nachträglich die Diagnose klärt (vgl. auch S. 124).

Prophylaxe. Da der Paratyphus nur selten zu Kontaktinfektionen Veranlassung gibt, sind bei der Krankenpflege, wenigstens in leichten Fällen keine so rigorosen Vorschriften notwendig wie beim Typhus abdominalis. Da aber Kontaktinfektionen nicht ganz ausgeschlossen sind, muß man die Umgebung doch auf die Möglichkeit aufmerksam machen und verlangen, daß nach jeder Berührung des Kranken oder seines Bettes die Hände gereinigt und die Dejektionen mit Vorsicht behandelt werden.

In jedem Falle soll man auch suchen die Infektionsquelle festzustellen. Da, wo der Paratyphus anzeigepflichtig ist, muß selbstverständlich jeder Fall angezeigt werden, sobald die Diagnose sicher ist. Auch wenn nur Verdacht besteht, so kann es zweckmäßig sein, solche Fälle möglichst rasch anzuzeigen, nämlich wenn man davon Kenntnis erhält, daß gleichzeitig noch ähnliche Fälle aufgetreten sind, weil nur eine möglichst rasche Untersuchung zur Ermittlung und evtl. Beseitigung der Quelle führen kann.

Therapie. Da wir keine spezifische Therapie kennen, ist die Behandlung je nach der Form der Erkrankung die gleiche wie beim Typhus abdominalis und bei der unspezifischen Gastroenteritis, unter Umständen wie bei der Cholera (vgl. diese Krankheit).

c) Andere Nahrungsmittelvergiftungen.

Schon lange hat man beobachtet, daß nach Genuß verdorbener Nahrungsmittel schwere Erkrankungen auftreten können, und früher faßte man sie als Intoxikation durch die Fäulnisprodukte auf. Tatsächlich ist es auch gelungen, aus Nahrungsmitteln, die eine Gruppenvergiftung hervorriefen, Produkte von Staphylokokken zu gewinnen, die beim Menschen schwere gastrointestinale Reizung und Kollaps, jedoch ohne Fieber, hervorriefen. Aber meistens verläuft die Krankheit mit Fieber, und schon das deutet auf einen bakteriellen Ursprung, auf eine durch den Genuß verdorbener Nahrungsmittel erfolgte Infektion mit Mikroorganismen hin. Die gewöhnlichen Fäulniserreger sind nicht pathogen, und in vielen Fällen von Massenvergiftungen mit Nahrungsmitteln lassen sich als Ursache Erreger in Nahrungsmitteln nachweisen, die äußerlich durchaus nicht verdorben erscheinen. Wir müssen deshalb annehmen, daß solche Vergiftungen durch Mikroorganismen hervorgerufen werden, die an sich mit Fäulnis gar nichts zu tun haben, aber unter den Bedingungen, unter denen sich Fäulnis entwickelt, sich in den Nahrungsmitteln vermehren können.

Die in verdorbenen Nahrungsmitteln entstandenen Fäulnisprodukte verursachen Erbrechen und Durchfall, der rasch vorübergeht, wohl auch entzündliche Reizung der Schleimhaut, aber kaum Fieber. Sobald nennenswertes Fieber auftritt, müssen wir die Wirkung spezifischer Infektionserreger annehmen. Freilich kann durch die durch Fäulnisprodukte verursachte Schleimhautschädigung das Eindringen von Bacillen erleichtern, und es ist sogar möglich, daß harmlose Darmschmarotzer dabei pathogen werden können, vielleicht dadurch, daß sie aus den tiefen Darmabschnitten, wo sie als unschädliche Saprophyten hausen, auf der entzündeten Schleimhaut bis ins Jejunum und noch weiter hinauf wandern. Einzelne Fälle von fieberhafter Gastroenteritis nach Genuß verdorbener Nahrungsmittel sind wohl so zu erklären. Für die große Mehrzahl von Nahrungsmitteln müssen wir aber als Ursache der Krankheit spezifische Mikroorganismen annehmen. Es ist möglich, daß bisweilen die erst in neuerer Zeit bekanntgewordenen Paratyphusarten nicht erkannt werden, weil deren serologischer Nachweis kompliziert ist und nur in wenigen Laboratorien durchgeführt werden kann, es ist aber wahrscheinlicher, daß es Erreger gibt, die wir noch nicht kennen. Sehr oft findet man im Stuhl solcher Patienten atypische Colibakterien, die wohl als Erreger in Betracht kommen.

Die bestbekannte Form von Nahrungsmittelvergiftung, die nicht durch bakterielle Infektion des Menschen, sondern durch Aufnahme einer giftigen Substanz bedingt ist, ist der

Botulismus.

Der *Bacillus botulinus,* ein streng anaërob wachsender Mikroorganismus, vermehrt sich weder im menschlichen noch im tierischen Organismus, dagegen leicht im Inneren von Nahrungsmitteln wie Würsten, Pasteten, Schinken und in luftdicht verschlossenen Konserven. Sonst wurde er bisher in Hof- und Gartenerde, auch in normalem Tierkot gefunden. Die von ihm befallenen Speisen weisen oft, aber nicht immer, einen ranzigen Geruch oder Fäulniserscheinungen auf. Er bildet ein sehr wirksames Toxin (vgl. S. 87 f.), und dieses wird beim Menschen aus dem Magen-Darmkanal resorbiert und ruft heftige Krankheitserscheinungen hervor.

12—36 Stunden nach der Aufnahme der infizierten Speise, bisweilen auch später, selten noch früher, tritt unter allgemeinem Krankheitsgefühl, Kopfschmerz und Reißen in den Gliedern Erbrechen auf, bisweilen auch Durchfall, der bald in Obstipation übergeht. Kurz darauf stellen sich charakteristische Störungen des Zentralnervensystems ein. Zuerst klagt der Patient über undeutliches Sehen, dann über Doppelbilder. Die Akkommodation ist gelähmt, die Pupille erweitert, einzelne Bulbusmuskeln gelähmt, besonders Rectus externus und Obliquus superior. Ptosis wird sichtbar. Dann stellt sich Trockenheit der Konjunktiven, der Nasen- und Mundschleimhaut ein, bisweilen versiegen die Speichel- und Schweißsekretion. Das schlimmste ist aber eine Lähmung der Schlund- und Speiseröhrenmuskulatur, manchmal auch des Gaumensegels. Der Kranke kann zuerst nur schwer, dann gar nicht mehr schlucken. Auch Schwerhörigkeit, Facialislähmung, Blasen- und Mastdarmstörungen kommen vor. Selten führt eine Atemlähmung in den ersten Tagen zum Tode, häufiger sterben die Kranken später (bis zu drei Wochen) an Entkräftung oder an Pneumonie. In diesem Fall kann auch Fieber auftreten, während die Temperatur sonst subnormal ist. Wenn die Krankheit ausheilt, so verschwinden die Symptome in umgekehrter Reihenfolge, wie sie gekommen sind. Rudimentäre Erkrankungen kommen bei den meisten Gruppenerkrankungen vor.

Die Diagnose ist in ausgesprochenen Fällen leicht. Gegenüber Atropin- und Hyoscinvergiftung ist das Vorhandensein einer Inkubation und das Fehlen von Delirien und anderen Bewußtseinsstörungen wichtig. Schwieriger ist die Differentialdiagnose gegenüber Methylalkoholvergiftung, die allerdings selten Augenmuskellähmungen, dagegen oft Bewußtlosigkeit und Krämpfe erzeugt. Encephalitis lethargica wurde anfangs bisweilen für Botulismus gehalten, kann aber, seitdem ihre Symptome bekannt geworden sind, kaum mehr damit verwechselt werden. Auch der Tierversuch kann zu Hilfe genommen werden, denn in einem Fall genügten 2 ccm Patientenserum, um ein Meerschweinchen tödlich zu vergiften.

Die Prognose ist immer ernst. Im Durchschnitt von 298 in Deutschland von 1897 bis 1919 bekanntgewordenen Fällen betrug die Sterblichkeit 16%, aber bisweilen kommen Gruppenerkrankungen vor, bei denen alle Patienten sterben.

Die Therapie hat sich bisher auf Magenausspülungen, Abführen und Verdünnung der Giftkonzentration im Blut durch Aderlaß und Kochsalzinfusion beschränkt. Nachdem aber die Herstellung eines antitoxischen Serums aus Ziegen gelungen ist, sollte dieses immer versucht werden (Institut Robert Koch, Höchster Farbwerke). Ein Erfolg ist jedoch nur bei Einspritzung im Inkubationsstadium und bei Verwendung großer Dosen wahrscheinlich.

6. Febris undulans (Brucellosis).

Der Name Febris undulans wurde ursprünglich für das zuerst in Malta beobachtete sog. Maltafieber oder Mittelmeerfieber gebraucht, als man entdeckt hatte, daß die gleiche Krankheit nicht nur in den Mittelmeerländern, sondern auch in Amerika vorkommt. Seit 1924 hat sich aber gezeigt, daß es neben der durch den Micrococcus melitensis verursachten Krankheit eine ähnliche Krankheit gibt, die in manchen Ländern neben dem „Maltafieber" auftritt, die aber auch in solchen Ländern vorkommt, in denen Maltafieber noch nicht beobachtet wurde. Die beiden Krankheiten haben so viel Ähnlichkeit, daß es zweckmäßig ist, den Namen Febris undulans für beide beizubehalten. Gemeinsam sind beiden Krankheiten die meisten Symptome und ein ähnlicher, wenn auch verschieden schwerer Verlauf, die Übertragung von Haustieren auf den Menschen (beim Maltafieber von der Ziege, bei der BANGschen Infektion vom Rind) und die Ähnlichkeit des Erregers, der bei beiden Krankheiten nur ganz geringe Unterschiede zeigt. In Amerika ist eine dritte, ganz ähnliche Krankheit entdeckt worden, die durch Übertragung des Erregers vom Schwein auf den Menschen entsteht. Man bezeichnet deshalb alle Krankheiten nach dem charakteristischen Symptome als Febris undulans und unterscheidet eine Febris undulans caprina (Maltafieber, Mittelmeerfieber), bovina (BANGsche Infektion), porcina.

Der *Erreger* ist ein kleiner, rundlicher oder länglicher Mikroorganismus, der zuerst 1887 von BRUCE auf der Insel Malta bei einer dort herrschenden Krankheit gefunden und Micrococcus melitensis genannt wurde. 1896 entdeckte BANG in Kopenhagen beim seuchenhaften Abort der Rinder als Erreger den Bacillus abortus infectiosi bovis, dessen Ähnlichkeit mit dem Micrococcus melitensis von Anfang an auffiel. Morphologisch lassen sich beide Bakterien nicht voneinander trennen, auch serologisch nur schwierig. Dagegen gibt es kulturelle Unterschiede. In serologischer Beziehung zeigen beide Mikroorganismen Unterschiede, aber auch weitgehende Ähnlichkeiten. Beide können beim Menschen durch den Genuß ungekochter Milch der infizierten Tiere oder durch die Aufnahme von Nahrungsmitteln, die mit solcher Milch oder Sahne hergestellt sind, den Ausbruch der Krankheit hervorrufen. Aber auch durch kleine Hautverletzungen (vielleicht sogar durch die unverletzte Haut) kann der Erreger eindringen. Von amerikanischer Seite ist vorgeschlagen worden, alle diese Mikroorganismen als *Brucella* zu beziehen und eine Brucella melitensis, abortus usw. zu unterscheiden.

Die einzelnen Bruellarten sind keineswegs auf die von ihnen bevorzugten Tierarten beschränkt, sondern können auch andere infizieren, so Br. melitensis auch Schafe, Kühe und Pferde, Br. porcina auch Rindvieh und Pferde.

Die meisten Erkrankungen nördlich der Alpen beruhen auf Infektion mit dem BANG-Bacillus, doch kommen auch solche mit Br. melitensis und Br. porcina vor, verlaufen aber anscheinend immer wie die BANGsche Krankheit.

a) Maltafieber (Mittelmeerfieber, Febris undulans caprina).

Die Krankheit wurde zuerst auf der Insel Malta eingehend beobachtet, wo der größte Teil der Bevölkerung von ihr ergriffen war und wo sie auch heute noch besonders herrscht. Dann entdeckte man sie in allen Ländern um das Mittelmeer, später auch in anderen Erdteilen, namentlich in Amerika. In nördlichen Ländern fehlt sie fast ganz, und es sind nur ganz vereinzelte autochthone Fälle beobachtet worden. Fast ausnahmslos läßt sich die Entstehung nach Genuß ungekochter *Ziegenmilch* oder aus solcher bereiteter Speisen nachweisen. Die Ziegen, von denen diese Milch kommt, beherbergen entweder Bacillen im Blut oder zeigen wenigstens positive Agglutination, sind aber in der Rege nicht krank.

Symptomatologie. Nach einer Inkubation von meistens 6—15 Tagen beginnt die Krankheit gewöhnlich allmählich mit Kopfschmerzen und Fieber. Die Zunge ist stark belegt, der Leib aufgetrieben und druckempfindlich, und bald werden Leber und Milz geschwollen. Das Fieber hat einen remittierenden Typus und wird von starkem Schweiß begleitet. Erbrechen und Durchfall treten auf und können sehr heftig werden. Oft besteht auch Bewußtseinstrübung. Der Puls ist verhältnismäßig langsam, aber es kann auch Herzschwäche mit Tachykardie auftreten und zum Tode führen. In der Mehrzahl der Fälle geht aber nach 10 Tagen oder nach einigen Wochen die Temperatur wieder herunter.

Damit ist die Krankheit nicht geheilt, sondern bald steigt die Temperatur wieder. In diesem Anfall treten Schmerzen und Schwellungen in einzelnen Gelenken auf, nicht selten Neuralgien und Neuritis, in manchen Fällen auch Hodenentzündungen, die mit Atrophie des Organs ausheilen können. Solche Anfälle wiederholen sich meistens noch mehrmals. Aber auch in den Zwischenzeiten zeigt die Temperatur starke Tagesschwankungen. Allmählich tritt eine Anämie auf, die Patienten kommen stark herunter, nehmen an Gewicht ab und werden elend, bekommen auch oft Ödeme. Aber selten führt diese Schwächung des Körpers zum Tode, sondern in der Regel heilt sie innerhalb eines Jahres definitiv aus. Doch können auch noch nach Jahren gelegentlich schmerzhafte Gelenkschwellungen auftreten.

Die *Letalität* wird von einzelnen Autoren mit 2%, von anderen mit 6—10% angegeben.

Die **Diagnose** kann bisweilen durch Züchtung des Erregers aus dem Blut gesichert werden. Regelmäßiger gelingt der Nachweis durch die Agglutination. Doch dürfen erst Werte von mehr als 1:50—1:100 als beweisend betrachtet werden.

Als **Therapie** hat man Injektionen von Kulturen abgetöteter Bacillen empfohlen.

b) BANGsche Krankheit (Febris undulans bovina).

Obschon die Verbreitung des seuchenhaften Abortes beim Rindvieh schon Jahrzehnte bekannt ist und der Erreger schon 1896 gefunden wurde, war man bis vor wenigen Jahren der Ansicht, daß der BANGsche Bacillus für den Menschen unschädlich sei. Erst 1924 wurde der erste Fall einer Infektion beim Menschen in Amerika beobachtet, und seither hat man auch in Europa immer mehr Erkrankungen entdeckt, ganz besonders in Dänemark, aber auch in Deutschland, in Holland, in der Schweiz usw. Es scheint, daß der BANGsche Bacillus früher für den Menschen weniger gefährlich war, es ist aber auch möglich, daß Fälle, die man früher als Fieber unbekannter Ursache angesehen oder anders gedeutet hat, heute richtig erkannt werden, namentlich mit Hilfe der Agglutination.

Es erkranken vorwiegend Landwirte und ihre Familien, Tierärzte und andere Personen, die in Ställen zu tun haben, wo seuchenhafter Abort vorkam, besonders solche, die mit der Behandlung von Rinderabort beschäftigt waren, auch Metzger. Ein großer Teil der Ansteckungen erfolgt durch Verletzungen mit Infektion der Wunde, ohne daß an der Haut Spuren zurückbleiben müssen. Selten sieht man an der Infektionsstelle ein Erythem oder eine Blase, etwas häufiger sind die regionären Lymphdrüsen geschwollen. Die Mehrzahl der

Erkrankungen ist auf das Trinken bacillenhaltiger Milch zurückzuführen. Deshalb kann jedermann erkranken, der ungekochte Milch oder Sahne genossen hat, wenn in der Gegend seuchenhafter Abort vorkommt, was praktisch in unseren Ländern überall der Fall ist. Es ist nicht nötig, daß die Kühe selbst vor kurzem Aborte durchgemacht haben müssen, da die Bacillen noch Jahre in den Tieren weiterleben können und die Krankheit mit Ausnahme der Unterbrechung der Schwangerschaft sozusagen keine Symptome macht. Auch ganz gesunde Tiere können Bacillenträger sein und Bakterien mit der Milch ausscheiden. Auffallenderweise erkranken Kinder sehr selten, selbst in Gegenden, wo sie viel verseuchte rohe Milch genießen, sondern vorwiegend Menschen von 20—40 Jahren, unter diesen begreiflicherweise mehr Männer als Frauen.

Symptomatologie. Als Inkubation nimmt man in der Regel 6—20 Tage an. Sie kann noch kürzer sein, angeblich bis zu 2 Tagen. Möglicherweise kann eine latente Infektion noch nach Monaten infolge einer Grippe od. dgl. zum Ausbruch der Krankheit führen. Die Krankheit beginnt plötzlich oder allmählich mit Temperaturanstieg, meistens mit geringen Beschwerden, gelegentlich auch mit leichten katarrhalischen Erscheinungen. Das Charakteristische ist ein in wiederholten Schüben von einigen Wochen verlaufendes Fieber, das starke Morgenremissionen zeigt. Die Temperatur kann jeden Abend auf 39^0 steigen und unter starkem Schweißausbruch jedesmal wieder auf die Norm heruntergehen. Eigentümlich ist, daß die Kranken durch das Fieber auffallend wenig belästigt werden und auch sonst wenig Beschwerden haben. Manche unterbrechen ihre Arbeit nie oder legen sich höchstens während der Fieberhöhe einige Stunden hin. Der Appetit ist nicht gestört, und so kommt es, daß die meisten Patienten trotz der langen Dauer des Fiebers nicht an Gewicht abnehmen, einzelne sogar zunehmen. Wenn Beschwerden bestehen, so sind es rheumatisch-neuralgische Schmerzen, Schlaflosigkeit oder geringfügige Verdauungsstörungen und Leibschmerzen.

Objektiv findet man eine mehr oder weniger belegte Zunge, sonst oft gar nichts, wenigstens in der ersten Zeit, später fast immer eine Schwellung der Milz, die als derber Tumor fühlbar wird und selbst noch nach der Heilung lange Zeit vergrößert bleiben kann. Der Puls ist gewöhnlich im Verhältnis zum Fieber wenig beschleunigt. Die Untersuchung des Blutes ergibt meistens eine Leukopenie und fast immer eine (oft hochgradige) relative oder absolute Lymphocytose und Mononukleose mit Verminderung, selbst völligem Verschwinden der Eosinophilen. Die Senkungsreaktion der roten Blutkörperchen pflegt verhältnismäßig wenig beschleunigt zu sein.

Dieser Zustand kann monatelang bestehen bleiben, während das Fieber andauert, meistens aber periodenweise höher oder niedriger ist, oft auch während kürzerer oder längerer Zeit vollständig verschwindet, um dann wieder anzuschwellen. In der Mehrzahl der Fälle verläuft die Krankheit in dieser Weise. Aber es können sich auch Störungen verschiedener Organe hinzugesellen.

Im Beginn der Erkrankung sieht man oft flüchtige Erytheme, urticarielle, roseolaartige oder andere Exantheme.

Das *Blut* zeigt oft eine leichte hypochrome Anämie. Selten kommt es im Verlauf der Krankheit zu einer stärkeren Herabsetzung des Hämoglobingehaltes. Auch *Lymphdrüsenschwellungen* verschiedener Regionen kommen vor.

Bisweilen entsteht im Lauf der Krankheit eine *hämorrhagische Diathese* mit Blutungen aus Schleimhäuten und Purpura.

Von besonderer Wichtigkeit ist die *Phlebitis*, die besonders an der unteren Extremität entsteht und zu Lungenembolie führen kann.

Eine typische Komplikation ist die *Orchitis*, die auch bei rudimentären Fällen, selbst ohne Fieber, auftreten kann und in seltenen Fällen dem Fieber vorausgeht. Sie heilt immer aus. Bei Frauen kommen Mastitis, Menstruationsstörungen, Fluor vor, und eine bestehende Schwangerschaft wird oft unterbrochen.

Eine weitere verhältnismäßig häufige Komplikation sind *Gelenkerkrankungen*. Gelenkschmerzen ohne objektiven Befund sind nicht selten, es kommen aber auch richtige Arthritiden vor, die sogar das Fieber überdauern und chronisch werden können. Auch Periostitis und Osteomyelitis ist beschrieben.

Die *Leber* ist oft geschwollen. In seltenen Fällen bleibt die Schwellung zusammen mit dem Milztumor bestehen, und es entwickelt sich das Krankheitsbild einer BANTISchen Krankheit oder Lebercirrhose.

Von seiten des *Nervensystems* ist das Freibleiben des Sensoriums zu erwähnen. Neuritiden kommen vor, sehr selten Encephalitis, Myelitis, Meningitis. Myokarditis, Endokarditis, Ikterus, stärkere Magendarmsymptome sind beschrieben. Seltenheiten sind Parotitis, Peritonitis, Empyem. Bei alten Leuten können Pneumonien gefährlich werden.

Die Krankheit kann auch abortiv verlaufen und sich sogar auf eintägiges Fieber beschränken oder nur als Orchitis äußern. Bei den in verseuchter Umgebung zahlreichen Menschen mit positiver Serumreaktion weiß man deshalb nie, ob sie eine unerkannte rudimentäre BANGsche Krankheit durchgemacht haben oder immunisiert worden sind ohne zu erkranken.

Prognose. Die Krankheit dauert gewöhnlich einige Monate, kann aber auch schon nach wenigen Wochen heilen oder sich über ein Jahr hinziehen, bisweilen mit wochenlangen Intermissionen. Die Dauer ist unabhängig von der Höhe des Fiebers und von der Stärke der Initialerscheinungen. Nur bei Infektion mit Brucella porcina ist stürmischer Verlauf mit tödlichem Ausgang beschrieben. In der Regel tritt Heilung ein, doch sind Todesfälle nicht so ganz selten, teils infolge von Komplikationen, teils bei schon vorher an andern Krankheiten leidenden Individuen.

Bei der Sektion findet man in Leber, Milz, Knochenmark und Lymphdrüsen mikroskopische Knötchen, die den ASCHOFFschen Knötchen beim Gelenkrheumatismus oder beginnenden Epitheloidzellentuberkeln ähneln, auch geringe exsudative Prozesse und Nekrosen.

Diagnose. Die Krankheit kann vermutet werden, wenn lange dauerndes remittierendes Fieber besteht, besonders wenn schon mehrere Anfälle von etwa 3 Wochen Dauer vorausgegangen sind und man keine objektiven Befunde außer etwa Leber- und Milzschwellung erheben kann. Aber auch schon im Beginn einer fieberhaften Krankheit, die den Verdacht auf Typhus erweckt, soll man auch an Febris undulans denken und gleichzeitig mit der Agglutination auf Typhus auch die auf BANGsche Infektion vornehmen. Der Verdacht wird verstärkt, wenn es sich um Menschen handelt, die mit Vieh zu tun haben, das vom seuchenhaften Abort befallen ist. Sicherheit erlaubt aber erst der Nachweis der Bacillen, die Agglutination oder die Intracutanreaktion.

Die Kultur des Bacillus aus dem Blut gelingt bisweilen, ist aber mühsam und ergibt oft erst nach 4 Tagen oder noch später ein positives Resultat, weil die Bacillen sehr langsam wachsen. Häufiger ist die Diagnose mit Hilfe der Agglutination möglich, freilich meistens erst nach einigen Wochen. Sie gilt als positiv, wenn sie bei Verdünnung von 1 : 50 oder mehr auftritt. Selbstverständlich beweist sie nicht mit Sicherheit, daß die vorliegende Krankheit eine Infektion mit Bacillen ist, weil offenbar das Überstehen einer abortiven Erkrankung oder eine stille Feiung bei Tierärzten usw. nicht selten ist. Es scheint, daß positive Agglutination bei Gesunden, die nichts von einer durchgemachten Krankheit wissen, häufiger ist als beim Abdominaltyphues. Das gleiche gilt von der Komplementablenkung, die bisweilen ein positives Resultat ergibt, wenn die Agglutination versagt, aber sonst dieser unterlegen ist. Beliebt ist auch die Intracutanreaktion mit abgetöteten Bacillen, bei der es zu einer mehr oder weniger großen Quaddel mit rotem Hof kommt, bisweilen mit Nekrose, ihre Beurteilung ist aber nicht immer leicht.

Differentialdiagnostisch kommen alle Krankheiten mit geringem Lokalbefund in Betracht. Im Beginn wird man hauptsächlich an Typhus denken, später öfter an eine versteckte Tuberkulose, eine Endocarditis lenta, eine Lymphogranulomatose, in verseuchten Gegenden auch an Malaria. Entscheidend ist immer die bakteriologische und serologische Untersuchung. Auch die Berücksichtigung des Blutbildes kann besonders gegenüber Lymphogranulomatose gute Dienste leisten.

Prophylaxe. Da die Krankheit von Mensch zu Mensch nicht ansteckend ist, braucht der Patient nicht isoliert zu werden. Selbstverständlich wird man die Angehörigen des Patienten auf die Ursache der Krankheit aufmerksam machen und den Genuß ungekochter Milch aus einem verseuchten Stalle verbieten, evtl. auch eine Anzeige an die Gesundheitsbehörde richten, auch da, wo die Krankheit noch nicht anzeigepflichtig ist.

Therapie. Eine wirksame passive Serumbehandlung ist nicht bekannt. Dagegen werden von aktiver Vaccinetherapie gute Resultate berichtet. Man beginnt mit der Einspritzung einiger Millionen abgetöteter Bacillen und steigert die Dosis in 2—3tägigen Abständen, falls keine stärkere lokale oder allgemeine Reaktion auftritt. Auch Natrium salicylicum (das jedenfalls auf Gelenkschmerzen günstig wirkt), Prontosil und Causyth und Injektionen von Trypaflavin, Argochrom, Elektrargol und Solganal werden empfohlen. Im übrigen ist die Behandlung symptomatisch und richtet sich nach dem jeweiligen Zustand des Kranken. Bettruhe ist je nach der Höhe des Fiebers, namentlich aber je nach den subjektiven Störungen und dem Ernährungszustand zu verordnen, Diät je nach den Abdominalbeschwerden.

7. Ruhr, Dysenterie.

Als Ruhr oder Dysenterie wurden früher alle Erkrankungen bezeichnet, deren wesentliche Symptome in Durchfällen mit mehr oder weniger reichlicher Blutbeimengung im Stuhl bestehen. Schon früh erkannte man, daß solche Erkrankungen als Epidemien, besonders auch als Kriegsseuchen auftreten, in vielen Gegenden aber auch endemisch vorkommen. Die Entwicklung der Bakteriologie im letzten Drittel des 19. Jahrhunderts mußte deshalb zur Überzeugung führen, daß ein spezifischer Erreger die Ursache der Krankheit sein müsse. 1875 berichtete LÖSCH in Petersburg über das Vorkommen von Amöben im Dickdarm eines Falles von Dysenterie, 8 Jahre später fand KOCH in Ägypten und Indien im Stuhl und in der Darmwand regelmäßig Amöben, und bald darauf konnte KARTULIS in Ägypten die ätiologische Bedeutung der Amöben sicherstellen. Die späteren Erfahrungen in vielen Ländern haben das bestätigt und dazu geführt, die endemische Ruhr großer Teile der Welt, namentlich tropischer und subtropischer Gegenden („tropische Ruhr") als eine wohlcharakterisierte, durch eine bestimmte Amöbenart hervorgerufene Krankheit zu erkennen.

Aber in einer großen Zahl von Erkrankungen gelang der Amöbennachweis nicht, namentlich nicht bei den Epidemien und Endemien im nördlichen Europa. Erst 1898 zeigte sich ein Weg zur Erklärung dieser Fälle, als SHIGA in Japan einen spezifischen Bacillus fand. 2 Jahre später konnte KRUSE bei einer Epidemie im rheinisch-westfälischen Industriegebiet den gleichen Bacillus feststellen. Bald darauf wurden gleiche Bacillen auch an anderen Orten gefunden, aber auch solche, die sich in manchen Eigenschaften vom SHIGA-KRUSEschen Bacillus unterschieden und sich als Abarten dieses Bacillus erwiesen. Wenn auch der Nachweis dieser Dysenteriebacillen nicht immer gelingt, und wenn auch die Bakteriologie der Bacillenruhr noch in manchen Punkten unklar ist, so ist man doch allgemein zur Überzeugung gelangt, daß die nicht durch Amöben hervorgerufenen Erkrankungen meistens auf einer Infektion mit diesem Bacillus beruhen.

Wir bezeichnen also heute als Ruhr oder Dysenterie die Krankheiten, die durch die Ruhramöbe oder durch den Ruhrbacillus hervorgerufen werden.

a) Bacillenruhr.

Ätiologie. Der Ruhrbacillus ist ein plumpes, unbewegliches Stäbchen, das nur durch die Kultur identifiziert werden kann. Je nach den kulturellen und serologischen Eigenschaften unterscheidet man verschiedene Arten, die in verschiedenem Maße Toxine bilden und auch Krankheitsbilder von verschiedener Schwere zu erzeugen pflegen.

Der SHIGA-KRUSEsche Bacillus bildet in der Kultur stark wirkende Toxine und erzeugt auch beim Menschen im allgemeinen schwere Krankheitsbilder. Die anderen Bacillenarten rufen im ganzen weniger schwere Erkrankungen und weniger ausgesprochene Epidemien hervor und werden deshalb von KRUSE als Pseudodysenteriebacillen bezeichnet. Andere Autoren nennen sie atoxische Dysenteriebacillen und unterscheiden den Typus *Flexner*, Typus Y (HISS-RUSSEL), Typus *Strong* usw. oder Meta- und Paradysenteriebacillen.

Die Übertragung der Bacillen erfolgt vorzugsweise durch Kontakt von Mensch zu Mensch. Doch ist auch eine Infektion durch Wasser und Nahrungsmittel möglich. Auch den Fliegen wird eine Rolle bei der Übertragung zugeschrieben.

Die Quelle der Infektion sind die Stuhlabgänge dysenteriekranker Menschen oder solcher, die, ohne selbst krank zu sein, Dysenteriebacillen ausscheiden, sei es, daß sie durch eine früher überstandene Ruhr zu Dauerausscheidern geworden sind, oder daß sie Bacillen in sich beherbergen und ausscheiden, ohne selbst jemals zu erkranken. Man beobachtet aber oft Dauerausscheider, ohne daß in ihrer Umgebung Erkrankungen auftreten.

Unsere gegenwärtigen Kenntnisse erlauben überhaupt noch nicht, die Epidemiologie der Ruhr zu erklären. Es ist sicher, daß irgendwelche Schädigungen des Verdauungskanales die Widerstandskraft gegenüber den Ruhrbacillen herabsetzen. Es ist deshalb verständlich, daß Ruhrepidemien sich besonders in Kriegszeiten entwickeln, sowohl in den Armeen als auch in der Zivilbevölkerung. Aber gerade die Erfahrungen des Weltkrieges haben gezeigt, daß örtliche und zeitliche Unterschiede im Befallenwerden von Truppenkörpern beobachtet werden, für die weder die äußeren Lebensbedingungen noch die Zahl der Bacillenträger unter der Mannschaft eine Erklärung geben. Es ist auch nicht zu erklären, weshalb in einzelnen Gegenden die Ruhr endemisch bleibt, oder weshalb plötzlich sporadische Fälle auftreten und sich Epidemien (oft in 3jährigem Turnus, s. S. 168) ausbilden und wieder verschwinden. Allerdings kommen solche Epidemien besonders in dicht bevölkerten Gegenden mit engem Kontakt an der Arbeitsstätte (besonders in Bergwerken) vor, aber sie können vollständig ausbleiben, selbst wenn Bacillenträger in der Bevölkerung vorhanden sind.

Sporadische Fälle und Epidemien kommen vorzugsweise im Sommer zur Beobachtung.

Über die Immunität nach überstandener Ruhr gehen die Ansichten noch auseinander. Neuerkrankungen kommen vor, können aber als Exacerbationen einer chronischen Ruhr gedeutet werden. Meistens wird angenommen, daß in der Mehrzahl der Fälle eine mehr oder weniger dauernde Immunität zurückbleibt. Mit der Frage der Immunität hängt auch die der Schutzimpfung zusammen, von der Erfolge berichtet, aber auch angezweifelt werden.

Symptomatologie. Die Inkubation dauert in der Regel 2—7 Tage. Dann beginnt, zuweilen nach einem kurzen Prodromalstadium mit Appetitlosigkeit, Mattigkeit und leichten Leibschmerzen, meistens aber ohne solche, die Krankheit akut mit mehr oder weniger starker Temperaturerhöhung, Leibschmerzen, Durchfällen und Allgemeinstörungen wie Kopfschmerzen, Übelkeit und Appetitlosigkeit. Auch Erbrechen kommt vor. Die Durchfälle häufen sich, die Stuhlentleerung wird schmerzhaft.

Der weitere Verlauf des *typischen Krankheitsbildes* ist ausgezeichnet durch Leibschmerzen, häufigen Stuhldrang und immer reichlicher werdende Entleerung von eitrigem Schleim und Blut. 20—30mal und noch öfter wird unter lebhaftem Tenesmus Stuhl abgesetzt, und in den schweren Fällen empfindet der Kranke fast in jeder Viertelstunde lebhaften Drang und gibt jedesmal nur kleine Mengen von Schleim, Eiter und Blut von sich, in denen die Stuhlbeimengungen schließlich vollständig fehlen. Erbrechen und Singultus können das Leiden noch qualvoller gestalten. Das Abdomen ist gespannt, bisweilen aufgetrieben und druckempfindlich, besonders im Verlauf des Colon, namentlich des Colon descendens. Dieses ist als harter, sehr druckempfindlicher Strang fühlbar. Die Temperatur verläuft sehr unregelmäßig, steigt selten über 39^0, fällt vorübergehend auf subfebrile oder sogar subnormale Werte oder kann selbst in schweren Fällen dauernd subfebril bleiben. Der Puls ist ebenfalls verschieden frequent, kann bis 120 steigen, aber auch verlangsamt sein und wird in schweren Fällen klein, fadenförmig. Die Hautfarbe ist blaß, nicht cyanotisch. Die Extremitäten werden kühl. Der Blutdruck ist normal oder erniedrigt. Das Bewußtsein bleibt klar, mit Ausnahme des Kindesalters, in dem oft Benommenheit, selbst mit Krämpfen auftritt, aber nach Einsetzen der Darmentleerungen rasch wieder zurückgeht. Die Zunge ist oft stark belegt, in schweren Fällen trocken. Die Untersuchung des Blutes ergibt oft eine relative Lymphocytose mit Eosinophilie, aber ohne wesentlicher Vermehrung der Gesamtleukocytenzahl.

Dieses schwere Krankheitsbild kann in wenigen Tagen zum Tode führen, Meistens dauert es eine Woche oder länger, selbst eine Reihe von Wochen und kann früher oder später tödlich endigen oder in Genesung übergehen. Gewöhnlich erfolgt die Besserung zuerst langsam, dann aber rasch; Tenesmen und Durchfall gehen zurück, aber auch nach scheinbarer Heilung sind Rezidive nicht selten, die sich mehrmals wiederholen und schwer, selbst tödlich verlaufen können. Die Rekonvaleszenz wird nicht selten durch Komplikationen gestört. Endlich geht ein Teil der Fälle in chronische Ruhr über.

Recht häufig verläuft aber die Krankheit milder. Es gibt alle Übergänge zu Fällen, in denen die Temperatur rasch abfällt oder überhaupt kaum erhöht ist und sich die ganze Krankheit auf das Symptomenbild eines wenige Tage dauernden akuten Darmkatarrhes mit dünnen Stühlen beschränkt, denen mehr oder weniger Schleim, vielleicht einmal auch etwas Blut beigemengt ist.

Komplikationen und Nachkrankheiten. Die lokale Darmerkrankung führt sehr selten zu Perforation oder zu Peritonitis. Dagegen kann sie eine Perityphlitis auslösen. Häufiger kommt es zu einem Eindringen von Streptokokken oder Staphylokokken von der nekrotischen Darmwand in das Blut und zu rasch tödlich verlaufender Sepsis. Auch eitrige Pneumonien, Pleuritis, Perikarditis, Parotitis kommen vor und sind als metastatische Sekundärinfektionen vom Darm aus zu erklären. Selten ist die meist günstig verlaufende Glomerulonephritis. Häufiger sind Neuritiden, die während des Abklingens der Darmsymptome oder erst in der Rekonvaleszenz auftreten.

Die wichtigste Nachkrankheit ist der *Ruhrrheumatismus*. Er tritt am häufigsten in den ersten 2 Wochen nach dem Aufhören der Schleim- und Blutstühle auf und befällt meistens 3—4 und mehr Gelenke. Bisweilen sind die Gelenke nur schmerzhaft, aber äußerlich nicht verändert. In der Regel zeigt sich aber eine periartikuläre Schwellung oder ein ausgesprochener Gelenkerguß, der so stark sein kann, daß wiederholte Punktion notwendig wird, der aber nie in Eiterung übergeht. Ein Gelenk nach dem anderen kann befallen werden, während die Erkrankung in den schon ergriffenen Gelenken bestehen bleibt, so daß der Patient sich schließlich kaum mehr bewegen kann. Dieser Gelenkrheumatismus zeichnet sich durch große Schmerzhaftigkeit und Hartnäckigkeit aus. Er kann sich über mehrere Monate, selbst ein bis zwei Jahre hinziehen, hinterläßt aber keine dauernden Störungen. Er ist mit Fieber verbunden, das oft schon 1—2 Tage vor den Gelenkschmerzen beginnt, in der Regel auf 38—39° steigt und mit mehr oder weniger starken Remissionen wochenlang auf dieser Höhe bleibt oder bald auf subfebrile Werte zurückgeht, die dann sehr lange bestehen bleiben können. Die Häufigkeit dieses Ruhrrheumatismus wird im allgemeinen auf 0,5—3% angegeben.

Eine häufige, oft mit dem Ruhrrheumatismus verbundene Komplikation ist die Conjunctivitis, die meistens nur wenige Tage besteht und selten eitrig wird. Auch eine unspezifische, eitrige Urethritis kommt bisweilen im Verlauf des Ruhrrheumatismus zur Beobachtung. Sie heilt oft nach wenigen Tagen, kann sich aber auch länger hinziehen.

Endlich wäre noch das Auftreten von Nachfieber in der Rekonvaleszenz ohne Rezidiv der Darmaffektion zu erwähnen.

Als *Folgeerscheinung* der Ruhr sieht man nicht selten Subacidität des Magensaftes und selbst dauernden Mangel an Salzsäure im Mageninhalt. Auch Gärungsdyspepsie kommt vor, als deren Ursache man eine Herabsetzung der Fermentbildung im Verdauungsapparat angenommen und Veränderungen in der Pankreasausscheidung schon festgestellt hat. Diese Störungen können nur vorübergehend sein oder dauernd bestehen bleiben. Da in den meisten Fällen nie mehr Dysenteriebacillen im Stuhl gefunden werden, nimmt man an, daß die akute Krankheit zu einer Zerstörung von Drüsenzellen des Verdauungskanals geführt habe. Aber oft ist auch die Unterscheidung von chronischer Ruhr schwierig.

Bei der Verbreitungsweise der Bacillenruhr ist es nicht merkwürdig, daß sie sich *mit anderen Infektionskrankheiten* kombinieren kann. Mischinfektionen mit Typhus, Cholera, Malaria usw. sind beobachtet worden. Besonders auf die Kombination von Bacillen- und Amöbenruhr muß hingewiesen werden.

Chronische Bacillenruhr. Bei einem Teil der Patienten heilt die Ruhr nach dem akuten Anfall nicht aus, sondern wird chronisch. Entweder verschwinden nach dem Hinuntergehen der Temperatur die Beschwerden nie ganz, oder sie stellen sich nachträglich wieder ein. Bacillen findet man im Stuhl oft nur mit Mühe und nur zeitweise. Die chronische Ruhr kann verschieden schwer verlaufen. Während des Weltkrieges beobachtete man nicht selten Fälle, die vollständig der *Colitis chronica ulcerosa* glichen und in denen auch mit Hilfe des Rektoskopes lentikuläre Geschwüre der Rectalschleimhaut festgestellt werden konnten. Sehr viel häufiger ist die *dyspeptische* Form, die sich durch das immer wiederkehrende Auftreten von Gährungsstühlen auszeichnet. Die Patienten klagen hauptsächlich über unregelmäßigen Stuhl, der zeitweise normal, zeitweise längere oder kürzere Zeit hindurch breiig, flüssig oder auch schaumig ist, bisweilen auch Fäulnisgeruch zeigt. Leibschmerzen bestehen gewöhnlich nicht. Die Durchfälle werden besonders durch reizende Kost hervorgerufen, und die Patienten sind dauernd empfindlich gegen die geringsten Diätfehler. Die Untersuchung der Faeces ergibt weder Schleim noch Eiter, dagegen unverdaute Nahrungsreste, bald mehr die Zeichen des Gärungsstuhles, bald mehr des Fäulnisstuhles. Die Untersuchung des Magensaftes deckt meistens Subacidität oder Anacidität auf. Durch das Rektoskop sieht man meistens eine normale, oft leicht blutende Schleimhaut oder Schleimhautatrophie. Die Kranken können sich bei diätetischer Schonung jahre- und jahrzehntelang ziemlich wohl befinden, es kommt aber auch vor, daß sie immer mehr abmagern und schließlich an Kachexie sterben. Die Sektion zeigt dann eine ausgedehnte Schleimhautatrophie.

Seltener sind Fälle, die nur von Zeit zu Zeit unter mehr oder weniger starken Beschwerden dünne Stühle entleeren, in denen man Schleim, aber weder Eiter noch Blut nachweisen kann, während in den Zwischenzeiten keine Beschwerden bestehen. Hier zeigt die rektoskopische Untersuchung oft Rötung, Schwellung und Granulation der Schleimhaut. Auch spastische Obstipation und atonische Zustände des Dickdarmes kommen vor.

Die chronische Ruhr kann sich ebensogut an leichte wie an schwere Ruhranfälle anschließen. Bisweilen ist der erste Anfall nur abortiv, und auch die chronische Ruhr macht nur geringe Beschwerden. Solche Fälle leiten zu den Bacillenträgern über, die scheinbar gesund sind und trotzdem von Zeit zu Zeit Bacillen ausscheiden, bei denen aber bisweilen eine genaue Befragung doch geringe Magenbeschwerden ergibt. Man hat deshalb schon die Vermutung geäußert, daß die sog. Bacillenträger in Wirklichkeit chronisch Ruhrkranke sind.

Sowohl bei chronischer Ruhr als auch bei Bacillenträgern erfolgt die Entleerung von Bacillen nur zeitweise, oft explosionsartig.

Prognose. Die Prognose der Bacillenruhr hängt ab von der Art des Erregers, vom Lebensalter und von der momentanen Konstitution des Erkrankten. Schlecht ernährte, durch Strapazen heruntergekommene und mit Verdauungsstörungen behaftete Menschen erliegen der Krankheit besonders leicht. Vor dem Weltkrieg wurde die Sterblichkeit bei Epidemien mit dem SHIGA-KRUSEschen Bacillus auf durchschnittlich etwa 10%, angegeben, aber für das jüngste und höchste Lebensalter auf 20—50%, für das Alter von 20—30 nur auf etwa 3%. Die Epidemien, die durch andere Erreger bedingt sind, zeigten im ganzen eine geringere Sterblichkeit. Die Erfahrungen des Weltkrieges haben im ganzen diese Angaben bestätigt, aber auch gezeigt, daß es vielfache Ausnahmen gibt.

Diagnose. Die Diagnose einer typischen Ruhr ist leicht, namentlich in Zeiten von Epidemien und in Gegenden, wo die Krankheit endemisch herrscht. Auch eine Unterscheidung von Amöbenruhr ist häufig ohne bakteriologische Untersuchung möglich, weil im Unterschied zu dieser die Beimengungen des Stuhles aus leukocytenreichem, trübem, eitrigem Schleim und nicht aus blutig tingiertem, glasigem, „himbeergeleeartigem" Schleim bestehen.

Eine sichere Unterscheidung ist aber nur mit Hilfe der *bakteriologischen* Untersuchung möglich.

Die Untersuchung des Stuhles ergibt um so häufiger Ruhrbacillen, je frischer die zur Untersuchung eingesandte Stuhlportion ist und je früher während der Erkrankung sie vorgenommen wird. Im späteren Verlauf der Krankheit können die Dysenteriebacillen durch Colibakterien überwuchert oder durch Twort-d'Herellesche Bakteriophagen abgetötet werden. Es ist deshalb am besten, bei einer verdächtigen Erkrankung eine Stuhlprobe gleich nach ihrer Entleerung auf einen geeigneten Nährboden (Endoagar od. dgl.) auszustreichen oder, wenn das nicht möglich ist, so rasch wie möglich an eine Untersuchungsstelle einzusenden. Allerdings ergibt auch dann die Untersuchung nicht immer ein positives Resultat, und selbst die Wiederholung, die bei negativem Befunde natürlich angezeigt ist, kann ergebnislos bleiben.

Man muß deshalb immer gleichzeitig auch die *Agglutinationsprobe* anstellen. Allerdings besitzt auch das normale Serum häufig eine gewisse Agglutinationskraft, namentlich gegenüber den atoxischen Dysenteriebacillen. Deshalb kann die Agglutinationsprobe nach der Ansicht der meisten Autoren nur dann als beweisend angesehen werden, wenn sie für Shiga-Krusesche Bacillen wenigstens in der Verdünnung von 1:50, für andere Bacillen 1:100 positiv ausfällt. Die Agglutination wird meistens erst am Ende der ersten Krankheitswoche, oft auch erst in der zweiten Woche oder noch später positiv und kann verschieden lange bestehen bleiben. Bei negativem Ausfall ist man also nie sicher, ob man zur richtigen Zeit untersucht hat, selbst wenn die Probe mehrmals vorgenommen wurde, was natürlich bei einem negativen Ergebnis der ersten Untersuchung immer notwendig ist.

Die Art des Erregers kann aus der Agglutination nicht immer erkannt werden, da die verschiedenen Arten oft mitagglutiniert werden und die Agglutination von „Pseudodysenteriebacillen" stärker sein kann als die des Shiga-Kruseschen Bacillus, der aus dem Stuhl des Patienten selbst gezüchtet wurde.

Es bleiben also immer noch Fälle übrig, in denen die Diagnose auf bakteriologischem Wege nicht gesichert werden kann. Dann erlaubt bisweilen die klinische Beobachtung oder der Zusammenhang mit anderen Krankheitsfällen die Diagnose doch noch mit Sicherheit zu stellen.

Von Krankheiten, die *differentialdiagnostisch* in Betracht kommen, sind außer der Amöbenruhr namentlich alle akuten Magen-Darmkatarrhe zu erwähnen, besonders die durch Paratyphusbacillen hervorgerufenen. Selbst wenn der Stuhl die charakteristischen Beimengungen von Eiter und Blut enthält, ist man nicht ganz sicher, und leichte Ruhrfälle mit uncharakteristischen Stühlen werden leicht verkannt. Bisweilen macht die Unterscheidung von einem Malariaanfall Schwierigkeiten.

Die Diagnose der *chronischen* Ruhr ist oft recht schwierig. Verwechslungen mit der gewöhnlichen Colitis ulcerosa oder chronischem Magendarmkatarrh sind möglich. Sie werden am ehesten vermieden, wenn man immer wieder den Stuhl auf Bacillen untersucht und die Agglutination ausführt.

Prophylaxe. Eine Isolierung der Ruhrkranken in besonderen Sälen mit besonderen Aborten ist absolut notwendig. Jedermann, der mit Ruhrkranken oder ihren Dejektionen zu tun hat, muß besondere Überkleider anziehen und sich nach jeder Berührung und vor jeder Mahlzeit die Hände sorgfältig desinfizieren. Die Gefahr der Kontaktübertragung ist bei der Ruhr ganz besonders groß.

Nach der Heilung muß der Ruhrkranke womöglich so lange isoliert bleiben, bis die dreimal hintereinander vorgenommene Stuhluntersuchung keine Bacillen mehr ergeben hat. Bacillenträger sind dem Amtsarzt anzuzeigen.

Therapie. Die *Serumbehandlung* scheint aus theoretischen Gründen aussichtsreich, weil die experimentelle Forschung gezeigt hat, daß die gewebsschädigende Wirkung der Dysenteriebacillen auf ihren Toxinen beruht. Diese Toxinbildung wird aber nur bei den SHIGA-KRUSEschen Bacillen regelmäßig festgestellt. Es gibt auch Beobachter, die sich nur bei dieser Form der Krankheit von therapeutischen Wirkungen des Serums überzeugen konnten. Andere sahen auch bei anderen Formen Erfolge von Seren, die gegen die im einzelnen Falle vorhandenen Bacillenarten hergestellt waren, oder von polyvalenten Seren. Da aber das Serum möglichst früh angewandt werden soll und die Diagnose der vorliegenden Bacillenart zu dieser Zeit nur dann bekannt ist, wenn es sich um eine einheitliche Epidemie handelt, deren Erreger schon festgestellt ist, wird man in der Regel besser ein polyvalentes Serum anwenden. Solche Seren werden von verschiedenen Fabriken hergestellt.

Die Serumbehandlung wird besonders empfohlen in allen Fällen, die von vornherein einen schweren Eindruck machen oder wenigstens heftige Beschwerden empfinden und öfter als 12mal in 24 Stunden Stuhlgang haben. In leichteren Fällen wird sie empfohlen, wenn nach 3 Tagen noch keine Besserung, namentlich kein Nachlassen der blutigen Stühle festzustellen ist. Das Serum wird am besten intramuskulär eingespritzt, intravenös höchstens in sehr schweren Fällen. Die Mengen sollen je nach der Schwere des Falles 50—80 ccm betragen, und zwar jeweils 2—4 Tage hintereinander. Wenn Besserung eintritt, soll man noch einige Tage mit geringeren Dosen fortfahren.

Ob die von d'HERELLE empfohlene Bakteriophagendarreichung Erfolg hat, läßt sich noch nicht sagen.

Medikamentöse Behandlung. In ganz frischen Fällen ist eine Entleerung des Darmes durch 1—1½ Eßlöffel Ricinusöl oder Karlsbadersalz aussichtsreich. Später ist oft *Morphium* oder *Opium* notwendig, um wenigstens nachts eine gewisse Ruhe herbeizuführen. Man sei aber damit vorsichtig und lasse es nicht zur Darmlähmung kommen, da dadurch die Giftresorption gefördert und die erkrankte Darmwand mechanisch gefährdet werden kann. Zweckmäßigerweise kombiniert man mit *Atropin,* das in leichteren Fällen zur Bekämpfung des Tenesmus auch allein angewandt werden kann, 2—4mal täglich 0,5—1,0 mg in Injektionen, das aber in großen Dosen bisweilen Nebenerscheinungen von Trockenheit im Mund und selbst Delirien hervorrufen kann. Auch Papaverin, Papavydrin oder Octin ist zu versuchen.

Adsorbentien wie Bolus alba und Tierkohle haben nur in der Form von Klystieren Aussicht auf Erfolg, vielleicht auch in Form von Kohlepillen, deren Überzug sich erst im Darm löst, z. B. Carbodenal, da sich der Krankheitsprozeß im Dickdarm abspielt (vgl. das Kapitel Cholera). Große Darmspülungen mit 0,5—1% Tannin, mit 10—20 Tropfen Jodtinktur auf 1 l, mit Aufschwemmungen von Dermatol usw. werden empfohlen, machen aber oft Reizung und verbieten sich in schweren Fällen. Nach dem Abklingen der akuten Erscheinungen sind *Tannin*präparate per os oft nützlich. *Thymol* wird für innerliche Darreichung, namentlich aber als Klysma (in 2$^0/_{00}$iger Aufschwemmung) empfohlen.

Das wichtigste ist die *Diätverordnung.* In frischen Fällen ist nur leichte flüssige Kost zu geben, bestehend aus Tee und dünnen Schleimsuppen, etwa auch unter Hinzufügen von Rotwein, Rum oder Kognak. Sobald die ersten Tage vorüber sind, soll man zur Vermeidung der Unterernährung etwas nahrhaftere

Kost geben, indem man Reis-, Mehl- und Grießbrei, Eier, Milchkakao, bald auch zartes, fein gehacktes Fleisch und Zwieback und dergleichen zufügt. Wenn Besserung eintritt, geht man allmählich zu reichlicherer Kost über. Bisweilen wirkt eine mehrtägige Kur mit ausschließlicher Darreichung roher geschabter Äpfel gut.

Wenn die Wasserverluste bedenklich werden (was an der starken Abnahme der Urinmenge zu erkennen ist), so sind subcutane oder intravenöse Infusionen von Ringerlösung oder von 5%iger Traubenzuckerlösung notwendig.

Bei Zeichen von Zirkulationsschwäche sind die üblichen Mittel zu verordnen.

Für die *chronische* Ruhr gelten die gleichen Regeln wie für die Behandlung von Magen-Darmkatarrhen, bzw. von Colitis ulcerosa anderer Ätiologie. Eine Umstimmung der Darmflora durch Einnahme von Yoghurt, Kefir oder Mutaflor oder durch plötzlichen Diätwechsel (Apfeldiät) ist zu versuchen. Bisweilen ist eine Vaccinebehandlung, am besten mit einer aus den Dysenteriebacillen des Kranken selbst hergestellten Vaccine erfolgreich.

b) Die Amöbenruhr.

Ätiologie. Erreger der Amöbenruhr ist die Entamoeba histolytica, die man von der harmlosen, bei vielen Menschen im Darm vorkommenden Entamoeba coli mit Sicherheit trennen gelernt hat (SCHAUDINN 1903).

Während die vegetative Form der Entamoeba histolytica sehr empfindlich ist, kann sich die Cystenform in den Faeces, wenn diese nicht vollständig austrocknen, sehr lange am Leben erhalten. Sie gelangt in menschlichen Ansiedlungen mit mangelhafter Wasserversorgung leicht in das Trinkwasser (besonders Zisternenwasser) und erzeugt die Trinkwasserinfektionen, die in den Ruhrgegenden, namentlich in den Tropen, die weitaus wichtigste Verbreitungsweise bilden. Auch verunreinigte Nahrungsmittel (Salat, Obst) können die Krankheit übertragen. Chronisch Ruhrkranke und scheinbar gesunde Amöbenausscheider können als Küchenpersonal usw. andere Menschen infizieren, und endlich kommen direkte Kontaktinfektionen vor.

Endemisch ist die Amöbenruhr in den Tropen, aber auch in subtropischen Gegenden und in vielen Ländern der gemäßigten Zone, z. B. in Nordafrika, namentlich in Ägypten, bis zu einem gewissen Grad in allen Mittelmeerländern, in Nordamerika usw. Auch in unseren Gegenden entstehen bisweilen durch Leute, die aus infizierten Ländern kommen, Einzelinfektionen und selbst kleine Epidemien. Solche wurden z. B. während des Weltkrieges bei Truppenteilen beobachtet, die mit Kolonialtruppen in Berührung waren. Wiederholt sind auch in Deutschland vereinzelte Fälle festgestellt worden, für die keine Infektionsquelle gefunden werden konnte.

In den Tropen herrscht die Amöbenruhr während des ganzen Jahres. In den Ländern mit regelmäßigem jährlichem Wechsel von warmer und kalter Jahreszeit bricht die Amöbenruhr besonders in den heißen Monaten aus.

Symptomatologie. Die Inkubationsdauer wird verschieden angegeben, von wenigen Tagen bis 3—4 Wochen.

In der Mehrzahl der Fälle beginnt die Krankheit nicht plötzlich, sondern allmählich mit allgemeinem Unwohlsein, Völle und Unbehagen im Leib, Unregelmäßigkeiten des Stuhlganges. Nach diesem Prodromalstadium, das wenige Tage zu dauern pflegt, stellen sich die typischen Beschwerden mehr oder weniger plötzlich ein.

Die *charakteristischen Erscheinungen* der Amöbenruhr bestehen, wie die der Bacillenruhr, in Bauchschmerzen, blutigen Durchfällen und Tenesmus. Die Bauchschmerzen sind gewöhnlich um den Nabel lokalisiert, das Colon ist druckempfindlich, besonders in der Gegend des Sigmoids oder des Coecums. Die Zunge ist belegt. Der Appetit ist in schweren Fällen vollkommen aufgehoben, in leichteren kann er ungestört sein. Das quälendste Symptom ist der Stuhldrang, der aber in der Regel nicht so schlimm ist wie bei der Bacillenruhr. Nur in seltenen Fällen kommt es zu 50 und mehr Entleerungen in 24 Stunden, bisweilen sind es nur 6—10.

Der Stuhl ist anfangs weich, gelb oder gelbbraun und enthält nur blutig-schleimige Beimengungen. Bald wird er flüssig, oft fleischwasserähnlich, mit froschlaichähnlichen oder blutig gefärbten Schleimklümpchen oder größeren Schleimmassen gemischt. Zwischenhinein können wieder breiige oder normale Stühle abgesetzt werden. Die mikroskopische Untersuchung des Schleimes ergibt, abgesehen von den Amöben, rote Blutkörperchen, aber auffallend wenig Leukocyten, darunter verhältnismäßig viel Eosinophile, auch CHARCOT-LEYDENsche Krystalle. Die Leukocytenarmut hat ein Charakteristicum des Amöbenruhrstuhles zur Folge, nämlich eine himbeergeleeähnliche Beschaffenheit, die, wenn sie ausgesprochen ist, ohne weiteres eine Bacillenruhr ausschließen läßt. Ein weiteres Charakteristikum ist, daß die Schleimfetzchen an der Wand des Gefäßes kleben bleiben. Selten sind stärkere Darmblutungen.

Die Temperatur braucht nicht erhöht zu sein. Bisweilen besteht in den ersten Tagen mäßig hohes Fieber, bisweilen steigt es erst allmählich auf 38—39° an, irgendeinen charakteristischen Verlauf hat es nicht. Die übrigen Organe zeigen keine wesentlichen Veränderungen. Das Blut zeigt meistens eine mäßige Leukocytose, oft mit Eosinophilie.

Der akute Ruhranfall dauert in der Regel ein bis mehrere Wochen, dann bessert sich der Zustand, und es tritt wenigstens scheinbare Heilung ein.

Selten ist ein sehr schwerer, selbst *foudroyanter* Verlauf. Es handelt sich entweder um tiefgreifende Geschwüre und Darmnekrosen, die auch zu Perforativperitonitis führen können und bei denen die Stühle schmutzig grün oder schokoladenfarbig werden, oft aashaft stinken und gangränöse Fetzen enthalten, oder es liegt eine Kombination mit Bacillenruhr vor. Auch choleraähnlicher Verlauf ist beschrieben worden.

In den meisten Fällen treten nach kürzerer oder längerer Zeit *Rückfälle* auf, oft im Anschluß an Diätfehler, Erkältungen, Klimawechsel, oft ohne erkennbaren Anlaß. Die Rückfälle verlaufen oft wie der erste Anfall, oft auch milder. Bisweilen besteht auch nur eine Neigung zu Durchfällen ohne Blutbeimengungen zum Stuhl. Dieser Zustand kann viele Jahre dauern und sogar durch Entkräftung zum Tode führen. In anderen Fällen werden die Patienten durch diese Rückfälle nur wenig belästigt.

In neuerer Zeit ist man immer mehr auf atypische Fälle von Amöbenruhr aufmerksam geworden, die nur an Neigung zu Durchfällen leiden, ohne daß es je zu charakteristischen Ruhrstühlen kommt. Es gibt auch Patienten, die, vielleicht neben einer gewissen Müdigkeit, nur regelmäßigen Abgang von Blut bemerken, so daß sie glauben an Hämorrhoiden zu leiden.

Der Leberabsceß. In sehr vielen Fällen entsteht als Nachkrankheit ein Leberabsceß, indem die Amöben durch die Pfortader in die Leber gelangen und hier, meistens im rechten Lappen, eine Nekrose erzeugen. Der Leberabsceß kann schon wenige Tage nach dem akuten Ruhranfall auftreten, häufiger entwickelt er sich erst nach Monaten, selbst nach Jahren. Bei Männern ist er sehr viel häufiger als bei Frauen. Die Patienten fühlen mehr oder weniger heftige Schmerzen in der Lebergegend, die oft in charakteristischer Weise nach der rechten Schulter ausstrahlen und dem Patienten eine Haltung aufzwingen, ,,als ob er seinen Leberabsceß unter dem Arm trüge". Die Temperatur ist mehr oder weniger erhöht, oft besteht unregelmäßiges Fieber. Die Kranken verlieren den Appetit, verfallen und bekommen eine bleigraue oder ikterische Hautfarbe. Meistens handelt es sich um einen einzelnen, seltener um mehrere Abscesse. Wenn der Absceß nicht durch Emetin zur Heilung gebracht oder operativ eröffnet wird, so bricht er schließlich in die Nachbarschaft durch, häufig in Pleura oder Lunge, bisweilen auch in die Bauchhöhle. Nicht selten entstehen subphrenische Abscesse.

Prognose. Die Letalität der Amöbenruhr wurde früher auf 5—8% geschätzt. Heute ist sie dank der besseren Behandlung viel geringer geworden. Der Tod erfolgt selten im ersten Anfall, häufiger durch Entkräftung oder an Leberabsceß.

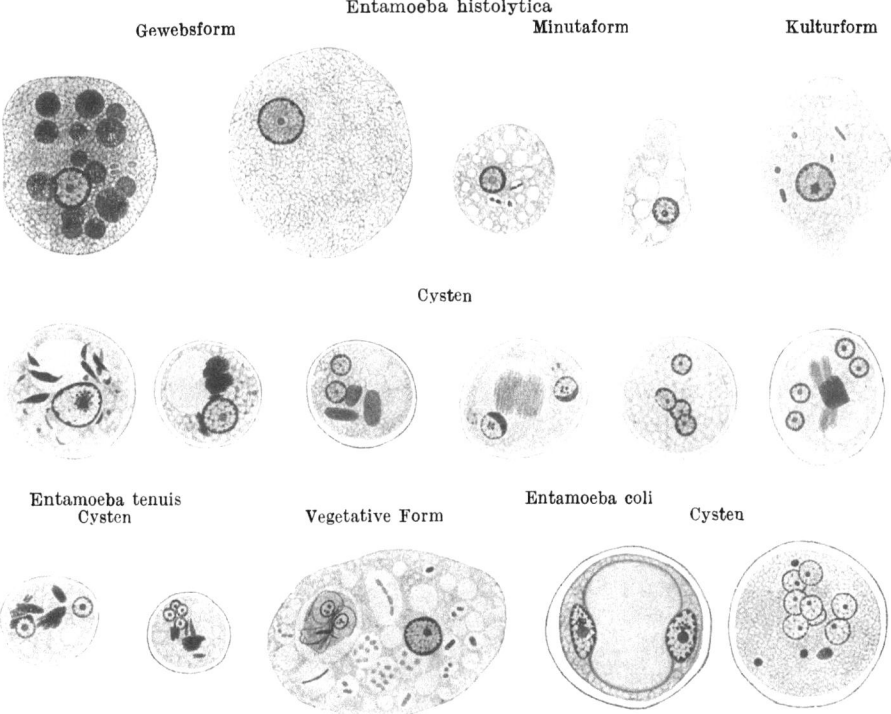

Abb. 6. Entamoeba histolytica und nicht pathogene Amöben.
(Aus M. MAYER: Exotische Krankheiten, 2. Aufl.)

In Ländern mit endemischer Amöbenruhr besteht die Gefahr, daß immer wieder neue Ruhrfälle auftreten, weil eine Immunität offenbar durch das Überstehen der Krankheit nicht erworben wird.

Diagnose. In Gegenden mit endemischer Amöbenruhr kann die Diagnose oft aus den typischen Stühlen allein gestellt werden. Auch die Unterscheidung von Bacillenruhr ist möglich, wenn der Stuhl schleimig-durchsichtig, „himbeergeleeartig" aussieht und nur wenige Leukocyten, aber unter diesen eosinophile Zellen und CHARCOT-LEYDENsche Krystalle enthält. Ein weiteres Unterscheidungsmerkmal ist der schleichende Beginn. Sicher wird die Diagnose aber erst durch den Nachweis von Amöben.

Die *Amöben* treten im Stuhl als vegetative Formen und als Cysten auf. Die *vegetativen* Formen sind im frischen Stuhl (vgl. S. 122) als 20—35 μ messende, oft auch größere Gebilde erkennbar, die häufig rote Blutkörperchen in sich schließen, und sich unter Pseudopodienbildung weiter bewegen. Die ausgesandten Fortsätze sind bisweilen anfangs durch eine feine Membran vom übrigen Tier getrennt, dann fließt in sie zuerst das klare Ektoplasma, dann das trübe Endoplasma ein, das Körnchen, Nahrungsreste, vor allem rote Blutkörperchen und Vakuolen enthält. Gehalt an roten Blutkörperchen, Trennung in Endo- und Ektoplasma und Bakterienarmut unterscheidet die Entamoeba histolytica von der Entamoeba coli. Beim Absterben runden sich die Amöben ab, unterscheiden sich aber von den Cysten durch das Fehlen einer Cystenmembran. Nach längerem Bestehen der Krankheit verschwinden die vegetativen Formen. Oft treten sie auch in kleinerer Form, als sog. *Minutaform* auf.

Bei chronischer Ruhr findet man nur die Cysten.

Wenn man vegetative Formen findet, die viele rote Blutkörperchen enthalten, so kann man ohne weiteres die Diagnose auf Amoeba histolytica stellen. Sonst ist eine sichere Unterscheidung von harmlosen Darmamöben nur mit Hilfe der Färbung möglich. Die auf Deckgläschen ausgebreiteten Schleimpartikel werden in Sublimatalkohol von ursprünglich 60—80° gebracht, dann in 70%igen Alkohol und mit Eisenhämatoxylin gefärbt. Man sieht dann bei Entamoeba histolytica in den Cysten, die kleiner sind als die Cysten der Entamoeba coli, oft die charakteristische Vierzahl der Kerne.

Therapie. Als Specificum hat sich Ipecacuanha bewährt, ganz besonders das daraus hergestellte Emetin. Man gibt bei Erwachsenen 0,06—0,1 täglich subcutan oder intravenös, in ganz schweren Fällen einige Tage hindurch 2mal täglich. Nach 6 Tagen schaltet man eine Pause von mindestens 1—2 Tagen ein und gibt nochmals eine Serie von 6 Spritzen, bei schwereren Fällen von neuem nach 2—3 Wochen, unter Umständen noch mehrere Serien in monatlichen Abständen. Da nach größeren Dosen von Emetin bisweilen Lähmungen beobachtet werden, ist die Behandlung bei den ersten Anzeichen von Schwäche (meistens zuerst in der Halsmuskulatur) zu unterbrechen.

Als noch wirksamer wird vielfach *Yatren* purissimum betrachtet, besonders in Klistieren von 0,5—1%, am 1. Tag 200 ccm, steigend bis auf 600—800 ccm am 5.—7. Tag, nachher noch 3 Wochen lang je 3 Tage hindurch. Auch innerlich gibt man Yatren, 3mal täglich eine Pille zu 0,25, steigend bis auf 3mal 3 Pillen.

Bei Rückfällen wirkt Yatren am besten, unter Umständen kombiniert mit Emetineinspritzungen.

Auch Stovarsol und Spirocid werden empfohlen.

Die übrige Behandlung ist gleich wie bei der Bacillenruhr.

Gegen *Leberabsceß* sind Injektionen von Emetin am wirksamsten, während Yatren versagt. Auch große Leberabscesse können unter Emetinbehandlung ohne Operation heilen. In manchen Fällen ist eine operative Eröffnung notwendig, der aber immer eine Emetinbehandlung nachfolgen soll.

8. Icterus infectiosus. (Weilsche Krankheit.)

Die 1886 von Weil beschriebene Krankheit, die vielleicht mit dem von Griesinger schon früher in Ägypten beobachteten „biliösen Typhoid" (wenn es nicht Rückfallfieber war) und anderen schon vorher mitgeteilten Epidemien identisch ist, ist eine fast immer mit Ikterus einhergehende Infektionskrankheit, als deren Erreger eine Spirochäte festgestellt ist.

Ätiologie. Die 1915 von Jnada in Japan und unabhängig von ihm von deutschen Forschern (Uhlenhuth und Fromme, Hübener und Reiter) entdeckte *Spirochaeta icterohaemarrhagiae* s. *icterogenes* findet sich im Blut und in den Organen während der ersten Krankheitswoche, oft in gewaltigen Mengen. Dann verschwindet sie, selbst in tödlichen Fällen, mit dem Auftreten von Schutzstoffen im Blut, kann aber im Urin noch lange Zeit hindurch nachweisbar sein. Sie läßt sich züchten und auf Tiere übertragen.

Diese Spirochäte ist ein Parasit der Ratten und wird auch im Urin gesunder Tiere gefunden. Mit diesem kann sie in Trinkwasser gelangen und den Menschen infizieren. Die Spirochäten können durch die Schleimhäute oder die verletzte Haut ins Blut gelangen. Insekten scheinen bei der Übertragung keine Rolle zu spielen. Die Feststellung der Ratte als Infektionsquelle hat die Erklärung für die schon früher beobachteten epidemiologischen Tatsachen ergeben, für das Fehlen von Kontaktinfektionen, das Auftreten der Krankheit, meistens in kleinen Epidemien, nach Baden an gewissen Badeplätzen (z. B. bei Soldaten), in sumpfigen Gegenden, in Schützengräben, bei Sielarbeiten, nach Sturz ins Wasser.

Die Krankheit kommt in der ganzen Welt vor, ist aber in einzelnen Gegenden (Japan, Nordfrankreich) besonders häufig.

Symptomatologie. Die Inkubation beträgt 7—9 (nach einigen Autoren bisweilen auch mehr oder weniger) Tage. Die Krankheit beginnt ziemlich plötzlich mit schwerem Krankheitsgefühl, Kopfschmerzen, oft Erbrechen und Durchfällen, namentlich aber mit heftigen *Muskelschmerzen*, besonders in den Waden, aber auch in Rücken, Brust und Bauch. Alle Muskeln des Körpers können schmerzhaft sein. Sie sind auch druckempfindlich, oft in so hohem Grade, daß die leiseste Berührung als lebhafter Schmerz empfunden wird. Auch Gelenkschmerzen kommen vor. Die Muskelschmerzen können bis in die Rekonvaleszenz andauern.

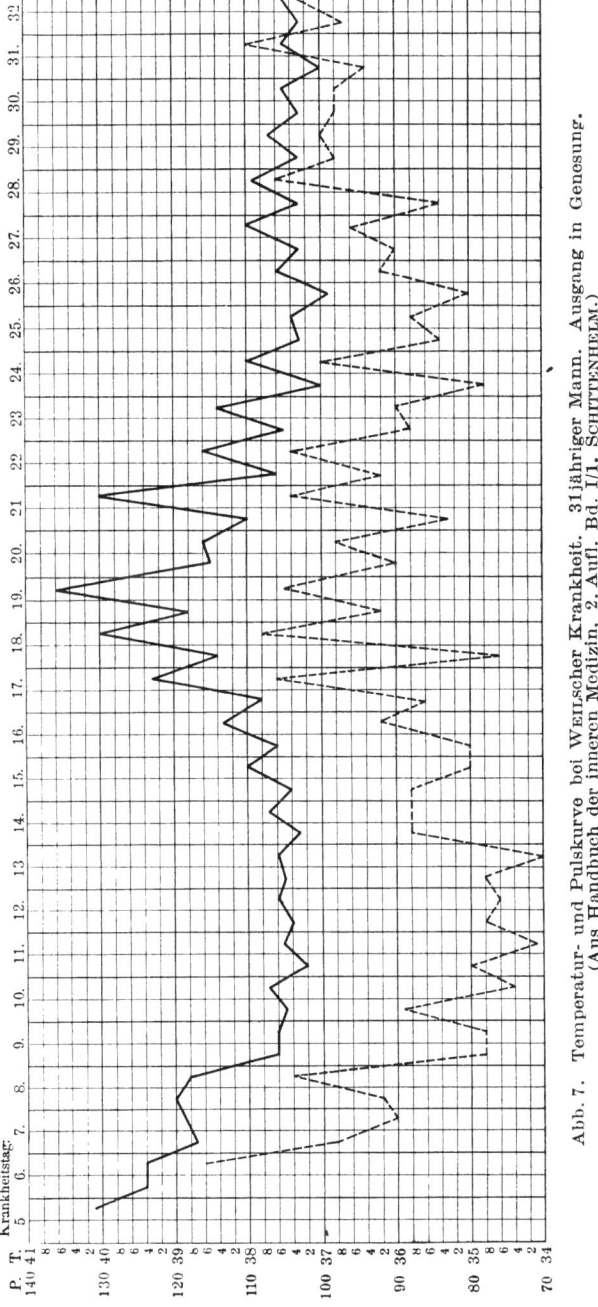

Abb. 7. Temperatur- und Pulskurve bei Weilscher Krankheit. 31jähriger Mann. Ausgang in Genesung. (Aus Handbuch der inneren Medizin, 2. Aufl. Bd. I/1. SCHITTENHELM.)

Am 2. bis 7. Tag erscheint ein *Ikterus*. Er kann sehr verschiedene Grade annehmen, von leichtester Gelbfärbung bis zu Gelbsucht wie bei Choledochusverschluß. Auch der Stuhl kann entfärbt sein. Daneben gibt es (durch Spirochätennachweis sichergestellte) Fälle ohne jeden Ikterus.

Das Fieber zeigt einen sehr charakteristischen Verlauf (vgl. Abb. 7). Es erreicht schon am 1., seltener erst am 2. Tage 38—40°, bleibt einige Tage auf dieser Höhe, bisweilen von einer Remission unterbrochen und fällt dann rascher oder langsamer ab. Die Dauer dieser ersten Fieberperiode beträgt 4—9 Tage. Dann folgt eine Zwischenzeit von 4—10 Tagen mit normalen oder subnormalen Temperaturen, während der aber Krankheitsgefühl und Muskelschmerzen meistens bestehen bleiben. Dann beginnt die Temperatur wieder zu steigen. Die zweite Fieberperiode ist unregelmäßiger, zeigt keine so hohen Temperaturen wie die erste und dauert verschieden lange, 2 Tage bis 3 Wochen. Die Rekonvaleszenz zieht sich oft recht lange hin.

Die *Zunge* ist anfangs trocken und rissig, später oft stark belegt. Oft besteht *Conjunctivitis* und *Rachenrötung*. Nasenbluten ist nicht selten. Die Haut zeigt oft flüchtige, masern- oder scharlachähnliche oder urtikarielle Erytheme, besonders am Rumpf, aber auch an den Extremitäten, dagegen nicht im Gesicht, ferner Petechien und größere Blutungen. Häufig findet man *Bronchitis*, selten Bronchopneumonien. Die *Leber* ist in der Regel vergrößert, bisweilen druckempfindlich. Die *Milz* ist in etwa der Hälfte der Fälle perkutorisch vergrößert, selten palpabel. Das *Blut* zeigt anfangs polynukleäre Leukocytose (Leukopenie ist prognostisch ungünstig), später relative Lymphocytose, oft Myelocyten und Normoblasten. In den schweren Fällen entsteht eine mehr oder weniger starke Anämie.

Besonders wichtig ist die Erkrankung der *Nieren*. In jedem Falle findet man Albuminurie, meist nur 1—3°/₀₀, Zylinder, weiße und rote Blutkörperchen. Die Nierenstörung kann auch zu Oligurie, selbst Anurie führen, geht aber immer ohne Folgen vorüber. Der Blutdruck wird dabei nicht erhöht.

Die *Zirkulation* ist namentlich durch Vasomotorenlähmung geschädigt. Der Blutdruck sinkt, der maximale bis auf 70 mm Hg, die Amplitude wird durch Sinken des Minimaldruckes verhältnismäßig groß, der Puls weich und hüpfend. Das Herz kann auch in Form von Myokarditis mit irregulärem Puls erkranken.

Die Zirkulationsschwäche kann zum *Tode* führen. Dieser kann aber auch an Urämie oder an Komplikationen erfolgen. Er tritt in den ersten 5—10 Tagen ein. Die Sterblichkeit ist aber gering, nur in einzelnen Epidemien wurde eine solche von 10% und mehr beobachtet.

Im Beginn findet man regelmäßig mehr oder weniger ausgesprochene Zeichen einer *Hirnhautreizung*, im Liquor oft Druckerhöhung, Eiweiß- und Zellvermehrung. Die Symptome können auch stärker ausgesprochen sein, ja, die Krankheit kann ohne Ikterus als *Meningitis serosa* verlaufen, mit oder ohne Nephritis.

Als häufige Komplikation wird *Iritis* beobachtet.

Rudimentäre und abortive Fälle werden im Verlauf von Epidemien oft festgestellt. Diese hinterlassen so gut wie die typischen Erkrankungen eine dauernde Immunität.

Diagnose. Der Fieberverlauf, die Muskelschmerzen, die Albuminurie und das Auftreten von Ikterus lassen die Diagnose oft leicht stellen, besonders während Epidemien. Sonst kann die Diagnose schwierig werden. Vor dem Erscheinen der Gelbfärbung kommen alle möglichen Krankheiten in Frage, Typhus, Grippe, Sepsis, Meningitis usw. Die Abgrenzung gegen „katarrhalischen" Ikterus kann recht schwierig sein (vgl. unten), in den Tropen auch gegen Gelbfieber.

Entscheidend ist der Nachweis von Spirochäten. Er gelingt bisweilen direkt im Dunkelfeld nach Zentrifugieren des Serums von Citratblut, doch sind dabei

Verwechslungen mit „Pseudospirochäten" leicht möglich. Sicher ist einzig die Züchtung aus dem Blut, am besten die direkte intraperitoneale Verimpfung von Blut auf Meerschweinchen. Sie gelingt aber nur während der ersten Krankheitswoche. Später kann der Nachweis von Antikörpern im Blutserum (Agglutination, Komplementablenkung und Auflösung von Spirochäten) gelingen. Der Nachweis im Urin ist viel schwieriger.

Prophylaxe. Versuche mit aktiver Immunisierung in verseuchten Bergwerken Japans ergaben gute Resultate. Am wichtigsten ist die Vertilgung der Ratten.

Therapie. Bei ausgesprochenem Ikterus ist die Behandlung gleich wie beim Icterus catarrhalis, sonst wie bei anderen Infektionskrankheiten. In schweren Fällen ist von Gefäßmitteln ausgiebiger Gebrauch zu machen. Über die Erfolge der Serumtherapie, von Wismut und Urotropin sind die Meinungen noch geteilt.

Andere Formen von epidemischem Ikterus. Neben der WEILschen Krankheit kommen größere und kleinere Epidemien von Ikterus vor, die sich durch den Fieberverlauf und andere Symptome von ihr unterscheiden. Über den Zusammenhang mit dem Spirochätenikterus wissen wir noch nichts. Auch der „katarrhalische" Ikterus, der ja oft auch mit Fieber einhergeht, kann gehäuft, ja in eigentlichen kleinen Epidemien auftreten und ist an manchen Orten besonders häufig.

9. Maul- und Klauenseuche.

Die Maul- und Klauenseuche (Aphthenseuche), die in den Viehställen aller Länder immer wieder große Verheerungen anrichtet, und deren Erreger ein ultravisibles Virus ist, wird in seltenen Fällen durch direkte Berührung (Verletzung) oder durch den Genuß der Milch kranker Kühe auf die Menschen übertragen.

Die Inkubation beträgt 3—8 Tage. Während dieser Zeit treten Prodromalsymptome allgemeiner Art, oft mit leichtem Fieber auf. Das Krankheitsbild beim Menschen ist nicht sicher umschrieben, da bei manchen mitgeteilten Fällen die Zugehörigkeit zur Maul- und Klauenseuche nicht einwandfrei ist. Charakteristisch ist die Bildung von Blasen, wie beim Tier, auf der Mundschleimhaut, an Zunge, Wangen, Lippen, von hier aus auch auf das äußere Lippenrot übergreifend, auch an der Nasenöffnung, am Rachen, seltener auch an den Fingern und Zehen oder an der Genitalschleimhaut. Nach dem Platzen der Blasen bilden sich oberflächliche, oft sehr schmerzhafte Geschwüre, die gelegentlich tiefer greifen und mit Narbenbildung ausheilen können. Die Mundschleimhaut ist schon vor dem Auftreten der Blasen diffus schwer entzündet und schmerzhaft.

Von Anfang an besteht hohes Fieber, oft mit schweren Allgemeinstörungen. Auf der Haut können flüchtige Erytheme und Blutungen auftreten. Auch Schleimhautblutungen können entstehen. Magenbeschwerden, Erbrechen, Diarrhöe können vorhanden sein. Orchitis, Nephritis, starke Blutdruckerniedrigung werden beschrieben.

Die Krankheit, die durch die lokalen Beschwerden und die erschwerte Nahrungsaufnahme die Patienten sehr schwächen kann, heilt in der Regel in 2—4 Wochen aus. Todesfälle bei Erwachsenen sind sehr selten. Stärker gefährdet sind Säuglinge und Kleinkinder.

Die *Diagnose* ist nicht leicht und nur durch den Nachweis einer Infektionsquelle sicher möglich. Sonst ist die Unterscheidung von Stomatitis aphthosa oder ulcerosa, Skorbut und anderen Infektionskrankheiten schwierig.

Als *Behandlung* werden *Salvarsaninjektionen* empfohlen. Wichtig ist die lokale Behandlung der Schleimhautaffektion durch Spülungen und Betupfen mit Wasserstoffsuperoxydlösung, Borwasser usw. Schmerzhafte Geschwüre werden nach Betupfen mit Silbernitrat oft weniger empfindlich. Blasen auf der Haut werden wie ein akutes Ekzem behandelt.

10. Milzbrand.

Der Milzbrand (Anthrax, Pustula maligna, franz. charbon, sang-de-rate, engl. splenic fever, ital. carbonchio usw.) ist eine Erkrankung des Viehes, besonders der Rinder, aber auch der Ziegen und Schafe, die durch den schon 1849 von POLLENDER im Blut kranker Tiere entdeckten, dann von R. KOCH kultivierten und als Erreger nachgewiesenen Bacillus hervorgerufen wird. Dieser grampositive Bacillus zeichnet sich durch seine Größe, leichte Züchtbarkeit und namentlich durch die Bildung sehr resistenter Sporen aus. Es ist deshalb verständlich, daß Wiesen und Weideplätze durchseucht sein und durch Überschwemmungen benachbarte Gebiete infiziert werden können, ferner daß der Mensch nicht nur durch Verletzungen der Haut bei der Beschäftigung mit kranken Tieren, sondern auch bei der

Arbeit mit Leder, Wolle usw., ja selbst durch das Einatmen von Staub angesteckt werden kann, wenn das Material von milzbrandkranken Tieren stammt. Deshalb hat die Krankheit auch die Namen: Hadernkrankheit, Wollsortiererkrankheit usw. erhalten.

Der Milzbrand der Tiere und ganz besonders der des Menschen ist in zivilisierten Ländern sehr viel seltener geworden. Doch gibt es Gegenden in Deutschland (Oberbayern, Schlesien, Niederrhein usw.), in Frankreich, Belgien usw., in denen er immer noch auftritt. Von dem tierischen Material, dessen Verarbeitung zu Infektionen führen kann (besonders Häute, Wolle, Borsten usw.) war früher besonders das aus Rußland eingeführte gefürchtet.

Symptomatologie. Je nach dem Eindringen der Bacillen entstehen verschiedene Krankheitsbilder.

1. Der *Hautmilzbrand* ist weitaus die häufigste Form. 2—3 Tage, bisweilen auch früher oder später nach der (oft unbemerkt gebliebenen) Verletzung entsteht ein flohstichähnlicher Fleck, der sich rasch zu einer Papel und im Verlauf von 12—15 Stunden zu einem Bläschen mit mehr oder weniger trübem, oft auch blutigem Inhalt weiter entwickelt (Pustula maligna). Bald erscheint im Zentrum ein schwärzlicher, harter Schorf, der sich rasch vergrößert, während die Umgebung gerötet und ödematös wird. Dieser *Milzbrandkarbunkel* kann zu recht ausgedehnten Geschwüren mit sohlenlederhartem schwarzem Schorf führen, die schmerzlos und unempfindlich sind. Schon frühzeitig sieht man oft gerötete Lymphstränge zu den regionären Lymphdrüsen ziehen, und diese schwellen unter Schmerzen rasch an. Unter Abstoßung des Schorfes kann die Geschwürsbildung und die Lymphdrüsenschwellung zurückgehen, aber schon vorher stellen sich Fieber, Mattigkeit, Appetitlosigkeit, Kopf- und Gliederschmerzen ein, häufig auch Erbrechen, selbst von Blut und blutige Durchfälle, und oft tritt unter dem Bild der asphyktischen Cholera oder einer akuten Sepsis nach etwa einer Woche der Tod ein. Auch eine Mischinfektion mit Eitererregern kann den Tod herbeiführen, bisweilen erst etwas später. In den günstig verlaufenden Fällen geht im Verlauf der zweiten Woche oder schon früher die Temperatur herunter, die Wunde heilt aus, und es tritt Genesung ein.

Weniger häufig entsteht an der Infektionsstelle eine erysipelähnliche Hautschwellung, auf der sich Blasen und Schorfe bilden. Dieses *Milzbrandödem* ist prognostisch noch schlechter als die Pustula maligna. Auch Übergangsformen kommen vor.

2. Der *Lungenmilzbrand* beginnt gewöhnlich mit einem Schüttelfrost. Sehr rasch entwickelt sich Dyspnoe und heftiger Katarrh der oberen Luftwege, dazu kommen die Symptome einer Pneumonie, gewöhnlich von lobärem Typus. Am 3. Tag oder schon am 2. Tage erliegt der Patient gewöhnlich seinem Leiden, doch kommen auch Heilungen vor.

3. Der *Magen-Darm-Milzbrand* beginnt ebenfalls mit hohem Fieber und schweren Allgemeinsymptomen, aber schon von Anfang an bestehen schwere Verdauungsstörungen. Heftiges Erbrechen und Durchfall, oft von Blut, stellen sich ein. Das Abdomen wird aufgetrieben und, am 2. oder 3. Tag sterben die meisten Patienten an Darmperforation oder im Kollaps. Doch kommen auch leichtere Formen vor, und bei Massenerkrankungen infolge von Genuß milzbrandhaltigen Fleisches beobachtet man sogar abortive Fälle.

4. Die *Milzbrandbacillensepsis* bildet bei allen Formen des Milzbrandes schließlich die Todesursache. Sie kommt aber auch, freilich selten, ohne die Zeichen einer primären cutanen, aerogenen oder intestinalen Infektion vor.

Diagnose. In erster Linie kann die Beschäftigung der Patienten mit milzbrandkranken Tieren oder verdächtigem Material den Gedanken an Milzbrand erwecken. Bei Hautkarbunkeln ist die sehr rasche Entstehung und die Bildung eines schwarzen harten Schorfes immer verdächtig. Gesichert wird die Diagnose durch den Nachweis der Milzbrandbacillen im Karbunkel, doch finden sie sich hier häufig vermischt mit anderen Bakterien, und nur die Impfung auf Meerschweinchen erlaubt die sichere Erkennung. Bei intestinalem und Lungenmilzbrand ist die Diagnose sehr schwierig. Bisweilen gelingt der Nachweis der Bacillen in sekundären Hautefflorescenzen oder im Blut, in diesem aber meistens erst kurz vor dem Tode oder gar erst bei der Sektion.

Prognose. Beim Hautmilzbrand beträgt die Letalität 10—20%, beim Lungen- und Magen-Darmmilzbrand fast 100%, wenn man nicht die abortiven Fälle von intestinalem Milzbrand, deren Diagnose nur bei Massenerkrankungen möglich ist, einrechnet.

Therapie. Die Lokalbehandlung des Hautmilzbrandes ist in den Lehrbüchern der Chirurgie beschrieben. Zur Behandlung der Allgemeininfektion wird das von SOBERNHEIM angegebene Serum von vorbehandelten Schafen empfohlen, 100—150 ccm intravenös. Außerdem werden Antimonpräparate, Argochrom, Salvarsan, PREGLsche Jodlösung usw. empfohlen.

11. Rotz.

Der Rotz (malleus, franz. morve [Nasenrotz] oder farcin, engl. glanders oder farcy, ital. morva) ist eine Erkrankung der Einhufer und pflegt beim Esel akut, beim Maulesel subakut, beim Pferd chronisch oder sogar latent zu verlaufen. Er hat in Ländern mit guter Veterinärpraxis stark abgenommen, kommt aber in manchen Gegenden noch häufig vor.

Sein Erreger ist ein unbeweglicher, gramnegativer Bacillus, der sich leicht züchten läßt und keine Sporen bildet.

Die Ansteckung des Menschen, die aber sehr selten geworden ist, geschieht durch offene Wunden der Haut oder Schleimhäute, in die die Bacillen vorwiegend mit dem Nasensekret der Tiere eindringen. Eine Infektion durch die unversehrte Schleimhaut ist nicht erwiesen. Besonders gefährlich sind Verletzungen bei Sektionen. Aber auch Pflegepersonen und Familienangehörige rotzkranker Menschen können angesteckt werden.

Man unterscheidet den Nasenrotz mit Nasensymptomen und den Hautrotz, der ohne solche verläuft (Hautsymptome kommen auch beim Nasenrotz vor), und bei beiden Formen akute und chronische Erkrankungen.

1. Der akute Nasenrotz. Die Inkubation beträgt meist 4—8 Tage, doch sind schon Erkrankungen nach weniger als 24 Stunden beobachtet worden, andererseits Inkubationen bis zu 3 Wochen Dauer. Dann beginnt die Krankheit mit oder ohne Symptome einer Erkrankung an der Infektionsstelle. Sind solche vorhanden, so bestehen sie im Auftreten (gleichzeitig mit Allgemeinerscheinungen) einer Infiltration der Haut, bisweilen auch einer Pustel oder einer erysipelatösen Rötung, die ulcerieren kann und der sehr rasch eine Lymphangitis mit dicken Strängen und eine Lymphdrüsenschwellung, oft auch ein Ödem des ganzen Gliedes folgt. Doch kann diese lokale Erkrankung vollkommen fehlen und der Rotz mit Allgemeinerscheinungen beginnen.

Die ersten *Allgemeinsymptome* bestehen in Müdigkeit, Appetitlosigkeit, Kopf- und Gliederschmerzen und ansteigender Temperatur. Dann stellen sich Gelenkschmerzen ein, bisweilen mit paraartikulärem Ödem, so daß man an akuten Gelenkrheumatismus denkt. Am 3.—5. Tage, bisweilen früher oder später, erscheint (allerdings nicht in sämtlichen Fällen) ein gerötetes Ödem, am häufigsten im Gesicht, bisweilen auch in der Gegend des Primäraffekts, das sich von einem Erysipel durch die unscharfe Begrenzung unterscheidet. Eine weitere Hauteruption erfolgt in der Regel zwischen dem 5. und 8. Tag und besteht in flohstich- oder roseolaartigen Flecken, die sich sehr rasch in Pusteln oder große Blasen umwandeln. Daraus können Ulcerationen mit einem Durchmesser bis gegen 2 cm entstehen, die bisweilen konfluieren. Diese ulcerierenden Efflorescenzen können auf die erysipelähnliche Stelle beschränkt oder über den ganzen Körper zerstreut sein. Zu gleicher Zeit wie sie oder etwas später treten dann die für diese Rotzform charakteristischen *Nasensymptome* auf, die zuerst wie ein starker Schnupfen aussehen, aber bald durch das dauernde Fließen eines mit Blut vermischten eitrigen Sekretes die Entstehung von Geschwüren in der Nase anzeigen. Die Nasenatmung ist durch Schleimhautschwellung aufgehoben. Auch am Zahnfleisch, an den Tonsillen, am Gaumen, selbst am Kehlkopf können Geschwüre entstehen. Bald stellen sich auch Pneumonien ein. Dazu gesellen sich fast immer einzelne Abscesse unter der Haut, in der Muskulatur, aus denen man durch Punktion einen braungelben Eiter mit Rotzbacillen erhalten kann. Die Temperatur steigt auf 39—40° und zeigt meistens starke Remissionen. Nervöse Symptome können hinzutreten, und in der 3. oder 4. Krankheitswoche erfolgt der Tod.

2. Der akute Hautrotz unterscheidet sich vom akuten Nasenrotz nur durch das Fehlen der Schleimhautaffektion, besonders von seiten der Nase, das spätere Erscheinen der Hauteruptionen und das reichlichere Auftreten von subcutanen und Muskelabscessen. Die Krankheit dauert etwas länger und führt in 1—1½ Monaten zum Tode.

3. Der chronische Hautrotz kann ebenfalls mit oder ohne Zeichen einer lokalen Geschwürsbildung an der Eintrittspforte beginnen. Wenn sie fehlen, so bestehen nur mehr oder weniger ausgesprochene Symptome einer Allgemeininfektion mit kurzem und niedrigem Fieber. Gegen die 3. oder 4. Woche treten Abscesse unter der Haut, in der Nähe der Gelenke oder in Muskeln auf, die entweder ausheilen oder nach außen durchbrechen. Scheinbar geheilte Abscesse können sich von neuem öffnen. Die Krankheit kann auf dreierlei Arten zu Ende kommen: 1. durch ein plötzliches Aufflammen aller Krankheitserscheinungen und Tod unter dem Bild des akuten Rotzes; 2. durch Übergang in chronischen Nasenrotz; 3. durch Heilung, die aber oft nur scheinbar ist. Denn noch nach vielen Jahren können, provoziert durch irgendeine Infektionskrankheit, plötzlich wieder Abscesse entstehen und chronischer oder akuter Nasenrotz doch noch dem Leben ein Ende machen. Die Dauer dieser Form beträgt meistens 6—12 Monate, oft auch 1—2 Jahre oder noch länger, bis zu 15 Jahren.

4. Der chronische Nasenrotz kann sekundär aus chronischem Hautrotz hervorgehen oder primär auftreten. In diesem Falle entstehen mit oder ohne Hautsymptome Allgemeinerscheinungen wie bei akutem Nasenrotz, nur in viel geringerer Intensität, dazu gesellt sich bald eitrig-hämorrhagische Nasensekretion, und es bilden sich auf der Schleimhaut der Nase und der Luftwege hartnäckige, oft perforierende Geschwüre. Das Allgemeinbefinden kann nach dem Abklingen der akuten Störungen Jahre hindurch verhältnismäßig gut bleiben, mit der Zeit stellen sich aber doch Kachexie und Verdauungsstörungen ein, die schließlich zum Tode führen.

5. Latente Infektionen. Es sind einige Fälle beschrieben, in denen bei der Sektion verkalkte, tuberkelähnliche Bildungen mit lebenden Rotzbacillen in inneren Organen gefunden wurden. Von solchen Herden aus kann unter Umständen die Infektion sich ausbreiten und akuter Rotz entstehen.

Diagnose. Im Beginn der Erkrankung ist die Diagnose sehr schwierig; namentlich beim Fehlen eines Primäraffektes an der Haut sind Verwechslungen mit anderen Infektionskrankheiten, besonders akutem Gelenkrheumatismus, unvermeidlich. In der Regel wird erst das Auftreten von Muskelabscessen den Gedanken an Rotz aufkommen lassen. Wenn man diese punktiert, so findet man die Rotzbacillen leicht, deren Identifizierung durch Kultur und Tierversuch, namentlich durch die innerhalb von zwei Tagen auftretende Hodenschwellung bei inokulierten Meerschweinchen (STRAUSSsche Reaktion) rasch gelingt. In den offenen Geschwüren ist dagegen der Nachweis der Rotzbacillen viel schwieriger. Auch die Agglutinationsprobe und die Komplementablenkung kann zur Sicherung der Diagnose angewandt werden. Dagegen fällt beim menschlichen Rotz die Malleinreaktion außer Betracht, die beim chronischen Rotz der Tiere nach Art der Tuberkulinreaktion ausgeführt wird und gute Dienste leistet.

Prognose. Aus dem Gesagten ergibt sich, daß der Rotz fast ausnahmslos tödlich verläuft, aber der chronische oft erst nach jahrelanger Dauer und daß definitive Heilungen nur beim chronischen Hautrotz möglich sind.

Therapie. Die Versuche einer spezifischen Therapie haben bisher noch keine brauchbaren Resultate ergeben, vielleicht mit Ausnahme der Einspritzung abgetöteter Bacillen bei chronischem Rotz. Dagegen soll Behandlung mit Jod, Quecksilber (als Schmierkur) und mit Schwefelpräparaten in einzelnen Fällen Heilung oder wenigstens langsameren Verlauf herbeigeführt haben. Rotzknoten sollen womöglich excidiert, Rotzabscesse eröffnet, mit dem scharfen Löffel ausgekratzt und mit antiseptischen Lösungen (Carbol, Sublimat) tamponiert werden. Zur lokalen Behandlung der Nasengeschwüre wird Chlorzink empfohlen, für die Hautgeschwüre Kauterisierung, Bepinselung mit Jodtinktur, Umschläge mit Argentum nitricum.

12. Aktinomykose.

Der Actinomycespilz bildet ein Mycel aus verzweigten Fäden mit endständigen Sporen. Im tierischen Körper entstehen bisweilen (aber nicht immer) harte Körner, von etwa $1/4$ mm Durchmesser, die innen ein Mycel enthalten und außen radiär angeordnete kolbige Verdickungen zeigen. Diese Kolben werden als Anpassung an die (an sich ungünstigen) Lebensverhältnisse im tierischen Organismus aufgefaßt. Außerhalb des Tierkörpers kommen viele Actinomycesarten auf zahlreichen Pflanzen, namentlich Getreidearten, als Schmarotzer vor, bilden aber keine Kolben. Man hat die beim Menschen (namentlich in den Lungen) vorkommenden pathogenen Pilze mit echten Verzweigungen ohne Kolben als *Streptotrichon* von den Actinomycesarten abtrennen wollen, was aber von den Botanikern abgelehnt wird und auch klinisch nicht berechtigt ist, da die Krankheitserscheinungen identisch sind.

Aktinomykose kommt auch bei Tieren vor, namentlich bei Pferden und Rindern. Der Mensch infiziert sich aber sehr selten an ihnen, sondern fast immer durch Pflanzenteile, namentlich Grannen von Getreideähren. Es scheint, daß das Eindringen von Pflanzenbestandteilen zusammen mit den Pilzen notwendig ist, um eine Krankheit hervorzurufen. Die Pflanzenteile können durch Verletzungen der Haut oder der Schleimhäute in den Körper gelangen und je nach der Eintrittspforte macht die Aktinomykose verschiedene Symptome.

Symptomatologie. Allen Lokalisationen ist ein torpider Verlauf gemeinsam, der mit der Tuberkulose viel Ähnlichkeit hat, was vielleicht mit der systematischen Verwandtschaft des Tuberkelbacillus mit dem Actinomycespilz zusammenhängt. In allen Organen entstehen chronische Entzündungen mit Neigung zu eitrigem Zerfall und Bildung langwieriger Fisteln. Die Körpertemperatur verhält sich verschieden. Haut- und Kieferaktinomykose kann fieberlos verlaufen. Bei Erkrankung innerer Organe können lange Zeit subfebrile Temperaturen bestehen, oft sehen wir aber auch hohes, meistens unregelmäßiges Fieber und Abmagerung.

Da die Aktinomykose der einzelnen Organe bei den Organkrankheiten besprochen ist, genügt hier eine kurze Übersicht.

1. Die Aktinomykose von Kopf und Hals ist am häufigsten (fast $2/3$ aller Fälle). Sie beginnt meistens an der Mundschleimhaut. Doch kann auch eine Aktinomykose des Kiefers oder der Haut und Subcutis in der Submaxillargegend ohne nachgewiesene Schleimhautaffektion auftreten. Wahrscheinlich können auch cariöse Zähne die Eintrittspforte bilden. Die Beschreibung dieser Form ist in chirurgischen Lehrbüchern nachzusehen.

2. Die thorakal-pulmonale Aktinomykose kann durch Weiterwandern der Infektion von einem Halsabsceß längs der Wirbelsäule oder des Oesophagus zustande kommen, aber auch durch Schluckinfektion mit Verletzung der Speiseröhrenschleimhaut, durch Aspiration in die Lungen, bisweilen wohl auch durch hämatogene Metastasierung. Es entstehen entweder zuerst Infiltrationen der Thoraxwand, die zu Hautfisteln und Pleuraempyem führen, oder ein lokalisiertes Brustfellempyem ist die erste Krankheitsäußerung, oder das Leiden beginnt als chronische Lungenaffektion, die meistens zuerst als Tuberkulose angesehen wird. Von der Pleura und den Lungen aus greift der Prozeß oft auf die Brustwand über.

3. *Die abdominale Aktinomykose* entsteht bisweilen von einer thorakalen Erkrankung aus durch Fortleitung durch das Zwerchfell oder das prävertebrale Bindegewebe, bisweilen aber auch metastatisch oder scheinbar primär, offenbar durch direkte Infektion der Darmschleimhaut. Symptome wie chronische Perityphlitis, auch dysenterieähnliche Erscheinungen oder die Zeichen chronischer Peritonitis können auftreten, periproktitische Abscesse und Senkungsabscesse längs des Ileopsoas mit Fistelbildung. Charakteristisch sind bretthart Infiltrationen der Bauchhaut, die im Lauf der Krankheit auftreten.

4. *Die Aktinomykose der Haut* muß, wenn sie nicht von einer tiefer liegenden Aktinomykose fortgeleitet ist, als direkte Infektion der Haut erklärt werden. Diese primären Hautaktinomykosen können an jeder Körperstelle vorkommen, auch ein kleiner Teil der Erkrankungen am Hals und Kopf gehört hierher. Sonst sind sie sehr selten (2—3% aller Aktinomykoseerkrankungen). Allerdings beruht auch das Mycetoma pedis der Tropen wenigstens zum Teil auf Infektion mit Actinomycesarten.

5. *Aktinomykose anderer Organe* ist noch seltener. Sie kommt im Gehirn vor, wo sie Abscesse machen kann, in den Nieren usw.

6. *Generalisierte Aktinomykose.* Aus einem Organherd können Pilzelemente ins Blut gelangen und Metastasen verursachen. Wenn es nur wenige sind, so entstehen unspezifisch aussehende, entzündliche, infarktähnliche Herde oder Abscesse. Wenn dagegen ein reichlicher Einbruch ins Blut erfolgt, so tritt hohes, stark remittierendes Fieber auf, die Kranken verfallen rasch und sterben unter dem Bild einer Sepsis. Bei der Sektion findet man entweder zahlreiche frische Abscesse oder massenhaft kleine Herde in allen Organen, die aussehen wie Miliartuberkel.

Diagnose. Nur der Nachweis der Pilze erlaubt eine sichere Diagnose. Bei Erkrankung innerer Organe kann sie deshalb sehr schwierig werden, namentlich im Beginn, da das Leiden lange Zeit hindurch nur sehr geringe Symptome macht und die Pilze erst spät im Sputum erscheinen. Oft ist die Erkennung erst möglich, wenn sich Hautfisteln gebildet haben. Im Eiter und im Sputum sieht man bisweilen schon mit bloßem Auge die kleinen Körner, die sich nur schwer zerquetschen lassen und unter dem Mikroskop das charakteristische Bild der netzförmigen grampositiven Fäden mit den radiär gestellten Kolben zeigen. Wenn die Kolben fehlen, so ist die Diagnose schwierig, weil Streptotricheen mit echten Verzweigungen auch als harmlose Saprophyten, z. B. im Mund vorkommen.

Bisweilen ist die von WIDAL gefundene Agglutination und Komplementbildung mit Aufschwemmungen und Extrakten von Sporotrichon nützlich. Es handelt sich um eine Gruppenreaktion der verschiedenen Pilzerkrankungen, die am stärksten bei Sporotrichose, aber auch bei Soorerkrankungen und Aktinomykose positiv ausfällt.

Prognose. Die Aktinomykose schreitet langsam fort, und sie heilt oft nach längerer Krankheitsdauer spontan aus. Die Prognose richtet sich in erster Linie nach der Lokalisation. Die reine Hautaktinomykose heilt ausnahmslos aus. Bei der Erkrankung an Kopf und Hals beobachtet man eine Sterblichkeit von 10—25%; bei der abdominalen Aktinomykose wird sie auf 60—70%, bei der thorakopulmonalen auf 75—85% angegeben; die cerebrale und die generalisierte sind ausnahmslos tödlich.

Therapie. Ein Teil der Fälle kann durch Jod geheilt werden. Gewöhnlich gibt man 2—6 g Jodkali täglich, doch sind bisweilen größere Dosen nötig. Selbst 10—12 g werden empfohlen, unter Einschaltung von einer Woche Pause nach einigen Wochen. Wenn man damit nicht zum Ziel kommt, muß man chirurgische und Röntgenbehandlung versuchen.

III. Nicht kontagiöse Infektionskrankheiten.

1. Sepsis.

Definition. Als Sepsis definiert man bisweilen auch jetzt noch die Krankheiten, bei denen eine Vermehrung der Bacillen im Blut stattfindet, und unterscheidet davon die *Bakteriämie,* die in der vorübergehenden Ausschwemmung von Bakterien aus einem Krankheitsherd ins Blut besteht. Aber aus den Ausführungen im allgemeinen Teil (S. 103 ff.) geht hervor, daß keine strenge Trennung zwischen diesen beiden Zuständen besteht. Dort ist auch ausgeführt, daß gerade die Krankheiten, in denen eine Vermehrung der Erreger im Blut sicher stattfindet (Malaria) oder wahrscheinlich ist (Endstadium der Pest und des Milzbrandes) nicht Sepsis genannt werden. Die Krankheiten, die man heute als Sepsis bezeichnet, haben mit diesen freilich gemeinsam, daß Mikroorganismen im Blut kreisen, aber sie brauchen sich dort nicht zu vermehren, sondern sie können durch immer wiederkehrende Ausschwemmung aus einem Infektionsherd ins Blut erlangen. Es hat sich gezeigt, daß bei der Krankheit „Sepsis" zwar regelmäßig Mikroorganismen im Blut gefunden werden, aber niemals (außer etwa in agonalen Stadien) auch nur entfernt in solchen Mengen wie in einer Kulturflüssigkeit (was freilich eine Vermehrung im Blut nicht ausschließt, s. S. 104). Endlich sehen wir immer wieder, daß eine „Sepsis" heilt, sobald es gelingt, lokale Krankheitsherde, in denen die Bacillen wuchern, durch chirurgische Eingriffe zu entfernen oder unschädlich zu machen, vorausgesetzt daß kein Gewebsherd im Körper zurückbleibt, von dem aus immer wieder Bakterien ins Blut gelangen können. Wir müssen daraus schließen, daß die Sepsis (wenigstens in der Regel) durch immer wiederholte Einschwemmung von Bakterien aus einem Krankheitsherd charakterisiert ist. Das hat sie aber mit vielen Krankheiten gemein, die andere Namen führen, wie z. B. Abdominaltyphus. Die Krankheit, die man schon als Sepsis bezeichnet hat, bevor die Bakteriämie bei anderen Krankheiten bekannt war, und die man auch heute noch als Sepsis bezeichnet, und die eine klinische Krankheitseinheit bildet, unterscheidet sich von jener dadurch, daß sie durch Bakterien erzeugt wird, die auch rein lokale Erkrankungen, vor allem Wundinfektionen hervorrufen können. Die Infektion wird dadurch zur Sepsis, daß der dauernde oder immer wiederholte Eintritt von Bakterien von einem oder mehreren Herden aus in die Blutbahn die Ursache der Funktionsstörung ist, sei es, daß die Bakterien die Funktion der Organe schädigen, sei es, daß sie sich in irgendwelchen Organen ansiedeln und hier Metastasen erzeugen (über Metastasenbildung vgl. S. 105f.).

Über die Unmöglichkeit einer strengen begrifflichen Abtrennung des Begriffes Sepsis vgl. die Ausführungen Doerrs S. 104. Von der vorübergehenden leichten Bakteriämie, die wohl bei jeder fieberhaften lokalen Infektion vorkommt, und von der einmaligen Metastasierung, der viele Erkrankungen innerer Organe (z. B. Pyelitis) ihren Ursprung verdanken, bis zur akuten tödlichen Sepsis mit dauernder Bakteriämie und massenhafter Metastasenbildung gibt es Übergänge. Trotzdem nehmen die Fälle von starker Überschwemmung mit Bakterien, in denen die gefährlichen Krankheitssymptome nicht durch den lokalen Bakterienbrutherd, sondern durch die Bakterien im Blut und in den entfernten Organen bedingt sind, als verhältnismäßig gut umgrenzte Krankheitsbilder eine Sonderstellung ein und verdienen den Namen Sepsis, wenn man auch eingestehen muß, daß Krankheiten, die andere Namen führen, prizipiell sich genau gleich verhalten wie die Sepsis, z. B. die akute allgemeine Miliartuberkulose, die eine ausgesprochene Sepsis durch Tuberkelbacillen darstellt, aber wegen der Eigentümlichkeiten des Erregers und der durch ihn hervorgerufenen Reaktion ein anderes klinisches Bild darbietet. (Sie wird im Zusammenhang mit der tuberkulösen Infektion bei den Lungenkrankheiten von Assmann behandelt.)

Der Name „septisch" wird bisweilen auch für besonders schwer verlaufende Formen einzelner Infektionskrankheiten gebraucht („septische Angina", „septische Diphtherie", „septischer Scharlach"). Man bezeichnet damit nur den schweren Zustand, der einer akuten Sepsis, z. B. durch Streptokokkeninfektion, gleicht. Oft ist der Ausdruck auch insofern berechtigt, als die Schwere des Zustandes wirklich durch das Einbrechen der Bacillen aus dem lokalen Krankheitsherd (Angina oder bisweilen auch Diphtherie) in die Blutbahn bedingt ist, oder als zu einer anderen Krankheit sich eine sekundäre Infektion hinzugesellen und eine wirkliche Sepsis erzeugen kann (z. B. Streptokokkensepsis bei Diphtherie). In anderen Fällen (z. B. Scharlach) braucht sich dagegen der schwere Zustand prinzipiell gar nicht von dem gewöhnlichen Krankheitsmechanismus zu unterscheiden, sondern kann allein durch die besonders lebhafte Vermehrung der Krankheitserreger oder durch eine besonders starke Giftproduktion bedingt sein. Da man aber im einzelnen Falle die Ursache für den sepsisartigen Verlauf in der Regel nicht kennt und nicht durch immer wiederholte Blutuntersuchung aufzuklären pflegt, ist es üblich, solche Fälle als septische zu bezeichnen.

Ätiologie und Pathogenese. Da die Ursache der Sepsis wohl nicht in einer Vermehrung der Bacillen im strömenden Blut liegt, muß immer ein Herd vorhanden sein, in dem sich die Bacillen vermehren und von dem aus sie ins Blut gelangen. Dieser *Sepsisherd* liegt oft an der Eintrittspforte der Infektion. Er kann z. B. in einer Phlegmone bestehen, die infolge einer Verletzung entstanden ist. Dann können wir von einem *Eintrittsherd* sprechen, der zugleich der *Sepsisentwicklungsherd* ist. Nicht selten entwickeln sich aber die Bacillen erst in einem von der Eintrittspforte *entfernten Herd,* in den sie auf dem Blutwege gelangt sind, während der primäre Herd schon ausgeheilt sein kann (sekundärer Sepsisherd). So kann nach einer Angina eine Herzklappenentzündung oder eine Thrombophlebitis auftreten, und von den Herzklappen oder vom Venenthrombus aus wird das Blut immer wieder mit Bakterien überschwemmt. Die Erkrankung an den Herzklappen oder in der Vene kann auch weiterbestehen, nachdem die Angina bereits geheilt ist oder die Phlegmone durch Incision zur Heilung gebracht wurde. Es handelt sich also um die erste Metastase einer Krankheit, die wir an sich noch nicht als Sepsis bezeichnen würden, so wenig wir bei einer akuten Nephritis oder einem Hirnabsceß von Sepsis sprechen, obschon die Bacillen auf dem Blutwege in die Niere oder in das Gehirn gelangt sein müssen. Zur Sepsis kommt es erst dadurch, daß sich die erste Metastase, der *sekundäre Sepsisherd* zum Sepsis*entwicklungsherd* ausbildet, d. h., daß hier eine schrankenlose Vermehrung der Bacillen und ihre Ausschüttung ins Blut stattfindet. Ja sogar der sekundäre Herd kann ausheilen und erst ein tertiärer Herd zum Sepsisentwicklungsherd werden. Oder es können mehrere Herde, z. B. multiple Leber- oder Lungenabscesse immer wieder Bacillen ins Blut aussenden. Einzelheiten über die Infektionswege s. S. 97f.

Wir können die Sepsis *einteilen* nach den Mikroorganismen, die sie erzeugen, oder nach der Eintrittspforte oder endlich nach der Lokalisation des Sepsisentwicklungsherdes.

Als *Erreger* der Sepsis werden am häufigsten die gewöhnlichen Eitererreger gefunden, vor allem die verschiedenen Streptokokken, hämolytische und nichthämolytische, Streptococcus viridans und mucosus, der anaërobe Streptococcus putrificus, ferner Staphylokokken (Staphylococcus aureus haemolyticus, in seltenen Fällen auch anaerobe Staphylokokken). Auch der Pneumococcus, der FRIEDLÄNDERsche Bacillus, der Gonococcus, der Meningococcus, das Bacterium coli, der Bacillus proteus, die Bacillen des malignen Ödems, der anaerobe Bacillus funduliformis, selbst der Influenzabacillus, der Bacillus pyocyaneus sind als Erreger gefunden worden.

Alle diese Erreger können ähnliche Formen von Sepsis erzeugen. Immerhin bestehen gewisse Unterschiede, indem z. B. die akutesten und am schwersten verlaufenden Erkrankungen in der Regel durch hämolytische Streptokokken erzeugt werden, der Meningococcus und der Gonococcus chronischeren, relativ gutartigen Verlauf bedingen, der Staphylococcus namentlich thrombophlebitische Sepsis mit Neigung zu zahlreichen, besonders eitrigen Metastasen zur Folge hat, der anaërobe Streptococcus Absceß und Gangrän der Lunge erzeugt.

Die *Eintrittspforte* kann an jeder Stelle des Körpers liegen, die dem Eindringen der Bacillen offensteht oder durch eine Verletzung geöffnet wird. Je nachdem die Stelle der Infektion mit bestimmten Erregern besonders in Berührung kommt oder von ihnen krank gemacht werden kann, entsteht eine Prädilektion der verschiedenen Organe für bestimmte Mikroorganismen.

1. Von der *äußeren Haut* aus entstehen nach Verletzung, nach Furunkelbildung, nach Erysipel und Phlegmone oder durch sekundäre Infektion irgendwie erkrankter Hautstellen, besonders Staphylo- und Streptokokkensepsis. Ziemlich häufig ist die dekubitale terminale Sepsis, die bei den dekrepiden Patienten wenig Symptome macht und oft erst bei der Sektion an der großen weichen Milz erkannt wird.

2. Die *Uterusschleimhaut* kann im puerperalen Zustand durch Streptokokken oder Staphylokokken, aber auch B. coli infiziert werden. Auch Infektionen durch anaerobe Keime sind nicht selten.

3. Die Schleimhäute der *Nase*, des *Mundes*, des *Rachens* und der *Bronchien* sind besonders für Erkrankungen durch Pneumokokken oder Streptokokken empfänglich. Deshalb werden diese Kokken als Erreger der von ihnen ausgehenden Sepsis gefunden. Namentlich die Streptokokkenangina kann der Ausgangspunkt einer Sepsis werden. Aber auch nach einem Nasenfurunkel, selbst nach einer Pharyngitis oder Bronchitis kann eine Streptokokken- oder Pneumokokkensepsis auftreten.

4. Die mit den *Luftwegen* in Verbindung stehenden *Höhlen*, die Nebenhöhlen der Nase und das Mittelohr werden naturgemäß am häufigsten durch die gleichen Krankheitserreger wie jene infiziert. Doch findet man bei otogener Sepsis häufig auch anaerobe Bakterien.

5. Infektion der *Lunge* kann auf dem Wege über eine Pneumonie zu Pneumokokken-, aber auch zu Streptokokkensepsis führen. Von Lungenabscessen, seltener von einem tuberkulösen Cavum, kann auch eine Sepsis mit anderen Bakterien, vor allem Streptococcus putrificus ausgehen.

6. Von den *Darm*- und *Gallenwegen* aus kommt besonders Sepsis durch B. coli oder anaerobe Bakterien zustande.

7. Die von den *Harnwegen* ausgehende Sepsis wird vorzugsweise durch B. coli bedingt.

Der *Sepsisentwicklungsherd* kann an der Stelle der Eintrittspforte liegen. In der Regel entsteht aber von der Eintrittspforte aus zuerst eine Entzündung im Abflußgebiet, in den Venen oder in den Lymphgefäßen und wird zum Sepsisentwicklungsherd: thrombophlebitische und lymphangitische Sepsis.

In den *Venen* entsteht eine Thrombose, bisweilen ausgesprochen eitriger Natur, und von hier aus gelangen die Bakterien in den übrigen Kreislauf. Wir beobachten das nach varicösen Geschwüren in den Beinvenen, nach Furunkeln des Gesichtes, besonders der Oberlippe, nach Erkrankung der Tonsillen, der Nase und ihrer Nebenhöhlen, im Gebiet der Vena jugularis, in der Mehrzahl der Fälle von puerperaler Sepsis in Venen des Uterus, nach Appendicitis und periproktitischen Abscessen in der Pfortader usw.

Der zweite Weg, auf dem sich die Bakterien von der Eintrittspforte aus weiter verbreiten können, ist der *Lymphweg*. Entweder sind es die *Lymphgefäße* und *Lymphspalten* des Gewebes, in denen die Bakterien sich verbreiten, entzündliches Ödem, eitrige Infiltration und sogar Abscesse bilden können, so daß in der Nähe der Eintrittspforte ein mehr oder weniger scharf abgegrenzter Sepsisentwicklungsherd im Gewebe liegt. Ein Beispiel hierfür ist bei manchen Fällen von puerperaler Sepsis die Infiltration der Parametrien, von der aus die Überschwemmung des Blutes erfolgt. Oder die Bakterien werden durch die Lymphgefäße in die *Lymphknoten* verschleppt, erzeugen hier eine Lymphadenitis, die sich mit oder ohne Abszedierung zu einer Brutstätte der Bakterien entwickelt. So sehen wir nach einer Verletzung des Fußes bisweilen schon nach kurzer Zeit rote Streifen längs den Lymphgefäßen bis in die Inguinalgegend ziehen und eine schmerzhafte Schwellung der Inguinaldrüsen auftreten, der sehr rasch schwere allgemeine Sepsis folgt, manchmal so rasch, daß man annehmen muß, die Bakterien seien zum Teil schon vor der Ausbildung der Entzündung in der Lymphdrüse in großen Mengen in die Abflußlymphgefäße der Inguinalknoten und in das Blut durchgewandert. Bei der mischinfizierten Diphtherie und beim Scharlach können die Lymphdrüsen des Unterkiefers und des Halses zu großen Paketen anwachsen und zu gefährlichen Sepsisherden werden.

Der Sepsisentwicklungsherd kann aber auch weit entfernt von der Eintrittspforte in *inneren Organen* liegen, die entweder auf dem Blutwege oder auf anderen Bahnen, oft schon vor längerer Zeit, infiziert worden sind.

Nicht selten sind es Hohlorgane, deren eitrige Entzündung zu Sepsis führt. Cholecystitis mit oder ohne Steinbildung, aber auch Cholangitis kann die Wand der Gallenwege so schädigen, daß massenhaft Bakterien durch sie austreten und in die Zirkulation gelangen. Eine sehr häufige Quelle der Sepsis ist die akute oder chronische Pyelonephritis. Gelegentliche Einbrüche von Bakterien in die Blutbahn sind bei Pyelitis nicht ganz selten, wie das Auftreten von Schüttelfrost und der bisweilen mögliche Nachweis von Colibacillen im Blut zeigt. Wenn diese Bakteriämien vereinzelt bleiben, gehen sie in der Regel ohne Schaden vorüber. Wenn sie sich aber wiederholen, oder wenn dauernd Bacillen ins Blut eindringen, so entsteht eine Sepsis, meistens erst, wenn die Entzündung auch auf die Niere übergegriffen hat und eine eitrige Pyelonephritis entstanden ist.

Auch Absceßhöhlen im Abdomen, die nach nicht oder zu spät operierter Perityphlitis oder Magenperforation zurückbleiben, können die Ursache einer Sepsis sein, die allerdings meistens auf dem Wege über eine Pylephlebitis zustande kommt. Dagegen sehen wir bei allgemeiner Peritonitis kaum je richtige Sepsis, sondern der „septische" Zustand ist durch Intoxikation bedingt, die zum Tode führt, ohne daß man jemals Bakterien im Blut nachweisen konnte. Auch nach Empyem der Brusthöhle und nach Bronchiektasien beobachtet man keine Sepsis, sondern nur selten zeigen Hirnabscesse nach Bronchiektasien an, daß einmal ein Einbruch von Bakterien in die Blutbahn erfolgt sein muß.

Abscesse in inneren Organen können lange Zeit als isolierte Erkrankungen bestehen, schließlich aber doch gelegentlich zu Sepsis führen. Das gilt hauptsächlich von Leberabscessen und von Paranephritis, aber auch von Abscessen der Prostata, Periurethritis usw. Lungenabscesse führen höchst selten zu Sepsis, häufiger zu isolierten Hirnabscessen.

Osteomyelitis kann mit oder ohne Sepsis verlaufen. Wenn eine Sepsis auftritt, so schließt sie sich unmittelbar an die ersten Lokalsymptome an, ja ein Schüttelfrost, also das Zeichen der Bakterieninvasion ins Blut, kann die erste Krankheitserscheinung darstellen. Auch *chronische* Osteomyelitissepsis kann mit Allgemeinsymptomen beginnen.

Eine *Pneumonie* kann der Ausgangspunkt einer Pneumokokkensepsis werden. Während bei der croupösen Pneumonie die Pneumokokken im Beginn der Krankheit regelmäßig im Blut nachgewiesen werden können, aber nach einigen Tagen daraus zu verschwinden pflegen, gibt es Fälle dauernder, bis zum Tode anhaltender Bakteriämie. Sie brauchen sich jedoch in ihrem Verlauf durchaus nicht von einer Pneumonie zu unterscheiden, die ohne dauernde Bakteriämie zum Tode führt. Ihre Abtrennung als septische Pneumonien ist deshalb theoretisch kaum berechtigt, praktisch nur bei dauernder bakteriologischer Blutuntersuchung aller Pneumonien möglich. Was man gewöhnlich als septische Pneumonie bezeichnet, ist einfach eine Lungenentzündung mit schweren Allgemeinsymptomen. Als Pneumokokkensepsis dürfen wir nur die Pneumonien bezeichnen, bei denen entweder Fieber und Bakteriämie nach Abheilen der Lungenerscheinung und ohne andere nachweisbare Ursache weiter bestehen oder eine Metastasenbildung, besonders Gelenkaffektion, Endokarditis, Meningitis intra vitam oder post mortem nachgewiesen werden kann.

Endlich muß erwähnt werden, daß es eine Reihe von Sepsisfällen gibt, in denen weder eine Eintrittspforte noch ein Sepsisherd nachgewiesen werden kann und selbst die Sektion keine solchen aufzudecken vermag. Wir müssen dann annehmen, daß die Bakterien an der Eintrittspforte nur geringfügige Veränderungen erzeugt haben oder daß der Eintrittsherd schon abgeheilt ist. In der Tat ergibt bisweilen die genaue Anamnese, daß eine Angina oder ein Katarrh der oberen Luftwege, eine Bronchitis oder Verdauungsstörung vorausgegangen ist. Das Fehlen eines Sepsisentwicklungsherdes bei der Sektion wird dadurch erklärt, daß die Bacillen in einem oder mehreren Organen sich angesiedelt und Entwicklungsmöglichkeiten gefunden haben, ohne daß es zu makroskopisch erkennbaren herdförmigen Veränderungen gekommen wäre. Wir hätten also multiple kleine oder diffuse Sepsisentwicklungsherde anzunehmen. Die genaue mikroskopische Untersuchung läßt bisweilen auch in Leber, Milz, Knochenmark, Meningen usw. zahlreiche geringfügige Entzündungsherde nachweisen, die die Erreger enthalten.

Allgemeines Krankheitsbild der akuten Sepsis. Das Krankheitsbild der Sepsis ist außerordentlich mannigfaltig. Es setzt sich zusammen aus den Symptomen der Erkrankung an der Eintrittspforte, falls diese noch vorhanden ist, des Sepsisentwicklungsherdes, der Allgemeininfektion und der Metastasen. Daraus und aus Verschiedenheiten in der Schwere und Akuität der Infektion ergeben sich die mannigfaltigsten Kombinationen. Gemeinsam ist aber allen Fällen von akuter Sepsis das Hervortreten schwerer Allgemeinsymptome.

Der Beginn der Sepsis ist je nach deren Ausgangspunkt verschieden. Bei einer Phlegmone, einem Karbunkel, einem Erysipel, einem malignen Ödem, auch bei einer Appendicitis, einer puerperalen Infektion, einer Pneumonie usw. kann das Krankheitsbild der Grundkrankheit unmittelbar in das der Sepsis übergehen. Fieber und Allgemeinerscheinungen bestehen weiter, ohne daß der Beginn der Sepsis sich irgendwie abhebt. In anderen Fällen läßt sich der Eintritt der Sepsis dadurch erkennen, daß nach vorangehender Besserung der Temperatur und des Allgemeinbefindens ein erneuter Fieberanstieg oder gar ein Schüttelfrost auftritt.

Der *Schüttelfrost* ist das sicherste Zeichen des Einbruchs großer Bacillenmengen in die Blutbahn. Wenn also im Verlauf z. B. einer Cholecystitis mit mehr oder weniger starkem Fieber plötzlich ein Schüttelfrost eintritt und sich wiederholt, so können wir den Eintritt der Sepsis genau erkennen. Ein bei Angina auftretender Schüttelfrost ist fast immer das Zeichen einer Thrombophlebitis der Halsvenen und muß sofort die Frage nach der Notwendigkeit einer Unterbindung entstehen lassen. Doch kann Schüttelfrost fehlen oder erst im weiteren Verlauf der Sepsis eintreten.

Auch in den Fällen, in denen keine Erkrankung an der Eintrittspforte nachweisbar ist und der Sepsisentwicklungsherd keine Erscheinung macht, kann die Sepsis plötzlich, oft mit Schüttelfrost beginnen. Oder es gehen vorübergehende Temperatursteigerungen mehrere Tage voran, und das Fieber erreicht mehr oder weniger rasch eine große Höhe. Auch die *subjektiven* Symptome können sich verschieden rasch entwickeln. Gewöhnlich entsteht ziemlich rasch ein schwerer Allgemeinzustand von großer Mattigkeit, Appetitmangel, Schwäche, mit Kopfschmerzen und Schmerzen im Rücken und in den Gliedern. Bei der Untersuchung fällt ein blasses, meistens gleichzeitig etwas livides Aussehen und eine Apathie und Somnolenz der Patienten auf. Der Puls ist klein, frequent, meistens rascher als der Temperatur entspricht, die Zunge belegt. Oft läßt sich ein Herpes oder eine der weiter unten besprochenen Hautaffektionen nachweisen, oft auch Milzschwellung. Sonst kann der Untersuchungsbefund vollkommen negativ sein. Schon nach wenigen Tagen kann unter zunehmender Herzschwäche und Bewußtseinsstörung der Tod erfolgen, ja das ganze Krankheitsbild kann sich auf 1—2 Tage zusammendrängen. Sehr viel häufiger endigt die Krankheit nicht so rasch letal, sondern das Fieber dauert weiter, bleibt ständig hoch oder wird intermittierend, die Temperaturkurve kann von Schüttelfrösten unterbrochen werden. Immer aber ist die Temperatur mehr oder weniger unregelmäßig. Die Patienten werden elender, bisweilen benommen, bisweilen stellen sich Delirien ein, häufig besteht aber eine auffallende Euphorie. Die Cyanose wird deutlicher, die Extremitäten werden kühl. Die Haut ist oft von zähem Schweiß bedeckt, Ikterus kann auftreten, und dieser Zustand kann nach 1—2 Wochen oder noch später unter kontinuierlicher Zunahme oder nach vorangehenden Remissionen mit oder ohne Auftreten von Metastasensymptomen durch Herzschwäche zum Tode führen, oft mit agonalem Lungenödem. Er kann sich aber auch bessern und in Heilung übergehen oder in einen Zustand übergehen, in dem Metastasen das Krankheitsbild beherrschen. Selbst wenn durch spontane oder operative Heilung des Sepsisherdes alle Krankheitssymptome beseitigt sind, so kann nachträglich noch die eine oder andere Metastase sich zu einer gefährlichen Krankheit entwickeln oder zum Ausgangspunkt einer neuen Sepsis werden.

Je nach dem Verlauf kann man eine Sepsis *acutissima,* die in 1—2 Tagen zum Tode führt, eine Sepsis *acuta,* die nach 1—2—3 Wochen mit Tod oder Genesung endet, eine Sepsis *subacuta,* die weniger akut beginnt und sich länger hinzieht, und endlich eine Sepsis *chronica* unterscheiden. Die Sepsis chronica wird weiter unten besprochen.

Einzelne Symptome. *1. Fieber.* Schon oben wurde erwähnt, daß der Fieberverlauf sich recht verschieden gestalten kann, bisweilen mehr kontinuierlich (aber nie ganz regelmäßig), bisweilen unregelmäßig remittierend oder selbst intermittierend ist. Besonders charakteristisch ist das Auftreten von *Schüttelfrösten,* doch können diese auch vollkommen fehlen. Sie sind die Folge des Einbruchs großer Bacillenmengen ins Blut. In der Regel ist das Fieber hoch, und seine Höhe ist der Ausdruck der Schwere der Infektion. Bei älteren Individuen kann aber selbst bei tödlicher Sepsis das Fieber niedrig bleiben, oft auch ein auffallender Unterschied zwischen rectaler und axillarer Temperatur bestehen, so daß die Messung in der Achselhöhle ein falsches Bild ergibt. Aber auch sonst gibt es Fälle, in denen die Temperatur, auch die rectale, verhältnismäßig niedrig bleibt und die Sektion trotzdem eine Sepsis ergibt. Dabei können die Allgemeinerscheinungen sehr gering sein. Wenn bei plötzlichen Todesfällen regelmäßig eine Sektion ausgeführt wird, so ergibt diese nicht so selten eine Sepsis mit Streptokokken im Herzblut und in der Milz.

2. *Kreislauf.* Die Kreislaufsorgane werden von der Sepsis in schwerster Weise geschädigt, und ihr Versagen ist in der Regel die Todesursache. Meistens ist Vasomotorenschwäche oder Capillarlähmung das wichtigste, der herabgesetzte Tonus im Splanchnicusgebiet hat Hyperämie der inneren Organe und Blässe der Haut zur Folge. Die Capillarlähmung drückt sich in der lividen Färbung der sonst blassen Extremitäten, hauptsächlich an Lippen, Nase, Ohren und Händen aus. Außerdem ist aber auch das Herz immer angegriffen, wie der regelmäßige Befund einer fettigen Degeneration bei der Sektion zeigt. Seltener ist der Befund einer Endokarditis oder einer eitrigen Myokarditis.

Abgesehen von der septischen Endokarditis, die einen besonderen Verlauf zeigt, läßt sich in der Regel am *Herzen* nicht viel nachweisen, selbst dann nicht, wenn die Obduktion Abscesse im Herzmuskel aufdeckt. Akzidentelle, teilweise als anämisch aufzufassende Geräusche können auftreten, fehlen aber meistens. Selten kann man eine Dilatation feststellen, die bei Heilung der Sepsis zurückgeht. Wenn eine Blutung oder ein Entzündungsherd im Reizleitungssystem lokalisiert ist, treten natürlich Reizleitungsstörungen auf, die in der Regel rasch zum Tode führen.

Um so stärker sind die funktionellen Kreislaufstörungen. Der *Puls* ist in der Regel stärker beschleunigt, als der Temperatur entspricht. Wenn er über 120 oder gar 140 steigt, so ist das ein schlechtes Zeichen, ebenso wenn er bei sinkendem Fieber gleich bleibt oder noch weiter in die Höhe geht, wenn sich Temperatur- und Pulskurve kreuzen. Der *Blutdruck* sinkt meistens nur wenig. Stärkerer Druckabfall hat eine ominöse Bedeutung. Doch kommen auch vorübergehende Kollapszustände in günstig verlaufenden Fällen vor. Zeichen *kardialer Stauung,* Ödeme und Venenschwellung sind sehr selten. Der Tod erfolgt meistens unter Lungenödem.

Die *akute septische Endokarditis* verursacht fast immer ein sehr stürmisches Krankheitsbild, weil die Ansiedlung der Bakterien an den Klappen nicht eine lokalisierte Metastase darstellt, sondern den allergefährlichsten Sepsisentwicklungsherd schafft, von dem aus immer wieder große Bacillenmengen abgespült werden. An den Herzklappen erzeugen die Mikroorganismen gewöhnlich schwere Zerstörungen in Form von ulceröser Endokarditis mit Bildung großer zerfallender Thromben. Die akute septische Endokarditis kann im Verlauf einer Sepsis oder im Anschluß an eine lokale Krankheit oder scheinbar spontan auftreten. Im letzten Fall ist der Beginn meistens akut, aber auch wenn der Herd, von dem aus die Infektion der Herzklappen erfolgte, Fieber erzeugt hatte, so zeichnet sich das Erscheinen der Endokarditis durch stärkeren Temperaturanstieg, meistens durch Schüttelfröste an. Unter hohem Fieber und immer wiederkehrenden Schüttelfrösten verfallen die Patienten rasch, das Bewußtsein trübt sich, in kurzer Zeit bildet sich eine schwere Anämie aus, und schon vor dem Ende einer Woche kann der Tod eintreten. Meistens dauert die Krankheit aber 2—3 Wochen bis zum tödlichen Ende. Dann kommen auch Metastasen zum Vorschein, Retinaherde, Blutungen und miliare Abscesse der Haut, kleine Lungenembolien, bisweilen auch größere Infarkte, Gelenkschwellungen, Muskelabscesse usw., und die Sektion deckt noch weitere Abscesse in der Leber, in der vergrößerten Milz, in den Nieren usw. auf. Der *Herzbefund* ist anfangs gering, ja er kann eine Reihe von Tagen hindurch ganz normal sein. Dann treten Geräusche auf, entsprechend der vorwiegenden Lokalisation der Entzündung besonders über Mitralis und Aortenklappen. Auch eine Herzerweiterung kann nachweisbar werden. Subjektive Störungen von seiten des Herzens können vollkommen fehlen.

Das schwere und immer tödliche Krankheitsbild der akuten septischen Endokarditis wird am häufigsten durch hämolytische (aber auch durch nichthämolytische) Strepto- und Staphylokokken oder durch Pneumokokken erzeugt, während Gonokokken und Meningokokken sehr viel seltener eine Endokarditis erzeugen, die außerdem meistens milder verläuft.

Die *Venen* können, wie schon erwähnt, durch direkte Infektion von der Eintrittspforte aus an Thrombophlebitis erkranken und den Entwicklungsherd der Sepsis bilden. Aber auch metastatisch kann jederzeit eine Thrombophlebitis mit blandem oder eitrigem Thrombus entstehen. Diese Metastasierung kann ebenso gefährlich werden wie die Lokalisierung an den Herzklappen, weil auch sie einen Sepsisentwicklungsherd bilden kann, von dem aus immer wieder Bacillen ins Blut gelangen. Bisweilen sieht man nach einem Furunkel oder irgendeiner anderen Eiterung, die an einer beliebigen Körperstelle sitzt, eine Thrombophlebitis in einem Bein als einzige Metastase auftreten und eine tödlich verlaufende Sepsis sich anschließen. Die septische Thrombophlebitis der Extremitäten zeichnet sich oft durch Blässe und Schmerzhaftigkeit aus (Phlegmasia alba dolens).

3. *Haut.* Die Haut ist an der Sepsis in mannigfacher Form beteiligt, und ihre immer wiederholte genaue Betrachtung ist diagnostisch außerordentlich wichtig.

Zunächst kommen masern-, roseolen-, urticaria- und namentlich scharlachähnliche Exantheme vor, die differentialdiagnostische Schwierigkeiten bereiten können, wenigstens bis der weitere Verlauf die Entscheidung bringt. Sie sind durch Giftwirkung zu erklären. Diagnostisch bedeutungsvoller sind diskrete Eruptionen, die wohl meistens durch Bakterienembolien in kleine Hautgefäße entstehen. Oft sind es einfache kleinste Blutungen, oft aber läßt sich, was besonders wichtig ist, im Zentrum eine kleine Nekrose nachweisen, oder man sieht acneartige Efflorescenzen, Pustelchen, kleinere oder größere Blasen mit serösem, eitrigem oder hämorrhagischem Inhalt. Manche Patienten verspüren einen vorübergehenden stechenden oder brennenden Schmerz in den Fingern, Händen oder Füßen, und die genaue Betrachtung zeigt an der schmerzhaften Stelle eine circumscripte Schwellung oder eine kleine Blutung. Man muß die Kranken nach solchen Schmerzen, die sie oft nicht von sich aus angeben, fragen und kann so mit einem Schlage die Diagnose einer Sepsis sichern.

Auch ausgedehntere Hautblutungen kommen vor, ebenso Herpes (besonders bei Colisepsis), ferner Nekrosen und Geschwüre der Haut, oft decubitusartig an Stellen stärkeren Druckes.

4. *Nervensystem und Sinnesorgane.* Die regelmäßig auftretende Bewußtseinsstörung, die als „Status typhosus" bezeichnet werden kann, wurde schon erwähnt. Kopfschmerzen bestehen meist nur im Beginn der Krankheit. Im Laufe des Leidens können Metastasen hervortreten, besonders Meningitis, seltener Embolien oder Abscesse im Gehirn oder Rückenmark.

Häufig sind Metastasen in den *Augen,* die selten in Form einer Panophthalmie schwere Störungen hervorrufen, sondern in der Regel mit dem Augenspiegel gesucht werden müssen, weil sie für die Diagnose wichtig werden können. Vor allem sind es Blutungen in die Retina, aber auch in andere Teile des Auges, auch in die Konjunktiven — bisweilen mit zentraler Nekrose — und weiße, oft bald wieder verschwindende Herde im Augenhintergrund (ROTHsche Flecke).

Metastasen in den *Ohren* sind selten.

5. *Verdauungsorgane.* Außer Appetitlosigkeit und Zungenbelag sind gelegentliches Erbrechen und namentlich *Durchfälle* zu erwähnen, die die Kräfte mancher Patienten rasch aufzehren.

Die *Leber* ist oft geschwollen, ohne daß die schwere Degeneration, die sie bei der Sektion aufweist, intra vitam erkennbar ist. Auch die Abscesse, die öfter in geringer Größe, aber in großer Zahl, seltener als große Solitärabscesse vorhanden sind, entziehen sich meistens der Diagnose. *Ikterus* ist häufig. Meist ist er durch Parenchymstörung zu erklären, selten als Stauungsikterus infolge von Cholangitis.

Die *Milz* ist fast immer vergrößert, häufig tastbar. Auch Infarkte und Abscesse kommen vor.

6. *Respirationsorgane.* Kleine Schleimhautblutungen sind häufig, stärkeres Nasenbluten nicht selten.

Die Untersuchung der *Lungen* ergibt bisweilen eine Bronchitis, bisweilen Dämpfungen, Knisterrasseln und klingendes Rasseln, Veränderung des Atemgeräusches bis zum bronchialen, an verschiedenen Stellen, meistens in begrenztem Umfang. Bisweilen ist das der Ausdruck von Hypostasen oder Pneumonien, viel häufiger von Infarkten und Abscessen. Diese können auch auf dem Sektionstisch nachgewiesen werden, ohne daß die Untersuchung intra vitam Zeichen davon ergeben hätte. Selten führt ein größerer Absceß zur Expektoration großer, evtl. jauchiger Eitermassen. Durch Übergreifen der Infektion auf das Brustfell kann eitrige oder jauchige Pleuritis entstehen.

7. *Urogenitalorgane.* Der *Urin* ist konzentriert, dunkel, zeigt Urobilinogenvermehrung, bisweilen auch Diazoreaktion und enthält regelmäßig Eiweiß, freilich meist nur in geringer Menge. Ausgesprochene Nephrose oder diffuse Glomerulonephritis ist selten, viel häufiger herdförmige, durch Bakterienembolie entstandene Glomerulitis, die am Befund von roten Blutkörperchen im Urin erkannt werden kann. Nierenabscesse verraten sich bisweilen durch reichlichen Leukocytengehalt des Harns.

Bisweilen gelingt der Nachweis der *Krankheitserreger im Urin,* besonders bei Staphylokokkensepsis mit Nierenabscessen, bisweilen durch einfache Untersuchung des gefärbten Sedimentes (natürlich nach Katheterisieren!).

Bei schwerer Sepsis (Streptokokken, Pneumokokken, besonders Gasbrandbacillen) beobachtet man bisweilen *Hämoglobinurie.*

In den männlichen und weiblichen *Genitalien* kommen metastatische Abscesse vor.

8. *Bewegungsorgane.* Die *Gelenke* sind recht häufig der Sitz von Schmerzen und Schwellungen. Die Untersuchung zeigt Erguß ins Gelenk oder nur periartikuläre Infiltration. In der leicht getrübten Synovialflüssigkeit lassen sich nicht selten die Erreger nachweisen. Diese Affektionen befallen am häufigsten die großen Gelenke, meistens in der Mehrzahl, und gehen in der Regel nach einigen Tagen spurlos vorüber. Nicht selten tritt aber Vereiterung ein, besonders bei Staphylokokken-, aber auch bei Streptokokkensepsis.

In den *Knochen* kann eine Osteomyelitis nicht nur als ursprünglicher Sepsisherd, sondern auch als spätere Metastase entstehen. Diese Knochenherde machen oft merkwürdig wenig subjektive Symptome.

Die *Muskeln* sind recht oft, besonders im Beginn der Sepsis schmerzhaft. Später bilden sich oft in ihnen Abscesse, die oft zahlreicher und ausgedehnter sind, als man nach dem Ergebnis der Palpation erwartet hätte.

9. *Blut.* Das Blut zeigt regelmäßig eine mehr der weniger starke und progrediente hypochrome Anämie. Die *Leukocyten* können vermehrt sein, sind es aber meistens nicht oder nur in geringem Ausmaße. Auch die Entwicklung eitriger Metastasen braucht nicht mit Leukocytose verbunden zu sein. Infolge von Verminderung der Lymphocyten kommt es zu einer relativen Vermehrung der Neutrophilen, besonders der jugendlichen und stabkernigen. Auch Myelocyten und Myeloblasten sind nicht selten. Regelmäßig sind die Granula toxisch verändert. Die Eosinophilen fehlen oft ganz, sind aber bisweilen selbst bei schweren Formen, besonders bei Endokarditis, in normaler oder selbst vermehrter Menge zu finden. In prognostisch ungünstigen Fällen findet man bisweilen Leukopenie oder gar Übergang in Agranulocytose.

Eigentümlichkeiten der Sepsisformen je nach dem Erreger. Schon wiederholt wurde auf die Eigenschaft einzelner Bakterien, bestimmte Metastasen zu erzeugen, hingewiesen.

Den einzelnen Erregern entsprechen also bis zu einem gewissen Grad besondere klinische Bilder, von denen es allerdings mancherlei Abweichungen gibt.

Der *hämolytische Streptococcus* ist weitaus der häufigste Sepsiserreger und soll $^3/_4$ aller Fälle akuter Sepsis hervorrufen, besonders auch die meisten Fälle von „kryptogenetischer" Sepsis. Er verursacht wenig, namentlich wenig eitrige Metastasen, dagegen viel Hautblutungen und Gelenkaffektionen. Auch *anhämolytische* Streptokokken können gleiche Krankheitsbilder erzeugen.

Der *Streptococcus viridans* kommt in erster Linie als Erreger einer chronischen Sepsisform, der Endocarditis lenta, in Betracht (vgl. Kapitel Herzkrankheiten), kann aber auch akute, z. B. otogene Sepsis erzeugen.

Der anaërobe *Streptococcus putridus,* ein ziemlich häufiger Erreger der thrombophlebitischen Puerperalsepsis, macht steile Fieberkurven mit Schüttelfrösten, oft Ikterus, dagegen wenig cerebrale Störungen, besonders gerne Lungenabsceß und -gangrän.

Der *Staphylococcus* (fast ausschließlich aureus) ist der zweithäufigste Sepsiserreger (etwa 10%). Die durch ihn bedingte Sepsis zeichnet sich aus durch viele Schüttelfröste, ulceröse Endokarditis, zahlreiche und mannigfaltige Hautmetastasen und metastatische Abscesse, auch osteomyelitische Herde und hat eine sehr ungünstige Prognose (90% Todesfälle).

Fast ebenso häufig wird der *Pneumococcus* als Erreger einer akuten Sepsis gefunden, nicht nur nach Pneumonien, sondern auch nach Otitis, Angina und selbst Gallenblasenerkrankungen und Abort. Er führt oft zu Endocarditis acuta, zu Gelenkmetastasen und Meningitis. Merkwürdig ist, daß auf metastatischem Wege keine Pneumonie, sondern nur Lungenembolien entstehen. Etwa die Hälfte der Fälle endet tödlich.

Erheblich seltener ist die *Colisepsis.* Ihr ist die Neigung zu ausgedehnten Herpeseruptionen eigentümlich. Die Sterblichkeit ist verhältnismäßig gering, etwa 40%.

Noch seltener ist die *Gonokokkensepsis,* die sich durch Gelenkaffektionen und ausgedehnte Ausschläge der Haut, auch der Mundschleimhaut, auszeichnet. Ähnliches wird bei *Meningokokkensepsis* beobachtet.

Der *Gasbrandbacillus* und der viel seltenere Bacillus des *malignen Ödems* machen regelmäßig Bakteriämie, aber kaum Metastasen und wenig nervöse Störungen. Der Gasbrandbacillus wird nicht nur bei Hautinfektionen, sondern auch bei puerperaler Sepsis gefunden.

Der *Bac. funduliformis* macht besonders eine von den Tonsillen ausgehende thrombophlebitische Sepsis.

Prognose. Die Verschiedenheit in der Prognose der einzelnen Formen der Sepsis wurde eben erwähnt. Die Prognose hängt einzig davon ab, ob der Sepsisentwicklungsherd operativ oder spontan zur Ausheilung gelangen kann, und zwar ohne daß Metastasen zurückbleiben, die ihrerseits Sepsisentwicklungsherde darstellen oder an sich das Leben gefährden. Deshalb ist die Prognose günstiger bei der Infektion durch Colibacillen, die verhältnismäßig wenig virulent sind, so daß der Sepsisherd ausheilen oder wenigstens abgekapselt werden kann, absolut infaust bei der akuten septischen Endokarditis, bei der eine operative Heilung oder Isolierung des Sepsisherdes unmöglich ist, sehr schlecht bei der Staphylokokkensepsis, bei der metastatische Abscesse entstehen, die auch nach der Eröffnung des primären Sepsisentwicklungsherdes Staphylokokken in die Blutbahn übertreten lassen und so die Sepsis weiter unterhalten.

Diagnose. Die Diagnose der Sepsis hat zwei Aufgaben: 1. den Nachweis zu leisten, daß eine Sepsis besteht, und 2. den Sepsisentwicklungsherd festzustellen. Der Sepsisnachweis besteht in der Feststellung einer dauernden oder wiederholten *Bakteriämie.* In der Regel wird eine einmalige positive Blutkultur genügen. Doch gelingt diese nicht immer beim ersten Versuch. Am leichtesten ist die Züchtung der Bakterien bei ansteigendem Fieber, namentlich im Beginn eines Schüttelfrostes, weil die Einschleppung einer großen Menge von Bacillen den Schüttelfrost hervorruft, die Bacillen aber im Blut bald abgetötet werden. Doch kann es vorkommen, daß man schon während des Schüttelfrostes zu spät kommt. Auch bei kontinuierlichem Fieber sind die Aussichten auf ein positives Resultat sehr groß, im ganzen um so besser, je höher die Temperatur ist.

Die beste Methode ist die Anlegung von Plattenkulturen am Krankenbett. Sie erlaubt nicht nur den sicheren Nachweis, sondern auch die Feststellung der Zahl der Erreger im Blut. Bei sehr wenig Bacillen ist es empfehlenswert, gleichzeitig Blut in Kulturbouillon aufzufangen und die Bakterien sich hier anreichern zu lassen. Allerdings können sich auch Bakterien, die durch Verunreinigung von der Haut oder aus der Luft hereingekommen sind, anreichern und eine Täuschung herbeiführen, während sie bei der Plattenkultur leicht als Verunreinigung zu erkennen sind. Das gilt besonders von den ubiquitären Staphylokokken. Die Bouillonkultur ist aber die einzige, die in der Regel dem praktischen Arzt zur Verfügung steht. Hat dieser keine Bouillonröhrchen zur Hand, so kann er das Blut auch einfach steril auffangen und zur bakteriologischen Untersuchung schicken. Besser ist es, das Blut in der gleichen oder doppelten Menge gekochten Wassers aufzufangen, weil das Blut dadurch vor Gerinnung geschützt wird und dadurch die Aussicht auf ein positives Ergebnis der Kultur erhöht wird, und weil durch die Verdünnung die bactericide Kraft des Blutes, die ja auch bei schwerer Sepsis nie ganz aufgehoben ist, vermindert wird. Außer den gewöhnlichen Kulturen sollten immer auch anaerobe angelegt werden, namentlich dann, wenn eine erste Untersuchung mit gewöhnlicher Kultur ein negatives Ergebnis hatte.

Eine Blutkultur kann unnötig erscheinen, wenn die Diagnose einer Sepsis ohne weiteres klar liegt, z. B. nach einem Abort oder bei einer äußeren Infektion usw. Aber selbst dann ist der Nachweis der Bakterien, ihrer Art und Menge erwünscht, weil sie oft für die Prognose Fingerzeige gibt.

Die *Zustände,* die den Gedanken an eine Sepsis wecken und zur Blutuntersuchung veranlassen sollen, sind in erster Linie hohes Fieber, besonders mit Schüttelfrost, wenn entweder eine Infektionspforte vorhanden ist, ein Furunkel besteht, eine Geburt oder ein Abort vorausgegangen ist, eine Angina durchgemacht wurde usw., oder wenn die Untersuchung keine andere Krankheit ergibt, die das Fieber erklären könnte. Die Vermutung einer Sepsis wird verstärkt, wenn der Allgemeinzustand auffallend schlecht, der Puls im Verhältnis zur Temperatur frequent, das Aussehen blaß und die Besinnung getrübt ist und sich eine Milzschwellung nachweisen läßt. Die Krankheiten, die *differentialdiagnostisch* in Betracht kommen, sind vor allem Typhus abdominalis und alle anderen typhusähnlichen Erkrankungen, Paratyphus, BANGsche Krankheit, in gewissen Ländern auch Recurrens, Fleckfieber, Malaria, ferner Miliartuberkulose, Lungentuberkulose, Lymphogranulom, akute Leukämie, unter Umständen auch eine schwere, lange dauernde Influenza, endlich Lokalkrankheiten mit verstecktem Sitz, die Fieber erzeugen können, wie eitrige Entzündungen der Harn- und Gallenwege, Leberabscesse, gewisse maligne Tumoren. Genaue Untersuchung des Patienten, die Anamnese, eine Röntgenaufnahme usw. wird gelegentlich die Entscheidung bringen, häufig aber erst die Blutkultur. Besonders wichtig und unter Umständen für die Diagnose genügend ist der Nachweis von Metastasen, vor allem der obenerwähnten Veränderungen an der Haut und am Auge.

Bei jeder Sepsis muß man mit allen Kräften suchen die Brutstätte der Bacillen, den Sepsisentwicklungsherd festzustellen, weil davon die Möglichkeit einer Heilung abhängt. Man forsche deshalb nach infizierten Wunden, nach Affektionen des Urogenitalapparates, nach Erkrankungen der Gallenwege, des Ohres usw. nach allen S. 275 f. erwähnten Sepsisquellen, man frage nach überstandener Angina, nach vorausgegangenen Infektions- und andern Krankheiten, Aborten usw. Man untersuche die Lymphdrüsen und Venenstämme. Wenn es nur in einem einzigen Falle gelingt, eine Druckempfindlichkeit am Warzenfortsatz oder am Hals nachzuweisen und durch Unterbindung der Vena jugularis eine otogene

Sepsis zur Heilung zu bringen, eine Paranephritis zu entdecken und durch ihre Operation die Sepsis zu unterbinden, so hat sich die Mühe vieler vergeblicher Untersuchungen gelohnt.

Therapie. Die rationelle Behandlung der Sepsis besteht in chirurgischen Eingriffen. Die Besprechung der einzelnen Maßnahmen, der Eröffnung zugänglicher Abscesse, der Entfernung oder Dränierung von Sepsisherden, der Venenunterbindung bei thrombophlebitischer Sepsis usw. gehört in die chirurgischen Lehrbücher. Es bleiben aber genug Fälle übrig, in denen der Sepsisherd nicht gefunden wird oder seine Behandlung keinen Erfolg hatte, und nur die interne Therapie möglich ist.

Die *Serumtherapie* hat nur bei wenigen Fällen von akuter Sepsis Aussicht auf Erfolg. Am meisten kann man von ihr erwarten bei Meningokokken- oder Diphtheriebacillensepsis. Auch bei Gasbrand- oder Pneumokokkensepsis werden gute Erfolge berichtet. Die Anwendung ist die gleiche wie bei den durch diese Erreger erzeugten Lokalkrankheiten, jedoch in möglichst großen Dosen. Zweifelhafter ist die Wirkung des Streptokokkenserums. Bei der Erfolglosigkeit unserer übrigen Therapie wird man es immerhin in nicht von vornherein ganz hoffnungslosen Fällen versuchen, aber nur in Form eines polyvalenten Serums und in großen Dosen (täglich 25—150 ccm intramuskulär oder sogar intravenös).

Eine spezifische Therapie durch bestimmte chemische Mittel *(Chemotherapie)* ist in mannigfacher Weise verursacht worden. Wenn auch die Erfolge noch umstritten sind, wird man sie versuchen, mit oder ohne Serotherapie (vgl. S. 177).

Unspezifische Reizkörpertherapie (vgl. S. 175) kann höchstens bei subakuter oder chronischer Sepsis in Frage kommen.

In der Regel wird sich die Behandlung darauf beschränken müssen, die Widerstandskraft des Körpers zu heben und solange als möglich zu erhalten. Die Ernährung soll so reichlich sein, wie es mit der Aufnahmefähigkeit des Kranken verträglich ist. Möglichst konzentrierte flüssige Nahrung ist in der Mehrzahl der Fälle angezeigt. Bei Neigung zu Durchfällen soll man mit Milch, Fruchtsäften usw. zurückhaltend sein. Doch gelingt es in der Regel weder durch Diät noch durch Medikamente, selbst durch große Dosen von Opiaten nicht die Durchfälle ganz zu beseitigen.

Für genügende Flüssigkeitszufuhr ist zu sorgen, wenn nötig durch Tropfklystiere, am besten mit 5%iger Traubenzuckerlösung oder durch subcutane oder intravenöse Infusionen von Kochsalz- oder Traubenzuckerlösung.

Alkohol, der früher als Specificum galt, hat nur einen Wert als Hilfsmittel für die Einführung von Getränken und Nahrung (Eierkognak) oder als calorische Zusatzration.

Besonders wichtig ist die Aufrechterhaltung des *Kreislaufs*. Prophylaktische Digitalisbehandlung ist zwecklos, dagegen müssen bei sinkender Herzkraft Mittel zu deren Hebung gegeben werden. Sie sind, wenn die Pulsfrequenz hoch ist, täglich anzuwenden. Bei plötzlichem Nachlassen der Herzkraft oder bei Kollaps sind außerdem noch sofortige intravenöse Injektionen angezeigt.

Schmerzen, Schlaflosigkeit und andere Beschwerden sind mit den üblichen Mitteln zu behandeln. Da es sich häufig nur darum handelt, den Patienten die letzten Tage ihres Lebens erträglich zu gestalten, braucht man mit Morphiumpräparaten nicht zurückzuhalten.

Wichtig ist eine gute Krankenpflege. Besonders auf gute Lagerung ist zu achten.

Der Patient muß immer wieder darauf untersucht werden, ob irgendwo neue Metastasen, namentlich Abscesse auftreten, die einen besonderen, evtl.

chirurgischen Eingriff erfordern. Auch bei ausheilender Sepsis ist hierauf zu achten. Ein übersehener Muskelabsceß kann, wenn alles abgeheilt ist, zu einem neuen Sepsisherd werden.

Bluttransfusionen haben sicher Erfolg bei starker Anämie. Ob es gelingt, mit dem fremden Blut auch immunisierende Substanzen in genügender Menge beizubringen oder solche Kräfte beim Patienten zu wecken, ist sehr fraglich.

Subakute Sepsis. Wenn die Krankheit sich statt über einige Wochen über einige Monate hinzieht, so sprechen wir von subakuter Sepsis. Mit Ausnahme der Endocarditis lenta, die einen besonderen typischen Verlauf zeigt und die im Kapitel über Erkrankungen der Kreislauforgane behandelt ist, unterscheidet sich die subakute Sepsis nur durch geringere Intensität und langsameren Ablauf von der akuten. Ihre Prognose ist dementsprechend eine etwas bessere.

Da die Metastasen in geringerer Menge und seltener erfolgen, kann ihre Entdeckung und Behandlung häufiger als bei der akuten Sepsis das Weiterschreiten der Krankheit verhüten, wie auch die Unschädlichmachung des ursprünglichen Sepsisherdes mehr Erfolg hat. Deshalb ist immer wiederholte sorgfältige Untersuchung besonders wichtig.

Für die Behandlung kommt neben den bei der akuten Sepsis üblichen Maßnahmen auch die Vaccinebehandlung in Betracht. Es scheint möglich durch Injektionen steigender Mengen von abgetöteten Keimen die Widerstandskräfte des Körpers zu steigern. Am besten eignen sich Autovaccinen, deren Kulturen aus dem Blut oder aus Metastasen gezüchtet werden.

Chronische Sepsis und Herdinfektionen. Es gibt Fälle, in denen ein Infektionsherd im Körper von Zeit zu Zeit Bakterien ins Blut entsendet und Metastasen verursacht, die immer wieder heilen. Zeiten von schwacher Sepsis können sich im Laufe von Jahren wiederholen. Diese chronische oder chronisch rezidivierende Sepsis wird durch Infektionsherde unterhalten, die an sich keine starken Beschwerden verursachen und deshalb der Beobachtung leicht entgehen. Besonders häufig sind es chronische Pyelitiden und Gallenblasenleiden, aber auch Abscesse in der Leber und in anderen Organen können immer wieder zu Bakterienausschwemmung führen. Bisweilen setzt plötzlich ein lebhafter Schub von Sepsis ein, der akut verlaufen und zum Tode führen kann.

Die *Prognose* hängt auch bei der chronischen Sepsis davon ab, ob der Sepsisherd spontan oder nach einem therapeutischen Eingriff heilen kann.

Für die *Diagnose* einer chronischen Sepsis muß entweder der Nachweis einer Bakteriämie oder von Metastasen verlangt werden. Naturgemäß bleibt häufiger als in akuten Fällen die Frage offen, ob eine wirkliche Sepsis oder eine Lokalerkrankung mit Fernwirkung durch Toxine vorliegt. Der Nachweis von Bacillen im Blut gelingt nur schwer. Es ist nicht leicht den Moment zu erwischen, in dem die Erreger im Blut kreisen. Es ist auch recht schwer, zu entscheiden, ob Hauteruptionen oder andere Symptome, die man als Metastasen auffassen kann, wirklich durch Bakterienembolien bedingt sind oder eine zufällig auftretende andere Krankheit darstellen.

Für die *Therapie* ist das insofern gleichgültig, als in beiden Fällen die Aufdeckung und Heilung des Infektionsherdes die Krankheit zum Verschwinden bringt.

Noch fraglicher ist die Zugehörigkeit von Fällen zur Sepsis, die besonders von amerikanischen Forschern studiert und „Focal infection", *Herdinfektionen* genannt worden sind. Die Symptome sind mannigfacher Natur und haben das gemeinsam, daß sie Jahre hindurch bestehen oder immer wieder auftreten. Bisweilen sind es Zeiten von mehr oder weniger stark erhöhter Temperatur, allgemeine Beschwerden, wie Kopfschmerzen, Müdigkeit, Depression, Empfindlichkeit gegen Witterungseinflüsse, bisweilen Lokalsymptome wie Rheumatismen in bestimmten Muskelgebieten, Schmerzen und selbst Schwellungen in einzelnen Gelenken, Neuralgien, rezidivierende Neuritiden, „rheumatische" Augenaffektionen, Lymphdrüsenschwellungen usw. Selbst chronische Arthritis und Schrumpfniere werden hierher gerechnet (vgl. auch S. 101).

Als Ursache solcher Beschwerden findet man bisweilen eine chronische Infektion irgendeines Organes, z. B. Pyelitis, Gallenblasenerkrankungen, chronische Entzündungen in den Nebenhöhlen der Nase, chronische Perityphlitis. In anderen Fällen schuldigt man Tonsillitis, namentlich aber auch Zahninfektionen, besonders Wurzelgranulome an. Bisweilen verschwinden alle Symptome nach der Ausheilung der Erkrankung, die man als Infektionsherd vermutet hat, nach der Behandlung einer Pyelitis oder einer Sinusitis, nach der operativen Entfernung der Gallenblase oder des Wurmfortsatzes, nach einer Tonsillektomie oder nach der Extraktion eines Zahnes. Freilich werden oft die Tonsillen umsonst herausgeschnitten, eine Menge von Zähnen umsonst entfernt, und die Beschwerden bestehen unverändert weiter. Ob in solchen Fällen noch ein anderer, unerkannter Infektionsherd vorhanden ist, oder ob ein anderer Krankheitsmechanismus (immer wiederholte Aufnahme von Krankheitserregern, ein nicht infektiöses Leiden) vorliegt, läßt sich oft nicht entscheiden.

Auch die Frage bleibt offen, wieviel von solchen Fällen wirklich zur chronischen Sepsis gerechnet werden sollen. Die meisten Symptome lassen sich als Wirkung von Toxinen erklären, die aus dem Krankheitsherd resorbiert werden. Aber die Erfahrungen bei der akuten Sepsis (Nachweis von Bacillen in flüchtigen Gelenkaffektionen) und bei der Tuberkulose führen dazu, daß wir zum mindesten einen Teil der Beschwerden als Metastasen auffassen müssen.

Überhaupt hat die *Tuberkulose* viel Ähnlichkeit mit solchen Zuständen und kommt auch differentialdiagnostisch recht häufig in Frage. Die sekundäre Tuberkulose mit ihren Metastasen in Haut, Auge usw., die von einem Herd in einer Lymphdrüse ausgehen, stellt eine solche chronische Sepsis oder Herdinfektion dar. Wenn aber keine Tuberkulose nachgewiesen ist, so suche man in solchen Fällen immer nach einem Krankheitsherd, der als Ursache des Krankheitszustandes in Frage kommen könnte. Freilich findet man so häufig chronische Tonsillitiden oder Wurzelgranulome, daß man im einzelnen Falle nie weiß, ob sie mit den Beschwerden des Patienten etwas zu tun haben. Wenn aber zu Zeiten lebhafter Beschwerden auch Tonsillen- oder Zahnaffektionen eine Verschlimmerung zeigen, ist man berechtigt, hier den Infektionsherd anzunehmen und dessen Entfernung zu veranlassen.

Findet man dagegen eine Pyelitis, eine Gallenblasenaffektion oder sonst eine Erkrankung, die mit der Zeit gefährlich werden könnte, so wird man deren energische Behandlung an die Hand nehmen und auch zu einer Operation raten, wenn keine unmittelbare Lebensgefahr besteht.

2. Erysipel.

Das Erysipel (Rose, Rotlauf) ist eine in den Lymphspalten der Haut, vorwiegend des Coriums fortschreitende Entzündung der Haut, die eine scharf begrenzte Schwellung, Rötung und Schmerzhaftigkeit der Hautfläche erzeugt und sich flächenförmig ausbreitet. Neben der Haut können auch die Schleimhäute ergriffen werden.

Ätiologie. 1882 hat FEHLEISEN gezeigt, daß das Erysipel durch *Streptokokken* erzeugt wird. Er war der Meinung, daß der Streptococcus erysipelatis vom Streptococcus pyogenes verschieden sei. Das hat sich aber als irrig erwiesen, und wir nehmen jetzt an, daß der gleiche Streptococcus je nach der Art des Eindringens in den Körper, je nach der Disposition und vielleicht je nach seiner Virulenz ein Erysipel, eine Phlegmone usw. erzeugen kann. In sehr seltenen Fällen kann auch der Staphylococcus ein Erysipel hervorrufen.

Die *Eintrittspforten* sind entweder nachweisliche Kontinuitätstrennungen der Haut oder der Schleimhäute, wie die Nabelwunde des Neugeborenen, Verletzungen, namentlich an der behaarten Kopfhaut, variköse Unterschenkelgeschwüre, Operationswunden. Bis zur Einführung der Antisepsis und Asepsis in der Chirurgie war das Erysipel eine gefürchtete Komplikation jeder Art von Operation. Heutzutage kommt das nur selten vor, doch besteht die Gefahr eines Erysipels bei jeder schwer aseptisch zu haltenden Wunde, wie bei Hautdränage und Scarifikationen Ödemkranker, nach Operationen an der Nasen- und Mittelohrschleimhaut. Oder es handelt sich um Kontinuitätstrennungen, die der Beobachtung entgangen sind, ganz besonders an den Schleimhäuten. Rhagaden der Nasenschleimhaut sind wohl die häufigste Ursache.

Daß die *Disposition* eine wesentliche Rolle bei der Entstehung des Erysipels spielt, geht schon daraus hervor, daß es Menschen gibt, die immer wieder an Erysipel erkranken. Eine Immunität wird durch das Überstehen der Krankheit nicht erworben.

Symptomatologie. Da der Augenblick der Infektion sozusagen nie bekannt ist, kennen wir die Dauer der Inkubation nur aus früher angestellten Übertragungsversuchen am Menschen, namentlich durch FEHLEISEN. Sie beträgt $1/2$—3 Tage.

Die Krankheit beginnt meistens mit plötzlichem Fieberanstieg, oft mit Schüttelfrost, oft auch mit gleichzeitigem Schweißausbruch. Bisweilen empfindet der Kranke schon einige Stunden vorher eine gewisse Spannung der Haut. Gewöhnlich bemerkt er eine solche erst nach dem Fieberanstieg. Dann sieht man an der befallenen Partie, am häufigsten an der Nase oder an der Wange eine umschriebene Rötung der Haut. Die gerötete Stelle ist erhaben, mehr oder weniger wallartig von der Umgebung abgesetzt, glänzend, fühlt sich heiß an und ist druckempfindlich. In kurzer Zeit breitet sich die Rötung und Schwellung aus, und zwar nicht in einer gleichmäßigen Frontlinie, sondern mit zungen- und zackenartigen Fortsätzen, deren Zwischenräume meistens bald ausgefüllt werden. An Stellen, wo die Haut fester an der Unterfläche haftet, wie an den Nasolabialfalten, auch an der Grenze der behaarten Kopfhaut, macht das Erysipel häufig halt, oft aber nur vorübergehend. Wenn sich die Entzündung über eine größere Hautfläche, über den größeren Teil des Gesichts, des Vorderarmes, des Oberschenkels usw. ausgedehnt hat, so kommt es in der Regel nach 4—8 Tagen zum Stillstand. Nach dem Abheilen tritt Schuppung ein.

Je nach der Beschaffenheit der Haut zeigt das Erysipel an verschiedenen Stellen ein verschiedenes Aussehen. An der Stirne, an der Nase und an den Wangen wird die Haut hochrot oder bläulichrot, stark gespannt, derb, glänzend. An den Ohren und namentlich an den Augenlidern sieht es aus wie ein gerötetes Ödem, ebenso an Scrotum, Penis und Labien. Auf dem behaarten Kopf und am Hals sieht man nur eine Rötung, und am Hals bleiben die Hautfalten sichtbar. Bei anämischen und kachektischen Individuen kann die Rötung sehr gering sein oder ganz fehlen.

Recht oft hebt sich die Hautoberfläche in Form kleinerer oder größerer Blasen ab: *Erysipelas vesiculosum, bullosum*. Einzelne Hautstrecken können nekrotisch werden, besonders leicht an den männlichen und weiblichen Genitalien: *Erysipelas gangraenosum*.

Die *Lymphdrüsen* im Abflußgebiet des Erysipels sind gewöhnlich etwas geschwollen und schmerzhaft, aber meistens nur in geringem Maße.

Das *Fieber* ist meistens hoch, oft über 40°. Es kann kontinuierlich verlaufen, zeigt aber häufiger mehr oder weniger starke Remissionen. Es dauert im Durchschnitt etwa eine Woche, bisweilen nur wenige Tage, bisweilen bis zu 2 Wochen. Niedriges Fieber ist selten, doch kommen auch vollkommen fieberlose Fälle vor.

Entsprechend der Fieberhöhe verhält sich der *Puls*. Auffallend ist die starke Neigung zu *nervösen* Störungen, Apathie, Schlafsucht oder motorische Unruhe. Potatoren delirieren fast immer, aber auch ohne Potatorium sind Delirien nicht selten. Kopfschmerzen sind die Regel und können bei Kopferysipel äußerst heftig werden.

Auch Verdauungsbeschwerden, Erbrechen und Durchfälle kommen vor.

Im Blut findet man eine neutrophile Leukocytose.

Weitaus am häufigsten ist das Erysipel des *Gesichts* (90% aller Fälle). Die Erysipele der *Extremitäten* sind sehr viel seltener, aber auch gefährlicher. Noch seltener sind glücklicherweise die puerperalen Erysipele und das Nabelerysipel der Neugeborenen geworden.

Das Erysipel der *Schleimhäute* kann durch Fortwanderung der Entzündung von der Haut aus entstehen oder auch die primäre Lokalisation darstellen. Vielleicht gehen viele Gesichtserysipele von der Nasenschleimhaut aus, auf der sich aber dann die Entzündung nicht nach hinten fortzupflanzen pflegt. Bisweilen bleibt das Erysipel auf die Schleimhaut beschränkt. Am *Rachen* wird es leicht mit einer Angina verwechselt. Der Patient erkrankt mit Halsschmerzen, und die Untersuchung zeigt stark gerötete und geschwollene Tonsillen. Nur bei genauer Betrachtung erkennt man eine von den Tonsillen auf den Rachen übergehende, scharf abgegrenzte Rötung und eine ödematöse Rötung des Gaumens. Verstopfung der Nase mit lebhaftem Niesreflex kann das Zeichen für das Übergehen auf die Choanen sein. Am gefährlichsten ist das Erysipel der *Kehlkopfschleimhaut*, das nach wenigen Stunden zu Erstickung führen kann. Auch das Erysipel der *weiblichen Genitalien,* das früher besonders nach Geburten beobachtet wurde, ist sehr gefürchtet.

Erysipelas migrans. Von Erysipelas migrans sprechen wir, wenn das Weiterwandern des Erysipels nach dem Erreichen der üblichen Ausdehnung (z. B. Gesicht und Kopfhaut, Gesicht und Hals, ein Teil der Extremitäten) nicht zum Stillstand kommt, sondern wenn das Erysipel auch auf andere Körperteile weiterwandert (vom Hals und vom Arm aus über Brust und Rücken). Schließlich kann ein großer Teil der Körperoberfläche befallen werden. Die früher erkrankten Partien heilen ab, während die Entzündung weiterschreitet, sie können aber auch nachträglich wieder von neuem aufflammen.

Das Erysipelas migrans zeichnet sich nicht nur durch die lange Dauer des Fiebers aus, das in der Regel hohe Grade erreicht und sehr unregelmäßig verläuft, sondern auch durch besonders schwere Beteiligung des Nervensystems und des Zirkulationsapparates und durch die Neigung zu allen möglichen Komplikationen, und führt häufig zum Tode.

Komplikationen. An einzelnen Stellen können die Streptokokken aus der Haut in die Tiefe dringen. Es entstehen dann Abscesse, die in der Regel aber zur Heilung kommen, oder Phlegmonen, die sehr gefährlich werden können. Eine Vereiterung von Lymphdrüsen kann sich anschließen.

Von einem Gesichtserysipel aus kommt es selten zu Neuritis optica und zu Retrobulbärphlegmonen.

Sepsis nach Erysipel ist selten. Dagegen findet man bei tödlich verlaufenden Erysipelen recht häufig eine terminale Bakteriämie.

Komplikationen wie Pneumonie, Nephritis, Endokarditis und Myokarditis usw. sind selten.

Rezidive sind nicht selten. Die bereits abgeblaßte und schon schuppende Stelle rötet sich wieder und macht ein abgeschwächtes und abgekürztes Rezidiv durch, oft mehrmals hintereinander. Auf die Neigung vieler Menschen, wiederholt in ihrem Leben an Erysipel zu erkranken, wurde oben hingewiesen.

Diagnose. In der Regel ist die Diagnose aus der charakteristischen Rötung, Schwellung und Spannung der Haut mit ihrer wenigstens stellenweise sichtbaren zackigen Begrenzung leicht zu stellen. Verwechslungen sind namentlich mit Phlegmonen möglich. Diese unterscheiden sich durch die derbere, mehr in die Tiefe greifende Schwellung und die unscharfe Begrenzung, bald auch durch die eintretende Einschmelzung. Die Rötung nach Schutzpockenimpfung kann eine gewisse Ähnlichkeit mit Erysipel haben, ist aber nie so scharf begrenzt und nie so gleichmäßig wie beim Erysipel, sondern nimmt von der Impfstelle nach der Peripherie allmählich ab. Wenn es je zu einem Erysipel nach Impfung kommt, so tritt dieses viel früher auf als die Impfreaktion.

Der Schweinerotlauf des Menschen, der hauptsächlich bei Metzgern, Tierärzten, Landwirten usw. beobachtet wird, unterscheidet sich vom Erysipel durch den gutartigen, meist fieberlosen Verlauf, die etwas längere Dauer (etwa 3 Wochen), oft auch durch die Entstehung aus stark juckenden, quaddelähnlichen Flecken, die zu einer erysipelartigen Fläche zusammenfließen. Durch Schweinerotlaufserum wird der Verlauf stark abgekürzt.

Auch bei Menschen, bei denen eine Infektion mit Schweinerotlauf nicht von vornherein wegen ihrer Beschäftigung wahrscheinlich erscheint, werden bisweilen schweinerotlaufähnliche, wie ein blasses Erysipel aussehende Erkrankungen mit mildem Verlauf beobachtet. Man hat sie *Erysipeloid* genannt. Nach neueren Untersuchungen scheint es sich ebenfalls um Schweinerotlauf zu handeln.

Prognose. Die Prognose des *Gesichts*erysipels in mittlerem Alter ist im allgemeinen gut. Die Sterblichkeit beträgt im ganzen etwa 3—5%. Sie ist höher bei alten, kachektischen oder mit anderen Krankheiten behafteten Menschen.

Die Prognose der *anderen* Erysipele, namentlich der Wunderysipele ist erheblich schlechter. Auch hier macht sich der Einfluß des Alters und der momentanen Körperbeschaffenheit geltend. Besonders wenig widerstandsfähig sind Phthisiker. Auch das Erysipel, das von Hautdränage bei Nieren- und Herzkranken ausgeht, ist sehr gefährlich. Besonders gefürchtet ist das puerperale Erysipel. Bei *Kindern* tritt das Erysipel sehr selten auf, hat aber eine hohe Letalität. Ganz schlecht ist die Prognose bei Säuglingen (Nabelerysipel).

Außer diesen allgemeinen Anhaltspunkten haben wir für die Prognose im Einzelfall kein Kriterium. Während die meisten Gesichtserysipele in mittlerem Alter trotz hohem Fieber und Delirien in Heilung ausgehen, kann bei einem Patienten, der bisher nichts Besonderes zeigte, während des Krankheitsverlaufes die Zirkulation rasch versagen oder das Erysipel weiterwandern und tödlich endigen.

Therapie. Eine Desinfektion des Krankheitsherdes gelingt nicht. Die früher üblichen Injektionen von 1—2 ccm 2% Phenol- oder 1⁰/₀₀ Sublimatlösung usw. sind wirkungslos. Auch Pinselung mit Jodtinktur, Umschläge mit desinfizierenden Lösungen usw. töten die Streptokokken nicht ab, ebensowenig wie das Ziehen eines Striches mit dem Höllensteinstift jenseits der Grenze des Erysipels dem Fortschreiten der Entzündung einen Widerstand setzt.

Dagegen lindern feuchte Umschläge die Schmerzen und vermindern oft die Rötung und Schwellung. Ob man 1⁰/₀₀ Sublimatlösung, Borwasser oder ½—3% Aluminium aceticum nimmt, macht keinen großen Unterschied. Auch Ichthyolanstriche werden vielfach angewandt, erschweren aber die Beobachtung des Lokalprozesses.

In neuerer Zeit werden vielfach gute Erfolge von Methoden berichtet, die eine Hyperämie erzeugen können. Heiße Luft, die im Gesicht mit Hilfe des Föhnapparates herangebracht werden kann, und BIERsche Stauung an den Extremitäten werden angewandt. Besonders gerühmt wird die Quarzlampe (5 bis 10 Minuten täglich). Von *Röntgenbestrahlung* (eine Drittelserythemdosis = 200 r unter 2 mm Aluminium) sieht man oft sofortige Entfieberung und Rückbildung der Entzündung.

Im übrigen sind Bettruhe, leichte Kost mit genügender Flüssigkeitszufuhr, bei Herzschwäche Exzitantien notwendig. Bei hohem Fieber mit Bewußtseinstrübung können kühle Bäder gute Dienste leisten. Für regelmäßigen Stuhlgang ist zu sorgen.

Eine Isolierung des Kranken ist nur dann notwendig, wenn im gleichen Zimmer Patienten mit Wunden oder chirurgischen Eingriffen liegen.

Die Behandlung mit Streptokokkenserum hat noch keine eindeutigen Resultate ergeben. Dagegen wird die Injektion von Rekonvaleszentenserum gerühmt.

IV. In Mitteleuropa nur zeitweise epidemisch auftretende Krankheiten.

1. Cholera.

Unter Cholera versteht man heute alle durch den Cholerabacillus erzeugten Krankheiten.

Früher nannte man nicht nur die in Indien heimische und in Epidemien sich ausbreitende Erkrankung mit heftigen „reiswasserähnlichen" Stühlen und oft rasch tödlichem Ausgang Cholera, sondern auch ähnliche, bei uns gelegentlich vorkommende Fälle, und unterschied die Cholera asiatica s. indica von der Cholera nostras. Wenn wir den Ausdruck Cholera nostras bisweilen noch gebrauchen, so sind wir uns bewußt, daß damit nur die klinische Ähnlichkeit einzelner Krankheitsbilder mit einer bestimmten Verlaufsart der echten Cholera, der Cholera gravis, bezeichnet werden soll, und daß die Cholera nostras ätiologisch mit der indischen Cholera nichts zu tun hat, sondern meistens durch Paratyphusbacillen oder ähnliche Erreger hervorgerufen wird.

Die Cholera ist seit Jahrtausenden in gewissen Gegenden Vorderindiens endemisch und fordert auch jetzt noch dort alljährlich zahlreiche Opfer. Von Zeit zu Zeit verbreitet sie sich in Seuchenzügen mehr oder weniger weit und hat schon alle Erdteile zeitweise ergriffen. Bisweilen entstehen dadurch in anderen Ländern Seuchenherde, die teilweise wieder verschwunden sind, teilweise aber auch jetzt noch bestehen, so in den südlichen Teilen Rußlands und in einzelnen Gegenden der Balkanstaaten. Von diesen Herden aus kann die Krankheit jederzeit in andere Länder eingeschleppt werden und Epidemien bilden. Besonders Kriegszeiten begünstigen ihre Verbreitung. Während des Weltkrieges traten in allen Armeen Choleraerkrankungen auf, teils als Epidemien, teils als vereinzelte Fälle, auch unter der Zivilbevölkerung. Auch in Friedenszeiten kommen immer wieder Einschleppungen vor, die, wie 1892 in Hamburg infolge der Verseuchung des Elbewassers, zu verheerenden Epidemien führen können.

Ätiologie. Da der Erreger der Cholera, der Vibrio cholerae asiaticae, außerhalb des menschlichen Körpers rasch zugrunde geht, entsteht die Cholera nur dann, wenn jemand mit einem Cholerakranken oder einem Bacillenausscheider in persönlichen Kontakt kommt oder Speisen und Getränke (Wasser, Milch usw.) genießt, die von einem solchen infiziert worden sind. Da es in Choleragegenden viele Bacillenträger gibt, ist die Krankheit in den endemischen Herden kaum auszurotten, und es entsteht immer wieder die Gefahr einer Weiterverschleppung der Seuche. Die Ausbreitung wird dadurch begünstigt, daß viele Fälle nur leicht verlaufen und oft nicht erkannt werden.

Die Aufnahme von Choleravibrionen erzeugt durchaus nicht immer eine Krankheit. Eine solche wird wesentlich begünstigt durch Verdauungsstörungen, Überlastung und Reizung des Magen-Darmkanales, Katarrhe der Magen-Darmschleimhaut. Eigentümlich ist, daß die Erkrankungen fast nur in den Sommermonaten auftreten, auch an den Orten mit endemischer Cholera, und daß die Epidemien fast immer im Sommer, besonders im Spätsommer ausbrechen und nach explosionsartiger Verbreitung oft plötzlich verschwinden.

Die Disposition ist eine allgemeine, und abgesehen von den erwähnten Gelegenheitsursachen, nur an das Alter gebunden. Kinder erkranken im ganzen selten, Greise dagegen sehr leicht.

Die Cholera hinterläßt nur eine unvollkommene, meistens nur einige Jahre dauernde Immunität. Sogar schon nach einem Monat ist Neuerkrankung beobachtet worden.

Symptomatologie. Die Inkubation beträgt in der Regel 24—48 Stunden, seltener weniger (3—4 Stunden) oder mehr (5—8 Tage). Fälle, in denen die Krankheit erst 1—3 Wochen nach der Infektionsgelegenheit auftritt, sind dadurch zu erklären, daß die Bacillen zuerst als harmlose Parasiten im Darmkanal verweilen und dann infolge einer Änderung der Körperbeschaffenheit des Wirtes virulent werden.

Die Krankheit verläuft außerordentlich verschieden. Man kann unterscheiden: Cholerainfektionen ohne wesentliche Krankheitssymptome, Choleradiarrhöe, Cholerine, Cholera gravis, Cholera sicca, Cholerakoma (Stadium comatosum cholerae).

1. Es gibt Menschen, die während Epidemiezeiten nur kurze Zeit hindurch oder länger Cholerabacillen ausscheiden, ohne jemals deutliche Gesundheitsstörungen verspürt zu haben. Die positive Agglutination im Blutserum zeigt an, daß doch eine Reaktion des Körpers, also eine leichte Krankheit stattgefunden hat. Bisweilen äußert sich diese Krankheit auch als leichte Magen-Darmbeschwerden, kurz vorübergehende Appetitlosigkeit mit Magendruck und wenigen weichen Stühlen.

2. *Choleradiarrhöe.* Bisweilen sind die Krankheitserscheinungen ausgesprochener, die Stühle werden zahlreicher, flüssiger, gelb, schleimhaltig, und der Patient fühlt sich krank, klagt oft über Kopfschmerzen und zeigt eine Rötung der Konjunktiven. Es treten mehr oder weniger heftige Leibschmerzen und bald auch Erbrechen auf. Damit ist der Höhepunkt überschritten und nach wenigen Tagen hört der Durchfall auf, und der Patient ist wieder gesund.

3. *Die Cholerine.* Von Cholerine spricht man, wenn die Erscheinungen etwas schwerer sind, wenn Erbrechen, Leibschmerzen und Durchfall den Patienten stärker belästigen und wenn die Stühle schon mehr oder weniger deutlicher den Charakter des Cholerastuhles annehmen. Entsprechend dem reichlichen Flüssigkeitsverlust stellen sich auch Wadenkrämpfe ein, die Patienten werden ziemlich elend, aber nach 1—2 Wochen tritt rasch vollständige Genesung ein. Eine scharfe Trennung von der Cholera gravis gibt es nicht.

4. *Die Cholera gravis* beginnt plötzlich aus voller Gesundheit heraus oder nach einer 1—3 Tage dauernden ,,prämonitorischen" Diarrhöe. In diesem Fall kann man von einem ersten, diarrhoischen und einem zweiten Stadium, dem *Stadium algidum oder asphycticum* sprechen. Der Übergang ins zweite Stadium erfolgt gewöhnlich plötzlich. Die Patienten fühlen sich auf einmal furchtbar müde, klagen über Herzklopfen, das äußerst heftig werden kann, oder wenigstens über eingenommenen Kopf, Frösteln und heftigen Durst. Der Appetit verschwindet vollständig. Die Zunge wird, wie auch die Mundschleimhaut, trocken und rissig und bedeckt sich mit einem trockenen grauen Belag. Starkes Erbrechen, Leibschmerzen, heftige Schmerzen in den Beinen, seltener in den Armen, und die charakteristischen Durchfälle stellen sich ein.

Der *Stuhl* ist anfangs noch fäkulent, reichlich mit Dünndarmschleim vermischt, der sich durch Zerdrücken zwischen zwei Objektträgern leicht erkennen läßt. Sehr bald werden die Stühle immer dünnflüssiger und immer häufiger entleert, bis zu 10mal in der Stunde und noch öfter. Sie verlieren die braune Farbe und werden ,,reiswasserähnlich" oder ,,molkenähnlich", fast geruchlos.

Die grauweiße Flüssigkeit setzt beim Stehen meistens einen feinkörnigen Bodensatz ab. Die Reaktion ist neutral oder alkalisch. Das spezifische Gewicht sinkt bis auf 1005 herunter, der Gehalt an festen Stoffen beträgt nur 1—2% und besteht aus wenig Eiweiß und verhältnismäßig viel Kochsalz. Bei der mikroskopischen Untersuchung findet man abgestoßene Darmepithelien, Tripelphosphate und namentlich reichlich Bakterien, teils gewöhnliche Fäulnisbakterien, vor allem aber die Choleravibrionen. Bisweilen kann auch Blut im Stuhl auftreten.

In seltenen Fällen fehlt der Durchfall, und der Tod tritt nach wenigen Stunden unter schwerster Prostration ein *(Cholera sicca)*.

Das Erbrechen fördert anfangs Mageninhalt mit Speiseresten zutage, dauert aber nach der Entleerung des Magens weiter und liefert dann ein wäßriges Transsudat der Magenschleimhaut.

Die Leibschmerzen sind oft nur gering und können sogar ganz fehlen; namentlich in den späteren Stadien werden die Stühle ohne Schmerzen, fast kontinuierlich entleert. Der Leib ist flach, eingezogen, hart.

Charakteristisch ist das *Aussehen* der Kranken. Die Haut ist trocken, über den vorspringenden Knochen glänzend, dünn, sonst schlaff, welk, in Falten abhebbar. Die Augen sind eingesunken, die Hornhaut trocken. Die Patienten fühlen sich kühl an, die Farbe wird zuerst an den Akra, später am übrigen Körper cyanotisch, schließlich blaugrau.

Dieses Aussehen der Kranken ist die Folge des starken Wasserverlustes, der 2—3 l im Tage beträgt, und der rasch eintretenden Herzschwäche. Auf den Wasserverlust sind auch die heftigen Schmerzen in der Muskulatur, namentlich der Waden, zurückzuführen, die bei jedem Bewegungsversuch oder auch von selbst auftreten und nach einigen Minuten zurückgehen, um nach kurzer Zeit wieder aufzutreten. Die Herzschwäche verrät sich durch den immer frequenter und kleiner werdenden, oft gar nicht mehr fühlbaren Puls. Der Kranke empfindet meistens ein Beklemmungsgefühl über der Brust, das sich zu heftiger Präkordialangst steigert. Dazu kommt ein Schwinden der Kräfte, ein Gefühl von vollkommener Kraftlosigkeit, so daß das Leiden äußerst qualvoll wird.

Die Atmung ist mühsam, oberflächlich, die Stimme heiser (vox cholerica).

Die *Temperaturmessung* in der Achselhöhle oder im Mund ergibt niedrige Werte, oft bis unter 35°. Die gleichzeitige Rectalmessung kann aber erhöhte Temperatur, sogar bis über 39° ergeben, wie übrigens auch bei den leichteren Fällen von Cholera.

Der *Urin* wird spärlich und enthält etwas Eiweiß und zahlreiche Cylinder (auch in leichteren Fällen). In schweren Fällen kommt es zu Anuria, die erst in der Rekonvaleszenz weicht und selbst mehr als eine Woche dauern und trotzdem noch ausheilen kann. Bei Anurie steigt der Harnstoff und Reststickstoff des Blutes stark an, dagegen steigt der Blutdruck nicht.

Dieses schwere Krankheitsbild führt in etwa der Hälfte der Fälle zum *Tode*, meistens in etwa 2—4 Tagen. Das Bewußtsein bleibt oft bis zum Ende klar, in der Regel besteht aber eine ausgesprochene Apathie. In schweren Fällen kann die Krankheit sehr viel rascher verlaufen, und wenige Stunden nach dem plötzlichen Ausbruch zum Tode führen *(Cholera siderans)*.

Die Krankheit kann aber auch in jedem Stadium rasch zurückgehen und zur *Genesung* führen. Doch dauert es in der Regel mehrere Wochen, bis der Kranke wiederhergestellt ist. Endlich kann noch während der Besserung ein Cholerakoma auftreten.

5. *Das Cholerakoma* kann sich an einen leichteren oder schwereren Choleraanfall unmittelbar oder nach vorübergehender Besserung anschließen. Der Kranke klagt über Kopf- und Gliederschmerzen, fühlt sich müde, abgeschlagen und schläfrig, oder aber aufgeregt und kann nicht ruhig liegen bleiben. Aber sehr

rasch geht die Erregung in Koma über, der Kranke liegt vollkommen bewußtlos mit halbgeöffneten Augen da, nur bisweilen treten Muskelzuckungen auf. Die Atmung wird vertieft, geräuschvoll, wie die KUSSMAULsche Atmung im Coma diabeticum. Der Puls ist zuerst voll, ein wenig beschleunigt, dann aber kleiner. Der Kranke, der seine Cyanose schon verloren hatte, wird von neuem cyanotisch. Der Urin, der meistens in normaler Menge entleert wird, wird eiweißhaltig. Die Temperatur ist oft erhöht, bisweilen über 39^0, oft ist aber auch die Axillartemperatur erniedrigt. Das Cholerakoma kann zum Tode führen, aber auch in Genesung übergehen.

Komplikationen. Von Komplikationen sind in erster Linie Pneumonien zu nennen. Sie sind aber nicht häufig. Noch seltener sind diphtheroide Entzündungen von der Schleimhaut des Dünn- und Dickdarmes, des Larynx, der weiblichen Genitalien usw. Während des Weltkrieges wurden bei Cholerakranken häufig Erfrierungen der Gliedmaßen beobachtet. Die Trockenheit der Cornea kann zu Keratitis führen. Nicht selten sind Mittelohrentzündungen.

Es ist begreiflich, daß die Cholera sich auch mit anderen Krankheiten kombinieren kann, namentlich mit Typhus und Dysenterie. Wenn der Choleraanfall nicht schwer ist und zum Tode führt, so unterbricht er den Verlauf dieser Krankheiten nur für wenige Tage.

Prognose. Allgemein gültige Zahlen für die Letalität lassen sich nicht aufstellen, da bei den meisten Epidemien die leichten Fälle nicht mitgezählt werden. Rechnet man nur die Fälle von Cholera gravis, so beträgt die Letalität etwa 50%. Da beim Ausbruch einer Epidemie im Militär oder in der Zivilbevölkerung gewöhnlich viele Menschen ergriffen werden, kann die Cholera große Verheerungen anrichten.

Im Einzelfalle richtet sich die Prognose nach der Intensität der vorhandenen Symptome. Verläuft die Krankheit von vornherein unter dem Bild einer einfachen Choleradiarrhöe, so ist in der Regel die Prognose günstig. Man muß aber immer vorsichtig sein, da sich auch an eine anfänglich harmlos erscheinende Choleradiarrhöe das Stadium algidum anschließen kann. Als prognostisch günstig gelten: lange Inkubation; leichte Initialerscheinungen; geringe Leukocytose; geringer Flüssigkeitsverlust mit geringer Bluteindickung; Zeichen guter Nierenfunktion: verhältnismäßig niedrige Werte von Harnstoff und Reststickstoff im Blut (unter $3^0/_{00}$), gute Diurese mit reichlichen Zylindern im Urin (bei schwerer Niereninsuffizienz werden die Zylinder nicht ausgeschwemmt).

Diagnose. Während einer Epidemie ist die Diagnose eines *schweren* Choleraanfalles nicht schwer. Außerhalb von Epidemien ist eine Unterscheidung von „Cholera nostras", die durch Paratyphusbacillen oder andere Erreger bedingt ist, oder etwa von einem schweren Malariaanfall, nur mit Hilfe der *Stuhluntersuchung* möglich, die meistens schon bei der ersten, seltener erst bei einer späteren Untersuchung die charakteristischen, mehr oder weniger kommaförmigen, grampositiven Vibrionen unter dem Mikroskop erkennen läßt.

Sehr viel schwieriger ist es, die *leichten* Fälle zu erkennen, deren Erfassung für die Verhütung der Epidemieausbreitung so wichtig ist. Sie können nur durch genaue wiederholte Stuhluntersuchungen entdeckt werden. Man soll diese deshalb in Epidemiezeiten bei jedem irgendwie verdächtigen Fall, insbesondere bei jedem Durchfall, ausführen.

Die einfache *mikroskopische* Untersuchung führt nicht immer zum Ziel und ist auch deshalb nicht ganz sicher, weil es choleraähnliche Vibrionen gibt (Pseudocholera). Auch eine Paracholera wird abgetrennt, deren Vibrionen durch die Agglutination von den echten Choleravibrionen unterschieden werden können. Sie erzeugen Erkrankungen, die in ihren Symptomen der Cholera gleichen, aber nicht so schwer sind. Man soll deshalb immer auch *Kulturen* anfertigen lassen.

Zur Untersuchung schicke man ein mindestens nußgroßes Stück Faeces oder, falls der Stuhl dünn ist, mindestens 2 ccm ein und lege ein lufttrockenes Objektträgerpräparat für die direkte mikroskopische Untersuchung bei. Natürlich ist das Material so zu verpacken, daß keine Gefahr der Übertragung entsteht und der Empfänger vor dem Auspacken die Art des Inhaltes erkennt. Für die meisten Länder bestehen besondere Vorschriften. Wenn man sie aber nicht zur Hand hat, so soll man mit dem Einsenden des Materials an eine zuverlässige Untersuchungsstelle nicht bis zu ihrem Eintreffen warten (vgl. S. 121).

Therapie. *1. Serumtherapie.* Alle bisherigen Versuche einer wirksamen Serumtherapie sind gescheitert.

2. Desinfizierende Therapie. Alle möglichen Desinfizientien sind versucht worden. Am meisten werden oxydierende Mittel empfohlen, vor allem Kaliumpermanganat. Man kann es als Klysma (0,5 : 1000) oder per os geben. Per os wird eine halbpromillige Lösung empfohlen, oder Pillen von 0,05 Kaliumpermanganat mit Kaolin und Vaselin, gut keratiniert, davon während der ersten 2 Stunden viertelstündlich, später halbstündlich eine Pille, nach dem Konsistenterwerden der Stühle noch einige Tage hindurch 8 Pillen täglich, wobei jede ausgebrochene Pille durch eine neue ersetzt werden muß.

Regelmäßige Darmeinläufe, für die besonders eine 1—2%ige, körperwarme Gerbsäurelösung in der Menge von 1—2 l empfohlen wird, werden in leichteren Fällen gerühmt, können in schweren aber kaum durchgeführt werden.

Von Mitteln, die durch ihre große Oberfläche wirken, werden Bolus alba und namentlich frisch ausgeglühte Tierkohle empfohlen. Wenn die Patienten nicht erbrechen, soll man möglichst große Mengen von frisch ausgeglühter Tierkohle, 12 gehäufte Eßlöffel, in wäßriger Aufschwemmung trinken lassen. Wenn das Erbrechen diese Behandlung verhindert, so soll der Magen mit dem Schlauch entleert und mit körperwarmer Tierkohleaufschwemmung gespült werden, ebenso der Darm. In den schwersten Fällen verbietet sich diese Behandlung wegen der Kreislaufschwäche.

3. Beseitigung der Folgen des Wasserverlustes. Da der Wasserverlust das gefährlichste Moment bei der Cholera zu sein pflegt, bietet seine Bekämpfung in der Regel die wichtigste Indikation. Bei starker Austrocknung kommt in erster Linie die intravenöse Infusion in Frage, in weniger eiligen Fällen die subcutane. Wegen der Kochsalzverluste durch Darm und Magen ist die physiologische Kochsalzlösung, besser noch die RINGERsche Lösung zweckmäßig. Abwechselnd mit ihr ist 5%ige Traubenzuckerlösung zu empfehlen, die der Gefahr der Azidose entgegenwirkt. Man soll mindestens 2 l pro Tag geben, aber bei intravenöser Infusion vorsichtig sein und das Herz nicht durch zu rasche Infusion oder zu große Mengen überlasten. Im Cholorakoma hat sich die intravenöse Infusion einer 4%igen Lösung von Natrium carbonicum bewährt.

4. Symptomatische Therapie. Gegen die Kreislaufschwäche erweist sich Adrenalin als wirksam, besonders in foudroyanten Fällen. Hier kann die Zirkulation durch intravenöse Injektion von 1 mg Adrenalin wieder hergestellt werden, doch ist die Wirkung nach einer halben Stunde vorüber. Man hat deshalb Dauerinfusionen empfohlen ($^1/_2$ l physiologischer Kochsalzlösung mit Zusatz von $^1/_2$ mg Adrenalin im Lauf von 1—3 Stunden langsam einlaufen lassen). Daneben sind die anderen Herz- und Gefäßmittel zu geben. Man kann auch die protrahierter wirkenden Präparate, wie Sympatol usw., versuchen.

Außerordentlich wichtig ist die *Wärmezufuhr*. Wärmeflaschen, elektrische Heizkissen usw. sollen das Bett warm halten, auch das Krankenzimmer soll warm sein. Warme Bäder sind, wenn sie durchgeführt werden können, sehr empfehlenswert.

Gegen die *Leibschmerzen* kann man Opium in kleinen Dosen verordnen, etwa 5—10mal täglich 5 Tropfen Tinktur, oder 2%ige Pantoponlösung oder die

„Choleratropfen" (Tinct. opii simpl. 5,0, Tinct. nuc. vom. 1,0, Tinct. valer. aether. 10,0, Ol. menth. pip. gtts II; Mds. 2stündlich 15 Tropfen). Größere Dosen sind kontraindiziert, weil das Herbeiführen einer Verstopfung eine Verschlimmerung des Allgemeinzustandes, offenbar durch Resorption von Giften aus dem Darm zur Folge hat.

Gegen das *Erbrechen* ist Schlucken von Eispillen, Trinken von Chloroformwasser oder auch Magenspülung wirksam.

Die *Ernährung* ist wegen des Erbrechens oft vollkommen unmöglich. Bisweilen gelingt es aber doch, eisgekühlte Flüssigkeiten, Kognakwasser, gezuckerten Tee usw. schluckweise zuzuführen. Wenn eine reichlichere Zufuhr möglich ist, so gebe man Tee, evtl. auch Rotwein, dann Schleimsuppen und gehe allmählich zu Brei aus verschiedenen Mehlen über, um später ganz langsam die Kost zu erweitern. Sonst stellen sich leicht Rückfälle der Diarrhöe ein.

Prophylaxe. Die Schutzimpfung ist hier nicht zu besprechen, sondern nur die Maßnahmen bei der Pflege. Die Cholerakranken müssen in besonderen Sälen isoliert werden, Eßgeschirr und Wäsche müssen sorgfältig desinfiziert werden. Die Stühle müssen durch Übergießen mit Lysol oder Kalkmilch unschädlich gemacht werden. Zur Pflege und Behandlung Cholerakranker sind Mäntel anzuziehen und die Hände nach jeder Berührung des Cholerakranken oder irgendwelcher Gegenstände im Krankenzimmer zu desinfizieren. Regelmäßige Nahrung und Lebensweise ist für die Pflegenden notwendig, um die Verdauungsstörungen zu vermeiden, die zu Cholera disponieren.

2. Fleckfieber.

Das Fleckfieber (Fleck-, Kriegs- oder Hungertyphus, Typhus exanthematicus, in Frankreich und England auch einfach Typhus genannt) kommt vielfach zusammen mit dem Typhus abdominalis vor und wurde erst im Laufe des 19. Jahrhunderts von ihm abgetrennt. Im 19. Jahrhundert verschwand es aus Mitteleuropa fast vollständig, aber eine rationelle Bekämpfung wurde erst möglich, als von 1910 an seine Ätiologie aufgeklärt wurde, und der Weltkrieg war der erste Krieg, in dem trotz reichlicher Gelegenheit eine verheerende Seuche in der Zivilbevölkerung ganzer Länder verhindert werden und die Krankheit in den Armeen auf verhältnismäßig wenig Fälle beschränkt werden konnte. Jetzt herrscht das Fleckfieber nur noch im Osten und Südosten Europas und in verschiedenen Ländern Asiens und Nordafrikas.

Ätiologie. Von NICOLLE wurde 1910 festgestellt, daß die Krankheit durch die Kleiderlaus von Mensch zu Mensch übertragen wird. RICKETTS fand im Darminhalt von Läusen, PROWAZEK beim Menschen den Erreger, kleine rundliche oder ovale Gebilde, die von DA ROCHA LIMA als Erreger sichergestellt und als *Rickettsia Prowazeki* bezeichnet werden. Sie finden sich im Blut des Fleckfieberkranken schon bald nach Fieberbeginn und lassen sich oft in den Leukocyten nachweisen. Die blutsaugenden Läuse infizieren sich mit ihnen und übertragen sie durch den Stich auf andere Menschen.

Die Empfänglichkeit ist im Alter von 5—14 Jahren am größten. Unter den Erwachsenen erkranken besonders Individuen von 20—50 Jahren. Die Epidemien breiten sich besonders im Spätwinter und im Frühjahr aus. Sie entstehen namentlich in Kriegszeiten und Hungersnöten, weil dann die Kleiderläuse sich stark verbreiten. Aber auch in solchen Zeiten kann eine Epidemie verhütet werden, wenn es gelingt die Bevölkerung zu entlausen.

Überstehen des Fleckfiebers gewährt eine dauernde Immunität.

Symptomatologie. (9—)10—12(—14) Tage nach dem infizierenden Läusestich beginnt die Krankheit plötzlich mit Fieber und heftigen Kopfschmerzen, zu denen sich Gliederschmerzen, oft auch leichter Katarrh der oberen Luftwege und der

Konjunktiven gesellen. Häufig ist ein initialer Schüttelfrost. An den nächsten 2—3 Tagen steigt das Fieber noch an.

Am 3. bis 5. Tag erscheint das *Exanthem*, sehr selten erst später. Zuerst sieht man blaßrote Fleckchen, die aussehen wie Roseolen bei Typhus abdominalis, aber im Gegensatz zu diesen nie papulös sind. Im Verlauf von 2—3 Tagen geht die charakteristische Umwandlung in hämorrhagische Fleckchen vor sich. Dann sieht man besonders am Rumpf, meistens aber auch an den Extremitäten mehr oder weniger zahlreiche punktförmige bis stecknadelkopfgroße rote Fleckchen, die teilweise zu größeren Fleckchen bis zu einem Durchmesser von $1/2$ cm konfluieren und sich nicht wegdrücken lassen. Bisweilen ist die Haut an Brust, Bauch und Rücken dicht davon übersät, und sie reichen, weniger dicht stehend, bis zum Hals und bis zu den Händen und Füßen, und sogar an den Handflächen und Fußsohlen können noch einzelne Efflorescenzen zu finden sein. In anderen Fällen sind sie weniger zahlreich und werden nur teilweise hämorrhagisch. Es kommt auch vor, daß sie sich überhaupt nicht hämorrhagisch umwandeln. Die Haut zwischen den Fleckchen kann eine bläulich durchscheinende Marmorierung zeigen. In seltenen Fällen fehlt das Exanthem vollständig. Im Gegensatz zum Abdominaltyphus erfolgt das Aufschießen aller Flecke im Verlauf von etwa 24 Stunden, und später kommen keine Nachschübe mehr vor.

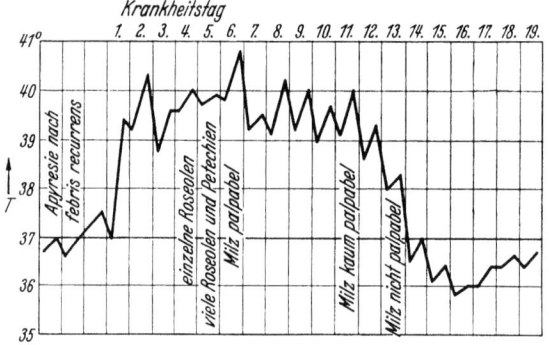

Abb. 8. Fleckfieber. Typische Fieberkurve. Nach einer von Prof. SVENSON in Kiew zur Verfügung gestellten Beobachtung.

Nach dem Ausbruch des Exanthems bleibt die *Temperatur* hoch und verläuft in Form einer Kontinua weiter, bisweilen unterbrochen von einzelnen stärkeren Remissionen. Während dieser Zeit bildet sich in schweren Fällen ein *Status typhosus* aus, wie bei schweren Fällen von Typhus abdominalis. Die Patienten werden benommen, desorientiert, liegen teilnahmslos im Bett, lallen bisweilen unverständliche Worte, lassen unter sich gehen. Doch kommen auch Delirien mit Bewegungsdrang vor. Der Puls ist verhältnismäßig niedrig, kann aber in schweren Fällen sehr frequent werden. Der Blutdruck sinkt im Verlauf der ersten Woche meistens auf 80—90 mm Hg. Die Zunge ist auf dem Rücken belegt, an den Rändern und an der Spitze gerötet. Die Milz ist vergrößert, meistens schon am 3. bis 4. Krankheitstag, fühlbar und druckempfindlich. Der Urin enthält meistens etwas Eiweiß und zeigt fast regelmäßig eine positive Diazoreaktion. Die Leukocyten nehmen oft im Verlauf der ersten Krankheitstage ab, oft aber auch zu. In der Regel besteht eine relative Neutrophilie, während die Eosinophilen abnehmen oder ganz verschwinden.

Das Fieber bleibt in der Regel bis zum 11. bis 13. Tag auf der Höhe und sinkt dann rasch ab, meistens im Verlauf von 3—4 Tagen. Gewöhnlich tritt dann rasche und vollständige Genesung ein, doch kann sich die Rekonvaleszenz durch langsamen Rückgang der Kreislaufschwäche verzögern und wird oft durch lästiges Ohrensausen und langsam sich zurückbildende Schwerhörigkeit, den Rest einer während des Fieberstadiums aufgetretenen Acusticusstörung, getrübt. Wenn die Krankheit zum Tode führt, so erfolgt dieser meist in der zweiten Woche der Krankheit unter zunehmender Kreislaufschwäche und

Trübung des Bewußtseins bis zum Koma, wobei die Temperatur in den letzten Tagen absinken kann. Bisweilen macht auch eine Bronchopneumonie dem Leben ein Ende.

Aber auch ein leichterer Verlauf mit Fieberabfall nach einer Woche oder noch weniger kommt vor. Während Epidemien werden auch Fälle mit geringem, wenige Tage dauerndem Fieber beobachtet.

Komplikationen sind, abgesehen von den etwas häufigeren Pneumonien, selten. Im Kriege wurden gelegentlich gehäufte Fälle von Ödemen und von Extremitätengangrän beobachtet, die aber als Hungerödem und als Kälte- oder Druckbrand aufzufassen sind.

Prognose. Die Letalität ist in den einzelnen Epidemien recht verschieden. In der Regel schwankt sie zwischen 5 und 15%, doch sind Epidemien mit geringerer und mit viel höherer Sterblichkeit beobachtet worden.

Die Prognose ist in weitgehendem Maße von der Reaktionsfähigkeit des Individuums abhängig. Sie wird deshalb mit zunehmendem Alter immer schlechter, namentlich vom 40. Lebensjahre an, und war daher während des Weltkrieges bei den Ärzten besonders groß, in einzelnen Lagern über 50%. Sehr wichtig ist der Ernährungs- und Kräftezustand, und daher waren die Seuchen in Kriegs- und Hungerzeiten immer besonders verheerend. Während des Weltkrieges war die Letalität in schlecht ernährten Ländern und in einzelnen Gefangenenlagern besonders hoch. Auch von der Krankenpflege ist die Sterblichkeit in weitem Maße abhängig.

Im Einzelfalle ist ein Sinken des Blutdruckes unter 80 mm Hg und schwere Bewußtseinstrübung besonders ungünstig, selbstverständlich auch das Auftreten einer Pneumonie.

Diagnose. In den ersten Tagen ist die Krankheit, außer in Epidemiezeiten, kaum von einer Influenza oder einer anderen fieberhaften Krankheit zu unterscheiden. Am 3. und 4. Tag, wenn die Roseolen auftreten, ist eine Verwechslung mit Typhus abdominalis möglich. Aber bald zeigen sich die charakteristischen Unterschiede. Die roten Flecke sind verschieden groß, treten nicht schubweise, sondern in ihrer Gesamtheit im Verlauf von etwa 24 Stunden auf, sind hauptsächlich am Schultergürtel, am Rücken und in den Weichen, oft auch am Hals, an der Stirn, an den Knöcheln und selbst an Händen und Füßen zu sehen, sind nicht papulös und werden rasch hämorrhagisch, so daß sie nicht weggedrückt werden können. Die Haut zwischen den Flecken läßt oft bläuliche Marmorierung durchscheinen. Auch der akute Beginn ist ein Unterscheidungsmerkmal gegenüber dem Abdominaltyphus.

Eine große diagnostische Bedeutung hat die WEIL-FELIXsche Reaktion im Blutserum. WEIL und FELIX fanden im Harn und dann auch im Blut von Fleckfieberkranken einen Proteusbacillus, der durch das Serum der Fleckfieberkranken agglutiniert wird. Obschon wir die Rickettsien als die sicheren Erreger des Fleckfiebers betrachten müssen, hat sich doch gezeigt, daß die Agglutination dieses Proteusstammes (X 19) für das Fleckfieber spezifisch ist und die Diagnose zu stellen erlaubt. Die Agglutination tritt bisweilen schon in den ersten Tagen, bisweilen erst im späteren Verlauf der Erkrankung auf und erreicht Werte bis 1 : 20 000.

In zweifelhaften Fällen kann auch die mikroskopische Untersuchung von ausgeschnittenen Roseolen die Diagnose fördern. Im Unterschied zu den Roseolen des Abdominaltyphus handelt es sich um eine primäre hyaline Degeneration und Nekrose in der Intima der kleinsten Gefäße mit perivasculärem entzündlichem Exsudat.

Prophylaxe. Jeder Fleckfieberkranke ist mit Rücksicht auf die Gefahr der Übertragung auf das Pflegepersonal sorgfältig zu entlausen. Auch die Entlausung der Umgebung ist genau durchzuführen. Wenn sie gelingt, so kann die Weiterverbreitung der Krankheit mit Sicherheit verhütet werden. Es ist aber wichtig, daß der Kranke möglichst rasch von Läusen befreit wird, weil die infizierten Läuse sehr leicht auf andere Menschen überwandern.

Therapie. Die Behandlung des Fleckfiebers hat sich auf gute Krankenpflege, Vermeidung von Komplikationen und Aufrechterhaltung der Herzkraft zu beschränken. Wo es möglich ist, eine Bäderbehandlung (vgl. S. 179) durchzuführen, ist diese angezeigt. Doch muß noch mehr als beim T. abdom. darauf geachtet werden, daß der Patient dadurch ja nicht angestrengt wird, weil die Gefahr der Zirkulationsschwäche viel größer ist als beim Abdominaltyphus. Wenn keine Bäder gegeben werden, wirken Antipyretica in kleinen, oft wiederholten Dosen (5mal 0,1—0,2 Pyramidon) oft günstig. Bei drohender Kreislaufschwäche sind die üblichen Mittel zu geben. Für genügende Ernährung, namentlich aber für reichliche Flüssigkeitszufuhr ist zu sorgen, wenn nötig durch Tropfklystiere oder subcutane Kochsalz- oder Traubenzuckerinfusionen.

Anhang.
Fleckfieberähnliche Krankheiten.

In verschiedenen Gegenden sind Krankheiten beobachtet worden, die mit Fleckfieber Ähnlichkeit haben, sich davon aber in der einen oder anderen Hinsicht unterscheiden. Das Exanthem entspricht oft nicht ganz dem Fleckfieberausschlag, teilweise ist der Verlauf leichter, und oft findet sich an der vermutlichen Eintrittspforte der Infektion eine Hauteffloresenz, die verschorfen kann. Die Verwandtschaft mit dem Fleckfieber zeigt sich durch die meistens vorhandene WEIL-FELIX-Agglutination mit Proteus X 19, die aber teilweise sich auf die O-Agglutinine (vgl. bei Typhus abd. S. 232 f.) beschränkt und als Gruppenagglutination gegenüber der Hauptagglutination bezeichnet wird, aber auch dadurch, daß offenbar das Überstehen der einen Krankheit gegen die andere immun machen kann. Es hat sich gezeigt, daß diese Krankheit durch verschiedene Arten Rickettsia erzeugt werden und daß die Übertragung meistens nicht durch Läuse, sondern durch Flöhe, Milben und Zecken erfolgt, die auf Hunden, Mäusen und anderen Nagern leben. Man faßt diese Krankheiten deshalb neuerdings mit dem Fleckfieber unter dem Namen *Rickettsiosen* zusammen. Die einzelnen Rickettsien und ihre Überträger s. S. 91.

Zum Teil handelt es sich um harmlos verlaufende Krankheiten, die aber im Beginn wegen ihrer Ähnlichkeit mit dem Fleckfieber mit diesem verwechselt werden können, zum Teil haben sie aber eine größere Letalität als dieses, sind aber keine so große Gefahr für die Menschheit, weil sie auf einzelne Gegenden beschränkt bleiben und in diesen nur wenige Menschen befallen.

Die BRILLsche *Krankheit*, schon 1910 in New York von BRILL beschrieben, kommt anscheinend nicht nur in den Vereinigten Staaten, sondern auch in anderen Ländern und Erdteilen vor und ist gutartig, ebenso das ihm sehr ähnliche, vielleicht identische mexikanische *Tarbadillofieber* und die etwas anders verlaufende *Fièvre boutonneuse*, die zuerst in Südfrankreich, dann auch in anderen Mittelmeerländern beschrieben wurde („febbre eruptiva"). Gefährlicher ist der sonst der BRILLschen recht ähnliche *Typhus von Sao Paolo*, das *japanische Überschwemmungsfieber* (Tsutsuganushi, Kedanikrankheit) und der vielleicht mit ihm identische *Pseudotyphus von Deli*. Besonders bösartig ist das dem Fleckfieber recht ähnliche *Spotted fever* oder *Rocky Mountains Fever* einiger Staaten Nordamerikas. Ähnliche, meist gutartige Krankheiten sind auch in Südafrika, Hinter- und Vorderindien und Australien beobachtet worden.

3. Lepra.

Die Lepra (Aussatz) war, wahrscheinlich aus dem Orient eingeschleppt, schon im Altertum in Europa verbreitet und richtete im Mittelalter große Verheerungen an. Durch drakonische Isolierungsmaßnahmen wurde sie fast vollständig ausgerottet, aber auch jetzt bestehen noch in vielen Ländern einzelne, zum Teil (in Norwegen, in der Gegend von Memel) aussterbende Herde. Endemisch ist die Krankheit namentlich in Ostasien, Afrika und Südamerika, aber auch in einzelnen Gebieten der übrigen Erde. Überall kann man gelegentlich Fälle sehen, die sich auswärts infiziert haben.

Ätiologie. Der Erreger der Lepra ist ein Bacillus, der morphologisch und tinktoriell dem Tuberkelbacillus sehr ähnlich ist, sich aber bisher einwandfrei nicht züchten ließ und bei Tieren keine charakteristischen Krankheitssymptome hervorruft.

Die *Übertragung* geschieht offenbar direkt von Mensch zu Mensch. Das Ungeziefer scheint keine Rolle zu spielen. Der Infektionsweg ist nicht sicher bekannt. Man vermutet Infektion durch die Nasenschleimhaut, weil die Bacillen in der Nase regelmäßig, oft sogar recht früh gefunden werden.

Die Krankheit ist nicht sehr infektiös. Längerer, enger Kontakt mit Leprakranken scheint notwendig, und die zunehmende Sauberkeit ist wohl schuld am Aussterben der Lepra in europäischen Ländern. Selbst in der Ehe mit Leprösen erkrankt der andere Gatte in wenig mehr als 10%.

Symptomatologie. Die Inkubation ist sehr selten genau bestimmbar. In der Regel werden 2—5 Jahre angegeben. Doch werden auch Fälle mit einer Inkubationszeit von weniger als 1 Jahr oder mehr als 10 (bis 20) Jahren mitgeteilt.

In vielen Fällen geht ein *Prodromalstadium* dem Erscheinen der typischen Veränderungen voraus. Bisweilen fühlen sich die Patienten Wochen oder Monate, selbst Jahre hindurch nicht recht wohl, sind blaß, klagen über Kopfschmerzen, haben zeitweise subfebrile Temperaturen oder Anfälle von geringem oder selbst hohem Fieber, die rasch wieder zurückgehen, auch Neuralgien, Parästhesien usw. Auch chronischer Schnupfen wird angegeben.

Nach den *klinischen Erscheinungen* unterscheidet man die Lepra tuberosa und die Lepra maculo-anaesthetica. Die tuberöse Form zeichnet sich auch anatomisch durch die Bildung von spezifischen Granulomen („Leprom") aus, in denen massenhaft Leprabacillen gefunden werden. Bei der makulo-anästhetischen Form findet man chronisch entzündliche Veränderungen, bisweilen auch tuberkuloide Strukturen, mit wenig Bacillen.

Der Leprabacillus bringt in erster Linie in der Haut und in den peripheren Nerven Veränderungen hervor. Die inneren Organe erkranken auch, und zwar entweder an Durchsetzung mit nur mikroskopisch feststellbaren Knötchen oder mit großen derben Knoten. Die klinischen Erscheinungen treten aber vollständig zurück. Einzig die Veränderungen an den Hoden (die zusammen mit den Nebenhoden zu einer derben Geschwulst anschwellen können) und den Ovarien haben Folgen, indem sie zu Sterilität führen.

Lepra tuberosa. Die tuberöse Form beginnt, wie die makulo-anästhetische, nachdem fast immer die obenerwähnten Prodromalsymptome vorausgegangen sind, in der Regel mit einem *Exanthem,* das aus blaßroten oder hellroten, meist rundlichen und scharf begrenzten Flecken von verschiedener Größe besteht, mit Vorliebe an den unbedeckten Körperstellen, aber auch am Rücken und Gesäß. Das Auftreten des Exanthems kann von Allgemeinstörungen und Fieber begleitet sein. Die Flecke können verschwinden oder unter zentraler Abheilung peripherwärts fortschreiten. Allmählich bilden sich auf diesen Flecken, bisweilen auch in scheinbar unveränderter Haut, Verdickungen und Knoten, die bis zu Hühnereigröße heranwachsen können, von anfangs hochroter, später brauner Farbe. Sie treten in sehr verschiedener Zahl und Größe auf. Besonders bevorzugt ist das Gesicht, wo sie in großer Zahl sich entwickeln und, durch Furchen voneinander getrennt, einen Anblick hervorrufen können, der an einen Löwenkopf erinnert (Facies leonina). An den Händen sind der Rücken und die beiden ersten Fingerglieder bevorzugt, während die Handfläche wie auch die Fußsohlen und der behaarte Kopf meistens frei bleiben. Auch die Knie und Unterschenkel werden stark befallen, und hier bilden sich oft elephantiastische Verdickungen aus (was der Lepra den Namen „Elephantiasis graecorum" eingetragen hat). Die Lymphdrüsen sind häufig geschwollen. In reinen Fällen von Lepra tuberosa sind die Nervenfunktionen nicht gestört, trotzdem lassen sich aber recht häufig periphere Nervenstämme, namentlich der N. ulnaris, spindelig oder knotig verdickt, durchfühlen.

Auch die *Schleimhäute* sind beteiligt. Fast immer findet man in der Nasenschleimhaut Ulcerationen, nicht selten kommt es zur Perforation des knorpeligen Septums. Im Nasensekret findet man massenhaft Leprabacillen. An den Schleimhäuten des Gaumens und Rachens entstehen diffuse und knotige Leprome, die ulcerieren und unter Hinterlassung von Defekten und von Narben ausheilen können, ebenso am Larynx. Obschon die wahren Stimmbänder meistens verschont bleiben, wird die Stimme heiser und tonlos, meistens schon in frühen Stadien (vox rauca leprosorum). Auch die Konjunktiven werden meistens befallen, und es kommt zu Keratitis, die zu Pannus und Erblindung führen kann, zu Iritis, Iridocyclitis, bisweilen zu Sekundärglaukom oder zu Phthisis bulbi.

Das Auftreten neuer Knoten erfolgt oft unter Fieberanstieg. Aber auch alte Knoten können sich während eines solchen fieberhaften Schubes stärker röten und anschwellen, sogar erweichen und durchbrechen. Auch neue Exanthemflecke treten auf. Wenn die Knoten durchgebrochen sind, kann Heilung unter Hinterlassung einer flachen pigmentierten Narbe erfolgen. Aber auch ohne Durchbruch können die Knoten narbig ausheilen. Es können aber auch ausgedehnte und tiefe Ulcera entstehen und ganze Finger oder Zehen abgestoßen werden. Fieber, Knotenbildung und Ulcerationen können sich in sehr verschiedenem Tempo folgen. Bei schwerem Verlauf kann der Tod nach wenigen Jahren eintreten. Im Durchschnitt dauert die Krankheit 8—10 Jahre. Der Tod erfolgt an Kachexie, Nephritis,

Diarrhöen oder an einer Komplikation, besonders häufig Lungentuberkulose. Doch kommt es auch vor, daß die Knotenbildung aufhört und die Lepra in die makulo-anästhetische Form übergeht, die eine bessere Prognose hat.

Lepra maculo-anaesthetica. Diese Form beginnt in der Regel mit den obenerwähnten Prodromalsymptomen. Aber häufiger als bei der Lepra tuberosa fehlen diese, namentlich die Fieberschübe, und das Exanthem kann zufällig entdeckt werden. Dieses besteht wie bei der Lepra tuberosa anfangs aus rein erythematösen Flecken. Aber die Pigmentierung tritt früher auf und spielt eine größere Rolle. Das Exanthem zeigt auch eine stärkere Neigung zu symmetrischer Anordnung. Die Pigmentierung beginnt meistens im Zentrum der Flecke und schreitet nach der Peripherie fort, während das Zentrum das Pigment verliert. Durch das Vorkommen verschiedener Stadien und teilweises Zusammenfließen entstehen oft bunte Bilder von weißen, braunen bis schwarzen Flecken und Figuren. Auch pemphigusartige Eruptionen kommen vor, die nach 8—14 Tagen austrocknen und mit groblamellöser Schuppung und oberflächlicher Narbenbildung ausheilen.

Immer deutlicher entwickeln sich *Ausfallserscheinungen* von seiten der *peripheren Nerven*. Meistens tritt zuerst an den erythematösen Stellen nach anfänglicher Hyperästhesie eine Anästhesie auf, zuerst für Temperatur, dann für Schmerz, während das Tastgefühl noch lange erhalten bleiben kann. Auch außerhalb der Flecke entwickelt sich nach Hyperästhesie Parästhesie, oft mit Pruritus. In den erkrankten Partien sind die Nerven, soweit sie der Betastung zugänglich sind, meistens anfangs druckempfindlich, mit der Zeit werden sie gleichmäßig knotig verdickt. Mit der Empfindung verschwindet auch die Schweißsekretion.

Auf dem Verlust der Sensibilität beruhen wohl die Ulcerationen der Haut, die Arthropathien, die den tabetischen gleichen, der Schwund der Finger- und Zehenglieder, Gangrän und Abstoßung ganzer Gliedabschnitte (Lepra mutilans).

Die *Muskulatur* wird stellenweise atrophisch. Besonders häufig werden die Handmuskeln befallen, und, ähnlich wie bei den progressiven Muskelatrophien, entwickelt sich die „leprose Krallenhand". Auch die Gesichtsmuskeln werden atrophisch, und es entsteht ein ausdrucksloses Gesicht, oft mit Ektropion (als deren Folge Xerophthalmie und Hornhauttrübungen auftreten können), mit Herabhängen der Unterlippe und Speichelfluß (Facies antonina). Die Augenbrauen, Barthaare und Schamhaare fallen aus, während das Haupthaar erhalten bleibt.

Diese Entwicklung vollzieht sich selten im Lauf weniger Jahre, sondern in der Regel ganz langsam. Lange nicht alle Fälle erreichen dieses Endstadium, und häufig sind rudimentäre Erkrankungen oder solche, die nach einer Reihe von Jahren stationär werden, so daß man von klinischer Ausheilung sprechen kann. Es kann sogar ein einziger anästhetischer Fleck oder eine einzige Muskelatrophie dauernd das einzige Zeichen der Lepra bleiben. Ein Lepra maculo-anaesthetica kann aber auch in die tuberöse Form übergehen und verhältnismäßig rasch tödlich endigen. Wenn die Krankheit zum Tode führt, so erfolgt dieser an Kachexie, häufig auch an Amyloid.

Diagnose. Wenn man an Lepra denkt, so ist die Diagnose oft leicht. Man soll deshalb nicht nur in lepraverseuchten Gegenden, sondern auch bei uns bei Menschen, die aus solchen Gegenden kommen, bei Erythem mit Pigmentierung, bei Hautknoten und bei Sensibilitätsausfällen an Lepra denken. Besonders leicht kommt eine Verwechslung mit Syphilis zustande, weil die Wassermannreaktion mit den gewöhnlichen Reagentien auch bei Lepra in einem verschieden groß angegebenen Prozentsatz der Fälle positiv ist.

Am sichersten ist der Nachweis der *Leprabacillen*. Er gelingt bei der tuberösen Form meistens durch Auskratzen der Knoten und Färben des Inhalts. In sehr vielen Fällen, auch bei makulo-anästhetischer Lepra, lassen sich die Bacillen in einem Abstrich aus den hinteren Nasenhöhlen nachweisen.

Bisweilen wird die Diagnose durch Darreichung von Jodkali erleichtert. Bei einem Teil der Leprösen tritt nach Darreichung von indivduell verschiedenen Dosen Jodkali (0,2—3,0) nach etwa 8 Stunden ein Fieberanstieg auf, der im Laufe eines Tages seinen Höhepunkt erreicht, mit gleichzeitiger Schwellung und Rötung von Lepraknoten. Auch der Bacillennachweis im Nasensekret, der vorher nie gelungen war, kann auf der Höhe der Reaktion glücken.

Therapie. In neuerer Zeit hat sich das Chaulmograöl, das aus verschiedenen Pflanzen hergestellt wird, immer mehr als wirksam erwiesen Es wird in Dosen von 2—4 Tropfen täglich, allmählich steigend bis zu 2mal 50 Tropfen gegeben. Das aus dem Öl hergestellte Antileprol und andere ähnliche Präparate können intramuskulär (wöchentlich 1,5—3—5 ccm) oder intravenös (2mal wöchentlich 1,5, steigend bis zu 2 ccm und mehr, unter 1% Campherzusatz) gegeben werden. Nach 3—6 Monaten beginnt die Rückbildung, und nach jahrelanger Behandlung, die häufig infolge Reaktion unterbrochen werden muß, kann Heilung eintreten.

Auch Jodkali in steigenden Dosen unter vorsichtiger Erzeugung schwacher Reaktionen soll gute Resultate geben, ebenso Goldpräparate.

Von vielen Seiten wird auf die Lokalbehandlung der Lepraknoten großes Gewicht gelegt. Von allen Seiten wird die große Bedeutung einer allgemein hygienischen Behandlung zur Hebung der Widerstandskraft und großer Sauberkeit zur Vermeidung der Sekundärinfektion betont

Patienten mit tuberöser Lepra und solche mit makulo-anästhetischer, bei denen Bacillen im Nasensekret nachzuweisen sind, müssen isoliert werden. Bei den anderen ist dauernde Überwachung, Trennung von Kindern usw. erforderlich.

4. Pest.

Die Pest (engl. plague) ist eine in Indien herrschende Infektionskrankheit, die unter zwei Formen (Bubonenpest und Lungenpest) auftritt und in großen Epidemien ganze Länderstrecken überziehen kann. In Europa kamen während des Mittelalters und bis zum Ende des 17. Jahrhunderts große Seuchenzüge vor, aber auch noch in unserem Jahrhundert Epidemien in einzelnen Städten, vorzugsweise Hafenstädten, aber auch in Paris 1920 eine Epidemie mit über 100 Erkrankungen. Vereinzelte Fälle können auf Schiffen jederzeit eingeschleppt werden. Im Westen der Vereinigten Staaten kommen immer wieder Übertragungen der Pest von infizierten wild lebenden Nagern durch Biß oder Flohstich auf Menschen vor. Aber bei frühzeitiger Erkennung läßt sich das Ausbrechen einer Epidemie vermeiden.

Ätiologie. Der Erreger der Krankheit ist der durch Färbung und Kultur leicht zu identifizierende Pestbacillus. Er erzeugt in erster Linie Seuchen unter den Nagetieren, hauptsächlich unter den Ratten, aber auch unter Tarbaganen, Steppenhamstern usw. in Asien, unter Spitzmäusen in Westafrika, unter Eichhörnchen, Murmeltieren usw. in Kalifornien. Unter den Ratten ist besonders die schwarze Ratte (Mus rattus) empfänglich, die in den Tropenländern als Hausratte überwiegt, ferner die ägyptische Ratte (Mus alexandrinus), die auf Schiffen und in vielen Hafenstädten zu finden ist. Die in Europa seit dem Anfang des 18. Jahrhunderts weitaus vorherrschende Wanderratte (Mus decumanus) ist viel weniger empfänglich. Von den Ratten wird die Krankheit auf den Menschen übertragen, und zwar deshalb besonders leicht, weil die erkrankten Ratten im Fieber herumlaufen und die Scheu vor den Menschen verlieren. Die Übertragung von Ratte zu Ratte und auch von Ratte zu Mensch erfolgt durch Flöhe, hauptsächlich durch Xenopsylla cheopis, den gewöhnlichen Rattenfloh, der von fiebernden und toten Ratten abwandert und sich andere Nahrung sucht, wobei er häufig auf den Menschen gelangt. Auch andere Flöhe können die Pestbacillen von der Ratte auf den Menschen oder von Mensch zu Mensch übertragen, und die Ausbreitung der Bubonenpest unter den Menschen geschieht durch Flohstiche. Die gefährlichen Epidemien gehen meistens von erkrankten Ratten aus, während durch die wild lebenden Nagetiere in der Regel nur einzelne Menschen angesteckt werden. Von einer 1900 von Hongkong nach San Francisco eingeschleppten Pestepidemie nahm eine Epidemie unter den Feldhörnchen und anderen Nagern ihren Ursprung, die sich unter diesen Tieren langsam nach Osten ausbreitet und zu menschlichen Pestfällen führt (Bisse, Flohstiche, Ausweiden der erlegten Tiere). Man nennt das silvatische Pest. Von einem solchen Fall entstand eine Epidemie von Lungenpest mit 17 Fällen.

Die Lungenpest wird dagegen durch Tröpfcheninfektion verbreitet. Sie nimmt ihren Ausgang von bubonenpestkranken Menschen mit Lungenentzündung.

Das Überstehen der Pest hinterläßt eine dauernde Immunität.

Die Bubonenpest. Diese häufigere und weniger gefährliche Form der Pest beginnt nach einer Inkubation von 3—7 (selten nur 2 oder bis zu 10) Tagen meistens mit Schüttelfrost, Kopfschmerzen und Schwindel. Das Fieber bleibt hoch, nachdem sich der Schüttelfrost bisweilen mehrmals wiederholt hat, oft zeigt es am

2. Tage eine vorübergehende stärkere Remission, häufig auch jeden Morgen Remissionen. Bisweilen findet man die Infektionsstelle auf der äußeren Haut als Initialpustel, die zu einem Pestkarbunkel auswachsen kann. Diese Infektionsstelle, die meistens an den unteren Extremitäten ist, kann aber auch unauffindbar bleiben. In den Lymphdrüsen des Abflußgebietes, also meistens in der Inguinalgegend, entsteht der primäre Bubo, eine mächtige Lymphdrüsenschwellung, die stark hämorrhagisch wird und unter der gespannten Haut bläulich durchschimmert. Bald folgen Schwellungen der übrigen Lymphdrüsen des Körpers, der axillären, cervicalen, cubitalen, auch an anderen Stellen, z. B. in den Kniekehlen. Es kann auch vorkommen, daß nur die Drüsen im Innern des Körpers befallen sind. Die Bubonen können sich zurückbilden oder vereitern. Sie enthalten massenhaft Pestbacillen.

Auf der Haut treten oft Petechien auf, bisweilen auch sekundäre Pusteln und Karbunkel, selbst flächenförmige Phlegmone (Hautpest). Das Nervensystem ist oft schon von Beginn an schwer ergriffen, die Kranken sind benommen, delirieren oder verlieren das Bewußtsein ganz. Oft wollen sie fortgehen und taumeln wie Betrunkene. Die Sprache wird monoton, lallend. Der Puls wird klein und frequent, oft über 120. Eine Frequenz von 140 ist prognostisch sehr ungünstig.

In leichteren Fällen dauert das Fieber etwa 6—10 Tage und endigt lytisch. Die Krankheit kann aber jederzeit zum Tode führen, meistens am 5.—6. Tage. Besonders gefährlich sind die Fälle von Pestsepticämie, in denen die Bacillen in großer Menge im Blut nachweisbar sind. Wenn der Tod schon innerhalb der ersten Tage eintritt, so spricht man von Pestis siderans, andererseits gibt es auch sehr leichte Fälle (Pestis minor, ambulans).

Die *Sterblichkeit* schwankt in den einzelnen Epidemien erheblich. Sie kann 80—90% erreichen. Lebensalter und Geschlecht machen wenig Unterschied. Dagegen spielt die Krankenpflege eine große Rolle. Deshalb wurden z. B. in Hongkong bei den Chinesen 43% Todesfälle beobachtet, bei den Europäern nur 18%.

Auch nach der Heilung der Pest kann noch der Tod an plötzlich eintretender Kachexie, dem sog. Pestmarasmus eintreten.

Lungenpest. Während Bronchopneumonien als Komplikation von Beulenpest nicht selten sind, kann der Pestbacillus sich auch primär in den Lungen ansiedeln. Dann entsteht die nicht nur fast immer tödliche, sondern auch sehr ansteckende Lungenpest. Einzelne Fälle von Lungenpest können bei jeder Epidemie von Beulenpest entstehen, aber bisweilen verbreitet sich die Epidemie einer reinen Lungenpest mit rasender Schnelligkeit über große Länderstrecken. Der „schwarze Tod" des Mittelalters gehört hierher, und 1910/11 starben in der Mandschurei mehr als 50000 Menschen daran. Die Epidemien hören nach kurzem Bestand plötzlich wieder auf.

Die *Inkubationszeit* beträgt 1 bis höchstens 7 Tage. Die Krankheit beginnt plötzlich mit Schüttelfrost, Kopfschmerzen und Schwindel wie die Beulenpest. Erst am zweiten Tage fangen die Patienten an zu husten und werfen ein anfangs katarrhalisches, bald immer mehr mit Blut gemischtes Sputum aus, und die Untersuchung ergibt die Zeichen beginnender lobulärer Pneumonie, bisweilen auch ausgedehnte pneumonische Bezirke. Unter zunehmender Dyspnoe und schwerer Cyanose („schwarzer Tod") tritt nach 2—3 Tagen der Tod ein. Er kann aber auch schon am ersten Tag unter hyperpyretischer Temperatur erfolgen, bevor pneumonische Erscheinungen nachweisbar sind. Es wurden auch Fälle beobachtet, in denen bisher scheinbar gesunde Menschen unter Aushusten reinen Blutes plötzlich tot umfielen.

Als *Letalität* der Lungenpest wird meistens 100%, in einzelnen Epidemien weniger (bis zu 70% herunter) angegeben.

Diagnose. In Epidemiezeiten genügt die Feststellung der klinischen Symptome oft zur Stellung der Diagnose. Gesichert wird sie durch Punktion von Bubonen oder Untersuchung etwa vorhandener Pusteln oder Karbunkel, bei Pneumonie oder Bronchitis auch des Sputums, auf bipolar sich färbende Bacillen, besonders wenn Involutionsformen dazwischen zu sehen sind. Bei primärer Pestpneumonie findet man die Pestbacillen in Reinkultur im Auswurf. Auch aus dem Blut können sie oft gezüchtet, bisweilen schon in dicken Tropfen durch Färbung erkannt werden. Bei sporadischen Fällen genügt dieser Nachweis nicht, weil zahlreiche andere Bakterien sich gleich färben können (Bact. coli, sputigenes, proteus usw.) Erst die Überimpfung auf Ratten und Meerschweinchen erlaubt die sichere Identifizierung. Aber vor dem Eintreffen des Ergebnisses dieses Tierversuches ist beim Vorhandensein verdächtiger Bacillen der Fall als pestverdächtig zu betrachten und alle Maßnahmen zu treffen.

Differentialdiagnostisch kommen vor dem Auftreten von Bubonen oder Lungensymptomen alle akut beginnenden fieberhaften Krankheiten in Betracht, in den Tropen vor allem Malaria. Bei vorhandenen Bubonen ist eine Unterscheidung von der Tularämie ohne bakteriologische Untersuchung unmöglich. In leichteren Fällen sind Verwechslungen mit Anthrax, klimatischen Bubonen, selbst Syphilis denkbar. Die Lungenpest kann von schwerer Grippepneumonie, croupöser Pneumonie, Psittacosis nur durch die bakteriologische Sputumuntersuchung unterschieden werden.

Therapie. Nach allgemeiner Ansicht ist die *Serumbehandlung* wirksam. Von den vorhandenen Seren müssen große Dosen, 100 ccm und mehr, 1—2mal täglich gegeben werden, am besten intravenös und möglichst frühzeitig. Auch *Salvarsan* wird gerühmt. Herzmittel sind meistens notwendig. Erweichte Bubonen und Karbunkel sollen breit eröffnet und wiederholt ausgespült werden. Gegen Lungenpest ist man wohl immer machtlos.

Der Pestkranke muß sofort streng isoliert werden. Jeder verdächtige Fall ist sofort anzuzeigen. In allen Ländern bestehen strenge Vorschriften. Die Personen, die mit Beulenpest in Berührung kommen, können sich durch Einreiben der Haut mit Vaselin, Ol. cajaputhi usw. gegen Flohstiche schützen. Bei Lungenpest kann eine Gesichtsmaske Schutz gewähren. Das Pflegepersonal ist passiv und aktiv zu immunisieren. Die subcutane Injektion von 10—20 ccm Pestserum soll sofortigen, etwa 2—3 Wochen dauernden relativen Schutz, die im Abstand von einer Woche erfolgende zweimalige Einspritzung von Pestimpfstoff guten, 6 Monate anhaltenden Schutz gewähren.

5. Tularämie.

Die Tularämie ist eine Erkrankung wild lebender Nagetiere, die auch andere Tierarten, Füchse, Präriehunde, Schafe, Rinder, Schweine und Wildgeflügel befallen und auf den Menschen übergehen kann. Die Krankheit wurde zuerst in Nordamerika, Japan und Rußland festgestellt und verbreitet sich jetzt anscheinend besonders unter den Hasen, von Nordosteuropa kommend, in Deutschland. In den östlichen Teilen, z. B. in Wien, ist schon eine Anzahl von menschlichen Erkrankungen beobachtet worden. Die Erkrankung ähnelt sehr dem Bild der Pest, verläuft aber viel leichter.

Ätiologie. Der Erreger der Tularämie ist das Bacterium tularense, ein kleines, unbewegliches, gramnegatives kokken- oder stäbchenförmiges Gebilde.

Die Infektion der Pflanzenfresser (Hasen, Eichhörnchen, Ratten usw.) geschieht durch den Stich blutsaugender Insekten, Fliegen, Zecken, Flöhe, in denen das Bacterium sich in der Darmwand ansiedelt und sogar die Eier infizieren kann. Die Fleischfresser (Füchse usw.) und die Omnivoren (Schweine) können sich außerdem durch das Verzehren erkrankter Tiere infizieren. Auch die Fäkalien tularämiekranker Tiere enthalten die Bacillen. Die Übertragung auf den Menschen ist möglich: 1. durch den Biß infizierter Tiere; 2. durch den Stich infizierter blutsaugender Insekten; 3. durch den Genuß von Fleisch kranker Tiere; 4. durch das Trinken von Wasser, das durch Fäkalien tularämiekranker Tiere verunreinigt ist; 5. durch das Einreiben infizierten Materials auf Hände oder Schleimhäute. Die Bacillen können durch die unverletzte Haut eindringen. Deshalb sind Ansteckungen beim Schlachten und Abbalgen von Hasen besonders häufig.

Symptomatologie. Nach einer Inkubationszeit von 2—3 (1—9) Tagen beginnt die Krankheit plötzlich mit Fieber, oft Schüttelfrost, Kopfschmerzen und Erbrechen. Das Fieber dauert 2—3 Wochen, ist aber von mehreren Remissionen unterbrochen. Meistens sinkt die Temperatur nach etwa 3 Tagen zur Norm, und die Patienten können sich 2—3 Tage vollständig gesund fühlen, aber dann stellt sich wieder Fieber ein, und das kann sich mehrmals wiederholen. Außer dem Fieber findet man regelmäßig eine Leukocytose mit starker Monocytose, häufig auch Lymphdrüsenschwellung am ganzen Körper. Die Drüsen können auch vereitern. Die Krankheit hinterläßt eine auffallende und sehr lange dauernde Müdigkeit und Schwäche, oft auch schwere Kachexie.

Zu diesen regelmäßigen Erscheinungen können Symptome kommen, die durch die Eintrittspforte bedingt sind, und man kann vier Typen unterscheiden.

1. *Ulceroglandulärer Typus*. An der Infektionsstelle entsteht eine Pustel, die sich in ein Geschwür umwandelt, während die regionären Lymphdrüsen stark anschwellen und ebenfalls vereitern können. Die Drüsenschwellung geht der Pustelbildung oft voran.

2. *Oculoglandulärer Typus*. Die Krankheit beginnt mit starker Conjunctivitis eines Auges. Die Conjunctiva wird ödematös, dann bilden sich auf ihr graue miliare Knötchen, oberflächliche Geschwüre, die später durch Granulationsgewebe ersetzt werden. Die Hornhaut ist sehr selten beteiligt. Die Kieferlymphdrüsen schwellen an. Es entsteht also das PARINAUDsche Symptom.

3. *Glandulärer Typus*. Im Beginn ist eine lokale Lymphdrüsenschwellung nachzuweisen, aber man findet keine ihr entsprechende erkrankte Eintrittspforte.

4. *Typhöser Typus*, bei dem auch die Lymphdrüsenschwellung fehlt.

Die Krankheit heilt fast immer aus, doch können sich auch Pneumonien, meningitische und encephalitische Symptome einstellen und zum Tode führen und in einzelnen Gegenden ist eine Sterblichkeit bis zu 5% beobachtet worden.

Pathologische Anatomie. Die befallenen Lymphdrüsen sind oft verkäst, und in der geschwollenen Milz, manchmal auch in anderen Organen, findet man miliare Knötchen, die auch mikroskopisch nicht von Tuberkulose zu unterscheiden sind. Durch Kultur lassen sich die Bacillen züchten.

Diagnose. Beim ulceroglandulären und oculoglandulären Typus ist die Diagnose leicht, wenn man an die Krankheit denkt. Sie gelingt mit Sicherheit, wenn man den Eiter der Infektionsstelle oder ein Punktat aus Lymphdrüsen auf Kaninchen oder Meerschweinchen impft oder wenn man die Agglutinationsprobe anstellt, die in der 2. Woche positiv wirkend bis zur 7. Woche zunimmt. In etwa einem Drittel der Fälle werden auch die BANGschen Bacillen agglutiniert. Auch die Cutanprobe mit Injektion von abgetöteten Bacillen wird empfohlen.

Wichtig ist auch, daß man in verdächtigen Fällen nach der Möglichkeit der Infektionsquelle frägt.

Therapie. Neuerdings sollen Versuche mit einem von Ziegen gewonnenen Serum zum Erfolg geführt haben.

6. Psittacosis.

Die Psittacosis ist eine Seuche der Papageien, die auch auf den Menschen übergehen und bei diesem Bronchopneumonien mit schwerer Kreislaufinsuffizienz hervorrufen kann.

Ätiologie. Die Psittacosis herrscht als Endemie unter den wild lebenden Papageien Südamerikas und wird von dort immer wieder in Vögelzüchtereien der ganzen Welt verschleppt. Insbesondere sind es Wellensittiche, die für den Menschen gefährlich werden. Aber auch andere Vögel, insbesondere Kanarienvögel können befallen werden und die Krankheit auf den Menschen übertragen. Auch anscheinend gesunde Papageien können das Virus in sich tragen und verstreuen. Nach neuen Angaben scheint die Krankheit auch unter den Sturmvögeln der Ostsee zu herrschen. Die Infektion des Menschen geschieht seltener durch Bisse der Vögel, in der Regel durch Einatmung zerstäubten Materials (Sputum oder Exkremente). Die an Psittacosis erkrankten Menschen können auch ihre Umgebung (Familienangehörige, Pflegepersonal) infizieren.

Die Erreger der Psittacosis sind die LEVINTHAL-COLES-LILLIÉschen Körperchen, die intracellulär durch bestimmte Färbemethoden dargestellt werden können und einen Durchmesser von $1/4$ bis $1/3$ $\mu\mu$ besitzen. Das Virus ist durch Filter mit entsprechender Porengröße filtrierbar. Es läßt sich nicht nur auf Vögel, sondern auch auf Mäuse überimpfen und bei Gefriertemperatur monatelang konservieren.

In den Jahren 1929 und 1930 kamen in vielen Ländern Europas und Amerikas zahlreiche kleine Epidemien vor, die von erkrankten Papageien ausgingen und mehrere Hausbewohner, oft auch die diese pflegenden Familienglieder ergriffen. Auch in den letzten Jahren sind immer wieder einzelne Gruppenerkrankungen beobachtet worden. Eine Ausbreitung über die nächste Umgebung der zunächst Erkrankten hinaus hat aber noch nie stattgefunden.

Pathologische Anatomie. Bei Menschen und bei Tieren findet man lobuläre desquamative Pneumonien, in der Regel ohne Bronchitis, Milzschwellung, bisweilen Ödeme und Blutungen im Gehirn, mikroskopisch auch Veränderungen in der Leber usw.

Symptomatologie. Nach einer Inkubationszeit von 1—2 Wochen, die in seltenen Fällen länger sein und selbst 5—6 Wochen betragen kann, beginnt die Krankheit allmählich mit Allgemeinsymptomen, Appetitlosigkeit, Brechreiz, Schmerzen im Kreuz, in den Gliedern und besonders im Kopf. Häufig ist starker Durst vorhanden. Die Temperatur steigt an, und nach einigen Tagen wird das Fieber hoch und kontinuierlich. Zu dieser Zeit wird der Patient sehr elend, benommen, oft treten heftige Delirien auf.

Am Ende der 1. Woche tritt Husten auf, die Atmung wird beschleunigt, und bald lassen sich die Zeichen lobulärer Pneumonie nachweisen. Das Röntgenbild zeigt oft keilförmige Schatten. Es stellt sich schleimiger oder schleimig-eitriger Auswurf ein, oft mit Blut, oder nur bräunlich gefärbt. Schon in der 1. Woche zeigt sich oft deutliche Cyanose, und der Puls, der anfangs langsam war, wird frequenter und weich. Der Blutdruck ist meistens schon früh erniedrigt. Das Aussehen wird blaß, und recht oft, meistens am 10.—14. Krankheitstag, tritt ein schwerer Kreislaufkollaps auf, der unter Lungenödem zum Tode führen kann. Das Blut zeigt im Beginn häufig Leukopenie mit Linksverschiebung und Aneosinophilie, die Lymphocyten gehen zurück. Mit dem Eintreten der Pneumonie pflegt die Zahl der Leukocyten zu steigen.

Wenn die Krankheit nicht zum Tode führt, sinkt die Temperatur nach etwa 2 Wochen lytisch zur Norm, doch kommen bisweilen Rezidive vor. Manche Fälle verlaufen unter dem Bild eines Typhus abdominalis mit schwerer Beeinträchtigung des Bewußtseins, während die pneumonischen Erscheinungen stark in den Hintergrund treten. Leichte Fälle verlaufen wie eine unkomplizierte Influenza. Selten sind Pleuritis und Empyem, häufiger Venenthrombosen. Parotitis, Nephritis, Otitis, Myokarditis und cerebrale Herdsymptome können sich einstellen.

Prognose. Die durchschnittliche Letalität dürfte etwa 20% betragen. Ältere Leute sind besonders gefährdet. Jugendliche Individuen erkranken meistens nur leicht, Kinder überhaupt nicht.

Diagnose. Das Krankheitsbild hat am meisten Ähnlichkeit mit einer ungewöhnlich schweren, atypischen Pneumonie. Von einer solchen Bronchopneumonie unterscheidet es sich durch die schwere Beteiligung des Nervensystems und des Kreislaufs und durch die Geringfügigkeit der physikalischen Symptome. Es kann Ähnlichkeit mit Abdominaltyphus oder Fleckfieber haben, aber es fehlen natürlich die Hautsymptome, und die bakteriologischen und serologischen Proben, die für diese Krankheiten spezifisch sind, fallen negativ aus. Wenn mehrere solche Fälle im gleichen Haushalt auftreten, soll man sich nach dem Vorhandensein von Papageien erkundigen, und wenn man von einem kranken oder verstorbenen Papageien in der Wohnung erfährt, ist die Diagnose so gut wie sicher. Auch bei einzelnen Fällen dieser Art muß man an die Möglichkeit einer Psittacosis denken und nach dem Kontakt mit Papageien fragen. Mit Sicherheit kann die Diagnose durch Einimpfen des Blutes auf Mäuse gestellt werden.

Therapie. Ein wirksames Serum kennen wir noch nicht. Serum von Rekonvaleszenten wird empfohlen, außerdem Bluttransfusionen. Zur Bekämpfung der Pneumonien kann man intramuskuläre Chininjektionen versuchen. Die Zirkulationsschwäche muß mit den auch bei anderen Infektionskrankheiten üblichen Mitteln bekämpft werden.

Prophylaxe. Durch Einfuhrverbote zur Zeit von Epidemien unter den Papageien und durch Kontrolle des Papageienhandels kann die Einführung erkrankter Vögel verhindert werden. Wenn frisch gekaufte Papageien krank werden, ist die Gesundheitsbehörde zu benachrichtigen, selbstverständlich erst recht, wenn bei einem Menschen eine Psittacosis auftritt. Bei der Pflege Psittacosiskranker wird das Tragen von Schutzkleidern und von Masken für Nase und Mund empfohlen.

7. Rückfallfieber.

Das Rückfallfieber (Febris recurrens, früher auch Typhus recurrens genannt) ist eine akute Infektionskrankheit, die in wiederholten mehrtägigen Fieberanfällen

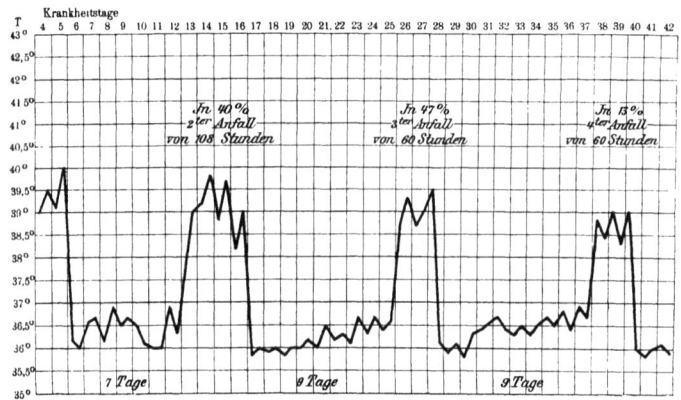

Abb. 9. Europäisches Rückfallfieber. Kombinationskurve aus 30 symptomatisch behandelten Recurrensfällen. (Nach IVERSEN.)
(Aus M. MAYER: Exotische Krankheiten, 2. Aufl.)

verläuft, auf der ganzen Welt vorkommt, aber in örtlich verschiedenen Varietäten, in Zentraleuropa selten geworden ist und durch Spirochäten erzeugt wird.

Ätiologie. Die Recurrensspirochäten sind bisweilen im Blut direkt zu sehen, züchtbar und durch morphologische Eigentümlichkeiten, Kultur und Immunitätsreaktionen in verschiedene Gruppen zu trennen. Sie werden durch verschiedene Zwischenwirte auf die Menschen übertragen. Bis jetzt dürften folgende Arten festgestellt sein.

1. Spirochaete recurrentis (Obermeier). Zwischenwirt ist die Laus, besonders die Kleiderlaus, wahrscheinlich aber auch die Kopflaus. Sie erzeugt auf der ganzen Welt Recurrens, scheint aber in Europa der einzige Erreger zu sein, vielleicht mit Ausnahme des spanischen Rückfallfiebers.

2. Spirochaeta duttoni. Zwischenwirt verschiedene Zecken der Gattung Ornithodurus, im tropischen Afrika und in Mittelamerika.

3. Spirochaete carteri. Zwischenwirt eine Ornithodurusart, in Indien und Zentralasien.

4. Spirochaete novyi. Zwischenwirt verschiedene Zeckenarten, Nordafrika.

5. Spirochaete hispanica. Zwischenwirt Schweinezecken, Spanien, vielleicht auch Zentralasien.

Außer den Kranken selbst scheinen auch Spirochätenträger als Quelle der Ansteckung in Betracht zu kommen. Das Überstehen des Rückfallfiebers hinterläßt eine dauernde Immunität.

Neuerdings wird Recurrens auch zur Paralysebehandlung mit Einimpfung spirochätenhaltigen Blutes erzeugt.

Symptomatologie. Die Inkubationszeit beträgt 5—7 Tage, doch werden auch Extreme von 2 und 16 Tagen angegeben. Die Krankheit beginnt, bisweilen nach Prodromalsymptomen, mit raschem Temperaturanstieg, der bis 41° gehen kann, oft mit Schüttelfrost. Der erste Anfall dauert in der Regel 5 bis 7 Tage, beim afrikanischen Rückfallfieber gewöhnlich nur 3—5 Tage. Dann sinkt die Temperatur plötzlich ab. Während des Anfalls bestehen heftige Kopf- und Gliederschmerzen, Übelkeit, oft Erbrechen, und leichter Ikterus. In schweren Fällen kann dieser Ikterus sehr stark werden. Vielleicht ist das biliöse Typhoid GRIESINGERs keine WEILsche Krankheit, sondern Recurrens. Häufig sind Blutungen unter die Haut und aus der Nase. Auch hämorrhagische Nephritis kommt vor. Die Augen sind in leichten Fällen in Form von Conjunctivitis, in schweren Fällen in Form von Iritis und Iridocyclitis geschädigt. Auch vorübergehende Paresen von einzelnen Muskeln kommen vor. Somnolenz und Delirien sind in schweren Fällen nicht selten.

Nach dem ersten Anfall fühlen sich die Patienten wohl. Aber fast immer erscheint nach einem Zeitraum von 5—14 Tagen ein zweiter Anfall, oft auch, meistens nach etwas längerer Zeit ein dritter oder sogar noch mehrere (bis zu 11). Die späteren Anfälle verlaufen meistens milder.

Während der Anfälle treten Spirochäten im Blut, oft in größerer Menge, auf. Am zahlreichsten und am beweglichsten sind sie während der ersten Fiebertage.

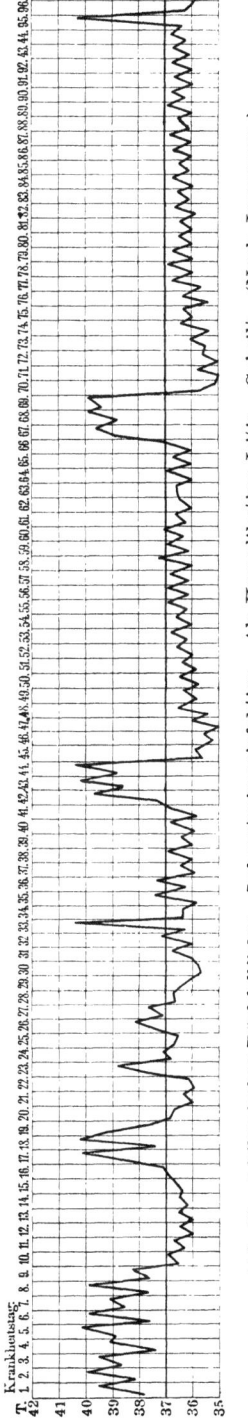

Abb. 10. Afrikanisches Rückfallfieber. Laboratoriumsinfektion. Als Komplikation Iritis. Geheilt. (Nach JOCHMANN.) (Aus Handbuch der inneren Medizin, 2. Aufl., Bd. I/2. C. SCHILLING.)

Aber auch in der fieberfreien Zeit und oft lange nach der Heilung sind sie im Blut bisweilen nachweisbar. Sonst zeigt das Blut eine Monocytose, während des Fieberanfalls polynukleäre Leukocytose.

In schweren Fällen tritt im ersten Anfall, meistens am Ende in der „Perturbatio critica" der Tod ein, bisweilen auch erst nachher im Kollaps.

Diagnose. Die Diagnose wird durch den Nachweis der Parasiten im Blut gestellt, am besten im dicken Tropfen. Bei geringer Spirochätenzahl führt die Überimpfung auf Mäuse zum Ziel.

Therapie. Im Salvarsan haben wir ein spezifisches Mittel gegen Rückfallfieber. Oft genügen Dosen von 0,4, bisweilen ist 0,5—0,6 notwendig.

8. Fünftagefieber.

Das Fünftagefieber, Febris quintana, neuralgica, wolhynisches Fieber, Schützengrabenfieber (trench fever, fièvre des tranchées) wurde während des Weltkrieges zuerst von HIS in Wolhynien, dann auch auf anderen Kriegsschauplätzen des Ostens (wo es anscheinend schon früher bekannt war), dann auch des Westens beobachtet. Es besteht in Fieberanfällen, die sich oft alle 5 Tage wiederholen.

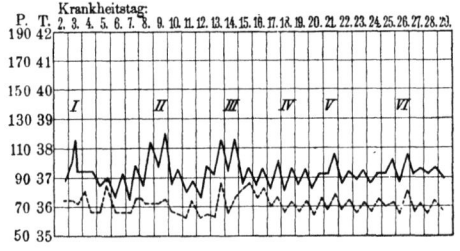

Abb. 11. Fünftagefieber. Undulierender Typus. (Aus Handbuch der inneren Medizin, 2. Aufl., Bd. I/1. A. SCHITTENHELM.)

Als *Erreger* betrachtet man Parasiten, die dem Fleckfieberparasiten gleichen und *Rickettsia quintana s. wolhynica* genannt werden. Sie werden durch Läuse übertragen, in deren Magen man sie vom 5. Tage des Saugens an findet.

Nach einer Inkubation, die nach deutschen Autoren meist 12—25 (bis 60), nach englischen 7—9 Tage dauert, treten ohne Vorboten Fieberanfälle auf. Man unterscheidet einen *paroxysmalen* und einen *undulierenden Typus*. Beim paroxysmalen beginnt das Fieber meistens mit Schüttelfrost, dauert 24 bis 48 Stunden und zeigt auf der Höhe der Fieberkurve einen kontinuierlichen oder mehrzipfligen Verlauf. Dann sinkt die Temperatur mehr oder weniger plötzlich meist bis auf subnormale Werte, steigt aber nach 2—3 oder 5 bis 6 Tagen wieder an. Solche Anfälle wiederholen sich in mehr oder weniger regelmäßigen Abständen und in verschiedener Fieberhöhe verschieden häufig, von 1—2 bis zu mehreren Dutzend, und nachher können noch lange Zeit subfebrile Temperaturen bestehen. Die etwas seltenere undulierende Form zeigt den gleichen Verlauf, nur erfolgt An- und Abstieg der Temperatur langsamer in Abständen von 4—10 Tagen. Auch gemischte und rudimentäre Formen kommen vor.

Die *Beschwerden* bestehen (außer in Frost, Hitze und Schweiß) in Kopf-, Muskel- und Knochenschmerzen, besonders in der Tibia, seltener Gelenkschmerzen, oft auch in gastrointestinalen Störungen und Harndrang. Die Milz schwillt regelmäßig an. Auch Neuralgien, Druckempfindlichkeit von Nervenstämmen, Störungen der Sensibilität, Roseolen kommen vor.

Die Krankheit geht immer in Heilung aus, kann aber für lange Zeit Schwäche und Müdigkeit zurücklassen.

Eine besondere *Therapie* ist nicht bekannt.

9. Malaria.

Die Malaria (Wechselfieber, Sumpffieber, Paludismus) ist eine durch 3 Arten der Gattung Plasmodium erzeugte Krankheit. Die ungeschlechtliche Vermehrung der Parasiten in den roten Blutkörperchen (Schizogonie) erzeugt Fieberanfälle, die geschlechtliche (Gamogonie) ist zur Weiterverbreitung der Krankheit nötig.

Ätiologie. Die Epidemiologie der Malaria wird größtenteils durch die 3 Bedingungen erklärt, die für die Infektion des Menschen nötig sind: 1. Die Anwesenheit malariakranker Menschen. Anthropoide Affen können zwar auch infiziert sein, spielen aber bei der Übertragung auf den Menschen keine Rolle. 2. Anwesenheit bestimmter Stechmücken von der Gattung Anopheles. Nicht in allen Anophelesarten können sich die Plasmodien geschlechtlich vermehren, und unter den sonst übertragenden Arten gibt es resistente Stämme. Die Anopheles brauchen zur Eiablage stagnierende Wässer, deshalb sind Sumpfgegenden besonders von Malaria heimgesucht. 3. Eine Außentemperatur von mindestens 17^0 und eine Luftfeuchtigkeit von mindestens 62% während der Entwicklungszeit der Plasmodien in der Mücke. Diese Bedingung ist in den Tropen immer erfüllt, aber auch bis hoch in den Norden hinauf während der Sommermonate wenigstens in warmen Jahren, dagegen in der Regel nicht in Höhenlagen über 1800 m, selbst in den Tropen.

Aus diesen Bedingungen heraus läßt sich erklären, daß die Malaria in den Tropen besonders häufig, aber auch in den Ländern der gemäßigten Zone, z. B. in den Mittelmeerländern heimisch ist, daß mit zunehmender Entfernung vom Äquator die endemischen Herde immer seltener werden, daß solche Herde aussterben und neue entstehen können, besonders beim heutigen Verkehr mit seiner Zuwanderung von Menschen aus verseuchten Ländern, und namentlich unter besonderen Umständen, wie während des Weltkrieges mit seinen Truppenverschiebungen zwischen verseuchten und malariafreien Gegenden.

Die direkte Übertragung der Malaria tertiana von Mensch zu Mensch durch Injektion plasmodienhaltigen Blutes wird häufig ausgeführt, um Heilwirkungen bei Nervenkrankheiten, speziell bei progressiver Paralyse zu erreichen. Es sollen nur Stämme verwendet werden, von denen die Beobachtung einer Infektkette gezeigt hat, daß sie keine Gameten bilden, doch wird angegeben, daß auch von Impfmalaria mit angeblich gametenfreien Stämmen vereinzelte Übertragungen vorgekommen seien.

Der Malariaparasit. Plasmodium vivax, malariae und immaculatum machen den gleichen Entwicklungsgang durch, nur in verschiedenem Tempo. Die durch den Insektenstich ins Blut gelangten Mikroorganismen (Sichelkeime, Sporozoiten) dringen vielleicht sofort in die roten Blutkörperchen ein, vielleicht machen sie aber in inneren Organen zunächst eine Vermehrung und Entwicklung durch und wandern erst am Ende der Inkubationszeit in die roten Blutkörperchen ein (Abb. 12, Nr. 1). In diesen wachsen sie zu ringförmigen pigmenthaltigen Gebilden mit Vakuole und randständigem Kern (Nr. 2, 3, 4), dann unter Verschwinden der Vakuole zu großen, beweglichen Gebilden (Nr. 5) heran, teilen sich (Nr. 6) und zerfallen in Merozoiten, Schizonten (Nr. 1) unter Hinterlassung eines pigmenthaltigen Restkörpers, der phagocytiert und in der Milz und in den Capillaren anderer Organe, besonders des Gehirns, abgelagert wird. Die Merozoiten dringen wieder in rote Blutkörperchen ein, und die Schizogonie beginnt von neuem. Die größte Zahl der Parasiten entwickelt sich im gleichen Tempo. Man sieht deshalb im Blut vorwiegend Formen des gleichen Entwicklungsstadiums. Daneben findet man aber immer auch Formen anderer Stadien.

Ein Teil der Schizonten, der sich schon von Anfang an durch Pigmentgehalt auszeichnet (Nr. 7 und 12), macht aber die Schizogonie nicht mit, sondern wächst zu geschlechtlichen Formen (Gametocyten) heran. Die weiblichen, die Makrogameten, die aus reichlichem Protoplasma, aber verhältnismäßig wenig Chromatinsubstanz bestehen (Nr. 7, 8, 9), können unter Ausstoßung von Kern-

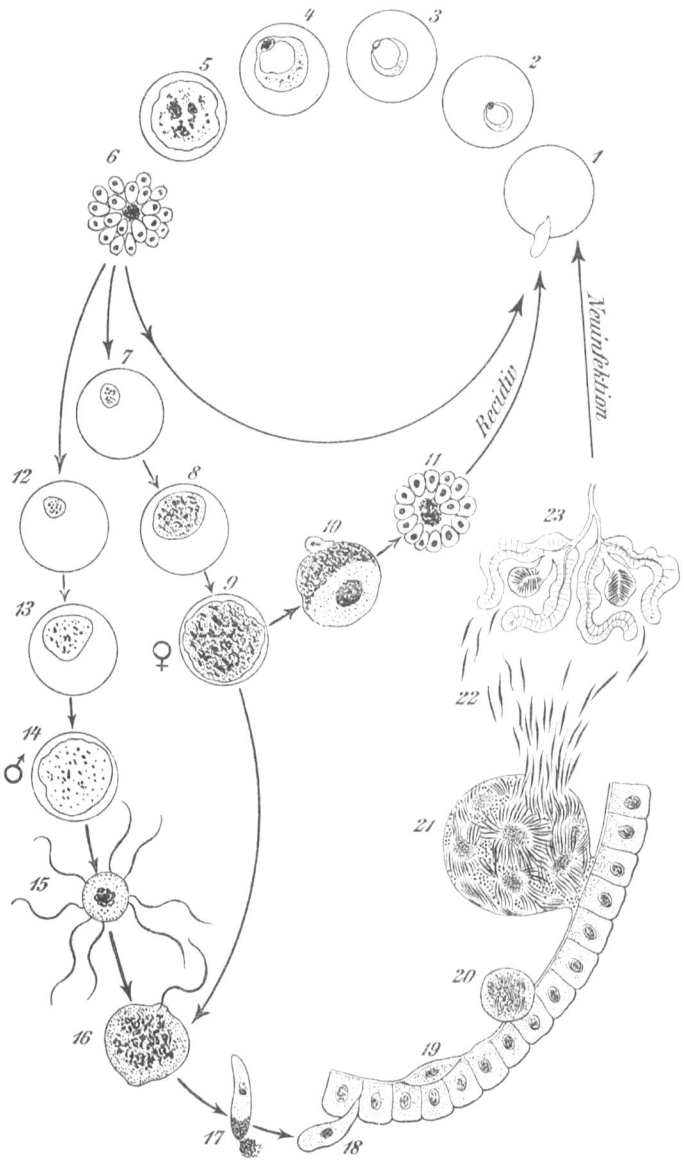

Abb. 12. Schema des Entwicklungszyklus des Malariaparasiten.
(Aus Handbuch der inneren Medizin, 2. Aufl., Bd. I/2. C. Schilling.)

teilen (Nr. 10) in Schizonten zerfallen (Nr. 11). Diese dringen von neuem in die roten Blutkörperchen, und wieder entsteht der Zyklus der Schizogonie. So entstehen (wenigstens nach der bisher herrschenden, neuerdings aber bestrittenen Auffassung) aus den Dauerformen, den Makrogameten, oft erst nach Jahren, die Rezidive.

Die männlichen Gametocyten wachsen ebenfalls in den roten Blutkörperchen heran. Diese „Mikrogametocyten" enthalten verhältnismäßig viel Chromatin und wenig Protoplasma (Nr. 12, 13, 14). Wenn sie vom blutsaugenden Insekt aufgenommen werden, so teilt sich der Kern in 8—10 Teile, diese rücken an die Peripherie und schicken plötzlich fadenartige Fortsätze aus (Nr. 15). So entstehen die lebhaft beweglichen „Mikrogameten", samenfädenartige Gebilde. Wenn sie auf einen Makrogameten stoßen, so dringen sie in ihn ein (Nr. 16). Der befruchtete Makrogamet (Zygot) wandelt sich in den Ookineten um, der unter Abstoßung des pigmenthaltigen Restkörpers zu wandern beginnt (Nr. 17). Er dringt durch das Epithel des Insektenmagens (Nr. 18) unter dessen äußeren Überzug, bleibt hier liegen (Nr. 19) und wächst zu der Oocyste (Nr. 20) heran. In deren Innern bilden sich massenhaft kernhaltige Sichelkeime. Die Oocyste platzt schließlich (Nr. 21) und entleert sich in die Leibeshöhle der Mücke. Die Sichelkeime (Sporozoiten Nr. 22) wandern zu den Speicheldrüsen (Nr. 23) und dringen in diese ein. Wenn die Mücke sticht, so entleert sie ihren Speichel in die Wunde, und mit ihm gelangen auch die Sporozoiten ins Blut der Menschen und dringen, wie schon geschildert, in die roten Blutkörperchen ein.

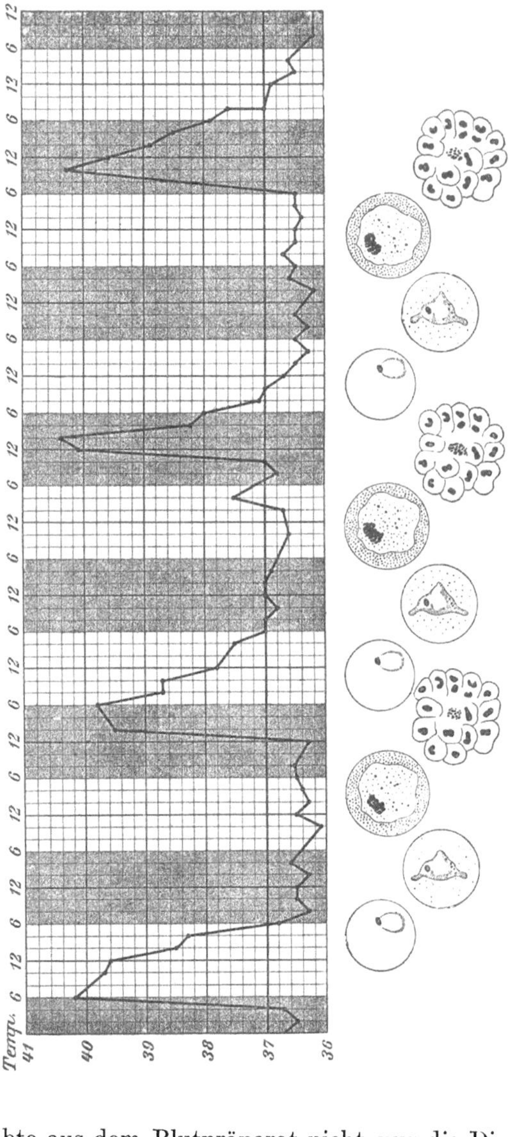

Die 3 Plasmodiumarten unterscheiden sich außer durch die Dauer des Entwicklungszyklus auch durch

Abb. 13. Tertiana simplex anteponens. (Nach MANNABERG.) (Unter den Kurven sind die Entwicklungsstadien der Schizonten im peripheren Blute eingetragen.) (Aus Handbuch der inneren Medizin, 2. Aufl., Bd. I/2, C. SCHILLING.)

ihre Formen, so daß der Geübte aus dem Blutpräparat nicht nur die Diagnose auf Malaria, sondern auch auf die einzelne Form stellen kann. Freilich ist dazu Durchmustern mehrerer Präparate und genaues Betrachten vieler parasitenhaltiger Blutkörperchen erforderlich.

Der *Tertianaparasit*, Plasmodium vivax, erscheint im Giemsapräparat als zuerst kleiner, haarfeiner, dann größer werdender blauer Ring mit einem leuchtend roten Kern, meistens an einer schwächeren Stelle des Ringes. Beim Heranwachsen des Parasiten wird der blaue Ring breiter, unregelmäßig, in der blauen Farbe tritt Pigment in Form feinster brauner bis schwarzer Körnchen auf. Dann teilt sich der Kern, die Vakuole kann auch in mehrere, durch blaues Protoplasma getrennte, Vakuolen zerfallen, verschwindet ganz, und in dem unregelmäßigen, später sich abrundenden blauen Protoplasma sieht man immer mehr Kerne. Die roten Blutkörperchen blassen ab, vergrößern sich und zeigen bei guter Färbung oft eine leuchtend rote, gleichmäßige Tüpfelung („Schüffnertüpfelung"). Schließlich entsteht durch Teilung des Kerns in 12 bis 24 Teile und deren gleichmäßige Anordnung eine „Maulbeerform", in der das Pigment zu einem oder zwei Klumpen an irgendeiner Stelle gesammelt ist. Die Teilstücke erscheinen nach dem Platzen des Blutkörperchens als blaue Scheibchen mit rotem Kern. Der ungeschlechtliche Zyklus verläuft in 48 Stunden (vgl. Abb. 13).

Die geschlechtlichen Formen, die vom Arzt meist im Gegensatz zu der oben angegebenen Bezeichnung alle als „Gameten" bezeichnet werden, sind in ihrem

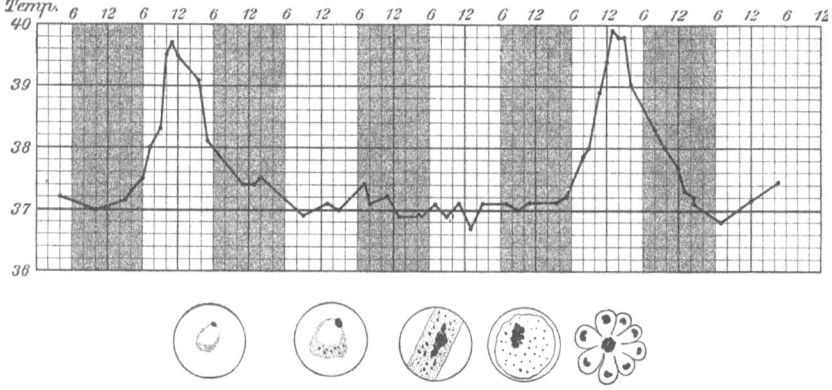

Abb. 14. Quartana simplex. (Nach SILVESTRINI.)
(Aus Handbuch der inneren Medizin. 2. Aufl. Bd. I/2, C. SCHILLING.)

jüngsten Stadium kleine blaue Scheibchen mit einem roten Kern und einem Chromatinkorn. Die älteren Formen zeichnen sich gegenüber den ungeschlechtlichen durch großen Pigmentreichtum aus. Die weiblichen können bis zur doppelten Größe eines roten Blutkörperchens heranwachsen und enthalten ein stark blau gefärbtes Protoplasma mit einem randständigen Kern. Die männlichen bleiben in der Größe zurück, haben ein helleres Protoplasma und einen aufgelockerten Kern.

Der *Quartanaparasit*, Plasmodium malariae, sieht in den jüngsten Stadien aus wie der Tertianaparasit, beginnt sich aber bald zu strecken und zieht als „Band" quer über die roten Blutkörperchen. Der Kern teilt sich in 8—12, selten 16 Stücke und zeigt mit dem zentralen Pigmentklümpchen „Gänseblümchenform". Die Parasiten wachsen höchstens zur Größe eines roten Blutkörperchens heran (Schnüffnertüpfelung der roten Blutkörperchen ist selten). Der ungeschlechtliche Entwicklungszyklus vollzieht sich in 72 Stunden (vgl. Abb. 14).

Die geschlechtlichen Formen sehen aus wie bei Tertianafällen, werden aber nie größer als ein normales rotes Blutkörperchen.

Der *Tropicaparasit*, Pl. immaculatum, falciparum, erscheint als besonders kleiner Ring, seltener langgestreckt. Beim Heranwachsen entstehen bisweilen zwei Kerne, die oft an den entgegengesetzten Seiten des Parasiten liegen. Da die Teilung in 8—12—24 Sprößlinge in den Capillaren der inneren Organe stattfindet, sieht man die erwachsenen geschlechtlichen oder gar Teilungsformen nur ausnahmsweise im strömenden Blut. In den (nie vergrößerten) befallenen roten Blutkörperchen lassen sich unregelmäßige, zackige Flecke verschiedener Größe durch eine besondere Färbung zur Darstellung bringen (MAURERsche Perniciosafleckung). Die Parasiten erscheinen aber bisweilen im Blut erst in den späteren Anfällen. Der Entwicklungszyklus dauert 48 Stunden, aber weniger regelmäßig als bei Tertiana (vgl. Abb. 15).

Die geschlechtlichen Formen der Tropica sind anfangs ebenfalls rund, nehmen aber bald eine charakteristische, halbmondförmige Gestalt an. Bei den weiblichen Parasiten färbt sich das Protoplasma nach GIEMSA intensiv blau, bei den männlichen heller. Der Kern liegt in der Mitte und ist von Pigment überlagert; bei den männlichen Formen ist er dicht, leuchtend rot, bei den weiblichen lockerer.

Symptomatologie. Die Inkubation dauert bei Malaria tertiana 10—14, bei quartana 10—20, bei tropica 5—10 Tage, ausnahmsweise länger. Außerdem gibt es „latente" Infektionen, die — mit oder ohne Chininprophylaxe — gar keine Erscheinungen machen, bis nach Monaten oder Jahren, meist durch den Einfluß äußerer Schädigungen, die Krankheit plötzlich ausbricht.

Am Ende der Inkubationszeit treten gewöhnlich unspezifische *Prodromalerscheinungen* auf. Dann beginnt die Krankheit plötzlich mit einem Fieberanfall.

Der *Fieberanfall* ist das Hauptsymptom der Malaria. Er hängt eng mit dem Entwicklungsgang der Parasiten zusammen und entsteht während deren Teilung. Der Temperaturanstieg erfolgt unter

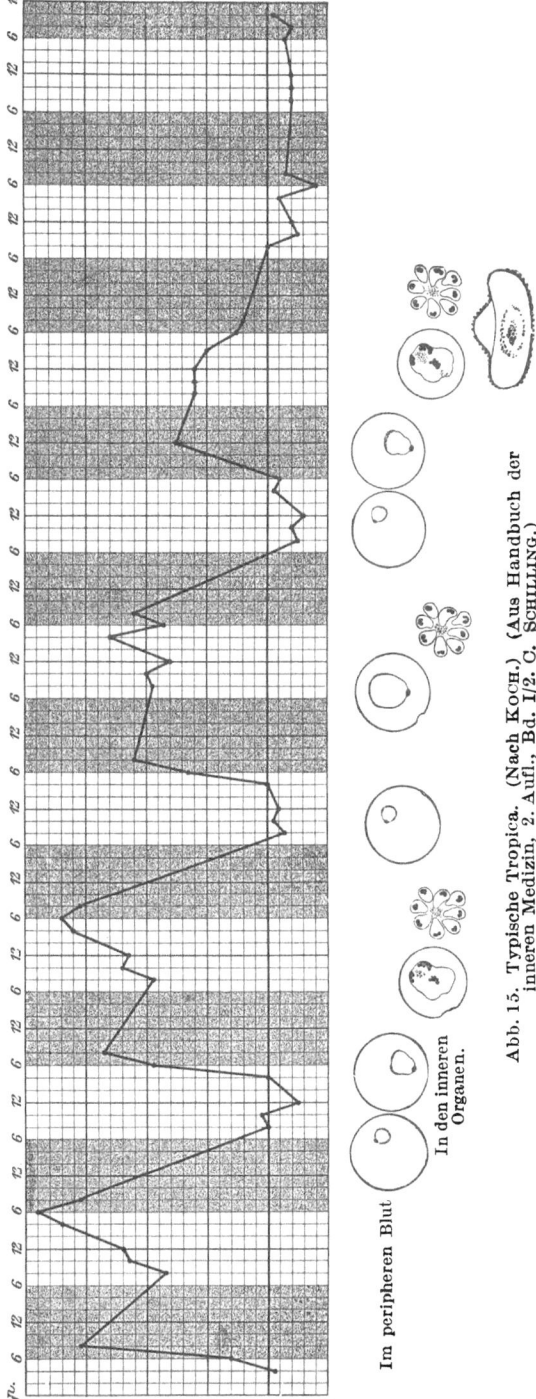

Abb. 15. Typische Tropica. (Nach KOCH.) (Aus Handbuch der inneren Medizin, 2. Aufl., Bd. I/2. C. SCHILLING.)

Schüttelfrost, Kopfschmerzen, Pulsbeschleunigung, oft auch Erbrechen. Nach kurzer Zeit macht das Kältegefühl einer unerträglichen Hitze Platz; Brennen in den Augen, Trockenheit im Mund, Schmerzen in Kopf und Gliedern, auch in der Milzgegend (diese regelmäßig wenigstens in den späteren Anfällen) quälen den Kranken. Durchfall ist nicht selten. Auch Hauterytheme können auftreten. Im Blut findet man jetzt die jungen Teilungsformen. Nach einer Anzahl von Stunden bricht Schweiß aus, die Temperatur sinkt, und es folgt eine fieberfreie Periode, während der sich die Patienten wohl, nur müde fühlen. Im Blut läßt sich das Heranwachsen der Parasiten verfolgen, bis reife Formen auftreten und von neuem ein Fieberanstieg erfolgt.

Die folgenden Fieberanfälle treffen den Kranken schon in einem erschöpften Zustand und werden deshalb schwerer empfunden. Die Untersuchung ergibt jetzt einen immer größer werdenden Milztumor (bei Tropica nicht immer).

Die einzelnen Formen von Malaria zeigen charakteristische Unterschiede in der Art und Folge dieser Fieberanfälle.

Beim *Tertianafieber* steigt die Temperatur plötzlich an, bleibt etwa 6 bis 7 Stunden hoch und fällt dann ziemlich rasch ab. Da der nächste Fieberanfall 48 Stunden nach dem ersten erfolgt, resultiert eine fieberfreie Periode von 30—36 Stunden. Doch braucht der Turnus nicht genau 48 Stunden zu dauern, sondern es kommt auch ein anteponierender und ein postponierender Typus vor. Im Blut ist die Vergrößerung der parasitenhaltigen roten Blutkörperchen und das Anwachsen der Erreger über die Größe eines roten Blutkörperchens hinaus, sowie die Schüffnertüpfelung charakteristisch.

Das *Quartanafieber* unterscheidet sich durch den langsameren Entwicklungszyklus vom Tertianafieber. Der einzelne Anfall verläuft ganz ähnlich wie bei diesem, aber dann folgt eine fieberfreie Pause von 44—50 Stunden, und erst 72 Stunden nach dem ersten Anfall erfolgt der zweite. Parasiten sind im peripheren Blut spärlich zu finden. Charakteristisch sind die Bandformen der heranwachsenden Schizonten.

Die *Malaria tropica* (perniciosa, Aestivo-autumnalfieber) hat einen 48stündigen Turnus wie die Tertiana, verläuft aber viel weniger typisch. Das Fieber steigt oft im ersten Anfall nur wenig, erst in den späteren hoch, es bleibt länger auf der Höhe, so daß die Intervalle kürzer sind, und in diesen sinkt die Temperatur oft nicht auf die Norm, sondern nur unter 38°, nicht einmal immer so tief. Es gibt auch Fälle, in denen es kontinuierlich hoch bleibt (was bei Tertiana zwar auch vorkommt, aber viel seltener). Anfall und Abstieg des Fiebers erfolgen oft langsam. Im Blut findet man die kleinen Ringformen, aber bisweilen erst nach mehreren Anfällen. Das Krankheitsbild ist viel schwerer als bei den anderen Formen, zum Teil deshalb, weil sich die Parasiten in den Capillaren der inneren Organe, unter anderem des Gehirns, teilen und dabei an der Capillarwand ankleben und das Lumen ganz verstopfen können.

Wir sehen deshalb bei der tropischen Form nicht selten das Bild der *komatösen* Malaria, des *Malariatyphoids*. Die Kranken sind schwer benommen, selbst bewußtlos, oft mit meningitischen Reizerscheinungen, auch Krämpfen, oder erregt und delirierend. Die Atmung ist dyspnoisch, der Puls klein und sehr frequent. Unter dauernd hohem Fieber kann schon nach einer Woche oder selbst noch früher der Tod eintreten.

Durch Heranwachsen mehrerer Generationen kann sich der Typus verwischen. Beträgt der Unterschied in der Entwicklung einen Tag, so entsteht die *Tertiana duplicata s. quotidiana*, die *Quartana duplicata, triplicata* usw. Beträgt der Unterschied weniger, so hat die Temperatur nicht Zeit, zur Norm abzufallen, und man spricht von *subintranten* Anfällen.

Nicht selten sind Mischinfektionen mit 2, selbst 3 Erregern.

Bei allen 3 Formen treten häufig dysenterieähnliche Durchfälle, oft Reizhusten, bisweilen mit Bronchitis oder pneumonieähnlichen Symptomen, auch asthmaähnliche Zustände auf. Auch Sehstörungen kommen vor (Malariaamblyopie). Die Wassermannreaktion ist im Blut bisweilen positiv.

Bei *kleinen Kindern* (selbst bei Neugeborenen kann Malaria vorkommen) verläuft die Malaria oft uncharakteristisch. Krämpfe, schlechtes Aussehen, Apathie, Milzschwellung, Anämie können die einzigen Symptome sein.

Wenn die Krankheit nicht behandelt wird, so werden die Anfälle allmählich schwächer und atypischer und hören bei allen 3 Formen in der Regel von selbst auf. Aber nur wenn die Parasiten keine geschlechtlichen Formen gebildet haben, ist damit die Krankheit zu Ende. Wir sehen das in der Regel bei der Impfmalaria. Sonst treten *Rückfälle* auf, oft schon nach einem Monat, bisweilen erst nach Jahren. Sie werden oft durch äußere Einwirkungen ausgelöst, durch Erkältung, Überanstrengung, Krankheiten, Impfungen aller Art, Operationen, Geburten usw. Sie sind von klimatischen Einflüssen abhängig und kommen besonders im Frühjahr und Frühsommer zur Beobachtung. Sie verlaufen meistens wie die ersten Anfälle, oft aber zunächst leichter, und werden erst mit der Zeit typisch. Sie wiederholen sich bisweilen regelmäßig mit Pausen von 3 Wochen.

Nach wiederholten Rückfällen entwickelt sich allmählich die *Malariakachexie*. Sie besteht in Abmagerung, Anämie, Schwäche und zeichnet sich vor anderen Kachexien durch den großen Milztumor aus.

Auch „*larvierte*" Malaria kann sich ausbilden, bei der immer wiederkehrende Neuralgien, Neuritiden, Verdauungsstörungen, Kopfschmerzen, selbst Asthmaanfälle die einzigen Krankheitssymptome sind. Oft ist allerdings die bequeme Diagnose einer larvierten Malaria unberechtigt.

Auch zentrale Nervenstörungen, Krankheitsbilder wie multiple Sklerose oder spastische Spinalparalyse, Psychosen werden im Anschluß an Malaria beobachtet.

Das *Blut* zeigt sowohl während der ersten Anfälle als auch bei der Malariakachexie eine Herabsetzung der roten Blutkörperchen und des Hämoglobins, Polychromasie und Punktierung von roten Blutkörperchen, bisweilen Normoblasten. Während des Anfalls tritt eine Vermehrung der Neutrophilen mit Linksverschiebung auf. Die Linksverschiebung bleibt noch längere Zeit bestehen. Später bildet sich eine relative Lymphocytose und Monocytose aus. Diese Veränderung ist oft noch nach Jahren als einziges Symptom der Malariainfektion nachweisbar (evtl. neben Milztumor).

Diagnose. Im ersten Anfall ist die Diagnose schwierig, ebenso bei den Formen mit kontinuierlichem Fieber, falls nicht die äußeren Umstände eine Malariainfektion nahelegen. Selbst Verwechslungen mit Perityphlitis sind vorgekommen. An Malaria muß man dagegen ohne weiteres denken, wenn zwei oder mehrere Fieberanfälle im Abstand von zwei oder drei Tagen aufgetreten sind, oder wenn bei einem früher an Malaria Erkrankten ein Fieberanfall vorkommt. Dann führt die Untersuchung des Blutes in der Regel rasch zur sicheren Diagnose, auch der Form der Malaria.

Die *Untersuchung des Blutes* kann geschehen: 1. im ungefärbten Blutstropfen; unter dem Deckglas erkennt der Geübte die Parasiten am tanzenden Pigment, 2. in dünnen Blutausstrichen nach Mansonscher oder Giemsascher Färbung, wobei die Plasmodien sehr schön zur Darstellung kommen, aber nur bei verhältnismäßig großer Zahl leicht zu finden sind; 3. in dicken Tropfen nach Giemsafärbung, in denen die Parasiten angereichert, aber vielfach verzerrt zu sehen sind. Diese Methode ist besonders bei chronischer Malaria und im fieberfreien Zustand zu empfehlen, wenn die Parasiten spärlich sind und oft sehr viel Blut durchgemustert werden muß, bis man Parasiten findet oder gar die Art des Erregers feststellen kann.

Man hat vielfach empfohlen, das Erscheinen der Erreger im Blut zu *provozieren*, sei es durch Applikation von kalten Duschen oder von Hitze, besonders auf die Milzgegend, sei es durch Injektion von fiebererzeugenden Substanzen, von Adrenalin usw. Diese Methode ist aber immer etwas bedenklich.

Die von HENRY angegebenen Reaktionen (Melano- und Ferroflokkulation) bestehen darin, daß das Serum des Malariakranken in stark verdünnten Suspensionen von Melanin aus Rinderchorioidea und von Eisenalbuminat eine Ausflockung hervorrufen. Doch kann die Reaktion, namentlich die Eisenflockung, auch bei anderen Krankheiten, besonders bei Kala-Azar, positiv ausfallen, auch bei Lues.

Bisweilen kann die Diagnose *ex juvantibus* gestellt werden. Chinin setzt bei Malaria im Gegensatz zu allen anderen Krankheiten bei mehrtägiger Anwendung die Temperatur für einige Tage auf die Norm herunter.

Prognose. Bei rechtzeitiger Diagnose und richtiger Therapie ist die Prognose günstig. Rezidive können aber immer wieder auftreten.

Therapie. Chinin ist ein Specificum gegen Malaria. Man gibt es meist als Chinin. hydrochlor. in Dosen von 1,0 (bei Tropica 2,0) pro die, in Portionen zu 0,2 auf den Tag verteilt, sobald die Diagnose gestellt ist. Die Wirkung zeigt sich gewöhnlich durch Sinken der Temperatur am zweiten Tage. Es gibt Fälle, in denen 1,5—2,0 nötig sind bis 5 Tage hintereinander. Zur Verhütung eines Rückfalles muß nach dem Eintritt normaler Temperatur mindestens 7 Tage lang 1,0 gegeben werden, dann folgt eine Nachkur. Die Hamburger Vorschrift lautet: nach 2 Tagen Pause 3 Chinintage (je 1,0), dann Verlängerung der Pause zwischen den 3 Chinintagen um je 1 Tag bis zu 5 Tagen, dann noch 6—8 Wochen jeden 6. und 7. Tag je 1,0 Chinin. Bei Darreichung von Pillen ist darauf zu achten, ob sie nicht etwa unverändert mit dem Stuhl abgehen.

Das Chinin kann auch intravenös (am besten dihydrochloricum in 25% Lösung) gegeben werden in Dosen von 0,3 bis höchstens 0,5 oder intramuskulär als Chininurethan oder Solvochin.

Bei komatösen Fällen ist sofort 0,3 (—0,5) Chinin intravenös (stark verdünnt!) und gleichzeitig 0,5—1,0 intramuskulär zu verabfolgen. Die intravenöse Injektion kann nach einigen Stunden einmal wiederholt werden.

Nebenwirkungen des Chinins (Magenbeschwerden, Ohrensausen, Schwindel, Schwerhörigkeit, Haut- und Schleimhautblutungen, Wehenerregung bei Schwangeren, selbst Sehstörungen, besonders aber Exantheme und andere allergische Erscheinungen) können zu zeitweisem oder dauerndem Ersatz durch ein anderes Präparat zwingen. Außerdem beseitigt Chinin bei der Malaria tropica die Gameten nicht, verhindert also die Rezidive nicht.

Neuerdings wird das *Atebrin* vorgezogen, im Acridinderivat, von dem man im akuten Stadium 3—5 Tage lang 3mal täglich 1 Tablette zu 0,1 gibt. Bisweilen macht es (besonders bei schlechter Ernährung und bei gleichzeitiger Darreichung von Plasmochin) Verdauungsstörungen und nervöse Symptome. Es wirkt gar nicht auf die Gameten. Deshalb läßt man der Atebrinkur (evtl. nach 2—3 Tagen Pause) 3—5 Tage mit 2—3mal täglich 0,01 *Plasmochin* folgen, ebenfalls eine Acridinverbindung, die aber selektiv auf die Gameten, auch der Tropica, wirkt, und schließt dann eine prophylaktische Behandlung (s. unten) an.

Auch das *Chinoplasmin* (Tabletten zu 0,3 Chinin. sulfur. und 0,01 Plasmochin) wirkt gut, besonders bei chronischer Malaria (20 Tage 3mal täglich 1 Tablette).

Salvarsanpräparate wirken nur im Anfall, 2—3 Injektionen von 0,3—0,45 in Abständen von 6—8 Tagen. *Methylenblau* 1,0 pro die, in Kapseln von 0,1—0,2 verteilt, ist weniger wirksam, am besten noch bei Quartana.

Der Malariakranke ist während des Anfalls wie jeder Fieberkranke zu behandeln. Wenn er das verseuchte Gebiet nicht verläßt, hat er, wie auch der Gesunde, die übliche Chininprophylaxe durchzuführen, die gegenwärtig meistens in Form von täglicher Einnahme von 0,3—0,4 Chinin oder 1 Tablette

Chinoplasmin oder von 2mal wöchentlich 2 Tabletten Atebrin und 1 Tablette Plasmochin angewandt wird.

Bei Malariakachexie ist Arsen und Eisen zweckmäßig. Am besten wirkt ein Aufenthalt in malariafreier Gegend, namentlich im Hoch- und Mittelgebirge, auch künstliche Höhensonne usw.

Anhang.
Schwarzwasserfieber.

Das Schwarzwasserfieber ist eine Komplikation der Malaria, die in Hämolyse mit folgender Hämoglobinurie, Fieber und Ikterus besteht.

Es wird fast immer durch Einnahme von Chinin, selten von anderen Medikamenten, oder durch Erkältungen usw. ausgelöst, am häufigsten bei Malaria tropica.

In schweren Fällen tritt meist 1—3 Stunden nach Chinineinnahme plötzlich ein Schüttelfrost mit Fieber über 40° auf. Dann kommen Erbrechen, heftige Leibschmerzen, Singultus, Ikterus, Herzschwäche. Der Urin wird dunkel, rötlich oder braunschwarz, und enthält Eiweiß, Hämoglobin bzw. Methämoglobin, Zylinder, fast keine roten Blutkörperchen. Er wird immer spärlicher, schließlich besteht Anurie. Nach wenigen Stunden oder Tagen tritt der Tod ein. In anderen Fällen, selbst nach 2tägiger Anurie, kann die Urinsekretion wieder einsetzen und entweder rasch Heilung eintreten, oder es bleibt eine Oligurie mit wenig hämoglobinfreiem Harn, die allmählich in Polyurie übergehen oder bestehen bleiben kann. Dann können die Kranken in bald einsetzendem Koma oder nach vielen Tagen scheinbarer Besserung plötzlich an Herzschwäche sterben. Von diesen Fällen bis zu den leichtesten, die nur in leichtem Ikterus oder in Albuminurie mit leichter Hämoglobinurie, sogar nur starker Ausscheidung von Urobilin und Urobilinogen bestehen, mit oder ohne Temperatursteigerung, gibt es alle Übergänge. Die Krankheit kann sich wiederholen, natürlich nach erneuter Chinineinnahme, aber selbst ohne solche.

Die Behandlung besteht selbstverständlich in erster Linie im Absetzen von Chinin und anderen Medikamenten, in Bettruhe und dann in möglichst reichlicher Flüssigkeitszufuhr, wenn nötig als Infusion, in der Injektion von Campher und anderen Herz- und Gefäßmitteln. Besonders empfohlen wird reichliche Zufuhr von Traubenzucker mit Insulininjektionen und namentlich Campolon.

Während des Anfalles tritt die Malaria zurück, um nach dessen Aufhören wieder zu erscheinen. Dann versucht man besser die schwierige langsame Wiederangewöhnung des Chinins gar nicht, sondern behandelt die Malaria mit Atebrin, wie oben beschrieben.

V. Exotische, d. h. in Mitteleuropa nicht epidemisch auftretende Krankheiten.

1. Gelbfieber.

Das Gelbfieber ist eine schwere akute Infektionskrankheit mit Ikterus und Niereninsuffizienz, die wahrscheinlich ursprünglich in Westafrika heimisch ist, mit dem Sklavenhandel nach Mittelamerika verpflanzt wurde und von hier in verschiedene Länder, bisweilen sogar nach Europa verschleppt wurde. Durch systematische Bekämpfung ist sie an vielen Orten fast ausgerottet worden, kommt aber immer wieder vor, und man befürchtet weitere Verbreitung durch den modernen Verkehr.

Ätiologie. Der Erreger des Gelbfiebers ist ein unsichtbares Virus, das durch eine Stechmücke, Stegomyia calopus, übertragen wird. Nicht nur nachweisbar Kranke, sondern auch abortive Fälle bilden die Infektionsquelle. Das Gelbfieber hinterläßt eine, allerdings nicht absolute Immunität. Auch eine angeborene Immunität kommt vor.

Symptomatologie. Die Inkubation beträgt 4—6 (2—13) Tage. Dann beginnt die Krankheit plötzlich, meistens mit Schüttelfrost, Kopfschmerzen, Beklemmung im Epigastrium und heftigen Kreuzschmerzen. Innerhalb der ersten 3 Tage steigt das Fieber noch höher, oft über 40°. Der Puls ist stark beschleunigt.

In einer 2. *Periode* fällt das Fieber allmählich ab. Aber es tritt Ikterus auf, dann auch Hämorrhagien aus den Schleimhäuten der Nase, der Zunge, des Mundes, des Magens und Darmes, Erbrechen von kaffeesatzartigen Massen und blutige Durchfälle. Der Urin ist eiweißhaltig. Die Gegend von Leber und Magen ist äußerst druckempfindlich, die Leber aber nicht geschwollen. Das Sensorium bleibt frei. Am 6. oder 7. Tag haben die Erscheinungen gewöhnlich ihre charakteristische Ausprägung erreicht. Zu dieser Zeit ist der Urin sehr spärlich geworden. Zwischen dem 5. und 9. Tag kann der Tod, meistens unter Delirien und Krämpfen eintreten. In günstigen Fällen steigt die Urinmenge, das Erbrechen läßt nach. Allmählig erholt sich der Patient.

Außerdem kommen abortive Fälle mit oder ohne Ikterus vor.

Diagnose. Nur während des Bestehens einer Epidemie oder bei typischer Ausprägung des Krankheitsbildes ist die Diagnose möglich. Eine Unterscheidung von der WEILschen Krankheit kann ganz unmöglich sein.

Therapie. Ob die bisherigen Versuche einer Serumtherapie Erfolg haben, läßt sich noch nicht sagen, dagegen scheint eine Schutzimpfung in letzter Zeit möglich geworden zu sein. Wichtig ist die Zufuhr von Traubenzucker per Klysma, intravenös oder subcutan.

2. Dengue.

Die Dengue ist eine schon seit 150 Jahren bekannte Krankheit, die in vielen Gegenden der ganzen Welt mit einer mittleren Jahrestemperatur über 20° vorkommt, aber vorwiegend in explosionsartigen Epidemien, die im wesentlichen auf volkreiche Städte beschränkt bleiben, hier aber 80—90% der Einwohner befallen können. Solche Epidemien können auch in weniger heißen Gegenden vorkommen. So herrschte 1928 in Griechenland eine große Epidemie mit über 775000 gemeldeten Fällen, wovon 650000 in Athen und im Piräus, nachdem 1927 20000 Fälle gemeldet worden waren. In Ägypten und in Kleinasien kommen fast in jedem Sommer Epidemien vor, zeitweise aber auch in tropischen und subtropischen Gegenden aller Weltteile.

Der Erreger ist noch nicht bekannt. Seine Eigenschaften sind wie die des Pappatacifiebers nur durch Menschenversuche festgestellt worden. Er geht durch Bakterienfilter hindurch, findet sich im Blut während der ersten Fiebertage, in der Stechmücke 10 Tage nach dem Saugen am kranken Menschen in infektionstüchtigem Zustand und macht bei Meerschweinchen latente Infektionen, die bei der Weiterverimpfung des Blutes auf den Menschen typisches Dengue hervorrufen. Als Übertrager kommt anscheinend nur *Stegomyia calopus* (früher Aedes aegypti genannt) in Betracht.

Die Inkubation wird verschieden angegeben. Im Experiment wurden 4—10, meistens 5—6 Tage festgestellt. Die Krankheit beginnt nach den Angaben der Literatur plötzlich, doch waren bei der Epidemie in Griechenland in 85% 1—2tägige Prodromalsymptome festzustellen. Unter Fieberanstieg auf 39—40—41° innerhalb von 4—6 Stunden setzen heftige Schmerzen in einem oder mehreren Gelenken ein, besonders in den Knie-, Schulter- oder Handgelenken, fast immer ohne jede Schwellung. Auch schmerzhafte Steifigkeit in Kreuz, Rücken oder Genick ist vorhanden. Wegen der Schmerzen sind die Patienten fast unbeweglich und liegen in gekrümmter Stellung hilflos da. Am ersten Tag sieht man oft eine diffuse Rötung der Haut. Das Fieber fällt meistens nach 1—1$\frac{1}{2}$ Tagen kritisch ab, steigt aber am 3. oder 4. Tag wieder unter Ausbruch eines roseolen-, masern- oder scharlachartigen Exanthems. Im Blut findet man starke Leukopenie mit relativer Lymphocytose und Monocytose. Am 6. oder 7. Krankheitstag geht das Fieber endgültig herunter, das Exanthem blaßt ab und hinterläßt eine kleienförmige Abschuppung. Der Kranke ist oft noch längere Zeit durch Schwäche und Schlaflosigkeit geplagt. Nach 8—10 Tagen können sich Fieber und Exanthem wiederholen.

Nicht immer verläuft das Fieber so typisch. Auch abortive Fälle werden beobachtet. In einzelnen Epidemien sieht man zahlreiche Komplikationen, besonders gastrointestinale Störungen (Erbrechen, Singultus, Durchfälle), Blutungen in die Haut und aus den Schleimhäuten, nervöse Affektionen (Delirien und Psychosen, Entzündungen des Gehirns, der Meningen, des Rückenmarks, der peripheren Nerven), Nephritis, Bronchopneumonien. In Griechenland verursachten diese Komplikationen eine Letalität von 1,5°/₀₀, was bei der hohen Zahl von Erkrankungen 1200 Todesfälle ausmachte. Sonst ist die Sterblichkeit meistens = 0.

3. Pappatacifieber und ähnliche kurz dauernde Fieber.

Das Pappatacifieber, auch Phlebotomenfieber oder Sandfly-fever genannt, war schon früher an der dalmatinischen Küste bekannt, und seine Übertragungsweise wurde von DOERR festgestellt. Seither hat sich gezeigt, daß es in lokalen oder über größere Strecken verbreiteten Endemien überall da vorkommen kann, wo Phlebotomen, speziell Phlebotomus pappatasii vorkommt, eine nur $\frac{1}{4}$ cm große Stechmücke, die in den Wohnhäusern oder in deren nächster Nachbarschaft nistet und besonders in der Nacht den Menschen sticht.

Festgestellt wurde Pappatacifieber in endemischer Ausbreitung bisher besonders in allen Mittelmeerländern, aber auch in großen Gebieten von Asien, Afrika, Amerika und Australien. Es findet sich hauptsächlich längs den Küsten und in Flußniederungen, mancherorts aber auch bis weit ins Land hinein und bis auf Höhen von 800—1000 m hinauf (Jerusalem, Ankara). Wahrscheinlich kommt es auch in anderen als den bisher bekannten Gegend vor, da Phlebotomus pappatasii z. B. in Frankreich bis weit in den Norden gefunden worden ist, und es ist anzunehmen, daß manche Fälle verkannt und falsch gedeutet werden, daß man die Krankheit z. B. bei stärker epidemischem Charakter als Dengue, bei kleineren Gruppenerkrankungen als ,,Grippe" oder ,,Influenza" bezeichnet.

Die Erkrankungen treten nur in der warmen Jahreszeit auf, je nach der geographischen Lage und je nach klimatischen und meteorologischen Bedingungen früher oder später im Sommer. Zuerst entstehen leichtere, dann schwerere Erkrankungen. Eigentümlich ist, daß vorwiegend die Zugewanderten erkranken und die Eingeborenen meistens, bisweilen völlig verschont bleiben. Man hat das durch Immunität infolge von früher durchgemachter Krankheit erklärt, aber wiederholte Erkrankungen bei Menschen (selbst durch wiederholte künstliche Einimpfung) sind schon öfter beobachtet worden.

Der Erreger wurde noch nicht gefunden. Deshalb und weil weder die Kultur noch die Übertragung auf Tiere gelingt, beruhen unsere Kenntnisse im wesentlichen auf den Versuchen, die mit Hilfe von Impfung des Blutes Kranker auf gesunde Menschen und mit absichtlichem Ansetzen von Phlebotomen auf die Haut angestellt wurden. Diese haben ergeben, daß das Virus während der ersten 24 Stunden des Fiebers im Blute kreist, daß es durch Bakterienfilter hindurchgeht, daß die Phlebotomenweibchen 5—7 Tage nach dem Blutsaugen (aber nur an kranken Menschen) infektiös werden und daß sie das Virus auf die Nachkommen vererben können, endlich daß die *Inkubation* $3^{1}/_{2}$—5, ausnahmsweise (besonders bei abgeschwächtem Virus) bis $8^{1}/_{2}$ Tage dauert.

Die Krankheit beginnt plötzlich mit Fieber, das im Verlauf von etwa 6 Stunden bis gegen 40^{0} oder darüber steigt, mit heftigen Kopfschmerzen und starkem Krankheitsgefühl. Mehr oder weniger ausgesprochene Bewußtseinsstörungen können auftreten. Besonders auffallend ist heftiges Brennen in den Augen und Schmerzen bei Druck und Bewegungen des Bulbus. Recht häufig sind Erbrechen und Darmstörungen, oft schleimige und blutige Durchfälle. Diese Darmsymptome können auch nach dem Fieberabfall weiter bestehen. Die Pulsfrequenz ist im Verhältnis zur Fieberhöhe niedrig und geht später oft bis auf 40 herunter. Die Temperatur bleibt einen Tag auf der Höhe und sinkt dann im Lauf von 1—2 Tagen auf die Norm, kann aber am 3. oder 4. Tag wieder für kurze Zeit hoch steigen. Nicht selten sind Rückfälle, die wie der erste Anfall verlaufen. Sie treten besonders nach 2 Wochen, bisweilen aber erst später auf. Bei den nach längerer Zeit entstehenden Rückfällen kann man im Zweifel sein, ob eine Neuinfektion vorliegt.

Die Prognose ist absolut günstig. Todesfälle sind bisher nie beobachtet worden (außer bei gleichzeitiger andersartiger Infektion wie Typhus usw.). Eine besondere Therapie ist unnötig.

Ähnliche kurz dauernde Fieber kommen bisweilen an einzelnen Orten gehäuft vor. Wenn die Gegend phlebotomenfrei ist, kann es kein Pappatacifieber sein. Es ist wohl möglich, daß es noch andere, ähnlich verlaufende Infektionskrankheiten gibt, die durch andere Insekten übertragen werden.

4. Leishmaniosis.

Schon früher war in Indien eine Krankheit unter dem Namen *Kala-Azar* bekannt, die sich durch starke Milzschwellung auszeichnet. Als LEISHMAN und DONOVAN den Erreger gefunden hatten, wurde das Leiden auch in anderen Ländern festgestellt, wo es bisher meistens mit Malaria verwechselt worden war. Die Krankheit wurde dann vielfach auch *Splenomegalia tropica* oder (weil im Mittelmeergebiet hauptsächlich Kinder befallen werden und man einen besonderen Erreger für die Mittelmeerfälle annahm) *Leishmaniosis infantum* genannt. Es hat sich aber gezeigt, daß die Ätiologie überall die gleiche ist. Im Unterschied zu der durch eine andere Leishmania erzeugte Orientbeule spricht man von *Leishmaniosis interna*.

Die Leishmaniosis interna ist in vielen Gegenden Asiens und Afrikas endemisch, namentlich aber auch in allen Mittelmeerländern, wo sie sich in den letzten Jahrzehnten offenbar stark verbreitet hat. Sie scheint im Begriff weiter nördlich zu wandern, und zwar zunächst unter den *Hunden*, von denen sie auf den Menschen übergehen kann. Als Übertrager hat man in Indien eine Stechmücke Phlebotomus argentipes wahrscheinlich gemacht, und auch in den anderen Ländern nimmt man Phlebotomen an, die die Krankheit auch von Hunden auf den Menschen bringen können.

Der Erreger ist die *Leishmania donovani*, die in einkernigen Zellen (Makrophagen, Histiocyten) durch Giemsafärbung darstellbar ist. Die Zellen sind oft ganz gefüllt mit diesen Gebilden, die ein bläuliches Protoplasma und einen roten ovalen Kern erkennen lassen, neben dem ein kleinerer, gleichgefärbter, stäbchenförmiger Blepharoplast sichtbar ist. Im Leib des Insekts und in gewissen Kulturmedien kann der Parasit auch zu flagellatenähnlichen Formen heranwachsen.

Am häufigsten erkranken Kinder von 1—3 Jahren, seltener ältere Kinder und Erwachsene. Die Krankheit beginnt nach einer Inkubation von wahrscheinlich 1—2 Monaten mit unbestimmten Beschwerden, dann folgen kurze, mehrmals täglich sich wiederholende Fieberschübe, und es entwickelt sich eine Schwellung von Leber und Milz und eine Anämie. Bei Kindern kann die Krankheit in weniger als 2 Monaten unter hohem Fieber durch Kachexie mit Diarrhöen zum Tode führen. In der Regel dauert sie länger, oft $^{1}/_{2}$—1 Jahr, meistens 2—3 Jahre oder noch länger. Die chronischen Fälle können schließlich (selten) von selbst ausheilen, oder nach wechselndem Verlauf doch noch zum Tode führen.

Oft findet sich eine Schwellung der Lymphdrüsen. Regelmäßig entwickelt sich eine Anämie, die bei Kindern hohe Grade erreichen kann, bei Erwachsenen aber in der Regel in mäßigen Grenzen bleibt. Die Gesamtzahl der Leukocyten nimmt ab, bei Erwachsenen sogar bis auf weniger als 1000, und besonders die Granulocyten schwinden, während die Lymphocyten sich relativ vermehren. Auch Verdauungsstörungen und Katarrhe der Luftwege kommen vor. Bei Kindern entsteht durch die gewaltige Milzvergrößerung eine enorme Auftreibung des Leibes, die zusammen mit der Blässe und Abmagerung ein charakteristisches Bild bietet. Bei Erwachsenen ist das Bild nicht so typisch, die Krankheit verläuft chronischer und kann als BANTIsches Syndrom erscheinen. Wenn sie nicht behandelt wird, führt sie meistens zum Tode, nicht selten durch eine Bronchopneumonie. Wenn die Krankheit spontan ausheilt oder durch Behandlung geheilt wird, so treten bisweilen auf der Haut merkwürdige helle Knötchen auf, die jahrelang bestehen bleiben können und massenhaft Leishmanien enthalten.

Die Leishmaniosis interna wird leicht mit der Malaria, Lymphogranulomatose, „ägyptischer Splenomegalie" (die teilweise durch Pilze, teilweise durch Schistosomum mansoni erzeugt wird) usw. verwechselt. Die Diagnose ist möglich mit Hilfe des charakteristischen Blutbildes, namentlich aber mit Hilfe des mikroskopischen oder kulturellen Parasitennachweises im Punktat der Milz oder der Leber (beides nicht ungefährlich, besser im Punktat der Lymphdrüsen oder des Knochenmarks).

Die Leishmaniosis interna ist durch Antimonpräparate, besonders Neo-Stibosan, heilbar (8—10 Injektionen, steigend von 0,2—0,45, bei Kindern von 0,05—0,2—0,3).

Die zweite Form der Leishmaniosis, die *Haut- und Schleimhautleishmaniosis,* ist als „Orientbeule" verhältnismäßig harmlos, macht aber in Mittel- und Südamerika schwere Hautulcerationen.

5. Afrikanische Schlafkrankheit.

Von Westafrika, wo die Schlafkrankheit schon lange heimisch ist, hat sie sich über große Gebiete des tropischen Afrika verbreitet.

Der Erreger, Trypanosoma gambiense, gehört zu den Flagellaten. Er wird durch eine Stechfliege, Glossina palpalis, mit dem Stich in den Menschen gebracht.

Die Inkubation dauert wahrscheinlich nur 2—3 Wochen. Dann folgt ein langes, sich über viele Wochen oder Monate hinziehendes Stadium mit wenig Beschwerden. Die Kranken sind anämisch, müde, bekommen von Zeit zu Zeit Fieber. Bald entdeckt man eine Schwellung von Lymphdrüsen, besonders in der Cervicalgegend. Flüchtige Ödeme und Erytheme treten auf. Die Milz wird geschwollen, bisweilen auch die Leber.

Das Nervensystem zeigt schon in diesem Stadium Störungen, die sich besonders in Kopfschmerzen, Schwindel und Zittern, auch in vorübergehenden Lähmungen äußern. Mit der Zeit werden die Störungen stärker, Sprachstörungen, Krämpfe, Hyperästhesien, Apathie treten auf. Schließlich kommt ein Zustand von *Lethargie* zustande, in dem die Patienten selbst während des Essens einschlafen. Auch Erregungszustände kommen vor. Die Kranken magern zum Skelet ab, lassen unter sich gehen und sterben an Kachexie, Pneumonien usw.

Die Erreger sind schon früh in den Lymphdrüsen und während Fieberanfällen auch im Blut nachzuweisen, vom Beginn der nervösen Symptome an auch in der Cerebrospinalflüssigkeit.

Die Krankheit ist bei rechtzeitiger Behandlung meistens heilbar. Als wirksam haben sich erwiesen (allein oder kombiniert angewandt): Tryparsamid, Tartarus stibiatus, Stibosan, Germanin.

In letzter Zeit hat man in Ostafrika eine akut verlaufende Schlafkrankheit gefunden, die durch Trypanosoma rhodesiense hervorgerufen und durch Glossina morsitans übertragen wird.

6. CHAGASsche Krankheit.

In Brasilien hat CHAGAS eine sehr interessante Krankheit entdeckt, die ebenfalls durch Flagellaten verursacht wird, und zwar durch Schizotrypanum cruzi. Käferartig aussehende Raubwanzen (besonders Triatoma megista) infizieren sich am Menschen, an Gürteltieren und Nagetieren und bringen beim nächtlichen Blutsaugen den Erreger in den Menschen.

Fast nur kleine Kinder erkranken. Fieber, Schwellungen von Lymphdrüsen, Leber, Milz, Ödeme treten auf, und unter encephalitisartigen Symptomen kann der Tod erfolgen. Sonst geht die Krankheit in ein chronisches Stadium über, das bis ins erwachsene Alter anhalten kann. Je nach der Entwicklung der Parasiten in verschiedenen Organen entsteht Kropf, eine myxödematöse, pseudomyxödematöse, kardiale, nervöse Form, immer aber Entwicklungsstörungen.

Eine wirksame Therapie ist bisher nicht bekannt.

7. Rattenbißkrankheit.

Unter dem Namen *Sodoku* ist schon lange in Japan ein Krankheit bekannt, die durch Rattenbiß entstehen kann. Ähnliche Krankheitsfälle nach dem Biß von Ratten (besonders von Mus decumanus, der Wanderratte) wurden auch in anderen Weltteilen entdeckt, aber auch nach dem Biß von Katzen, Wieseln, Frettchen und Eichhörnchen. Wahrscheinlich werden alle durch denselben Erreger hervorgerufen, nämlich *Spirillum minor*. Dieses ist im Blut und in den Geweben 1—6 μ lang und hat $1^1/_2$—6 enge Windungen und gleichmäßige zugespitzte, fein auslaufende Enden. In Kulturen wächst es zu längeren Formen bis zu 19 μ mit 10—20 Windungen heran. Man findet die Parasiten im Blut während des Fiebers, in der Haut und in den Lymphdrüsen der Kranken und in den inneren Organen.

Die Krankheit hat für uns nicht nur dadurch eine Bedeutung gewonnen, daß einzelne Fälle in allen Ländern beobachtet werden, sondern ganz besonders dadurch, daß sie an Stelle der Malaria vielfach zur Behandlung von progressiver Paralyse und anderen Nervenkrankheiten eingeimpft wird. Sie eignet sich dafür ganz besonders, weil das Spirillum auch in Kulturen weitergezüchtet werden kann und weil es jederzeit möglich ist, die Krankheit durch Salvarsaneinspritzungen zu unterbrechen.

Die Krankheit beginnt meistens nach 10—14 (bisweilen auch mehr) Tage dauernder Inkubation mit hohem Fieber. Gleichzeitig schwillt die Biß- (oder Impf-) Stelle an, wird bläulichrot, oft mit Blasen in der Umgebung, und kann sich zu einem karbunkelähnlichen Gebilde entwickeln oder gangränös werden. Auch Lymphangitis und regionäre Lymphdrüsenschwellung kommt vor. Das Fieber, das mit schweren Allgemeinstörungen verbunden sein kann, hält sich 3—7 Tage auf der Höhe, sinkt dann ab, um nach 2—3 Tagen wieder anzusteigen. Solche Anfälle können sich mehrmals wiederholen, sogar monatelang. Oft ist das Fieber auch unregelmäßiger und die Anfälle nicht deutlich zu trennen. Während des ersten, bisweilen auch während eines späteren Anfalles wird ein Exanthem beobachtet, das aus rötlichen oder bläulichen, erbsen- bis handtellergroßen Flecken besteht und mit dem Fieberabfall verschwindet.

In Japan hat man bis zu 10% Todesfälle beobachtet. Die eingeimpfte Krankheit heilt meistens in 3—4 Wochen spontan.

Salvarsan in einer Dosis von 0,4 bringt die Krankheit innerhalb weniger Stunden zum Rückgang. Wenn ein Rezidiv auftritt, so reagiert es ebenso prompt. Auch Quecksilber wird empfohlen.

8. Carrionsche Krankheit, Oroyafieber, Verruga peruviana.

Diese nur in Peru vorkommende Krankheit hat wegen ihres Erregers ein besonderes Interesse.

Sie tritt entweder als *Oroyafieber* auf, das wie Typhus oder Malaria verlaufen kann, aber rasch zu schwerer, perniciosaähnlicher Anämie führt und oft mit dem Tode endigt, oder als *Verruga peruviana*, die sich an das Oroyafieber anschließt oder selbständig auftritt. Die Verruga peruviana besteht in zahlreichen bis erbsengroßen Papeln auf der Haut oder in vereinzelten größeren, oft ulcerierenden Knoten.

Beide Formen werden durch einen winzigen Mikroorganismus, *Bartonella bacilliformis*, verursacht, der sich beim Oroyafieber in den roten Blutkörperchen oft in großer Zahl findet. Die Erreger gelangen durch den Stich von Phlebotomen (wahrscheinlich mehrerer Arten) in den Menschen.

Sonst kennen wir keine Bartonellenkrankheit des Menschen. Dagegen hat sich gezeigt, daß Bartonellen bei *Mäusen* ganz regelmäßig Schmarotzer sind, aber unter normalen Umständen keine Krankheitssymptome erzeugen, jedoch nach *Exstirpation der Milz* rasch überhandnehmen und eine schwere Anämie erzeugen.

VI. Durch Metazoen verursachte Infektionskrankheiten.

1. Trichinosis.

Die durch Trichinen (richtig Trichinella spiralis) erzeugte Krankheit herrscht besonders unter Tieren, namentlich unter Schweinen, Ratten, aber auch Katzen, Mäusen, Füchsen, Mardern, Bären usw. Durch den Genuß ungenügend gekochten, trichinellenhaltigen Fleisches wird sie auf den Menschen übertragen. Sie kommt in Ländern mit guter Lebensmittelpolizei seltener vor als früher. Aber selbst in solchen treten, besonders häufig in einzelnen Gegenden, z. B. in Norddeutschland, immer wieder kleine Epidemien und sporadische Fälle auf.

Ätiologie. Die Trichinella spiralis gehört zu den Rundwürmern (Nematoden). In geschlechtsreifem Zustand lebt sie nur einige Wochen im Darm, aber in der

Muskulatur kann sie viele Jahre am Leben bleiben. Wenn sie in den Magen des Menschen gelangt, so wird die Hülle gesprengt, und nach kurzer Zeit findet die Begattung statt. Die Weibchen dringen, nachdem sich in ihnen eine ungeheure Menge von Eiern gebildet hat, in die Lymphgefäße der Darmschleimhaut ein und setzen hier Embryonen ab. Diese gelangen mit dem Blut in alle Organe. Sie haben eine ausgesprochene Organotropie und können sich nur in den Muskeln weiter entwickeln. Dort kapseln sie sich schließlich ein und bleiben bis zum Tode des Wirtes liegen.

Symptomatologie. Schon etwa 3—4 Tage nach dem Genuß trichinenhaltigen Fleisches beginnen Störungen von seiten der Verdauung, die durch die Anwesenheit der Trichinellen im Magen-Darmkanal bedingt sind und offenbar auf der Wirkung von Giften beruhen. Sie bestehen oft in Übelkeit, Erbrechen, Gefühl von Völle im Leib oder Leibschmerzen, oft nur in Durchfall. Gleichzeitig besteht allgemeines Krankheitsgefühl, und es tritt Fieber auf. Auffallend ist ein Gefühl von Müdigkeit und Zerschlagenheit in der Muskulatur, namentlich des Nackens, des Rückens und der Beugeseiten der Extremitäten. Diese Beschwerden können nach einigen Tagen zurückgehen, so daß der Patient sich schon in Heilung begriffen glaubt. Aber die Temperatur steigt wieder an und kann, zwischen dem 9. und 11. Tage oder erst später, hohe Grade erreichen. Häufig werden (vom 7. Tage an) die Augenlider ödematös, bald darauf auch die Extremitäten und das Scrotum. Diese Ödeme sind wahrscheinlich durch die Verstopfung der Capillaren mit Trichinellenembryonen bedingt. Auch die Beschwerden in der Muskulatur nehmen wieder zu, und es bildet sich immer mehr eine Schwäche der Muskulatur aus, die nur in leichten Fällen ausbleibt. Die Muskeln schwellen an, werden druckempfindlich und verursachen bei Bewegungen Schmerzen, die sehr heftig werden. Die Patienten liegen deshalb regungslos im Bett und nehmen eine charakteristische Stellung an, meistens in Seitenlage mit stark gekrümmtem Rücken und gebeugten Extremitäten. Diese Muskelschwäche erreicht gewöhnlich in der 5. und 6. Woche ihre stärkste Ausbildung. Die Erkankung des Zwerchfells und der Intercostalmuskeln kann schwere Dyspnoe, Erkrankung der Kaumuskeln Schluckstörungen, Zungen- und Kehlkopferkrankung Sprachschwierigkeiten herbeiführen.

Die *Magen-Darmstörungen* dauern weiter an. Durchfälle, oft mit blutigen, aber auch mit erbsensuppen- oder reiswasserähnlichen Stühlen schwächen die Kranken. Eine Bronchitis ist die Regel, und oft kommt es zu Pneumonie. Auch Empyeme der Pleura und des Perikards kommen vor. Die Milz ist bisweilen vergrößert.

Im *Urin* findet man bisweilen Eiweiß, namentlich aber regelmäßig eine starke Diazoreaktion.

Das *zentrale Nervensystem* ist regelmäßig beteiligt. Delirien sind selten, häufig dagegen eine quälende Schlaflosigkeit. Merkwürdig ist, daß oft die Sehnenreflexe verschwinden, um meistens nach wenigen Tagen zurückzukehren.

Auf der *Haut* kommen Herpes und verschiedenartige Exantheme vor, besonders solche, die den Roseolen bei Typhus abdominalis oder exanthematicus gleichen.

Das *Blut* zeigt eine Leukocytose und, was am wichtigsten ist, eine starke Eosinophilie. Werte bis zu 86% sind beobachtet worden.

In günstig verlaufenden Fällen tritt meistens von der 5. bis 7. Woche an eine allmähliche Besserung ein. Aber noch lange bleibt schwere Müdigkeit zurück und häufig auch eine dauernde Neigung zu „Rheumatismen". Manche Fälle führen aber in 3—5 Wochen schon zum Tode, meistens durch Komplikation von seiten der Atmungsorgane.

Diagnose. Wenn Massenerkrankungen mit der typischen Komplikation von Verdauungsstörungen und Muskelsymptomen vorkommen, wird man von vornherein an Trichinose denken. Aber bei vereinzelten, namentlich leichteren Fällen, sind Verwechslungen mit anderen Krankheiten, besonders mit Typhus abdominalis, leicht möglich. Einen wichtigen Anhaltspunkt für die Diagnose, ja die sichere Entscheidung, kann die Untersuchung des Blutes durch die Feststellung der Eosinophilie bringen. Ganz sicher wird die Diagnose, wenn man in einem excidierten Muskelstückchen Trichinen findet. Dann kann auch eine Krankheit ausgeschlossen werden, die der Trichinosis sonst sehr ähnlich sehen und selbst Eosinophilie verursachen kann, nämlich die allerdings sehr seltene Dermatomyositis.

Prognose. Die Sterblichkeit ist in den einzelnen Epidemien sehr verschieden, bisweilen gleich 0, bisweilen bis zu 30%.

Therapie. Im Beginn der Erkrankung kann man versuchen, durch Abführmittel oder selbst Magenspülungen die Trichinellen zu entfernen. Meistens wird man damit zu spät kommen. Als Mittel zur Abtötung der Trichinellen werden Thymol (5,0 täglich) und namentlich Palmitinsäurethymolester empfohlen, im Beginn nüchtern und 4 Stunden später je 10 ccm in Kognak, an späteren Tagen 2mal täglich 3—5 ccm intramuskulär. Auch Salvarsan wird gerühmt. Im übrigen ist die Behandlung symptomatisch.

2. Bilharziosis (Schistosomiasis).

Die Krankheit ist in Ägypten, wie die Befunde von Eiern in Mumien beweisen, seit Jahrtausenden endemisch, aber über ganz Afrika verbreitet und kommt in Asien vom Mittelmeer bis nach Indien vor. Auch in Amerika und Australien wird sie beobachtet, doch ist nicht sicher, ob der Erreger der gleiche ist. Die von BILHARZ in Ägypten als Ursache der dort herrschenden Erkrankung der Urogenitalorgane entdeckte Trematode wurde früher Bilharzia genannt, wird jetzt aber als Schistosomum bezeichnet. In neuerer Zeit hat man drei verschiedene Erkrankungen mit verschiedenen Schistosomen als Erreger kennengelernt.

1. Die Schistosomiasis urogenitalis (Blasenbilharziosis) wird durch das Schistosoma haematobium erzeugt. Die im Urin entleerten Eier besitzen eine stachelförmige Spitze. Aus ihnen schlüpft ein Embryo nach kurzer Zeit aus, besonders wenn der Urin in reines Wasser gelangt, und schwimmt als bewimpertes Miracidium umher. Er dringt in bestimmte Süßwasserschnecken ein und entwickelt sich in der Leber zu einer „Sporocyste", die sich durch Tochtersporocysten vergrößern kann. Durch Bildung von zylindrischen Verzweigungen kann die ganze Leber durchsetzt werden. Schließlich platzen die Sporocysten, und die in ihnen gebildeten Cercarien schwimmen im Wasser und dringen, wenn sie an die Haut des Menschen gelangen, in diese ein. Auch eine Infektion durch den Mund mit Eindringen der Cercarien in die Schleimhaut der Verdauungsorgane scheint möglich. Im Menschen wandern die Parasiten in die Venen und werden im Verlauf von etwa zwei Monaten geschlechtsreif. Die Männchen sind 1—1$^1/_2$ cm lang und besitzen an der Bauchseite eine Rinne, in der sich das etwas längere aber dünnere Weibchen aufhält (Canalis gynaecophorus).

Die erwachsenen Tiere halten sich hauptsächlich in den Ästen der Pfortader und in den Venenplexus um die Harnblase auf. Die hier abgesetzten Eier dringen in die umgebenden Gewebe ein, vor allem in der Blasenwand, wo die Eier massenhaft das Gewebe durchsetzen, Entzündungen und Hämorrhagien, dann aber auch papillöse, bisweilen carcinomatös, seltener sarkomatös entartende Wucherungen erzeugen. Auch die Ureteren, Nierenbecken und Genitalien können ähnlich von Eiern infarziert und zur Erkrankung gebracht werden. Selbst in Leber, Herz, Nieren können Eier gefunden werden.

Nach einer Inkubation von 3 Monaten bis 2 Jahren und mehr entstehen oft Allgemeinbeschwerden wie Hauterythem, Urticaria, Fieber, Darm- und Bronchialkatarrhe, sowie Eosinophilie. Bald tritt als charakteristisches Symptom eine Hämaturie ein, zunächst als Blutströpfchen am Ende der Miktion. Die Hämaturie kann jahrelang ohne Beschwerden immer wieder auftreten, oft durch Anstrengungen usw. ausgelöst („männliche Menstruation"). Im Urin findet man häufig schleimige Flocken, in denen zahleiche Eier nachzuweisen sind. Mit der Zeit entwickelt sich in den schwereren Fällen das Bild der Cystitis und Pyelitis oder auch eines Blasentumors. Häufig entstehen Blasensteine. Außerdem kann es zur Bildung von Strikturen, Urinfisteln, Papillomen der Vulva und des Penis, auch der Umgebung des Afters kommen (von denen allerdings nicht sicher ist, wie oft sie durch Mischinfektion mit Schistosomum mansoni bedingt sind). Selten entstehen durch die Lokalisation der Eier in anderen Organen Erkrankungen der Lunge (interstielle Pneumonie), des Gehirns und Rückenmarks (Epilepsie, Lähmungen usw.). Regelmäßig bildet sich eine Anämie aus, die stärker ist, als den Blutverlusten entspricht, und deshalb durch Toxine erklärt werden muß, wofür auch die fast regelmäßig vorhandene Eosinophile spricht.

Der *Verlauf* ist sehr verschieden. Neben ganz milden, nach einigen Jahren spontan heilenden Fällen gibt es schwere mit chronischem Siechtum, mit Beschwerden durch Blasensteine oder gar mit der Bildung bösartiger Blasentumoren. Etwa 10% der Erkrankungen führen zum Tode.

Die *Diagnose* kann durch Auffinden der Eier im Urin, unter Umständen durch Abkratzen der Blasenwand mit der Sonde, neuerdings durch eine Komplementbindungsreaktion mit Cercarienextrakten aus infizierten Schnecken als Antigen gestellt werden.

Die *Therapie*, die bisher rein symptomatisch war, ist in neuerer Zeit dadurch ganz wesentlich erfolgreicher gestaltet worden, daß man im *Brechweinstein* ein spezifisches Mittel gefunden hat. Man gibt 12 intravenöse Einspritzungen in zweitägigen Abständen in der Dosis von 0,05—0,1 in 1%iger Lösung und setzt, wenn nötig, nach einer Woche die Kur fort. Auch andere Antimonpräparate sind versucht worden, wobei sich die dreiwertigen, besonders Fuadin, als wirksamer erwiesen. Emetin scheint weniger erfolgreich.

2. Schistosomiasis intestinalis. Die Krankheit ist in Unterägypten sehr oft mit der Blasenbilharziose kombiniert, und es ist schon lange aufgefallen, daß bei dieser Krankheit bisweilen in den Faeces Eier mit seitenständigem Stachel gefunden wurden. Erst die Entdeckung reiner Fälle von Darmbilharziosis erlaubte die Trennung. Seither wurde die Krankheit in Unterägypten und anderen Gegenden Afrikas und in Mittel- und Südamerika festgestellt.

Das *Schistosomum mansoni* unterscheidet sich vom Schistosomum haematobium im wesentlichen durch den seitenständigen Stachel der Eier. Diese entwickeln sich in einer anderen Schneckengattung, die Übertragung auf den Menschen ist aber die gleiche. Die erwachsenen Würmer sitzen hauptsächlich in der Pfortader und ihren Ästen. Die Eier finden sich vorwiegend im Rectum und erzeugen hier Entzündungen und polypöse Wucherungen mit ruhrähnlichen Symptomen. In der Nähe des Anus können große aus dem Anus herausragende und auf die Haut übergreifende Polypen entstehen. Auch carcinomatöse Entartung ist nicht selten. In der Leber kommt es zur Entstehung einer Cirrhose. Auch ein Teil der Fälle von sog. ägyptischer Splenomegalie soll darauf beruhen. Die Prognose ist in vorgeschrittenen Fällen sehr ungünstig.

Der Nachweis der Eier im Stuhl, die hier schon vor dem Auftreten der Krankheitserscheinungen vorhanden sind, ist nicht ganz leicht, wird aber nach FÜLLEBORN dadurch erleichtert, daß man den Kot mit 2—3% Kochsalzlösung wiederholt aufschwemmt und dem Bodensatz Wasser von 45° zusetzt. Dann kann man das Ausschlüpfen der Miracidien mit der Lupe erkennen.

Auch gegen die Darmbilharziose sind Brechweinstein und dreiwertige organische Antimonpräparate wirksam.

3. Schistosomiasis japonica, Katayamakrankheit. Diese vor allem in einzelnen Provinzen Japans, aber auch in China und auf den Philippinen herrschende Endemie wird durch ein Schistosomum erzeugt, das dem Schistosomum haematobium ähnlich sieht. Die Eier, aus denen das Miracidium bisweilen schon im Darm ausschlüpft, brauchen ebenfalls als Zwischenwirt gewisse Schneckenarten, als Hauptwirt nicht nur den Menschen, sondern auch alle Arten von Haustieren, Wiesel, Ratten usw. Die erwachsenen Würmer leben in den Mesenterialgefäßen und in der Pfortader.

Das Eindringen der Parasiten in die Haut erzeugt Juckreiz, Urticaria und andere Erytheme. Dann tritt unregelmäßiges Fieber von mäßiger Höhe auf, oft auch Bronchitis und Magen-Darmstörungen, regelmäßig starke Eosinophilie. In ganz leichten Fällen erfolgt nach einigen Wochen Heilung. Sonst kommt es nach 2 Wochen bis mehreren Monaten zu dysenterieähnlichen Erscheinungen, Milz- und Leberschwellung, Kachexie und starker Anämie. Schließlich kann sich eine Lebercirrhose entwickeln. Aber auch ohne solche kann der Tod durch Kachexie oder durch komplizierende Krankheiten erfolgen.

Auch bei Katayamakrankheit werden Antimonpräparate gerühmt, im dysenterischen Stadium auch Emetin. In vorgerückteren Stadien sind die Mittel unwirksam.

Die **Lungendistomenkrankheit** (Paragonimiasis) und die **Leberdistomenkrankheit** sind bei den Organkrankheiten besprochen.

3. Filariosis.

Die Filarien sind lange dünne Rundwürmer, die im geschlechtsreifen Zustand im Gewebe oder in den Lymphgefäßen leben, teilweise hier lokale Erkrankungen hervorrufen, teilweise durch ihre ins Blut übergehenden Larven (Mikrofilarien, ebenfalls dünne wurmartige Gebilde) Symptome erzeugen. Die Krankheit kommt nur in tropischen und subtropischen Gegenden vor. Die Embryonen müssen, um sich später im menschlichen

Organismus zu geschlechtsreifen Individuen heranzubilden, eine Entwicklung in einem Zwischenwirt durchmachen.

Filaria (zoologisch richtig **Wuchereria**) **Bancrofti**. Sie ist in allen Weltteilen außer Europa verbreitet und soll auch in Südspanien, Sizilien und Macedonien schon beobachtet worden sein. Ihre Embryonen werden mit dem menschlichen Blut von Stechmücken verschiedener Art aufgenommen, dringen in diesen durch die Magenwand hindurch in die Gewebe, besonders in den Brustmuskel, dann wieder in das Cölom und in den Stechrüssel und gelangen beim Stich der Mücken ins menschliche Blut. Auf noch unbekannten Wegen wandern sie in die Lymphgefäße und in die Gewebe, besonders in den Samenstrang, in die Hoden und Nebenhoden, in die Cisterna chyli, aber auch an andere Stellen. Bis zur Geschlechtsreife dauert es wahrscheinlich mehrere Jahre. Die Männchen sind 40—45, die Weibchen 80—100 mm lang. Das Weibchen setzt massenhaft Embryonen ab, die in die Blutbahn gelangen, aber hier merkwürdigerweise nur nachts zu finden sind (Microfilaria nocturna), und zwar in gewaltigen Mengen, oft zu mehreren Tausenden in einem Blutstropfen. Da sie 0,3 mm lang sind und sich lebhaft bewegen, sind diese dünnen Würmchen sehr leicht zu erkennen.

Offenbar scheiden die Filarien und Mikrofilarien keine Gifte ab. Das nächtliche Ausschwärmen macht keinerlei Symptome, und die geschlechtsreifen Parasiten verursachen im wesentlichen nur mechanische Störungen. Diese sind zweierlei Art. Die eine ist die *Elephantiasis,* die sich mit Vorliebe im Scrotum oder in einer unteren Extremität, aber auch an der Vulva, an der Mamma und an anderen Körperteilen entwickeln kann und oft eine ungeheure Größe erreicht. An den befallenen Stellen ist die Haut trocken, rissig, das Unterhautzellgewebe ödematös. Häufig bilden sich variköse Erweiterungen der Lymphgefäße in der Haut aus. Am Scrotum entstehen oft durch Dilatation der Lymphgefäße zahlreiche kleine Bläschen (Lymphscrotum). Sie können platzen und mikrofilarienhaltige Lymphe entleeren. In der elephantiastischen Haut entstehen leicht Abscesse, die teilweise durch Sekundärinfektion, teilweise durch das Absterben der Würmer zu erklären sind. Das zweite Symptom ist die *Chylurie,* die durch den Durchbruch gestauter Lymphgefäße in die Harnwege hervorgerufen wird. Ohne wesentliche Beschwerden wird ein milchig getrübter Urin entleert, in dem sich die Mikrofilarien leicht nachweisen lassen.

Die Gefahr der Krankheit besteht in Sekundärinfektion, Erysipel usw. in der verdickten Haut. Sonst ist die Prognose quoad vitam gut, und die Patienten werden nur durch die enormen elephantiastischen Geschwülste belästigt.

Eine spezifische Therapie kennen wir nicht.

In Gegenden, in denen die Krankheit vorkommt, findet man auch bei scheinbar Gesunden häufig Mikrofilarien im Blut.

Filaria malayi ist eine neuerdings von der Filaria bancrofti abgetrennte Art, die im ganzen malayischen Archipel vorzukommen scheint und sich von jener dadurch unterscheidet, daß die Larven morphologische Unterschiede gegenüber den Mikrofilarien jener aufweisen und sich in anderen Insekten weiter entwickeln, und daß als Krankheitssymptom nur Elephantiasis beobachtet wird.

Filaria (zoologisch richtig **Dipetalonema**) **perstans**. Die Microfilaria perstans wird in manchen Gegenden Afrikas im Blut von Menschen gefunden, die keinerlei Krankheitserscheinungen aufweisen, obschon sie erwachsene Würmer in geschlechtsreifem Zustand im Bindegewebe des Bauches und um das Perikard beherbergen.

Filaria ozzardi s. dermarquayi kommt in Mittel- und Südamerika vor und macht ebenfalls keine Krankheitssymptome.

Filaria loa kommt endemisch in Westafrika vor. Ihre Larven werden durch eine bestimmte Stechfliege beim Blutsaugen aufgenommen und entwickeln sich in deren Körper ähnlich wie die Larven der Filaria Bancrofti innerhalb von 10 Tagen, um dann mit dem Stich wieder in den Körper eines Menschen zu gelangen. Dort wandern sie bis zum Erreichen der Geschlechtsreife herum, was 10—15 Jahre und selbst länger dauert. Die geschlechtsreifen Männchen sind 25—35 mm, die Weibchen 45—63 mm lang und finden sich im Unterhautzellgewebe, aber auch in inneren Organen wie Perikard, Ligamenten des Uterus, Lymphgefäßen des Hodens, in diesen allerdings meistens verkalkt. Die Larven, die denen der Filaria Bancrofti sehr ähnlich sind, gelangen ins Blut und werden hier vorzugsweise bei Tage gefunden (Microfilaria diurna).

Krankheitserscheinungen werden nur durch die wandernden, zur Geschlechtsreife heranwachsenden Würmer erzeugt. Sie bestehen in Reizerscheinungen unter der Conjunctiva (kribbelndes Gefühl, schmerzhafte Schwellungen) und in der Haut, seltener in Muskelabscessen. Namentlich unter der Conjunctiva sind die wandernden Filarien direkt zu sehen. Das Blut zeigt eine starke Eosinophilie. Am Auge gelingt es oft, die wandernden Würmer nach Cocainanästhesierung zu entfernen, während es unter der Haut sehr viel schwieriger ist. Da aber gewöhnlich viele Filarien in Wanderschaft begriffen sind, wird dadurch der Patient von seinen Beschwerden nicht befreit, sondern muß warten, bis (nach etwa 15 Jahren) alle wandernden Filarien geschlechtsreif geworden sind, sich einkapseln und absterben.

Onchocerca volvulus. Im Unterschied zu den bisher besprochenen Filarien gelangen die Larven dieser in Westafrika sehr häufig vorkommenden Art nur selten ins Blut, sondern in die Umgebung der Krankheitsherde und in Haut und Lymphdrüsen. Im Innern einer kleinen Stechmücke machen sie mehrere Häutungen durch und gelangen in den Stechrüssel. Im Menschen erzeugen sie fibromähnliche Tumoren unter der Haut von Erbsenbis Taubeneigröße, in denen die 3—4 cm langen erwachsenen Würmer in Knäueln von mehreren Pärchen zusammen mit vielen Larven zu finden sind. Diese Knoten machen höchstens durch ihren zufälligen Sitz mechanische Beschwerden. Doch sollen auch Hautaffektionen, selbst Elephantiasis, sich anschließen können.

Onchocerca caecutiens. Diese in gewissen Gegenden Guatemalas und in angrenzenden Gebieten Mexikos vorkommende, der vorigen ganz ähnliche Filarienart macht nicht nur Knoten in der Haut, sondern auch Conjunctivitis, Iritis und Keratitis, bisweilen mit nachfolgender Erblindung. Auch das sog. Küstenerysipel von Guatemala wird darauf zurückgeführt. Nach Entfernung der Knoten oder Injektion von 0,5 ccm einer 1% Sublimatlösung in die Knoten verschwinden die Augensymptome.

Dracunculus medinensis, *Medinawurm, Guineawurm.* Die Krankheit kommt seit Jahrtausenden vor, hauptsächlich im tropischen Afrika, aber auch in großen Teilen Asiens, auch noch vereinzelt in Brasilien. Die erwachsenen Weibchen sind 30—120 cm lange, dünne Würmer, die in Geschwüren der Haut sitzen und, wenn das Kopfende mit Wasser in Berührung kommt, massenhaft Embryonen entleeren. Diese sind in frischem, nicht salzigem Wasser bis zu 5 Tagen lebensfähig, schwimmen umher und dringen in kleine Krebschen (bestimmte Cyclopsarten) ein. Beim Trinken von Wasser gelangen diese Krebschen in den Magen des Menschen und werden hier verdaut. Die frei gewordenen Dracunculuslarven wandern durch die Gewebe, wobei wahrscheinlich die Befruchtung stattfindet und die Männchen absterben. Die Weibchen wandern merkwürdigerweise unter die Haut solcher Körperstellen, die am meisten mit frischem Wasser in Berührung kommen, also besonders an Armen und Beinen, bei indischen Wasserträgern häufig am Rücken. An der Haut bildet sich unter juckenden Schmerzen zuerst eine kleine Pustel, nach einigen Tagen platzt diese, und es entsteht ein Geschwür. Am Grunde des Geschwüres ist gewöhnlich der Kopf des Wurmes zu sehen. Beim Befeuchten mit kaltem Wasser entleert er einen Tropfen milchiger Flüssigkeit mit massenhaft Larven. Das kann sich während 3—4 Wochen wiederholen. Wenn dann alle Larven entleert sind, so wird der Wurm ausgestoßen oder resorbiert. Während dieser Zeit können aber Sekundärinfektionen eintreten und sogar zu allgemeiner Sepsis führen. Die Entstehung des Geschwürs wird bisweilen von Magen-Darmstörungen, Dyspnoe, Schwindel und Ohnmachtsanfällen begleitet. Auch das Absterben von Würmern, wobei Embryonen ins Gewebe entleert werden, soll vorübergehende Allgemeinerscheinungen hervorrufen können. Als Frühsymptom kommt Urticaria vor. Die Entwicklung der Krankheit dauert 1 Jahr, d. h. so lange, bis die Larven im Wasser wieder junge, zur Infektion geeignete Krebse finden.

Die Eingeborenen entfernen vielfach die Würmer dadurch, daß sie den Kopf des Wurmes in ein Hölzchen klemmen und den Wurm 1—2mal täglich etwas herausziehen. Wenn aber der Wurm dabei abreißt, gelangen Larven ins Gewebe, und es entstehen hartnäckige Abscesse. Gut soll Injektion von $1^0/_{00}$ Sublimatlösung in den Wurm wirken. Intravenöse Injektion von Brechweinstein (4—6 Einspritzungen von 0,06 alle 2 Tage) wird gerühmt, aber auch als wirkungslos verworfen.

Literatur.

Handbuch der inneren Medizin, 3. Aufl., Bd. 1. Herausgegeben von G. v. BERGMANN und R. STAEHELIN. Berlin: Julius Springer 1934.

GUNDEL: Die ansteckenden Krankheiten, ihre Epidemiologie, Bekämpfung und spezifische Therapie. Leipzig: Georg Thieme 1935.

JOCHMANN und HEGLER: Lehrbuch der Infektionskrankheiten. 2. Aufl. Berlin: Julius Springer 1924.

MAYER, MARTIN: Exotische Krankheiten, 2. Aufl. Berlin: Julius Springer 1929.

REICHENOW und WÜLKER: Leitfaden zur Untersuchung der tierischen Parasiten. Würzburg: Curt Kabitzsch 1929. — RUGE, MÜHLENS und ZUR VERTH: Krankheiten und Hygiene der warmen Länder, 3. Aufl. Leipzig: Georg Thieme 1933.

VIOLLE u. PIÉRI: Les maladies méditerranéennes. Paris 1939.

Krankheiten des Kreislaufes.

Von

W. NONNENBRUCH-Prag.

Mit 34 Abbildungen.

I. Allgemeine Physiologie und Pathologie des Kreislaufes.

A. Atem- und Kreislaufleistung.

Die Physiologie und Pathologie des Kreislaufes stecken auch heute noch voll von Grundproblemen. In einem Lehrbuche handelt es sich darum, eine Darstellung zu geben, die lehrbar ist.

Kreislauf und Atmung haben die Aufgabe, den Sauerstoffbedarf des Körpers zu decken. Die Größe der Atem- und Kreislaufleistung wird durch den Bedarf an Sauerstoff bei dem grundsätzlichen Bemühen des Organismus, Atmung und Kreislauf stets so wenig wie möglich zu belasten (H. REIN), bestimmt. Der Ruhesauerstoffbedarf hängt beim Normalen ab von Alter, Geschlecht, Größe und Gewicht und beträgt für eine erwachsene Person etwa 200—400 ccm pro Minute und steigt bei der Arbeit mehrfach an. Entsprechend muß auch die Atem- und Kreislaufgröße zunehmen können.

1. Die Lungenleistung.

Versagt die Lunge in dieser Funktion, so sprechen wir von einer „*respiratorischen Insuffizienz*", versagt der Kreislauf in seiner Funktion als Gasvermittler, so sprechen wir von einer *Kreislaufinsuffizienz*. Eine Höchstleistung kann auf beiden Wegen begrenzt sein. Die Eignungsprüfung für bestimmte körperliche Höchstleistung stellt mit geeigneten Apparaturen genau fest, ob und wann einer dosierten Arbeit eine Grenze gesetzt wird, durch Insuffizienz der Atmung oder des Kreislaufes (Funktionsprüfung). Gewöhnlich übersteigt die Atemreserve die Kreislaufreserve.

Die Lungenleistung kann gesteigert werden durch Vermehrung des Minutenvolumens der Atmung und durch vermehrte Sauerstoffausnützung der Alveolarluft. Als *Ventilationsäquivalent* bezeichnet man die Luftwege, der in der Lunge 100 ccm O_2 entnommen werden. Sie beträgt normalerweise etwa 2,0—3,7 l, so daß für die Aufnahme von 300 ccm O_2 in der Minute ein Minutenatemvolumen von 6—11 l nötig ist. Steigt bei einer Höchstleistung der Sauerstoffbedarf pro Minute auf 2,4 l, so verlangt dies ein Atemminutenvolumen von 18—30 l.

Die Zusammensetzung der Alveolarluft ist normalerweise etwa 5,6% CO_2, 14,7% O_2 und 79,7% N. Die Sauerstoffaufnahme in das durchströmende Blut erfolgt bei einem Gasspannungsgefälle zwischen Blut und Alveolarluft von 5—10 mm Hg. Der O_2-Gehalt der Alveolarluft mit ihrem O_2-Partialdruck von etwa 105 mm Hg sinkt dabei nur um wenige Prozente ab je nach der Ventilationsgröße. Die O_2-Aufnahme erfolgt in der Lunge durch die Alveolarwand, die eine für den Sauerstoff diffusible Membran darstellt. Die gesamte Alveoloberfläche beträgt etwa 90—130 qm. Unter *Diffusionskonstante* der Lunge versteht man diejenige Sauerstoffmenge, welche pro 1 mm Druckgefälle in der Minute durch die gesamte Lungenoberfläche hindurchdiffundiert. Die so gefundenen Werte schwanken zwischen 25 und 65 ccm. Für eine Ruheaufnahme von 200—300 ccm O_2/Min. wäre somit für den Sauerstoff ein Spannungsgefälle von 5—10 mm Hg nötig, das auch immer gefunden wird. Darin liegt eine Begründung für die Lehre, daß die O_2-Aufnahme in der Lunge ein rein physikalischer Vorgang ist.

Eine Permeabilitätsverminderung der Alveolarwand vermindert die Diffusionskonstante. Da die Kohlensäure ungefähr 20mal leichter diffundiert wie der Sauerstoff, so macht sich eine solche Permeabilitätsverminderung *(Pneumonose)* zuerst für den Sauerstoff bemerkbar. Der Ausgleich der CO_2-Spannungen erfolgt dann noch normal bei bereits gestörtem O_2-Austausch.

Die O_2-Aufnahme in der Lunge ist abhängig 1. von dem Gasspannungsgefälle zwischen Blut und Alveolarluft, 2. von der Permeabilität der Alveolarwand (Diffusionskonstante), 3. vom Minutenvolumen der Atmung, 4. vom Minutenvolumen des Herzens, das gleich ist der Durchströmungsgröße der Lunge. Daraus ergeben sich die verschiedenen Möglichkeiten für das Auftreten einer respiratorischen und zirkulatorischen Insuffizienz.

Der *Atemgrenzwert* gibt die maximale Ventilationsgröße pro Minute an. Er wird bestimmt durch die Vitalkapazität und die mögliche Atemfrequenz und ist auch im Einzelfalle eine wechselnde Größe. Er muß normalerweise ein Vielfaches der Ruheatmungswerte betragen. Bei der respiratorischen Insuffizienz nähert er sich dem Ruheatmungswert. Eine Ventilationssteigerung ist noch keine *Dyspnoe*. Von einer solchen sprechen wir, wenn die Atmung fühlbar erschwert ist und nur mit besonderer Anstrengung aufrechterhalten werden kann. Für das Verständnis der Kreislaufkrankheiten und der dabei auftretenden Atemstörungen ist es nötig, die normalen Vorgänge der Atmung und die verschiedenen Formen der respiratorischen Insuffizienz genau zu kennen.

2. Die Kreislaufleistung.

Der Sauerstoff wird in der Lunge vom Blut aufgenommen und an das Hämoglobin (Hgb) gebunden. 1 g Hämoglobin kann 1,34 ccm O_2 binden. Bei der alveolaren O_2-Spannung von normal 105 mm Hg ist die Sättigung des Hämoglobins mit O_2 eine vollständige. Im Vakuum gibt das Hämoglobin den gesamten Sauerstoff ab. In großen Höhen mit niederem O_2-Partialdruck oder bei einer aus anderen Gründen verminderten O_2-Spannung der Alveolarluft ist die O_2-Sättigung des Hämoglobins entsprechend vermindert. Der Rest des Hämoglobins ist dann als reduziertes Hämoglobin vorhanden. Das Blut des Mannes enthält in der Norm 16 g Hämoglobin auf 100 ccm, das der Frau etwas weniger. 100 ccm Blut können demnach 16mal 1,34 ccm O_2 binden, das ist 21,4 ccm, so daß der O_2-Gehalt des vollgesättigten normalen arteriellen Blutes 21,4 Vol.-% beträgt. Gewöhnlich ist die Sättigung aber keine 100%ige, sondern beträgt einige Prozent weniger.

Zur Bestimmung des O_2-Gehaltes und des O_2-Defizits des arteriellen Blutes wird mit der Spritze unter Luftabschluß aus einer Arterie durch Punktion Blut entnommen und mit einer der üblichen Laboratoriumsmethoden (BARCROFT, VAN SLYKE) der O_2-Gehalt darin ermittelt. In einer zweiten Portion des gewonnenen Blutes wird nach Sättigung des Hämoglobins mit Sauerstoff durch Schütteln in atmosphärischer Luft die O_2-Bestimmung wiederholt. Aus dem Vergleich der so gewonnenen *Sauerstoffkapazität* mit dem gefundenen *Sauerstoffgehalt* ergibt sich das *Sättigungsdefizit*. Ein erhöhter Gehalt an reduziertem Hgb gibt dem Blut die *cyanotische* Farbe.

Der O_2-Gehalt des venösen Blutes ist gewöhnlich um einige Prozent geringer als der des arteriellen Blutes (arteriovenöse Differenz). Diese Differenz hängt ab von der O_2-Ausnützung in den Geweben (innere Atmung), die starken Schwankungen unterworfen und in den einzelnen Gefäßgebieten verschieden ist. Sie kann auch ganz aufgehoben sein durch die Einschaltung von arteriovenösen Kurzschlüssen oder durch Capillarschädigung, z. B. im Insulin- und

Histaminshock. Um über die gesamte O_2-Ausnützung etwas zu erfahren, muß man das venöse Mischblut im rechten Herzen untersuchen.

Der O_2-Bedarf des Erwachsenen in der Ruhe pro Minute wurde mit 300 ccm angenommen. *Wie groß muß die Blutmenge sein, die diese 300 ccm O_2 zu den Geweben transportiert* (Blut als Gasvermittler)? Sie ist bestimmt einmal durch diejenige Menge Sauerstoff, die das Blut in der Lunge pro 100 ccm aufnimmt *(äußere Atmung)*, und diejenige, welche es in den Geweben pro 100 ccm abgibt *(innere Atmung)*. Da dies schwankende Größen sind, ergibt sich, daß die gefragte Blutmenge sehr wechseln kann. Ist die O_2-Ausnützung sowohl in der Lunge wie in der Peripherie eine sehr gute, so wirkt dies kreislaufsparend, denn es kann dann mit einer bestimmten zirkulierenden Blutmenge eine hohe Atemleistung vollbracht werden. In dieser Richtung wirkt z. B. das Strophanthin schon beim normalen Kreislauf. Die gleiche Wirkung hat der Aufenthalt in großen Höhen, wo die Anpassung des Kreislaufes einfach durch Hgb-Vermehrung und erhöhte O_2-Ausnützung ohne Steigerung des Minutenvolumens erfolgen kann.

Aus der Differenz des O_2-Gehaltes des arteriellen Blutes und des venösen Mischblutes läßt sich bei Kenntnis des Gesamtsauerstoffverbrauches in der Minute das Herzminutenvolumen berechnen. Bei einer a.v.-Differenz von 5 Vol.-% und einem O_2-Verbrauch von 300 ccm pro Minute beträgt das Herzminutenvolumen $\frac{300}{5} \cdot 100$ ccm = 6000 ccm. Diese Methode der Herzminutenvolumenbestimmung nach dem FICKschen Prinzip wurde in der Klinik mehrfach angewendet, wobei man das venöse Mischblut durch Punktion des rechten Herzens von außen oder durch Sondierung von der Vena jugularis aus gewann. Wegen der an ihr hängenden Gefahren ist diese Methode aber nicht ratsam. Die Klinik verfügt heute über gut gangbare ungefährliche andere Methoden zur Bestimmung der für die Kreislaufpathologie so wichtigen Größe des Herzminutenvolumens. Näheres darüber bringen die Lehrbücher der pathologischen Physiologie.

Die normalen Ruhewerte für das **Herzminutenvolumen** betragen 4,5—6 l. Bei einer Pulsfrequenz von 70 pro Minute ist dann das Schlagvolumen 60 bis 80 ccm. Steigt der O_2-Verbrauch bei einer Arbeit, so kann dieser Mehrbedarf zu einem kleinen Teil durch bessere O_2-Ausnützung gedeckt werden, vor allem aber muß das Minutenvolumen ansteigen. Werte von 20—25 l werden dann erreicht. Im gesunden Organismus ist die *Anpassung der Durchblutungsgröße an den Blutbedarf* eine ungemein rasche und geregelte. Sie erfolgt erstaunlich schnell, sowohl für den ganzen Körper wie für die einzelnen Organe. Man findet nach H. REIN im gesunden Kreislauf dabei folgende Grundsätze verwirklicht:

1. Das Herzminutenvolumen wird stets so niedrig wie möglich gehalten.

2. Jedes Organ erhält jeweils nur das seinem tatsächlichen Bedarf entsprechende Blutvolumen. Dies gilt sogar für lebenswichtige Kreislaufgebiete wie das Kranzgefäßsystem des Herzens.

3. Alle Regelungen gehen nach Möglichkeit ohne wesentliche Veränderung des normalen Blutdruckes vor sich. So kann beispielsweise bei schwerer Muskelarbeit das Minutenvolumen um 600% auf 25 l anwachsen, während der Blutdruck nur um 30—40% zunimmt.

Wenn krankhafterweise diese feine Regelung versagt, so bekommt nicht mehr jedes Organ das seinem augenblicklichen Bedarf entsprechende Blutangebot, was sich in jeweils verschiedenen Störungen ausdrückt, z. B. Schwindel, Ohnmacht bei raschem Aufstehen (cerebrale Gefäßschwäche), Herzschmerz (Angina pectoris) bei mangelhafter Durchblutung der Herzkranzgefäße (Coronarinsuffizienz), Schmerzen in der Wadenmuskulatur (ERBsches Hinken) beim Gehen. Die Ursache einer solchen Störung kann dann im Herzen liegen oder aber nur in einer vom Herzen ganz unabhängigen mangelhaften Anpassung der Gefäße, der keine anatomisch nachweisbare Veränderung entsprechen muß, sondern im Sinne der „funktionellen Pathologie" v. BERGMANNs kann es sich zunächst um rein funktionelle Störungen handeln, die dann später ein anatomisches Substrat erlangen.

An den Vorgängen der Kreislaufanpassung sind also beteiligt: 1. das **Herz** als alleiniger Kreislaufmotor. 2. Die **Arterien** und **Venen**, indem sie durch ihre Muskulatur die lichte Weite und damit den Strömungswiderstand verändern. 3. Die **Capillaren**, indem sie innerhalb der Organe die Austauschfläche zwischen Gewebe und strömendem Blut, die Capillarisation, den Bedürfnissen der Organe anpassen.

Demnach könnte man eine Einteilung der Kreislaufkrankheiten nach Herz, Arterien und Venen und Capillaren treffen. Der Kreislauf ist aber ein untrennbares Ganzes. Herz und Gefäße stehen in enger Wechselbeziehung. Die Gefäße und besonders die Capillaren sind dabei heute noch von größerem Interesse als das Herz selbst, das nur die Rolle des Motors in diesem verzweigten, der Forschung immer neue Aufgaben stellenden System versieht. *Die Aufgabe des Kreislaufes vollzieht sich in den Capillaren, die den Stoffaustausch besorgen.*

a) Die Herzleistung und ihre Anpassung an eine Belastung.

Die Arbeit wird dem Herzen von der Peripherie vorgeschrieben, welche die Blutmenge bestimmt, die dem Herzen zufließt und die es in gleicher Menge durch den Lungenkreislauf und dann durch das arterielle System gegen den dort bestehenden Widerstand weiter geben muß, wenn anders es zu keiner Rückstauung kommen soll. Die so dem Herzen gestellte Aufgabe wechselt normalerweise sehr rasch und sehr umfangreich, entsprechend dem rasch wechselnden O_2-Bedarf des Körpers. Das normale Herz hat eine sehr große Anpassungsfähigkeit und kann seine Leistung schlagartig auf ein Vielfaches erhöhen, ohne daß dies dem Menschen zu Bewußtsein kommt. Dies kann bewerkstelligt werden:

1. durch Steigerung der Frequenz,
2. durch Steigerung des Schlagvolumens.

Der zweite Weg ist der ökonomischere, er ist der, welchen das gut trainierte Herz wählt. Die coronare Durchströmungsgröße des Herzens und sein O_2-Verbrauch sind dabei geringer (H. REIN). Die Tabelle nach LINDHARD zeigt, in welchem Umfange ein gesunder, wohltrainierter Organismus beide Möglichkeiten ausnützt.

Tabelle 1. Nach LINDHARD. (Aus H. REIN: Lehrbuch der Physiologie. Berlin: Julius Springer 1936).

	O_2-Verbrauch Min.	Minutenvolumen Liter	Pulszahl pro Min.	Schlagvolumen ccm
Ruhe	330	4,90	72	68
Arbeit	666	6,30	86	73
„	1171	14,75	92	160
„	1880	18,50	130	142
„	2407	22,6	148	159

Wie für den Skeletmuskel, so gilt auch für den Herzmuskel das Gesetz, daß mit zunehmender Dehnung die Spannung und die Arbeitsleistung zunehmen, aber nur bis zu einem gewissen Optimum, von dem ab dann mit weiterer Dehnung die Spannungs- und Arbeitsleistung wieder abnehmen (H. STRAUB). Der Muskel ist dann „überdehnt". Die Dehnung des Herzmuskels entspricht der diastolischen Füllung. Mit ihrer Zunahme steigt zunächst auch die Kontraktionskraft *(positiv inotrope Wirkung)* und das vermehrte diastolische Blutvolumen wird mit der folgenden Systole ganz entleert. In der Diastole ist das Herz dabei wegen der größeren Füllung dilatiert. Man spricht von einer **tonogenen** oder **kompensierten Dilatation.** Sie ist klinisch nicht faßbar. Wird aber ein Herz über das Optimum hinaus beansprucht, wo eine Zunahme der Dehnung noch mit einer vermehrten Spannung und Arbeitsleistung einhergeht, dann ist die systolische Entleerung eine ungenügende, es bleibt ein systolisches Restvolumen und nun haben wir eine **dekompensierte** oder **myogene Dilatation,** die wir durch die Perkussion und röntgenologisch nachweisen können. Sie braucht noch keine Herzinsuffizienz zu bedeuten, wenn nur das dem Herzen zufließende Blut noch in gleicher Menge in das arterielle System weitergegeben wird. Ein solches Herz hat aber eine geringere „*Reservekraft*", d. h. die noch mögliche weitere Spannungszunahme ist beschränkt. Ein zweiter Fall ist, daß bei gleichbleibender Anfangsfüllung der *Widerstand* steigt, gegen den das Herz sich entleeren muß. Die Kontraktion des Herzmuskels erfolgt zunächst so, daß der Muskel sich ohne Verkürzung anspannt *(isometrisch),* bis sich die Klappen öffnen *(Anspannungszeit)* und daß dann eine *isotonische* Zuckung folgt, bei der der Muskel sich bei gleichbleibender Spannung verkürzt *(Austreibungszeit).* Steigt der Widerstand, so verlangt dies eine verstärkte *isometrische* Kontraktion, bis die erhöhte Anfangsspannung erreicht ist, die nun die Entleerung des Herzens erlaubt. Arbeitet ein gesunder Herzmuskel längere Zeit mit einer vermehrten Anfangsspannung, so nimmt seine Muskelmasse zu, es kommt zur **Hypertrophie.** Der hypertrophische Herzmuskel vermag sich von einer geringeren Anfangsfüllung und Anfangsspannung aus auch gegen einen erhöhten Widerstand zu kontrahieren. Die Hypertrophie an sich schränkt die Reservekraft nicht ein (DIECKHOFF). Wenn wir klinisch die Reservekraft des hypertrophischen Herzens meist vermindert finden, so kann dies auf einer gleichzeitigen anatomisch nachweisbaren Herzmuskelschädigung beruhen, wie bei rheumatischer Infektion oder bei einer coronaren Durchblutungsstörung. Aber auch ohne daß dies anatomisch am Muskel erkennbar ist, kommt für den hypertrophischen Muskel die Grenze, wo er auf eine steigende Belastung nicht mehr weiter hypertrophiert, sondern versagt, offenbar infolge eines Mißverhältnisses zwischen Blutversorgung und Muskelmasse. Man hat eine *exzentrische* Hypertrophie mit Erweiterung der Herzhöhle und eine *konzentrische* Hypertrophie ohne eine solche Erweiterung unterschieden. Zur ersteren führt die vermehrte Füllung (Beispiel Aorteninsuffizienz), zur letzteren der vermehrte Widerstand (Hochdruckherz, Aortenstenose).

Dilatation und Hypertrophie sind Anpassungserscheinungen, die jahrzehntelang die Herzarbeit aufrechterhalten können, weil vermehrte Füllung oder vermehrter Widerstand das Herz abnorm belasten, wie dies besonders bei Herzklappenfehlern, sowie bei Drucksteigerungen im kleinen und großen Kreislauf der Fall ist.

Das Arbeitsherz (Sportherz). Für den Arzt ist die kardinale Frage die nach der Leistungsfähigkeit des Herzens. Bis zu welchem Grade kann ein Herz noch belastet werden? Vermag es schon in Ruhe seine Aufgabe der Förderung einer ausreichenden Blutmenge nicht mehr zu erfüllen oder wann tritt dieser Punkt ein. Dann kommt die Frage nach der Ursache dieser Störung. Jedes Herz wird schließlich zu dem Punkt der Leistungsunfähigkeit kommen bei zunehmender Belastung und dann insuffizient werden. Bei dem schwachen Herzen tritt dieser Punkt schon relativ früh ein. Es hat geringere Reservekräfte, die oft nicht einmal den Ruheansprüchen genügen. Ein gesundes Herz kann man trainieren und durch planmäßige Übung an immer größere Leistungen anpassen. Es nimmt dabei zu an Größe, Fassungsfähigkeit und Muskelmasse, ebenso wie dies der Skeletmuskel tut. Freilich sind hier ganz individuelle Grenzen gesetzt, die von der erblichen Veranlagung (Konstitution), vom Alter, der Ernährung und sehr von der zweckmäßigen Leitung des Trainings abhängen. Man fragt sich noch, ob Sportarten mit kurzdauernden Spannungsleistungen anders wirken als solche, die mehr auf Wegleistungen eingestellt sind. Sicheres läßt sich auf Grund der anatomischen Untersuchungen bisher nicht darüber sagen. Es liegt in all diesen Fragen eine große Aufgabe für den Arzt als Hüter und Förderer der Volksgesundheit. Nur zu häufig wird ein ganz gesundes, aber schwächlicheres Kind, das hinter seinen Altersgenossen an körperlicher Leistungsfähigkeit zurückbleibt, als „herzschwach" oder „herzkrank" vom Sport und Turnen ausgeschaltet, anstatt daß man es planmäßig und seiner Anlage entsprechend körperlich ertüchtigt. Nicht die Ruhe, sondern die Übung macht den Meister und bedingt, weise der gegebenen Anlage entsprechend geregelt, eine optimale formale und funktionelle Ausgestaltung des Herzgefäßsystems. Es bedeutet noch lange keine Herzkrankheit oder Herzschwäche, wenn nach einer Anstrengung Druck am Herzen und länger dauernde Pulsbeschleunigung auftreten. Das kann ganz in den Rahmen physiologischer Anpassungserscheinungen gehören. Auch ein systolisches Geräusch besagt an sich nichts. Derartige Beschwerden verlangen Beachtung und Vorsicht, aber diese soll von wirklichem Verständnis geleitet sein und nicht von reiner Übergängstlichkeit. Wie so vielfach in der ärztlichen Praxis gehen aber wirkliches Verständnis für einen Zustand und Präpotenz auch hier oft sehr auseinander. Der erfahrene Sport- und Schularzt kann hier viel verhüten und nützen in beiden Richtungen. Es ist nach dem Gesagten verständlich, daß es im Laufe eines auf Höchstleistungen ausgehenden Trainings auch zur kompensierten (tonogenen) und dekompensierten (myogenen) Dilatation, sowie zur Hypertrophie kommen kann. Tonogene Dilatation und Hypertrophie sind dabei nichts Pathologisches, sondern normale Anpassungserscheinungen. Zur myogenen Dilatation führt die Überanstrengung infolge einer nicht mehr von vermehrter Anfangsspannung gefolgten Überdehnung, die sich bei folgender Ruhe, unterstützt durch eine Strophanthinbehandlung, meist wieder zurückbildet. Daß bei Sportlern dies alles vorkommt, hat KIRCH anatomisch durch seine Methode der linearen Messung der einzelnen Herzabschnitte und Wägung gezeigt. Er konnte eine größere Zahl von Herzen von Sportlern, die aus anderen Ursachen plötzlich gestorben waren, anatomisch untersuchen. Bei Leuten, die nur den normalen Sport und Dienst bei der SA oder im Arbeitslager gemacht hatten, gingen die Herzmasse nicht über die Normalwerte hinaus. Bei den eigentlichen Amateur- und Berufssportlern fand KIRCH:

1. das sportlich gekräftigte Herz. Das sind Herzen, die insgesamt oder in den Einzelteilen zwar eine gewisse Gewichtszunahme aufweisen, jedoch kaum über die physiologische Variationsbreite hinaus und nicht ausreichend zur Deutung einer wirklichen Hypertrophie, insbesondere nicht in bezug auf das Körpergewicht und damit wohl auch nicht auf die Skeletmuskulatur. Fließende Übergänge bestehen zum ganz normalen und zum schon hypertrophischen Herzen;

2. das hypertrophische Herz. Die Hypertrophie wird bewiesen durch die Gewichtszahlen und durch die morphologische Übereinstimmung mit anders erworbener Hypertrophie: Verlängerung des Gesamtherzens bei fehlender oder wenigstens zurücktretender Verbreiterung. Sowohl bei dem „gekräftigten" Herzen wie bei der Hypertrophie überwog meistens der rechte Ventrikel, was auf die akute Lungenblähung bei Sport zurückzuführen ist. In seltenen Fällen war auch ein Linksüberwiegen vorhanden infolge stärkerer Blutdrucksteigerung im großen Kreislauf. Klinisch findet man bei hochtrainierten Sportsleuten sowohl kleine wie große Herzen. Die einfache Hypertrophie entzieht sich einem exakten Nachweis. Bedeutungsvoller ist die Kontrolle der Herzgröße vor und nach einer starken Anstrengung. Auch das sehr leistungsfähige Herz kann am Ende einer Höchstleistung an Größe zugenommen haben bei genauer Röntgenkontrolle, aber nach 1 Stunde der Ruhe hat es wieder den Ausgangswert erreicht. Ist dies nicht der Fall oder hat es noch weiter zugenommen, so handelt es sich um eine *Überanstrengungsdilatation* (RAUTMANN). Ein „Sportherz" ist nichts Krankhaftes, sondern ein hohen Anforderungen angepaßtes.

Der Einfluß der Nerven auf das Herz. An das Herz treten von außen Äste des Nervus vagus (Rami cardiaci sup. et inf.) und Fasern aus dem Halssympathicus heran und bilden den Plexus cardiacus, in dem Vagus- und Sympathicusfasern morphologisch nicht mehr getrennt werden können. Im Herzen selbst finden sich Nervennetze und Ganglienzellen. Auch nach Loslösung des Herzens von allen extrakardialen Nerven schlägt das Herz weiter und behält auch noch eine weitgehende Anpassungsfähigkeit. Normalerweise steht das Herz unter einem überwiegenden hemmenden Vagustonus, dessen Nachlaß eine Mehrleistung macht.

Bei Vagus und Sympathicuswirkung entstehen Stoffe im Herzen, die auf andere Herzen übertragen, dort die Vagus- bzw. Sympathicuswirkung entfalten (O. LOEWI, H. DALE).

Das wechselnde Spiel zwischen Vagus und Sympathicus erklärt viele Formen von

		Sympathicus-wirkung	Vagus-wirkung
chronotrop	Einfluß auf die Schlagfolge des Sinusknotens	+	—
dromotrop	Erregungs-leitung	+	—
inotrop	Kontraktions-leistung	+	—
bathmotrop	Erregbarkeit	+	—

Bradykardie und *Tachykardie* und auch von Arhythmien und Überleitungsstörungen bei anatomisch gesunden Herzen. Bradykardie kann durch zentrale oder periphere Vagusreizung entstehen, mechanisch z. B. bei Hirntumoren, chemisch durch Cholin, Pilocarpin usw., Tachykardie bei Acceleransreizung oder Nachlaß des Vagustonus. Beim Aufenthalt in einer Höhe von etwa 4000—6000 m haben die Bergsteiger im Himalaja eine Pulsfrequenz von nur etwa 50 pro Minute gehabt als Ausdruck eines hohen Vagustonus. Das Herz arbeitet dann mit hohem Schlagvolumen. Tachykardie sehen wir als Ausdruck einer vegetativen Neurose mit überwiegendem Sympathicustonus. Oft ist dann die Schilddrüse mitbeteiligt (s. Kapitel Schilddrüse und Kreislauf). Vegetativ Labile reagieren auf körperliche Belastung oft mit hoher und anhaltender Pulsfrequenzsteigerung, ohne daß man daraus auf eine Herzerkrankung oder eine Herzschwäche schließen darf. Langsamer und schneller Puls sind also oft nur Ausdruck des Tonus im vegetativen Nervensystem, und gehören von dieser Seite beurteilt und behandelt. Bei der *„respiratorischen Arhythmie"* handelt es sich um eine Pulsfrequenzzunahme bei der Inspiration und Verlangsamung bei der Exspiration durch wechselnden Vagustonus, eine zweckmäßige Reaktion, denn die Frequenzsteigerung erleichtert die Förderung des während der Inspiration gesteigerten Blutzuflusses zum Herzen. In der Jugend ist diese Arhythmieform am häufigsten und ausgeprägtesten und schwindet im Alter physiologischerweise. Beim Herzmuskelkranken liegt der Grad der respiratorischen Arhythmie im Durchschnitt in allen Lebensaltern unter demjenigen des Gesunden (SCHLOMKA).

b) **Das Blutgefäßsystem und seine Anpassung an die wechselnde Kreislaufbelastung.**

Das arterielle und venöse System. Aus dem Herzen gelangt das Blut in das **arterielle System.** Der Druck in demselben wird bestimmt durch die Blutmenge in ihm, durch das Schlagvolumen und durch den Widerstand. Der systolische Druckzuwachs wird durch die elastische Arterienwand abgefangen und einer kontinuierlichen Strömung des rhythmisch vom Herzen zufließenden Blutes nutzbar gemacht. Das Verhältnis von Wandspannung und Schlagvolumen bestimmt die systolisch-diastolische Druckdifferenz (Pulsdruck), deren Feststellung nicht unterlassen werden soll.

Die klinische Blutdruckmessung am unverletzten Menschen wurde durch S. v. BASCH (1837—1905) begründet. Er war ein Schüler des Physiologen KARL LUDWIG und wurde in Österreich der Begründer der experimentellen Pathologie. Im Sommer wirkte er als Arzt in Marienbad. Das von ihm Sphygmomanometer genannte Instrument wurde später abgeändert und vereinfacht. Das Prinzip der Methode ist der vollständige Verschluß der Arterie. Diese wird durch eine um den Oberarm gelegte Gummimanschette vollständig zusammengedrückt und dann wird der Druck bestimmt, bei dem der Puls eben wieder fühlbar oder bei Auskultation der Arteria brachialis hörbar wird. Man erhält so den *systolischen* Druck. Als Manometer dient am verläßlichsten ein Hg-Manometer. Der *diastolische* Druck wird nach der Methode von KOROTKOW bestimmt. Solange der Druck in der Gummimanschette zwischen systolischem und diastolischem Druck liegt, hört man bei der Auskultation der Arteria brachialis die Töne auffallend laut. Bei Erreichen des unteren Grenzwertes des diastolischen Druckes ist der Übergang zu leisen Tönen gewöhnlich ein sehr scharf markierter.

Man unterscheidet zwei Typen von Arterien, den elastischen und muskulären Typ. Die elastischen Arterien sind arbeitssparend, sie geben der pulsatorischen Dehnung nach, die muskulären sind nicht so nachgiebig und vermögen auch entgegen dem Pulsdruck ihre Weite zu ändern infolge ihrer aktiven Kontraktionsfähigkeit. Ihre Durchströmungsgröße wird vom Herzen, aber auch durch die **Selbststeuerung im Kreislauf** geregelt, welche ohne Mehrbeanspruchung des Herzens und ohne Steigerung des Minutenvolumens und bei gleichbleibendem Blutdruck die Blutzufuhr zu den einzelnen Organen regeln kann. Im tätigen Organ sind die Gefäße erweitert. Diese Anpassung der Organdurchblutung an den Bedarf wird durch lokalchemische, mit der vermehrten Tätigkeit verknüpfte Vorgänge gesteuert. CO_2, Milchsäure, Acetylcholin kommen in Frage. Daß dabei der Gesamtblutdruck nicht sinkt, wird durch die ,,*Selbststeuerungsreflexe*`` (EB. KOCH) besorgt, die von den drucksensiblen Zonen im arteriellen und venösen System ausgehen und durch *kollaterale Vasokonstriktionen* (W. R. HESS) den arteriellen Druck auf normaler Höhe halten. Von H. REIN wurde nachgewiesen, daß solche Vasokonstriktionen sich jeweils nur in ruhenden Organen durchzusetzen vermögen, während die Gefäße der tätigen Organe, so immer die Coronar- und Nierengefäße, ausgenommen bleiben und nur regulationsbeanspruchend sind, so daß sie trotz der Drucksteigerung im arteriellen System die nötige Blutmenge erhalten.

In den Arteriolen und Capillaren fällt der Druck scharf ab auf etwa 20 mm Hg und in den herznahen **Venen** ist er entsprechend dem Druck im rechten Vorhof praktisch gleich Null. Die Beurteilung und fortlaufende Messung des **Venendruckes** ist für die Kreislaufuntersuchung als Maßstab einer bestehenden Herzinsuffizienz von großer Bedeutung. Gestaute Hals- und Armvenen deuten auf Drucksteigerung im rechten Vorhof oder auf ein peripherer gelegenes Abflußhindernis hin.

Zur einfachen annähernden Beurteilung des Venendruckes am Krankenbett legt man den Kranken ganz flach hin und bringt bei ausgestrecktem Arm diesen in die Höhe des rechten Vorhofes. Normalerweise genügt nun ein ganz geringes Heben des Armes, um die Cubitalvenen zum sichtbaren Kollaps zu bringen. Bei erhöhtem Venendruck erfolgt dies erst später. Genauer ist die blutige Messung nach MORITZ und von TABORA. Der normale Venendruck beträgt 4—8 cm Wasser.

Der **Venenpuls** gibt Aufschluß über die Druckänderungen im rechten Vorhof. Seine Registrierung hat mit der Einführung der Elektrokardiographie an klinischer Bedeutung verloren. Näheres über den Venenpuls siehe Lehrbücher der medizinisch klinischen Diagnostik (MÜLLER-SEIFERT).

Die Venen sind im ganzen zarter gebaut als die Arterien, sie sind dehnbarer, das elastische Gewebe überwiegt gegenüber der Muskulatur. Aber auch die Venen haben ihren Tonus (GOLTZ), der ihre Weite bestimmt und durch lokale und zentrale Reize reguliert wird.

Die treibenden Kräfte des Blutstromes in den Venen werden in der Atmung, den Muskelbewegungen, der Druckwirkung des pulsatorisch gedehnten Gewebes, der Zwerchfelltätigkeit, dem Druck der Bauchpresse und auch in den Eingeweidebewegungen gesucht. Die Venenklappen wirken einem Rückstrom entgegen. Die Einatmung begünstigt den venösen Rückfluß aus der Leber und dem Gebiet der Vena cava superior. Die Halsvenen kollabieren. Inspiratorisches Anschwellen der Halsvenen als Ausdruck erschwerten Rückflusses bei der Einatmung kann bei Brustkorbdeformitäten und Verwachsungen des Brustfelles und Herzbeutels ein- oder beidseitig vorkommen. Auch im Gebiet der Vena cava inferior kommt es bei der Inspiration zu einer Strömungsbeschleunigung infolge der Drucksteigerung in der Bauchhöhle durch das Tiefertreten des Zwerchfells bei gleichzeitiger Drucksenkung im Brustraum. Schlaffe Bauchmuskeln hemmen diese günstige Kreislaufwirkung.

Eine schon von PURKYNĚ angenommene fördernde Wirkung der Ventrikelsystole auf den Blutzufluß zu den Vorhöfen ist neuerdings durch BÖHME mittels der Röntgenkinematographie bei durch Thorotrast sichtbar gemachtem Blut und durch HOLZLÖHNER aus Aufnahmen des Atempulses gesichert worden.

Von immer größerer Bedeutung auch für die Klinik ist die Kenntnis der arteriovenösen Kurzschlüsse geworden, welche mit Umgehung der Capillaren das Blut direkt aus den kleinen Arterien in die kleinen Venen bringen, was zur Regulation der Strömungsgeschwindigkeit in den Venen, des Blutdruckes und der Blutverteilung, sowie zur Wärmeregulation verwendet wird. Außer in der Haut sind solche Kurzschlüsse in den Dünndarmzotten, wo auf 1 qcm etwa 600 solche Kurzschlüsse kommen und neuerdings in den Nieren (SPANNER) beschrieben worden.

Die Capillaren. In den Capillaren verbreitert sich das Strombett auf das 600—1000fache. Dementsprechend nimmt die Strömungsgeschwindigkeit auf ungefähr $1/_2$ mm in der Sekunde ab, wodurch der Stoffaustausch erleichtert wird. Bei der capillarmikroskopischen Betrachtung sieht man aber, daß in den einzelnen Schlingen die Strömung sehr verschieden groß ist und sogar ganz stocken kann und daß die Capillaren eine sehr wechselnde Weite — völlig blutleer bis stark gebläht, — haben können. Den Capillaren kommt eine große Selbständigkeit zu. Ihre Weite wird bestimmt durch den Eigentonus, der neuroendokrin und durch lokale Stoffwechselprodukte bestimmt wird. Die Weite ist unabhängig vom arteriellen Zufluß und auch von der Füllung der Venen. Man kann weite Arteriolen und enge Capillaren finden, sowie auch bestimmte Stoffe, wie Adrenalin, Histamin, Acetylcholin und Pituitrin verschieden auf Capillaren und Arterien wirken können. Die Capillaren haben eine stoffliche und eine kreislaufdynamische Bedeutung. Hier beschäftigt uns vor allem die letztere, die darin besteht, daß die Capillaren Auswirkungsgebiet der blutdruckregulierenden Reflexe sind und sehr wechselnd große Blutmengen aufnehmen können, die sie auf einen Reiz der Kreislaufzentren entsprechend der Venomotorenreaktion wieder abgeben.

Die Innervation der Gefäße. Der Tonus der Gefäße wird durch die Gefäßnerven reguliert. Die vasokonstriktorischen Nerven haben ihre Ganglienzelle im Grenzstrang des Sympathicus, gehen von dort durch den Ramus communicans griseus zu dem segmentär zugehörigen gemischten Nerven und verlassen diesen erst jeweils kurz vor ihrem Übertritt zum Gefäß. Die Gefäßnerven treten in die Gefäßwand ein und bilden ein feines Netz. Eine direkte Verbindung mit den glatten Muskelzellen der Muscularis ist aber anatomisch nicht nachweisbar (PH. STÖHR jr.). *Lange, kontinuierlich mit den Arterien verlaufende Nervenbahnen sind anatomisch und physiologisch nicht nachgewiesen.* Der sog. periarteriellen Sympathektomie nach LERICHE, bei der man den Stamm einer Arterie auf eine kleine Strecke von seinen Nerven befreit in der Meinung, durch Ausschaltung der vasokonstriktorischen

Nerven eine bleibende distale Gefäßerweiterung zu erreichen, fehlt also die anatomische Grundlage bei oft sehr guten praktischen Erfolgen. Der Grenzstrang bekommt den vasokonstriktorischen Reiz durch die vorderen Wurzeln von Zellen her, die vor allem im Seitenhorn des Rückenmarks liegen und diese werden wieder erregt von den zentralen Kreislaufzentren.

Zur Beseitigung des arteriellen Hochdruckes hat man versucht, durch Ausschaltung der den Eingeweidegefäßen zugehörigen vorderen Wurzeln (Dors. 7.—12. und Lumbal. 1.—2. bzw. auch der entsprechenden Teile des Grenzstranges) eine Gefäßerweiterung in diesem für den Blutdruck wichtigen Teil des arteriellen Systems und damit eine Blutdrucksenkung herbeizuführen. Die Erfolge mit dieser Operation sind aber keine ermunternden. Man beseitigt damit das Symptom, aber nicht die Erkrankung.

Der N. vagus wirkt an den Bauchgefäßen dem Sympathicus entgegen. Seine Durchschneidung macht eine Vasokonstriktion, so daß normalerweise ein Gleichgewicht zwischen den beiden Nervenwirkungen besteht. Eine Ausnahme machen die *Coronargefäße*, wo der Vagus einen Dauertonus unterhält (s. Kapitel Coronargefäße). Für die Extremitätengefäße sind Vasodilatatoren nicht nachgewiesen, vielleicht laufen solche durch die hinteren Wurzeln.

Von den Gefäßen werden aber auch *sensible Eindrücke* durch zentripetale Nerven vermittelt, die von sensiblen Nervenapparaten ausgehen, die besonders in den für die Blutdruckregulierung maßgebenden Arteriolen reichlich vorhanden sind und mit dem Sympathicus über die hinteren, sehr umstritten auch über die vorderen Wurzeln, zum Rückenmark gehen. Über die Bedeutung der Capillarnerven und ihre motorische Funktion ist noch nichts Sicheres zu sagen. Die Innervation der Venen erfolgt wie die der Arterien. Der Sympathicus gibt venokonstriktorische Fasern ab. Venodilatatorische parasympathische Fasern sind nur teilweise bekannt.

Die spinalen vasomotorischen Zellen stehen in Verbindung mit dem sog. Vasomotorenzentrum, das im Hypothalamus liegt, ohne daß man es genau auf eine bestimmte Zellgruppe lokalisieren könnte. Von ihm aus werden Arterien und Venen einheitlich erfaßt, im Dienste einer Gesamtregulation des Kreislaufes. Lähmung des Vasomotorenzentrums, der wir vor allem bei infektiös toxischer Ursache begegnen, macht allgemeine Gefäßerweiterung, sowohl der Arterien wie der Venen mit Blutdrucksenkung (*Kollaps*). Das Vasomotorenzentrum ist das Zentralorgan der Blutdruckregulation.

c) Die Regulation des Blutdruckes und die Blutdepots.

Die Regelung des mittleren Ruheblutdruckes erfolgt wahrscheinlich auf hormonalem Wege, wobei dem Adrenalinspiegel eine überragende Bedeutung zukommt. Hingegen erfolgt der Ausgleich vorübergehender Blutdruckschwankungen und wohl auch die Angleichung des Blutdruckes an besondere vorübergehende Leistungen des Körpers auf reflektorischem Wege durch die *Selbststeuerung des Kreislaufes* (EB. KOCH).

Diese Kreislaufeigenreflexe nehmen ihren Ausgangspunkt vom Aortenbogen bis zum Abgang des Lig. Botalli und vom Anfangsteil der hier sinusartig erweiterten Carotis interna *(Sinus caroticus)* sowie eines Teiles der Carotisteilungsstelle. Der afferente Reflexbogen führt vom Pressoreceptoren zum Vasomotorenzentrum, und zwar von der Aorta über den markhaltigen *Aortennerv (Nervus depressor vagi)*, vom Sinus caroticus über den *Sinusnerv (R. caroticus glossopharyngei)*. Der periphere Reflexbogen verläuft einerseits über die Vasomotoren zu den Gefäßen und andererseits über den Vagus und Nervus accelerans zum Herzen. Den adäquaten physiologischen Reiz für die Pressoreceptoren bilden Blutdruckänderungen. Steigt der Blutdruck, so kommt es reflektorisch durch Vermittlung dieser Blutdruckzügler zu einer Herabsetzung des Tonus in den Vasomotorenzentren mit folgender Gefäßdilatation namentlich im Splanchnicusgebiet und zu einer Zunahme des Herzvagustonus mit negativ chronotroper, dromotroper und inotroper Wirkung, d. h. Schlagzahl und Schlagstärke werden vermindert. Umgekehrt ist es bei Blutdrucksenkung. Normalerweise besteht eine dauernde Hemmung des Vasomotorentonus durch die Blutdruckzügler. Die Blutgefäße stehen auf diese Weise in größtmöglicher Bereitschaft, jede Funktionsänderung der Organe mit Kaliberschwankungen zu beantworten, die aber in ihrer Wirkung auf den Blutdruck durch die Blutdruckzügler ausgeglichen werden, so daß der gleichmäßige Kreislauf in den lebenswichtigen Organen dauernd gesichert ist. Diese Regulation ist durch die 4 pressoreceptorischen Nerven vierfach gesichert. Schrittweise Ausschaltung läßt zwar den Blutdruck auch schrittweise ansteigen, der Anstieg nach Ausschaltung des letzten Nerven macht aber 60% des Gesamtanstieges aus. Beim Hund mit einem mittleren Blutdruck von 120 mg Hg beträgt „*der Entzügelungshochdruck*" etwa 235 mm Hg. Dieser Blutdruck, der gleichsam eine Tonusreserve des Vasomotorenzentrums darstellt, bleibt aber nach Dauerausschaltung nicht lange bestehen, sondern sinkt nach 20—30 Minuten fast auf die ursprüngliche Höhe ab. Dieser Regulationsvorgang dürfte wegen seines langsamen Eintrittes wahrscheinlich hormonaler Natur sein. Eine dauernde Blutdrucksteigerung kann nicht als „Entzügelungshochdruck" erklärt werden.

Durch diese Selbststeuerung des Kreislaufes ist die Gewähr gegeben, daß solange das Herz den gestellten Aufgaben nachkommt, d. h. solange es suffizient ist, und solange andererseits die Vasomotoren ansprechen, jede Veränderung in einem Teil der Kreislaufperipherie einheitlich vom gesamten Kreislauf beantwortet wird.

In dieses rein reflektorische Regulationssystem scheint sich nach neueren Untersuchungen noch eine weitere Regulationseinrichtung einzuschieben, über deren Bedeutung die Diskussion noch im Gange ist und die einen Einfluß hormonal stofflicher Vorgänge auf die rein reflektorische Kreislaufregulation bedeutet. Im Endigungsgebiet der Pressoreceptoren finden sich nämlich zwei nicht oder nur teilweise chromierbare **Paraganglien** (Paraganglion caroticum und supracardiale) und es ist wahrscheinlich, daß diese durch stoffliche Einwirkung den Erregungszustand der pressoreceptorischen Nerven beeinflussen.

Auch die Reizqualitäten, die vom Carotissinus aus wirken, wurden neuerdings eingehend untersucht. Neben den adäquaten mechanischen Druckreizen fanden sich auch elektrische und thermische Reize wirksam. Viel umstritten ist heute die Frage, wieweit chemische Reize von der Carotis aus wirksam sind, und zwar sowohl auf die Blutdruckregulation wie insbesondere auf die Atmung (HEYMANS). Außer den Kreislaufwirkungen werden von den sensiblen Rezeptionsfeldern an der Carotisteilungsstelle und Aorta noch eine große Zahl anderer Reflexe ausgelöst. So kommt es bei Reizung der Pressoreceptoren zu einem oft mehrere Minuten andauernden Atemstillstand, der seinerseits wiederum durch Vermittlung der Blutgasänderung den Kreislauf beeinflußt. Die Erregungsgröße des gesamten Nervensystems wird durch eine Reizung der Pressoreceptoren herabgesetzt, ein Beispiel für die auch klinisch so wichtige Tatsache, *daß jede lokale Änderung im vegetativen Nervensystem meist vom Organismus als ganzem beantwortet wird.*

An der Blutdruckregulation sind als Auswirkungsgebiete der Carotissinusreflexe die sog. **„Blutdepots"** hervorragend beteiligt. Das sind Gefäßgebiete, Capillaren und Venen, die infolge sehr langsamer Sttömung größere Blutmengen aus der rascheren Zirkulation ausschalten und auf bestimmte nervöse und chemische Reize hin wieder einschalten können. Ein solches Blutdepot ist die *Leber*, die schätzungsweise 20% der Gesamtblutmenge speichern und auf den Reiz der Kohlensäure entleeren und dem Herzen zuführen kann. Im Gebiet der *Venae mesenteriae (Splanchnicusgebiet)* kann viel Blut zurückgehalten und durch Einwirkung der Venomotoren wieder eingeschaltet werden. Der klassische Blutspeicher ist die *Milz* (BARCROFT), in der allein von allen Blutspeichern das Blut vollkommen aus der Zirkulation ausgeschaltet werden kann, so daß sich in ihr nach CO-Atmung kein CO-Hämoglobin findet. Auch *die subpapillären Plexus der Haut* können große Blutmengen ausschalten aus der raschen Zirkulation und als Blutdepots wirken. Umstritten ist die Bedeutung der Lunge als Blutdepot. Eine Steigerung der zirkulierenden Blutmenge finden wir bei Muskelarbeit, Wärme, CO_2-Atmung, nach Adrenalin und im Hochgebirge. Damit steigt das Minutenvolumen. Umgekehrt sinkt die zirkulierende Blutmenge unter den Bedingungen, die zu einem verminderten venösen Rückfluß führen, also im Kollaps und Schlaf, nach Morphium und Pituitrin.

d) Die Regulation der gesamten Kreislaufgröße.

Die Anpassung des Kreislaufes an eine erhöhte Anforderung erfolgt zum Teil mittels der besprochenen Selbststeuerung im arteriellen System unabhängig von der Steigerung des Minutenvolumens durch Erweiterung der Strombahn im arbeitenden Organ und kollaterale Vasokonstriktion in anderen Gefäßgebieten. Jede stärkere Beanspruchung führt aber sofort zu einer Steigerung des Minutenvolumens des Herzens infolge vermehrten venösen Rückflusses. So kann bei der Muskelarbeit der venöse Rückfluß in der Minute von normal

4—5 l auf 20—30 l ansteigen, was für das Herz eine erhebliche Anforderung bedeutet. Die Ursache des vermehrten venösen Rückflusses ist zum Teil eine mechanische, wenn bei der Muskelarbeit das Blut mit erhöhter Geschwindigkeit durch die Muskeln getrieben wird. Dazu kommt die Verengerung der Venen durch die lokale Bildung saurer Stoffwechselprodukte. Vom Venomotorenzentrum selbst aus wird zunächst durch psychische Erregung, womöglich schon vor Beginn der eigentlichen Arbeit, der *venöse* Rückfluß gesteigert, wozu dann später die chemische Erregung durch die ansteigende CO_2-Spannung im Blut hinzukommt (GOLLWITZER-MEIER). Das Herz bewältigt die vermehrte Aufgabe einmal mittels der bei der erhöhten diastolischen Füllung gesteigerten Anfangsspannung (s. S. 331), ferner wird seine Anpassung aber auch erleichtert durch Reflexe, welche von der Dehnung der großen Hohlvenen und der Vorhöfe ausgehen (BAINBRIDGE) und die zu Frequenzsteigerung und raschem diastolischem Druckabfall führen. Gleichzeitig mit dem Vasomotorenzentrum wird das Atemzentrum angeregt und dadurch auch der venöse Rückfluß gefördert. Die Eröffnung arteriovenöser Anastomosen kann weiterhin in diesem Sinne wirken. Mit der Erregung der medullären Zentren kommt es ferner zu einer vermehrten Adrenalinausschüttung aus der Nebenniere und damit zu einer weiteren Unterstützung des venösen Rückflusses. Man sieht hieraus die integrative Leistung der Kreislaufregulation.

B. Die Insuffizienz des Kreislaufes.

Als die wesentliche Aufgabe des Kreislaufes haben wir die Sauerstoffversorgung des Körpers kennengelernt. Versagt der Kreislauf in dieser Funktion, so sprechen wir von einer Kreislaufinsuffizienz. Diese kann darauf beruhen, daß das Herz das ihm zufließende Blut nicht in gleicher Weise weitergibt. Dann haben wir eine Herzinsuffizienz, die wieder verschiedene Erscheinungen macht, je nachdem ob der linke oder rechte Ventrikel oder ob beide insuffizient sind. Zur Kreislaufinsuffizienz kommt es aber auch, wenn ein großer Teil des Blutes aus der schnellen Zirkulation ausscheidet und sich in den Blutdepots ansammelt, womit der venöse Rückfluß zum Herzen, das Minutenvolumen und der arterielle und venöse Druck absinken. So unterscheiden wir prinzipiell bei der Kreislaufinsuffizienz 1. die **Herzschwäche**, 2. die **Gefäßschwäche (Kollaps)**. Der normale Kreislauf paßt sich einer vermehrten Beanspruchung an durch vermehrte Strömungsgeschwindigkeit, Steigerung der zirkulierenden Blutmenge und des Minutenvolumens des Herzens und durch verbesserte O_2-Sättigung und Sauerstoffausnützung. Einmal kommt aber auch bei ihm der Augenblick der Insuffizienz. Die O_2-Zufuhr genügt dann dem Bedarf nicht mehr und die Oxydationen bleiben unvollkommen. Es kommt zur Anhäufung mangelhaft oxydierter, intermediärer, saurer Stoffwechselprodukte, insbesondere von Milchsäure, die beim Übergang zur Ruhe erst voll verbraucht werden müssen und dazu eine den Ruhebedarf übersteigende O_2-Menge beanspruchen. Erst wenn diese Sauerstoffschuld (Debt) abgedeckt ist, sinkt der O_2-Verbrauch auf den normalen Ruhewert. Die Insuffizienz besteht hier also nicht in einem Versagen des Herzens, sondern trotz maximaler und durchaus geordneter Leistung genügt der Kreislauf und Atemapparat nicht mehr, um den großen O_2-Bedarf zu decken. Dabei tritt das sog. *Anstrengungssyndrom* auf: Atemnot, oft fühlbares Herzklopfen, Mattigkeit, Gefühl der Erschöpfung, Schwindel. Durch Training kann man die Kreislaufleistung wesentlich steigern. Mit dem Übergang zur Ruhe schwinden rasch die ganzen Ermüdungserscheinungen. Beim Kreislaufkranken tritt das Anstrengungssyndrom schon viel früher, oft schon in der Ruhe auf und die Erholung erfolgt langsamer. Der Begriff der Kreislaufinsuffizienz hat also etwas Relatives an sich. Auch der Kreislaufkranke vermag zunächst durch Steigerung des Herzminutenvolumens mittels Frequenz und Schlagvolumensteigerung und durch verbesserte O_2-Aufnahme und Ausnutzung einen O_2-Mehrbedarf zu decken, aber bald kommt der Moment, wo die Grenze erreicht ist und die Oxydationen ungenügend werden, und das Debt steigt. Die vermehrte Säuerung führt zur Steigerung der Atmung *(kardiale Dyspnoe)*. So ist die Atemnot bei Anstrengungen ein guter Maßstab für eine eintretende Kreislaufinsuffizienz und ein Nachlassen der Reservekräfte. Man kann dies an einer bestimmten Belastung prüfen, z. B. Gewichtheben, Kniebeugen, Treppensteigen. Besonders wird man aber die Angabe des Kranken werten, daß er gegenüber früher jetzt viel leichter ermüdet und Atemnot bekommt. Deshalb kann der Kreislauf den gewöhnlichen täglichen Anforderungen eines ruhigen Lebens noch vollauf genügen und es können alle Zeichen einer Kreislaufstauung fehlen. Die Ursache eines vorzeitig und in abnormer Größe auftretenden O_2-Debts mit Anstrengungssyndrom kann im Versagen des Herzens, aber auch in einer Gefäßschwäche und gestörten Capillarfunktion liegen, welche die innere Atmung (O_2-Utilisation) stört.

1. Die Herzschwäche.

Sie ist etwas rein Funktionelles und besagt, daß das Herz nicht mehr in der Lage ist, das ihm zufließende Blut in gleicher Menge weiterzugeben. Anatomisch können Erkrankungen der Klappen, des Muskels, der Coronargefäße und des Herzbeutels dazu führen. Anatomischer Befund und Leistungsfähigkeit sind aber nur sehr unsicher in Übereinstimmung zu bringen. Die Insuffizienz eines Herzabschnittes führt zu einem Plus an Blut oberhalb und zu einem Minus unterhalb. Bei der *Insuffizienz des linken Ventrikels* vermag dieser das ihm aus dem linken Vorhof zufließende Blut nicht mehr mit gleicher Menge auszuwerten. Es gibt eine vermehrte Restblutmenge mit dekompensierter myogener Dilatation. Die Folge ist ein erschwerter Abfluß des Blutes aus dem linken Vorhof und eine Drucksteigerung daselbst, die wieder zu einem Abflußhindernis für das Lungenblut wird. Es kommt zu einer Stauung im kleinen Kreislauf und zu den Symptomen der *Stauungslunge*. Der Druck in der Art. pulmonalis steigt an (D. GERHARDT) und so führt die Drucksteigerung im linken Vorhof rückläufig auch zu einer Mehrbelastung des rechten Ventrikels, der dann Insuffizienz und Dilatation folgen. Die Rückstauung im rechten Vorhof und im Gebiet des großen Kreislaufes führt zu den mannigfachen Symptomen der Stauung daselbst.

Insuffizienz des Herzens tritt ein infolge Schwäche der Herzkontraktion oder infolge erhöhten Widerstandes, wie er für den linken Ventrikel im hohen arteriellen Blutdruck oder in einer Aortenstenose, für den rechten Ventrikel in einer Pulmonalstenose, einem Mitralfehler oder einer Drucksteigerung in der Art. pulmonalis beim Emphysem und der Pulmonalsklerose gegeben ist. Die Widerstandserhöhung allein, wenn sie nicht ganz hochgradig ist, macht aber bei einem gesunden Herzmuskel mit seinen großen Kraftreserven noch keine Insuffizienz. Eine solche spricht immer für einen Myokardschaden. Die Insuffizienz des Herzens erkennen wir nicht an der Untersuchung des Herzens selbst, sondern an den Folgen einer gestörten Leistungsfähigkeit. Ein großes Herz kann suffizient sein und ein insuffizientes großes Herz kann suffizient werden, ohne daß sich seine Größe verändert. Es gibt auch keinen für eine Insuffizienz charakteristischen Rhythmus des Herzens, wenn auch eine sehr hohe Frequenz (etwa über 160) meist zur Insuffizienz führt (s. paroxysmale Tachykardie). Ein langsamer regelmäßiger gut gefüllter Puls schließt umgekehrt eine Insuffizienz nicht aus. Ein *präsystolischer Galopprhythmus*, das ist ein dritter Ton am Ende der Diastole, wird als Zeichen der Insuffizienz des linken Ventrikels betrachtet („er ruft nach Digitalis") und PAESSLER sieht im langsam hebenden Spitzenstoß ein solches Zeichen. Geräusche haben keine Bedeutung für die Frage der Insuffizienz des Herzens, nur ein lautes *präsystolisches Geräusch* bei der Mitralstenose deutet auf einen sich gut kontrahierenden Vorhof hin. Leiserwerden eines vorher akzentuierten II. Tones kann oft das Zeichen einer Insuffizienz sein. Ein hoher arterieller Druck hat mit Insuffizienz nichts zu tun, wohl aber kann ein Absinken eines vorher erhöhten Druckes auf Insuffizienz hindeuten. Andererseits kann der Blutdruck ansteigen bei insuffizientem Kreislauf, z. B. im Asthma cardiale und mit erreichter Kompensation wieder absinken.

a) Die Stauung im kleinen Kreislauf (Lungenstauung).

Diese ist an den schweren akuten Erscheinungen beteiligt, die wir beim Asthma cardiale, beim Myokardinfarkt mit Lungenödem und anderen Zuständen akuten Versagens des linken Herzens vor uns haben. Der chronischen Lungenstauung begegnen wir, wo es infolge einer chronisch entstandenen Drucksteigerung im linken Vorhof zu einer Erschwerung des Blutabflusses aus der Lunge gekommen ist. Anatomisch zeigt die Stauungslunge eine Sklerose der größeren und kleinen Arterien und weite verdickte Capillaren, die infolge der Vermehrung und eines Ödems des interstitiellen Gewebes von den Alveolen abrücken, was eine erschwerte O_2-Aufnahme begründet. Infolge einer Mehrarbeit des rechten Ventrikels kann die Durchströmungsgröße der Lunge und die O_2-Aufnahme des Blutes oft noch weitgehend den Ansprüchen genügen. Die gesteigerte Blutfüllung setzt aber die *Vitalkapazität* herab und verkleinert die Oberfläche für den Gasaustausch und macht die Lunge starrer bei Anstieg des intrathorakalen Druckes. Die O_2-Sättigung des durchfließenden Blutes ist infolge der verminderten O_2-Diffusibilität *(Pneumonose)* und auch infolge ungleicher Verteilung und durch Mischung der Einatmungsluft eher vermindert trotz der verlangsamten Strömung. *Cyanose* tritt auf. So kommt es leicht zu einer respiratorischen Insuffizienz mit Atemnot, die am besten in aufrechter Haltung („Orthopnoe") überwunden wird.

Klinisch finden wir chronische Lungenstauung vor allem bei den Mitralfehlern, wo ihre Erscheinungen, besonders wenn der Herzbefund, wie so häufig bei der Mitralstenose, ein sehr geringer ist, leicht verkannt und fälschlicherweise auf Tuberkulose bezogen werden. Die Anastomosenbildung zwischen Lungen- und Bronchialkreislauf überträgt die Stauung im kleinen Kreislauf und die großen und kleinen Bronchien und erklärt so die *Stauungsbronchitis* auch die Stauungshämoptoe, soweit diese nicht durch Infarkte infolge Embolien aus dem rechten Herzen entsteht. Im Sputum findet man große hämosiderinhaltige „*Herzfehlerzellen*".

Im *Röntgenbild* erkennt man die vermehrte Blutfülle und Sklerose an der ausgesprochenen Gefäßzeichnung, es können aber auch Fleckchen und Herde auftreten und die Differentialdiagnose Tuberkulose sehr erschweren. Ein seltenes Ereignis bei der Lungenstauung ist das gefleckte Lungenbild ähnlich der Miliartuberkulose.

In anderen Fällen ist der Widerstand im Lungenkreislauf primär und nicht durch Linksinsuffizienz gesteigert.

Die Lungenembolie. Diese ist ein häufiges Ereignis. Der Embolus kommt bei Kranken mit einer Rechtsdilatation (Mitralfehler) meist aus dem rechten Herzen, sonst in der Mehrzahl der Fälle aus thrombosierten Venen. Der Verschluß eines Hauptastes der Art. pulmonalis führt meist rasch zum Tod, wenn es nicht gelingt, durch eine sofortige intravenöse Injektion von 0,06 g Eupaverin die Durchblutung wieder in Gang zu bringen (DENK). Auch die chirurgische Entfernung des Embolus (TRENDELENBURGsche Operation) ist gelegentlich mit Erfolg durchgeführt worden. In den Lungenästen führt die Embolie zum *hämorrhagischen Infarkt*, an dem sich häufig eine *Infarktpleuritis* mit Fieber und Exsudat anschließt. Bevorzugt werden der rechte Mittel- und Unterlappen befallen. Die klassischen Zeichen des Lungeninfarktes sind der plötzlich austretende Schmerz, oft lokalisiert im Leib oder der Schulter, mit mehr oder weniger ausgesprochenen Kollapserscheinungen. Dazu kommt dann nach einigen Tagen das hämorrhagische himbeergeleeartige Infarktsputum und als Ausdruck der begleitenden Infarktpleuritis, Dämpfung, Bronchialatmen und Fieber. Die Mehrzahl der Infarkte läßt aber diese Zeichen vermissen und bleibt unerkannt. Man findet eine sonst unerklärte plötzliche Verschlechterung des Kreislaufes mit erschwerter Atmung und Steigerung der Pulsfrequenz, oft einen Schmerz und eine auffallende Unruhe des Kranken. EPPINGER macht vor allem auf den hämolytischen Ikterus mit Urobilinogenvermehrung im Harn als Infarktsymptom aufmerksam. Von LJUNGDAHL ist ein Bild der multiplen chronischen Embolisierung der Arteria pulmonalis mit allmählich sich entwickelnder Cyanose, Atemnot und Herzschwäche beschrieben worden. Auch kleine Infarkte stellen eine starke Belastung für den rechten Ventrikel dar. KIRCH hat an solchen Herzen die rein tonogene Dilatation des rechten Ventrikels anatomisch untersucht.

Die Pulmonalsklerose. Diese kann auftreten als Teilerscheinung einer allgemeinen Sklerose im Alter und macht dann selten besondere Erscheinungen. Ausgesprochener sind die Fälle, wo sich eine Pulmonalsklerose mit degenerativen Veränderungen der verdickten Intima bis in die kleinen arteriellen Verzweigungen hinein sekundär als Folge lang dauernder Drucksteigerungen im Lungenkreislauf entwickelt. Chronische entzündliche Lungenprozesse (Pneumokoniosis), Emphysem, Kyphoskoliose, Pleuraverwachsungen, Pericarditis obliterans disponieren zur Pulmonalsklerose, die auch das Stauungsbild der Mitralfehler beeinflussen kann.

Eine Krankheit für sich ist die **primäre juvenile Pulmonalsklerose,** bei der es zu arteriosklerotischer oder endoarteriitischer Verengerung der Äste der Arteria pulmonalis kommt mit oft mächtiger Dilatation und Hypertrophie des rechten Herzens, Cyanose und dabei relativ geringer oder fehlender Dyspnoe bei verminderter Blutfülle der Lunge (helles Lungenbild). Das Bild der Großkreislaufstauung kommt später dazu.

Das von WIESE 1936 beschriebene Bild der **Thromboendarteriitis pulmonalis** gehört hierher. Sie dürfte eine besondere Lokalisation der Thrombangitis obliterans von v. WINIWARTER und BÜRGER darstellen (s. S. 453). Meist wurden derartige Fälle bisher erst vom Obduzenten aufgeklärt.

Das **Emphysemherz.** Beim substantiellen **Lungenemphysem** führt die Verödung und Obliteration der Gefäßbahn zur Drucksteigerung in der Arteria pulmonalis und damit zur Hypertrophie und Dilatation des rechten Ventrikels. Die meist begleitende Arteriosklerose der Coronargefäße und des arteriellen Systems mit und ohne Hypertonie bedingt weitere Veränderungen. Klinisch finden wir ein großes, perkutorisch aber durch die Überlagerung mit der geblähten Lunge nur unsicher zu bestimmendes Herz mit den Zeichen der R-Insuffizienz und häufiger Arhythmia perpetua. Dazu kommen mehr oder weniger ausgesprochene Zeichen der chronischen Coronarinsuffizienz. So ist die *Behandlung des Lungenemphysems* eine dreifache: 1. Behandlung der Begleitbronchitis, 2. des Emphysems selbst, 3. des Kreislaufes. Der Tod erfolgt häufiger an Kreislauf, denn an Atmungsinsuffizienz.

Kyphoskoliosenherz. Die Einengung großer Lungenteile erschwert die Arbeit des rechten Ventrikels und die Atmung. Jahrzehntelang kann es gut gehen, dann stellt sich häufig eine immer hochgradigere Cyanose bis zur extremen Blausucht ein, oft ohne Dyspnoe und auch ohne Bronchitis. Strophanthin bringt wenig Erfolg. Plötzlicher Exitus tritt ein. Der rechte Ventrikel ist hypertrophiert, merkliche Zeichen der R-Insuffizienz, wie Ödeme, fehlen aber oft ganz. Der verkrümmte Thorax erschwert die klinische und röntgenologische Beurteilung des Herzens.

b) Die Stauung im großen Kreislauf.

Sie ist die Folge einer Störung des venösen Rückflusses in das rechte Herz. Sie kann partiell aber auch bei andersartigen Rückflußhindernissen, welche die großen Venen außerhalb des Herzens treffen, auftreten, z. B. bei Kompressionen durch einen Mediastinaltumor. Auch noch kleinere Gefäßgebiete können befallen sein. Ein Stauungsbild der unteren Körperhälfte, das nicht durch Herzschwäche, sondern durch schlechte, den Blutzufluß zum Herzen fördernde Zwerchfellwirkung bedingt ist, hat WENCKEBACH besonders beschrieben. Der *Venendruck* ist in den gestauten Gebieten erhöht. Seine fortlaufende Messung sollte noch viel mehr in die Praxis aufgenommen werden. Vor allem finden wir die *Großkreislaufstauung* bei der Insuffizienz des rechten Herzens, wenn dieses das ihm zufließende Blut nicht mehr entsprechend weiter geben kann. Der rechte Ventrikel und der rechte Vorhof sind dann dilatiert, der Venendruck ist erhöht und die Strömung ist verlangsamt. Der arterielle Blutdruck sinkt ab, das Blut sammelt sich in den verschiedenen Stauweihern an, in der Leber, in den Bauchvenen, in den subpapillären Plexus der Haut und gibt bei dem langen Verweilen vermehrt Sauerstoff ab. Die arteriovenöse (a—v) O_2-Differenz steigt und die gestauten Gebiete bekommen eine cyanotische Farbe. Der Stoffwechsel wird gestört, die Glieder werden schwer und ermüden rasch. Wasserretention stellt sich ein. Die gesamte Blutmenge kann zunehmen (Plethora), wohl infolge des O_2-Mangels, ebenso die Zahl der roten Blutkörperchen (Polyglobulie).

Die Stauungsleber. Von der Stauung wird meist besonders frühzeitig die Leber betroffen, die eines der größten Blutdepots darstellt (s. S. 337). Sie liegt vor dem Herzen und reguliert den Blutzufluß zu demselben. Durch aktive Hyperämie kann ihre Blutfülle zunehmen. Die Stauungshyperämie ist eine massive, bedingt durch den erschwerten Rückfluß des Blutes zum Herzen. Oft kann die Diagnose einer Stauungsleber schwierig sein, wenn andere besondere Zeichen fehlen. Starke, durch die Kapselspannung erklärte Schmerzen haben schon häufig zu einer Verwechslung mit einer Gallenkolik und zur Operation geführt. Die Stauungsleber überragt den Rippenbogen oft beträchtlich mit glatter Oberfläche und glattem aber stumpfem Rand. Die Milz ist bei der reinen Stauungsleber nicht palpabel. Plötzlich auftretende Schmerzen in der Milzgegend deuten auf einen Milzinfarkt hin, perisplenitisches Reiben kann folgen. Ascites von Transsudatcharakter (spez. Gewicht 1010—1016), der in seiner Stärke und Beharrlichkeit die sonstigen Ödeme übertrifft, läßt an einen Übergang in eine *Stauungscirrhose* denken. Die Leber ist dann oft erst nach Ablassen des Ascites deutlich zu fühlen, klein, hart, uneben, mit scharfem Rand. Oesophagusvaricen fehlen. Ikterus ist häufig bei der Stauungsleber, besonders bei der Cirrhose (Ictère cardiaque), läßt aber auch an begleitende Lungeninfarkte denken. Man kann die gestaute Leber zuweilen pulsieren fühlen. Systolischer Leberpuls spricht für Tricuspidalinsuffizienz. Im Zusammenhang mit einer Stauungsleber kommt *Oligurie* und *Hyposthenurie* und sogar *tödliche Anurie* vor, ohne entsprechenden anatomischen Befund der Niere. Neben der Besserung des Kreislaufes durch Digitalis und Strophanthin wird die Stauungsleber oft sehr günstig durch eine entwässernde Behandlung mittels Salyrgan und unerklärterweise auch durch Aufsetzen von Blutegeln beeinflußt.

In diesem Zusammenhang sei auf die **perikarditische Pseudolebercirrhose** hingewiesen, bei der man Ascites und Lebervergrößerung zusammen mit auf Polyserositis beruhenden Verwachsungen von Pleuren, Perikard, Mediastinum und Zwerchfell findet, wodurch die Zirkulation in der Leber gestört wird (s. S. 429). Im **Magen-Darmkanal** kann die Stauung zu einem Stauungskatarrh des Magens führen mit Inappetenz, Übelkeit, auch Erbrechen und gestörter Gasresorption mit Meteorismus und Stuhlunregelmäßigkeiten. Schwerere Darmstörungen fehlen im allgemeinen im Bilde der einfachen Stauung.

Störungen im Wasserhaushalt. (Ödeme und Stauungsniere). Sie finden sich sehr häufig schon als Frühsymptom einer Großkreislaufstauung. Es wird Wasser retiniert, das Gewicht steigt an, der Kranke schwitzt nicht mehr, hat aber viel Durst und dabei nur spärlich Harn. Mehrere Kilo Wasser können retiniert werden, ohne daß man sehen kann wo (Präödem), dann erst kommt das manifeste Ödem. Die Konturen am Fußrücken verschwinden und um die Knöchel herum lassen sich Dellen eindrücken, ebenso über dem Kreuzbein und so kann das Ödem zunehmen und die ganze untere Körperhälfte, das Scrotum und den Penis (Posthornform) befallen. Höhlenergüsse mit niederen spez. Gewicht und geringem Eiweißgehalt (1—2%) kommen dazu (Ascites, Hydrothorax, selten auch Hydroperikard). Im Gegensatz zu den Hautödemen Nierenkranker sind diese kardialen Ödeme meist derb und hart, oft mit blauroter Verfärbung der Haut. Die Unterscheidung von lokal bedingten Ödemen macht aber oft Schwierigkeiten. Die obere Körperhälfte bleibt in den reinen Fällen meist frei von Ödemen. Die *Waage* gibt den sichersten Aufschluß über den Grad der Wasserretention und über Zu- und Abnahme. Die Niere, welche von der allgemeinen Stauung mit ergriffen ist, sondert zur Zeit der Wasserretention einen spärlichen, hochgestellten, dunklen Harn ab, aus dem sich in der Kälte ein Sediment von harnsaurem Natron (Ziegelmehlsediment) abscheidet. Der Harn kann mäßige Eiweißmengen und auch rote Blutkörperchen enthalten. Das erste Zeichen einer Besserung des Kreislaufes und einer wirksamen Digitaliskur ist dann oft das Nachlassen des Durstes, das Feuchtwerden der Haut und das Hellerwerden des Harnes. Eine genaue Anamnese muß all dies berücksichtigen. Zuweilen finden wir das Symptom der *Nykturie* beim Herzkranken, wenn sich in der nächtlichen Bettruhe der Kreislauf wieder erholt. Die Beachtung der Tages- und Nachturinmenge sollte obligat erfolgen, nicht nur bei jedem Verdacht auf eine Nierenerkrankung, sondern auch bei jeder Untersuchung eines Kreislaufkranken. Die Ursache der Wasserretention ist nicht in der Niere zu suchen, sondern das Wasser geht primär zusammen mit dem Kochsalz in die Gewebe. Der Urin enthält dann oft nur Spuren von Kochsalz. Das Blut beteiligt sich nicht an der Wasserretention. Es ist eher konzentriert. Für die Ödementstehung des Kreislaufkranken ist vor allem der gesteigerte hydrostatische Druck und die verlangsamte Strömung mit der dadurch bedingten mangelhaften Sauerstoffversorgung der Gewebe maßgebend. Dem entspricht die besondere örtliche Verteilung dieser kardialen Ödeme auf die Partien mit dem höchsten hydrostatischen Druck.

Cyanose. Sie ist eine häufige Erscheinung bei Kreislaufkranken. Die cyanotische Farbe rührt von dem erhöhten Gehalt des Blutes in den kleinsten Gefäßen der Haut an reduziertem Hämoglobin her. Wir unterscheiden die *periphere Cyanose*, bei der das Blut infolge verlangsamter Strömung in den Capillaren und kleinen Venen abnorm stark reduziert wird und die *Anoxämie*, wo schon in den Arterien cyanotisches Blut fließt. Die periphere Cyanose kann rein lokal bedingt sein, z. B. durch eine Erfrierung oder einen lokal erschwerten venösen Abfluß (z. B. Mediastinaltumor) oder sie ist der Ausdruck einer allgemeinen Kreislaufstörung mit Drucksteigerung im rechten Vorhof und erschwertem Rückfluß. Die arterielle Sauerstoffsättigung ist bei der Kreislaufinsuffizienz meist normal oder nur wenig vermindert. Eine *arterielle Anoxämie*, d. h. verminderte O_2-Sättigung finden wir in Abhängigkeit von einer Kreislauferkrankung:

1. Bei Störungen der Diffusion infolge von chronischer Lungenstauung und Lungenödem. Von einer *Pneumonose* im engeren Sinne sprechen wir, wenn der Ausgleich der Spannungen der leichter diffusiblen Kohlensäure noch normal erfolgt, der des schwereren diffusiblen Sauerstoffes aber beträchtlich zurückbleibt (z. B. bei Mitralstenose).

2. Bei ungleichmäßiger Durchlüftung der Lunge, z. B. bei Infiltraten, Kyphoskoliose, Emphysem, wobei dann Teile des durchfließenden Blutes nicht mit Alveolarluft von genügender O_2-Spannung in Ausgleich treten.

3. Wenn infolge hoher Säuerung des Blutes trotz normaler Atmung das Hämoglobin den Sauerstoff so schwer aufnimmt, daß die normale O_2-Spannung nicht mehr zur Sättigung ausreicht.

4. Wenn ein Teil des Blutes mit Umgehung der Lunge aus dem venösen in das arterielle System kommt (Septumdefekt, arteriovenöse Aneurysmen).

In vielen Fällen ist die arterielle Anoxämie mit einer peripheren Cyanose verbunden. Cyanose bedeutet noch keine Kreislaufinsuffizienz und auch keine Atemnot. Die stärksten Grade *("Morbus coeruleus")* findet man bei der angeborenen Pulmonalstenose mit komplizierendem Septumdefekt ohne Atemnot und bei oft guter Leistungsfähigkeit. Auch Kyphoskoliotiker und Kranke mit Mitralstenose sind oft ganz blau, ohne besondere Zeichen von Herzinsuffizienz und ohne Atemnot. Die arterielle pulmonal bedingte Anoxämie wird durch Sauerstoffatmung sowie durch Strophanthin, welches die O_2-Aufnahme in der Lunge bessert, oft weitgehend beseitigt, während das Histamin, das die Capillaren schädigt, sie vermehrt.

Morphium, das souveräne Mittel beim Asthma cardiale, ist bei allen Formen von verminderter respiratorischer Funktion kontraindiziert. Es könnte durch die lähmende Wirkung auf das Atemzentrum und durch zunehmende Schädigung der Lungenfunktion zu einer gefährlichen CO_2-Anreicherung *(Hyperkapnie)* führen.

Atemstörungen bei Kreislaufkranken.

Atemstörungen sind häufig das erste Zeichen einer Kreislauferkrankung. Die Atemnot tritt zunächst nur bei Anstrengung, später auch schon in der Ruhe auf oder sie kommt ganz plötzlich, vorzugsweise in der Nacht und weckt den Kranken aus scheinbarer Gesundheit plötzlich aus dem Schlafe. Die Vorgeschichte hat sorgfältig darauf einzugehen.

Die Bewegungsdyspnoe finden wir, wenn bei einer Herzinsuffizienz die O_2-Zufuhr zu den Geweben nicht mehr genügt und die zunehmende Säuerung des Blutes das Atemzentrum erregt. Aber auch von den Gefäßen (HEYMANS) und von der gestauten und starren Lunge aus kann es reflektorisch zur Dyspnoe kommen (S. 403). Zuweilen sieht man wie eine Dyspnoe sich mit zunehmender Insuffizienz des rechten Herzens bei anfänglich vorwiegender Lungenstauung bessert (WENCKEBACH), weil nunmehr der Lungenkreislauf entlastet wird. Einen ähnlichen Effekt hat nach SCHELLONG die Nitrittherapie, welche das Blut im großen Kreislauf hält.

Das Asthma cardiale kann in allen Graden auftreten, angefangen von dem Kranken, der träumt, er müßte eine schwere Tür mühsam aufdrücken, erwacht und nach einigen tiefen Atemzügen weiter schläft, bis zu dem, der mit plötzlichem Erstickungsgefühl und Angst, aber im Gegensatz zur Angina pectoris ohne

Schmerz, aus dem Bett springt, das Fenster aufreißt und oft stundenlang mühsam nach Luft ringend auf einem Stuhl sitzt. In anderen Fällen tritt ein Lungenödem ein mit blutig schaumigem, eiweißreichem Sputum und oft weit hörbarem Brodeln und Rasseln auf der Brust. Geht der Anfall vorüber, so kann am Morgen alles wieder gut sein und Monate vergehen ohne Beschwerden.

Man hat diese Anfälle mit einer akuten Insuffizienz des linken Ventrikels erklärt mit folgender Lungenstauung. Man findet sie bei der Aorteninsuffizienz, der Aortenlues, der Coronarsklerose und bei dem Hochdruckherzen, also bei Zuständen, mit vorwiegender Belastung des linken Ventrikels. Die sichere Beobachtung eines Asthma cardiale engt die Diagnose meist schon auf diese Zustände ein. Neuerdings neigt man aber noch zu anderen Vorstellungen über die Genese dieser nächtlichen paroxysmalen Atemstörungen. Die Einwände gegen die Theorie von der primären Insuffizienz des linken Ventrikels sind:
1. Das Fehlen dieser Anfälle bei der klassischen Lungenstauung der Mitralfehler. 2. Das Ansteigen des Blutdruckes im Anfall. 3. Das Auftreten nachts bei relativ geringer Belastung. 4. Die meist rasche und sichere Wirkung des Morphiums.

Die Schule von EPPINGER dachte an einen peripher ausgelösten plötzlichen übergroßen venösen Rückfluß. Heute sucht man die Ursache mehr im Zentrum selbst, das teils infolge des geringeren nächtlichen Herzminutenvolumens, teils infolge lokaler Gefäßstörungen zu wenig Sauerstoff bekommt mit folgender lokaler Säuerung (**Cerebrales Asthma**)**.** Das nächtliche Auftreten wird außerdem mit einem in der Nacht erhöhten zu Spasmen führenden Vagustonus und mit der schon physiologischen, von einer Mindererregbarkeit des Atemzentrums abhängigen CO_2-Anreicherung im Schlafe begründet. Jedenfalls dürfte eine Vielheit von Faktoren am Zustandekommen der nächtlichen Atmungsparoxysmen mitwirken. Auch das Lungenödem bei Herzkranken wird immer mehr in Zusammenhang mit zentralnervösen Ursachen gebracht.

Die Therapie hat dies zu berücksichtigen und auf eine Beruhigung der Zentren (Morphium, Luminal), aber auch auf eine verbesserte Durchblutung durch gefäßerweiternde Mittel (Theophyllin, Euphyllin, Deriphyllin, parenteral oder als Suppositorien) und Besserung des Kreislaufes (Digitalis, Strophanthin, Entlastungstherapie) hinzuwirken. Ein ausgiebiger Aderlaß führt zur Entlastung des Lungenkreislaufes.

Eine besondere Form der Atemstörungen Kreislaufkranker stellt das **periodische Atmen** oder der CHEYNE-STOKESsche **Atemtypus** dar. Die Ursache wird auch hier in einer gestörten Durchblutung des Atemzentrums gesucht, die die Erregbarkeit desselben so ändert, daß die Atmung periodisch oft zusammen mit allgemeiner motorischer Erregung anschwillt und dann zusammen mit allgemeiner Somnolenz vorübergehend ganz aussetzt. Neben den ausgesprochenen Zuständen gibt es die larvierten Fälle, die sich nur in häufigen nächtlichem Erwachen und Schlaflosigkeit äußern.

Die *Therapie* besteht vor allem in Besserung des Kreislaufes, sowie in O_2-Inhalation. Morphium ist streng zu vermeiden. Deriphyllin, Euphyllin usw. sind oft von ausgezeichneter Wirkung.

2. Die Gefäßschwäche. (Der Kollaps.)

Bei der Herzschwäche staut sich das Blut vor dem insuffizienten Herzen, die Venen sind überfüllt, der Venendruck ist erhöht, das Herz ist dilatiert. Bei der Gefäßschwäche (Kollaps) bekommt das Herz zu wenig Blut, weil dieses in den Gefäßen, insbesondere in den Blutdepots zurückbleibt oder weil zu wenig Blut da ist. Die Venen kollabieren, der Venendruck und der Gefäßtonus sinken ab und das Herz wird kleiner. Der Puls ist weich und frequent, die Haut blaß und kühl. Es handelt sich also um zwei prinzipiell verschiedene Zustände. Beide führen aber zu einer verminderten Gesamtkreislaufleistung. Der Zustand der Gefäßschwäche oder des Kollapses kann verschiedene Ursachen haben (EPPINGER, REIN).

1. Versagen des Mechanismus der Selbststeuerungsreflexe. Dies ist z. B. der Fall bei einem Versagen der Erfolgsorgane, wenn z. B. bei einer starken

Beanspruchung die Leber als Blutdepot zur Aufrechterhaltung von zirkulierender Blutmenge und Blutdruck nicht nachfolgt, sei es, daß sie wie bei einer Pfortaderkompression als Blutdepot zu wenig gefüllt ist oder sei es, daß der Nervus splanchnicus geschädigt ist, der den Reiz zur Entspeicherung vermittelt. Oder es ist das Vasomotorenzentrum selbst gestört. Dann entsteht durch ausgedehnte Gefäßlähmungen und fehlende Entspeicherung das Kollapssyndrom *(hämodynamische Form).* Hierher gehört der psychogene Kollaps (Ohnmacht) und der Kollaps bei toxischer oder anderer Schädigung des Vasomotorenzentrums.

2. *Blutverlust.* Beim hämodynamischen Kollaps versackt sich das Blut in den Blutspeichern, der venöse Rückfluß und die zirkulierende Blutmenge nehmen ab. Dazu kommt es bei vielen chemisch toxischen und infektiös toxischen Schädigungen zu einer Verminderung der Gesamtblutmenge durch Austritt von Blutplasma aus der Gefäßbahn *(protoplasmatische Form des Kollapses).* Das Bild der serösen Entzündung folgt daraus mit Plasmaanhäufung in den DISSEschen Räumen der Leber oder sonst im Bindegewebsraum. Die Erythrocytenzahl steigt. Beim Blutverlust nach außen werden zunächst die Depots entleert und Blutdruck und zirkulierende Blutmenge aufrecht erhalten. Wird aber in diesem Zustand durch eine Muskelarbeit oder eine starke Erwärmung eine größere Blutmenge beansprucht, so fehlen die Depots und es kommt zum Kollaps wie unter 1. Praktisch ist dies für die Behandlung von stark ausgebluteten Patienten von Bedeutung. Die verlorene Blutmenge wird aber meist rasch wieder durch Eintritt von Gewebsflüssigkeit ersetzt.

Wir können demnach den reinen Vasomotorenkollaps, der ausschließlich auf einem Versagen der Selbststeuerung des Kreislaufes beruht *(hämodynamische Form)* und die mit Verminderung der Gesamtfüllung des Gefäßsystems einhergehende Kollapsform *(protoplasmatische Form)* unterscheiden. Die erste Form sehen wir angedeutet, wenn bei Aufstehen, Bücken, raschen Kopfbewegungen die Blutverteilung sich nicht rasch genug umstellt und Schwindel, leeres Gefühl im Kopf, Sehstörungen bis zur Ohnmacht auftreten. Bei sehr starken Belastungen z. B. beim Fliegen kommt es auch beim best regulierten Kreislauf zu solchen Störungen, die von der Luftmedizin heute eingehend studiert werden. Die schwereren Formen sehen wir beim Operationsshock, bei der Ohnmacht infolge Vasomotorenkollapses und bei manchen Vergiftungen mit Schädigung des Vasomotorenzentrums. Mehr oder weniger kombiniert mit der protoplasmatischen Form sehen wir den hämodynamischen Kollaps in seinen schweren Bildern bei den Infekten, bei der Nahrungsmittelvergiftung, bei Verbrennungen u. a. EPPINGER hat diese Zustände wesentlich geklärt und auf bestimmte, stark toxische Substanzen (Allylamin usw.) als ursächliche Schädigung hingewiesen. Die klinischen Symptome sind: Temperaturabfall, kalter Schweiß, spitze Zunge, halonierte Augen, Tachykardie, kollabierte Venen, niedriger Blutdruck. Dabei ist das Herz kleiner als sonst. Die Erythrocytenzahl ist als Folge der Bluteindickung hoch, die zirkulierende Blutmenge ist vermindert. Bis zu diesem schweren Bild gibt es alle Übergänge, denen der Arzt am Krankenbett so häufig begegnet und die er kennen und von der „Herzschwäche" unterscheiden muß.

C. Die Funktionsprüfung des Kreislaufes.

Dieselbe soll feststellen bis zu welcher Belastung der Kreislauf seiner Aufgabe, die verschiedenen Teile des Körpers ausreichend mit Sauerstoff zu versorgen, nachkommt. Beim Kreislaufkranken kann schon in der Ruhe O_2-Mangel bestehen oder der Insuffizienzpunkt liegt sehr tief. Beim Kreislaufgesunden ergeben sich je nach der Gesamtkonstitution und der Anlage der Kreislauf-

und Atemorgane und dem Training große Unterschiede. Eine latente Insuffizienz bei einem Kreislaufkranken offenbart sich oft am deutlichsten aus dem Erfolg einer Ruhe- und Digitalis (Strophanthin) Behandlung, wobei Allgemeinbefinden, Schlaf, Körpergewicht und Pulsfrequenz einen guten Maßstab bilden. Zur Prüfung der Belastungsfähigkeit ist uns der Gesamteindruck nach einer Anstrengung praktisch am wichtigsten. Wir beobachten das Erschöpfungsbild, Atmung, Aussehen, dazu aber auch Pulsfrequenz und Blutdruck und die Erholungszeit nach einer dosierten Belastung, z. B. nach Treppensteigen, Laufen usw. Wo es sich um besondere Fragestellungen handelt, wie bei der Auswahl bestimmter Berufe, Sportarten, Expeditionen (Himalaja) darf man sich aber nicht mit so allgemeinen Feststellungen begnügen. Die in der Praxis vielfach üblichen und von Lebensversicherungen vorgeschriebenen Methoden der Puls- und Blutdruckkontrolle vor und nach Belastung sind nur sehr unvollkommen und fehlerhaft. In solchen Fällen sollte mit sorgfältiger Methodik die Atem- und Kreislaufgrenzleistung bestimmt werden bei steigender dosierter Arbeit (KNIPPING, ZAEPER u. a.).

Es werden dabei erfaßt: 1. der Atemgrenzwert (s. S. 328), 2. das Ventilationsäquivalent (S. 327) und die O_2-Aufnahme in der Lunge, 3. das Herzminutenvolumen (S. 329) und die a—v-Differenz (S. 329), 4. die O_2-Schuld.

Weiter wird die Kontrolle von Pulsfrequenz und Blutdruck Aufschluß geben über den Mechanismus der gesteigerten Kreislaufleistung (Frequenz- oder Schlagvolumenzunahme). Beim Fliegen und Bergsteigen kommt dazu die Prüfung in der Unterdruckkammer.

An der Hauptfunktion des Kreislaufes, der Versorgung der Gewebe mit Sauerstoff und Nährstoffen und am Abtransport von Stoffwechselschlacken sind eine Reihe von Organen bzw. Organsystemen beteiligt. Von diesen interessiert uns vor allem der Anteil der Lunge, des Herzens und der Gefäße, so wie der Anteil des Blutes, also insbesondere die Aufnahme von Sauerstoff durch die Lunge, die Änderung des Minutenvolumens, des arteriellen Druckes usw. An jeder dieser Stellen kann die Störung sitzen und den Kreislauf beeinträchtigen.

Für die meisten dieser Teilfunktionen gibt es spezielle Funktionsprüfungen, die schon weitgehend vereinfacht mit relativ geringem zeitlichen und technischen Aufwand durchzuführen sind, insbesondere ist eine genaue Kontrolle des Sauerstoffhaushaltes möglich, was auch insoferne von besonderer Bedeutung ist, als für den Sauerstoff im Vergleich zu anderen Nährstoffen, z. B. Zucker, viel ungünstigere Transportbedingungen vorliegen und somit Störungen viel früher auftreten und somit auch viel früher faßbar sind.

Durch die gleichzeitige Bestimmung der Ventilationsgröße *(Minutenvolumen der Atmung)* und der Sauerstoffaufnahme erhalten wir Kenntnis von der Sauerstoffausnützung der Atemluft durch das vorbeifließende Blut: von der Ökonomie der Atmung. Braucht ein Organismus z. B. schon bei leichterer körperlicher Arbeit, für die nur leicht vermehrte Sauerstoffaufnahme ein übermäßig hohes Atemvolumen, so kann aus dieser erschwerten Sauerstoffaufnahme — die mehrere Ursachen haben kann — geschlossen werden, daß einer weiteren Steigerung der Arbeit sehr bald Grenzen gesetzt sind, weil eine Zunahme der Ventilationsgröße dann nicht mehr möglich ist.

Bestimmen wir die *Sauerstoffaufnahme* des Körpers durch die Lungen in der Zeiteinheit, so können wir aus dem erhaltenen Wert Schlüsse auf diejenige Blutmenge ziehen, die in der Zeiteinheit die Lunge passiert und den Sauerstoff aufnimmt.

Nehmen wir an, daß die Sauerstoffausnützung durch die Gewebe eine absolut vollständige ist, setzen wir also in der FICKschen Formel (S. 329) an die Stelle der Ausnützung, die Totalkapazität des Blutes, das ist 200 ccm pro Liter Blut, so erhalten wir bei Kenntnis der in der Minute aufgenommenen Sauerstoffmenge für das Minutenvolumen einen Mindestwert, das sog. Mindestminutenvolumen (KNIPPING), das für den Transport des aufgenommenen

Sauerstoffes *unbedingt* vorhanden sein muß. Verbraucht ein Organismus während der Arbeit z. B. 2000 ccm Sauerstoff in der Minute, so sind für dessen Transport mindestens $\frac{2000}{200} = 10$ l Blut notwendig. Da aber die Ausnützung niemals den hohen Wert von 100% erreicht, sondern geringer ist, wird auch das Minutenvolumen entsprechend größer sein. Die Feststellung solcher Minutenvolumina (bzw. Sauerstoffwerte) genügt aber schon, um den sicheren Rückschluß auf ein recht leistungsfähiges Herz zu ziehen. Umgekehrt läßt sich aus einer Abnahme der Sauerstoffwerte schon während der Arbeit auf eine Abnahme des Minutenvolumens oder schlechte Utilisation und somit auf eine Einschränkung der Herz- bzw. Gefäßleistung schließen.

In ähnlicher Weise gelingt es mit relativ geringen Mitteln auf viele andere Teilfunktionen zu prüfen, wie in Arbeiten von KNIPPING und seiner Schule gezeigt wurde. Immerhin ist dazu eine größere, wenn auch einfach zu bedienende Apparatur notwendig.

Stehen uns aber nur die *Hilfsmittel des praktischen Arztes* zur Verfügung, so müssen wir aus dem Verhalten des Pulses, des Blutdruckes und der Atmung Schlüsse auf die Kreislaufleistung ziehen, welche an Verläßlichkeit den mit den vorhin genannten Methoden gewonnenen Ergebnissen natürlich erheblich nachstehen. Wir bestimmen den arteriellen Blutdruck, die Atemfrequenz, die Pulszahl vor und in Minutenabständen nach körperlicher Arbeit, z. B. nach Treppensteigen eventuell mit Gepäck oder nach Kniebeugen. Die Größe der Arbeitsleistung soll dabei nach Möglichkeit individuell variiert und dem Prüfling angepaßt werden, weil ja z. B. Kniebeugen für einen Menschen mit sitzender Lebensweise natürlich eine andere Belastung bedeuten als für einen Turnlehrer. Zehn Kniebeugen bzw. eine dieser entsprechende andere Arbeitsleistung sind die geringste Belastung, auf die auch der schwächste, aber gesunde Mensch nur mit einer rasch vorübergehenden Steigerung dieser Größen reagiert, die nicht länger als 4 Minuten anhalten darf. Meist kehren sie schon viel früher auf den Ausgangswert zurück. Ist dies aber nach 4 Minuten noch nicht der Fall, bleiben die Puls- und Atemfrequenz usw. hoch, so darf eine mangelnde Leistungsfähigkeit des Kreislaufes angenommen werden, die dann entweder die Lunge, das Herz oder die Gefäße bzw. die nervösen Regulationen betreffen kann. Zur näheren Differenzierung, welcher Anteil vorwiegend oder ausschließlich betroffen ist, dienen weitere Prüfungen, wie sie von SCHELLONG ausgearbeitet wurden: Zunächst die Messung des Blutdruckes im Liegen und nach längerem ruhigen Stehen in aufrechter Körperhaltung. Blutdrucksenkung im Stehen weist auf eine Störung in der peripheren Kreislaufregulation hin, nicht auf eine Störung im Herzen. Bestimmt man weiter die Dauer der Initialschwankung (QRS) des EKG. vor und nach Arbeitsleistung, so kann im Falle, daß eine Verbreiterung desselben eintritt, daraus auf eine Herzmuskelschädigung geschlossen werden.

Auf die Möglichkeit, mit den genannten drei Methoden herz- und gefäßbedingte Störungen auseinander zu halten, hat SCHELLONG hingewiesen und dies auch begründet. Sie geben uns Einblick in die Regulationsvorgänge und wurden als „*Regulationsprüfung*" bezeichnet.

Von weiteren Methoden der Funktionsprüfung, die, wie die letztgenannten, meist ebenfalls mehr auf die Aufdeckung einer Funktionsstörung oder eines Schadens gerichtet sind, als darauf, festzustellen, ob noch Reservekräfte vorliegen, haben sich folgende eingebürgert:

Mangelnde Funktionstüchtigkeit bzw. eine Störung liegt vor:

1. Wenn der Atem beim Gesunden nicht länger als 45 Sekunden, beim kompensierten Herzkranken 35 Sekunden und beim dekompensierten 20 Sekunden angehalten werden kann.

2. Wenn nach 10 Kniebeugen der 2. Pulmonalton lauter wird, statt, wie normalerweise der II. Aortenton.

3. wenn die Vitalkapazität während der Arbeit abnimmt,

4. wenn im EKG. eine Senkung der S—T-Strecke während der Arbeit auftritt, die auf eine ungenügende Durchblutung hinweist.

Vielfach bewährt hat sich die *Preßdruckprobe* von BÜRGER. Es werden dabei die Kreislaufveränderungen geprüft, die beim Ausatmen gegen einen dosierten Druck (40—60 mm Hg) auftreten. Durch die Steigerung des Exspirationsdruckes wird der Einstrom venösen Blutes in den Thorax und damit in das rechte Herz gedrosselt. Es wird während des Pressens und in der postpressorischen Phase der Blutdruck fortlaufend gemessen, wobei sich verschiedene Kurven für normale, asthenische und hypertrophe Herzen ergeben (s. M. BÜRGER, Pathologische Physiologie. Berlin: Julius Springer 1936).

D. Die Behandlung der Kreislaufinsuffizienz.

Dieselbe soll sich auf einer möglichst genauen Kenntnis der Ursache und der Entwicklung des vorliegenden Zustandes aufbauen, zu der ein Eingehen auf die ganzen Lebensverhältnisse und die besondere Persönlichkeit und eine mit Verständnis und Können durchgeführte Untersuchung führen. Die Behandlung soll nicht nur die bestehende Insuffizienz beseitigen, sondern auch vorbeugend eine neue Insuffizienz verhüten. Für den verständigen Arzt gehört die Behandlung eines Kreislaufkranken zu den dankbarsten Aufgaben, die meist mit einfachen Mitteln durchgeführt werden kann. Sie besteht einmal in einer entsprechenden Verminderung der Belastung und andererseits in einer Steigerung der Leistungsfähigkeit des Herzens und des Gefäßsystems.

1. Die Entlastungsbehandlung.

Die größte Entlastung geschieht durch volle *Ruhe* in der gleichmäßigen Bettwärme. Dies ergibt sich aus der Zunahme des Herzminutenvolumens schon bei leichter körperlicher Bewegung und Abkühlung. Man überlasse dem Kreislaufkranken selbst die Auswahl der Lage, in der er sich am wohlsten fühlt und am besten atmen kann und erlaube ihm auch, sich in einen bequemen Stuhl zu setzen, wenn er es im Bett nicht aushält. Je ausgeprägter die Insuffizienz ist, um so strenger sei man mit der Einhaltung der Ruhe. Kompromißlose strenge Bettruhe ist bei der Coronarthrombose und der frischen Myokarditis (Diphtherie) angezeigt, auch wenn Stauungserscheinungen fehlen.

Die weitere Entlastung besteht in einer bis zur mehrtägigen strengen Hunger- und Durstkur gehenden *Nahrungs-* und *Flüssigkeitsbeschränkung*, die sich geradezu aufdrängt bei dem plethorischen überstauten und wassersüchtigen Kranken mit Atemnot und oft mit Hochdruckstauung. Es ist immer wieder eindrucksvoll, wie gut solche Fälle auf die Karenzkur ansprechen. Sie verlieren rasch an Gewicht, auch schon vor einer entsprechenden Diurese und die ganzen Zeichen der Kreislaufschwäche gehen zurück. Sehr vorteilhaft ist die sog. „*1000 g-Kost*", bei der die gesamte Nahrung und Flüssigkeit binnen 24 Stunden 1000 g nicht überschreitet und vorwiegend aus Obst, Gemüse und Fruchtsäften oder Wasser ohne Salz besteht. Sie ist den noch vielfach üblichen *Milchtagen* (Karellkur) vorzuziehen. Allmählich kann man diese Rohkost-Gemüsekur durch Zugeben von Kohlehydraten und auch Eiweiß und Fett erweitern, bleibe aber noch lange Zeit oder auch dauernd, je nach dem Fall, bei einer salzarmen, vorwiegenden Kohlehydratkost und steige mit dem Eiweiß nicht über 1,0 g pro Kilo Körpergewicht an und gebe mehrere kleine, statt wenige große Mahlzeiten. Die Peinlichkeit der diätetischen Schonungsbehandlung ergibt sich aus dem Grade der Insuffizienz. Wo nachweisliche Stauungen bestehen, ist größte Vorsicht am Platze. *Alkohol* ist für Kreislaufkranke niemals notwendig und soll aus einer Dauerkost tunlichst entfernt werden. *Kaffee* dagegen ist für den geschwächten Kreislauf an sich ein sehr nützliches Getränk und oft beste und rasch erhältliche Medizin. *Nicotin* ist ein schweres Gift. Seine Verträglichkeit schwankt individuell sehr. Wer sich daran gewöhnt hat, trennt sich meist ungern davon. Verbieten ist leicht, verständig erlauben ist viel schwerer. So ist es auch mit Alkohol und Nicotin bei Kreislaufkranken. Wo kein wahrscheinlicher Zusammenhang der Krankheit mit Nicotin besteht und dieses ein Leben lang gut vertragen wurde, besteht kein Grund, allzu starr mit dem Entzug zu sein. Viel wertvoller wäre es und im Sinne einer wahren Eugenik gelegen, wenn die Ärzte mehr dazu helfen würden, daß die Jugend sich die Trinkerei und den Nicotingenuß oder anfänglichen Ungenuß, der die Quelle so vieler Gefäßerkrankungen und vegetativ nervöser Störungen ist, gar nicht angewöhnte. Schlechtes Beispiel und der Wunsch sich erwachsen und fest zu zeigen, lassen den Jungen dies Gift ergreifen.

Zur Entlastungsbehandlung gehört auch die **Entwässerung.** Die wesentlichste Entwässerung besorgt die Besserung des Kreislaufes und alle darauf gerichteten Maßnahmen wirken deshalb auch diuretisch. Spezielle diuretische, d. h. harntreibende Maßnahmen sind eine kochsalzarme Kost, sowie die Anwendung bestimmter Medikamente, welche die Wasser- und Salzausscheidung fördern, indem sie einmal die Nierentätigkeit anregen und andererseits Wasser und Salz in den Geweben mobilisieren. Die Quecksilberdiuretica haben heute bei der Behandlung der Wasserretention Kreislaufkranker alle anderen Mittel verdrängt. Die bekanntesten Präparate sind das Salyrgan und das Novurit, die intravenös oder intramuskulär, das Novurit auch rectal in Form von Suppositorien, verabreicht werden. Man injiziert 1,0—2,0 ccm der in Ampullen gelieferten Salyrganlösung und wiederholt die Injektion nach 3—4 Tagen, solange die Waage noch eine weitere Entwässerung anzeigt. Die Wirkung wird oft wesentlich verbessert, wenn man schon 2 Tage vorher und am Versuchstag selbst je 6—8 g Ammoniumchlorid (Gelamontabletten) zur Ansäuerung verabfolgt. Zu brüske Entwässerung kann gefährlich werden. Ein Gewichtsverlust von 2 kg pro Tag genügt. Die Purinkörper (Theophyllin, Deriphyllin, Euphyllin u. a.) gibt man heute weniger wegen ihrer diuretischen, als wegen ihrer günstigen Wirkung auf die Gefäße. Salyrgan ist auch bei einem Lungenödem empfehlenswert. Entlastend wirkt auch die direkte Entleerung von Ödemflüssigkeiten und Ergüssen. Ein Pleuraerguß soll bei bestehender Atemnot punktiert werden, auch wenn er klein ist. Mehr als 1000 ccm auf einmal dürfen nicht abgelassen werden. Ein ausgiebiger *Aderlaß* (400—500 ccm) stellt oft eine wirksame Entlastung dar und kann nach Maßgabe des Venendruckes auch mehrmals wiederholt werden.

Zur Entlastungsbehandlung kann man auch die *sedativen Maßnahmen* rechnen. Einem schwer dekompensierten Herzkranken gibt man vorteilhaft in der ersten Nacht 0,01—0,02 Morphium subcutan. Im übrigen verwendet man die Mittel der Barbitursäurereihe (Luminal 0,04—0,1 Dial 0,1—0,3, beide auch i. m. verabreichbar), ferner Brom- und Baldrianpräparate. Bei trockenem schlafnehmendem Reizhusten gibt man Dicodidtabletten (0,005 und 0,01). Nächtliches kardiales Asthma kann man oft verhüten, wenn man abends neben einem Deriphyllin- oder Euphyllinsuppositorium Dionin 0,01—0,03 oder auch Morphium gibt.

Sauerstoffinhalation ist in allen Fällen verminderter Lungenfunktion, sei es nun, daß dieser eine respiratorische, oder eine Kreislaufinsuffizienz zugrunde liegt, angezeigt. Eine vorhandene arterielle Anoxämie wird dadurch gewöhnlich schon nach 1—2 Minuten ganz oder sehr beträchtlich behoben, kehrt aber nach Aussetzen des Sauerstoffs rasch wieder. Man hat für solche Fälle den Aufenthalt in einem Sauerstoffzelt empfohlen. Die Unannehmlichkeit der Sauerstoffmaske vermeidet die Einführung eines an die Bombe angeschlossenen dünnen Gummischlauches durch die Nase in den oberen Pharynx.

Ein hoher Blutdruck stellt eine schwere Belastung für den linken Ventrikel dar und man wird deshalb versuchen, ihn herabzusetzen, leider meist ohne Erfolg.

In besonderen Fällen kann ein durch Verwachsungen beengtes Herz auf operativem Weg entlastet werden (Cardiolyse, Perikardektomie s. S. 431). Neuartig ist die von Amerika kommende Empfehlung, zur Entlastung des Kreislaufes die Schilddrüse zu entfernen.

2. Die Leistungssteigerung des Kreislaufes.

a) Die Digitalistherapie.

Im Jahre 1785 hat der englische Arzt WITHERING eine eingehende klinische Studie über die Wirkung der Digitalis purpurea auf die Wassersucht veröffentlicht und damit der Medizin ein Arzneimittel geschenkt, das einem geschwächten Herzen jahre- und jahrzehntelang seine verlorene Leistungsfähigkeit wieder geben kann. Die Volksmedizin hatte vielleicht die Digitalis schon früher verwendet und auch WITHERING soll das Mittel von einer sagenhaften Kräuterfrau erhalten haben. Er hat aber als wirklicher Arzt mit feiner Beobachtungsgabe auf Grund sorgfältiger Untersuchungen am Krankenbett erstmals das Anwendungsgebiet, die Wirkung und die Dosierung des Mittels genau erfaßt. Viel später erst wurde durch SCHMIEDEBERG eine wissenschaftliche Pharmakologie geschaffen, die es sich zur Aufgabe machte, die Arzneimittel nach ihrem Angriffspunkt und Wirkungsmechanismus zu untersuchen und dazu kam die Chemie, welche einmal die Zusammensetzung der von der Natur gelieferten Arzneimittel bestimmte und möglichst synthetisch darstellte und andererseits neue Arzneimittel im Laboratorium gewann.

Die Chemie der Digitaliskörper. Die herzwirksame Substanz der Digitalis purpurea und anderer digitaliswirksamer Pflanzen (Digitalis lanata, Strophanthusarten, Acocanthera, Quabaio, Scilla maritima u. a.) stellen Glucoside dar, in denen ein sterinartiges Lacton (*Genin* oder Aglucon) mit einem oder mehreren Zuckerresten verbunden ist. Die praktisch unlöslichen Aglucone werden durch die Bindung mit Zuckerresten löslich in wässerigen Medien und beträchtlich wirksamer. Die Aglucone sind für alle herzwirksamen Glucoside sehr ähnlich gebaute Körper, die in ihrem Sterincharakter nahe Verwandte der Gallensäuren, des Vitamin D und der Sexualhormone darstellen. Bei der Extrahierung verlieren die genuinen Glucoside leicht durch Enzymwirkung Zucker. Solche nicht mehr ganz reinen Glucoside sind aus der Digitalis purpurea als Digitoxin, Gitoxin und Gitalin gewonnen worden. Die ihnen entsprechenden genuinen Glucoside sind heute mittels eines „enzymhindernden" Extraktionsverfahrens für das Digitoxin und Gitoxin dargestellt und als Purpureaglucoside A und B bezeichnet worden (STOLL). Das dem Gitalin entsprechende genuine Glucosid ist noch nicht bekannt. Aus dem gelben Fingerhut *(Digitalis lanata)* wurde neuerdings der größere Teil der darin enthaltenen Herzglucoside in Form des Digilanid als völlig einheitliche Krystallisation gewonnen, das aber wieder aus 3 ebenfalls schön und einzeln gleich krystallisierenden Komponenten, dem Digilanid A, B und C besteht, die alle 3 genuine Glucoside sind und durch partielle Hydrolyse zum Digitoxin, Gitoxin und Digoxin führen. Das Streben von Medizin und Pharmazie ist es, die wirksamen Substanzen noch möglichst unversehrt und in konstanter Zusammensetzung zur Anwendung zu bringen. Manche Ärzte ziehen deshalb auch noch heute das Pulver von sorgfältig getrockneten Digitalisblättern allen galenischen Zubereitungen vor. Dies hat aber manche Nachteile, denn das Pulver ist kompliziert zusammengesetzt und schwer kontrollierbar. Seine Begleitstoffe können unangenehme Nebenwirkungen hervorrufen. Das gleiche gilt für das gewöhnliche wässerige Infus, das zudem schon kaum mehr die reinen genuinen Glucoside enthält. Es werden deshalb heute meist die von der chemischen Industrie in sehr reiner Form gelieferten verschiedenen Digitalisglucoside verwendet, die den Vorteil einer sehr exakten Dosierung und den der parenteralen Anwendung haben. Als Ausgangsmaterial dient bisher noch ausschließlich die Pflanze.

Die Digitaliswirkung auf das Herz. 1. Die wesentliche Wirkung der Digitalis ist die auf den Herzmuskel **(positiv inotrope Wirkung).** Am normalen Herzen des Warmblüters zeigt sich bei entsprechender Versuchsanordnung, daß *die Digitalis bei einer gegebenen diastolischen Füllung durch eine vermehrte isometrische Kontraktion die Anfangsspannung erhöht und daß die folgende isotonische Zuckung kräftiger und kürzer ist.* Außerdem wird die Diastole bei vermehrter Anfangsfüllung verlängert, auch unabhängig vom Nervus vagus. Größere für eine bestimmte Tierart aber konstante Dosen führen zum systolischen Stillstand. Die gleichen Wirkungen zeigen sich auch beim insuffizienten Herzen des kranken Menschen, aber die hier nötigen Dosen sind etwa 10fach geringer als die am normalen warmblütigen Tierherzen ermittelten, woraus sich ergibt, daß beim Menschen besondere Bedingungen bestehen müssen, die das Herz empfindlich für die Digitalis machen und die EDENS in der Hypertrophie mit Insuffizienz sieht. Wenn mit zunehmender Anfangsfüllung oder steigendem Widerstand Hypertrophie und Dilatation nicht mehr ausreichen, hat man in der Digitalis das wahrhafte Zaubermittel in der Hand, welches ohne Entgelt die natürlichen Kräfte des Herzens wieder zu kräftigen und zu fassen vermag, um die Störung zu überwinden (EDENS). Der Energieverbrauch und die coronare Durchströmungsgröße des Herzens sinken dabei sogar ab. Dies gilt für therapeutische, nicht für toxische Dosen. EDENS sagt treffend, wenn man unter biologischer Behandlung versteht, „den Gesetzen des Lebens" entsprechend, dann gibt es keine biologischere Behandlung als die Digitalisbehandlung nach den Regeln der Schulmedizin. *Naturheilkunde heißt Ausnützung der natürlichen Heilkräfte.* Dies tut die Digitalis in hervorragendem Maße. *Und dieses Mittel erschöpft sich nie.* Die Kunst ist, die richtige Dosis herauszufinden, die für jedes Herz eine besondere ist. **Die Indikation der Digitalistherapie ist die Herzschwäche.** Liegt eine solche vor, so gibt es praktisch keine Kontraindikation gegen ihre Anwendung. „Jede Herzschwäche ist ein Nagel zum Sarg" sagt EDENS, denn sie kann durch Unterernährung des überarbeiteten Herzmuskels zu einer nicht mehr gut zu machenden Schädigung führen. Deshalb versage man solchen Herzen nicht die wirksamste Hilfe. Aus dem Erfolg oder Mißerfolg einer Digitalistherapie kann man wertvolle Schlüsse auf die noch vorhandenen Reservekräfte und den Zustand des Herzmuskels machen.

2. Die positiv inotrope Wirkung wird unterstützt durch die pulsverlangsamende **negativ chronotrope** Vaguswirkung. Muskuläre und vagale Wirkungen sind eng miteinander verknüpft. Beide bewirken zusammen eine Steigerung des bei der Insuffizienz abgesunkenen Minutenvolumens unter Abnahme der Frequenz und Zunahme des Schlagvolumens.

3. Auch auf die Reizbildungsstätten im Herzen hat die Digitalis eine unmittelbar fördernde Wirkung **(positiv bathmotrop)**, und zwar wie sich nach Vagusausschaltung zeigen ließ, am stärksten auf den Sinusknoten, weniger stark auf den TAWARA-Knoten und die tertiären ventrikulären Zentren (ROTHBERGER und WINTERBERG). Gewöhnlich überwiegt aber in der Wirkung auf den Sinusknoten die Dominanz des Vagus. Treten unter Digitaliswirkung Extrasystolen und Vorhofflimmern als Zeichen erhöhter Reizbildung auf, so beruht dies nach EDENS nicht auf Digitaliskumulation, sondern auf einer im Zustand des Herzmuskels begründeten Überempfindlichkeit für Digitalis und man kann daraus Schlüsse auf den Sitz einer Herzmuskelstörung machen. Andererseits kann aber ein Zustand erhöhter Reizbildung mit Extrasystolen und mit Vorhofflimmern auch unter Digitalis verschwinden, wenn mit der muskulär-vagalen Wirkung die Durchblutung und der Zustand der Muskulatur sich bessern. Unmittelbar kann die Digitalis also Extrasystolen durch Steigerung der Reizbildung erzeugen, mittelbar kann sie solche durch Verminderung einer vorher im Zusammenhang mit der Insuffizienz gesteigerten Reizbildung beseitigen. Die Digitalisextrasystolen treten gewöhnlich in ganz regelmäßiger Folge, meist als Bigeminus, auf. Sinkt dabei auch die Frequenz auf Zahlen von 40—60 ab, so hat man überdosiert und setzt die Digitalis ab.

4. Die Überleitung vom Vorhof zur Kammer wird durch Digitalis gehemmt **(negativ dromotrope Wirkung).** Es kann zu Kammerausfällen und sogar bis zum totalen Block kommen. In all diesen Fällen gilt der Satz, daß bei bestehender

Herzschwäche Digitalis gegeben werden soll. Auch ein Herzblock ist durchaus keine Gegenanzeige. Mittelbar können bestehende Überleitungs- und Reizleitungsstörungen, z. B. eine WENCKEBACHsche Periode oder ein Verzweigungsblock analog dem bei den Extrasystolen ausgeführten beseitigt werden. Ein partieller Herzblock mit bedrohlichen Blockierungsschwankungen (ADAM-STOKESsche Anfälle) wird zuweilen vorteilhaft durch sehr große Digitalisdosen in einen totalen Block übergeführt.

Die klinische Anwendung. *Art der Darreichung.* Die Digitaliskörper können auf allen Wegen dem Körper zugeführt werden. Bei der meist üblichen peroralen Gabe muß man mit einer teilweisen Zerstörung der Glucoside durch die Salzsäure des Magens rechnen. Weiter hängt die Wirkung von den Resorptionsbedingungen ab. Bei einer Pfortaderstauung geht der Verlust bis zu 90% (OGAWA). Wesentlich besser ist die rectale Verabreichung, aber auch hier erfolgt die Resorption noch ziemlich langsam. Die Resorption bei subcutaner und intramuskulärer Zufuhr hängt von der Vascularisation ab, die im Muskel besser ist als in der Haut. Am sichersten und raschesten wirkt die intravenöse Zufuhr in Form der von A. FRAENKEL eingeführten *intravenösen Strophanthintherapie*. Die resorbierte Digitalis wird auf die verschiedenen Organe verteilt. Pro Einheit Organmasse nehmen Herz und Niere am meisten auf, absolut geht die Hauptmenge in Muskulatur und Leber. Die Fixierung im Herzen ist für die einzelnen digitaliswirksamen Glykoside eine verschieden rasche und lang dauernde. Eine besondere Stellung nimmt das Strophanthin ein. Peroral wird es schlecht resorbiert und zerstört, intravenös gegeben haftet es rasch und wird rasch, — man rechnet 8 Stunden — wieder zerstört. Andere Digitalisglykoside werden langsamer fixiert und haften länger. Neue Gaben führen dann leicht zu einer Summation der Wirkung mit toxischen Erscheinungen, wie Bigeminie, hochgradige Bradykardie und Erbrechen. Dieses Erbrechen ist zentral bedingt und nicht durch eine direkte Magenwirkung. Bei der i. v. Strophanthintherapie kommt es viel seltener zu diesen Erscheinungen. Die Gefahr der Kumulierung besteht aber, wenn vorher schon mit Digitalis behandelt wurde. Man wartet deshalb in solchen Fällen vorsichtigerweise 2—3 Tage mit dem Beginn der Strophanthintherapie. Die Wirkung der intravenösen Strophanthintherapie auf das Herz ist eine viel intensivere als die der peroralen Digitalisgaben. Gilt für diese die EDENSsche Angabe der auf das insuffiziente hypertrophische Herz beschränkten Wirkung, so vermag das Strophanthin auch das nicht hypertrophische insuffiziente Herz zu beeinflussen und auf das hypertrophische insuffiziente Herz wirkt es auch da noch, wo die perorale Digitalistherapie schon versagt. *Man soll deshalb Strophanthin da geben, wo Digitalis noch nicht und da, wo es nicht mehr wirkt* (EDENS). Oder man gibt immer Strophanthin, soweit es die äußeren Umstände erlauben. Todesfälle nach Strophanthin sind früher wohl häufiger vorgekommen infolge Kammerflimmerns; heute, wo man prinzipiell nicht über 0,25 mg pro dosi hinausgeht, ist dies kaum mehr zu befürchten. Je langsamer man injiziert, um so mehr, je rascher, um so weniger Strophanthin wird vom Herzen aufgenommen (WEESE). Bei arhythmischen Fällen beginnt man mit 0,15 mg. Mit Vorsicht und Verständnis geübt, bildet die i. v. Strophanthintherapie eine sehr große und gefahrlose Bereicherung gegenüber der sonstigen Digitalistherapie. Wo man eine rasche Wirkung will, ist das Strophanthin unersetzlich, ferner da, wo nach Digitalis toxische Nebenscheinungen auftreten. Wieviel Digitalis bzw. Strophanthin man gibt, hängt ganz vom einzelnen Fall ab. Jedes Herz hat seine eigene Digitalisdosis (EDENS). *Die ganze Kunst der Digitalistherapie besteht darin, daß man soviel gibt als das Herz braucht und nicht mehr als dies.* Der erfahrene Arzt verdankt seine größeren Erfolge bei Herzkranken der besseren Beherrschung dieser Frage.

Unzählige gute Präparate sind im Handel. Die Dosierung ist gewöhnlich so, daß 1,0 ccm oder eine Tablette gleich sind der Wirkung von 0,1 g pulv. fol. digit. (Digipurat, Digalen, Digifolin, Digilanid, Verodigentabletten usw.). Der Arzt lerne 1 oder 2 Präparate gut kennen und bleibe bei diesen. Peroral gibt man Digitalis auf vollen Magen. Man kann im allgemeinen beginnen mit einer Menge, die 3mal 0,1 pulv. fol. digit. entspricht.

Der Erfolg der möglichst immer unter Bettruhe und sonstiger Entlastung durchgeführten Behandlung äußert sich im Rückgang der Insuffizienzerscheinungen, Nachlassen der Atemnot, verbesserter Diurese, Nachlassen eines vorher gesteigerten Durstes, feuchter Haut, Verbesserung des Pulses, Schwund der Stauungserscheinungen, Absinken des Venendruckes usw. Man fahre zunächst fort mit der größeren Dosis bis zum Schwinden aller Insuffizienzerscheinungen, gehe aber im allgemeinen nicht über 3 g Digitalis hinaus binnen 8—10 Tagen. Versagt die Digitalis, so hilft oft noch auf lange Zeit die i. v. Strophanthintherapie. Weiter prüft man unter Kontrolle von Puls und Körpergewicht, welche Digitalismenge nötig ist, um die Kompensation zu erhalten. Gewöhnlich wird die Digitalis in der Praxis viel zu früh wieder abgesetzt und der Kranke sich selbst überlassen, bis er mit erneuter Dekompensation wiederkommt. Jede neue Herzschwäche ist aber schwieriger zu beseitigen, denn sie setzt bleibende Schädigungen und macht den Herzmuskel schwerer ansprechbar für Digitalis. Oft genügen 0,1 Digitalis pro die, oft noch weniger zur Erhaltung der Kompensation. Es ist ratsamer, fortlaufend kleine Dosen zu geben, als periodisch große. Bei Leber- und Pfortaderstauung gebe man die Digitalis rectal, z. B. Digitalis Dispert, Digitalisexclud oder Digilanid-Suppositorien oder am besten immer Strophanthin i. v. *Die Digitaliswirkung erschöpft sich nie.* Viele Herzen sind jahrelang unter der gleichen Digitalisdosis suffizient erhalten worden. Ein Versagen einer früher wirksamen Digitalisdosis spricht für Verschlechterung des Herzens oder Zunahme der Belastung.

Indikationen und Kontraindikationen. In der Beurteilung, wann man Digitalis geben soll und wann nicht, ruht ein großer Teil der Kreislaufpathologie. Die Grundindikation bleibt die Herzschwäche. Eine latente Herzschwäche kann durch den Erfolg einer Digitaliskur aufgedeckt werden. Eine prinzipielle Kontraindikation gibt es nicht, jedoch muß man eine Digitalistherapie unterbrechen, wenn es zu den sog. Digitalisintoxikationserscheinungen kommt: Erbrechen, Bigeminus, hochgradige Bradykardie. Eine später durchgeführte Strophanthintherapie kann dann störungslos verlaufen. Bei bestehender Herzschwäche sind aber weder eine Aorteninsuffizienz noch ein Aneurysma, noch ein hoher Blutdruck, noch eine Angina pectoris oder eine Coronarthrombose, eine Kontraindikation, sondern die Herzschwäche verpflichtet zur Digitalistherapie. Nächtliche Atmungsparoxysmen rufen nach Digitalis. Hinter mancher angeblichen Bronchitis steckt eine Stauung im kleinen Kreislauf mit Herzschwäche. Wenn ein alter Mann längere Zeit hustet, gebe man ihm Digitalis. Ein rascher Puls ist an sich kein Zeichen einer Herzschwäche und keine Indikation für Digitalis. Sehr günstig reagieren viele Fälle von paroxysmaler Tachykardie. Vorhofflattern geht unter Digitalis oft in Flimmern über bei Verschwinden der lästigen Anfälle von Herzjagen. Eine der günstigsten Digitaliswirkungen sehen wir beim Vorhofflimmern mit hoher Kammerfrequenz. Man gebe hier so viel Digitalis, daß die Pulsdifferenz zwischen Arteria radialis und Herz schwindet und die Kammerfrequenz in der Ruhe nicht über 70—80 in der Minute steigt. Tägliche Wägung morgens nüchtern und Pulskontrolle am Herzen und der Radialis erlauben eine scharfe Kontrolle solcher Kranken und die richtige Digitalisdosierung, die entsprechend mit Salyrgan kombiniert wird. Über Extrasystolen und Reizleitungsstörungen siehe oben. Bei bestehender Herzschwäche bilden sie keine Gegenanzeige. Bei rein nervösen Herzstörungen Digitalis zu geben, ist zwecklos und schadet durch die damit geweckte Vorstellung herzkrank zu sein.

Digitalisprophylaxe. Digitalis prophylaktisch wegen einer eventuell zu erwartenden Herzschwäche zu geben, z. B. bei einer Infektionskrankheit oder vor einer Operation wird heute von den meisten Klinikern abgelehnt. Mit der i. v. Strophanthintherapie kann man im Fall der Not sofort und wirksamst helfen. Eine Digitalisvorbehandlung verbaut nur den Weg zum Strophanthin. Mit dem Strophanthin hat eine Prophylaxe aber auch bei einem normalen Kreislauf eine gewisse Begründung, denn diese setzt das Herzminutenvolumen normalerweise herab infolge einer besseren O_2-Ausnützung in der Peripherie (GOTSCH). Dies begründet auch zum Teil die günstige Wirkung des Strophanthins bei der Angina pectoris.

b) Nicht digitalisartige herzerregende Mittel.

Neben den digitaliswirksamen Glucosiden, die man aber nicht nur aus der Digitalis, sondern auch aus vielen anderen Pflanzen (Scilla, Convallaria, Adonis, Strophanthus usw.) gewinnt, treten alle anderen Mittel zurück. Eine positive inotrope Herzwirkung hat das *Adrenalin* bei intravenöser Injektion. Wegen seiner großen Gefahren (starke Belastung des Herzens durch die blutdrucksteigernde Wirkung bei anfangs ungenügender coronarer Durchblutung) hat man es aber meist ganz verlassen und durch seine Verwandten *(Sympatol, Ephetonin, Ephedrin)* ersetzt. Die Hauptindikation dieser Mittel ist aber nicht die Herz-, sondern die Gefäßschwäche. Durch ihre günstige Wirkung auf die Coronargefäße können sie aber mittelbar auch die Herzleistung bessern. Noch ausgesprochenere Gefäßmittel und keine Herzmittel sind der Campher und seine Ersatzpräparate *(Cardiazol, Coramin)*. Diese können die Digitalistherapie nicht ersetzen. Dagegen hat das Coffein (Coffein natriobenzoic. 0,1—0,2 intramuskulär) eine positiv inotrope Herzmuskelwirkung und verbessert zudem ebenso wie die Purinkörper Theobromin, Theophyllin, Deriphyllin, Euphyllin u. a. die coronare Durchblutung. Der Kampf gegen das Coffein als angebliches „Herzgift" ist nicht begründet.

Traubenzucker, in 20—40%iger Lösung intravenös gegeben, hat sich, mehr empirisch als experimentell begründet, zur Unterstützung der Herztherapie eingeführt, besonders zusammen mit Strophanthin und Deriphyllin (Euphyllin).

3. Die Behandlung der Gefäßschwäche (Kollaps).

Diese muß darauf ausgehen, dem Herzen wieder eine ausreichende Blutmenge zuzuführen durch Wiederherstellung des für die richtige Blutbewegung und Blutverteilung notwendigen Gefäßtonus. Dies geschieht nicht durch Digitalis und herzstärkende Mittel, sondern durch eine Einwirkung auf den Vasomotorenkollaps und die zirkulierende Blutmenge.

1. Wirkung auf das Vasomotorenzentrum. Eine erregende Wirkung haben die allgemeinen „Hirnanaleptica": *Strychnin* (in schweren Fällen bis zu stündlich 1 mg s. c.); *Coffein* (2stündlich 0,1 coff. natriobenzoic. 0,1 s. c.); der *Campher* und seine Ersatzpräparate (stündlich 1 bis mehrere Ampullen *Cardiazol* oder *Coramin* s. c. oder auch i. v.). Einen sehr starken Reiz übt die *Kohlensäure* aus, die man am besten in einem Gemisch mit Sauerstoff (5—8% CO_2) einatmen läßt. Man bedenke, daß Narkotica auch die Erregbarkeit des Vasomotorenzentrums herabsetzen.

2. Einen peripheren Angriffspunkt hat das *Veritol* (Firma Knoll), das sich bei dem hämodynamen, postoperativen Kollaps besonders bewährt hat. Es entspeichert die Depots ohne das Herz durch Drosselung im arteriellen System zu belasten und hat zudem auch eine positiv inotrope Wirkung auf das insuffiziente Herz. Es kann parenteral, rectal und per os verabreicht werden. Blutentspeichernd und herzerregend bei gleichzeitiger starker Vasokonstriktion im arteriellen System wirkt das *Adrenalin*. Wegen seiner allzu brüsken Wirkung auf Herz und Gefäße ersetzt man es heute meist durch das viel harmonischer eingreifende und doch sehr wirksame *Sympatol* und behält sich das Adrenalin nur für die ganz dringenden Fälle eventuell zur intrakardialen Injektion vor. Das *Coffein* wirkt peripher gefäßerweiternd. Diese Wirkung wird aber durch die zentrale Vasokonstriktion überdeckt. Dazu kommt die fördernde Herzwirkung des Coffeins. So ist das Coffein ein gutes Kollapsmittel. Auch die Kohlensäure hat einen peripheren Angriffspunkt. Zur Entleerung der Blutdepots sind auch die Wärme sowie mechanische Einwirkungen auf den Bauch heranzuziehen.

3. Auf eine **Vermehrung der zirkulierenden Blutmenge** gehen Blutübertragungen sowie intravenöse Dauertropfklistiere mit Normosal unter Zusatz von Traubenzucker (5—10%), Sympatol (eventuell Adrenalin), Veritol und Cardiazol oder Coramin, ferner die Autobluttransfusion durch Abwickelung der Extremitäten von distal nach proximal aus.

4. Bei einem **Kollaps durch Blutverlust** ist die Blutung zu stillen und das Blut durch Transfusion zu ersetzen. Dem Plasmaaustritt bei der serösen Entzündung kann neben schleunigster Beseitigung der schädigenden Ursache nach den Versuchen EPPINGERs das Pyramidon (3,0 pro die) entgegenwirken.

Der Arzt soll beim bedrohlichen Kollaps eine *bewußte Polypragmasie* treiben (R. SCHÖN) und zentral erregende und peripher wirkende Mittel planmäßig kombinieren unter Kontrolle von Puls und Blutdruck. Bei rasch abklingender Wirkung ist es ratsamer, öfter als viel auf einmal zu injizieren. Ein länger dauernder Kollaps führt schon an sich durch die mit ihm verbundene verminderte coronare Durchblutung auch zur Herzschwäche. Zudem kann hinter einem Kollaps eine gleichzeitig bestehende Herzschwäche verborgen bleiben. Deshalb ist es ratsam, in schwereren Fällen immer auch Strophanthin i. v. (0,25 mg) zu geben, das (s. oben) auch auf das nicht hypertrophische insuffiziente Herz wirkt und außerdem die Lungenfunktion (CO_2-Aufnahme) bessert. Bei schwerem infektiös toxischem Kollaps wird man aber trotz aller Mühe ein völliges Abgleiten der Therapie finden.

4. Bädertherapie.

Entgegen der alten Vorstellung, daß es ein Kunstfehler sei, Herzkranke zu baden, hat BENEKE in Nauheim vor 70 Jahren einen sehr günstigen Einfluß beobachtet, und es ist seitdem eine große Erfahrung auf diesem Gebiete gesammelt worden. Die genauere Einwirkung der Bäder in den letzten Jahren wurde an besonderen balneologischen Instituten in deutschen Bädern (Nauheim, Oeynhausen) untersucht (KLOTILDE GOLLWITZER-MEIER u. a.). Für die Kreislaufbehandlung handelt es sich vor allem um die Kenntnis der Wirkung der reinen Wasserbäder und insbesondere der Kohlensäurebäder. Wir haben zu unterscheiden:

1. Die hydrostatische Wirkung.
2. Die Temperaturwirkung.
3. Die besondere CO_2-Wirkung.

Hydrostatische Wirkung. Diese hängt von der Höhe der Wassersäule ab. Das *Halbbad* hat eine den venösen Rückfluß fördernde Wirkung. Es erhöht den Gewebsdruck und wirkt wie eine Erhöhung des Muskeltonus. Bei schlechtem Tonus der Bauchmuskeln hilft es bei der Inspiration den Druck in der Bauchhöhle erhöhen und fördert damit den venösen Rückfluß aus dem Bauch in das Gebiet des niederen Druckes in der Brusthöhle. Das *Vollbad* hat eine Atem- und Kreislaufwirkung, denn durch den hydrostatischen Druck wird der Brustumfang vermindert und der intrapleurale Druck steigt. Der Luftgehalt der Lunge nimmt ab. Bei elastischem Thorax kann der größte Teil der Reserveluft ausgepreßt werden. Trotzdem braucht die Vitalkapazität nicht abnehmen bei forcierter Atmung. Normal ist aber das Atemvolumen vermindert und die CO_2-Spannung steigt, was auf eine verminderte Erregbarkeit des Atemzentrums schließen läßt. Der erhöhte intrapleurale Druck wirkt sich auch auf den Kreislauf aus und führt zu einem Anstieg des Venendruckes. Der Anstieg des Minutenvolumens im indifferenten Vollbad ist gering (etwa 32%). Ist die Lunge durch Stauung im kleinen Kreislauf weniger elastisch, so ist ihre Volumenabnahme geringer und der intrapleurale Druckanstieg und ebenso der Anstieg des Venendruckes wird größer, und es entsteht ein Beklemmungsgefühl. Patienten mit Kreislaufstauung gehören also nicht ins Vollbad.

Temperaturwirkung. Während das indifferente Bad (35°C) nur eine statische Wirkung hat, kommt dem warmen (38—39°C) und auch kalten (32°C und darunter) auch ein besonderer Einfluß auf den Kreislauf zu.

Kaltes Bad. Blutdruckanstieg. Minutenvolumen sinkt. Capillarverengerung. Hautblässe. Absinken des Extremitätenvolumens. Erhöhung des Arterientonus mit erhöhter Pulsamplitude.

Warmes Bad. Blutdrucksenkung. Pulsfrequenzerhöhung, Minutenvolumen steigt mehrfach an. Verlangsamte Pulswelle. Verminderter Arterientonus.

Kohlensäurebad. Während normalerweise CO_2 durch die Haut, den physikalischen Gesetzen folgend, abgegeben wird bei einer Spannungsdifferenz von etwa 40 mm Hg von innen nach außen, wird im CO_2-Bad, in dem eine CO_2-Spannung von etwa 500 mm Hg herrscht, CO_2, auch physikalischen Gesetzen folgend, aufgenommen. Daneben ist die CO_2-Aufnahme durch die Lunge bei einem CO_2-Gehalt der Luft über dem Bad von 0,1—0,5 Vol.-% sehr gering. Die CO_2-Aufnahme durch die Haut hängt weiter von der Durchblutungsgröße ab, die mit der Wärme zunimmt, während andererseits die Löslichkeit der CO_2 mit der Wärme abnimmt. Die Erweiterung der Hautgefäße ist auch eine besondere Wirkung der resorbierten CO_2. Es kommt dadurch zu einer Blutverschiebung in die Haut ohne die große Kreislaufbelastung des warmen Bades. Die Atmung wird im CO_2-Bad nach anfänglicher Verminderung durch die statische Wirkung angeregt. Zu der CO_2-Wirkung kommt bei den Solthermen noch die Salzwirkung auf die Haut. Bei dieser verbesserten Durchblutung der Haut wird ein kühles Bad (32° C) noch warm empfunden. Zur Behandlung von Herzkranken verwendet man meistens Bäder von 33—30° und sogar 28° C. Die Körpertemperatur sinkt dabei ab und damit oft auch die Pulsfrequenz. Dekompensierte Herzkranke sind von der Badebehandlung auszuschließen. Ihnen gehört zunächst Digitalis. Die CO_2-Bäder haben eine periphere und keine Herzwirkung. Ihre Hauptdomäne ist der nicht dekompensierte Hochdruck. Mit viel Erfahrung und Verständnis verabfolgt, können die CO_2-Bäder sehr Gutes leisten, besonders wenn sie mit gleichzeitiger Loslösung vom Beruf an einem der schönen Badeorte durchgeführt werden (Bad Nauheim, Oeynhausen, Althaide, Kudowa, Reinerz, Franzensbad u. a.). Künstliche CO_2-Bäder können überall, wo eine Badewanne ist, mit Hilfe einer der vielen im Handel befindlichen Badepackungen gemacht werden. **HAUFFEsche Teilbäder:** Von sehr günstiger Wirkung auf die Blutverteilung, namentlich bei der coronaren Beschwerde (Angina pectoris) und auch bei anderen Kreislaufkrankheiten, ist das langsam aufsteigende Handbad nach SCHWENINGER-HAUFFE).

In Ruhelage kommt eine Hand in Wasser von 35° C, das durch Zugießen oder durch Tauchsieder langsam binnen 20 Minuten auf 42° erwärmt wird. Anschließend wird noch mindestens 1 Stunde geruht.

5. Eine günstige periphere Kreislaufwirkung hat auch die **Massage,** welche die Capillarisierung und Durchblutung sowie den Tonus der Muskeln vermehrt und den Muskelstoffwechsel bessert. Das O_2-Debt sinkt und der O_2-Konsum verkleinert sich (EPPINGER). Gymnastik und dosierte Wege (Terrainkur) können, wo keine Ruheinsuffizienz besteht, mit zur Kreislaufbehandlung und Trainierung, bei großer Vorsicht herangezogen werden.

E. Die Störungen des Herzrhythmus.
1. Das Elektrokardiogramm.

Die normale Reizbildungsstelle des Herzens liegt im Sinusknoten (KEITH FLACKscher Knoten), einer Anhäufung eines reich von Nerven durchsetzten eigentümlich plasmareichen Muskelgewebes an der Einmündung der oberen Hohlvene in den rechten Vorhof. Von hier geht der Reiz auf anatomisch nicht differenzierter Bahn zum ASCHOFF-TAWARA-Knoten, der an der Vorhofventrikelgrenze liegt und von dort geht er durch das „HISsche Bündel", das sich in einen rechten und linken zu beiden Seiten des Kammerseptums laufenden Schenkel spaltet, hinab zur Kammermuskulatur. Das HISsche Bündel stellt die einzige Brücke dar, welche Erregungen vom Vorhof zur Kammer über den diese trennenden Annulus fibrosus hinweg zu leiten vermag (Abb. 1). Eine Störung der normalen Reizbildung im Sinusknoten und der Reizleitung führt zu einer Änderung des Herzrhythmus, die man oft schon durch die Auskultation und die Palpation des Pulses erfassen kann und genau mittels graphischer Methoden registriert. Die ältere Methode der vergleichenden Schreibung des Spitzenstoßes und des Venenpulses ist heute praktisch ganz durch die **Elektrokardiographie** (EINTHOVEN) ersetzt worden, die unter den graphischen Untersuchungsmethoden des Herzens heute an erster Stelle steht. Sie erlaubt uns

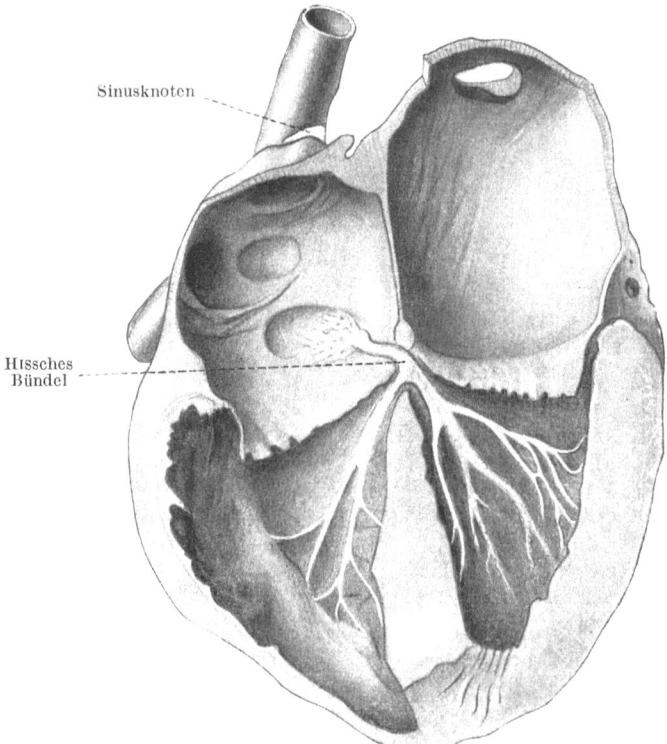

Abb. 1. Reizleitungssystem des Herzens (halbschematisch). (Nach F. KÜLBS: Aus Handbuch der inneren Medizin, 2. Aufl. Bd. II/1.)

in früher ganz ungeahnter Weise eine Feststellung und Analyse von Rhythmusstörungen, ist aber darüber hinaus in den letzten Jahren auch zu der leistungsfähigsten und verläßlichsten Untersuchungsmethode auch zur Erkennung von *Herzmuskelschäden* ausgebaut worden.

Das EKG. ist die graphische Darstellung der mit dem Erregungsablauf des Herzens einhergehenden Potentialdifferenzen bzw. der dabei entstehenden Herzströme. Jede erregte Stelle verhält sich gegenüber der ruhenden *elektronegativ*. Sind solche erregte negative und unerregte Stellen im Herzen gleichzeitig vorhanden, so bedeutet dies auch das Vorhandensein von Potentialdifferenzen.

Die Entstehung des menschlichen EKG.s wird am besten verständlich, wenn man von den einfachen Verhältnissen am Skeletmuskel ausgeht. Reizt man einen Skeletmuskelstreifen elektrisch und verbindet die beiden Enden mit einem Galvanometer, so zeigt dieses einen Ausschlag, weil in der Leitung von dem unerregten nach dem erregten, negativen Ende ein Strom fließt, durch den die als Folge der Erregung entstandene Potentialdifferenz ausgeglichen wird. Die Erregung schreitet dann wellenförmig fort; die früher erregte Stelle ist dann *nicht mehr*, das andere Ende *noch nicht* erregt, an den Enden besteht somit keine Potentialdifferenz, es fließt auch kein Strom, das Galvanometer zeigt keinen Ausschlag.

Schließlich ist die früher unerregte Stelle erregt, der Anfang nicht mehr, so daß es wieder zu einer Potentialdifferenz kommt. Ein Strom entsteht, der nun aber in umgekehrter Richtung fließt. Auf diese Weise entsteht bei Reizung eines Skeletmuskels ein doppelphasischer Strom mit einem Ausschlag nach oben, einer isoelektrischen Strecke (Nullinie) und einem Ausschlag nach unten.

Auch beim menschlichen Herzen würden wir ein solches zweiphasisches EKG. erhalten, wenn sich die Erregung im Herzmuskel nur in einer Richtung fortpflanzen würde. Dies trifft aber nicht zu. Es entstehen zahlreiche Potentialdifferenzen und Ströme, die sich teils summieren, teils subtrahieren. Die Erregung beginnt rechts nahe zur Herzbasis und dauert hier — aus bisher noch nicht bekannten Gründen — auch am längsten; an der Spitze und mehr links beginnt sie später und hört hier auch früher auf. Leitet man monophasisch von der Basis ein Galvanometer ab, so erhält man einen nach oben gerichteten Ausschlag, bei Ableitung von der Spitze einen nach unten gerichteten, der aber später beginnt und früher aufhört als der Ausschlag bei Ableitung von der Basis. Aus diesen 2 entgegengesetzt gerichteten Anteilen entsteht durch Summation das typische Elektrokardiogramm mit den

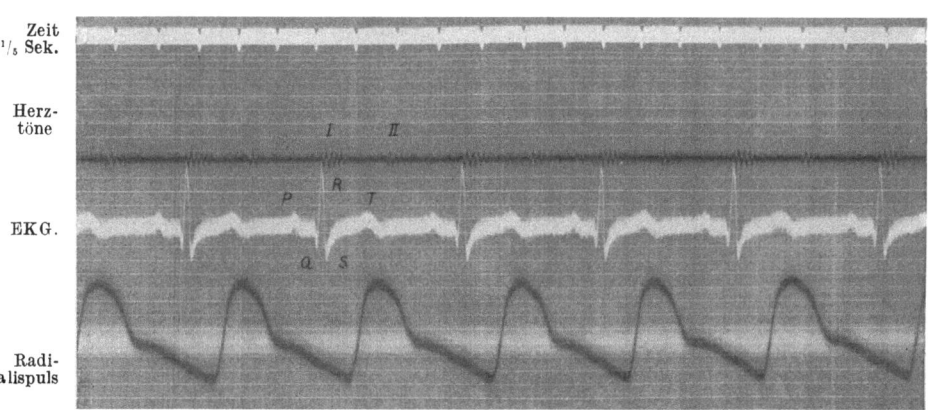

Abb. 2. Normales Elektrokardiogramm. (Medizinische Klinik, Leipzig.)

2 nach oben gerichteten Zacken R und T und einer dazwischen gelagerten isoelektrischen Strecke, dem sog. Zwischenstück. Durch pathologische Vorgänge am Herzmuskel kann der normale Ablauf der Erregung gestört werden, was sich dann in einer abnormen Konfiguration des Elektrokardiogramms manifestiert.

Aus diesen Veränderungen des Elektrokardiogramms zieht nun die Klinik, gestützt vor allem auf die empirische Erfahrung am Krankenbett sowie auf die Kontrolle durch Autopsie und Experiment, ihre Schlüsse. Dabei muß sie auf eine nähere anatomische Diagnose verzichten, weil gleiche Veränderungen des EKG.s durch ganz verschiedenartige Prozesse hervorgerufen werden können. Wir können nur eine Störung physikalisch-chemischer Vorgänge feststellen und können diese meist auch lokalisieren, die Art des Prozesses aber können wir aus dem EKG. nicht erkennen. Auch die Bestrebungen, das EKG. zur Beurteilung der Herzkraft bzw. Leistungsfähigkeit des Herzmuskels heranzuziehen, können noch nicht als abgeschlossen gelten.

Damit sind in groben Zügen die heutigen Leistungsgrenzen der Elektrokardiographie angedeutet, und es ist ihr der entsprechende Platz unter den Methoden zur Erkennung von Herzerkrankungen zugewiesen.

Die Aktionsströme des Herzens werden beim Menschen naturgemäß nicht direkt vom Herzen, sondern von den Extremitäten und vom Thorax abgeleitet. Wir verwenden klinisch vier Arten der Ableitung:

Rechter Arm — linker Arm (Ableitung I).
Rechter Arm — linkes Bein (Abteilung II).
Linker Arm — linkes Bein (Ableitung III).
Vordere Brustwand — linkes Bein (Ableitung IV).

Die betreffenden Extremitäten liegen in Wannen oder sie sind in feuchte Tücher gehüllt, von denen der Strom zum Galvanometer abgeleitet wird.

Diese indirekte Ableitung der durch den Erregungsablauf im Herzen entstandenen Potentialdifferenzen bzw. Aktionsströme bringt es mit sich, daß wir im EKG. nicht die ganze elektrische Leistung des Herzens, sondern nur einen Teil der Spannungen erfassen, jene die die Körperoberfläche erreichen und nicht durch das Herzblut und durch leitende Gewebe in der Umgebung des Herzens ausgeglichen werden. Immerhin beträgt die Potentialdifferenz, die mit einem jeden Herzschlag verbunden ist, normalerweise mehr als 1 Millivolt. Die indirekte Ableitung der Strompotentiale des Herzens bringt es ferner mit sich, daß die Konfiguration des EKG.s auch von der Herzlage abhängt, weil die jeweiligen elektrischen Felder durch eine Lageänderung des Herzens, z. B. durch einen Zwerchfellhochstand oder durch eine Drehung des Herzens um seine Längsachse eine Änderung erfahren.

Das normale menschliche EKG. (Abb. 2) besteht aus 5 Zacken, die in alphabetischer Folge mit den Buchstaben P bis T bezeichnet werden. P ist Ausdruck der Erregung der Vorhöfe, Q bis T Ausdruck der Erregung der Kammer. Die Zeit vom Beginn der P-Zacke bis zur Q-Zacke ist die sog. *Überleitungszeit*, jene Zeit, die notwendig ist, damit die Erregung vom Vorhof zur Kammer geleitet wird. Sie beträgt durchschnittlich 0,16 Sekunden, als oberste Grenze werden nur 0,2 Sekunden angesehen. Der QRS-Komplex, der normalerweise nicht länger aus 0,08 Sekunden dauert, wird als die *Anfangs- oder Initialschwankung des Kammerkomplexes*, die T-Zacke als die *Nach- oder Finalschwankung* bezeichnet, die dazwischen gelagerte normalerweise isoelektrische ST-Strecke wird auch „Zwischenstück" genannt. Man teilt die Störungen des Herzrhythmus ein in Störungen der Reizbildung, der Reizleitung und der Kontraktilität. Im EKG. finden sich dabei Veränderungen in der zeitlichen Aufeinanderfolge wie in Abstand und Reihenfolge der einzelnen Zacken des Herzschlages zueinander.

2. Störungen der Reizbildung.

a) Nomotope Reizbildungsstörungen.

Der Reiz entsteht an normaler Stelle im Sinusknoten, aber seine Entstehungsbedingungen sind verändert.

Sinustachykardie. Eine erhöhte Reizbildung im Sinus kommt größtenteils über das vegetative Nervensystem durch Erregung der N. accelerantes zustande, so z. B. bei Neurosen, beim Basedow, im Schreck, bei körperlicher Arbeit, im Kollaps, im Fieber, bei Anämie usw. Die Sinustachykardien beginnen in der Regel allmählich, zuweilen auch plötzlich, klingen aber im Gegensatz zu den paroxysmalen Tachykardien *immer langsam* ab. Der Puls ist regelmäßig, die Frequenz erreicht etwa bis 160 in der Minute. Das EKG. zeigt eine rasche Aufeinanderfolge der an sich meist unveränderten Zacken, sowie des Zwischenstückes. Es kann aber auch die T-Zacke erhöht sein, als Ausdruck des erhöhten Sympathicustonus, schließlich kann sie bei hochgradiger Frequenz flach oder sogar negativ werden.

Die Sinusbradykardie. Sie entsteht entweder durch direkte oder reflektorische Vaguserregung, z. B. bei Digitalismedikation, bei Nephritis, bei Ikterus, bei erhöhtem Hirndruck, bei plötzlichen Blutdrucksteigerungen usw. und ist dann durch Atropin zu beseitigen; oder sie wird durch eine Erkrankung des Sinusknotens, z. B. bei Diphtherie verursacht, der dann in der Zeiteinheit abnorm wenige Reize produziert.

Wird die Frequenz des Sinus geringer als die des Knotens, so tritt Knotenrhythmus auf, mit der ihm eigenen Frequenz von etwa 45. Liegt die Sinusfrequenz nahe der Knotenfrequenz, so kann ein periodischer Wechsel in der Schrittmacherfunktion zwischen Sinus und Knoten eintreten, demzufolge typische und atypische EKG.s miteinander abwechseln. Sinkt die Knotenfrequenz unter die der Kammerzentren, so tritt Kammerautomatie auf, meist mit einer Frequenz von 20—30.

Durch Druck auf die geschlossenen Augenlider (ASCHNERscher Bulbusdruckreflex) oder durch Druck auf den Sinus caroticus, besonders rechtsseits, kann man je nach der Erregbarkeit des vegetativen Nervensystems einen reflektorischen Vagusreiz ausüben mit folgender Bradykardie.

Respiratorische oder juvenile Arhythmie. Es wechseln langsame und schnelle Perioden des im übrigen ganz normalen Sinusrhythmus. Dies beruht auf Tonusschwankungen im Herzvagus, die namentlich bei Jugendlichen oft in Abhängigkeit von der In- und Exspiration auftreten (S. 333).

Das wesentliche ist, daß man diese nur einen labilen Zustand im vegetativen Nervensystem bedeutenden Frequenzschwankungen nicht mißdeutet und auf eine Herzerkrankung bezieht.

b) Heterotope Reizbildungsstörungen.

1. Die extrasystolischen Arhythmien. Entsteht am Herzen, meist im spezifischen Muskelsystem, ein abnormer Reiz, der sich auf gebahnten Wegen ausbreitet, so erfährt die normale Schlagfolge des Herzens eine Änderung. Je nach

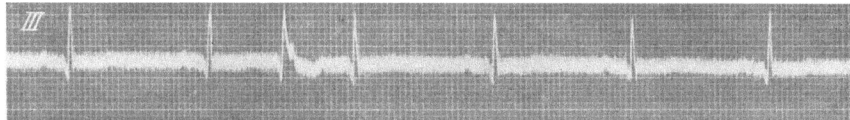

Abb. 3. Interpolierte Extrasystole.

dem *Sitz* des abnormen Reizes spricht man von *ventrikulären* oder *supraventrikulären Extrasystolen*.

Bei letzteren unterscheidet man noch eine Sinus-, eine Vorhof- und eine Knotenextrasystole, je nachdem ob der Reiz vom Sinus, vom Vorhof oder vom Vorhofteil des ASCHOFF-TAWARA-Knotens ausgeht. Der Extrareiz kann nur dann zu einer Kontraktion

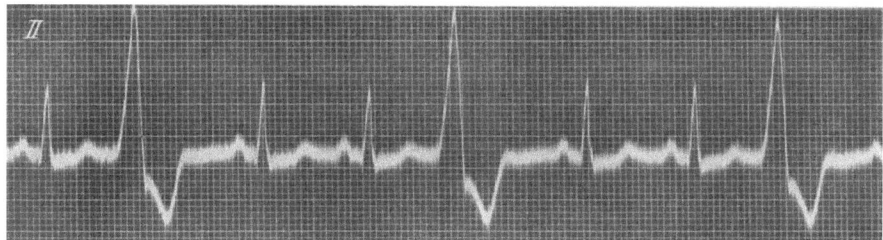

Abb. 4. Ventrikuläre Extrasystole mit kompensatorischer Pause.

des Muskels führen, wenn er ihn früher trifft als der normale Reiz, weil er sonst in die Refraktärphase des normalen Schlages fallen und so unwirksam bleiben würde. Die auf den Extrareiz entstehende Kontraktion, *die Extrasystole*, ist somit immer *vorzeitig*. Sie kann so vorzeitig sein, daß ihre Refraktärphase bereits vorbei ist, wenn der nächste Sinusreiz zur Kammer gelangt, so daß letzterer diese schon erregbar vorfindet. Der normale Rhythmus erfährt dann keine Änderung oder Verschiebung, die Extrasystole hat sich zwischen zwei normale Schläge eingeschaltet: man spricht von interpolierter Extrasystole (Abb. 3). Meist fällt aber der auf die Extrasystole folgende Normalschlag aus: entweder weil der nächste Sinusreiz in die Refraktärphase der Extrasystole fällt oder aber, weil durch rückläufige Leitung der Erregung des Extrareizes das physiologische Reizmaterial im Sinus zerstört wird. Im ersteren Falle (Abb. 4) fällt ein Normalschlag aus, dabei entsteht von der Extrasystole bis zur Bildung und Leitung des nächsten Reizes eine Pause (die postextrasystolische Pause), die zusammen mit der Zeit vom letzten Normalschlag bis zur Extrasystole, der sog. Kupplung, genau das Doppelte eines normalen Schlagintervalls beträgt. Am Grundrhythmus hat sich hier also nichts geändert. Die auf die Extrasystole folgende Kontraktion findet zur selben Zeit statt, zu der sie auch ohne den Extrareiz stattgefunden hätte. Die vorzeitige Kontraktion wird durch eine entsprechend längere Pause zeitlich kompensiert, man spricht von einer *kompensatorischen Pause*. Diese ist allen ventrikulären Extrasystolen — mit Ausnahme der interpolierten — eigen und für sie charakteristisch. Bei rückläufiger Leitung der Erregung zum Sinusknoten ist die vorzeitige Kontraktion ebenfalls von einer Pause gefolgt, diese ist aber nicht voll kompensierend, weil hier der Grundrhythmus verschoben wird. Der Extrareiz erreicht und vernichtet hier meist das schon vorgebildete Material im Sinusknoten, der nun wieder neues Material sammeln muß. Der nächste Normalschlag wird hier um die Dauer eines normalen Intervalls verspätet der Extrasystole folgen, der Grundrhythmus ist etwas *vorverlegt* (Abb. 5). Dies ist am häufigsten bei den supraventrikulären Extrasystolen der Fall.

Das EKG. bei Extrasystolen. Bei den *supraventrikulären* Extrasystolen und von den ventrikulären bei jenen, die im Hisschen Bündel noch vor der Teilung desselben entstehen, ist der Kammerkomplex meist nicht oder nur wenig verändert. Nur bei sehr vorzeitigen Extrasystolen kann eine leichte Verbreiterung der Anfangsschwankung eintreten, wenn

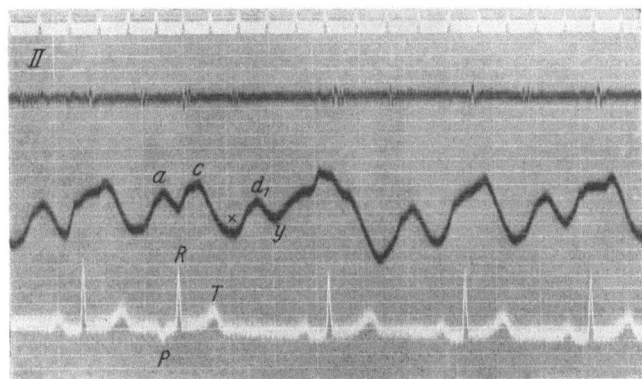

Abb. 5. Supraventrikuläre Extrasystole mit Venenpuls und Herztönen.

sich das Überleitungssystem wegen der Kürze der Zeit vom vorangehenden Schlag noch nicht ganz erholen konnte. Die P-Zacke kann je nach der Entfernung der Extrareizstelle vom Sinus vor oder nach dem Initialkomplex liegen oder mit diesem gleichzeitig auftreten und eventuell nach unten gerichtet sein (sog. neg. P). Die Überleitungszeit ist verschieden. Sie wird von der Länge des Leitungsweges und dem Grad der Ermüdung, also der Vorzeitigkeit bestimmt und ist bei ventrikelnahen Extrasystolen in der Regel verkürzt, bei sinusnahen verlängert. Der Extrasystole folgt eine postextrasystolische Pause, die, wenn

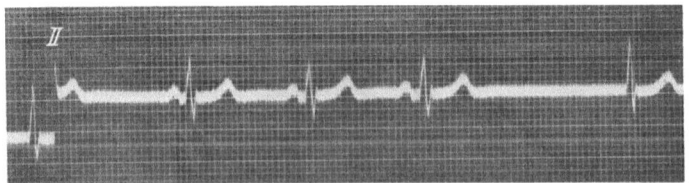

Abb. 6. Knotenextrasystole. Die P-Zacke fehlt. Der Kammerkomplex ist nicht verbildet.

der Extrareiz nicht auf den Sinus zurückgeleitet wird, nicht vollkompensierend (Abb. 5) ist. Sie ist letzteres aber in dem seltenen Falle, wenn die Reizbildung im Sinus unbeeinflußt bleibt, so daß — wie bei den ventrikulären Extrasystolen — der normale Sinusreiz einfach ausfällt und der nächste wieder an normaler Stelle erscheint.

Bei den *ventrikulären Extrasystolen* (Abb. 4), die nach der Teilungsstelle entstehen, ist das Kammer-EKG. hochgradig deformiert, diphasisch, d. h. die Nachschwankung ist der verbreiterten Hauptschwankung entgegengesetzt gerichtet und folgt ihr unmittelbar ohne ein Zwischenstück. Ferner sind die Ausschläge größer als beim Normalschlag. Die P-Zacke fehlt oder ist im atypischen Kammerkomplex verborgen. Da der Extrareiz nicht auf den Sinus übergreift, ist die Pause kompensatorisch.

Bedeutung der Extrasystole. Die vorzeitige, durch den Extrareiz hervorgerufene Kammerkontraktion geht naturgemäß mit einer Verkürzung der Diastole einher, die Füllung der Kammer ist mangelhaft, und zwar um so mangelhafter, je vorzeitiger die Extrasystole einsetzt. Infolge der mangelhaften Füllung kann die Entleerung des Ventrikelinhaltes leicht und rasch erfolgen, der erste Ton ist deshalb besonders laut. In der der E.S. folgenden Pause wird die Kammer ausreichend gefüllt, der nächste Schlag hat ein großes Volumen. Meist ist es dieser Schlag, der von den Kranken als besonders kräftige Kontraktion empfunden wird, während die Extrasystole selbst seltener gespürt und dann als „Herzstolpern" oder als Aussetzen des Pulses charakterisiert wird. Extrasystolen können auch gehäuft und unter Umständen in regelmäßigen Abständen auftreten. So spricht man von *Bigeminie*, wenn auf jeden Normalschlag eine, von *Trigeminie* (Abb. 4), wenn auf zwei Normalschläge immer eine Extrasystole folgt usw. Schließlich können Extrasystolen den Grundrhthmus überhaupt verdecken und verdrängen.

Ätiologie. Die Extrasystolen können verschiedene Ursachen haben. Sie können Ausdruck einer Herzerkrankung sein, z. B. einer Myokarditis, *können jedoch auch bei vollkommen herzgesunden Menschen vorkommen.* Die bekanntesten auslösenden Ursachen sind Zwerchfellhochstand, Pleuraschwarten, Verdauungsstörungen, Nicotinabusus, reichlicher Kaffeegenuß, organische Herzmuskelerkrankungen, Herzinsuffizienz, Digitalis- und Strophanthinwirkung, Nerveneinflüsse. Vereinzelte Extrasystolen sind an sich meist bedeutungslos. Gehäufte Extrasystolen im Vorhof können hingegen Vorboten von Vorhofflimmern, gehäufte Kammerextrasystolen wieder Vorboten von Kammerflattern sein.

Die Behandlung besteht in Vermeidung bzw. Beseitigung der auslösenden Ursachen, in Darmregelung und Bekämpfung der Herzschwäche. Von Medikamenten wird ein Mischpulver mit Luminal 0,015, Strychnin 0,001, Chinin mur. 0,1 oder Chinidin sulf. 0,01 verabreicht.

2. Ersatzsystolen (escaped beats). Zu den Reizbildungsstörungen gehören weiter noch die Ersatzsystolen, die im Gegensatz zu den Extrasystolen nicht *vorzeitig*, sondern *nachzeitig* auftreten, und zwar dann, wenn durch Ausfall des normalen Sinusreizes, oder starke Verspätung desselben, nach entsprechend langer Pause die sekundären Zentren der Reizbildung: der Knoten oder die Zentren der Kammer die „Schrittmacherfunktion" übernehmen. Sie können vereinzelt auftreten, dann spricht man von Knoten oder Kammerersatzsystolen. Wenn alle Kontraktionen auf solche, in sekundären Zentren gebildete Reize zurückzuführen sind, so spricht man von *Ersatzrhythmen.* Die Frequenz dieser Ersatzrhythmen wird mit zunehmender Entfernung vom Sinusknoten immer langsamer. Der Knoten schlägt mit einer Frequenz von 40—60 Schlägen, die Kammer mit einer solchen von 20—40 Schlägen in der Minute. Ist ein Ersatzrhythmus von längerer Dauer, so nähert sich seine Frequenz meist erheblich der Sinusfrequenz. Den Ersatzschlägen bzw. Ersatzrhythmen kommt eine wesentlich größere Bedeutung zu als den Extrasystolen, weil ersteren häufiger eine ernste Schädigung des Herzens zugrunde liegt.

Bei Ersatzschlägen oder Ersatzrhythmen, die vom Knoten oder vom Hisschen Bündel ausgehen, fehlt im EKG. meist die P-Zacke; sie kann aber auch vorhanden sein und befindet sich dann, je nach dem Ursprung des Reizes, in oder nach der Anfangsschwankung des Kammerkomplexes. Der Kammerkomplex unterscheidet sich von dem normalen Schlag des betreffenden Menschen nicht oder nur wenig (Abb. 6). Haben aber die Ersatzschläge in tiefer gelegenen Abschnitten nach der Teilung ihren Ursprung, so nehmen sie auch die Form der Links- oder Rechtsextrasystole bzw. Schenkelblocks an.

Wenn sich während eines Knotenrhythmus auch der Sinusknoten immer wieder durchsetzt, so daß die Kammer abwechselnd von beiden nebeneinander tätigen Stellen erregt wird, so können durch diese „Interferenzdissoziation" kompliziert aussehende Kurven entstehen.

3. Vorhofflattern und Flimmern, die absolute Arhythmie. Der absolut unregelmäßige Puls war den Ärzten schon seit langem bekannt. Schon GALEN unterschied Ordnung und Unordnung des Pulses. GERHARDT sprach von einer Arhythmia perpetua, HERING von einem Pulsus irregul. perp. In neuerer Zeit hat sich die Bezeichnung „absolute Arhythmie" an Stelle der perpetuellen Arhythmie eingebürgert. Einen Einblick in das Wesen dieser Erscheinung verdanken wir erst jüngeren Untersuchungen. WENCKEBACH hat durch genaue Analyse des Radialispulses das vollständige Fehlen des Grundrhythmus als immer vorhandenes Merkmal der Arhythmia perpetuac festgestellt. Auch in den Venenpulskurven MACKENZIEs war dieses Merkmal vorhanden. Durch gleichzeitige Aufnahmen des Arterien- und Venenpulses konnte dieser Autor außerdem das Fehlen der a-Welle im Venenpuls nachweisen. Da aber diese a-Welle der normalen Venenpulskurve damals allgemein als ein Kunstprodukt aufgefaßt wurde — sie fand ihre richtige Deutung erst später, als man ihren Ursprung aus ihrem Fehlen beim Vorhofflimmern erkannte — mußte auch die richtige Deutung ihres Fehlens ausbleiben. ROTHBERGER und WINTERBERG und LEWIS haben dann gezeigt, daß die Erscheinungen bei experimentell erzeugtem Flimmern mit denen der absoluten Arhythmie übereinstimmen und haben den Nachweis erbracht, daß die absolute Unregelmäßigkeit des Pulses auf ein Flimmern oder Flattern des Vorhofes zurückzuführen sei.

Als *Vorhofflattern* wird in der Regel eine Vorhoffrequenz von 200—400 Schlägen in der Minute, als *Vorhofflimmern* eine solche von über 400 Schlägen bezeichnet. Von diesen zahlreichen Schlägen gelangt aber nur ein Teil zur Kammer, weil infolge der starken Beanspruchung des Überleitungssystems es auch dann, wenn dieses nicht geschädigt ist, zu einem funktionellen, in seiner Intensität dauernd wechselnden Block zwischen Vorhof und Kammer kommt. Letztere empfängt also ihre Reize vom Vorhof, aber in ganz unregelmäßigen Abständen, was eine ebenso unregelmäßige Kammertätigkeit zur Folge hat. Je nachdem, ob die Unregelmäßigkeit auf Flimmern oder Flattern zurückzuführen ist, spricht man von einer *absoluten Arhythmie bei Vorhofflimmern oder einer solchen bei Vorhofflattern*. Ist die Zahl der übergeleiteten Schläge groß, spricht man von einer raschen Form, ist sie gering, von einer langsamen Form der absoluten Arhythmie. Somit handelt es sich bei der absoluten Arhythmie um die Kombination einer *Reizleitungsstörung* zwischen Vorhof und Kammer mit einer *Reizbildungsstörung* im Vorhof.

Während die Überleitungsstörung mit der Ermüdung des Reizleitungssystems durch die rasche Aufeinanderfolge zahlreicher Reize hinlänglich erklärt werden kann, sind die Ursachen des Vorhofflatterns bzw. Flimmerns nicht sicher bekannt. Nach WENCKEBACH können alle Faktoren, die zu einer abnorm kleinen Systole führen, so z. B. Extrasystolen ein Vorhofflimmern auslösen, weil durch die mit der kleinen Systole einhergehende Verkürzung der Refraktärphase die Möglichkeit einer raschen Reizbeantwortung gegeben ist. Andere Theorien über das Wesen des Flimmerns und Flatterns haben wenig Zustimmung gefunden. Die lange herrschend gewesene Theorie der sog. Kreisbewegung von LEWIS, nach welcher ein kreisförmig zirkulierender Reiz den Ausgangspunkt für das Flimmern bildet, ist in der letzten Zeit angefochten worden. So konnten amerikanische Autoren zeigen, daß künstlich erzeugtes Vorhofflimmern auch nach Trennung der Vorhöfe voneinander nicht aufhörte, sondern daß jeder Vorhof für sich weiter flimmerte. Allen Theorien über die Ursache des Vorhofflimmerns bzw. Flatterns aber ist die *Annahme einer verkürzten Refraktärphase der Vorhofmuskulatur* gemeinsam. Diese Annahme findet ihre Bestätigung auch darin, daß Medikamente, die die Refraktärphase verkürzen, z. B. Digitalis und Strophanthin, die Entstehung von Vorhofflattern bzw. Flimmern begünstigen, hingegen Mittel, welche die Refraktärphase verlängern, wie z. B. Chinin, ihre Entstehung hemmen.

Vorkommen. Das Vorhofflimmern und Flattern wird besonders bei Mitralfehlern, bei Herzmuskelerkrankung und bei Hyperthyreosen beobachtet. Es kommt ferner bei atherosklerotischen Hypertonikern, aber auch bei organisch Herzgesunden vor. Als auslösende Ursachen sind unter anderem eine Dehnung des rechten Vorhofes, elektrische Traumen, psychische Erregung und Digitalismedikation bekannt.

Diagnose. Das Eintreten des Vorhofflimmerns bzw. Flatterns kann vollkommen symptomlos verlaufen, meist aber tritt eine mehr-minder starke Erhöhung der Pulsfrequenz ein. Von dieser hängt das Allgemeinbefinden vor allem ab. Große Beschwerden verursacht das unter dem Bilde der *paroxysmalen Tachykardie* einsetzende Vorhofflattern bzw. Flimmern. Jagender Puls, Blässe, Schwindel bis Bewußtlosigkeit sind die klinischen Symptome dieser auch als „Delirium cordis" bezeichneten raschen Form der absoluten Arhythmie. Die schlechten diastolischen Füllungen können zur Abnahme des Minutenvolumens führen. Dauert das Delirium längere Zeit, so kann es zur ausgeprägten Kreislaufinsuffizienz kommen. Aus dieser raschen Form der absoluten Arhythmie entsteht oft schon spontan, besonders aber unter Digitalis, die langsame Form. Der Puls ist dann normal frequent aber arhythmisch, zuweilen mit salvenartigen raschen Schlägen. Die einzelnen Pulse sind ungleich gefüllt; der Blutdruck wechselt von Systole zu Systole. Schon bei geringfügigen Anlässen, z. B. bei psychischer Erregung, körperlicher Arbeit usw. kann — durch Abnahme der Leitungshemmung — aus dieser langsamen Form der absoluten Arhythmie die rasche Form entstehen.

Das EKG. bei Vorhofflimmern. Beim Vorhofflimmern (Abb. 7) fehlen im EKG. die P-Zacken, hingegen finden sich kleine, unregelmäßige, verschieden große Erhebungen, die sog. Flimmerwellen. Die Kammerkomplexe sind an sich meist nicht verbildet, sie können aber durch die Flimmerwellen leicht deformiert werden. Die R-Zacken folgen einander in verschiedenen, von Schlag zu Schlag wechselnden Intervallen, eine Regelmäßigkeit in der Schlagfolge ist nicht zu erkennen, nur zuweilen treten mehrere salvenartige Schläge mit hoher, ziemlich gleicher Frequenz auf. Zuweilen sind auch die Kammerkomplexe atypisch, wenn die Überleitung in einem der beiden Schenkel stärker gehemmt wird als im anderen.

Ändert sich die Herzfrequenz plötzlich, und zwar so, daß die Pulszahl auf das zwei- oder dreifache ansteigt, oder auf ein Drittel oder die Hälfte sinkt, so kann schon klinisch der Verdacht auf das Bestehen eines *Vorhofflatterns* entstehen. Eine Arrhythmie kann aber auch vollkommen fehlen, wenn das Verhältnis der übergeleiteten Schläge zu den blockierten konstant bleibt. Ohne EKG. bleibt somit die Diagnose des Vorhofflatterns immer unsicher.

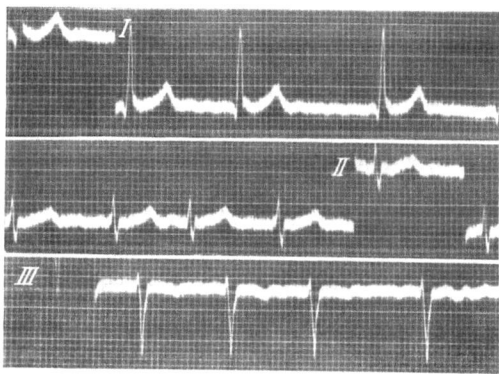

Abb. 7. Vorhofflimmern. Die P-Zacken fehlen.

Das EKG. bei Vorhofflattern (Abb. 8). Im EKG. sehen wir zahlreiche P-Zacken, die sog. Flatterwellen, die mit hoher Frequenz in regelmäßigen Abständen ein ununterbrochene Wellenlinie bildend, aufeinanderfolgen. Je nach der Zahl der auf die Kammer übergeleiteten Reize sehen wir auf jeden zweiten, dritten oder vierten usw. Vorhofschlag eine Kammerkontraktion folgen, man spricht von einem Vorhofflattern mit 2:1, 3:1, 4:1 usw. Block. Die Kammerfrequenz beträgt dann die Hälfte, ein Drittel oder ein Viertel usw.

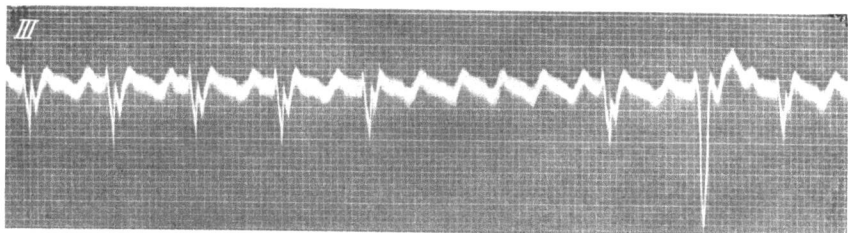

Abb. 8. Vorhofflattern.

der Flatterfrequenz. Der Grad der *Kreislaufstörung* bei Vorhofflattern und Flimmern hängt vor allem von der Höhe der der Kammer aufgezwungenen Frequenz ab. Der Wegfall der Vorhoftätigkeit und die Unregelmäßigkeit der Kammerkontraktionen sind für das Zustandekommen der Kreislaufstörung weniger von Bedeutung.

Abnahme der diastolischen Füllungen bei hoher Kammerfrequenz, kleine Systolen, die oft nicht einmal imstande sind, die Semilunarklappen zu öffnen, sog. frustrane Kontraktionen, zeigen, wie sich das Herz in „fruchtloser Arbeit" erschöpft (H. WINTERBERG).

Die Therapie wird deshalb in erster Reihe auf die Beseitigung bzw. Verhinderung dieser hohen Kammerfrequenz und ihrer schädlichen Folgen für den Kreislauf gerichtet sein müssen. Dies läßt sich auf zweierlei prinzipiell verschiedene Weise erreichen. Entweder a) dadurch, daß man die Ursache der ganzen Störung, nämlich das Vorhofflattern bzw. Flimmern, bekämpft und den normalen Sinusrhythmus und somit normale Kammerfrequenz herzustellen versucht, oder aber b) daß man den Übertritt allzu vieler Vorhofreize auf die Kammer verhindert und damit trotz weiterbestehenden Flatterns oder Flimmerns eine normale Kammerfrequenz erzielt.

Die Mittel, die zur Beseitigung des Vorhofflatterns und Flimmerns verwendet werden sind das *Chinin* und das *Chinidin*. Durch Verlängerung der Refraktärphase und Herabsetzung der Reizbildungsfähigkeit der Vorhofmuskulatur führen sie zu einer Abnahme der Flimmerfrequenz, bei entsprechender Dosierung eventuell auch zur Beseitigung des Flimmerns und zur Herstellung des Sinusrhythmus. Der allgemeinen Anwendung des Chinins bzw. Chinidins beim Vorhofflattern und Flimmern stehen jedoch andere, unerwünschte Wirkungen entgegen. Vor allem ist es die negative inotrope herzkraftvermindernde Wirkung des Chinins, die dessen Gabe bei auch nur geringer Herzinsuffizienz verbietet. Die, wenn auch nur indirekt verbessernde Wirkung auf die Überleitung zwischen Vorhof und Kammer scheidet wiederum alle diejenigen Fälle von absoluter Arhythmie von der Chininbehandlung aus, bei denen diese Überleitung zur Kammer noch verbesserungsfähig ist, also Fälle mit nicht sehr hochgradigem funktionellem Block, z. B. beim 2:1- oder 3:1-Block infolge Vorhofflatterns. Die genannte leistungsverbessernde Wirkung entsteht dadurch, daß infolge der durch das Chinin bewirkten Abnahme der Flimmerfrequenz die bisher bestehende funktionelle Reizleitungsstörung zum Teil oder ganz aufgehoben wird und die Kammer dann trotz Herabsetzung der Flimmerfrequenz rascher schlägt als vorher. Solche Kammertachykardien während der Chininbehandlung kann man häufig beobachten, wenn es nicht gelingt, das Vorhofflattern oder Flimmern selbst zu beseitigen. Eingeschränkt wird weiter die Indikation zur Chininanwendung durch die Erfahrungstatsache, daß bei Kranken mit *länger* dauerndem Flimmern der durch Chinin erzeugte Normalrhythmus nur von ganz kurzer Dauer ist. Man gibt deshalb Chinin und Chinidin nur bei denjenigen wenigen, vollkommen herzinsuffizienten Fällen, bei denen das Vorhofflimmern erst seit kurzem besteht oder nur anfallsweise auftritt. Dieses enge Indikationsgebiet für die Chininanwendung findet seine Erklärung in den schon genannten pharmakologischen Wirkungen desselben und nicht zuletzt auch darin, daß wir in den Digitaliskörpern Mittel besitzen, die die schädlichen Folgen des Vorhofflimmerns und Flatterns für den Kreislauf ebenfalls beseitigen können, ohne daß unerwünschte pharmakologische Wirkungen zu befürchten wären. Es muß dabei keineswegs von vornherein auf eine Regularisierung verzichtet werden, denn die Erfahrung lehrt, daß nicht selten auch unter Digitalis bzw. Strophanthin das Vorhofflimmern in Sinusrhythmus übergehen kann. *Digitaliskörper sind vor allem indiziert bei jenen Fällen von Vorhofflimmern, welche mit einer Herzinsuffizienz einhergehen.* Wertvoll ist hier neben der herzkraftfördernden Wirkung besonders auch die hemmende Wirkung auf die Überleitung. Mit 3mal 0,1 Digitalis oder 0,3 mg Strophanthin gelingt es fast ausnahmslos die rasche Form der absoluten Arhythmie in die langsame mit unregelmäßigem aber normal frequentem Puls überzuführen, die Kreislaufinsuffizienz zu beseitigen und beides zu erhalten. In der Pulsfrequenz besitzen wir einen brauchbaren und bequemen Maßstab für die weitere Dosierung der Digitaliskörper nach der Wiederherstellung der Suffizienz. Wurde die Pulsfrequenz auf 60 herabgedrückt, so nimmt der Kranke das Medikament nicht weiter, solange die Herzfrequenz die Zahl 80 nicht wieder überschritten hat. Ist die Herzfrequenz auf 60 herabgesunken noch bevor die Kreislaufschwäche behoben wurde, so wird die notwendige Weitergabe von Digitalis oder Strophanthin dadurch ermöglicht, daß wir die hemmende Wirkung der Digitalis auf die Überleitung durch die fördernde des Euphyllins oder eines anderen Purinkörpers kompensieren.

Auch bei *der raschen Form* der absoluten Arhythmie *ohne Herzschwäche* wird aus den genannten Gründen Strophanthin oder Digitalis gegeben. Die Dosierung wird sich auch hier nach der Herzfrequenz zu richten haben. Bei der *langsamen Form* der absoluten Arhythmie infolge Vorhofflimmerns bei kompensiertem Kreislauf bedarf es keiner medikamentösen Behandlung. Besteht aber die Neigung zu tachykardischen Anfällen, so empfiehlt es sich dauernd kleine Dosen von Digitalis (2mal 0,05) oder Strophanthin (1—2mal 0,3 mg in der Woche) zu verabreichen.

Ist die Diagnose *Vorhofflattern* durch das EKG. gesichert, so besteht die Behandlung sowohl beim suffizienten als auch beim insuffizienten Herzen in der Verabreichung von Digitalis oder Strophanthin. Von dem Versuch, das Flattern mit Chinin zu beseitigen, ist besser abzuraten. Es stellt zwar zuweilen den Normalrhythmus wieder her, seine Gabe ist aber wie erwähnt, mit erheblichen Gefahren verbunden, wenn es nicht gelingt, die Vorhoffrequenz auf die Norm zu drücken. Gibt man hingegen Digitaliskörper, so wird durch Verkürzung der Refraktärphase aus dem Flattern zwar meist Flimmern entstehen, aber durch die gleichzeitige Hemmung der Überleitung von Vorhof zu Kammer wird die Kammerfrequenz trotz Erhöhung der Vorhoffrequenz abnehmen. Häufig geht sogar das durch die Digitaliskörper aus dem Flattern entstandene Vorhofflimmern im Laufe der weiteren Digitalisbehandlung in den normalen Sinusrhythmus mit normaler Kammerfrequenz über.

4. Die paroxysmale Tachykardie.

Als paroxysmale Tachykardie werden jene anfallsweise und schlagartig auftretenden und ebenso plötzlich wieder endenden Anfälle von Herzjagen bezeichnet, deren Ursprung nicht im Sinusknoten, sondern tiefer im Vorhof oder in der Kammer liegt. Die Herzfrequenz kann sehr hoch sein und nicht selten die kritische Frequenz von 180, bei der sich die Vorhöfe wegen der kurzen Diastole nicht mehr ganz in die Kammer entleeren können, überschreiten. Bei Frequenzen über 200 spricht man von Kammerflattern.

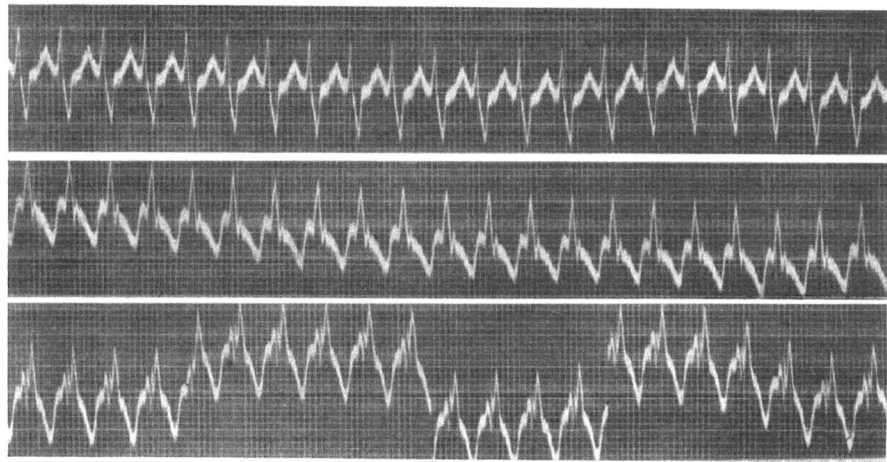

Abb. 9. Paroxysmale Tachykardie (Ableitung I—III).

Das Wesen der paroxysmalen Tachykardie beruht auf dem Manifestwerden eines hochfrequenten Extrareizzentrums in den Vorhöfen oder in der Kammer, auf deren Tätigkeit nicht selten die gehäuften Extrasystolen hinweisen, die dem Anfall vorangehen. Das EKG. (Abb. 9) zeigt in rascher Aufeinanderfolge die einzelnen Zacken, von denen bei höheren Frequenzen nur die R-Zacken sicher erkennbar sind. Bei supraventrikulärem Ursprung ist der Initialkomplex in der Regel nicht verbildet, die P-Zacke ist von der T-Zacke des vorangehenden Schlages oft nicht zu unterscheiden, oder sie ist im Kammerkomplex verborgen. Bei ventrikulärem Ursprung ist der Kammerkomplex meist atypisch geformt (Abb. 10). Die Initialschwankung ist dann verbreitert, es fehlt die positive Nachschwankung, dagegen folgt der R-Zacke unmittelbar ein ihr entgegengesetzt gerichteter meist negativer Ausschlag. Das EKG. sieht einem Schenkelblock ähnlich. Solche atypische Kammerkomplexe sind aber für einen ventrikulären Ursprung nicht beweisend, weil sie auch bei supraventrikulären Tachykardien zufolge einer funktionellen Reizleitungshemmung innerhalb der Kammer entstehen können. Wie schon daraus ersichtlich, begegnet es auch bei Zuhilfenahme des EKG.s oft Schwierigkeiten, den Ursprung einer paroxysmalen Tachykardie festzustellen.

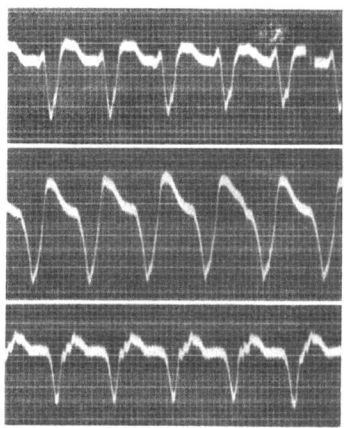

Abb. 10. Paroxysmale Tachykardie.

Anfälle von paroxysmaler Tachykardie kommen sowohl beim organisch ganz normalen wie beim anatomisch veränderten Herzen vor, z. B. bei Klappenfehlern, Myokarditis, Coronarsklerose. Der Anfall an sich besagt also gar nichts über den Zustand des Herzens. Besonders häufig sieht man die Anfälle bei der Hyperthyreose, und nach Nicotinabusus. Ein Schreck kann sie auslösen.

Symptomatologie. Die Anfälle treten ganz plötzlich, oft während der Nacht auf und enden nach einer verschieden langen von Sekunden bis zu mehreren Tagen wechselnden Dauer ebenso plötzlich. Das Herzjagen wird meist unangenehm empfunden, stärkere Beschwerden, die über einen gewissen Druck und eine allgemeine Unruhe und Angst hinausgehen, fehlen aber meistens. Daß es sich um eine allgemeine nervöse Störung dabei handelt, zeigt die den Anfall begleitende *Polyurie*. Der wesentliche Befund ist die rasche Kammerfrequenz. Der Puls ist kaum zählbar, regelmäßig, meist klein. Der Blutdruck ist niedriger als außerhalb des Anfalles. Bei längerer Dauer des Anfalles wird das Herz dilatiert, das Lungenbild zeigt eine Stauung und die Leber kann anschwellen. So wird hier die primär rein nervöse Störung zur Betriebsstörung. Mit dem Ende des Anfalles gehen die Symptome rasch zurück.

Der Anfall an sich hat eine gute *Prognose*, befällt er aber ein schon organisch krankes Herz, z. B. bei einer Coronarthrombose, so ist die Gefahr oft groß. Der Tod erfolgt unter den Erscheinungen zunehmender Herzschwäche oder ganz plötzlich infolge Kammerflimmerns. Manche Leute haben ihre Anfälle von paroxysmaler Tachykardie jahrzehntelang, kennen sie genau und wissen, was sie gegen ,,ihren" Anfall tun müssen und sind im übrigen kreislaufgesund. Treten die Anfälle erstmals in höherem Alter zusammen mit einer mehr oder weniger ausgesprochenen Sklerose auf, so ist man geneigt, sie damit in Verbindung zu bringen, man beobachtet aber auch, daß die Anfälle schon in jungen Jahren beginnen und im Alter nachlassen.

Diagnose. Was die paroxysmale Tachykardie gegenüber anderen Tachykardien unterscheidet, ist das plötzliche Einsetzen und plötzliche Aufhören sowie die hohe Frequenz. Dazu kommt die Polyurie im Anfall. Die Unterscheidung gegenüber der raschen Form der Arhythmia perpetua liegt nicht in der Art der Tachykardie, sondern in dem anfallsweisen, scharf abgesetzten Auftreten.

Therapie. Oft gelingt es durch einfachen Vagusreiz mittels Druck am Hals auf den Sinus caroticus oder auf die Augäpfel (ASCHNERscher Bulbusdruckreflex), durch eine bestimmte Halsdrehung oder Herunterhängen des Kopfes über eine Tischkante bei Rückenlage auf dem Tisch, oder durch den Valsalvaversuch den Anfall zu coupieren. Die Patienten finden die ihnen helfende Bewegung heraus.

Medikamentös kommen vor allem *Digitalis-Strophanthin* und *Chinidin* in Betracht.

Man prüft zunächst die Chinidinverträglichkeit mit 0,2 Chinidin sulfuricum oder basicum und gibt dann am anderen Tag 3mal 0,2 und die folgenden Tage eventuell noch viel größere Dosen (bis 10×0,2). Hört dabei der Anfall nach 3—4 Tagen nicht auf, so ist eine Fortsetzung der Chinidintherapie zwecklos. Man versuche dann intravenös große Digitalisgaben (BOHNENKAMP gab bis zu 6 ccm Digipurat) bzw. Strophanthin (0,3 mg). Befällt der Anfall ein schon krankes und insuffizientes Herz, so beginnt man sofort mit Digitalis-Strophanthin. Die Verhütung der Anfälle geschieht neben der durch den sonstigen Zustand gegebenen Behandlung meist am wirksamsten mittels Chinidin. Jeder Fall bedarf hier einer individuellen Behandlung. Sind die Anfälle sehr selten, alle paar Monate oder seltener, so wird man von einer medikamentösen Prophylaxe meist absehen und erst den Anfall behandeln. Bei häufigeren Anfällen kann man durch Chinidin, täglich 0,2 oder auch mehr oder durch eine intermittierende Chinidinbehandlung, z. B. an zwei aufeinanderfolgenden Tagen der Woche je 5×0,2, die Anfälle zu verhüten suchen. Mißerfolge beruhen meist auf ungenügender Chinidinzufuhr. In anderen Fällen ist die Strophanthin- bzw. Digitalisprophylaxe wirksamer.

Auch das vaguserregende *Cholin* und das sympathicuslähmende *Gynergen* hat man gelegentlich erfolgreich verwendet. Neuerdings wurden auch Apomorphin (0,01 subcutan) und Atropin gelegentlich wirksam befunden.

3. Störungen der Reizleitung.

a) Überleitungsstörungen zwischen Vorhof und Kammer.

Die klinisch bedeutungsvollsten Leitungsstörungen sind die zwischen Vorhof und Kammer. Die Störung kann sich äußern:

1. In einer *einfachen Verlängerung der Überleitungszeit* über 0,2 Sekunden. Solche Verlängerungen sind bei rheumatischen Prozessen sehr häufig und meist

rückbildungsfähig; sie bedürfen in der Regel keiner besonderen Behandlung. Im EKG. ist die Entfernung P—Q länger als 0,2 Sekunden (Abb. 11).

2. In einer *zunehmenden Verlängerung der Überleitungszeit mit periodischem Ventrikelsystolenausfall, der sog.* WENCKEBACH*schen Periodik.* Im EKG. wird mit zunehmender Ermüdung des Leitungssystems das P—Q-Intervall immer größer, bis schließlich eine Kammerkontraktion ausfällt. Dadurch erholt sich

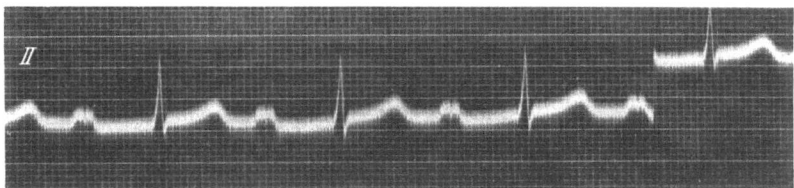

Abb. 11. Reizleitungsstörung. Verlängerte P—Q-Strecke (0,44″).

das Überleitungssystem, der folgende Reiz wird bereits in normaler Zeit auf die Kammer übergeleitet, die Überleitungszeit wird wieder länger, bis es erneut zu einem Ausfall kommt usw. (Abb. 12).

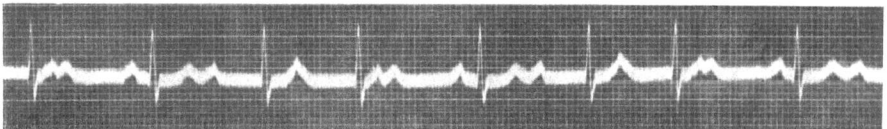

Abb. 12. WENCKEBACHsche Periodik.

3. *In einem plötzlichen Ventrikelsystolenausfall bei normaler oder konstant verlängerter Überleitungszeit.* Im EKG. sieht man eine normale Vorhofzacke, die aber nicht von einem Kammerkomplex gefolgt wird. Der Grundrhythmus wird dabei nicht geändert, denn sowohl die Vorhofzacke wie auch der darauffolgende Kammerschlag befinden sich an normaler Stelle (Abb. 13).

4. Die funktionellen Überleitungsstörungen bei Vorhofflattern und Flimmern wurden bereits erörtert.

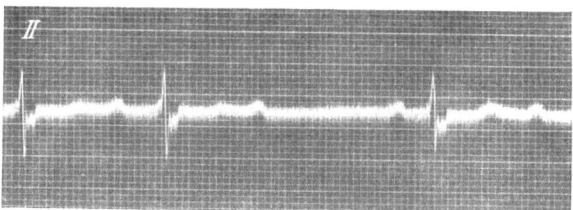

Abb. 13. Ventrikelsystolenausfall.

5. In einer totalen *Blockierung der Überleitung vom Vorhof zur Kammer*. Sie führt zur Automatie der Kammer mit einer Frequenz von 20—40 in der Minute. Die einzelnen Pulse sind besonders kräftig infolge des großen Schlagvolumens.

Am EKG. (Abb. 14) sieht man eine vollkommene Dissoziation zwischen den Vorhof- und Kammerschlägen. Die P-Zacken schlagen mit normaler Sinusfrequenz und geringen Rhythmusschwankungen vollkommen unabhängig von der Kammer, welche eine Frequenz von 20—40 aufweist. Die Kammerschläge sind, je nachdem von welcher Stelle der automatische Reiz ausgeht, verschieden geformt, manchmal können sie einer Extrasystole ähneln. Fällt die P-Zacke gelegentlich mit der Kammerschwankung zusammen, so sprechen wir von einer *Vorhofpfropfung*, bei der sich die Vorhöfe gleichzeitig mit den Kammern kontrahieren. Das Blut gelangt dabei aus dem Vorhof nicht in die Kammer, sondern wird in die Venen zurückbefördert. Tritt die Automatie bei plötzlich einsetzendem Vorhofkammerblock nicht sofort, sondern erst nach einer längeren Pause, der sog. *präautomatischen Pause* ein, so kommt es in dieser zu Hirnanämie und je nach der Dauer der Pulslosigkeit zu plötzlicher Blässe, Bewußtlosigkeit, epileptiformen Krämpfen und eventuell zum Tode (ADAM STOKESscher Anfall). Ein Ventrikelstillstand von 2—3 Sekunden wird meist kaum bemerkt, bei einer Dauer von 3—4—5 Sekunden aber kommt es schon zu einer vorübergehenden Ohnmachtsanwandlung und bei 15—20 Sekunden sind bereits schwere epileptiforme Krämpfe die Folge. Ein Ventrikelstillstand von 90—100 Sekunden führt fast ausnahmslos zum Tode.

Zum Herzstillstand und zu ADAM-STOKESschen Anfällen kann es aber auch dann kommen, wenn bei bereits bestehender Kammerautomatie das neue Reizbildungszentrum der Kammer seine Tätigkeit einstellt, oder aber auch dadurch, daß infolge der durch die Grundkrankheit bedingten weiteren Verschlechterung der Reizleitungsfähigkeit innerhalb der Kammer eine Blockierung auch der automatischen Reize, ein sog. „Block im Block" entsteht.

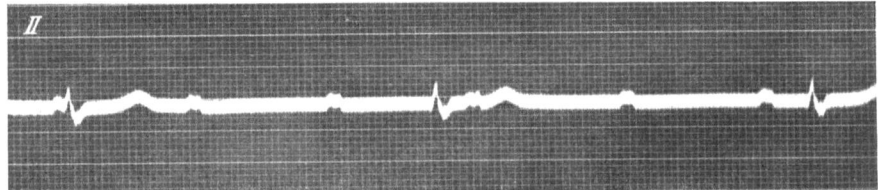

Abb. 14. Totaler Block.

Die Ursachen der Überleitungsstörungen sind organischer oder funktioneller Natur: entzündliche, rheumatische Prozesse, Durchblutungsstörungen des Herzmuskels infolge Erkrankung der Coronargefäße, direkter oder reflektorischer Vagusreiz, medikamentöse Einflüsse, wie Digitalis oder Strophanthin. Die Ursachen des totalen Herzblocks sind meist organischer Natur. Man findet myokarditische Prozesse, die das HISsche Bündel mit affizieren, fettige und schollige Degeneration, luische Infiltrate, Gummen, die mit Vorliebe den ASCHOFF-TAWARA-Knoten befallen. Diese Prozesse führen anfangs nur zu einer partiellen Leitungsstörung, später aber kommt es zur Unterbrechung des ganzen Bündels und zum totalen Block. Funktionelle Momente spielen hierbei eine große Rolle, insbesondere ein Vagusreiz oder eine Überlastung des Überleitungssystems durch eine Tachykardie. Unter Umständen können auch rein funktionelle Momente ohne organische Erkrankungen des Systems zum Herzblock führen.

Die Therapie des totalen Herzblocks besteht im akuten Anfall, gleichgültig welcher Genese, in kräftigen Erschütterungen des Herzens durch Faustschläge gegen den Thorax, künstlicher Atmung und in der intrakardialen Injektion von Adrenalin. Diese Maßnahmen bieten aber keine Gewähr für einen Erfolg, so daß der Prophylaxe der Anfälle, von denen jeder einzelne zum Tode führen kann, um so größere Bedeutung zukommt.

Die Prophylaxe. α) Bei jenen ADAM-STOKESschen Anfällen, die bei plötzlicher Leitungsunterbrechung in der *Pause vor dem Entstehen der Kammerautomatie* auftreten, sind nach Möglichkeit zunächst die ätiologischen Momente festzustellen, die zu der Erschwerung bzw. Unterbrechung der Überleitung vom Vorhof zur Kammer führen: tachykardische Anfälle, starke direkte oder reflektorische Vaguserregung, entzündliche, meist rheumatische Prozesse, die einige Tage dauern können und rückbildungsfähig sind, schließlich luische Prozesse. Man wird bestrebt sein, die normale Leitung zwischen Vorhof und Kammer wieder herzustellen, was durch Behandlung des Rheumatismus, durch Entfernung der Sepsisherde usw. und medikamentös mit Ephetonin (3—5mal 0,05) oder Coffein, häufig gelingt. Handelt es sich aber um Prozesse, die zu einer fortschreitenden Schädigung des ganzen Herzens führen, wie z. B. die Coronargefäßsklerose, so ist eine Leitungsverbesserung zwar möglich' aber in der Mehrzahl der Fälle nur von kurzer Dauer. Zahlreiche äußere

Faktoren können hier, meist auf dem Wege des Vagus zu einer plötzlichen Leitungsunterbrechung und somit zum Anfall führen. Häufiges Wechseln des durch die Therapie erzwungenen Normalrhythmus mit der Kammerautomatie und somit Häufung der Anfälle ist dann die Folge dieser Bestrebungen, die normale Leitung wiederherzustellen. Da jedoch jeder Anfall tödlich enden kann, ist es besser, in solchen Fällen auf die Herstellung des Normalrhythmus zu verzichten und durch Digitalis die nur zeitweise auftretende Reizleitungsunterbrechung in eine dauernde überzuführen, d. h. eine dauernde Kammerautomatie zu erzeugen. Zu diesem Zwecke genügen die üblichen Digitalis- oder Strophanthinmengen meist nicht, man muß zu Dosen von 5mal 0,1 Digitalis bzw. 2mal 0,3 mg Strophanthin pro die und gelegentlich zu noch höheren Dosen greifen.

β) Der bei dauernder Kammerautomatie auftretende ADAM STOKES-Anfall ist prognostisch ungünstiger zu beurteilen, glücklicherweise aber seltener, als der durch die sog. ,,präautomatische Pause" bedingte. Zur Prophylaxe geeignet sind Medikamente, die die reizbildenden Zentren der Kammer erregen, z. B. Ephetonin (2×0,05), mit denen es bei kreislaufkompensierten Fällen gelingt, den Anfällen durch Jahre hindurch vorzubeugen. Besteht aber eine, wenn auch noch so geringe Kreislaufinsuffizienz, so kann und soll Digitalis oder Strophanthin unbedenklich gegeben werden. Es beseitigt die Herzschwäche, beseitigt eine durch sie hervorgerufene intraventrikuläre Reizleitungsstörung, wirkt dadurch einer etwaigen Blockierung der automatischen Reize entgegen und fördert schließlich die Reizbildung der Kammerzentren. Auch nach erreichter Kompensation ist es angezeigt, kleine Digitalisdosen (etwa 0,1 pro die) oder Strophanthin (0,3 mg 1—2mal in der Woche) weiterzugeben.

b) Reizleitungsstörung innerhalb der Kammer.

Schenkelblock. Ist die Leitung der Erregung nach der Teilung des HISschen Bündels in seine beiden Schenkel an einer oder mehreren Stellen unterbrochen, so erhält die betreffende Kammermuskulatur den Reiz nicht direkt, sondern

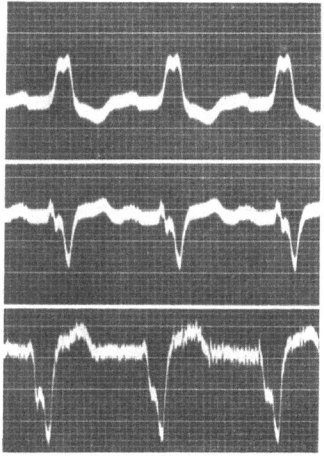

Abb. 15. Rechtsseitiger Schenkelblock.

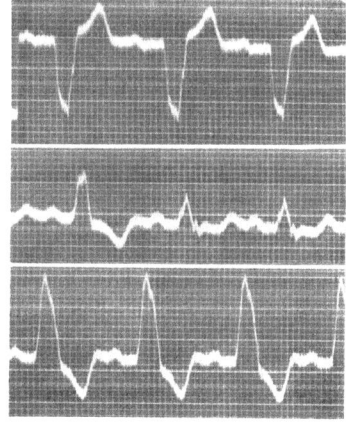

Abb. 16. Linksseitiger Schenkelblock.

indirekt von der anderen Seite. Der Reiz gelangt zu ihr auf Umwegen und infolge des längeren und nicht gebahnten Weges, auch etwa 0,04 Sekunden später als zur anderen Kammer. Beim Sitz der Unterbrechung in der linken Kammer wird diese später erregt als die rechte und umgekehrt. Der Anteil der elektrischen Kräfte der linken Kammer wird deshalb gegenüber dem Anteil der rechten im EKG. verschoben sein.

Das Aussehen der Stromkurve des Schenkelblockes wird verständlich, wenn man von den beiden Bestandteilen des EKG.s, den zwei entgegengesetzten Stromkurven ausgeht: von der unteren, die der linken Kammer entspricht, später beginnt und früher aufhört und der oberen, die dem rechten Herzen entspricht. Tritt z. B. der Anteil infolge der Verspätung der Erregung verspätet auf, so wird der absteigende Schenkel der R-Zacke ebenfalls verspätet erscheinen, die Initialschwankung (QRS) wird über 0,08 Sekunden verlängert sein. Infolge der Verspätung wird ferner die untere Stromkurve nicht wie normal früher, sondern später aufhören als die obere: es resultiert eine der Hauptschwankung nicht gleich-, sondern entgegengesetzt gerichtete Nachschwankung. Das EKG. ähnelt somit oder gleicht einem ventrikulären Extraschlag; ein rechtsseitiger Schenkelblock z. B. zeigt ein ähnliches EKG. wie eine Extrasystole, die von der linken Kammer ausgeht und umgekehrt, weil es sich im Endeffekt um den gleichen Vorgang handelt. Hier wie dort erhält die rechte Kammer ihren Reiz von der linken Kammer; in dem einen Fall deshalb, weil der Extrareiz links gebildet wird, in dem anderen Falle, weil der Sinusreiz nur auf Umwegen über die linke Kammer zur rechten gelangen kann.

Auf Grund der charakteristischen EKG.s, die man im Experiment bei Durchschneidung einzelner Äste des spezifischen Systems erhielt, bezeichnet man als *rechtsseitigen Schenkelblock* oder *Lävokardiogramm* jenen atypischen, durch Reizung des linken Ventrikels hervorrufbaren Kammerkomplex, bei dem die Hauptschwankung in Abteilung I nach oben und in Ableitung III, nach unten gerichtet ist und umgekehrt, als *linksseitigen Schenkelblock* oder *Dextrokardiogramm* jenen, bei dem die Hauptschwankung in Ableitung I nach unten, in Ableitung III nach oben gerichtet ist und der jenen Extraschlägen gleicht, die durch Reizung des rechten Ventrikels ausgelöst werden können. — Bei beiden Formen ist die Initialschwankung verbreitert, ihr folgt die Nachschwankung unmittelbar, ohne Zwischenlagerung einer isoelektrischen Strecke, wobei sie ihr in Ableitung I und III entgegengesetzt gerichtet ist (Abb. 15 und 16).

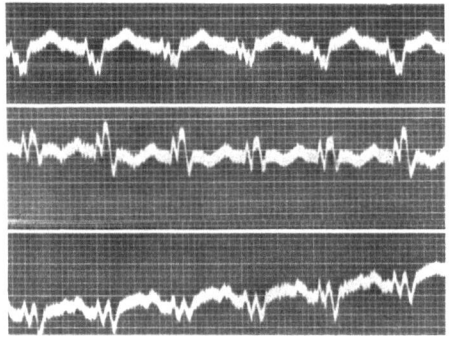

Abb. 17. Verzweigungsblock.

Verzweigungsblock. Sitzt die Unterbrechung der Leitung in den kleineren Verzweigungen des spezifischen Muskelsystems, so haben wir einen *Verzweigungsblock* vor uns (Abb. 17).

Das EKG. zeigt dann, je nach der Anzahl der Herde, eine mehr oder minder starke Knotung und Aufsplitterung, und bei Beteiligung auch größerer Äste, insbesondere der einen Seite, außerdem noch eine Verbreiterung des QRS-Komplexes, wobei dann die Nachschwankung ebenso wie beim Schenkelblock der Hauptschwankung entgegengesetzt gerichtet ist. Ein Verzweigungsblock tritt nur auf, wenn die Äste des Reizleitungssystems betroffen sind, eine Schädigung der Muskulatur allein, z. B. ein Infarkt, braucht nicht zu einer Störung der Leitung und somit auch nicht zu einer Verbreiterung und Aufsplitterung des Initialkomplexes zu führen.

Ein Verzweigungsblock ist immer ein Zeichen einer sehr schweren Myokarderkrankung. Er kommt vor bei schwerer Coronarsklerose, bei luischer Coronarstenose, bei Myokarditiden, seltener als Restzustand nach abgelaufener diphtherischer Myokarditis.

4. Störungen der Kontraktilität.

Pulsus alternans. In regelmäßigen Zwischenräumen wechseln große und kleine Pulsschläge. Auch im EKG. konnte eine von Kontraktion zu Kontraktion wechselnde Höhe der R-Zacke nachgewiesen werden bei im übrigen normaler Reizentstehung und Reizleitung. Es handelt sich um eine sehr seltene auf eine Herzmuskelschwäche bezogene Erscheinung, die man nicht verwechseln darf mit einem Pulsus bigeminus.

II. Die Beurteilung des Kreislaufkranken.

A. Die Anamnese.

Diese berücksichtigt eingehend die *Erbfaktoren*. Vererbt wird die hyperergische Reaktionsweise im allgemeinen, die am Herzgefäßsystem von rein funktionellen Störungen bis zu den schwersten anatomischen Veränderungen führen kann, wie wir sie im Rahmen der rheumatischen Erkrankung sehen.

Vererbt wird weiter die Minderwertigkeit des Gefäßsystems, die zu frühzeitigem Schwund der Muscularis, zum Einbau von elastischen Fasern und zur Arteriosklerose führt. Eine vererbte Mesenchymschwäche haben wir für viele Störungen im Herzgefäßsystem, z. B. Varicen, anzuschuldigen. Man fragt also nach Arteriosklerose, Hochdruck, Apoplexie, Herzerkrankungen bei den gengleichen Familienmitgliedern.

Ferner erfaßt die Vorgeschichte das *persönliche Leben* des Kranken selbst, seine Leistungsfähigkeit in den einzelnen Lebensaltern, den Beruf und die Gründe seiner Wahl, die früher durchgemachten Krankheiten und den Zeitpunkt und die genauen Umstände des Auftretens der ersten Zeichen der Kreislaufinsuffizienz. Man achte auf die Einstellung des Kranken selbst gegen seine Erkrankung, wie er diese erlebt und darunter leidet. Der hochgradig wassersüchtige Herzkranke ist oft ganz gleichgültig gegen seinen Zustand und auf der anderen Seite sehen wir den von Arzt zu Arzt wandernden Herzneurotiker, der objektiv keine Störung erkennen läßt und sich und seine Umgebung mit seiner Beschwerde quält. Die Art, in der die Vorgeschichte erhoben wird und jede Äußerung und das ganze Benehmen des Arztes können den psychisch oft sehr empfindlichen Herzkranken seelisch stark beeinflussen, schwer erschüttern, durch ein unbedachtes Wort, wie „Blutdruck" oder „Angina pectoris" oder auch nur durch eine bedenkliche Miene und andererseits erleichtern durch ein Vertrauen und Hoffnung einflößendes Wesen.

Weiter wird die Anamnese besonders folgende Punkte berücksichtigen:

1. Peinliches Eingehen auf überstandene und noch bestehende *Infekte*, wie Anginen, Gelenkrheumatismus, Chorea, Scharlach, Diphtherie, septische Erkrankungen und besonders auch die Syphilis, sowie auch auf Fokalinfektionen.

2. *Subjektive Herzbeschwerden.* Diese können in Druck, Klopfen, Stechen, Herzangst und Schmerz bestehen. Ihre Abhängigkeit von Bewegung, Kälte, Aufregung, sowie ihre genaue Lokalisation sind zu beachten. Über Druck und Schmerz siehe bei Coronarerkrankungen. Fühlbares Herzklopfen tritt auch beim Gesunden nach starker körperlicher Anstrengung und auch bei seelischer Erregung auf oder bei linker Seitenlage, häufiger ist es aber eine pathologische Erscheinung, die man bei Änderungen der Reizbildung und Reizleitung insbesondere bei Extrasystolen findet.

3. *Atemstörungen.* Eine genaue Anamnese hat das zeitliche Auftreten und den Grad einer Bewegungsdyspnoe sowie die nächtlichen paroxysmalen Atemstörungen auch in ihren Anfängen eingehend zu berücksichtigen.

4. Weitere Fragen beziehen sich auf *Stauungserscheinungen im kleinen und großen Kreislauf:* Husten, Hämoptoe, Leberschmerz, vollen Leib, Magen-Darmstörungen, Durst, trockene Haut, Ödeme, Urinmenge und Farbe, Muskelschwere nach Anstrengung.

5. *Störungen in der Regulation der Blutverteilung und ischämische Prozesse* kann man zunächst oft nur durch eine sorgfältige Aufnahme der Beschwerde erfassen. Dies gilt sowohl für die Coronarinsuffizienz wie für andere Gefäßgebiete, besonders die Gehirngefäße. Schwindel, Kopfweh, Flimmern vor den Augen, Übelkeiten bis zu ausgesprochener Bewußtlosigkeit und epileptiforme Anfälle, Verstimmungen sowie erhöhte Reizbarkeit, Schlaflosigkeit treten in Abhängigkeit von einer Kreislaufkrankheit als Zeichen einer zirkulatorischen Störung im Gehirn auf.

6. *Früher erhobene Befunde und durchgeführte Behandlungen.* Zur leichteren Beschaffung dieser Unterlagen sollte jedem Kreislaufkranken, der einmal in ärztliche Behandlung tritt, ein *Gesundheitspaß* ausgestellt werden, in dem entweder wichtige Befunde und Kurven eingetragen werden oder in dem wenigstens die Namen der Ärzte oder Krankenhäuser mit Angabe von Protokollnummern

von Röntgenaufnahmen, Elektrokardiogrammen usw. stehen. Für die der sozialen Fürsorge unterstehenden Kranken müßte sich dies leicht erreichen lassen und würde viele Doppeluntersuchungen ersparen. Privatpatienten führen alle diese Befunde meist schon heute mit sich.

B. Die Untersuchung.

Die spezielle Herzuntersuchung soll dabei nicht den Anfang bilden, sondern man suche sich zuerst aus der ganzen übrigen Betrachtung ein Bild von der vorliegenden Störung zu machen. Die kardinale Frage ist immer wieder, ob eine Insuffizienz des Herzens vorliegt oder nicht und diese wird am wenigsten durch die Untersuchung des Herzens selbst beantwortet. Auch über die besondere Art einer Herzerkrankung gibt zuweilen erst die allgemeine Untersuchung einen sicheren Aufschluß. Man achte also auf die gesamte Konstitution, auf Muskulatur und Fettpolster und betrachte die Hautfarbe. Der Erfahrene erkennt die Art einer vorliegenden Störung oft schon durch die einfache Inspektion. *Blässe der Haut* braucht noch keine Anämie zu bedeuten. Sie kommt bei hohen Hämoglobinwerten, beim blassen Hochdruck und bei anderer spastischer Enge der Hautgefäße, z. B. bei Nicotinabusus vor. Echte Anämie und Blässe bei Herz- und Kreislaufkranken sehen wir besonders bei Streptokokkeninfektionen, z. B. bei der Endocarditis lenta, hier oft mit einer ikterischen Nuance. Ein genauer Blutstatus kann vor schweren Fehldiagnosen schützen. Blaß ist auch der Kollabierte, weil das Blut aus der Haut in die Bauchgefäße geht. Stauung im großen Kreislauf macht Hervortreten der Halsvenen und eine eher cyanotische Gesichtsfarbe. Eine ikterische Verfärbung, oft nur an den Skleren deutlich, kann dabei sein. Man achte ferner genau auf die Atmung, die Thoraxbewegung, auf Zahl und Tiefe der Atemzüge, Verhältnis von Inspirium zu Exspirium, auf bronchitische Geräusche, Pleuraergüsse, Sputum, Meteorismus und untersuche genau die Leber und beachte einen eventuellen Leberpuls und einen Ascites und fühle sorgfältig, besonders bei einem Verdacht auf Endokarditis, nach der Milz. Ödeme werden gemeinsam beschrieben nach Verteilung, Umfang und Härte und nach der Verfärbung der Haut. Farbe, Menge und spez. Gewicht des Urins sind wichtig. Auf Erythrocyten ist in allen nicht ganz klaren Fällen neben dem Eiweiß zu untersuchen. Ebenso sollte die Wa.R. möglichst regelmäßig ausgeführt werden.

Die *spezielle Kreislaufuntersuchung* umfaßt 1. die Pulsuntersuchung; 2. die Messung des systolischen und diastolischen arteriellen Druckes (S. 334); 3. die Venendruckmessung (S. 334); 4. die physikalische Untersuchung des Herzens (Palpation, Perkussion, Auskultation); 5. die Röntgenuntersuchung des Herzens, der großen Gefäße und des Zwerchfells; 6. das Elektrokardiogramm.

In besonderen Fällen können ergänzend hinzukommen: 7. die graphische Registrierung des Arterien- und Venenpulses, des Herzstoßes, des Leberpulses. 8. die Herztonschreibung; 9. Gasanalyse des arteriellen und venösen Blutes. Bestimmungen des Schlag- und Minutenvolumens, der Strömungsgeschwindigkeit, der Alkalireserve, der Vitalkapazität, des Atemgrenzwertes usw.

Über die Einzelheiten der physikalischen Untersuchungsmethoden unterrichten die Lehrbücher der medizinisch-klinischen Diagnostik (MÜLLER-SEIFERT, Taschenbuch der medizinisch-klinischen Diagnostik. München: J. F. Bergmann).

Die Röntgenuntersuchung des Herzens und der Gefäße.
Nach Dozent Dr. BEUTEL (Klinik NONNENBRUCH).

Das Herz erscheint im Röntgenbild als massiver Schatten, der sich gegen die hellen Lungenfelder deutlich abhebt. Einzelheiten im Herzschatten selbst zu erkennen, also eine Strukturanalyse desselben, ist wegen der fast gleichen Dichte von Muskel und Blut unmöglich. Wir sind daher auf die Beurteilung des Herzkonturs angewiesen. Wir unterscheiden an diesem links 4 (Aorta, Pulmonalis, linker Vorhof bzw. Herzohr, linker Ventrikel), rechts zwei durch die Vena cava superior bzw. Aorta und den rechten Vorhof bedingte und nach ihnen benannte Bogen.

Die *Herzform* ist von verschiedenen Einzelheiten der Umrandung, namentlich von der Gestaltung der Herzbögen abhängig. Sie kann unter normalen Verhältnissen bei demselben Individuum erheblich wechseln. Die Herzform ist zum Teil charakterisiert durch den linken und rechten Medianabstand und durch den Herzneigungswinkel. Nach DIETLEN unterscheiden wir drei Haupttypen: schräg-, steil- und quergestellte Herzen.

a) Beim *schräggestellten* Herzen findet sich ein mittlerer Neigungswinkel, eine mäßig langgestreckte Herzfigur mit schlanker Spitze. Dieser Typ findet sich am häufigsten bei jungen Männern.

b) Das *steilgestellte* Herz, am häufigsten bei jugendlichen Personen beiderlei Geschlechts mit schlanker Thoraxform, zeigt einen viel größeren Neigungswinkel und eine wesentlich schlankere Herzfigur als das schräggestellte Herz. Seine extremste Form ist das Tropfenherz, eine Herzform, bei der die Spitze in tiefster Inspiration das Zwerchfell nicht mehr erreicht.

c) Das *quergestellte* Herz findet sich bei mittelgroßen, gedrungenen Personen mit breitem Thorax, besonders in höherem Alter. Der Neigungswinkel ist kleiner, die Herzspitze ist mehr gerundet und liegt öfters oberhalb des Zwerchfells. Die Herzform ist aber auch recht wesentlich abhängig vom Zwerchfellstand, der Atemphase und der Körperstellung. Bei Zwerchfellhochstand kommt es mehr zu Querlage, in tiefer Inspiration erscheint das Herz steiler, bei Exspiration nähert es sich mehr der Querstellung. Im Sitzen ist das Herz mehr schräg-, im Stehen mehr steil-, im Liegen mehr quergestellt.

Da die bloße Durchleuchtung nur eine ungefähre Orientierung über die Herzgröße gestattet, gingen die Bestrebungen schon bald dahin, eine Methode zu finden, die es ermöglicht, genaue Herzmaße zu gewinnen. Die gebräuchlichsten sind die *Orthodiagraphie* und die *Herzfernaufnahme*.

Die *Herzfernaufnahme* nach KÖHLER, eine Aufnahme aus 2 m Distanz, ist eine recht kostpielige Untersuchungsmethode. Zu bemerken ist, daß die Fernaufnahme immer größere Transversaldurchmesser liefert als die Orthodiagraphie; die Differenz beträgt im Durchschnitt etwa 1 cm.

Die *Orthodiagraphie*, von MORITZ angegeben, beruht darauf, daß die projektivische Verzerrung des Herzschattenbildes beim nichtparallelen Strahlengang durch das Abtasten des Herzrandes mit dem Zentralstrahl vermieden wird. Zur Gewinnung der Orthodiagramme werden entweder Spezialapparate oder einfacher das Fadenkreuz verwendet. Die Messungen müssen in Diastole und bei mitteltiefer Atmung vorgenommen werden. Das Orthodiagramm gibt Aufschluß über Form, Lage und Größe des Herzens. Die Orthodiagraphie wird mit Recht als die zuverlässigste Methode der Herzgrößenbestimmung angesehen. Die Größendifferenzen zwischen Orthodiagramm und Perkussionsfigur sind nicht als Fehler einer Methode aufzufassen, sondern, wie MORITZ gezeigt hat, ist die Perkussionsfigur bei einem besonders in der Gegend der Herzspitze gewölbten Thorax größer. Die Ursache liegt darin, daß die Perkussion senkrecht zur Oberfläche des Thorax, die Orthodiagraphie senkrecht zur Frontalebene des Körpers durchgeführt wird.

Die *Größe* der Herzfigur ist bei demselben Individuum nicht konstant, sondern durch den Einfluß verschiedener Faktoren variabel. Es handelt sich dabei teils um wirkliche Änderung der Herzgröße durch Änderung der Blutfülle, teils nur um Lageänderungen, die durch veränderte Projektionsverhältnisse verschieden große Schattenbilder hervorrufen. Die Ursachen dieser wechselnden Größe der Herzschattenbilder sind also: 1. die Bewegungsphasen des Herzens selbst; 2. die Pulsfrequenz; 3. die Atmung; 4. die Blutmenge des Körpers; 5. die Körperstellung; 6. der Zwerchfellstand.

Bei der Systole wird das Herz kleiner, weil die aus den Kammern ausgeworfene Blutmenge größer ist, als die aus den Venen in die Vorhöfe fließende. Am deutlichsten wird die Herzverkleinerung an dem ruckartigen Einwärtsrücken des linken Ventrikels. Bei sehr langsamer und kräftiger Pulsation beträgt die Verkleinerung bis zu 6 mm.

Die Pulsfrequenz hat insofern einen Einfluß auf die Herzgröße, als bei langsamer Schlagfolge die diastolische Füllung zunimmt, bei Tachykardie eine Verringerung der Blutfüllung eintritt.

Bei der Atmung erfährt die Herzfigur deutliche Veränderungen, die vor allem auf die Zwerchfellbewegungen zurückzuführen sind. Beim Tiefertreten des Zwerchfells während der Inspiration folgt auch das darauf ruhende Herz und es resultiert daraus eine Verschmälerung. Der Transversaldurchmesser wird kleiner, der Längendurchmesser größer, die Herzfigur also länger und schmäler.

Größere Feinheiten als die direkte Beobachtung der Aktion erbringt die Röntgenkymographie von STUMPF. Sie ermöglicht es, z. B. auch kleinere Bezirke, deren Aktion durch circumscripte malacische Prozesse geschädigt ist, aufzufinden.

Selbstverständlich ist es auch notwendig im Röntgenbefund die *Aktionsart*, Stärke derselben oder eventuelles Fehlen der Pulsation zu vermerken und dieselben diagnostisch zu verwerten.

Die *Lage* des Herzens wird in erster Linie durch das Zwerchfell beeinflußt. Bei tiefstehendem Zwerchfell erscheint das um seine vertikale Achse nach vorn gedrehte Herz schmal und langgestreckt. Bei Zwerchfellhochstand erscheint das Herz breit und quergestellt. Durch Ergüsse z. B. oder beim Pneumothorax wird das Herz nach der anderen Seite verdrängt, bei Verwachsungen kann das Herz z. B. weit nach rechts verzogen werden. Bei Thoraxdeformitäten muß sich dasselbe den gegebenen Verhältnissen anpassen, so daß hochgradige Lageveränderungen resultieren können.

Die *Herzform* ist das wichtigste diagnostische Kriterium. Es ist nur noch kurz auf die einzelnen Herzbögen einzugehen. Die Hypertrophie des linken Ventrikels dokumentiert sich durch die starke Rundung des linken unteren Bogens und Vertiefung der Herzbucht. Bei der Dilatation des linken Ventrikels ist der Transversaldurchmesser nach links vergrößert. Kommt es zur Hypertrophie, bzw. Dilatation des rechten Ventrikels, der ja nur bei einer großen Magenblase als solcher zu differenzieren ist, dann wird die Herzbucht verflacht, die Herztaille ist verstrichen. Ursächlich dafür kommt die Erweiterung der Arteria und des Conus pulmonalis in Betracht. Diese Erweiterung bedingt ein Vorspringen des Pulmonalbogens, dessen Nachweis im ersten schrägen Durchmesser am deutlichsten gelingt. Im frontalen Durchmesser ist das Vorspringen gegen den retrosternalen Raum bzw. dessen Einengung erkennbar.

Eine stärkere Verbreiterung nach rechts und besonders eine stärkere Rundung des rechten unteren Herzrandes weisen auf eine Erweiterung des rechten Vorhofes hin.

Vom linken Vorhof ist bei sagittalem Strahlengang normalerweise nur das Herzohr sichtbar, es bildet den meist wenig deutlich abgesetzten dritten Bogen (Vorhofbogen). Dagegen kann der linke Vorhof, als Kernschatten im rechten Vorhof erkennbar, bei starker Dilatation sogar rechts randbildend werden, indem er rechts oben den rechten Vorhof überragt und dadurch der rechte untere Bogen eine Zweiteilung erfährt. Die Erweiterung des linken Vorhofs läßt sich jedoch am einfachsten im frontalen Strahlengang (Drehung um 90°) nachweisen. Denn in dieser Position verschmälert der vorspringende Vorhof den retrokardialen Raum (HOLZKNECHTschen Raum). Bei starker Dilatation kann es zur Spreizung des Bifurkationswinkels, zur Verschmälerung der Hauptbronchien und zur Verengung der Speiseröhre kommen (Dysphagie).

Aorta. Bei sagittaler Strahlenrichtung bildet bisweilen die Aorta den oberen rechten Rand der Herzsilhouette, bisweilen die Vena cava superior, dann ist jedoch die schattendichtere Aorta im Gefäßband der Cava zu differenzieren. An der Leiche ist immer die Cava randbildend, eine Erscheinung, die nach GROEDEL darauf beruht, daß infolge der Blutfüllung und des starken Innendruckes beim Lebenden ein größerer Aortendurchmesser besteht als an der Leiche, da das Zusammenziehen der elastischen Wandungen post mortem das Lumen wesentlich verkleinert. Der Scheitel der Aorta liegt etwa 2—3 cm unterhalb des Sternoclaviculargelenkes. Der Übergang des Bogens zur Deszendenz bildet den ersten linken Bogen der Herzbegrenzung und wird als Aortenknopf bezeichnet. Am deutlichsten läßt sich das Gefäßband im ersten schrägen Durchmesser abgrenzen. In dieser Position einer Schrägstellung und Linksdrehung um etwa 50° (Fechterstellung) kommen die beiden

Aortenschenkel ungefähr zur Deckung. Die Schwierigkeiten, die sich einer genauen Aortenmessung entgegenstellen, bestehen einmal darin, daß die Aszendenz und die Deszendenz nicht vollständig zur Deckung zu bringen sind, wodurch der Aortenschatten verbreitert wird und das andere Mal, daß medialwärts durch die Vena anonyma und die Vena cava superior das Gefäßband verbreitert wird. Dagegen kann durch die Aufhellung der Trachea ein Teil des Aortenbandes weggeleuchtet werden. Auf diese Beziehungen und Schwierigkeiten zu einem genauen Aortenmaß zu kommen, wurde besonders von FRIK hingewiesen. — Bei der Durchleuchtung im zweiten schrägen Durchmesser ist die Aorta, besonders wenn sie sklerotisch verändert ist, sehr deutlich zu erkennen und bildet das sog. Aortenfenster. Die normale Aorta dagegen läßt die Differenzierung des Bogens sehr schwer zu wegen der starken aufhellenden Wirkung der Trachea und der Hauptbronchien. Kommt es zur Verlängerung der Aorta, was im höheren Lebensalter regelmäßig der Fall ist, dann tritt der Scheitelpunkt der Aorta höher, der Aortenknopf ist stärker ausgeprägt und der Deszendenzschatten wird seitlich neben dem Pulmonalbogen sichtbar. Ein wichtiges Aortenmaß stellt die Breite der Aorta an der Basis (Ursprung der Aorta aus dem Herzen) dar. Nach REICH wird eine Entfernung zwischen der Außenwand der Aszendenz im zweiten schrägen Durchmesser und deren Innenwand, die sich zwischen der Bronchusaufhellung deutlich erkennen läßt, bestimmt. Die Aorta erzeugt am Oesophagus eine leichte Impression. KREUZFUCHS bestimmt nun die Breite an der tiefsten Eindellung des kontrastmittelgefüllten Oesophagus (Aortenbett) und den lateralsten Punkt der Aorta bei sagittaler Strahlenrichtung. ABREU dagegen benützt beim selben Strahlengang die Einbuchtung der Trachea zur Abgrenzung. Bei beiden Methoden ist es wichtig, daß der Arcus aortae orthoröntgenograd erfaßt wird. — *Die Normalmaße der Gefäßbandbreite im ersten schrägen Durchmesser betragen 3,5—3,8 cm.* Etwas höhere Maße zeigt gewöhnlich die Basis.

III. Pathogenese der Erkrankungen des Herzgefäßsystems.

Das ganze Herzgefäßsystem ist ein mesodermal-mesenchymales Gebilde. Aus der ursprünglichen vererbten, selbständigen Anlage entwickelt sich unter dem formativen Reize der Funktion das fertige System (ROUX), das seine gemeinsame Herkunft auch weiterhin in einer gewissen gemeinsamen Reaktionsweise verrät, die für die Gebilde des Mesoderms viel ausgesprochener ist als für die des Ekto- und Entoderms. So ergibt sich nach W. FREY eine Einteilung der Erkrankungen des Herzgefäßsystems in solche, welche auf Entwicklungsstörungen beruhen *(Dysplasien)* und in solche, welche auf indurative (Sklerose), infektiös-toxische bzw. allergische und neuroendokrine und chemisch-toxische Schädigungen zurückzuführen sind, wozu für das Herz noch die Schädigungen durch Coronarinsuffizienz kommen.

Der Gefäßbindegewebsapparat bildet das große Erfolgsorgan, in dem der Stofftransport sich abspielt. Er bildet in vielen Beziehungen ein Ganzes und steht unter dem Einfluß der endokrinen Drüsen und des Nervensystems, der sich funktionell und morphologisch auswirken kann. Dabei kann der gleiche Reiz einen rein peripheren Angriffspunkt haben, aber auch über den neuroendokrinen Apparat wirksam werden. So kennen wir z. B. für den wirksamen Stoff der Schilddrüse eine Wirkung direkt auf das Herz, die auch noch am entnervten und transplantierten Herzen vorhanden ist, ferner einen zentralnervösen Angriffspunkt mit Auswirkung am Herzen. Oder: eine Blutdrucksteigerung kann durch direkte Wirkung auf das Erfolgsorgan, d. i. das Herzgefäßsystem oder über einen Angriffspunkt am übergeordneten neuroendokrinen Apparat (Vasomotorenzentrum, Nebennieren) zustande kommen.

Bei allen Erkrankungen des Herzgefäßsystems fragen wir uns, welche anatomischen Veränderungen vorhanden sind und welche Ursache sie haben und welche funktionellen Störungen damit einhergehen, wobei wieder eine Kernfrage die der Herzinsuffizienz ist. Alle Untersuchungsmethoden müssen zusammenhelfen, um zu einer Klarheit zu kommen. Die Schlüsse, die wir auf die Kausal- und Formalgenese machen, sind aber oft fast ausschließlich indirekte. Wir machen sie aus der veränderten Funktion, der Untersuchung des Blutes und vielen anderen Symptomen und sehr auch aus der Anamnese. Oft läßt sich ein sicheres Urteil nicht gewinnen.

1. Dysplasien. *Das Herzgefäßsystem kann in der ganzen Anlage minderwertig sein.* Wir finden dies bei bestimmten Konstitutionstypen mit dem sog. *asthenischen oder* STILLER*schen Habitus*, ausgezeichnet durch eine allgemeine Minderwertigkeit des Gefäßbindegewebsapparates mit Kleinheit des Herzens, Hypoplasie und Angustie der Gefäße und kühlen oft cyanotischen Händen mit auffallend langen, dünnen Fingern zusammen mit Enteroptose, grazilem Knochenbau und langem schmalem Thorax mit beweglicher 10. Rippe. Solche Individuen versagen immer wieder, allerdings am wenigsten von seiten des Kreislaufes, der sich in allgemein roborierender Umgebung und bei vernünftiger sportlicher Betätigung sogar recht leistungsfähig zeigen kann. Eine mehr differenzierte mesodermal-mesenchymale Schwäche führt zu dem varikösen Symptomenkomplex. Aus einer lokalen Anlagestörung gehen die Mißbildungen hervor.

2. Die Induration *(Sklerose)* ist eine physiologische Alterserscheinung des Herzens und der Gefäße. Sie bereitet sich an gewissen Prädilektionsstellen in der Aorta schon in frühester Jugend vor mit Verfettungen und führt im Alter im Herzen zur Vermehrung von Bindegewebe und elastischen Fasern und an den Gefäßen zur Sklerose, die verschieden weit und hochgradig im ganzen System verbreitet sein kann und bei besonderer vererbter Anlage und auch erworbener Bereitschaft schon in früheren Lebensjahren entstehen und durch Störung der Funktion zur Krankheit werden kann.

3. Die infektiöse und allergische Schädigung. Im Zusammenhang mit Infekten kommt es zu häufigen und oft schweren und nachhaltenden Schädigungen des Herzgefäßsystems. Die Erreger können sich direkt dort ansiedeln oder sie wirken nur durch ihre Toxine. Eine andere Möglichkeit ist die, daß Stoffwechsel- oder Zerfallsprodukte der Keime als Antigene in den Körper gelangen und zur Antikörperbildung anregen, und daß es so zu einer allergischen Reaktion am Herzgefäßapparat kommt.

Der *Ansiedelung von Bakterien* begegnen wir vor allem am Endokard, bevorzugt an den Klappen des linken Herzens, wo sie zur Ausbildung der *septischen Endokarditis* führen. Im Myokard können im Rahmen einer Sepsis (Staphylokokken, Streptokokken) Abscesse auftreten, bevorzugt im Conus arteriosus dexter, die perforieren können ins Perikard. Der Infektionsweg ist hämatogen durch die Coronargefäße. Auch in den Arterien kennen wir mykotische Herde, so besonders in der Aorta, die zu Aneurysmen und Blutungen führen. Bei der Endocarditis lenta begegnen wir diesen. Im Blut findet man in allen diesen Fällen die Bakterien. Auch die Syphilis führt zum Infekt des Herzgefäßsystems in seinen verschiedensten Abschnitten mit Ansiedelung der Spirochäten.

Von der größten ätiologischen Bedeutung für die Kreislaufkrankheiten ist der **Rheumatismus**, der im Herzgefäßsystem charakteristische Veränderungen setzt. An den Herzklappen führt er zur *Endocarditis verrucosa*, die die häufigste Ursache späterer Klappenfehler ist, im Myokard macht er eine reaktive Zellwucherung in Form kleiner Knötchen (ASCHOFFsche Knötchen) und auch fibrinoide Degeneration und ebenso setzt er in der Aorta und den Coronargefäßen und vielleicht noch weiter abwärts im arteriellen System typische Veränderungen. Die Myocarditis rheumatica ist die Ursache mancher Reizleitungs- und Reizbildungsstörungen und kann auch zum akuten Herztod führen. Sie heilt aus mit kleinen perivasculären Narben. Neuerdings hat man auch Beziehungen zwischen Rheumatismus und Arteriosklerose aufgestellt, welche sich aus primär rheumatischen Gefäßveränderungen entwickeln soll.

All diese Fragen hängen aufs engste mit der nach der Ätiologie und der Spezifität des Rheumatismus zusammen. Aschoff und seine Schule (Graeff) sowie Fahr glauben an eine spezifische Infektion mit einem unbekannten Virus, das in den Tonsillen eintritt und dort zum Primärinfekt führt, von dem aus die Infektion in das peritonsilläre und periösophageale Gewebe fortschreitet und sich im Körper ausbreitet. Die rheumatischen Gewebsveränderungen sehen sie als spezifische an. Demgegenüber steht die Lehre, welche den Rheumatismus als den einheitlichen Ausdruck einer allergischen Reaktion auffaßt, hervorgerufen durch Allergene verschiedener Art (Klinge).

Allergische Reaktionen sind solche, die durch eine körperfremde Substanz (Allergen, Antigen) nach vorheriger Sensibilisierung ausgelöst werden. Am Herzgefäßsystem kann es dabei zu mehr funktionellen oder aber auch zu bleibenden anatomischen Veränderungen kommen. Die Einbringung eines Antigens löst eine Antikörperreaktion aus, die man sich so vorstellt, daß das Antigen sich an die Körperzelle anlagert und deren kolloidale und chemische Struktur verändert. Die Zelle kann zugrunde gehen bei ungenügender Reaktionsfähigkeit, bei gutem Reaktionsvermögen wird aber das Antigen neutralisiert durch eine als Receptor wirkende Gruppe und rasch aus dem Körper entfernt. Nach Haurowitz, der mit maskierten Antigenen arbeitete, geschieht dies schon binnen 6 Stunden. Bei wiederholter Zufuhr eines bestimmten Antigens zeigt sich, daß der Körper eine viel höhere Empfindlichkeit bekommen hat, er ist allergisch geworden. Der ganze Abwehrvorgang verläuft nun sehr stürmisch. Es kommt zur hyperergischen Entzündung mit Verquellung, Nekrose und Granulombildung des mesenchymalen Gewebes (Roessle).

In diesem Sinne erklärt die allergische Theorie den Rheumatismus. Sie stützt sich dabei auf Tierexperimente, in denen es gelang, angeblich mit dem menschlichen Rheumatismus übereinstimmende Gewebsveränderungen auf unspezifischem Wege, z. B. durch wiederholte Injektion von abgetöteten Streptokokken, aber auch nur durch wiederholte Eiweißinjektionen zu erzeugen. Diese Lehre hat heute in der Klinik vielfach Eingang gefunden. Aschoff und seine Schule machen dagegen aber vor allem den Einwand, daß die so erzeugten Gewebsveränderungen von denen beim echten Rheumatismus abzutrennen seien. Und wo sich bei Scharlach, Diphtherie od. dgl. typische rheumatische Bilder im Herzen finden, nehmen sie eine Doppelinfektion an. Über das Bestehen einer hyperergischen Entzündung gibt es keine Zweifel. Diese bestehen nur darüber, was man dazu rechnen soll. Und da trennen Aschoff usw. den echten Rheumatismus als etwas Spezifisches ab. So gäbe es am Endokard eine spezifische Endocarditis rheumatica, aber auch eine anatomisch sehr ähnliche unspezifische verruköse Entzündung, während die allergische Theorie dies alles gemeinsam betrachtet. Und ebenso ist es mit dem Myokard und den Gefäßen. Die allergische Theorie legt den größten Wert auf die besondere, durch die vorhergehende Sensibilisierung geschaffene Disposition. Endogene und exogene Faktoren wirken zusammen, damit die allergische Gewebsreaktion zustande kommt. Auch die Lehre vom spezifischen rheumatischen Virus kann natürlich mit einer besonderen Disposition rechnen. Die allergische Theorie führt den Rheumatismus vorwiegend auf Toxine von Streptokokken zurück, die in den sog. Foci angesiedelt sind, als welche in erster Linie die Tonsillen, dann die Zähne, die Nebenhöhlen der Nase, seltener andere Herde in Frage kommen und deren Sanierung die zur allergischen Reaktion führenden Antigene beseitigt. Ob auch Toxine von Tuberkelbacillen für den gewöhnlichen rheumatischen Infekt von Bedeutung sind, ist umstritten. Jedenfalls können sie ganz analoge hyperergische Reaktionen am Gefäßbindegewebsapparat auslösen.

Der gleichen Frage, ob spezifisch oder allergisch begegnen wir bei den **Arterienerkrankungen**. Es handelt sich hier 1. um mehr funktionelle, 2. um anatomisch begründete Störungen.

Die Allergie kann sich funktionell in angiospastischen mannigfach lokalisierten Reaktionen äußern, von passagerem Charakter und ohne greifbare anatomische Veränderung. Migräne, Ischämie der Extremitätenarterien und in den Organen, bis zur Nekrose führend, Kollaps mit Hypotension und andererseits auch Hypertensionen, Angina pectoris u. a. können der Ausdruck einer allergischen Reaktion sein.

Bei den **anatomischen** Arterienerkrankungen handelt es sich um die *rheumatische Arteriitis*, um die *Periarteriitis nodosa* und die *Endoarteriitis obliterans (Thrombangiitis obliterans)* und auch um die *Arteriosklerose*.

Die allergische Theorie bringt diese alle in Beziehung zur hyperergischen unspezifischen Reaktion. Aschoff und seine Schule unterscheiden dagegen eine echt rheumatische Arterienerkrankung, die Aschoff sicher nur an den Coronargefäßen und in der Aorta ascendens sowie im Hauptstamm der Art. pulmonalis gefunden hat. Aschoff gibt aber zu, daß es im Laufe des Rheumatismus auch zu einer sekundären allergischen Umstimmung mit unspezifischer Knotenbildung kommen kann, die dann neben den spezifischen Veränderungen besteht. Einen Zusammenhang mit der Arteriosklerose lehnt er ab. Die *Periarteriitis nodosa*, die sich vorwiegend an den kleinen Gefäßen abspielt, und bei der auch fibrinoide Verquellungen in den Gefäßwandungen zu finden sind, faßt Aschoff als eine spez. Infektionskrankheit auf mit unbekannten Erregern. Von der *Endarteriitis obliterans* sagt Aschoff, daß ein spezifischer Infekt bisher nicht erwiesen ist. Disposition, Kälte, Spasmen, Nicotin und wohl auch allergisch sich auswirkende Infekte dürften hier die Ursache sein.

Beim Rheumatismus stehen wir also schon vor der Frage, ob es sich hier noch um eine Ansiedlung des Erregers im Herzgefäßsystem handelt. Bei anderen Infekten scheint es sicher, daß eine *rein infektiös-toxische Schädigung* vorliegt, ohne Anwesenheit der Erreger im Herzen selbst. Eine solche ist bei der *Diphtherie* gut bekannt und wird auch beim Typhus, Flecktyphus und bei den Pocken und Morbus Weil, sowie bei der Influenza beobachtet.

Aschoff meint, daß jede spezifische Infektionskrankheit auch ihre spezifische Veränderung am Herzmuskel oder seinem perivasculären Bindegewebe hinterläßt, soweit sie das Herz überhaupt befällt. Wenn bei Tuberkulose oder Scharlach typische rheumatische Veränderungen im Herzen gefunden werden, so nimmt Aschoff eine Doppelinfektion an mit den Rheumatismus infectiosus spezificus. Die Vertreter der Allergietheorie sprechen von unspezifischer hyperergischer Entzündung. Bei der Diphtherie sind das Primäre toxische Schädigungen der Herzmuskelfasern, und zwar vorwiegend der Stellmuskeln der Klappen (Papillarmuskeln) und des Reizleitungssystems. Herzmuskelschwäche kann da sein und zur Dilatation führen. Bei anderen Infekten bestehen Störungen der Reizleitung und der Reizbildung ohne entsprechende anatomische Grundlage, z. B. bei der Influenza. Man kann dann an eine rein funktionelle Störung der Herzmuskelfasern denken oder aber an eine nervöse Komponente.

Seit wir das Herz im Verlauf von Infekten regelmäßig elektrokardiographisch kontrollieren, haben wir die große Häufigkeit der Myokardschädigungen erkannt, die in der Mehrzahl der Fälle wieder spurlos verschwinden. Auch die Endokarditis ist nach Ausweis der Sektionsstatistiken viel häufiger, als man dies nach den klinischen Beobachtungen annehmen könnte. Eine große Bedeutung nicht nur für das Endokard, sondern auch für Myokard und Coronargefäße haben *chronische Fokalinfektionen* (Tonsillen usw.), auf die gar nicht genug geachtet werden kann.

4. Die neuroendokrine Schädigung des Herzgefäßsystems. Herz und Gefäße stehen stark unter der Kontrolle des vegetativen Systems, worunter wir das vegetative Nervensystem, die endokrinen Drüsen und die Elektrolyte verstehen. Die gesamte Kreislaufarbeit steht unter diesem Einfluß, in Abhängigkeit von der vegetativ beherrschten Gesamtstoffwechselgröße. Die chrono-, ino-, dromo- und bathmotrope Herzwirkung, sowie die Weite der Gefäße sind vegetativ kontrolliert. Aus dem zunächst Funktionellen kann, ganz im Sinne der funktionellen Pathologie von Bergmanns, sich das anatomische Substrat entwickeln. Der neuroendokrine Einfluß kann ein unmittelbarer sein, z. B. bei den Neurothyreosen, bei den Nebennierenerkrankungen, bei Störungen in den vegetativen Zentren des Zwischenhirns oder aber ein mittelbarer, indem gewisse Schädigungen über den neuroendokrinen Apparat wirksam werden, so z. B. die allergische Reaktion. Von den hormonal bedingten Herzstörungen interessiert vor allem das Schilddrüsenherz. Ein direkter schädigender Einfluß auf die Herzmuskulatur wird von Fahr angenommen, von Aschoff usw. vorerst nicht anerkannt.

Von besonderen Stoffwechselstörungen, die das Herz schädigen, sei auf die *Glykogenspeicherungskrankheit* (v. Gierke) hingewiesen und auf die Herzstörungen bei der *Beri-Beri* (Wenckebach). Verfettungen des Herzmuskels sind dagegen etwas Sekundäres als Ausdruck von infektiös- oder chemisch-toxischen Schädigungen oder anderen Blutveränderungen (Anaemia perniciosa). Als eine besondere Art toxischer Schädigung werden die Veränderungen bei der Leuchtgasvergiftung beschrieben.

IV. Spezielle Kreislaufpathologie.
A. Erkrankungen des Herzens.
1. Die Endokarditis.

Ätiologie und pathologische Anatomie. Wir unterscheiden sowohl ätiologisch sowie pathologisch-anatomisch die *abakterielle Endocarditis verrucosa* von der *bakteriellen und ulcerösen Form*. Unter Endokarditis versteht man schlechtwegs die Klappenendokarditis, es kann aber auch das übrige Endokard erkrankt sein, was man dann besonders als Endocarditis parietalis, Endocarditis chordalis (Sehnenfädenendokarditis), Endocarditis papillaris bezeichnet.

Die Endocarditis verrucosa beginnt mit einer fibrinoid-hyalinen Degeneration der Grundsubstanz, Nekrose der Oberflächen, Epithel- und Bindegewebslagen und Wucherung der ortsansässigen histiocytären Zellen. Dazu kommt die Abscheidung von geschichteten thrombenartigen Fibrinauflagerungen aus dem vorbeiströmenden Blut. So entstehen warzenförmige, in dichter Anordnung zu hahnenkammartigen Gebilden konfluierende Auflagerungen (Thromboendokarditis). Der Sitz derselben ist die Schließungslinie der Klappen, längs welcher sich 1—2 mm vom freien Klappenrand entfernt, die Klappensegel beim Schluß berühren. Von hier können sich die Wucherungen fortsetzen bis zum Klappenansatz und auch auf das Wandendokard.

Die meist erfolgende Ausheilung erfolgt mit Narbenbildung, die dann sehr häufig den Klappenmechanismus stört und zu Schlußunfähigkeit *(Insuffizienz)* oder Verengerung *(Stenose)* führt. Die verruköse Endokarditis ist damit eine der häufigsten Ursachen späterer Herzklappenfehler. Sie hat eine große Neigung zu rezidivieren, und zwar sowohl wieder als verruköse abakterielle Endokarditis, oft aber finden sich jetzt Bakterien im Blut und anatomisch wird aus der früher verrukösen die ulceröse bakterielle Form der Endokarditis, die sich in anderen Fällen auch primär entwickeln kann und die zur Zerstörung der Klappen führt und selten ausheilt.

Was die *Ätiologie* der verrukösen abakteriellen Endokarditis betrifft, so gehört die Mehrzahl der Fälle zum Rheumatismus, wobei die Frage der spezifischen oder unspezifischen Genese desselben auftaucht. Außerdem kommt sie aber auch sicher unspezifisch vor durch lösliche Gifte, die mit dem Blutstrom zum Endokard gelangen und durch Bakterien oder Zellzerfall entstanden sind. Durch wiederholte Injektion von Eiweißkörpern und auch durch chemisch einfache Substanzen, die im Körper bei der Wechselwirkung zwischen Bakterien und Organismus entstehen dürften (EPPINGER), Allyl-, Vinylverbindungen. Acrolein hat man experimentell Endocarditis verrucosa erzeugt. Ihr Auftreten ist von einer bestimmten Reaktionslage abhängig. Die Endocarditis verrucosa beim Carcinom, bei Kachexie, Nephritis wird so zu verstehen sein. Eine besondere Stellung nimmt vielleicht die Chorea minor in der Genese der Endocarditis verrucosa ein. Andere Autoren haben Beziehungen zur Tuberkulose aufgestellt. Sie glauben Tuberkelbacillen aus dem Endokard oder dem Blut gezüchtet zu haben oder sie nehmen eine tuberkulotoxische Reaktion an. Auch an Streptokokken und andere bekannte Bakterien wird gedacht, die sich ursprünglich im Endokard ansiedeln sollen, aber rasch zugrunde gehen. Am häufigsten ist aber die Endocarditis verrucosa beim Gelenkrheumatismus mit und ohne Gelenkbeteiligung, aber zusammen mit rheumatischen Veränderungen auch im Myokard und an den Gefäßen.

Bei der **Endocarditis ulcerosa** handelt es sich um eine Ansiedelung von Bakterien an den Herzklappen. Bei akutem Verlauf machen diese noch keine tieferen Ulcera. Man findet dann nur ganz frische abwischbare oder polypöse und nekrotische Auflagerungen, kleine Ulcerationen u. dgl., beim chronischen Verlauf kommt es aber zu mehr oder weniger ausgedehnten Zerstörungen des Klappenapparates. Das Endokard stellt bei der bakteriellen Form der Endokarditis einen Sepsisherd dar, von dem dauernd Bakterien an das strömende Blut abgegeben werden und dort nachgewiesen werden können. *Die Keime vermehren sich im Sepsisherd und nicht im Blut* (SCHOTTMÜLLER). Injiziert man auch große Mengen von Bakterien in das Blut, so verschwinden sie sofort wieder daraus und werden in den Geweben, vor allem im reticuloendothelialen Apparat abgelagert und meist zerstört. Siedeln sie sich an einer Stelle an, so wird dies ein *Siedlungsherd* und treten die Keime von diesem Siedlungsherd dauernd oder periodisch ins Blut über, so wird der *Siedlungsherd* zum *Sepsisherd* (SCHOTTMÜLLER). Bei der septischen Endokarditis ist der Weg so, daß an irgendeiner Stelle die Bakterien in den Körper eindringen, so z. B. von der Uterusschleimhaut oder den Tonsillen (Eintrittspforte) und daß sie von da direkt in das Blut und an das Endokard kommen oder daß sie sich zunächst an einer anderen Stelle, z. B. in einer Vene (thrombophlebitischer Sepsisherd) oder in den Lymphgefäßen ansiedeln und dann von dort erst dauernd oder periodisch in das Blut zum Endokard gelangen. SCHOTTMÜLLER und seine Schule (BINGOLD u. a.) haben gezeigt, wie häufig bei Aborten, nach Katheterisierung usw. Keime in das Blut gelangen und wie selten relativ eine Endokarditis entsteht. Unter 8000 septischen Aborten kam es nur 50mal zur Endocarditis septica. Der Herd am Endokard kann dann allein das Bild beherrschen oder aber er besteht und entwickelt sich erst sekundär neben anderen mehr oder weniger dominierenden Sepsisherden. Die Komplikation durch eine septische Endokarditis ist immer eine sehr ernste, meist zum Tode führende Erscheinung. Je latenter die Anfangsherde waren, um so deutlicher hebt sich die komplizierende Endokarditis ab.

Der Weg, den die Bakterien zum Klappenendokard nehmen, wird verschieden angegeben. Es kommt außer dem direkten Eindringen vom vorbeiströmenden Blut der embolische Weg in Frage (KOESTER), welcher Annahme aber die Gefäßlosigkeit der Klappen widerspricht. Hier gibt es aber konstitutionell bedingte Anomalien, die dann eine besondere Bereitschaft zur Klappenendokarditis bedingen könnten und andererseits gibt es erworbene Anomalien, denn beim Ausheilen einer verrukösen Endokarditis kommt es gerne zur Vascularisation. Dies würde die Tatsache erklären können, daß sich namentlich die chronische bakterielle ulceröse Endokarditis meist auf dem Boden einer alten verrukösen Endokarditis entwickelt.

Die Untersuchungen der experimentellen Pathologie (DIETRICH und SIEGMUND) über die Pathogenese der bakteriellen Endokarditis stehen in einem gewissen Gegensatz zu den klinischen Erfahrungen (SCHOTTMÜLLER, BINGOLD). Klinisch beobachtet man, daß schon wenige Tage nach Eintritt einer Bakteriämie eine Endokarditis da sein kann. Experimentell ließ sich dagegen eine solche erst erzeugen, wenn durch längeres Kreisen von Bakterien im Blut eine gewisse Immunitätslage und ein bestimmter Reaktionszustand des Endokards erreicht war, durch den die kreisenden Erreger zum Haften gebracht wurden. Auch durch unspezifische Vorbereitungen kann diese Reaktionslage entstehen. Sicher hat dies auch für die menschliche Endokarditis eine große Bedeutung, wenn auch bei den stürmischen akuten Infektionen alles überrannt wird. Es sind die chronischen schleichend verlaufenden Fälle von Endokarditis, die uns auf solche Beziehungen hinweisen, wenn sich z. B. auf eine jahrelang gutartig verlaufende, abakterielle Endokarditis eine nunmehr schleichend zum Tode führende bakterielle Endokarditis aufpflanzt, die anscheinend zu ihrer Entwicklung einer besonderen Reaktionslage bedurfte.

a) Die abakterielle Endocarditis verrucosa.

Diese wird (s. oben) als unspezifische Reaktion des Endokards insbesondere im Rahmen der Antigen-Antikörperwirkung angesehen. So begegnen wir ihr anatomisch prinzipiell gleichartig, nur in ihrem Ausmaße verschieden, unter mannigfachen Umständen. Man hat eine Einteilung gegeben in α) Endocarditis simplex, β) Endocarditis rheumatica, γ) Endocarditis puerperalis.

α) **Endocarditis simplex.** In sehr gutartiger Form und klinisch an sich meist erscheinungslos dürfte diese sehr häufig sein im Verlaufe der verschiedensten Infektionen, ohne daß sie mit einem Ventildefekt der befallenen Klappen ausheilt. D. GERHARDT berichtet aus Würzburg, daß bei etwa $1/3$ sämtlicher am pathologischen Institut vorgenommenen Sektionen Endokardveränderungen nachweisbar waren. In der großen Mehrzahl handelt es sich nur um eben erkennbare Reste verruköser Entzündung an den Schließungsrändern ohne Ventilstörung. Es kann aber auch zu ausgedehnterer Entzündung und schwieliger Schrumpfung kommen mit Klappenfehler, ein Ereignis, das nach leichteren Infektionen (Angina, Rhinopharyngitis) häufiger zu sein scheint als nach schweren Infektionskrankheiten (Diphtherie, Typhus, Pocken, Scharlach usw.). Klinisch bleiben diese benignen Endokarditisformen gewöhnlich undiagnostiziert im Gesamtbild des Infektes. An sich brauchen sie gar keine Erscheinungen zu machen, auch kein Fieber. Die Behandlung muß vor allem eine ursächliche sein.

β) **Endocarditis rheumatica.** Was ihre Pathogenese betrifft, so kann auf das einleitende Kapitel verwiesen werden. Es ist demnach die Frage, ob eine prinzipielle Trennung gegenüber der Endocarditis simplex und puerperalis vom pathogenetischen Gesichtspunkt aus berechtigt ist und ob es sich nicht in allen Fällen um eine einer bestimmten Reaktionslage entsprechenden allergische Reaktion bei allerdings verschiedenen Antigenen handelt. Für die Endocarditis rheumatica ist dies eingehend entwickelt worden. Sie tritt im Rahmen des gesamten im mesodermal-mesenchymalen Apparat weit verbreiteten rheumatischen Geschehens auf, von dem insbesondere auch das Myokard und die Coronargefäße, sowie das Perikard mehr oder weniger klinisch manifest befallen werden. Dies ist für das Verständnis der Beobachtungen am Krankenbett wichtig.

Nach D. GERHARDT entwickelt sich die rheumatische Endokarditis in 40—60% der Fälle von akutem Gelenkrheumatismus. Im akuten Stadium ist es meist sehr schwierig, ihre Symptome aus dem Gesamtkrankheitsbild abzutrennen. Pulsbeschleunigung und systolische Geräusche sind bei allen Infekten häufig und erlauben noch keine Diagnose. Schwerwiegender sind diastolische Geräusche oder das Auftreten eines protodiastolischen Galopps. Druck, Stechen, Klopfen über dem Herzen können Zeichen der Endokarditis sein. Gewöhnlich folgt die Endokarditis den Gelenkerscheinungen, sie kann ihnen aber auch vorausgehen. Bleiben nach Schwinden der Gelenksymptome Fieber und Pulsbeschleunigung bestehen zusammen mit Herzgeräuschen und Dilatation, so scheint die Diagnose sicher. In vielen Fällen wird die durchgemachte Endokarditis aber erst klar aus dem restierenden Klappenfehler. Die rheumatische Endokarditis hat eine große Neigung zur Rezidivierung mit und ohne Gelenkbeteiligung. Jedes unklare Fieber bei einem Patienten mit einer alten Endokarditis ist verdächtig auf ein Rezidiv (Endocarditis recurrens), das wieder abakteriell rheumatisch, aber auch septisch bakteriell sein kann.

Die Komplikationen ergeben sich aus dem begleitenden Myokard- und eventuell Perikardschaden und den sonstigen rheumatischen Lokalisationen. Embolien sind bei der Endocarditis verrucosa selten. Die Perikarditis ist in leichterer Form häufig da, große Exsudate sind selten. Eine Concretio cordis kann sich aus der Pericarditis rheumatica entwickeln (s. Perikard). Die Pleuritis rheumatica kann allein, aber auch als Komplikation einer Endokarditis auftreten. Die Myokardbeteiligung äußert sich im akuten Stadium weniger in Herzschwäche als wie in Extrasystolen und Überleitungsstörungen und vor allem im EKG. Sie führt bei ihrer Ausheilung zu Schwielenbildung im Herzmuskel. Die rheumatische Coronaritis ist die häufigste Ursache der jugendlichen Coronarthrombose und dürfte die Entwicklung einer Coronarsklerose begünstigen.

Die *Therapie der rheumatischen Endokarditis* und die Verhütung ihrer Rezidive besteht wie beim Gelenkrheumatismus vor allem in der Aufdeckung und baldigsten Entfernung der primären Infektionsherde. Es hat keinen Zweck mit dieser Therapie zu warten, wenn der Zustand einigermaßen den Eingriff einer Zahnextraktion oder Tonsillektomie erlaubt. Auch scheinbar gesunde Mandeln sollten bei einer sicher rheumatischen Erkrankung entfernt werden. Alle verdächtigen Zähne gehören geröntgt und entsprechend behandelt. Diese Frühtherapie hat sich bewährt. Ein anderes Mittel gegen die rheumatische Endokarditis gibt es nicht. Salicylsäure und Pyramidon wirken günstig auf die exsudative rheumatische Reaktion der Gelenke, der Pleura und des Perikards; die Endo- und Myokarditis und die Arteriitis dürften aber unbeeinflußt bleiben. Keinesfalls bilden sie aber eine Gegenindikation gegen die sonst notwendige Salicyl-Pyramidontherapie. Solange nicht alle Zeichen der frischen Endokarditis geschwunden sind, ist Bettruhe angezeigt, und auch dann muß eine lang dauernde Schonung folgen.

γ) **Endocarditis puerperalis.** Hier ist nicht die septische Endokarditis gemeint, die man nach einem Abort oder beim Puerperalfieber sieht, sondern die verruköse benigne Form, die schon während der Schwangerschaft oder erst im Puerperium auftritt, vor allem in Form der Endocarditis recurrens bei schon früher überstandener Endokarditis. Schwangerschaft und Wochenbett schaffen offenbar eine besondere Disposition. Eine prinzipielle Scheidung von der Endocarditis simplex bzw. rheumatica ist nicht begründet. Sanierung aller Herdinfekte schon vor oder gleich im Beginn der Schwangerschaft besonders bei bestehendem altem Vitium, dürfte den besten Schutz bieten. In der rekurrierenden Endokarditis mit der begleitenden Myokarditis liegt eine große Gefahr für die Schwangere mit einem Klappenfehler. Besonders gefährdet ist die Mitralstenose. Der Tod kann hier unter akutem Lungenödem aus scheinbarem Wohlbefinden heraus rasch eintreten.

D. GERHARDT sah unter 17 Fällen von mit Schwangerschaft kombinierten Klappenfehlern 15mal Herzstörungen auftreten, schon vor oder erst nach der Geburt. 6 Fälle starben. In 5 davon handelte es sich um abakterielle verruköse Endokarditis, in einem Fall war zu der alten benignen eine septische Endokarditis hinzugekommen.

b) **Die bakterielle Endocarditis septica (maligna, ulcerosa).**

α) **Die akut verlaufende Endocarditis septica.** Diese verläuft unter dem Bilde einer schweren, meist tödlichen septischen Erkrankung. Die Ansiedlung der Erreger am Endokard ist immer eine prognostisch sehr ungünstige und das Krankheitsbild meist bestimmende Komplikation, die sich um so mehr abhebt, je geringfügiger die bisherigen Erscheinungen und die bisherige Verbreitung des Infektes war. Von einer bisher ganz harmlos anmutenden kleinen Hautverletzung kann es zur tödlichen Endokarditis kommen, oder sie schließt sich erst an, wenn schon vorher z. B. puerperal schwere septische Erscheinungen bestanden haben. Im einzelnen drückt sich die Verschiedenheit der Erreger auch im klinischen Bild und auch in der Prognose aus. Der wohl 100%ig infausten Pneumokokkenendokarditis steht die relativ günstigere Gonokokkeninfektion gegenüber. Auch Streptokokken können wieder verschwinden.

Für die *Diagnose* und *die Abtrennung von der rheumatischen Endokarditis* ist vor allem der Nachweis der Bakteriämie mit dem Kulturverfahren entscheidend. Bleiben bei einem septischen Krankheitsbild die Blutkulturen anaerob und aerob wiederholt steril, so spricht dies sehr gegen eine septische Endokarditis.

Bei dieser sind die Blutagarplatten oft ganz übersät mit Keimen. Andererseits braucht eine Bakteriämie noch keine Endokarditis bedeuten. Der Herzbefund kann sehr täuschen. Anatomisch schwere Zerstörungen an den Herzklappen können ohne Geräusche einhergehen und wo Geräusche da sind, ist ihre Deutung meist unsicher. Zeichen von Herzinsuffizienz pflegen bei diesen akuten Fällen zu fehlen. Der Fieberverlauf ist verschieden, oft typhusähnlich kontinuierlich, andere Male mehr remittierend und intermittierend. Auch Schüttelfröste kommen, wenn auch selten, vor. Die Abgrenzung gegenüber Typhus und Miliartuberkulose hat der alten Klinik oft große Schwierigkeiten bereitet. Im allgemeinen Verhalten sehen wir oft eine auffallende Unruhe und Euphorie, aber auch mehr typhöses Verhalten wird beobachtet. Dies kann dann auf den massenhaften Bakterienembolien beruhen, die von den erkrankten Klappen in alle Organe erfolgen, und dort je nach der Art des Erregers beschaffene Metastasen setzen. Bei der Staphylokokkenendokarditis vereitern diese Metastasen gern. Haut-, Gelenk-, Leber-, Lungeneiterungen, Hirnabscesse treten auf. Die Streptokokken machen mehr serös hämorrhagische Entzündung und passagere Gelenkschwellung. Multiple kleine Hautblutungen von Stecknadelkopfgröße sind bei Streptokokkenendokarditis oft ein erster sicherer Hinweis. Größere Blutungen, die dann oft an Fleckfieber denken ließen, kommen bei der Meningokokkensepsis vor, die oft lange Zeit ohne Meningitis verlaufen kann. Die wesentlichsten Erreger der septischen akuten Endokarditis sind der Streptococcus haemolyticus, Staphylokokken, Pneumokokken, selten anaerobe Streptokokken, Meningokokken und Gonokokken. Aber auch der Streptococcus viridans, Enterokokken, Typhusbacillen, der Mikrococcus catarrhalis, Friedländer- und Diphtheriebacillen sind schon als Erreger der akuten septischen Endokarditis gefunden worden.

Die *Therapie der Sepsis* muß auf die Ausschaltung des Sepsisherdes ausgehen, die in erster Linie eine chirurgische ist. Der Sepsisherd am Endokard kann nicht direkt angegangen werden und auch die Ausschaltung aller anderen Siedlungsherde hat meist keinen Einfluß mehr auf ihn in seiner selbständigen Entwicklung. Wieweit man dennoch die chirurgisch mögliche Sepsistherapie durchführt, wird vom Einzelfall und besonders auch von der Sicherheit der Endokarditisdiagnose abhängen. Die Chemotherapie der septischen Endokarditis hat bisher nur sehr unsichere Erfolge gehabt. Je nach der Art der Erreger wird man aber immer wieder Versuche mit ihr machen und Chinin bei Pneumokokken und Prontosil oder das Chemotherapeuticum (SCHERING) bei Strepto- und Staphylokokken anwenden.

Das *Chinin* injiziert man vorteilhaft intramuskulär als Chininurethan. Fertige Ampullen mit 0,5 Chinin oder nach Rp.: Chinin. muriat. 10,0, Aqua dest. 18,0, Äthylurethan 5,0. Davon 0,5—1,0 ccm i.m. Sehr brauchbare Präparate zur i.m. Injektion sind: Chininlösung „Bayer" mit 0,5 g Chinin. hydrochloricum in 1 Amp. und das *Solvochin* (Amp. à 0,5 Chinin). Peroral gibt man Chinin. hydrochlor. mehrmals 0,2. Bei sicherer Pneumokokkenbakteriämie und Endokarditis ist es auch berechtigt, trotz der Gefahr für den Nervus opticus, das *Optochin* (3—4 mal 0,25 per os) zu geben. Das *Prontosil* „Bayer" gibt man als Tabletten (3 mal 1—2 Tabletten) kombiniert mit Prontosil solubile 3 mal tgl. eine Ampulle à 5,0 i.m. Auch die übrigen Chemotherapeutica: Neosalvarsan, Trypaflavin, Argochrom u. a. werden gern angewendet.

Andere Maßnahmen gehen darauf aus, die Abwehrkräfte zu stärken. Neben der strengen Ruhe, Darmentleerung, reichlicher Zufuhr von frischem Obst und Gemüsesäften, eventuell Vitamininjektionen, Hauptpflege und Kreislaufbehandlung kann man eine Vaccinetherapie (bei Gonokokken) und besonders die Bluttransfusion versuchen. Die Kreislaufbehandlung besteht in größter Ruhe, eventuell Eisblase auf das Herz und je nach dem Vorliegen von Herz- und Gefäßschwäche in entsprechender medikamentöser Behandlung.

β) **Die chronisch verlaufende Endocarditis septica. (Endocarditis lenta** SCHOTT-MÜLLER). Eine äußerst unheimliche Erkrankung, weil im Beginn täuschend mild, aber schließlich sicher tödlich verlaufend ist die schleichende Endocarditis lenta. Meist an früher schon durch eine gutartige abakterielle Endokarditis veränderten Klappen siedeln sich die Erreger an und führen zu dem mitigierten, sich gelegentlich über mehrere Jahre hinziehenden Sepsisbild. SCHOTTMÜLLER hat als den typischen Erreger dieser von ihm als Endocarditis lenta bezeichneten Endokarditisform einen grün wachsenden Streptococcus (Streptococcus viridans) nachgewiesen (1910). Neuerdings (GUNDEL) hat man kennengelernt, daß auch *Enterokokken,* die vom Streptococcus viridans oft nur durch besonderes Verfahren abzutrennen sind, das Bild der Endocarditis lenta machen können.

Differentialdiagnose zwischen Streptococcus viridans und Enterococcus A. Beide Streptokokken wachsen vergründend auf der Blutagarplatte, doch weist der Enterococcus A noch einen leicht schwarz-bräunlichen Rand der Kolonien auf. *Bouillon* wird von Streptoc. viridans gering getrübt. Der Ent. A macht mittelstarke Trübung. Str. v. ist nicht *hitzeresistent* ($^1/_2$ Std. auf $60°$). Ent. A. wird meist getötet. *Gallemilchzucker-Lackmus Bouillon:* Str. v.: meist unverändert, Ent. A.: wechselnd starke Rötung und Trübung. *Lackmusmilch:* Str. v.: meist unverändert, gelegentlich bei alten Stämmen leicht rosa und Gerinnung. Ent. A.: Umschlag in weiß oder rot, stets Gerinnung. *Weiße Maus:* Str. v.: schwach pathogen, Ent. A.: meist apath. *Morphologie:* Str. v.: zarte Kokken, kurze Ketten von 4—6 Gliedern. Ent. A. sehr pleomorphe Kokken.

Krankheitsverlauf. Klinisch verläuft die Krankheit oft monate- und auch jahrelang unter sehr geringen Erscheinungen (Stadium ambulans). Die Temperaturen können zeitweise ganz normal sein oder es bestehen nur kleine Spitzen. Die Kranken können sich ganz wohl fühlen und kommen vielleicht wegen einer flüchtigen Gelenkschwellung zum Arzt. In anderen Fällen macht eine zunehmende Schwäche mit Anämie aufmerksam. BINGOLD hat dieses Stadium auch das Stadium der Fehldiagnosen genannt. Tuberkulose, Fokalinfektion, Anämie, okkulter Tumor oder usw. werden angenommen. Meist kann eine gründliche Untersuchung aber schon in diesem Stadium einen Herzbefund erheben, oft nur ein leises diastolisches Aortengeräusch oder die Milz ist palpapel und der Urin enthält als Zeichen der embolischen Nephritis Eiweiß und Erythrocyten. Eine Blutkultur ergibt dann meist schon in diesem Stadium die sichere Diagnose und damit auch die infauste Prognose. Der oft noch blühende Allgemeinzustand läßt diese ungläubig ablehnen, aber vielleicht schon am anderen Tag ist eine Embolie ins Gehirn da mit Hemiplegie und Aphasie oder eine zur Erblindung führende Embolie in die Arteria centralis retinae oder sonst eine markante Erscheinung. In den ausgeprägteren Fällen finden wir ein blaßgelbliches Aussehen mit Anämie und häufig mit Leukopenie, oder auffallender Monocytose, Milztumor und Herdnephritis. Dazu kommt der Herzbefund und die Bakteriämie. Embolien können in jedem Stadium auftreten, ebenso Herzinsuffizienz. Charakteristisch sind die kleinen Embolien in die Fingerbeere (OSLER-Knötchen). Häufig sind Trommelschlegelfinger. Der gute Zustand kann aber auch lange Zeit anhalten und eine Anämie kann wieder schwinden unter geeigneter Behandlung. Die Temperaturen können lange Zeit normal werden, bis dann der Rückfall kommt. Die Niere wird in verschiedener Weise beteiligt gefunden. Neben der typisch embolischen Herdnephritis (LÖHLEIN) wurden auch chronische diffuse Glomerulonephritiden beobachtet mit Ausgang in Urämie. In einem unserer Fälle hatte die herdförmige Nephritis zu einem so weitgehenden Schwund von Nierengewebe (embolische Schrumpfniere) geführt, daß Urämie eintrat. Eine seltene Erscheinung sind die *arteriellen Aneurysmen* im Verlaufe der Endocarditis lenta, die auf bakterieller Arteriitis beruhen. Blutungen aus solchen Aneurysmen (Art. basilaris, Art. hepatica u. a.) können zum Tode führen. In einem mit SCHOTTMÜLLER zusammen in Prag beobachteten Fall trat der Tod unter zunehmender, auf multiple kleine Hirnembolien bezogener Somnolenz ein.

Die **Therapie** ist machtlos. *Die sichere Diagnose bedeutet auch den sicheren Tod.* Prontosil und sonstige Chemotherapie, Bluttransfusionen, ausgedehnte Thermokauterisation der Haut und Brustmuskulatur (BIER), Röntgentherapie usw. haben alle versagt. Man wird die Hände nicht in den Schoß legen und neben der symptomatischen und Kreislaufbehandlung immer wieder etwas versuchen, was sicher nicht schadet und nicht quält. Je prominenter und reicher der Kranke ist, um so mehr ist er der nutzlosen Überbehandlung und Kurpfuscherei aller Art auch in solchen Fällen ausgesetzt.

2. Die Herzklappenfehler.

Allgemeines. Normalerweise erfolgen Klappenöffnung und Schließung so, daß einerseits dem strömenden Blut kein Hindernis erwächst und daß andererseits kein Tropfen Blut zurückfließt. Eine Störung in diesem Mechanismus tritt ein, wenn die Klappen sich nicht völlig öffnen *(Stenose)* oder schließen *(Insuffizienz)*. Die Ursachen solcher Klappenfehler sind 1. eine angeborene Entwicklungsstörung, 2. die Endokarditis, 3. die Lues, 4. die Arteriosklerose.

Die Entwicklungsstörungen des Herzens befallen vor allem die Pulmonalklappe (Stenose), an den Aortenklappen sind angeborene Verwachsungen der Klappensegel, jedoch ohne funktionelle Störung, aber mit anscheinend besonderer Disposition zur Endokarditis häufig. Die überwiegende Mehrzahl der Klappenfehler entsteht auf Grund einer abakteriellen rheumatischen oder sonstigen Endokarditis, die bei ihrer Ausheilung mit fibrösem, schwieligem Gewebe, Schrumpfungen und Verwachsungen an den Klappen im Sinne einer Stenose oder Insuffizienz macht. Man frage also in der Anamnese nach Rheumatismus, Anginen, Chorea minor und anderen Infektionskrankheiten. Die schlechte Prognose der septischen Endokarditis bedingt es, daß diese nur selten zum chronischen Vitium führt. Lues und Arteriosklerose sind vor allem dann wahrscheinlich, wenn ohne sonstige Anamnese die ersten Erscheinungen des Klappenfehlers jenseits von 30 Jahren auftreten. Die Wa.R. ist bei negativem Ausfall nicht zu verwerten. All diese erworbenen Herzklappenfehler befallen fast ausschließlich das linke Herz.

Unter 300 von D. GERHARDT in Basel und Würzburg beobachteten Fällen von Klappenfehlern fand sich in 193 Fällen Rheumatismus, 14mal Lues und 29mal Arteriosklerose. In 36 Fällen war die Ätiologie fraglich, 10mal handelte es sich um eine septische Endokarditis, in den anderen Fällen um seltenere Ursachen. Nur 2mal lag ein kongenitales Vitium vor.

Von *muskulären* oder *relativen Klappeninsuffizienzen* (KREHL) spricht man, wenn die Klappen selbst anatomisch intakt sind, aber wegen einer Erweiterung des Klappenostiums keinen völligen Schluß ermöglichen, was sowohl an der Tricuspidal- wie an der Mitralklappe bei starker Dilatation des Herzens vorkommt.

a) Folgezustände der Klappenfehler.
(Kompensation und Dekompensation.)

Anatomisch findet man an den Klappenfehlerherzen neben der speziellen Klappen- und Endokardveränderung auch den morphologischen Ausdruck der gestörten Hämodynamik im Sinne einer Hypertrophie und Dilatation einzelner Herzabschnitte. Jeder Klappenfehler führt zu einem Plus an Blut oberhalb und zu einem Minus unterhalb der erkrankten Klappe. Bei einer Stenose muß das Blut gegen einen erhöhten Widerstand entleert werden. Bei gesundem Herzmuskel vermag derselbe mittels seiner Reservekraft eine beträchtliche kompensatorische Mehrleistung aufzubringen, welche entsprechend den früheren Ausführungen (S. 331) zu Hypertrophie und auch zu Dilatation führt. Dadurch wird der Ventildefekt ausgeglichen, so daß wieder das normale Schlagvolumen geliefert wird und keine Rückstauung besteht. Die Leistungsgrenze ist allerdings je nach dem Ausmaß der Stenose und dem Zustand der Muskulatur eine herabgesetzte. Bei einer sog. Knopflochstenose kommt bald der Punkt, wo auch bei bester Muskulatur das nötige Blutvolumen nicht mehr gefördert werden kann. Ist, wie dies häufig bei Klappenfehlern der Fall ist, auch die Muskulatur geschädigt, so kann dadurch allein schon eine Herzschwäche entstehen. Nicht der Ventildefekt, sondern die Herzmuskulatur entscheidet meist über das Klappenfehlerherz. Dies ist auch bei Klappeninsuffizienzen der Fall. Es kann die Insuffizienz allein bei besten Muskelverhältnissen ein Kreislaufversagen bedingen, wenn die Größe des Rückflußblutes (Insuffizienzvolumen) so groß ist, daß zu wenig Blut in den Kreislauf gelangt.

Besteht z. B. eine Aorten- und Mitralinsuffizienz mit je 60 ccm Insuffizienzvolumen, so würden bei einem Schlagvolumen des linken Ventrikels von 130 ccm nur 10 ccm wirklich in der Aorta verbleiben.

Meist ist aber auch die Leistungsfähigkeit bei den Klappeninsuffizienzen durch den Zustand der Muskulatur bedingt. Diese muß hier nicht gegen einen erhöhten Widerstand, sondern von einer vermehrten Anfangsfüllung aus arbeiten, denn zu der normalen Füllung kommt die Menge des Insuffizienzblutes hinzu. So entwickelt sich eine zunächst kompensatorische Dilatation und Hypertrophie. Die Dilatation braucht nur eine diastolische, *tonogene* zu sein ohne vermehrtes Restblut; je nach dem Zustand des Herzmuskels werden aber Restblutmenge und damit Anfangsfüllung und Anfangsspannung zunehmen und dann kommt es zur klinisch nachweisbaren Verbreiterung des Herzens, der *myogenen Dilatation,* die an sich nichts über Kompensation und Dekompensation aussagt. Die Zeit, in der sich eine Hypertrophie entwickelt, kann nicht genau angegeben werden. Sie hängt sehr von dem Zustand der Muskulatur ab. Einige Befunde sprechen aber dafür, daß nach 3 Wochen schon eine deutliche Hypertrophie gefunden werden kann.

Zeichen und Ursachen der Dekompensation. Ein Klappenfehler kann jahre- und jahrzehntelang kompensiert bleiben, bei auch höchster Leistungsfähigkeit seines Trägers. Olympiasieger und Infanteristen mit mehrjährigem Frontdienst haben Klappenfehler gehabt. Die einzelnen Klappenfehler verhalten sich darin verschieden. ,,Dem Aorteninsuffizienzträger kann man am Matterhorn begegnen, der Mitralstenose kaum." Der deutsche Skimeister von 1924 hatte eine Aorteninsuffizienz. Meist ist die Leistungsfähigkeit eines Klappenfehlerkranken erheblich eingeschränkt. Der Insuffizienzpunkt, wo die O_2-Förderung nicht mehr ausreicht und das Anstrengungssyndrom auftritt, liegt bei ihm tief, bei ausgesprochen Dekompensierten sogar unter dem Ruhewert. Von einer Dekompensation reden wir, wenn Kreislaufschwäche mit Atemnot und Zeichen der Links- oder Rechtsinsuffizienz besteht, wobei aber zu beachten ist, daß eine Stauung im Lungenkreislauf bei den Mitralfehlern noch kein Dekompensationszeichen ist. Latente Insuffizienz wird auch hier durch die fortlaufende Gewichtskontrolle und den Erfolg einer Strophanthintherapie am sichersten erkannt. Die Größe des Herzens und der Auskultationsbefund sagen nichts über eine Dekompensation aus. Ohne Verkleinerung der Herzfigur kann ein Herz unter Digitalistherapie aus einem schwer dekompensierten in einen kompensierten Zustand übergehen.

Die Ursachen für das Eintreten einer Dekompensation eines lange Zeit kompensierten Klappenfehlerherzens können verschieden sein. Sie liegen vor allem im Zustand des Herzmuskels, aber auch eine Zunahme des Ventildefektes durch fortschreitende narbige oder sklerotische Veränderung oder frische Entzündung kann mitwirken. Hypertrophie und vermehrte Anfangsfüllung halten die

Kompensation oft lange Zeit aufrecht. Aber auch ohne eine sonstige Störung versagt der hypertrophische Muskel häufig, ohne daß die anatomische Untersuchung dies erklären könnte. ASCHOFF sagt deshalb, daß es sich bei diesem Versagen um ein physiologisches und um kein anatomisches Problem handelt.

Die *Reservekraft des hypertrophischen nicht dilatierten Herzens* ist, wie vielfache Untersuchungen ergeben haben, *eine normale*, d. h. bei einer Mehrbelastung kann die Arbeitsleistung etwa auf das 13 fache ansteigen. Für das Klappenfehlerherz wächst aber bei Körperarbeit die Anforderung an die Herzarbeit in wesentlich höherem Maße als für das gesunde Herz. Wenn dieses z. B. bei einer bestimmten Körperarbeit nur das 4fache des Ruhewertes zu leisten hat, bedeutet dies für ein Herz mit einer Aortenstenose, die $^9/_{10}$ verschließt, einen Anstieg des Ruhewertes auf das 53fache. Auch bei sehr guter Blutversorgung kommt deshalb je nach dem Ausmaß des Ventildefektes bald der Punkt, wo die benötigte Energiemenge nicht mehr geliefert werden kann und der Herzmuskel versagt. Darin findet es seine Begründung, daß schon eine relativ geringe körperliche Überbelastung bei einem Klappenfehlerherzen zur Dekompensation führen kann, wo bei einer der Leistungsfähigkeit angepaßten Belastung eine unbegrenzt lange Kompensation möglich wäre. Es ist aber auch verständlich, daß unter einer planmäßigen Digitalis- bzw. Strophanthintherapie der Grad der Leistungsfähigkeit dauernd gesteigert werden kann, welche Wirkung ceteris paribus sich nie abschwächt, ohne dazu eine gesteigerte Durchblutung zu benötigen.

Liegt diese Art der Dekompensation also im Wesen des Klappenfehlers und der Arbeitsweise des Herzmuskels begründet, so gibt es andererseits Ursachen, welche unabhängig von der Belastung zu einer fortschreitenden Schädigung des Herzmuskels und damit zur Dekompensation führen. Solche liegen einmal in einer mangelhaften Blutversorgung des Herzmuskels durch eine fortschreitende coronare Insuffizienz. Das Klappenfehlerherz hat schon in der Ruhe einen erhöhten Blut- und O_2-Bedarf und derselbe steigt bei einer Arbeit, wie ausgeführt, relativ viel mehr an als bei einem normalen Herzen. So bedarf es einer sehr guten coronaren Blutversorgung. Ein Mißverhältnis zwischen Blutbedarf und Blutzufuhr bedeutet eine coronare Insuffizienz, die in solchen Fällen, also schon bei normalen, besonders aber bei erkrankten Coronargefäßen, auftreten kann und zu Muskelschädigung und Schwielen führt. Bei den endokarditischen Klappenfehlern handelt es sich dabei um eine rheumatische oder sonstige Arteriitis, bei der Lues vor allem um eine Verengung der Abgangsstelle in der Aorta und bei den sklerotischen Klappenfehlern um entsprechende Veränderungen auch an den Coronargefäßen. In anderen Fällen handelt es sich um unmittelbare fortschreitende Herzmuskelerkrankungen, um neue rheumatische Infiltrate, Myokarditis, Lues oder andersartige Störungen.

Die vermehrte Beanspruchung des Klappenfehlerherzens, die zu einem Versagen führt, kann auch durch zunehmenden Elastizitätsverlust der Aorta bei einer Aorteninsuffizienz oder zunehmenden Widerstand im arteriellen System bedingt sein. Ebenso kann sich bei einer chronischen Stauung im Lungenkreislauf eine den Widerstand noch vermehrende Pulmonalsklerose entwickeln. Der Stauungskatarrh und der von ihm abhängige Husten belasten das rechte Herz. Die Blutmenge ist bei chronischen Klappenfehlern vermehrt (Plethora), was auch eine Kreislauf- und Herzbelastung darstellt.

Besondere Ursachen, die zur Dekompensation eines vorher kompensierten Klappenfehlers führen, sind:

a) Die rekurrierende Endokarditis. Das Wesentliche über dieselbe ist bereits ausgeführt worden. Jede fieberhafte Erkrankung bei einem Patienten mit einem alten Klappenfehler ist verdächtig auf eine rekurrierende Endokarditis. Oft läßt dieselbe erst den Klappenfehler aufdecken. Man untersuche das Blut auf Bakterien, denn häufig ist auch bei einer ursprünglich rheumatischen abakteriellen Endokarditis das Rezidiv septisch-bakteriell. Ein Milztumor, Eiweiß und Sanguis im Harn sprechen dafür. Eine Leukopenie findet man bei der Endocarditis lenta. Während bei der primären Endokarditis nur selten eine Herzinsuffizienz auftritt, ist dies bei der rekurrierenden Form häufig. In der Muskulatur findet man mehr oder weniger reichliche Infiltrate. Die gutartige abakterielle rekurrierende Endokarditis heilt meist wieder aus, aber der Zustand und die Leistungsfähigkeit des Herzens bleiben beeinträchtigt. Auch eine bakterielle rekurrierende Endokarditis muß nicht schlecht ausgehen und kann mit den mannigfachsten Klappenveränderungen wie Löchern in denselben ausheilen.

b) **Interkurrente Erkrankungen.** Jede interkurrente Infektionskrankheit stellt für ein Klappenfehlerherz eine Gefahr dar, denn sie führt gern zu einer neuen Endokarditis und zu Myokardschwäche. Kommen Keime ins Blut, so siedeln sich diese am vorher erkrankten Endokard leichter an. Die Pneumonie, aber auch jede Angina und Grippe oder ein Erysipel usw. sind deshalb bei einem bestehenden Klappenfehler immer ein besonders ernstes Ereignis.

c) **Gravidität.** Es ist einerseits die vermehrte Kreislaufbelastung durch Schwangerschaft und Geburtsakt und andererseits die auch bei bester vorheriger Kompensation bestehende und nicht abzuschätzende Gefahr der rekurrierenden Endo- und Myokarditis (S. 410), welche hier zu beachten ist. Eine Gravidität stellt immer ein Risiko beim Klappenfehlerherzen dar, das aber nicht so groß ist, daß man daraus eine unbedingte Indikation zur Vermeidung oder Unterbrechung einer Schwangerschaft ableiten könnte. Es würde dadurch mehr Glück zerstört als Unglück vermieden werden. Aber jeder Fall steht dem Arzt eine verantwortungsvolle Aufgabe. Die Mortalitätsstatistiken geben sehr verschiedene Zahlen an, die von 60% (MACDONALD) bis 1,3% (FELLNER) schwanken. Dazu kommen aber die vielen Fälle, wo kein Tod, aber eine beträchtliche Verschlechterung des Herzzustandes eintrat. Besonders gefährdet sind die Frauen mit Mitralstenose. Sind Dekompensationszeichen vorhanden, so ist eine Unterbrechung berechtigt. Oft hilft die Natur selbst dem Arzt in seinem Zweifel durch eine spontane vorzeitige Unterbrechung. Die Stellungnahme zur Frage der Unterbrechung oder des Verbotes einer Gravidität kann also wohl die sein: Die Gefahr einer rekurrierenden Endokarditis ist unberechenbar. Bei völliger Kompensation, lang zurückliegender primärer Endokarditis, fehlenden Rezidiven und sanierten Fokalherden ist sie gering zu schätzen. Die durch die Schwangerschaft und Geburt an sich gegebene Gefahr der Dekompensation ist um so größer, je näher das Herz schon vorher an der Grenze der Kompensation stand. Die Mitralstenose scheint dabei besonders gefährdet.

Die Unübersehbarkeit der Verhältnisse zeigt am besten folgende Krankengeschichte der D. GERHARDTschen Klinik.

26jährige Frau; vor 2½ Jahren nach Aufregung Anfall von Engigkeit mit Herzklopfen und Übelkeit, seitdem bei Anstrengungen leichte Atemnot. Erste Geburt vor 2 Jahren schwer, aber ohne Herzbeschwerden. Zweite Gravidität ohne besondere Beschwerden, nur im 7. Monat kurz dauernde Hämoptoe. Partus 16. Januar 1908 im Frauenspital. Einige Stunden danach schwere Dyspnoe, Lungenödem, eine halbe Tasse blutig seröser Auswurf. Dauer 2 Stunden. Am 4. und 6. Tag post part. ähnliche Anfälle. Befund: Herz ein Finger nach links, eineinhalb Finger nach rechts verbreitert, lautes präsystolisches, kurzes systolisches Geräusch, deutlicher dritter Ton an der Spitze, Leber einen Finger unter dem Rippenbogen. Puls etwa 80, regelmäßig. Diurese etwa 1500. Bei Bettruhe ohne Medikamente Wohlbefinden. Nach erstem Aufstehen kurzer Anfall von Bangigkeit ohne Husten und Auswurf; 5 und 15 Tage später noch ähnliche Anfälle. Am 13. März beschwerdefrei entlassen. Herzbefund unverändert.

Einen Monat später neue Konzeption. Wegen der Antezedentien wurde künstlicher Abort dringend empfohlen, kam aber nicht zur Ausführung, Schwangerschaft und Geburt verliefen ohne Störung.

Komplikationen von seiten anderer Organe. Die Entstehungsursachen, die Hämodynamik und der anatomische Befund der Klappenfehler erklären es, daß dieselben häufig mit komplizierenden Erkrankungen an anderen Organen einhergehen. Im Rahmen der rheumatischen Infektion können die verschiedenen anderen Lokalisationen dieser Erkrankung am Perikard, an den Pleuren und den

Gelenken auftreten, bei anderen Infekten besteht das diesen entsprechende Bild. Besondere Symptome bedingen die Embolien, die vom erkrankten Herzen aus in alle Gebiete des arteriellen Systems erfolgen können. Über die verschiedenen möglichen Komplikationen im Respirationstractus siehe S. 340. Es handelt sich hier vorzugsweise um Bronchitis, Lungeninduration, Lungeninfarkt und Pleuritis. Bei einem Mißverhältnis zwischen Großkreislaufstauungsbild einerseits, Herzbefund und therapeutischem Erfolg andererseits denke man immer an die Concretio cordis. Sehr selten ist die Komplikation, namentlich der Mitralfehler, mit einer Lungentuberkulose, gegen die die Stauung im kleinen Kreislauf sogar einen Schutz zu bilden scheint. Man sei deshalb vorsichtig mit der Diagnose Lungentuberkulose bei einem Klappenfehler. Eine Hämoptoe bei einem Mitralfehler ist ein Stauungssymptom.

Die Störungen von seiten der Niere entsprechen gewöhnlich nur der Stauung (S. 342) und führen zu keiner Niereninsuffizienz, es sei denn durch die mit der Stauungsleber verbundenen Zustände von Hyposthenurie und Oligurie bis zur Anurie. Vom Rheumatismus infectiosus bleibt die Niere meist frei. Im Laufe anderer Infekte kann es aber neben der Klappenerkrankung auch zur herdförmigen oder diffusen Glomerulonephritis kommen. Nierensklerose findet sich zusammen mit arteriosklerotischen und luischen Klappenfehlern.

b) Allgemeine Diagnostik der Klappenfehler.

Die Erkennung der einzelnen Klappenfehler und ihrer Kombinationen bildet seit CORRIGAN und LAENNEC einen Prüfstein für das ärztliche Können. Dabei spielen Inspektion und Palpation eine mindestens ebenso wichtige Rolle wie die Perkussion und Auskultation. Sehr wertvoll können die ergänzende genaue röntgenologische Bestimmung der Herzfigur, die Pulsschreibung, Blutdruckmessung und Elektrokardiographie sein. Die Symptome zerfallen in zwei Gruppen, einmal in die allgemeinen auch ohne Klappenfehler vorkommenden Erscheinungen der Rechts- und Linksinsuffizienz zusammen mit Anomalien und Arhythmien des Pulses und andererseits in die durch den Ventildefekt speziell bedingten Veränderungen.

Herzgeräusche (Abb. 18). Bei der Auskultation des Herzens hören wir normalerweise zwei Töne, von denen der erste mit dem Beginn der Systole, der zweite mit dem Beginn der Diastole zusammenfällt. Der erste Ton ist ein Spannungston, bedingt durch die Kontraktion der Ventrikel (Muskelton) und durch den Schluß der Vorhofklappen, der zweite Ton entspricht dem Schluß der Seminularklappen. Der erste Ton ist am lautesten an der Spitze, der zweite an der Basis. Im zweiten Intercostalraum rechts vom Sternum auskultiert man die Aortenklappe, ebenda links vom Sternum die Pulmonal-

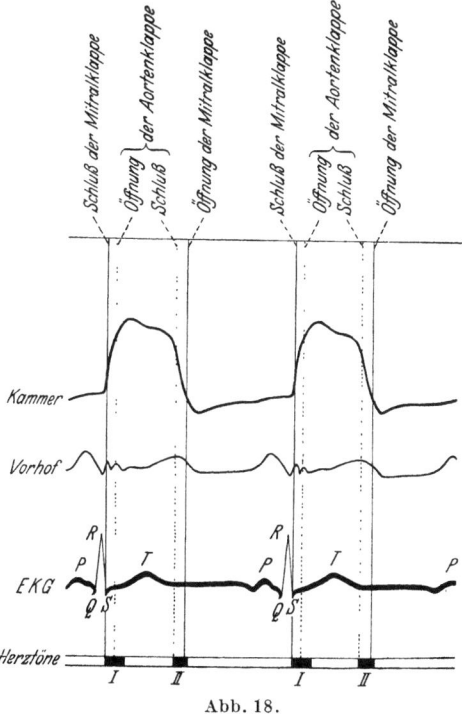

Abb. 18.

klappe. Der zweite Aortenton ist normalerweise lauter zu hören als der zweite Pulmonalton. Dies ändert sich, wenn der zweite Pulmonalton absolut an Stärke zunimmt, bei einer Drucksteigerung im kleinen Kreislauf (Mitralfehler) oder wenn die Fortleitungsbedingungen besser werden (Lungenschrumpfung). Akzentuation des zweiten Aortentones findet man bei Drucksteigerung in der Aorta und bei Sklerose derselben. Die Tricuspidalis auskultiert man rechts vom Sternum in der Höhe des 6. Rippenknorpels. Immer wird auch am sog. 5. Punkt (ERBscher Punkt) links vom Sternum über der absoluten Herzdämpfung auskultiert, wo man diastolische Geräusche oft allein hört. Auch bei ,,Tönen" handelt es sich akustisch betrachtet um Geräusche. Die Franzosen sagen ,,les bruits normaux", wir sprechen aber nur dann von Herzgeräuschen, wenn das Ohr solche vernimmt. Geräusche dauern länger als ein ,,Ton", sie können anschwellen *(crescendo)* oder abschwellen *(decrescendo)*. *Systolisch* sind die Geräusche zwischen dem Beginn des ersten und dem Beginn des zweiten Tones, *diastolisch* die beim Beginn des zweiten bis zum Beginn des ersten Tones. Alle Geräusche sind physikalisch Stenosengeräusche, denn das Blut fließt sowohl bei der Stenose, wie bei der Insuffizienz einer Klappe durch eine verengte Stelle in ein weiteres Lumen, wobei die entstehenden Flüssigkeitswirbel die Klappe in Schwingungen setzen, die wir als Geräusche hören. Das Blut ist der Geigenbogen, die Klappen sind die Saiten der Geige.

Die systolischen Geräusche sind vieldeutig und bedeuten noch keinen Klappenfehler, denn auch ohne einen solchen kommen sie häufig vor als akzidentelle Geräusche. Ihre Entstehungsbedingungen sind so zahlreiche, daß man gesagt hat, es sei ein Wunder, daß es überhaupt ein Herz mit reinen Tönen gibt. Anämie, beschleunigte Strömung, relative Enge der Arteria pulmonalis, Atherom der Aorta usw. sind solche Ursachen. Eine sichere akustische Unterscheidung zwischen Klappenfehlergeräuschen und solchen akzidenteller Natur gibt es nicht, und man kann deshalb aus einem systolischen Geräusch nur dann auf ein Vitium schließen, wenn die Anamnese oder der sonstige Befund dafür sprechen. Die Diagnose eines systolischen Geräusches als akzidenteller Natur erfolgt also in erster Linie per exclusionem. In der Praxis wird dem leider viel zu wenig Rechnung getragen und oft genug wird ein harmloses systolisches Geräusch zum Stempel einer angeblichen Herzkrankheit, des Ausschlusses vom Sport und von einer Lebensversicherung. Zuweilen kann die Entscheidung sehr schwierig sein und alle Feinheit der Diagnostik muß herangezogen werden. Was dabei die Geräusche selbst betrifft, so spricht ein starker Wechsel in der Stärke des Geräusches und eine Lokalisation auf die Gegend der Art. pulmonalis eher für die akzidentelle Natur.

Die *diastolischen Geräusche kommen mit geringer Ausnahme nur bei Klappenfehlern vor*. Zur Abgrenzung, ob systolisch oder diastolisch, soll man im Zweifelsfalle gleichzeitig mit der Auskultation den Puls fühlen. Die diastolischen Geräusche können in verschiedenen Formen auftreten. Unmittelbar im Anschluß an den zweiten Ton setzt das gießende, oft sehr leise *diastolische Aorteninsuffizienzgeräusch* ein, über dem 5. Punkt und der Aorta zu suchen. Das *präsystolische Crescendogeräusch* wird am Ende der Diastole besonders über der Herzspitze bei der Mitralstenose gehört und deutet dann auf einen noch gut funktionierenden Vorhof hin. Es kann das einzige, aber dann auch für sich allein beweisende Zeichen einer Mitralstenose sein. Die dritte Form ist das *protodiastolische* in einem kurzen Abstand vom zweiten Ton hörbare Geräusch. Es kommt auch bei der Mitralstenose vor und wird auf den mit der Öffnung der Mitralklappen erfolgenden besonders kräftigen Bluteinstrom in den linken Ventrikel bezogen.

Aus der Stärke der Geräusche kann man keinen Schluß auf den Grad des Ventildefektes machen. Eine ganz geringe Aorteninsuffizienz kann ein lautes

Geräusch machen und bei zunehmendem Schwund der Klappe verliert sich das Geräusch. Die Mitralstenose bleibt besonders bei Kindern oft stumm. Auch mit der Beziehung der Geräusche auf eine bestimmte Klappe sei man vorsichtig, denn die ganzen Ostien liegen so nahe beieinander, daß die Differenzierung unsicher ist.

Hypertrophie und Dilatation. Die Hypertrophie allein macht keine klinisch nachweisbare Verbreiterung der Herzfigur, ebensowenig tut dies die tonogene, rein kompensatorische Dilatation. Wo wir klinisch eine Dilatation finden, ist diese eine myogene, mit vermehrtem systolischem Restvolumen. *Die Hypertrophie des linken Ventrikels* sehen wir in ihrer reinen Form da, wo derselbe gegen einen vermehrten Widerstand arbeiten muß, also bei der Aortenstenose und beim Hochdruckkranken. Der zweite Aortenton ist dabei akzentuiert, bei der Aortenstenose mit ihren verwachsenen Klappen fehlt er aber oder ist leise. Der Spitzenstoß ist verstärkt und liegt etwas auswärts. Bei der Verstärkung des Spitzenstoßes unterscheidet man den *erschütternden* und den *hebenden* Spitzenstoß. Der erstere ist verursacht durch akuteres Aufrichten des Herzens und findet sich bei nervös aufgeregter Herztätigkeit, besonders beim Basedowherzen. Der langsam hebende Spitzenstoß, wobei die Spitze während der Dauer der Systole an die Brustwand andrängt, ist ein Zeichen der Hypertrophie, deutet aber nach PAESSLER schon auf eine beginnende Insuffizienz hin, für die ein anderes Zeichen ein dritter Ton vor dem ersten Ton (präsystolischer Galopprhythmus) ist. „Er schreit nach Digitalis" (F. v. MÜLLER). Bei einer *Dilatation des linken Ventrikels* kommt es zu einer Verlagerung und meist auch zu einer Verbreiterung des Spitzenstoßes nach außen und unten mit entsprechender Verbreiterung der Herzfigur. Im Röntgenbild macht die alleinige Dilatation des linken Ventrikels die liegende Eiform *(Aortenherz).* Wir begegnen ihr bei der Aorteninsuffizienz und beim Hochdruckherzen mit Myokardschaden.

Die Hypertrophie des rechten Ventrikels äußert sich in einer Akzentuation des zweiten Pulmonaltones infolge der Drucksteigerung in der Arteria pulmonalis, deren zartere Wand schon bei geringeren Druckzuwächsen zur Akzentuation führt, als es bei der Aorta der Fall ist. Häufig kann man dabei über dem Conus pulmonalis den Klappenschluß auch fühlen. Links vom Sternum über dem rechten Ventrikel wird die verstärkte Tätigkeit sichtbar, bei beiderseitiger Hypertrophie wird rechts zuweilen eine systolische Einziehung deutlich, wodurch dann eine eigentümliche Schaukelbewegung der Brustwand entsteht. Häufig ist auch eine sicht- und fühlbare Pulsation im Epigastrium längs des linken Rippenbogens.

Die Dilatation des rechten Ventrikels macht keine Verbreiterung nach rechts, sondern das Herz dehnt sich nach links und nach links oben aus mit Verlagerung des Spitzenstoßes nach außen, aber nicht nach unten. Der Abfall des Zwerchfells nach links und vor allem die Fixierung rechts durch die Vena cava inferior verhindern die Dilatation des rechten Ventrikels nach rechts. Eine Rechtsdilatation ist vielmehr ein Zeichen, daß der rechte Vorhof erweitert ist, der den rechten Rand der relativen Herzdämpfung und der Herzkontur ausmacht.

Die Dilatation des linken Vorhofes zeigt sich vor allem im Röntgenbilde bei der seitlichen Durchleuchtung und kann dann für die Annahme eines Mitralfehlers entscheidend sein. Zusammen mit der Erweiterung des Conus der Arteria pulmonalis bedingt die Erweiterung des linken Herzohrs die für das Mitralherz typische Ausfüllung der Bucht in der linken Herzkontur.

Bei schon in der Jugend erworbenen Klappenfehlern mit nachgiebigem Thorax kann sich die Vergrößerung des Herzens in einer Vorwölbung zeigen *(voussure).*

Der arterielle Puls ist für die Diagnose eines Klappenfehlers sehr wichtig. Der *Pulsus celer* mit seiner hohen Pulsamplitude findet sich bei der Aorteninsuffizienz, der kleine langsam ansteigende Puls *(Pulsus tardus)* bei der Aortenstenose. Bei einem Mitralfehler mit überwiegend systolischem Geräusch beweist der charakteristische *kleine* Puls, daß funktionell die Stenose der Mitralis im Vordergrunde steht (VOLHARD).

Zum Pulsus celer kommt es immer dann, wenn ein Mißverhältnis zwischen Schlagvolumen des linken Ventrikels und Elastizität der Aorta besteht. Wir finden ihn deshalb außer bei der Aorteninsuffizienz, wo das rückfließende Blut den Druckabfall noch begünstigt, auch bei den Sklerosen der Aorta (Atherosklerose, Lues).

Der *systolische* **Venenpuls** am Hals und der systolische Leberpuls zeigen uns die sonst schwer zu diagnostizierende Tricuspidalinsuffizienz an, ein sehr betonter *präsystolischer* Venenpuls kann eine Tricuspidalstenose bedeuten. *Inspiratorisches Anschwellen der Halsvenen* beiderseits findet man bei der Concretio cordis zusammen mit einem hohen Venendruck und einem doppelten systolischen und diastolischen Kollaps (VOLHARD).

Der *Pulsrhythmus* wird durch keinen Klappenfehler an sich beeinflußt. Extrasystolen kommen in allen Fällen vor, Arhythmia perpetua bei den Mitralfehlern viel häufiger wie bei den Aortenfehlern.

Was den **Blutdruck** betrifft, so liegt es im Wesen der Aorteninsuffizienz, daß er systolisch infolge des erhöhten Schlagvolumens ansteigt und diastolisch stark abfällt. Die anderen Klappenfehler haben keine ihnen eigentümliche Einwirkung auf den Blutdruck.

Das **Elektrokardiogramm** kann mithelfen eine Links- oder Rechtshypertrophie zu diagnostizieren. Wo die sonstigen Symptome unsicher sind, kann damit das EKG. zur Annahme eines Mitralfehlers führen.

c) Die Prognose der Klappenfehler.

Was zunächst die Möglichkeit der Ausheilung anlangt, so trifft diese zu, besonders für die Mitralfehler. Anatomisch ist dies erwiesen, wo schwielige Veränderungen an den Klappen bestehen ohne Ventildefekt und klinisch durch Beobachtung von Fällen, wo ein im akuten Stadium der Endokarditis bestehendes diastolisches Geräusch wieder schwindet. Aber auch postrheumatische Klappenfehler heilten aus. Daß relative muskuläre Klappeninsuffizienzen ausgeglichen werden können, ist verständlich. Einen natürlichen Heilungsvorgang mit Schutzwirkung stellt die Hypertrophie der funktionell besonders beanspruchten Klappen dar, die damit ausreichen würden, um ein doppelt großes Ostium zu schließen.

Als durchschnittliche Dauer des Kompensationsstadiums der Klappenfehler fand ROMBERG 7 Jahre, D. GERHARDT 12 Jahre, bei einem Maximum von 44 Jahren. Bei 21 Todesfällen rheumatischer Vitien betrug die Gesamtdauer der Klappenerkrankung im Mittel 16 Jahre. Ist die Kompensation gestört, so hängt die Prognose von folgenden Punkten ab: 1. Wie stark ist die Kompensationsstörung? 2. Wie reagiert der Kranke auf Therapie? 3. Wirkt das die Dekompensation auslösende Moment noch fort? 4. Bestehen Komplikationen? Die Möglichkeit solcher, namentlich von Embolien, ist oft nicht abzusehen. Entscheidend für das Schicksal ist vor allem der Herzmuskel. Von den einzelnen Herzklappenfehlern gilt die Mitralstenose als besonders ungünstig. Dies gilt aber nicht für die meist lange unerkannt bleibenden gut kompensierten Fälle. Bei der luischen Aorteninsuffizienz wird die Prognose durch die fortschreitende Lues ungünstig, die gut ausgeglichene und ausgeheilte rheumatische oder unspezifische Aorteninsuffizienz hat eine sehr gute Prognose. Wichtig ist auch das Alter, in dem der Klappenfehler entsteht, wegen der besseren Ausbildung der kompensatorischen Hypertrophie im kindlichen Alter. Auch scheint ein in

d) Die Theorie der Klappenfehler.

Die mögliche Prophylaxe der Herzklappenfehler ergibt sich aus den früheren Ausführungen. Gründliche Sanierung aller Fokalinfektionen und die Behandlung einer Lues sind das wesentliche, was man tun kann. Besteht einmal eine Endokarditis, so richtet sich die Therapie vor allem nach dieser und beobachtet im übrigen die ausgeführten Prinzipien der Kreislaufbehandlung. Im Ausheilungsstadium der Endokarditis soll die Ausbildung der Kompensation durch sonstige Schonung der Reservekräfte möglichst gefördert werden. Dafür sind 6—8 Wochen mindestens anzusetzen. Für die Folgezeit gelten aber die Worte von C. v. GERHARDT, daß völliger Ausgleich begünstigt wird durch öftere vorübergehende Steigerung der Arbeitsleistung des Herzens durch körperliche Anstrengung. Dieser Gedanke, der eine hohe und verantwortungsvolle Aufgabe an den Arzt stellt, wurde vielfach befolgt und z. B. durch die OERTELsche Terrainkur methodisch ausgebaut. Auch CO_2-Bäder können in diesem Sinne verwendet werden. Der richtige Wechsel zwischen Belastung und Ruhe kann hier viel erreichen. Stärkere Anstrengungen soll man nur bei ganz verläßlicher Kompensation erlauben. Über die Gefahren einer Schwangerschaft (s. S. 390) bei eintretender Herzschwäche und Dekompensation gelten die früheren Ausführungen. Es handelt sich also um das richtige Wechselspiel zwischen Entlastungsmaßnahmen einerseits und medikamentöser Leistungssteigerung andererseits. Eine Kontraindikation gegen die Digitalis-Strophanthintherapie wurde für die Mitralstenose und die Aorteninsuffizienz angegeben. Bei der *Mitralstenose* fürchtete man durch den vermehrten venösen Rückfluß bei gesteigerter Leistung des rechten und beschränkter des linken Ventrikels eine bedrohliche Überfüllung des kleinen Kreislaufes, bei der *Aorteninsuffizienz* dagegen eine infolge der verlängerten Diastole vermehrte Insuffizienzblutmenge, die dann die Füllung vom Vorhof her mindern sollte. Diese Bedenken sind aber praktisch nicht berechtigt und man kann sich wie immer an den Grundsatz halten: *Wo eine Herzschwäche besteht, gebe man Digitalis.* Das Blut strömt bei der Aorteninsuffizienz längs der Ausflußbahn des Ventrikels zurück und der Druck in der Aorta sinkt während der Diastole gewöhnlich so stark ab, daß dieser Rückfluß rasch aufhört, worauf ja auch die kurze Dauer des Geräusches hinweist. Neue experimentelle Beobachtungen haben gezeigt, daß die Dauer der Diastole nur von geringem Einfluß auf die Größe des Insuffizienzvolumens ist, während dies sehr herabgesetzt wird, wenn die Kraft der vorhergehenden Systole erhöht wird (HOCHREIN).

e) Aorteninsuffizienz.

Ätiologie und Anatomie. Die Ursache der Aorteninsuffizienz kann sein: *1. Endokarditis, 2. Lues, 3. Sklerose.* Außerdem gibt es, sehr selten auch eine relative Aorteninsuffizienz bei Erweiterung des Klappenringes ohne Erkrankung der Klappen selbst. Die Endokarditis befällt die Aortenklappen allein, häufig aber auch gleichzeitig die Mitralklappen. Neben der Insuffizienz kann eine Stenose da sein, die aber funktionell meist nicht in Betracht kommt. Meist handelt es sich bei den klinisch manifesten Klappenfehlern um die abgeheilte, inaktive, abakterielle Endokarditis mit einer Neigung zu einer rekurrierenden, dann oft auch bakteriellen Endokarditis. Die Lues als Ursache der Aorteninsuffizienz ist besonders bei den erst in den späteren Lebensjahren auftretenden Fällen zu beachten. Die Abtrennung gegenüber der Sklerose ist auch anatomisch oft schwierig, da sich zur Lues eine Sklerose gesellen kann. Dies bedingt, daß manche Autoren die rein sklerotische Aorteninsuffizienz überhaupt ablehnen wollen.

Die durch die Aorteninsuffizienz bedingte Veränderung des Herzens ist nach JÜRGENSEN zunächst die Dilatation und Hypertrophie der linken Kammer. Die Wandungen derselben erreichen eine Dicke von mehreren Zentimetern, während die Höhle gewöhnlich so groß ist, daß eine starke Männerfaust bequem in ihr Platz hat. Die Dilatation betrifft die Ausflußbahn des linken Ventrikels. Die Papillarmuskeln beteiligen sich an der Hypertrophie. Der linke Vorhof ist in der Regel weniger dilatiert noch hypertrophisch. Das Kammerseptum ist nach rechts vorgewölbt und drückt die rechte Kammer zusammen, so daß ihr querer Durchmesser oft sehr beträchtlich verringert ist. Dafür ist sie in die Länge gezogen.

Die *ätiologische Differentialdiagnose* ergibt sich zuweilen aus der Anamnese und dem Alter. Die Wa.R. ist bei negativem Ausfall unsicher zu bewerten. Bei dringenderem Verdacht untersuche man auch den Liquor. Oft weisen Pupillenstörungen auf die Lues hin. Ebenso spricht eine wesentlichere Erweiterung der Aorta über 5—6 cm hinaus eher für eine Lues. Man denke aber an die unspezifische Aortitis, die sogar aneurysmatische Erweiterungen machen kann, während die Sklerose kaum Durchmesser über 5,5 cm erklärt.

Mechanik. Die Aorteninsuffizienz bedingt einen Rückfluß von Blut aus der Aorta in den linken Ventrikel, während dessen Diastole, der sofort mit der Diastole einsetzt und dann rasch absinkt. Der linke Ventrikel erhält so eine diastolische Mehrfüllung. Bei guter Ventrikelfunktion wird dieses Plus an Blut (Pendelblut, Insuffizienzblut) wieder in die Aorta gefördert usw. So wird die Aorteninsuffizienz zunächst allein durch den linken Ventrikel kompensiert. Es besteht eine tonogene Dilatation und eine entsprechende Hypertrophie des linken Ventrikels. Jahrzehntelang kann so der Klappenfehler ausgeglichen werden bei größter körperlicher Leistungsfähigkeit. Dies gilt allerdings nur für die auf endokarditischer Basis entstandenen Fälle. Die Lues führt meist viel rascher zum Versagen. Je nach dem Zustand der Muskulatur vor allem kann dann aus der *tonogenen* eine *myogene* Dilatation werden mit vermehrtem systolischen Restvolumen und die Stauung kann sich auf den linken Vorhof, den Lungenkreislauf und das rechte Herz fortsetzen.

Symptome und Verlauf. Die **Herzform** und der perkussorische und Röntgenbefund ändern sich entsprechend der gestörten Dynamik. Im *1. Stadium* ist die Herzform normal und zeigt höchstens die auf die Hypertrophie des linken Ventrikels hinweisende Abrundung der Herzspitze. Im *2. Stadium* finden wir die Zeichen der Hypertrophie und Dilatation des linken Ventrikels mit der Verlängerung des Spitzenstoßes, der einen hebenden kuppelartigen Charakter annimmt, nach außen und unten, der Verbreiterung der Dämpfung nach links und der Aortenform (Schuhherz) des Herzens im Röntgenbild. Im *3. Stadium* nähert sich das Herz mehr der Mitralform.

Der vollen Kompensation im 1. Stadium folgen im 2. Stadium die Erscheinungen der Linksinsuffizienz, die mit einem nächtlichen Asthma cardiale oder Lungenödem einsetzen können. Im 3. Stadium kommt dazu die Großkreislaufstauung. Der charakteristische und beweisende **Auskultationsbefund** der Aorteninsuffizienz ist das unmittelbar dem 2. Ton folgende diastolische *Decrescendogeräusch*. Im 1. Stadium ist dieses oft der einzige Befund. Es kann sehr schwer zu hören sein. Man auskultiere nicht nur über der Aorta, sondern vor allem über dem ERBschen Punkt (über der absoluten Herzdämpfung), und zwar im Stehen und Liegen, eventuell nach vorheriger Anstrengung. Später kommt ein systolisches Geräusch hinzu, und es entsteht dann ein Hin- und Hergeräusch oder

Lokomotivengeräusch. Dieses *systolische Geräusch* bei der Aorteninsuffizienz tritt dann auf, wenn bei einer Erweiterung des Conus aortae und der Aorta ascendens eine relative Stenose des Ostiums besteht. Es hat sein Punctum maximum gewöhnlich über der Aorta, kann aber auch an der Spitze laut zu hören sein. Man darf aus ihm also auf keine Aortenstenose oder Mitralsuffizienz schließen.

Pulskurven.

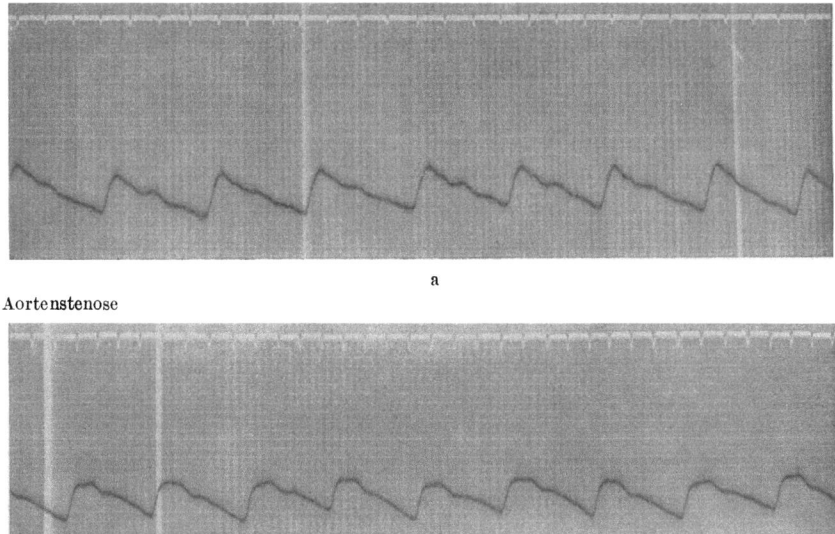

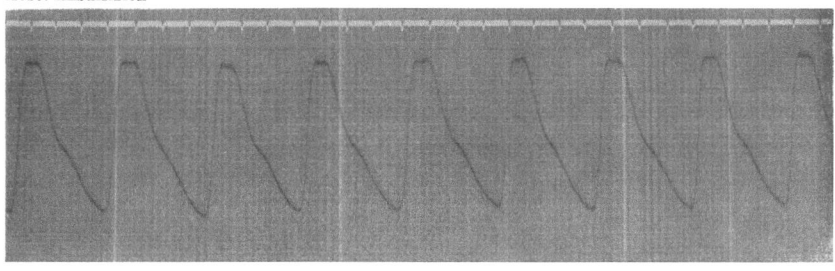

Abb. 19. a Normaler Puls. b Pulsus parvus bei Aortenstenose. c Pulsus celer bei Aorteninsuffizienz.
(Aufnahmen mit FRANKschem optischen Sphygmographen.)

Eine relative Mitralinsuffizienz ist im 3. Stadium häufig und ergibt sich dann mehr aus dem Stauungsbild als aus dem Auskultationsbefund. Das Neuauftreten eines systolischen Geräusches an der Spitze und eines akzentuierten 2. Pulmonaltones kann darauf hindeuten. Die Stärke des Geräusches ist kein Maßstab für die Schwere des Ventildefektes. Mit Zunahme desselben kann das Geräusch sogar abnehmen. Der 1. Herzton ist bei der Aorteninsuffizienz meist nicht verstärkt. Ist er laut, so kann dies durch die Hypertrophie (Muskelton) erklärt sein. Einen sehr lauten 1. Ton, besonders über der Aorta, hat man auch auf die Anspannung der systolisch stark gedehnten Aortenwand bezogen, während im allgemeinen dieser Faktor zur Erklärung des 1. Herztones abgelehnt wird. Der

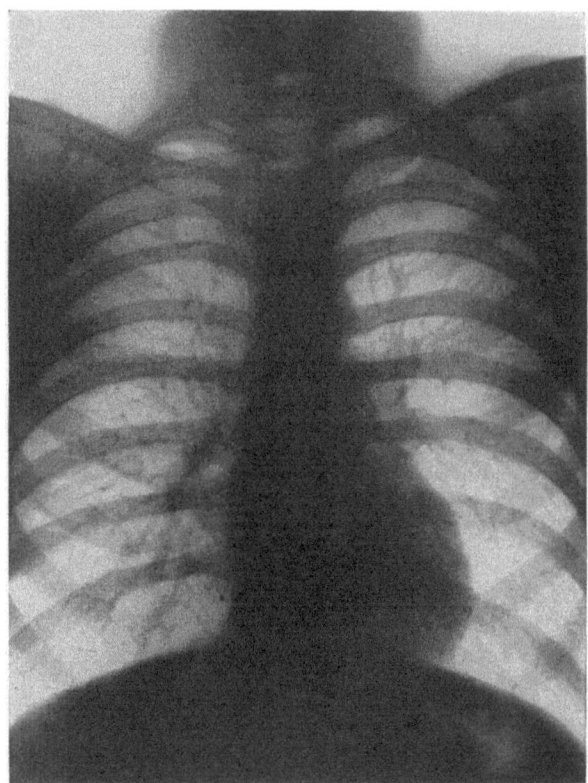

Abb. 20. Röntgenbild eines normalen Herzens. Kräftiger Mann. (Medizinische Klinik, Leipzig.)

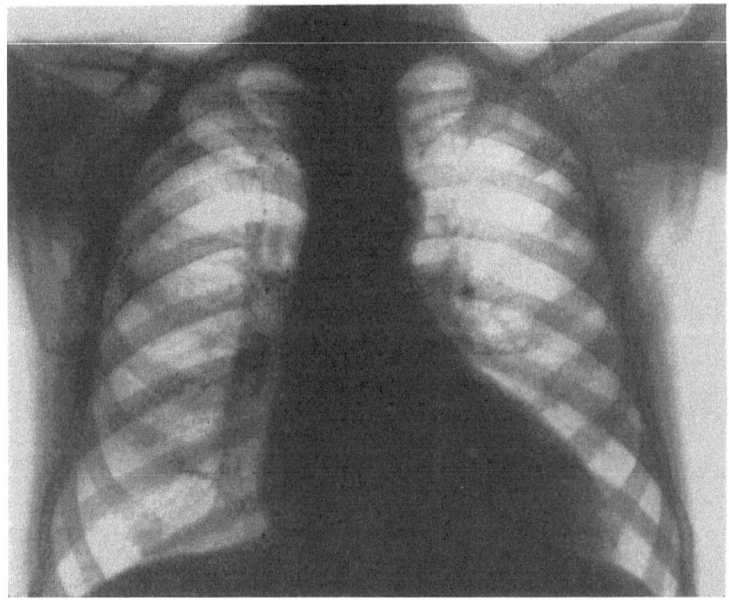

Abb. 21. Aorteninsuffizienz (Linksverbreiterung, ,,Schafnasenform des linken Herzens''). (Medizinische Klinik, Leipzig.)

2. Herzton kann leise und verwischt, aber auch klingend und verstärkt sein. Ein klingender 2. Aortenton ohne Hypertonie spricht für eine Sklerose der Klappen (Abb. 19, 20, 21).

In sehr seltenen Fällen hört man neben dem diastolischen Aorteninsuffizienzgeräusch noch ein präsystolisches Geräusch, ohne daß anatomisch eine Mitralstenose da ist. Man nennt dies FLINTsches Geräusch und bezieht es auf eine relative Mitralstenose, bedingt durch die Vorwölbung des vorderen Mitralsegels durch das Rückflußblut.

Der **Puls** ist bei der reinen Aorteninsuffizienz celer. Man halte den Arm hoch, um den Pulsus celer zu fühlen. Bis in die kleinsten Arterien kann man den Puls sehen (Capillarpuls) und besonders eindrucksvoll ist die starke Pulsation der Carotiden. Der schnellende Puls und das Klopfen über den Schlagadern sind viel beweisender für den Grad der Insuffizienz als das Geräusch (VOLHARD). Das große Schlagvolumen und der starke Druckabfall durch das zurückfließende Pendelblut bedingen die Erscheinung. Der über den Arterien oft bis in die Handäste hinein hörbare systolische Ton ist auch so zu erklären.

In seltenen Fällen hört man über der Arteria femoralis einen Doppelton (TRAUBE) oder bei Druck mit dem Hörrohr das DUROZIEZsche Doppelgeräusch. Eine komplizierende Aorten- oder Mitralstenose vermindern den Pulsus celer.

Bei der Aorteninsuffizienz gibt es oft *Tachykardien,* die nichts mit Herzschwäche zu tun haben und kein Digitalis verlangen und die auf einem vermehrten Sympathicustonus beruhen, vielleicht ausgelöst vom Carotissinusknoten durch den relativ niederen mittleren arteriellen Druck. Vorhofflimmern ist nur im 3. Stadium häufig.

Der **Blutdruck** ist bei der Aorteninsuffizienz systolisch oft stark erhöht, bei niederem diastolischem Druck. Dies kann einfach mit dem großen Schlagvolumen erklärt werden. Oft ist aber auch der periphere Widerstand vermehrt, unabhängig von der Aorteninsuffizienz. Dann ist auch der diastolische Druck erhöht. Wie bei anderen Zuständen von Herzschwäche begegnet man auch bei der dekompensierten Aorteninsuffizienz dem Bild der *Hochdruckstauung,* die mit wieder erreichter Kompensation verschwindet. Auch diese Drucksteigerung ist nicht vom Herzen aus zu erklären, sondern muß auf den Vasomotorentonus und eventuell die Füllung des Systems bezogen werden. Auf paroxysmale Blutdrucksteigerung mit relativer Ischämie der Coronargefäße werden die oft täglich mehrmals und in voller Ruhe auftretenden Anfälle von Angina pectoris bei jugendlichen Aorteninsuffizienzkranken („Angina pectoris of the young adults") bezogen.

Zur Differentialdiagnose, ob luische oder andere Aorteninsuffizienz, kann auch die Puls- und Blutdruckkontrolle helfen, wenn sie an beiden Armen vorgenommen wird, denn bei der Lues bedingt die Einbeziehung der Abgangsstellen der Arteria anonyma bzw. Arteria carotis und subclavia eine Ungleichheit.

Therapie. Für die Therapie der Aorteninsuffizienz gelten die allgemeinen Regeln. Hat man die Diagnose luische Aorteninsuffizienz gestellt, so leite man peinlichst neben der Kreislauftherapie auch eine antiluische Behandlung ein, wobei aber die größte Vorsicht am Platze ist wegen der Gefahr der sog. HERXHEIMERschen Reaktion, das ist einer Herdreaktion im luisch erkrankten Gebiet, die am Herzen und in der Aorta schweren Schaden machen kann. Eine bisher erscheinungslose gut kompensierte Aorteninsuffizienz kann so zur unrettbaren Erkrankung werden. Die Myocarditis luica und die Verengerung der Abgangsstellen der Coronararterien in der Aorta sind die anatomischen Substrate.

An der Prager Klinik beginnen wir meist mit Kal. jodat. 3,0 g pro die, lassen dann nach 2—3 Wochen Wismut folgen, jeden 3. Tag 0,5, später 1,0 Bismogenol und erst nach 4—5 Wochen wird mit 0,05 Neosalvarsan angefangen, das allmählich gesteigert wird auf 0,3—0,4 pro dosi, so daß pro Kur 4,0—5,0 g verbraucht werden. Die Kur wird nach 6 Monaten wiederholt. Dazwischen kann Jod gegeben werden (Bad Tölz, Bad Hall u. a.). Die sorgfältige röntgenologische Kontrolle der Aortenmasse, der Herzfigur, der Blutdruckamplitude und des EKG.s sind die Wegweiser für die Intensität weiterer Therapie (s. Aortenlues, S. 451).

f) Aortenstenose.

Die reine Aortenstenose ist eine seltene Erscheinung, meist ist sie mit einer Insuffizienz verbunden, denn bei geringer Verengerung des Lumens bleiben die Klappen nur selten schlußfähig. So sind die reinen Aortenstenosen gleichzeitig die hochgradigen. Anatomisch besteht eine annähernd gleichmäßige Verdickung und Verkürzung der drei Klappen, die zu einem dicken Ring miteinander verwachsen sind. Umgekehrt führt die Insuffizienz der Aortenklappen meist auch zu einer Stenose, die aber nur selten klinisch in Erscheinung tritt. Schon physiologisch sind die Semilunarklappen während der Austreibungszeit des Ventrikels nur teilweise geöffnet, denn sie werden durch Wirbelströme der Mittelstellung genähert (CERADINI), so daß erst eine Verengerung über die physiologische Grenze dynamisch eine Stenose macht. Dazu ist aber eine Einengung auf etwa ein Drittel nötig. Die *Ätiologie* der Aortenstenose ist die Endokarditis. Die Sklerose dürfte kaum je zu einer eigentlichen Stenose führen, ebensowenig wie die Lues. In so gedeuteten Fällen ist es die Frage, ob nicht eine Endokarditis daneben bestand.

Symptome und Verlauf. Die Kompensation der Aortenstenose geschieht zunächst allein durch den linken Ventrikel, der eine tonogene Dilatation zeigt mit einer deutlichen Verlängerung um etwa 30—40% der Normallänge. Die Einflußbahn ist dabei noch relativ stärker verlängert als die Ausflußbahn. Der Ventrikelspitzenraum wird lang ausgezogen, ohne sich zu verbreitern. Gleichzeitig entwickelt sich unter Wahrung dieser Formveränderung des linken Ventrikels eine Hypertrophie in zunehmendem Maße (KIRCH). Bei gleichzeitiger und nachträglicher Myokarderkrankung stellt sich eine myogene Dilatation ein, die dann auch perkussorisch nachweisbar wird. Der anfangs normal liegende, nur verstärkte *Spitzenstoß* wird jetzt nach außen und unten verlagert, hebend und verbreitert. Allmählich gesellt sich dann eine relative Mitralinsuffizienz hinzu mit entsprechender Veränderung der Herzfigur. Das Bild der Rechtsinsuffizienz kann folgen. So gibt es auch bei der Aortenstenose die drei Stadien wie bei der Aorteninsuffizienz. Der Anfangsteil der Aorta wird im Röntgenbild erweitert gefunden, was als Folge des hier auftreffenden Blutstrahles, der durch das verengte Ostium spritzt, aufgefaßt wird. Die körperliche Leistungsfähigkeit ist bei der Aortenstenose oft eine sehr gute. Die Prognose hängt auch hier vor allem vom Herzmuskel ab. Bei der *Auskultation* hört man über dem Aortenostium und oft bis in die Carotiden hinauf und längs der Aorta ein lautes systolisches langgezogenes und rauhes Geräusch, das auch als Schwirren im zweiten rechten Intercostalraum zu fühlen sein kann und auch an der Herzspitze und manchmal sogar am Rücken zwischen Wirbelsäule und Schulterblattraum zu hören ist. Das Geräusch allein aber erlaubt die Diagnose nicht und insbesondere nicht die Entscheidung, ob neben einer Aorteninsuffizienz noch eine Stenose besteht. Die Beachtung des 2. Tones und des Pulses kann helfen. Bei der Aortenstenose ist der 2. Ton leise und der Puls ist lang andauernd und träge (parvus et tardus) und die Frequenz ist langsam. Der *Pulsus tardus* entspricht dem Druckverlauf im Ventrikel, der sich nur langsam durch das enge Ostium entleert. Die Bradykardie ermöglicht den langsamen Ablauf der Kontraktion. Sie dürfte ihre Entstehung der Erregung nervöser Fasern im Conus aortae verdanken (W. FREY). Auf die Komplikation einer Aorteninsuffizienz durch eine Stenose deuten somit das Fehlen eines Pulsus celer und der leise 2. Ton hin. Das Fehlen des Pulsus celer allein kann auch durch eine Mitralstenose erklärt sein. So ist die Diagnose einer Aortenstenose oft eine schwierige Aufgabe. Sie ist einfach, wenn ein kleiner träger Puls, ein lautes systolisches Aortengeräusch und systolisches Schwirren und das Fehlen des 2. Aortentones zusammentreffen. Die Diagnose wird viel zu häufig gestellt. Die Stenose des Aortenostiums bedingt es, daß sich das Schlagvolumen des linken Ventrikels raschen Mehrfüllungen nicht immer sofort anpaßt. Die davon abhängige mangelhafte Blutzufuhr zum Gehirn kann sich in Schwindel bis zur Bewußtlosigkeit mit Krämpfen äußern. Ebenso können die Coronargefäße zu wenig Blut bekommen und *anginöse Herzschmerzen* auftreten.

Kongenitale Aortenstenosen. Von praktischer Bedeutung sind die *Conusstenosen* und die *Isthmusstenosen* der Aorta. Bei der aortalen Conusstenose handelt es sich um leistenartige Vorsprünge, welche Symptome wie bei einer Aortenklappenstenose bedingen. Ein seltenes aber sehr charakteristisches Bild ist die *Isthmusstenose der Aorta*. Die Verengerung kann an der Einmündungsstelle des Ductus arteriosus unterhalb der Art. subclavia sinistra („Neugeborenentyp") oder unterhalb des Duct. art. liegen („Erwachsenentyp"). Es sind dann die oberhalb der Isthmusstenose gelegenen Arterien stark erweitert und führen durch zum Teil grotesk wirkende Anastomosen den abwärts der Stenose gelegenen Arterien Blut zu. Die Erweiterung der Intercostalarterien macht diagnostisch wichtige Rippenusuren.

g) Mitralstenose.

Ätiologie und Anatomie. Die Mitralstenose ist einer der häufigsten Klappenfehler. Sie kommt aber nur selten rein vor. Meist ist sie kombiniert mit einer Mitralinsuffizienz. Ihre Ursache ist die Endokarditis. Häufig erfahren wir aus der Anamnese nichts von einer solchen und die Kranken behaupten bisher immer gesund gewesen zu sein. Man hat für solche Fälle eine besondere „fibröse Diathese" angenommen und Beziehungen zur Tuberkulose aufgestellt und den Namen DUROSIEZsche Krankheit geprägt. Wir sehen in ihr den Ausdruck einer mitigierten Endokarditis. Anatomisch findet man die Mitralklappen verdickt, verkürzt und die Ränder der Segel sind mehr oder weniger ausgedehnt miteinander verwachsen („Knopflochform"). In den sog. DUROSIEZschen Fällen besteht oft nur eine Verwachsung der Ränder ohne Strukturänderung der Segel mit „trichterförmiger" Verengerung der Mitralis. Der linke Ventrikel zeigt bei den reinen Fällen von Mitralstenose eine geringe, aber einwandfreie Atrophie der Einflußbahn bei unverändert bleibender Ausflußbahn (KIRCH).

Funktionelle Mitralstenosen gibt es, wenn ein Tumor (z. B. Myxom) oder ein Kugelthrombus das Klappenostium verschließen. Eine besondere Form gibt es bei der Aorteninsuffizienz, wenn das zurückfließende Blut das vordere Mitralsegel gegen das Ostium vorbläht. Man hört dann neben dem diastolischen Aorteninsuffizienzgeräusch ein präsystolisches Mitralstenosengeräusch (FLINTsches Geräusch, S. 399).

Mechanik. Bei der Mitralstenose muß das Blut aus dem muskelschwachen linken Vorhof durch ein verengtes Ostium in den linken Ventrikel strömen. Der Klappenfehler ist erst dann kompensiert, wenn der linke Ventrikel wieder seine normale diastolische Füllung erhält. Der linke Vorhof ist zu dieser Mehrleistung mittels Dilatation und Hypertrophie nur in geringem Grade fähig. Der Druck in ihm steigt an und rückläufig auch im Lungenkreislauf und in der Arteria pulmonalis.

Der Lungenkreislauf verhält sich hier anders wie der große Kreislauf, in welchem eine Drucksteigerung im venösen Teil sich nicht fortsetzt auf die Arterien. Für den kleinen Kreislauf fand D. GERHARDT experimentell, daß eine Drucksteigerung im linken Vorhof auch den Druck in der Art. pulmonalis erhöhte, wenn nur für eine entsprechende Füllung des Gefäßsystems gesorgt war.

So kommt es zur Arbeitsvermehrung des rechten Ventrikels, welcher die Kompensation der Mitralstenose zur Hauptsache besorgt. Wie wenig die aktive Vorhofkontraktion bedeutet, geht daraus hervor, daß bei Vorhofstillstand, der sich klinisch im EKG. und im Pulsus irregularis perpetuus ausdrückt, eine völlige Kompensation vorhanden sein kann.

Symptome. Die Symptome, die sich von diesen mechanischen Verhältnissen ableiten, sind erstens *Veränderungen der Herzfigur*. Die Dilatation des linken Vorhofes macht eine Ausfüllung der sog. „Herztaille" durch die Ausdehnung des Herzohres, wozu dann auch die Erweiterung des Conus der Art. pulmonalis kommt. Die relative Herzdämpfung wird gegen die linke Schulter zu besonders deutlich, oft fast absolut und das Röntgenbild zeigt die „Mitralform". Die Erweiterung des linken Vorhofes stellt man auch bei seitlicher Durchleuchtung fest, wo die Vorwölbung in den Retrokardialraum und nach Breifüllung des Oesophagus dessen Verlagerung zeigt. Hochstand des Kehlkopfes und auch Lähmung des Nervus recurrens als Folge der Vergrößerung des linken Vorhofes kommen vor. Die Hypertrophie und tonogene Dilatation des *rechten* Ventrikels verändern die Herzfigur nicht. Kommt es zur myogenen Dilatation, so gibt es eine Verbreiterung nach *links* und *links oben* und der Spitzenstoß rückt nach außen, aber nicht nach unten. Dies ist in reinen Fällen von Mitralstenose sehr deutlich zu beobachten. Mehr noch als durch Veränderungen der Herzdämpfung macht sich klinisch die Hypertrophie und Dilatation der rechten Kammer durch eine sichtbare und fühlbare Pulsation links vom Sternum und im Epigastrium unterhalb des linken Rippenbogens bemerkbar. Erst die Dilatation des rechten Vorhofes macht die Verbreiterung nach rechts. Es entsteht das mitralisierte Bild, das wir auch bei anders entstandenen Kombinationen von Links- mit Rechtsinsuffizienz sehen.

Geräusche und Töne. Der erste Ton ist bei der Mitralstenose häufig auffallend laut, verbunden mit einem ruckartigen Spitzenstoß. Man erklärt dies so, daß der Druckunterschied zwischen Diastole und Systole im linken Ventrikel bei der Mitralstenose abnorm groß ist infolge der geringen diastolischen Füllung. Ebenso wie zeitweise bei der Ohnmacht und bei Extrasystolen erfolgt deshalb hier der Schluß der Mitralklappe aus einem Zustand abnorm niederer Spannung zu einem Zustand normaler Spannung. Die Raschheit, mit der sich die Klappe schließt, ist dadurch eine größere und die Folge ist der *laute 1. Ton*. Dieser wird also bei der Mitralstenose nur dann vorhanden sein, wenn die Ventrikelfüllung eine geringe ist. Er kann im Liegen fehlen und im Stehen da sein, umgekehrt zum präsystolischen Geräusch. Der laute 1. Ton kann das einzige Auskultationsphänomen der Mitralstenose sein. Geräusche fehlen bei der Mitralstenose recht häufig ganz oder sind nur gelegentlich und bei besonderer Lage oder nach Anstrengung zu hören. Dies kann gerade bei ganz schweren Stenosen der Fall sein. Man hat dann das mitralisierte Bild, oft mit Arhythmia perpetua und rascher Kammerfrequenz und kann zunächst nicht sagen, ob es sich nur um einen Herzmuskelschaden und eventuell eine Mitralinsuffizienz oder auch um eine Mitralstenose handelt. Im weiteren Verlauf wird dann der Klappenfehler meist deutlich. Das Hindernis bei der Mitralstenose liegt in der Diastole. Diese beginnt mit dem 2. Ton. Darauf folgt zunächst eine kleine Pause bis zur Öffnung der Mitralklappe, die bei der Mitralstenose mit einem hörbaren Ton erfolgen kann (claquement de l'ouverture mitrale). Dieser *protodiastolische 3. Herzton* oder protodiastolische Galopprhythmus spricht mit größter Wahrscheinlichkeit für eine Mitralstenose. Man hört ihn über der Spitze und einwärts derselben. Das Blut strömt nicht gleichmäßig während der ganzen Diastole aus dem Vorhof in die Kammer, sondern am raschesten im Beginn der Diastole, wenn der Ventrikel sich wieder erweitert und am Ende der Diastole, wenn sich der Vorhof kontrahiert. Dementsprechend ist auch das Geräusch der Mitralstenose zu hören, einmal wenn sich die Klappe öffnet, im Beginn der Diastole als *protodiastolisches Geräusch*, und dann am Ende der Diastole, wenn sich der Vorhof kontrahiert als *präsystolisches* gegen den kommenden 1. Ton anschwellendes Crescendogeräusch. Charakteristisch ist der starke Wechsel dieser Erscheinungen.

Bald hört man nur einen protodiastolischen 3. Ton, bald an dessen Stelle ein protodiastolisches Geräusch oder es ist nur das präsystolische Geräusch und ein lauter 1. Ton da. Dazu kommt dann als wichtiges Symptom des Mitralfehlers der *akzentuierte 2. Pulmonalton* als Ausdruck der Drucksteigerung im kleinen Kreislauf.

Das präsystolische Geräusch ist ein Ausdruck dafür, daß sich der Vorhof gut kontrahiert. Seinen Crescendocharakter bekommt es, wenn es mit dem 1. Ton abschließt (D. GERHARDT). Folgt bei stark verlängerter Überleitungszeit die Kammersystole mit dem 1. Ton der aktiven Vorhofkontraktion erst lange nach, so verliert das präsystolische Geräusch seinen Crescendocharakter und umgekehrt wird ein protodiastolisches Geräusch zum Crescendogeräusch, wenn bei einer Arhythmia perpetua die nächstfolgende Kammersystole noch vor dem Ende des Geräusches folgt, so daß dieses mit dem 1. Ton abschneidet.

Der Puls ist bei der gut kompensierten Mitralstenose nicht verändert. Er wird aber klein und weich, wenn der Ventrikel keine genügende Füllung erhält oder wenn derselbe infolge Myokardschwäche versagt. Der charakteristische kleine Puls kann bei einer auskultatorisch vorwiegenden Mitralinsuffizienz zeigen, daß funktionell die Stenose überwiegt (VOLHARD). Ist der rechte Vorhof dilatiert, so kommt es bei der Mitralstenose sehr häufig zur Arhythmia perpetua. Bei sehr rascher Kammerfrequenz (Delirium cordis) ist dann die Entscheidung, ob es sich nur um eine Herzmuskelerkrankung oder auch um eine Mitralstenose handelt, zunächst meist nicht möglich. Erst wenn unter Digitalis ein langsamer Rhythmus erreicht ist, wird die Lage klar. Der laute 2. Pulmonalton, ein lauter 1. Ton an der Spitze oder auch ein protodiastolischer 3. Ton, wechselnd vielleicht mit einem protodiastolischen Geräusch, zeigen neben der betonten Dilatation des linken Vorhofes die Mitralstenose an. Der Blutdruck hat nichts für die Mitralstenose Charakteristisches.

Verlauf. Die Mitralstenose ist selten gutartig. Immerhin kann auch hier eine sehr gute Leistungsfähigkeit bestehen bei auch röntgenologisch kaum nachweisbaren Veränderungen der Herzfigur und der Blutfüllung der Lunge. Meist aber treten bald Beschwerden auf von seiten des kleinen Kreislaufes mit Atemnot, Katarrhen, Hämoptoe, nächtlichem Asthma cardiale, dem Gefühl des Herzklopfens und der Herzangst, sprunghaften Tachykardien, Unruhe und Depressionen. SCHELLONG nennt dies *pulmo-cardiale* Symptome, denn sie kommen mit der Lungenstauung und schwinden, wenn das rechte Herz entlastet wird. Besonders bedrohlich sind die Anfälle von Lungenödem, die man mit der akuten Überlastung des in seiner Regulationsfähigkeit durch die chronische Stauung eingeschränkten Lungenkreislaufes erklärt. SCHELLONG fand bei der Mitralstenose bei einfachem Aufstehen eine Zunahme der zirkulierenden Blutmenge mit vermehrtem venösem Rückfluß, aber bei vermindertem Minutenvolumen, worin sich die Auffüllung des Lungenkreislaufes ausdrückt. Aber auch nervös-reflektorische Vorgänge sind für diese Anfälle von Lungenödem mit verantwortlich, die ein Initialsymptom sein können. Schwere Beeinträchtigung der Lungenfunktion mit hochgradiger arterieller Anoxämie und Cyanose kommt bei der Mitralstenose vor. Das leicht cyanotische „mitralisierte" Aussehen entspricht aber zunächst einer peripheren Cyanose. Eine Selbständigkeit im Bilde der Mitralstenose können die von der Stauung abhängigen *Leberveränderungen* bekommen, mit hepatorenaler Störung bis zur Anurie und Störungen im Wasserhaushalt, Ascites und weichen Ödemen. Ikterus *(ictère cardiaque)* kommt dazu oft passager und im Zusammenhang mit einem sonst vielleicht erscheinungslosen Lungeninfarkt. *Angina pectoris* ist keine allzu seltene Erscheinung bei der Mitralstenose. Die Anfälle sind nicht abhängig vom jeweiligen Kompensationszustand und können nicht durch eine Kompression der Coronargefäße von außen durch den linken Vorhof oder die Art. pulmonalis erklärt werden, sondern beruhen auf der Deformation des linken Coronarostiums durch den Zug des vorderen schrumpfenden Mitralsegels (HOCHREIN). Die Fälle von akutem Herztod bei Mitralstenose (DÜRCK) sind vielleicht als coronarer Tod zu erklären.

Therapie. Die dekompensierte Mitralstenose reagiert sehr gut auf Digitalis (Strophanthin), das man neben der Entlastungstherapie anwendet. Namentlich die Fälle mit rascher Arhythmia bilden eine klassische Digitalismedikation. Um einer zu akuten Ausschöpfung der Blutdepots und Überladung des rechten Herzens bei ungenügender Folgschaft des linken Herzens vorzubeugen, empfiehlt SCHELLONG die Digitalistherapie unter Nitritschutz zu machen (z. B. Erythroltetranitrat 0,005 3mal täglich oder Vasoklin 3mal täglich ein Dragee). Nitrit und Aderlaß sind auch die wirksamste Therapie im akuten Anfall von Lungenödem. Bei hartnäckiger Leberstauung hat sich das Aufsetzen von mehreren Blutegeln auf die Lebergegend sehr bewährt. Bei Versagen der Therapie bei einem Großkreislaufstauungsbild mit vermeintlicher Mitralstenose, besonders wenn keine wesentliche Dilatation da ist, überprüfe man seine Diagnose gründlich. Man denke auch an die Concretio cordis.

h) Mitralinsuffizienz.

Die Mitralinsuffizienz gilt als der häufigste Klappenfehler. D. GERHARDT fand unter 300 Fällen 204 mit Mitralinsuffizienz. Die reine Mitralinsuffizienz ist aber relativ selten, die Kombination mit Mitralstenose oder Aortenfehlern häufiger. Bei der reinen endokarditisch entstandenen Insuffizienz ist die Mitralklappe nebst den Sehnenfäden verkürzt, aber nicht verwachsen. Neben der Endokarditis kommt auch die Sklerose als Ursache der Mitralinsuffizienz in Betracht und häufig ist die relative Insuffizienz bei Dilatation des linken Ventrikels.

Mechanik. Bei der Mitralinsuffizienz fließt Blut zurück in den linken Vorhof während der Systole des Ventrikels. Dieser Rückfluß setzt schon ein während der Anspannungszeit, so daß der Spannungszuwachs in derselben verkleinert wird und während der Austreibungszeit nicht ausreicht zur völligen Entleerung des Ventrikels. Die diastolische Füllung nimmt so lange zu, bis die Anfangsspannung erreicht ist, die ein Schlagvolumen ermöglicht, das dem diastolischen Füllungszuwachs abzüglich der Menge des Pendelblutes entspricht, so daß die Menge des Restblutes nicht weiter ansteigt. Die Mitralinsuffizienz muß also zunächst durch den linken Ventrikel kompensiert werden, der dilatiert und hypertrophiert.

Der Blutzufluß zur linken Kammer ist vermehrt um die Menge des Pendelblutes, was für den linken Vorhof, den Lungenkreislauf und das rechte Herz Bedingungen setzt, wie sie bei der Mitralstenose besprochen wurden. Der rechte Ventrikel ermöglicht dem linken den zur Kompensation der Ventilstörung nötigen Zufluß. Solange die Mitralinsuffizienz kompensiert ist, sind die Verhältnisse im großen Kreislauf, Blutdruck und Blutfülle normal. Die Überladung und Drucksteigerung im Lungenkreislauf gehört wie bei der Mitralstenose mit zur Kompensation.

Symptome. Die Herzfigur zeigt bei der Mitralinsuffizienz die Zeichen der Dilatation und Hypertrophie des linken Ventrikels. Sonst gilt das für die Mitralstenose Gesagte. Den wesentlichen Auskultationsbefund bilden ein systolisches Geräusch und die Verstärkung des II. Pulmonaltones. Das Geräusch fehlt kaum einmal. Es ist am lautesten über der Herzspitze und oft als Schwirren der Palpation zugänglich. Bestimmte Eigenschaften, die es von einem akzidentellen Geräusch zu unterscheiden vermöchten, gibt es nicht. Es beginnt gewöhnlich unmittelbar mit dem 1. Ton und dauert verschieden lang, es kann aber auch vom 1. Ton durch ein kurzes Intervall getrennt sein, als sog. mesosystolisches Geräusch. Stärke des Geräusches und des Ventildefektes stimmen nicht überein.

Zur Diagnose einer Mitralinsuffizienz kann nie das Geräusch allein genügen, sondern müssen sonstige Zeichen dazu kommen wie der akzentuierte 2. Pulmonalton, die Dilatation des linken Vorhofes und eventuell der Nachweis der Stauung im kleinen Kreislauf. Auch die Anamnese kann mit verwertet werden zu der Diagnose, die im ganzen viel zu häufig gestellt wird. Puls und Blutdruck haben nichts Charakteristisches für die Mitralinsuffizienz.

Verlauf. Dieser gleicht, was das gesamte Stauungsbild betrifft und den Übergang von der reinen Linksinsuffizienz auch zur Rechtsinsuffizienz, ganz der Mitralstenose und es ist im Einzelfall, wo beide Klappenfehler meist zusammengehen, oft schwer zu sagen, welcher von ihnen prävaliert. Die Mitralinsuffizienz erkennt man in dem mitralisierten Bilde aus der Verlagerung des Spitzenstoßes nach außen und unten, die überwiegende Mitralstenose aus dem kleinen Puls und einem lauten 1. Ton. Die Mitralinsuffizienz ist, wenn man nur die sicher diagnostizierten Fälle betrachtet, ein viel schwererer Klappenfehler, als dies gewöhnlich angenommen wird. Die Stauung im Lungenkreislauf führt bald zu Beschwerden und nur selten ist eine höhere Leistungsfähigkeit. Von mehr sekundärer Bedeutung ist an sich die relative Mitralinsuffizienz bei der Erweiterung des Klappenringes im Verlaufe einer aus anderer Ursache entstandenen Herzschwäche. Sie verliert sich wieder mit erreichter Kompensation unter Digitalis. Für die *Digitalistherapie* gilt das schon für die Mitralstenose Gesagte. Sie vermag das sonst gefährdete Herz oft jahrelang kompensiert zu erhalten.

i) Tricuspidalinsuffizienz.

Die isolierte, entzündlich entstandene Tricuspidalinsuffizienz ist eine sehr seltene Erscheinung, relativ häufiger begegnet man ihr zusammen mit einer Mitral- und Aortenklappenerkrankung. Die Mehrzahl der Fälle betrifft eben relative Insuffizienzen, die sich bei Herzmuskelerkrankungen mit und ohne Klappenfehler infolge der Dilatation des rechten Ventrikels entwickeln. Es kommt dann zu einer stark betonten Dilatation des rechten Vorhofes. Die Kompensation erfolgt analog dem bei der Mitralinsuffizienz Ausgeführten durch den rechten Ventrikel, der dilatiert und hypertrophiert.

Symptome. Entsprechend der Erweiterung des rechten Vorhofes ist das Herz nach rechts dilatiert. Eine schon vorher vorhandene Erweiterung nimmt mit dem Hinzutreten einer Tricuspidalinsuffizienz noch zu. War der kleine Kreislauf vorher durch einen Mitralfehler überlastet, so hellt sich das Lungenbild jetzt eher auf, ein vorher lauter 2. Pulmonalton wird leiser und der Kranke atmet leichter. Aus dem Geräusch und seiner Lokalisation gelingt es sehr unsicher, auf die Tricuspidalinsuffizienz zu schließen. Das Geräusch kann auffallend leise sein und ist von den anderen systolischen Geräuschen nicht zu trennen, wenn auch manchmal das Punctum maximum über der Tricuspidalklappe am Sternalansatz des rechten 5. Rippenknorpels zu hören ist.

Das Entscheidende für die Diagnose ist die Beobachtung der Venen. Diese zeigen am Halse eine ausgesprochene Pulsation *(positiver Venenpuls)* und sie weiten sich systolisch oft zu dicken Strängen aus.

Positiver Venenpuls kommt auch ohne Tricuspidalinsuffizienz, aber nicht so ausgeprägt wie bei dieser, bei starker Dilatation des rechten Vorhofes und bei Arhythmia perpetua mit Vorhofflimmern vor. Wo die Venen ruckweise bis zu Fingerdicke anschwellen und auch die Leber stark pulsiert und dabei systolisch anschwillt bei gleichzeitig auftretender Verbreiterung der relativen Herzdämpfung nach rechts, kann man sicher sein, daß eine beträchtliche Tricuspidalinsuffizienz besteht. Geringfügige Tricuspidalinsuffizienzen brauchen nach den Versuchen von RIHL noch keinen positiven Venenpuls zu machen.

Verlauf. Man sollte meinen, daß eine Tricuspidalinsuffizienz eine sehr schlechte Prognose gibt, da hier nicht wie bei der Mitralinsuffizienz ein oberhalb der Ventilstörung gelegener Herzabschnitt kompensatorisch eingreifen kann.

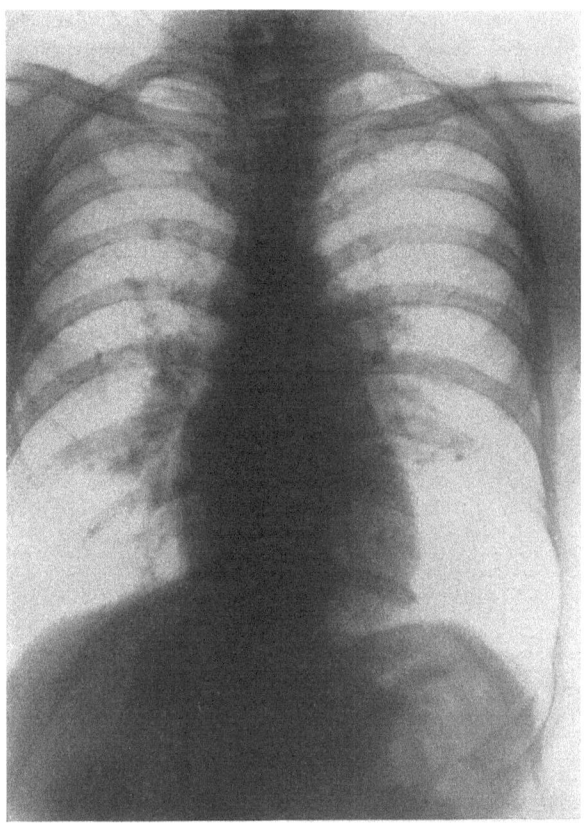

Abb. 22. Mitralstenose. Deutliche Verbreiterung des Herzens nach rechts. Stark vorspringender Pulmonalisbogen. Breite Hili beiderseits, keine Herzverbreiterung nach links (stehende Eiform). (Medizinische Klinik, Leipzig.)

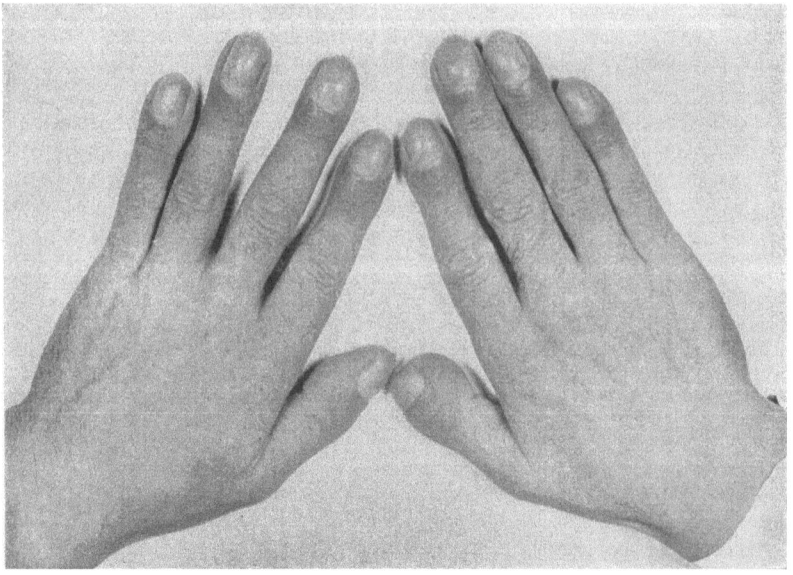

Abb. 23. Trommelschlegelfinger bei Pulmonalstenose. (Med. Klinik, Breslau.)

Praktisch ist aber eine oft auffallend gute Kompensationsmöglichkeit trotz erheblichen Ventildefektes vorhanden. Dies betraf aber immer endokarditisch entstandene Fälle. Wo es bei Erlahmen des rechten Ventrikels, z. B. bei einem Mitralfehler oder einer anders bedingten Herzschwäche, zur relativen Tricuspidalinsuffizienz kommt, gibt dies eine schlechte Prognose. Die durch die Kleinkreislaufstauung bedingten Beschwerden können aber mit dem geringen Zustrom vom rechten Herzen her nachlassen. In der Leber führt eine länger bestehende Tricuspidalinsuffizienz zur Stauungscirrhose mit Ascites.

Therapie. Digitalis und Hg-Diuretica vermögen oft lange Zeit einen erträglichen Zustand zu erhalten.

Tricuspidalstenose. In der Mehrzahl der Fälle ist sie endokarditischer Natur, meist kombiniert mit Erkrankung anderer Klappen. Sehr selten ist sie kongenital entstanden. Sie führt, wo sie ausgeprägt ist, zu starker Erweiterung des rechten Vorhofes und zu präsystolischer Pulsation der Venen und der Leber. Das Geräusch ist ein diastolisches, aber selten eindeutiges wegen der Kombination mit anderen Klappenfehlern. D. GERHARDT fand unter seinen Sektionsfällen 8mal die Tricuspidalis verengt; 1mal war die Stenose wahrscheinlich angeboren. In den 7 übrigen Fällen handelte es sich 6mal um rheumatisches, 1 mal um ein aus der Jugend stammendes, vielleicht postscarlatinöses Vitium. Immer waren mehrere Klappen befallen.

Pulmonalinsuffizienz. Ein sehr seltener Klappenfehler, der zusammen mit der Erkrankung anderer Klappen durch Endokarditis entsteht oder als relative Insuffizienz bei starker Dehnung des Pulmonalursprunges, so bei Mitralfehlern oder Kyphose. Hypertrophie der rechten Kammer, ein lautes diastolisches Geräusch über der Pulmonalis und Erweiterung des Stammes der Art. pulmonalis sind die Zeichen. Dazu können Symptome treten, die auf einen Pulsus celer im Gebiet des Art. pulmonalis hindeuten: systolisch verstärktes Vesiculäratmen und ungewöhnlich starke systolische Druckschwankung im Inneren der Atmungswege.

Pulmonalstenose. Die Pulmonalstenose ist der häufigste angeborene Klappenfehler. Sie ist dann kombiniert mit anderen Entwicklungsfehlern. FALLOT fand unter 55 Fällen 41mal eine Kombination mit „reitender Aorta" (die Aorta entspringt aus beiden Kammern) und einem Septumdefekt. Das wesentlichste Symptom ist das *hochgradige Cyanose* (Morbus coeruleus) zusammen mit Trommelschlegelfingern und -zehen und einer Polyglobulie. Die Cyanose ist zum Teil eine periphere und wird durch die Polycythämie verstärkt; besteht aber ein Septumdefekt, so kommt dazu eine arterielle Anoxämie, die auch die Polyglobulie verursacht. Das rechte Herz ist dilatiert, besonders stark, wo kein entlastender Septumdefekt da ist. Der Pulmonalisbogen springt meist vor. Die Lungenfelder sind hell. Über der Pulmonalis hört man ein lautes systolisches Geräusch, das, wenn es verbunden ist mit einem systolischen Schwirren, für eine Pulmonalstenose spricht. In Gegensatz zu den Mitralfehlern mit ihrer Überfüllung des Lungenkreislaufes bekommen diese Patienten häufig eine Lungentuberkulose. Eine andere Gefahr ist die Endokarditis. Immerhin schließt eine angeborene Pulmonalstenose ein höheres Alter nicht aus, jedoch bleiben die Patienten in ihrer körperlichen Entwicklung stark zurück (Infantilismus). Die hochgradige Blausucht mit den Trommelschlegelfingern ohne besondere Beschwerden und ohne Dyspnoe macht diese Fälle kenntlich. Fälle von erworbener reiner Pulmonalstenose wurden selten beobachtet. Es fehlte bei ihnen die bei den angeborenen Fällen so ausgesprochene Blausucht.

k) Angeborene Herzfehler.

Dieselben entstehen aus Fehlbildungen. Eine fetale Endokarditis kommt daneben kaum in Betracht. Die angeborene *Pulmonalstenose* wurde schon behandelt. Sie ist meist kombiniert mit anderen Entwicklungsstörungen, insbesondere einem Septumdefekt. Sehr häufig, aber harmlos ist das *offene Foramen ovale* zwischen beiden Vorhöfen. Es macht bei der geringen Druckdifferenz zwischen den Vorhöfen klinisch keine Erscheinungen, erklärt aber die sog. „paradoxe Embolie" aus dem venösen in das arterielle System. *Defekte im Septum ventriculorum* sind viel seltener. Das Blut strömt dann vom Orte des höheren Druckes aus dem linken Ventrikel in den rechten unter einem oft laut hörbaren, mit einem Schwirren verbundenen Geräusch (Preßstrahlgeräusch). Der rechte Ventrikel wird dilatiert und pulsiert sehr deutlich. Der 2. Pulmonalton ist verstärkt. Cyanose fehlt beim reinen Septumdefekt. Durch Coronarinfarkt kann der Septumdefekt erworben sein. *Offenbleiben des Ductus Botalli*, der im fetalen Leben Blut aus der Aorta in die Pulmonalis führt und sich postfetal schließen soll, macht einen stark vorspringenden Pulmonalisbogen und ein lautes systolisches als Schwirren fühlbares Geräusch. Der Druck in der Art. pulmonalis steigt an bei Akzentuation des 2. Pulmonaltones. Beschwerden fehlen oft ganz. Die *kongenitalen Stenosen der Aorta* wurden schon bei der Aortenstenose erwähnt (S. 400). Mehr interessant als von klinischer Bedeutung ist die *Dextrokardie* des Herzens im Rahmen eines Situs inversus.

3. Erkrankungen des Herzmuskels.

Die blutfördernde Leistung geschieht durch den Herzmuskel. Die große Reservekraft des normalen und auch des hypertrophisch gewordenen Herzmuskels erlaubt selbst bei schweren Ventildefekten oder Widerstandserhöhungen eine ausreichende Herzleistung. Auch nach einer akuten Überlastung und Überdehnung kann sich der gesunde Herzmuskel wieder erholen. Aber schon normalerweise und ohne histologische Grundlage gibt es große Unterschiede in der Leistungsfähigkeit des Herzmuskels, die von nervösen, humoralen und konstitutionellen Faktoren abhängen. Besteht eine ausgesprochene Erkrankung des

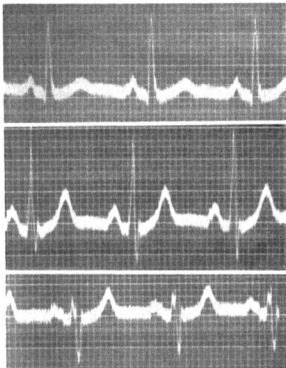
Abb. 24. Linkstypus.

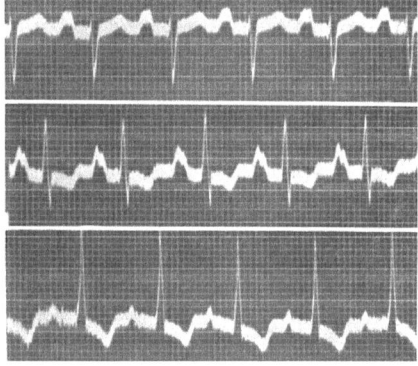
Abb. 25. Rechtstypus.

Herzmuskels, so kann sich diese in mannigfachen Störungen der Funktion ausdrücken, die die Kontraktilität, die Reizbarkeit und Reizleitung betreffen. Dabei besteht für den Herzmuskel die Schwierigkeit, daß man ihn auch bei akuten Erkrankungen nur bis zu einer gewissen Grenze ruhig stellen kann.

a) **Das Elektrokardiogramm bei Herzmuskelerkrankungen.** Für den Nachweis von Herzmuskelstörungen ist die *Elektrokardiographie* in den letzten Jahren zu der wichtigsten Untersuchungsmethode geworden. Es finden sich dabei neben den häufigen aber uncharakteristischen Veränderungen der Reizbildung und Reizerzeugung (S. 360) Veränderungen und Abweichungen der Größe, Form und Dauer der Zacken sowie des Zwischenstückes, aus denen man weitgehende Schlüsse auf den Sitz der Herzmuskelstörung machen kann. Die bei Herzmuskelveränderungen auftretenden elektrokardiographischen Befunde kann man folgendermaßen einteilen:

Rechts- und Linkstypus des Kammerkomplexes. Wie schon erwähnt, tritt nach neueren Anschauungen bei der Hypertrophie *einer* Herzhälfte eine Leitungsverzögerung auf der hypertrophischen Seite ein, es entsteht ein atypisches Kammerelektrokardiogramm, und zwar bei Hypertrophie des linken Ventrikels (Abb. 24) eine kleine R- und eine tiefe S-Zacke in Abl. III *(sog. Linkstypus)*, bei Hypertrophie des rechten Ventrikels (Abb. 25) eine kleine R- und eine tiefe S-Zacke in Abl. I *(sog. Rechtstypus)*. Bei mäßiger Hypertrophie ist die Initialschwankung nicht verbreitert, bei starker Hypertrophie kann sie es aber sein und sie nähert sich dann sehr dem Kammerkomplex bei Dextro- oder Lävokardiogramm.

Die genannten Formen des Rechtstyps und Linkstyps können außer einer Hypertrophie der rechten bzw. linken Kammer auch noch durch andere Momente erzeugt werden, so insbesondere durch Lageveränderungen des Herzens, z. B. bei Tiefatmung, in der Gravidität, bei Meteorismus u. a. und lassen deshalb nicht ohne weiteres rückläufig den Schluß auf das Vorliegen einer Rechts- oder Linkshypertrophie zu. Dies ist mit einiger Sicherheit nur dann möglich, wenn eine tiefe S-Zacke nicht nur in Abl. I bzw. Abl. III, sondern auch noch in Abl. II besteht.

b) **Das abnorm tiefe Q_{III}.** Man spricht nach PARDEE von einer abnormen Q-Zacke in Abl. III immer dann, wenn sie größer ist, als einem Viertel des höchsten Ausschlags des

EKG., des betreffenden Menschen entspricht und wenn kein Rechtstyp besteht. Die Feststellung, daß ein tiefes Q_{III} und nicht ein tiefes S_{III} vorliegt, ist leicht, wenn es sich um die erste nach unten gerichtete Schwankung handelt, der keine andere Zacke vorangeht und ihr eine, wenn auch kleine R-Zacke folgt. Zuweilen ist die Unterscheidung aber schwierig, wenn der negativen Zacke eine kleine positive nicht nur folgt, sondern auch vorangeht. Eine abnorme Q_{III}-Zacke ist schon allein sehr für das Vorliegen einer Myokarderkrankung verdächtig, um so mehr dann, wenn auch noch irgendeine andere Abweichung des EKG.s, insbesondere der T-Zacke von der Norm besteht. Sie findet sich am häufigsten bei der Coronarsklerose und bei anginösen Beschwerden.

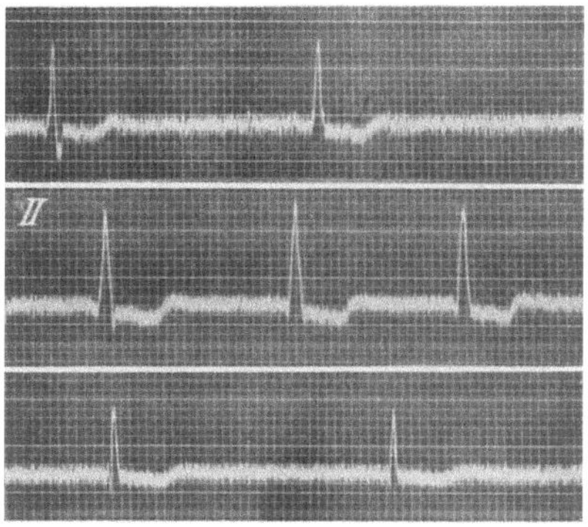

c) **Das abnorme Zwischenstück.** Besondere Beachtung hat die S—T-Strecke, das sog. Zwischenstück durch Untersuchungen gefunden, die ergeben haben, daß Abweichungen desselben durch Atmung eines sauerstoffarmen Gemisches oder durch körperliche Anstrengung (im Arbeitsversuch) künstlich erzeugt werden können und daß eine Erhöhung oder Senkung des Zwischenstücks auf eine ungenügende Durchblutung des Herzmuskels hinweisen kann.

Die Veränderungen des Zwischenstücks können entweder nur den mittleren Teil desselben (Abb. 26) betreffen, der nach oben oder unten verbogen sein und mit der nachfolgenden T-Zacke eine doppelwellige, diphasische Nachschwankung erzeugen kann, oder aber das Zwischenstück ist in toto nach oben unten verlagert. In diesem Falle geht das Zwischenstück direkt vom absteigenden Schenkel der R-Zacke oder vom aufsteigenden Schenkel der S-Zacke ab (Abb. 27). Die Abweichungen des Zwischenstücks können entweder nur in einer Ableitung nachweisbar sein, oder, und dies ist häufiger der Fall, sie sind in zwei oder drei Ableitungen vorhanden, wobei dann der Veränderung in Ableitung I eine entgegengesetztgerichtete in III entspricht und umgekehrt.

Abb. 26. S—T gesenkt.

Der erhöhte (gesenkte) Abgang des Zwischenstückes ist fast immer *Ausdruck einer akuten Herzmuskelischämie*, wie wir sie in ihrer schwersten Form beim totalen Verschluß eines Coronargefäßes (Myokardinfarkt) sehen, bei welchem das Zwischenstück mit der Nachschwankung zu einem Bogen verschmilzt.

Die einfache Verbiegung des Zwischenstückes kann ebenfalls durch eine ungenügende Durchblutung des Herzens, aber auch durch zahlreiche andere Einflüsse hervorgerufen werden, z. B. durch *Digitalis oder Strophanthin*. Sie ist jedenfalls ein vieldeutiges Symptom, das erst dann auf einen Herzmuskelschaden bezogen werden kann, wenn andere Ursachen ausgeschlossen sind.

d) **Die abnorme Nachschwankung.** Man spricht von abnormer Nachschwankung, wenn die T-Zacke sehr flach oder diphasisch verläuft, nach unten gerichtet ist, wenn sie ganz fehlt und schließlich, wenn sie besonders hoch ist. Diesen Veränderungen kommt auch, je nachdem ob sie in einer

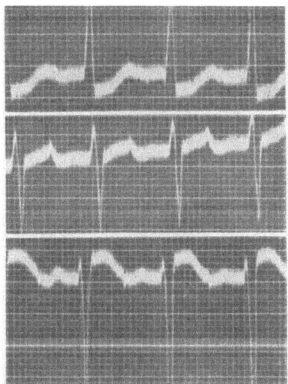

Abb. 27. S—T in toto verlagert, S—TI gesenkt, S—TIII erhöht.

oder mehreren Ableitungen vorkommen, eine verschiedene Bedeutung zu. *Eine negative diphasische oder flache T-Zacke in Abl. III kann beim gesunden Menschen mit Zwerchfellhochstand*, aber auch bei sicheren Myokardschäden vorkommen, z. B. Restzustand nach einem längere Zeit zurückliegenden Hinterwandinfarkt und ist deshalb immer mit großer Vorsicht zu beurteilen. Auf Grund neuerer Untersuchungen von H. ZOTHE wird an unserer Klinik eine Negativität der T-Zacke in Abl. III nur dann für einen Myokardschaden verwertet, wenn die Negativität auch in dem in maximaler Inspirationsstellung aufgenommenen EKG. bestehen bleibt. Schwindet sie während der Tiefatmung, so wird sie als harmlose, durch einen Zwerchfellhochstand bedingt, beurteilt. Insbesondere spricht ein negatives T in Abl. III *dann* für einen Myokardschaden, wenn ein gleichzeitig vorhandener Linkstyp in Tiefatmung schwindet, während die Negativität bestehen bleibt.

Eine Abflachung oder ein Fehlen der T-Zacken in allen Ableitungen kommt bei *diffusen* Myokardschäden vor, aber auch bei abnormer Hautbeschaffenheit des chronisch dekompensierten Herzkranken, beim Myxödem, bei der exsudativen Perikarditis und schließlich unter der Einwirkung von Medikamenten, insbesondere von Digitalis oder Strophanthin.

Bei umschriebenen Schäden fehlt das T oder ist abgeflacht, und zwar nur in einer oder in zwei Ableitungen, z. B. in den ersten Stunden nach einem Coronarverschluß, wo es mit der S—T-Strecke zu einem Bogen verschmolzen ist. Über das EKG. beim Myokardinfarkt siehe S. 415.

Eine *diphasische T-Zacke* oder eine *Negativität* derselben in allen Ableitungen kann aus denselben Ursachen entstehen, welche auch zum Fehlen der T-Zacken oder deren Abflachung führen; in zwei Ableitungen ist sie Ausdruck einer mehr umschriebenen Myokardschädigung und ist am häufigsten in den Tagen oder Wochen nach einem akuten Coronarverschluß zu sehen.

Abnorm hohe T-Zacken in allen Ableitungen finden sich beim Überwiegen des Sympathicotonus, in einer oder zwei Ableitungen beim Myokardinfarkt; in Abl. I beim Sitz desselben in der Hinterwand, in Abl. III beim Sitz in der Vorderwand.

e) Kleinheit der Ausschläge (low voltage). Kleinheit aller Ausschläge des Elektrokardiogramms, eine sog. Niedervoltage mit einer Zackengröße unter 0,5 Millivolt kommt bei allen Schäden vor, die wir als Ursache der flachen T-Zacken schon kennengelernt haben, am häufigsten bei Perikarditiden, Myxödem, Coronarsklerose und als Spätfolge nach Herzmuskelinfarkten.

Die Herzmuskelschädigungen kann man in 3 wesentliche Untergruppen einteilen.

a) die infektiös-toxischen Schädigungen,
b) die Schädigungen durch gestörte Durchblutung,
c) chemisch-toxische und endokrine Schädigungen.

a) Infektiös-toxische Herzmuskelerkrankungen (Myokarditis).

α) Die akute Myokarditis. Im Laufe wohl jeder Infektionskrankheit kann es zu einer Myokardbeteiligung kommen, entweder indem sich die Erreger im Herzmuskel ansiedeln, so wahrscheinlich bei Scharlach, der Influenza, dem Fleckfieber und vielleicht der BANGschen Krankheit und außerdem bei manchen Strepto-Staphylomykosen mit Absceßbildungen im Herzmuskel, wobei ein Durchbruch in den Herzbeutel erfolgen kann *oder* aber die Erreger sind nicht selbst im Herzen und dieses wird nur durch die Toxine geschädigt, wie dies bei der Diphtherie der Fall ist. Es kommt dann zu einer Gerinnungsnekrose der Herzmuskelfasern und anschließend zu einer Wucherung des interstitiellen Gewebes, die mit dem Alter des Prozesses immer deutlicher hervortritt. Am meisten werden dabei offenbar die Papillarmuskeln und das Reizleitungssystem geschädigt.

Zu den infektiös-toxischen Herzmuskelschädigungen rechnen wir auch den *Rheumatismus*.

Neben oder auch ohne Endokarditis und Perikarditis finden wir dabei die typischen rheumatischen Veränderungen im Herzmuskel von der fibrinoiden Verquellung über das rheumatische Granulom bis zur rheumatischen Narbe. Außerdem sind die Gefäße befallen (rheumatische Coronaritis). Die Frage nach Spezifität oder Unspezifität dieser Veränderungen wurde schon behandelt (S. 378). Anginen, akute und chronische, sind sehr oft Ursache von Herzmuskelschäden mit entsprechenden klinischen Erscheinungen. Selten ist die *Tuberkulose* des Herzens, die als Miliartuberkulose, viel seltener als Solitärtuberkulose vorkommt oder auch als diffuse fibröse Myokarditis.

Häufiger ist die *Syphilis* des Herzens. Ihr Hauptsitz sind die Coronargefäße (siehe Coronarinsuffizienz), aber es gibt auch Gummen, besonders in der linken Kammer und im Ventrikelseptum oder an den großen Venen mit Verschluß, z. B. der Vena cava superior. Je nach dem Sitz sind die Störungen, z. B. Herzblock. Auch Lymphogranulom, Aktinomykose, Lepra sowie Parasiten und Tumoren sind gelegentlich im Herzen gefunden worden.

Der niedrige Blutdruck, der Venenkollaps, der rasche kleine Puls, die kalten Extremitäten und auch Druck und Schmerz über dem Herzen sind zunächst Ausdruck des Kollapses. Je mehr der Kollaps fehlt und die besonderen Symptome der Herzschwäche mit Dilatation, Venendrucksteigerung und Stauungen hervortreten, um so sicherer wird die Myokarditis. Die Frage, ob auch eine Endokarditis neben der Myokarditis besteht, kann im akuten Stadium unmöglich zu beantworten sein. Ein systolisches Geräusch allein besagt nichts. Bei der Diphtherie ist die Endokarditis eine sehr unwahrscheinliche, beim infektiösen Rheumatismus eine sehr wahrscheinliche Komplikation. Die akute Myokarditis heilt meist wieder erscheinungslos aus mit Abklingen des auslösenden Infektes. Plötzliche Todesfälle sind aber keine allzu große Seltenheit, namentlich bei der diphtherischen Form. Wie der Blitz aus heiterem Himmel, wo vielleicht nichts als ein frequenter Puls bestanden hatte, kann z. B. beim Gang aufs Klosett der Herztod eintreten. In anderen Fällen kommt es schon im akuten Stadium zu einer unaufhaltbaren Herz- und Gefäßschwäche mit Stauungssymptomen.

Über die *Häufigkeit der Myokardschädigung* bei Infektionen hat uns die regelmäßige Aufnahme der Herzstromkurven (EKG.) belehrt, die uns den feinsten Hinweis auf eine Myokardschädigung gibt. Die Veränderungen bestehen in Verlängerungen der Überleitungszeit und anderen Störungen der Reizleitung, in Extrasystolen und in der S—T-Strecke. Nach Abklingen des Infektes kann sich alles zurückbilden.

Therapie. Die Schonung des entzündeten Herzmuskels im akuten Stadium geschieht vor allem durch größte körperliche und auch seelische Ruhe. Die ursächliche Behandlung richtet sich nach dem Infekt. Wo eine Fokaltoxikose von Zähnen, Tonsillen oder anderen Herden vorliegt oder wahrscheinlich ist, beseitige man diese. Eisblase aufs Herz, Sorge für Darmentleerung und kleine Mahlzeiten wirken günstig. Mit medikamentöser Therapie kann man versuchen eine bestehende Herzschwäche zu beheben. Strophanthin i. v. ist dabei der Digitalis überlegen, weil es auch schon am nichthypertrophischen Muskel angreifen kann und stoßartiger und schneller wirkt. Coffein, Sympatol, Veritol, Cardiazol, Coramin usw. gibt man vor allem bei gleichzeitiger Gefäßschwäche. Die fortlaufende EKG.-Kontrolle gibt am sichersten Aufschluß über die Rückbildung des Herzmuskelschadens. Sedativa sind oft lange Zeit angezeigt. Mit der Erlaubnis zum Aufstehen sei man bei nachweislicher frischer Myokarditis sehr zurückhaltend.

β) **Die chronische Myokarditis.** Aus einem manifesten akuten Stadium oder ganz schleichend und schubweise kann sich die chronische Form der Myokarditis entwickeln, indem es zu zunehmendem Untergang von Herzmuskelgewebe kommt. Meist ist es der rheumatische Infekt, der fortschreitend über fibrinoide Verquellung und Granulome zur rheumatischen Narbe führt. Eine sorgfältige Anamnese gibt Auskunft über die Entwicklung und eventuell über die Kausalgenese des Leidens. Man frage nach früheren Infekten und fieberhaften Erkrankungen, insbesondere nach Gelenkrheumatismus, Diphtherie, Typhus, Anginen; ferner nach dem ersten Auftreten von Beschwerden, Nachlassen der Leistungsfähigkeit, Schlafstörungen, Ödem, Durst, Schweiß, Nachtharn, nach Atemstörungen und Husten und ihrem zeitlichen Auftreten, nach subjektiven abnormen Herzempfindungen wie Schmerz, Stechen, Engigkeit, nach Herzklopfen, anfallsweisem Herzjagen. Die Beschwerden bei der chronischen Myokarditis und das Kreislaufbild entsprechen der Lokalisation und der Größe des Schadens und dem Grad der erhaltenen Leistungsfähigkeit.

Form und Ausmaß des Herzens werden im Einzelfall abhängen von dem Grad der erhaltenen Herzkraft und der Beanspruchung. Anatomischer Befund und funktionelle Leistungsfähigkeit gehen oft stark auseinander. Wir können dem Herzmuskel bisher zu wenig ansehen, was er leistet. Ist ein Klappenfehler vorhanden, so kann dieser der Herzfigur seine besondere Note geben. Es hängt dies davon ab, wie sehr der Klappenfehler und wie sehr der Herzmuskelschaden im Vordergrund stehen. In schweren Fällen sehen wir das Bild der Herzwassersucht mit Ödemen an den Beinen und am Rücken oder auch von allgemeinerer Ausdehnung, oft auch mit Hydrops von Transsudatcharakter. (Spezifisches Gewicht 1008—1016.) Der Urin ist in den unkomplizierten Fällen konzentriert, ohne oder auch mit etwas Eiweiß. Die Leberschwellung geht oft ihre eigenen Wege. Ikterus deutet zunächst auf Stauungsleber mit Übergang in Cirrhose hin, kann aber auch von einem Lungeninfarkt kommen. Man beachte die Venenfüllung und messe möglichst den Venendruck. All diese Befunde zusammen mit der Anamnese zeigen am besten die Leistungsfähigkeit des Herzens an und die Verteilung auf Links- und Rechtsinsuffizienz.

An sich hat dieses Bild nichts Charakteristisches für die chronische Myokarditis. Es ist nur der Ausdruck eines allgemeinen Versagens des Herzens. Ob dieses aber durch einen myokarditischen oder durch einen andersartigen Herzmuskelschaden mit oder ohne Klappenfehler bedingt ist, ist damit nicht gesagt. Oft versteckt sich hinter dem Bild eines großen beiderseitig dilatierten und dekompensierten Herzens mit der raschen Form der Arhythmia perpetua ein Mitralfehler, der erst bei erreichter langsamer Schlagfolge deutlich wird.

Die *Pulsfrequenz* ist meist schon in der Ruhe erhöht und kehrt nach einer Anstrengung erst langsam auf den Ausgangswert zurück. Extrasystolen und besonders Vorhofflimmern, oft in der Form von paroxysmaler Tachykardie, sind häufig, aber es kann auch ein Herzblock mit Bradykardie bestehen. Die Herztöne sind rein oder es besteht ein systolisches Geräusch, sei es rein akzidenteller Natur oder als Ausdruck einer relativen Mitralinsuffizienz. Der *Blutdruck* ist verschieden. Er kann niedrig sein als Ausdruck der Herzschwäche, aber auch erhöht im Sinne der Hochdruckstauung. *Fieber* deutet auf ein Fortbestehen der ursächlichen Erkrankung, eventuell auf eine begleitende Endokarditis hin.

In den leichten Fällen, wo eine Veränderung der Herzfigur fehlt und keine ausgesprochenen Zeichen einer Herzschwäche und nur leichte Ermüdbarkeit, Tachykardie und subjektive Störungen bestehen, kann die Abgrenzung gegenüber rein vegetativ-nervösen Zuständen schwierig sein. Ein systolisches Geräusch wird dann leicht überwertet. Die Elektrokardiographie bringt dann meist die Entscheidung.

Therapie. Diese richtet sich gegen das Grundleiden und gegen die Herzerkrankung an sich. Im Zusammenhang mit den früheren Ausführungen wird man vor allem auf die sorgfältige Sanierung der Fokalinfekte ausgehen. Die eigentliche Herzbehandlung richtet sich nach den allgemeinen Gesichtspunkten (S. 349): Entlastung einerseits, Stärkung der Herzkraft andererseits und Erhaltung des Gewonnenen unter fortlaufender Kontrolle von Gewicht und Puls als Maßstab neuer Wasserretention und Herzschwäche.

Recht schwierig kann die Behandlung bei periodisch auftretendem Herzblock mit ADAM-STOKESschen Anfällen sein. Man kann zunächst versuchen, mittels Strophanthin i.v. die Durchblutungsstörung des Herzmuskels zu bessern, womit dann indirekt der Block schwinden kann. Manchmal geht auch unter Strophanthin der partielle Block in einen dauernden Block über, womit die bedrohlichen Anfälle schwinden. In anderen Fällen gelingt es durch Ephetonin die Überleitung zu bessern. Bei der paroxysmalen Tachykardie sind Strophanthin und Chinidin die souveränen Mittel (s. S. 368).

b) Herzmuskelschädigung durch Coronarinsuffizienz und die Angina pectoris.

Das den Herzmuskel versorgende Blut kommt durch die Coronargefäße, welche die Aorta im Sinus Valsalvae verlassen.

Die linke Coronararterie teilt sich nach ihrem Ursprung in einen Ramus circumflexus, der an der Hinterwand des linken Ventrikels endet und in einen Ramus descendens anterior, der an der Oberfläche sichtbar zwischen rechtem und linkem Ventrikel an der Vorderwand des Herzens zur Spitze zieht und dort umbiegt zur Hinterwand des linken Ventrikels. Die linke Coronararterie versorgt den Hauptteil des linken Ventrikels und die vordere Hälfte des Septums und einen Teil der vorderen Fläche des rechten Ventrikels; die rechte Coronararterie den größten Teil des rechten Herzens, die hintere Hälfte des Septums und einen Teil der Hinterwand des linken Ventrikels. Das Reizleitungssystem (ASCHOFF-TAWARA-Knoten, HISsches Bündel und der hintere Teil der Schenkel) wird von den hinteren Ästen der Coronararterie versorgt, die linke Coronararterie übernimmt die feineren Verzweigungen des Bündels. Zwischen der linken und rechten Coronararterie bestehen ausgedehnte Anastomosen, außerdem bestehen solche individuell verschiedene auch mit den Vasa vasorum der beiden großen Schlagadern, den Art. mammariae internae und den Gefäßen des Zwerchfells.

REIN hat in seinen Versuchen mit der Thermostromuhr am Ganztier gezeigt, daß die coronare Durchblutungsgröße unter Einhaltung des allgemein gültigen Sparsamkeitsgesetzes sich genau und sofort, infolge einer nervös-reflektorischen über den Vagus erfolgenden Regulierung der Gefäßweite, der Herzarbeit anpaßt, und zwar noch bevor sich der Blutdruck ändert oder ein stofflicher Einfluß wirksam werden könnte. Der Vagus verengt, der Sympathicus erweitert die Coronargefäße im Gegensatz zum Verhalten der übrigen Arterien.

Als **Coronarinsuffizienz** *bezeichnen wir ein Mißverhältnis zwischen Blutzufuhr und Blutbedarf,* das sich bei akutem Auftreten in einem Herzschmerz *(Angina pectoris)* äußert und zu Veränderungen im EKG. und zu Nekrose im Herzmuskel mit folgender Schwielenbildung führen kann. Bei der Abhängigkeit der Regulation der Durchblutungsgröße vom vegetativen Nervensystem ist es verständlich, daß dessen Erregbarkeit und Reaktionsfähigkeit von großem Einfluß ist. Auch ohne anatomisch nachweisbare Erkrankung kann es rein funktionell durch nervöse Einflüsse zu schweren Symptomen der Coronarinsuffizienz mit Angina pectoris kommen. Das *Nicotin* spielt hier als Gift des vegetativen Nervensystems eine große Rolle. Um so schlimmer werden solche nervöse Einflüsse bei anatomisch veränderten Coronargefäßen. Eine Coronarinsuffizienz an sich hat noch keine prognostische Bedeutung und auch ein anginöser Schmerz kann beim ganz Gesunden einmal auftreten, wenn unter einem psychischen Einfluß oder als allergische Reaktion oder nach Nicotin, Adrenalin od. dgl. eine Mangeldurchblutung eintritt. Im Beginne der sportlichen Leistung stellt sich die coronare Durchblutung oft nicht sofort auf die vermehrte Leistung ein. Druck auf der Brust, Schmerzen in den Gliedern sind die Folge, bis dann der „second wind" kommt mit der vollzogenen Regulation. „*Angina pectoris*" heißt nur Herzschmerz durch Coronarinsuffizienz und ist keine Krankheit, sondern ein Symptom, das jahrzehntelang sich einstellen kann ohne nachweisliche Herzerkrankung, das aber sehr häufig der Ausdruck einer auch anatomisch coronaren Erkrankung ist. Nicht ein Krampf der Gefäße macht den Schmerz, sondern die Anoxämie des Herzmuskels. So kommt es, daß auch der Hämoglobingehalt bzw. der O_2-Gehalt des die Coronargefäße durchströmenden Blutes von Bedeutung ist. Anämie begünstigt die Coronarinsuffizienz. BÜCHNER fand bei anämisch gemachten Tieren nach Belastung im Herzen Nekrosen infolge Coronarinsuffizienz.

Die häufigste Ursache der coronaren Insuffizienz ist die **Coronarsklerose** mit herdförmigen Ablagerungen von Lipoiden bzw. Kalkplatten in der Intima, welche die Anpassung der Gefäße an rasch wechselnde Beanspruchung stört. Außer der Coronarsklerose, aber viel seltener als diese, ist es die *Lues* und die unspezifische, vor allem die *rheumatische Arteriitis*, die zur Coronarinsuffizienz und zur Myodegeneratio führen kann. Die Lues sitzt vor allem in der Aorta an der Abgangsstelle der Coronargefäße. In der Ruhe kann die Durchblutung noch genügen, aber bei einer Anstrengung, Abkühlung oder psychischen Erregung mit vermehrtem Herzminutenvolumen droht die akute coronare Insuffizienz. Das Herz bekommt dann zu wenig Blut, die relative Anoxämie führt zur Anhäufung von Milchsäure und damit zur Reizung der sensorischen Endapparate mit Fortleitung durch die Nervi cardiaci zu den Ganglien des Halssympathicus und zum Ganglion stellatum und von hier in das Rückenmark. Es kann dann ein heftiger, oft vernichtender und beklemmender Schmerz in der Herzgegend, im Hals und besonders im linken Arm empfunden werden (Angina pectoris), der eine Mahnung ist und zur Ruhe zwingt. Kurz dauernde Ischämien hinterlassen keine anatomischen Veränderungen des Herzmuskels, hält die Coronarinsuffizienz aber längere Zeit an, so kommt es zu schweren Schädigungen mit Nekrose, die BÜCHNER im Experiment genau untersucht hat und auch beim Menschen finden konnte, wenn der betreffende mehrere Stunden oder 1—2 Tage nach dem Angina pectoris-Anfall starb. Das Prädilektionsgebiet dieser Nekrosen liegt in den inneren Schichten des linken Ventrikels, besonders in den Papillarmuskeln. So ist der charakteristische anatomische Befund bei der Coronarinsuffizienz neben der Gefäßveränderung die Herzschwiele, die sich in Form von grauen, unregelmäßig begrenzten Herden massenhaft im Herzmuskel finden kann, mit einem besonderen Sitz im linken Ventrikel und in den Papillarmuskeln. Sie kommen aber auch im rechten Ventrikel und in der Vorhofwand vor. Die Größe und Form sind wechselnd von mikroskopischer Kleinheit bis zu makroskopisch gut erkennbaren Schwielen. Es entsteht so das Bild der **Myodegeneratio cordis,** das sehr ähnlich ist dem bei der chronischen Myokarditis. Hypertrophie und Dilatation sind verschieden ausgebildet, je nach dem vorzugsweisen Sitz der Erkrankung und den sekundären Faktoren, wie Hochdruck, Emphysem, Pulmonalsklerose usw. Es kann auch jede Veränderung der Herzfigur fehlen.

Die **Coronarsklerose** ist ein sehr häufiger, schon bei Jugendlichen gewonnener Befund und stellt die Grundlage der Mehrzahl der Herzleiden der älteren Leute dar. Die Frage nach der Ätiologie betrifft die nach der Arteriosklerose überhaupt. Exogene und endogene Faktoren spielen mit. Immer mehr wird neben dem Erbfaktor die Bedeutung von Rheuma und Fokalinfekten und septischen Erkrankungen für die Entstehung auch der Coronarsklerose betont. Nicotin dürfte besonders ungünstig sein. Dazu kommen üppige Lebensweise und nervöse Erregungen.

α) **Akute Coronarinsuffizienz.** Charakteristisch ist der anginöse Schmerz. Er kann in den mannigfachsten Variationen auftreten, oft als leichter Schmerz bei Bewegung oder in der Kälte, vom Herzen in die linke Schulter und den linken Arm ausstrahlend und rasch wieder schwindend, oder er sitzt im Rücken oder der rechten Schulter und geht auch bis in die Zähne hinauf. Dabei besteht oft ein ängstliches Gefühl. Neben dieser *Bewegungsangina* gibt es den schon in der Ruhe auftretenden Schmerz *(Ruheangina),* oft in Abhängigkeit von einer psychischen Erregung oder von der Magenspülung (gastrokardialer Symptomenkomplex von ROEMHELD), was dann zur Untersuchung auf eine epiphrenale Glocke veranlassen soll. Der gleiche Patient hat gewöhnlich „*seine* Angina pectoris" mit bestimmter Schmerzform und Verteilung. Der Schmerz kann fern vom Herzen beginnen und dort bleiben oder sich zum Herzen fortsetzen oder er beginnt am Herzen und bleibt in den leichteren Anfällen dort lokalisiert und strahlt erst bei weiterer Anstrengung aus. Aus dem Schmerz kann man nicht auf den Sitz und auch nicht auf die Schwere der Erkrankung schließen. Etwas besonderes ist der Schmerz beim Myokardinfarkt. Der objektive Herzbefund ist bei den mit Angina pectoris verlaufenden Fällen von Coronarinsuffizienz meist relativ gering, oft ist gar kein Befund zu erheben, auch nicht im Elektrokardiogramm. Beim Arbeitsversuch wird dann zuweilen die Coronarinsuffizienz im EKG. deutlich. Der Blutdruck ist verschieden und besagt nichts Sicheres über die Diagnose. Auch die Coronarsklerose kann bei normalem Druck bestehen. All dies macht die Beurteilung solcher Fälle sehr schwierig und mahnt zur größten Vorsicht in der Prognosestellung. Der plötzlich coronare Herztod befällt oft Leute aus scheinbar voller Gesundheit und erst die anatomische Untersuchung deckt eine Coronarsklerose mit Herzschwielen auf.

Der Myokardinfarkt. Eine hochgradigere Ernährungsstörung des Herzmuskels durch coronare Insuffizienz führt zum Myokardinfarkt. Aus dem Sitz kann man in der Mehrzahl der Fälle auf das befallene Gefäß schließen.

Unter 103 autoptisch kontrollierten Fällen fand HOCHREIN 62mal die linke, 15mal die rechte und 22mal beide Coronararterien befallen. Über die Häufigkeit des frischen Herzinfarktes als Todesursache gibt eine Statistik des Baseler pathologischen Institutes Auskunft. Unter 5200 Sektionen waren 51 solcher Fälle. Meistens liegt dem Myokardinfarkt eine Coronarthrombose in Gemeinschaft mit einer Coronarsklerose zugrunde. Coronarlues und Embolie sind selten. In einigen gut untersuchten Fällen wurde anatomisch aber ein völlig normales Coronarsystem gefunden. Auf den Verschluß des Gefäßes folgt zunächst eine Ischämie bei erhaltener Konsistenz, an die sich dann eine anämische Nekrose anschließt, die von dem gesunden Gewebe absticht. In der Peripherie der Herde sieht man einen hyperämischen Rand. Blutungen aus Nachbargefäßen in das infarzierte Gebiet und seine Umgebung kommen vor. Das Alter des Infarktes läßt sich nach dem anatomischen Befund annähernd bestimmen. Nach 3 Monaten ist ein faserreiches Bindegewebe mit mehr oder weniger reichen elastischen Fasern entwickelt. Die Erweichung des infarzierten Gewebes macht aber auch eine Herzruptur mit *Hämoperikard*, sowie die Ausbildung eines *Herzaneurysmas*, besonders im linken Ventrikel, möglich. Ergreift die Nekrose die ganze Dicke der Ventrikelwand, so wird auch das Perikard von der entzündlichen Reaktion *(Infarktperikarditis)* befallen. Häufiger ist die Infarktendokarditis mit der Gefahr der Thrombenbildung.

Nächst der Sklerose spielen die *luische Stenose* des Coronarostiums und die *rheumatische Arteriitis* als Ursache eines Myokardinfarktes eine viel geringere Rolle. Bei Jugendlichen wird man besonders an die rheumatische Genese denken.

Das klinische Bild des Myokardinfarktes ist heute ein sehr geläufiges, wo es typisch auftritt. Das eindrucksvollste ist der heftige vernichtende anginöse Schmerz *(Angina pectoris vera)*, der in voller Ruhe, oft in der Nacht, einsetzt und bald mehr in der Herzgegend selbst oder im Rücken, in der Schulter, aber auch im Oberbauch angegeben wird, und dann eine Gallenkolik, eine akute Pankreatitis oder einen perforierten Magen vortäuscht. Der Schmerz ist unentrinnbar. Die Tropfen, die vielleicht bei früheren anginösen Beschwerden bald halfen, versagen. Morphium ist nötig. Kollapserscheinungen beherrschen das äußere Bild mit Erblassen, kaltem Schweiß, ängstlich gequältem weitem Blick. Der Blutdruck pflegt abzusinken gegen früher, der Puls kann langsam und regelmäßig sein, meist ist er aber klein und frequent, zuweilen jagend im Sinne einer paroxysmalen Tachykardie, die tagelang anhalten kann. Ileusartige Bilder mit Meteorismus und Erbrechen können resultieren und der Diagnose die größten Schwierigkeiten bereiten. Die Lungenembolie kann mit Schmerzen ganz unter dem Bild des Myokardinfarktes verlaufen. Die Temperaturen und die Leukocytenzahl steigen beim Myokardinfarkt durch die Entzündung im Herzen an. Die Senkungsgeschwindigkeit der roten Blutkörperchen nimmt zu. Bleibt der Kranke am Leben, so bilden sich diese ganzen Nebenerscheinungen im Laufe von Tagen oder 1—2 Wochen zurück und es bleibt der Herzbefund. Dieser hängt nun ab von der Ausdehnung des Infarktes und der durch ihn bedingten Beeinflussung der Herzleistung. Herzschwäche, Störungen der Reizleitung und Reizbildung können in verschiedenem Grade vorhanden sein. Perikardiales Reiben durch eine über der infarzierten Stelle entstehende Perikarditis (P. epistenocardia) kann hörbar werden. Der Schmerz ist meist nach dem ersten Tag verschwunden.

Die sicherste Erkennung des Myokardinfarktes erlaubt das **Elektrokardiogramm,** das man vor allem in den unklaren Fällen aufnehmen sollte. Manche übereilte Laparotomien könnte man dann ersparen.

Die Veränderungen des EKG. beim akuten Coronarverschluß betreffen hauptsächlich das Zwischenstück und die Nachschwankung, und zwar in einer weitgehend gesetzmäßigen Weise. In den ersten Stunden nach dem Verschluß ist die S—T-Strecke meist in zwei Ableitungen stark erhöht oder gesenkt und geht direkt zum absteigenden Schenkel der R-Zacke oder vom ansteigenden Schenkel der S-Zacke ab. Die Nachschwankung fehlt oft. Sie ist jedenfalls im erhöhten oder gesenkten Zwischenstück nicht zu erkennen. Mit der allmählichen Rückkehr des Zwischenstücks zur isoelektrischen Linie wird in den nächsten Tagen die T-Zacke allmählich erkennbar, aber nicht als positive, nach oben gerichtete, sondern als negative Schwankung, die in den nächsten Wochen immer mehr ins Negative geht und an ihrem Tiefpunkt scharf spitzwinkelig umbiegt. Diese Negativität kann verschieden lange bestehen bleiben, bis sie sich, eventuell erst nach Jahren, allmählich zurückbildet und manchmal sogar ganz verschwindet. Meist jedoch bleibt sie in einer Ableitung erhalten und bildet so auch nach Jahren einen Hinweis auf den erlittenen Infarkt. Je nach der Lokalisation des Infarktes spielen sich die genannten Veränderungen des EKG.s in den verschiedenen Ableitungen ab: Beim Sitz in der Vorderwand in der Ableitung I und II (T_1-Typus); beim Hinterwandinfarkt in Abl. II und III (T_3-Typus) (Abb. 28). Die jeweils dritte Ableitung bleibt unbeeinflußt oder zeigt eine spitzwinkelige, aber positive, häufig auch erhöhte Nachschwankung, so daß der negativen T-Zacke in I und II eine hohe positive Zacke in III gegenübersteht und umgekehrt. Man spricht dann von gegensinniger, diskordanter Beeinflussung der Nachschwankung und entsprechend von gleichsinnigen oder konkordanten Veränderungen, wenn alle T-Zacken nach abwärts gerichtet sind. Die Ursachen der letztgenannten Veränderungen, wie die Perikarditis usw. wurden bereits besprochen.

Ähnliche Veränderungen, wie der akute Coronarverschluß kann im EKG. auch eine Myokarditis, ein Herztumor, schließlich sogar die Embolie eines größeren Astes der Lungenarterie erzeugen. *Andererseits fehlt zuweilen jegliche Veränderung des EKG.s, auch bei autoptisch nachgewiesenem Coronarverschluß, überhaupt,* während schon das klinische Bild die Diagnose auf einen Herzinfarkt mit Sicherheit zuläßt. Nur mit *Hilfe der thorakalen Ableitung* gelingt es hier unter Umständen, die klinische Diagnose eines Myokardinfarktes auch elektrokardiographisch zu verifizieren. Seit wir den Myokardinfarkt namentlich durch die Elektrokardiographie besser kennengelernt haben, wissen wir wie häufig er ist.

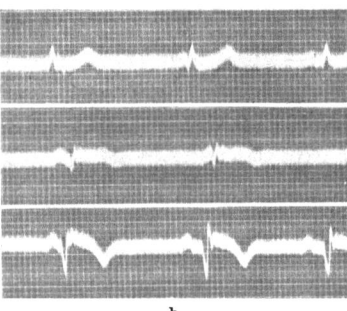

Abb. 28. a Frischer Myokardinfarkt der Hinterwand.
b Derselbe nach 5 Tagen.

Mortalität und Prognose beim Myokardinfarkt. Sichere Zahlen über die Mortalität fehlen. Ein großer Teil der Fälle von plötzlichem Herztod ist auf einen akuten Coronarverschluß zu beziehen. Dazu kommen die Fälle, die in den ersten Tagen durch Ruptur, fortschreitende Herzinsuffizienz, Kammerflimmern oder Embolie sterben. So rechnet man mit einer Frühmortalität von etwa 50%. Werden die ersten 1—2 Wochen überlebt, so ist die Prognose des vorliegenden Infarktes nicht so schlecht und jeder Arzt, der viele solche Fälle überblickt, kennt die, welche noch nach Jahren leistungsfähig und berufsfähig sind. Ein 50jähriger Patient eigener Beobachtung machte 3 Jahre nach einem Myokardinfarkt bei schlechtem Wetter einen Flug über die Alpen in 7000 m Höhe und betätigte sich dabei als Samariter für die anderen zum Teil schwer leidenden herzgesunden Fluggäste.

β) **Chronische Coronarinsuffizienz (Myodegeneratio cordis).** Diese entwickelt sich allmählich und führt zu den gleichen klinischen Bildern wie die chronische Myokarditis. Anginöse Beschwerden fehlen meist ganz. Sie ist die häufigste Grundlage der Herzbeschwerden und Herzerkrankungen im späteren Leben. Ihre häufigste Ursache ist die Coronarsklerose. Viel seltener sind Lues und unspezifische Arteriitis. Frühzeitig tritt oft Dyspnoe bei körperlicher Anstrengung auf oder ein nächtlicher Anfall von Asthma cardiale gibt die Einleitung. Noch bevor es zur Ruheinsuffizienz kommt, findet man schon eine Dilatation des Herzens, meist mehr linksseitig, ferner Rhythmusstörungen, wie Extrasystolen und häufig Arhythmia perpetua. Oder es treten Anfälle von paroxysmaler Tachykardie auf. Hypertrophie und Dilatation entwickeln sich je nach der besonderen Lokalisation der Durchblutungsströmung unter besonderer Belastung durch Hochdruck, Pulmonalsklerose, Stauung im kleinen Kreislauf usw. Die Abgrenzung gegenüber myokarditischer hyperthyreotischer oder luischer Myokardschädigung kann sehr schwierig und klinisch oft unmöglich sein. Bei den meisten leichthin als Mitralinsuffizienz bezeichneten Fällen des höheren Alters handelt es sich um hierhergehörige Zustände. Bei den insuffizienten Fällen überwiegt oft das *Ödembild*. Die Ödeme haben dabei besonders bei älteren Leuten zuweilen einen auffallend weichen und generalisierten Charakter mit dicken, knetbaren Polstern auch an Armen und Händen. Objektiver Herzbefund und Ödeme können ganz divergieren. EPPINGER sprach dann von der sog. „Myodegeneratio cordis". Diese Ödeme sind der reinen Kreislauftherapie gegenüber oft recht hartnäckig und reagieren gut auf Salyrgan.

Im EKG. findet man neben den verschiedenen Formen der Rhythmusstörung die Zeichen der Myokardschädigung und Coronarinsuffizienz: Senkung der S—T-Strecke, verbunden mit flachem diphasischem oder negativem T, verbreiteter und gesplitterter QRS-Komplex, Verlängerung von P—Q usw. Die Linkscoronarinsuffizienz drückt sich in Abl. I und II, die Rechtcoronarinsuffizienz in Abl. II und III aus.

Die Coronarsklerose ist nur eine besondere Lokalisation eines Prozesses, der sich dann häufig auch in anderen Gefäßgebieten findet. Ein Hochdruck bei Coronarsklerose deutet auf ausgedehntere Beteiligung des arteriellen Systems hin. Man achte auf allgemeine und lokale Zeichen der Arteriosclerosis cerebri, auf Zeichen der Nierensklerose, wie Hyposthenurie, Nachtharn, vermehrten Durst, Azotämie, positive Indican- und Xanthoproteinreaktion, Uricämie. Ein begleitender Diabetes spricht für Pankreasbeteiligung.

Therapie. Die Therapie der Coronarinsuffizienz hat verschiedene Aufgaben.

1. Einwirkung auf den anatomischen Prozeß an den Coronargefäßen. Wir haben gehört, daß es exogene und endogene Faktoren sind, die die Erkrankung der Coronargefäße bedingen. Wo ein Erbfaktor da ist, wird eine sorgfältige Prophylaxe mit planmäßiger Belastung des Herzens, Vermeiden von starken seelischen Erregungen (Berufswahl), Regelung der Ernährung und Lebensweise, sorgfältige Beachtung aller Infekte, Zahnpflege, Fokalsanierung, Rauchverbot, also möglichste Ausschaltung aller exogenen Faktoren der Auswirkung der erblichen Veranlagung entgegenzuwirken trachten. Die gleichen Maßnahmen wird man ergreifen, wenn schon Symptome einer coronaren Erkrankung da sind. Besonders die gründliche Fokalsanierung ist geboten. Die coronare Lues bedarf einer spezifischen Kur.

2. Einwirkung auf die coronare Durchblutungsgröße und die O_2-Zufuhr zum Herzmuskel. Die Durchblutungsgröße und Herzleistung sind wechselseitig miteinander gekoppelt. Abnahme der Durchblutungsgröße verschlechtert die Herzleistung und andererseits führt jede Herzschwäche zu einer verminderten Durchblutung. Bei gleicher Durchblutungsgröße kann die O_2-Abgabe an den Herzmuskel wechseln. Daraus ergeben sich für die Therapie Maßnahmen gegen die Herzschwäche: Entlastung durch Ruhe, Ernährung, Entwässerung einerseits und Strophanthin bzw. Digitalis andererseits. Die intravenöse Strophanthintherapie ist hier besonders angezeigt und wirkungsvoller wie die Digitalistherapie. Strophanthin wirkt positiv inotrop gegen die Herzschwäche und verbessert außerdem die Coronardurchblutung und die O_2-Ausnützung des coronaren Blutes. Beim suffizienten Herzen vermindert es das Minutenvolumen (GOTSCH) und ist damit das souveräne Mittel gegen die Angina pectoris.

Eine bessere Durchblutung machen die die Coronargefäße erweiternden Mittel. Bei der akuten Coronarinsuffizienz gibt man im Anfall *Nitrite: Nitroglycerin* pro dosi 0,25 bis 0,5 mg in alkoholischer Lösung (Nitroglycerin 0,01, Spiritus vini ad 10,0 im Anfall 5 bis 10 Tropfen auf Zucker) oder die 0,5 mg enthaltenden Nitroglycerintabletten des Handels. Ein gutes Präparat ist das *Nitrolingual*, das einige Tropfen Nitroglycerinlösung in einer Gelatinperle enthält. Das Amylum nitrosum (5,0—10,0) kann man in einem Fläschchen mit sich führen, um bei beginnender Schmerzempfindung daran zu riechen. Eine länger dauernde vorbeugende Wirkung haben das *Erythroltetranitrat* (0,005—0,03, davon 1—2 täglich), sowie *Natrium nitrosum* (1,0/100 Wasser, 2—3 Teelöffel am Tage). Besonders gibt man aber die Purinderivate: *Deriphyllin*, Diuretin, Theophyllin, Theobromin wegen ihrer günstigen Wirkung auf die Coronargefäße. Ein starker schwarzer Kaffee kann diese oft in angenehmer Weise ersetzen und vor allem da, wo keine Medikamente zur Verfügung stehen, helfen. *Der echte Kaffee ist kein Herzgift.* Auch dem Traubenzucker bei i.v. Gabe in hochprozentiger Lösung schreibt man eine günstige Wirkung zu. Sehr gut bewährt sich eine Kombination von Strophanthin mit Deriphyllin und hochprozentigem Traubenzucker i.v. gegeben. Neuerdings werden auch die „Kreislaufhormonpräparate" gerne verwendet, Nucleoside mit gefäßerweiternder Wirkung, z. B. *Lacarnol* (Bayer), Eutonon, Embran.

Auch die physikalische Therapie hat hier ein großes Wirkungsfeld. Sehr bewährt haben sich namentlich vorbeugend die sog. HAUFFEschen *Handbäder*.

In Bettruhe kommt eine Hand in eine Schüssel mit Wasser von 37° C, das dann durch Zu- und Abgießen oder mittels Tauchsieder binnen 30 Minuten auf 42° C erwärmt wird. Es soll kein Schweiß eintreten. Nach dem Bade noch 1 Stunde Ruhe.

Im Anfall selbst gibt man heiße Kompressen auf das Herz und macht heiße Handbäder. Die Reaktion auf diese Maßnahmen ist aber durchaus nicht immer günstig. Ultraviolettbestrahlung und Diathermie sind vielfach angewendet worden. Mit Kohlensäurebädern sei man vorsichtig. In geeigneten Fällen können sie sehr gut wirken. Jodkuren (Hall, Tölz, Wiessee) wirken erfahrungsgemäß oft recht günstig. Ihre Verordnung und Durchführung verlangt aber in jedem Fall eine gewissenhafte Indikationsstellung und Überwachung, um Jodschäden zu vermeiden. Jede auch geringe Thyreotoxikose steigert die Ansprüche an den Kreislauf. Vorsichtige und erfahrene Kliniker haben die Jodmedikation in solchen Fällen ganz auf die mit luischer Grundlage beschränkt. Neuerdings hat man, um die fördernde Schilddrüsenwirkung auszuschalten, diese ganz exstirpiert. Es liegen schon viele günstige Erfolge vor, allerdings geht aus den mitgeteilten Krankengeschichten kaum hervor, daß eine erschöpfende Strophanthintherapie vorausgegangen wäre. Andere chirurgische Maßnahmen suchten den Halssympathicus auszuschalten in der Meinung, damit die Schmerzleitung zu unterbrechen.

3. Die Behandlung des Myokardinfarktes. Im Anfall selbst zwingt der heftige Schmerz zum Morphium. Der anfängliche Kollaps ist schwer medikamentös zu beeinflussen. Wärme aufs Herz, schwarzer Kaffee sind die Mittel in der Praxis. Eine umstrittene Frage ist, ob man beim frischen Myokardinfekt Strophanthin geben soll. Die Gegner fürchten Kammerflimmern und Herzruptur. Wer aber die Strophanthintherapie bei diesen Zuständen einmal gut kennengelernt hat, der wird alle Bedenken verlieren. Nur sei man vorsichtig mit der Dosierung (max. 0,25 mg pro die). Auch wenn bei Vorhofflimmern noch gehäufte Kammerextrasystolen bestehen, liegt keine Kontraindikation vor. Rascher Übergang in einen langsamen Sinusrhythmus kann die Folge sein, wo kurz vorher ein höchst bedrohlicher Zustand da war. Auch wo der Myokardinfarkt zusammen mit einer paroxysmalen Tachykardie auftritt, ist die Strophanthintherapie am Platze. Dieselbe soll auch, wenn es wieder gut geht, möglichst mehrere Wochen (täglich oder jeden 2. Tag 0,2 g) lang fortgesetzt werden. Dazu gebe man Deriphyllin (intravenös) besonders im Anfang, und Sympatol. Es wird dadurch die Blutzufuhr zum infarzierten Gebiet durch die Kollateralen befördert. Chinidin empfiehlt sich, wo man eine erhöhte Reizbarkeit dämpfen will. Bei paroxysmaler Tachykardie kann man auch bis zu 1,0 pro die geben, sonst 0,2 am Tag. Mit den HAUFFEschen Handbädern wird bald begonnen. Wenigstens die erste Zeit gebe man Luminal oder ein anderes Sedativum (Adalin, Bromural, Calcibromat u. dgl.). Absolut angezeigt ist strengste Bettruhe. Hochlagerung ist erlaubt, aber es soll jede Bewegung möglichst vermieden werden. Man schütze den Kranken auch vor Abkühlung. Keine kalten Waschungen, kein Aufstehen zum Klosett, Sorge für leichten Stuhlgang eventuell mittels

Klysma, kleine leichte Mahlzeiten, natürlich strenges Fernhalten von Nicotin. Die strenge Bettruhe soll im allgemeinen 6 Wochen dauern, wo man mit einer gewissen Vernarbung der Herzwunde rechnen kann. Vorher sollen alle Transporte, auch zum Elektrokardiographen, vermieden werden. Dann beginnt man langsam wieder mit steigender Belastung. Vor Ablauf eines Jahres sollte man auch in den gut gelagerten Fällen jede größere Anstrengung vermeiden. Häufig folgt dem ersten Anfall ein zweiter, oder es schließt sich das Bild einer chronischen Coronarinsuffizienz an.

4. Die Behandlung der chronischen Coronarinsuffizienz. Diese stimmt im wesentlichen überein mit der bei der chronischen Myokarditis, zu der sie auch im anatomischen Bild alle Übergänge zeigt. 1. Behandlung der Herzschwäche mit Entlastung einerseits und Strophanthin bzw. Digitalis andererseits. 2. Besondere Behandlung von Rhythmusstörungen. 3. Besondere Maßnahmen zur besseren coronaren Durchblutung, wie Deriphyllin, Lacarnol, Traubenzucker, HAUFFEsche Handbäder. 4. Besonders entwässernde Therapie diätetischer und medikamentöser Art, Kohlensäurebäder in Bad Nauheim, Franzensbad u. a. unter sehr verständiger Überwachung können angezeigt sein nach erlangter Kompensation. Auch hier wird man noch möglichst versuchen, alle ursächlichen Faktoren, wie Fokalinfekte, Lues, Nicotin zu beseitigen.

c) Endokrine und metabolische Herzmuskelschäden.
Schilddrüse und Herz.

Die Hyperthyreose (Basedowsche Krankheit). Das Kardinalsyndrom der BASEDOWschen Erkrankung ist die „Merseburger Trias": Exophthalmus, Struma und Tachykardie. Namentlich bei den basedowoiden oder einfachen Hyperthyreosen sind oft nur die Kreislaufstörungen vorhanden. Exophthalmus und sogar die Struma können fehlen. Die thyreotoxische Genese ist dann oft gegenüber anderen Ursachen schwierig abzugrenzen.

Zunächst besteht oft nur eine Sinustachykardie, die auf reflektorischem Vagusreiz (ASCHNERscher Bulbusdruckreflex u. a.) nicht anspricht. Der Vagustonus ist herabgesetzt, der Sympathicustonus ist erhöht. Schon kleine Anstrengungen und nervöse Erregungen führen zu starker Pulsbeschleunigung (100—200 in der Minute), aber auch der Ruhepuls ist beschleunigt. Bis in den Hals und Kopf hinauf kann man die Pulsation sehen. Der diastolische Blutdruck sinkt ab bei gleichbleibendem systolischem Druck, es gibt aber auch Fälle mit Hochdruck. Der niedrige diastolische Druck deutet darauf hin, daß der periphere Widerstand sinkt, die Strömungsgeschwindigkeit steigt und ebenso das Minutenvolumen. Die Blutdepots entleeren sich. Von Rhythmusstörungen ist am häufigsten die Arhythmia perpetua. F. v. MÜLLER meint, daß $1/3$ aller Fälle von Arhythmia perpetua thyreotoxisch bedingt sind. Paroxysmale Tachykardie soll immer an eine Hyperthyreose denken lassen. Auch Extrasystolen und Überleitungsstörungen kommen vor. Am Herzen sieht und fühlt man die lebhafte Pulsation und den schnellenden Spitzenstoß. Größe und Gestalt des Herzens brauchen klinisch zunächst nicht verändert zu sein. Mit Eintreten der Herzinsuffizienz kommt es aber zu einer Erweiterung des Herzens, an der sich meist beide Kammern beteiligen. Im Röntgenbild zeigt sich oft schon frühzeitig eine auffällige Rechtsvergrößerung bei mitralkonfiguriertem Herzen. Unter erfolgreicher Therapie geht diese Dilatation oft erstaunlich zurück. Die Insuffizienz des Herzens führt vor allem zum Bild der Großkreislaufstauung: Stauungsleber, hoher Venendruck, Anschwellen der Halsvenen, Verminderung des vorher thyreotoxisch erhöhten Minutenvolumens. Der Vorhof flimmert (Arhythmia perpetua). Die coronare Durchblutung wird dadurch verschlechtert und so entsteht der bekannte Circulus vitiosus.

Das *Elektrokardiogramm* ist bei der Hyperthyreose nicht notwendig verändert. Eine hohe T-Zacke gilt als charakteristisch, sie kann aber auch fehlen. Auffallend ist auch die häufig vorkommende relative Erhöhung der Vorhofzacken. Vorhofflimmern ist häufig, Extrasystolen und Überleitungsstörungen sind selten.

Anatomisch ist das „*Kropfherz*" vom „*Basedowherz*" zu unterscheiden. Das Kropfherz ist nach Aschoff ein nur rechts überlastetes Herz, wofür die Erschwerung der Atmung bei vergrößerter Schilddrüse verantwortlich sein soll. Das Basedowherz ist dagegen beiderseitig dilatiert und hypertrophiert. Es ist eine Streitfrage, ob es dabei charakteristische mikroskopische Veränderungen im Herzen gibt, deren Entstehung auf den direkten Angriff des Schilddrüsengiftes zurückzuführen ist. Neuerdings gewinnt die Ansicht von der schädlichen Rolle einer „serösen Entzündung" des Herzens im Sinne von Roessle unter thyreotoxischer Einwirkung an Raum. Fokaltoxikosen (Tonsillen, Zähne usw.) spielen sowohl bei der Entstehung der Hyperthyreosen wie der Herzveränderungen eine große Rolle. Schwer zu erklären ist die Hypertrophie des linken Ventrikels, wenn eine Blutdrucksteigerung fehlt. Aschoff denkt an eine ursächliche Plethora.

Therapie. Bei fortbestehender Thyreotoxikose spricht das Herz an sich schwer auf Behandlung an. Der herabgesetzte Vagustonus läßt die pulsverlangsamende Digitaliswirkung ausbleiben und auch die positiv inotrope Wirkung beim insuffizienten Herzmuskel bleibt oft aus. Im Experiment spricht das überlebende Herz nach Durchströmung mit Thyroxin auf Digitalis schlecht an. Man versuche aber trotzdem in allen herzinsuffizienten Fällen, namentlich solchen mit Hochdruck und Vorhofflimmern, eine Strophanthintherapie. Oft ist sie sehr wirksam. Auch das Chinin und Chinidin wirken unsicher. Anders ist es, wenn es gelingt, die Hyperthyreose zu mildern mit sedativer Behandlung (Luminal, Adalin) oder mit dem allerdings zweischneidigen Jod, das man im Sinne der Plummerschen Jodvorbehandlung vor der Operation oder auch ohne Operation gibt. Die Digitalis-Strophanthintherapie wird dann wirksamer. Nach Schilddrüsenresektion sieht man auch sehr schwere Störungen vollkommen schwinden. Anfälle von paroxysmaler Tachykardie, die oft bei larvierter Hyperthyreose als einziges manifestes Symptom auftreten, werden in der üblichen Weise mit Chinidin und Strophanthin behandelt. Gründliche Fokalsanierung steht am Anfang vieler Hyperthyreosetherapien.

Die Hypothyreose (Myxödem). Während wir bei der Hyperthyreose eine Anpassung des Kreislaufes an den gesteigerten Stoffwechsel haben, sind bei der Hypothyreose die Verhältnisse umgekehrt. Das Herzminutenvolumen sinkt ab bis auf extrem niedere Werte (1,5 l), die Strömungsgeschwindigkeit ist verlangsamt, die Blutdruckamplitude klein, die Frequenz langsam. Die Herztätigkeit ist eine wurmförmige, der Herztonus ist herabgesetzt. Eine Herzinsuffizienz ist selten, kommt aber vor unter dem Bilde einer ausgesprochenen Myodegeneratio cordis mit Dilatation. Im Elektrokardiogramm sind die P- und T-Zacke stark abgeflacht. Unter erfolgreicher Schilddrüsentherapie gehen alle diese Verhältnisse zur Norm zurück.

Der Einfluß *anderer endokriner Drüsen* auf das Herz ist nach unseren heutigen Kenntnissen neben dem der Schilddrüse verschwindend. Wo er da ist, geht er über die Schilddrüse, z. B. vom Hypophysenvorderlappen oder Ovar aus. Etwas besonderes ist die Beziehung der Nebenniere zum Herz- und Gefäßsystem (s. Kapitel Hypertonie). Das sog. *Myomherz*, das bei älteren Frauen mit Uterusmyom vorkommen soll, beruht auf der gleichzeitigen Hypertension.

Metabolische Herzmuskelstörungen. Diese können in einer abnormen Speicherung bestehen. Durch v. Gierke ist die **Glykogenkrankheit** des Herzens gefunden worden, bei der es zu einer abnormen Glykogenspeicherung in den Herzmuskelfasern, besonders in denjenigen des Reizleitungssystems, kommt. Es handelt sich dabei um einen angeborenen pathologischen Zustand, der zur Herzschwäche mit Dilatation führt und gleichzeitig mit Glykogensucht von Leber, Niere usw. einhergeht.

Eine entsprechende *Fettsucht der Herzmuskelfasern* ist nicht bekannt. Das sog. „**Fettherz**" der Fettleibigen ist ein klinischer Begriff. Der pathologische Anatom unterscheidet zwischen der pathologischen Verfettung der Herzmuskelfasern und der Fettumwachsung und Fettdurchwachsung des Herzens (Adipositas cordis), welche an sich die Herzkraft nicht beeinträchtigt. Da sie sich aber zusammen mit allgemeiner Fettsucht findet, liegt durch diese eine Kreislaufbelastung vor, die am wirksamsten durch Abmagerung und Entlastung bekämpft wird. Die pathologische Verfettung der Herzmuskelfasern findet man bei allgemein toxischen Störungen des Fettstoffwechsels, vor allem bei der perniziösen Anämie. Es handelt sich um eine Fettinfiltration. Eine fettige Degeneration wird abgelehnt. Eine Herzschwäche ist dabei nicht notwendig.

Zu den metabolischen Schädigungen kann man auch die Quellung des Herzmuskels beim **Vitamin B_1-Mangel (Beri-Beri)** rechnen. Dabei treten Bilder wie bei der Myodegeneratio cordis mit allgemeinem Ödem auf, die auf Digitalis nicht, wohl aber auf Vitamin B_1-Zufuhr reagieren. Der Vitamin B_1-Bedarf geht mit der Zuckerzufuhr parallel.

In einem Fall der STEPPschen Klinik bekam ein Mann, der täglich 1 kg Zucker verzehrte, das Bild der hydropischen Myodegeneratio cordis, die sich als relative B_1-Avitaminose herausstellte.

Metabolischer Natur sind auch die chemisch toxischen Schädigungen nach *Kohlensäure-*, sowie nach *Leuchtgasvergiftung* (Kohlenoxyd). Es liegt hier eine besondere Empfindlichkeit gegen O_2-Mangel vor und es ergeben sich Beziehungen zu den von BÜCHNER gefundenen Veränderungen im Herzen bei der experimentell erzeugten Coronarinsuffizienz.

Konstitutionelle Abweichungen der Herzform und Größe. Hierbei handelt es sich um keine Herzerkrankungen, sondern um besondere Konstitutionstypen mit einer dieser angepaßten Herzform, die an sich nichts über die Leistungsfähigkeit aussagt. Bei dem sog. *Habitus asthenicus* findet man ein kleines Herz mit steil verlaufender Längsachse, das im Röntgenbild wie ein Tropfen an den großen Gefäßen hängt *(Tropfenherz)*. Der Transversaldurchmesser ist klein, der Längsdurchmesser normal. Die Länge des Thorax und der Zwerchfellstand bedingen dies. Die mangelhafte Leistungsfähigkeit vieler solcher Menschen ist durch den asthenischen Konstitutionstypus und nicht durch das „Tropfenherz" bedingt. Nicht Schonung, sondern planmäßige Ertüchtigung ist am Platze. Ähnlich ist es mit dem sog. „*Wachstumsherz*" (Cardiopathia adolescentium). Man spricht davon, wenn nach der Pubertät Beschwerden, wie Herzklopfen, Tachykardie, Atemnot bei Anstrengungen und leichte Ermüdbarkeit auftreten, wobei man am Herzen selbst einen lebhaften Spitzenstoß und zuweilen auch ein systolisches Geräusch findet ohne sonstige Veränderungen. Auch hier liegt keine Herzkrankheit vor. Man achte auf eine Hyperthyreose und auf Fokaltoxikose und besonders auf die psychische Situation (Onanie u. dgl.).

Ein kleines Herz mit schlechter Füllung und Kreislaufstörungen kann die Folge einer schlechten Zwerchfelltätigkeit und Zwerchfelltiefstandes sein, oft zusammen mit Enteroptose. WENCKEBACH hat gezeigt, wie solche Zustände durch entsprechende Heilgymnastik und roborierende Behandlung eventuell durch eine geeignete Leibbinde gebessert werden können.

4. Herzneurosen.

Der Gesunde fühlt sein Herz nicht. Bei starker Erregung oder Anstrengung verspürt er vielleicht kurz dauerndes Herzklopfen, Druck und auch Schmerz und es kann auch ein Puls aussetzen, aber es ist rasch wieder vorbei und bleibt ohne eine psychische Rückwirkung. Beim kranken Herzen wundert man sich oft, wie gleichgültig ein Dekompensierter mit Ödemen und rasch kommender Bewegungsdyspnoe gegen sein Leiden ist und daß er nicht über unangenehme Herzempfindungen klagt. Und dann kommt jemand, dessen Herz, mit allen uns zur Verfügung stehenden Methoden untersucht, sich als ganz normal erweist und der über sehr lästige Beschwerden, Stiche, Klopfen, vielleicht auch heftigen anginösen Schmerz klagt. Dieses Mißverhältnis zwischen Befund und Beschwerde ist die eine Seite der „Herzneurose". Es kann bei ganz gesundem, aber auch bei objektiv krankem Herzen bestehen.

Wie alle inneren Organe, so steht auch das Herz unter dem Einfluß des Sympathicus und Parasympathicus (S. 333). Der Sympathicus ist am Herzen der fördernde, der Vagus der hemmende Nerv. Über diese Nerven wirken sich psychische und neuroendokrine Vorgänge auf das Herz aus und über sie werden andererseits abnorme Empfindungen vom Herzen zum Bewußtsein gebracht. Angst und Schreck, Erwartung und Freude beeinflussen, im einzelnen verschieden stark, die Reaktionslage des vegetativen Systems und führen direkt oder erst über die Schilddrüse oder Nebenniere hinweg zu einer Änderung im Sympathicustonus und Vagustonus, die sich dann in der Herztätigkeit ausdrückt. Auch die von den Gefäßen ausgehenden Reflexe wirken sich auf diesem Weg auf das Herz aus. Frequenzsteigerung bis zu paroxysmaler Tachykardie, Extrasystolen, Vorhofflimmern und coronare Durchblutungsstörungen können so entstehen und ihrerseits wieder zu abnormen Herzempfindungen führen. So sind Herzneurosen oft ein wesentlicher Bestandteil einer Psychoneurose und können dann Gegenstand einer speziellen psychotherapeutischen Beeinflussung werden. Oder sie sind der Ausdruck einer nicht psychisch bedingten Störung im vegetativen System. Man achte besonders auf larvierte Hyperthyreosen und auf Magendarmstörungen und von Giften auf Nicotin. Geistige Überanstrengung, ungenügender Schlaf, Erschöpfung jeder Art, geschlechtliche Ausschweife u. a. wirken auf das vegetative System und über dieses auf das Herz ein, welches ein wichtiges Erfolgsorgan im vegetativen System ist.

Die Abtrennung des „Nervösen" vom „Organischen" geschieht auf Grund der genauen Untersuchung. Die spezielle Herzbeschwerde an sich läßt oft beide Deutungen zu. Sogar Dyspnoe und alle Arten von abnormen Herzempfindungen, wie anginöser Schmerz, Stiche, Klopfen, aussetzender Puls können rein „nervös" zustande kommen. Bei der Herzneurose sind aber diese Beschwerden meist eingebaut in ein allgemein neurotisches Zustandsbild. Sehr häufig ist eine organische Grundlage da und die nervöse Störung ist überlagert. So tritt eine paroxysmale Tachykardie oft erstmals auf zusammen mit sklerotischen Veränderungen an der Aorta, wird dabei aber unmittelbar hervorgerufen psychisch oder durch Nicotin und schwindet auf die gleiche Behandlung wie bei ganz normalem Herzgefäßsystem. Ähnlich ist es oft mit Extrasystolen. Oder: Ein Bankdirektor mit 55 Jahren bekommt zunächst ein depressives Zustandsbild, einige Wochen später eine coronare Beschwerde mit Zeichen einer Coronarinsuffizienz im Arbeitsversuch. Mit der Lösung der Depression schwindet die Angina pectoris. Jeder Fall bedarf einer sorgfältigen Analyse und Trennung des „organischen" vom „funktionellen". Es ist oft schwierig, das ätiologische Moment im Einzelfall zu bestimmen. Man kann unterscheiden:

1. Psychogen bedingte Herzneurosen. Hierzu gehören abnorme Herzempfindungen und Reaktionen seelischer Art, denen wir oft bei Neurotikern und hypochondrisch Veranlagten begegnen. Die ziehen von Arzt zu Arzt und quälen sich selbst und ihre Umgebung mit ihren Beschwerden. Ganz einfach liegende Fälle, denen man mit einer gründlichen beruhigenden Untersuchung allein schon Angst und Beschwerde nehmen kann, wechseln mit kompliziert in eine Neurose eingebauten und fest verankerten Vorstellungen, denen oft nur sehr schwierig beizukommen ist, besonders wenn eine Begehrungsvorstellung mitspielt, wie bei den Unfallneurosen.

2. Vegetative Neurosen. Hier steht die Labilität des vegetativen Nervensystems im Vordergrund. Eine Trennung von den psychogenen Neurosen ist meist nicht scharf möglich, da die vegetative Labilität nur der Ausdruck der seelischen Situation ist. Man findet hier die allgemeinen Zeichen vegetativer Stigmatisation, oft sind vasomotorische Störungen, kalte Hände, Handschweiße, Dermographismus, dazu Magendarmsysmptome, wie Obstipation, wechselnde Durchfälle vorhanden. Man findet diese vegetative Labilität oft beim sog. asthenischen Habitus mit langem schmalem und flachem Thorax und zarter Muskulatur mit langen dünnen Fingern. Das Herz hat dabei eine schmale

Silhouette und man erklärt dann gerne die Beschwerden mit dem „kleinen Herzen", was aber nur geeignet ist, die Aufmerksamkeit von der wirklichen Ursache der psychischen und vegetativen Labilität abzulenken, die nicht Schonung, sondern planmäßige Schulung verlangt.

3. Toxisch bedingte Herzneurosen. Hierunter rechnet man die durch exogene und endogene toxische Faktoren entstandenen Neurosen. Von den exogenen Giften des Herzens ist vor allem das *Nicotin* zu nennen. Es ist *das* Gift des vegetativen Nervensystems und macht besonders Herzerscheinungen wie Tachykardie, Extrasystolen, angiöse Zustände. Alkohol, Kaffee, Tee können auch zu nervösen Herzstörungen führen. Endogen ist vor allem die thyreotoxische Herzstörung. Die bei sexueller Abstinenz oder Überanstrengung auftretenden Herzneurosen sind psychogen und vegetativ nervöser, aber nicht hormonaler Natur. Sexuelle Abstinenz an sich ist ganz unschädlich. Zur Neurose führt der eventuell damit verbundene seelische Konflikt. Das vegetative Nervensystem ist der Vermittler. Eine vegetative Labilität bleibt oft lange nach einer Infektionskrankheit zurück. Man denke hier aber immer an den infektiös toxischen Myokardschaden.

Beschwerden. Die von seiten des Herzens geäußerten Beschwerden bestehen in Herzklopfen, in fühlbaren Extrasystolen, in Stichen, Beklemmungsgefühl bis zu einem schweren anginösen Schmerz, oft in einem Gefühl der Herzschwäche und des Vergehens.

Herzklopfen. Dieses ist oft sehr lästig und wird als Puls auch am Hals, im Ohr und sogar im Bauch verspürt. Wie die Empfindung des Herzklopfens zustande kommt, wissen wir nicht. Oft sind dabei Rhythmusstörungen wie Extrasystolen und Tachykardie vorhanden oder die Ventrikelsystole ist verkürzt. Als wesentlich wird die rasche Umstellung der Herztätigkeit angegeben. Da aber nur manche Kranke eine solche Umstellung empfinden, muß eine noch nicht näher ausdrückbare Empfindlichkeit sensibler Herznerven von Bedeutung sein (KREHL).

Extrasystolen. Solche werden oft empfunden als Schlag in der Herzgegend, als „Stolpern" oder „Aussetzen" des Herzens. Der Herzneurotiker fühlt seine Extrasystolen im allgemeinen viel stärker als der organisch Herzkranke.

Die nicht organisch bedingten anginösen Beschwerden des Neurotikers nennt man **Angina pectoris vasomotorica.** Die Unterscheidung gegenüber der mit organischer Coronargefäßerkrankung einhergehenden Form ist nicht immer möglich, besonders weil einmal bei anatomisch normal befundenen Coronargefäßen rein funktionell bedingt eine schwere, ja bis zum Myokardinfarkt führende Durchblutungsstörung auftreten kann und andererseits, da auch bei anatomischer Veränderung der Coronargefäße meist das funktionelle, das hinzukommt, die Beschwerde macht. Jedenfalls sei man bei ausgesprochener Angina pectoris sehr zurückhaltend mit der Auffassung als Neurose. Die Elektrokardiographie nebst Arbeitsversuch hat hier unsere Diagnostik sehr vertieft. Neben dem Nicotin denke man auch immer an eine Fokaltoxikose als häufige Ursache einer scheinbar rein nervösen anginösen Beschwerde. Freilich kann eine „Angina pectoris" auch der Ausdruck einer reinen Psychoneurose sein wie bei einem Prager Patienten, der ungefähr sämtliche Herzspezialisten Europas konsultierte, alle erreichbare Literatur las und ein großes Vermögen dafür opferte. Die Schwierigkeit, an die sich solche Hypochonder halten, ist die, daß man zugeben muß, daß auch ein völlig einwandfreies Elektrokardiogramm eine Coronarerkrankung und einen plötzlichen coronaren Tod nicht ausschließt.

Befund. Eine neurotische Störung kann Leute mit einem organisch ganz gesunden, oft aber auch solche mit einem anatomisch veränderten Herzgefäßsystem befallen. Es ist also notwendig, in jedem Falle zu untersuchen, ob eine organische Veränderung vorliegt, die das Krankheitsbild allein erklärt und wieweit man eine Neurose oder eine neurotische Überlagerung anzunehmen berechtigt ist. Besteht eine ausgesprochene Herzschwäche mit Dilatation und Stauungssymptomen, so fehlen meist alle neurotischen Züge. Solche finden wir aber häufiger bei nicht herzinsuffizienten Sklerotikern und Hypertonikern und von Klappenfehlern bei der Aorteninsuffizienz. Die Angina pectoris kann bei zugegebener coronarer Erkrankung geradezu zum bedingten Reflex werden. Die Abhängigkeit der Blutdrucksteigerung bei der essentiellen Hypertonie vom seelischen Zustand ist gut bekannt. Wir haben hier die Symptome zu besprechen, die rein „nervös" bedingt sein können.

Die *Herztätigkeit* ist oft erregt, der Spitzenstoß lebhaft und deutlich sichtbar; hochgradige Tachykardien, aber auch Brachykardien sind möglich. Von Rhythmusstörungen sind vor allem stark empfundene Extrasystolen, meist ventrikulären Charakters, häufig neurotisch. Arhythmia perpetua sieht man mit Vorliebe bei der Thyreoneurose. Ein *systolisches* Geräusch an sich bedeutet nichts Organisches. Bleibende höhere Blutdruckwerte sind nicht durch eine Neurose allein zu erklären, wohl aber kann bei vegetativ Labilen der Blutdruck bei einem Affekt, z. B. der ärztlichen Untersuchung, vorübergehend hoch ansteigen. Neben diesen Befunden achte man auf die Zeichen sonstiger vegetativer Stigmatisierung und eventuell thyreotischen Störung: Haarausfall, Tremor, Schweiße, vasomotorische Erregbarkeit, Glanzaugen, Hypocholesterinämie, Grundumsatzsteigerung, Lymphocytose u. a. und außerdem und besonders auf die gesamte seelische Situation.

Prognose. Der Herzneurotiker leidet oft vielmehr als der organisch Herzkranke, aber die Prognose für das Herz selbst ist eine durchaus gute, wenn auch aus einer primär rein nervösen Störung eine Betriebsstörung mit anatomischem Substrat werden kann, wie z. B. bei einer paroxysmalen Tachykardie. Eine rasch sich ändernde Vasomotorik beansprucht bei längerem Fortwirken die Gefäße und vermag vielleicht ceteris paribus (Veranlagung, Infekt, Nicotin) eine Coronarsklerose zu begünstigen. Meist ist aber doch die Herzneurose ohne bleibende schädliche Folgen für das Herz. Die Prognose ist im Einzelfall oft nur unsicher zu stellen wegen der Schwierigkeit der Abgrenzung des Nervösen vom Organischen.

Therapie. Diese besteht vor allem in einer verständigen psychischen Behandlung und Beruhigung. Oft gelingt dies am besten durch eine gründliche Untersuchung und die Versicherung, daß das Herz organisch vollkommen gesund ist. Solche Herzneurotiker sind oft das Produkt der Ärzte oder werden durch sie immer tiefer in die Neurose hineingetrieben durch die Hinstellung als Herzkranke, durch den angeblichen Befund einer Herzvergrößerung oder einer Blutdrucksteigerung oder durch die Versendung in ein Herzbad und durch eine ganz kontraindizierte Digitalis-Cardiazol- oder Coramintherapie. Man muß solche Kranke möglichst aus ihrer Beschwerde und ihrer hypochondrischen Einstellung herausführen. Dazu ist ein Eingehen auf die gesamte Persönlichkeit des Kranken nötig und ein möglichst klares Erfassen der mit seiner Herzbeschwerde verbundenen Gedankenwelt. Durch eine ganz unauffällige, aber doch bewußt gerichtete Aufklärung und Belehrung gelingt es vielfach oft mit Unterstützung durch alle möglichen allgemeinen physikalisch-therapeutischen Maßnahmen und durch planmäßige Übungsbehandlung, Sport u. dgl., den Kranken von seiner Beschwerde und seinen Störungen zu befreien und ihm wieder das Gefühl der Gesundheit zu geben. Das Vertrauen, das der Patient zum Arzt gewinnt, ist hier meist das Entscheidende. Es können auch spezielle psychotherapeutische Methoden Anwendung finden wie Hypnose, Psychokatharsis und das autogene Training. Am schwierigsten sind die Fälle zu behandeln, bei denen eine Begehrungsvorstellung mitspielt, z. B. der Wunsch nach Rente oder im Krieg der Wunsch, nicht mehr an die Front zu kommen. Namentlich bei den Rentenneurotikern gelingt es meist erst dann zu einem Erfolg zu kommen, wenn jede Aussicht genommen wird, durch Verharren in der Neurose noch irgend etwas zu erreichen. Dies gelingt bei Unfallrentenverfahren leichter wie da, wo es sich um eine Invalidenrente handelt, für die ohne Rücksicht auf das Zustandekommen der Invalidität nur maßgebend ist, ob der Betreffende noch in der Lage ist, ein Drittel des ortsüblichen Arbeitslohnes zu verdienen. Wo bestimmte psychische Traumen und Konflikte besonders sexueller Art vorliegen, z. B. Masturbation, Coitus interruptus, Impotenz, versucht man diesen zu begegnen. Eine Neurothyreose bedarf sorgfältiger Berücksichtigung. Man achte besonders auch auf eine Fokaltoxikose. Zur Kräftigung und Beruhigung des vegetativen Nervensystems dienen tonisierende und regulierende Maßnahmen. Die Hydrotherapie in ihren verschiedenen Formen — Fichtelnadelbäder, Halbbäder, Güsse, Kneippzoduren, Kohlensäurebäder, Solbäder usw. — ist hier am Platze. Hochgebirge und Seeaufenthalt, Bergsteigen, Segeln, Schwimmen können die beste Wirkung haben. Sehr wichtig ist die Sorge für eine einfache vegetarische Ernährung und für geregelte Stuhlverhältnisse.

Eine sedative medikamentöse Therapie unterstützt die psychische Behandlung. Man gibt milde Mittel wie Baldrianpräparate (Baldrian Dispert), Brom, Adalin u. dgl. Bei Extrasystolen haben sich Pulver mit Chinin hydrochlor. 0,15, Strychnin nitric. 0,001, Bellafolin 0,00025, Luminal 0,01—0,03 bewährt. Bei neurothyreotischem Einschlag gibt man: Chinin hydrochlor. 0,15, Luminal 0,01—0,03, Gynergen 0,001, täglich 2—3mal. Tonisierend wirken die ERBschen *Pillen* (acid. arsenic 0,1, Extr. Strychnin 0,5, Ferr. lactic. Chinin muriat. āā 2,5 Mass. pil. 9,5 ut pil. 100, 2—3 Pillen täglich nach dem Essen) oder das Phosphatpräparat Recresal. Je mehr man ohne Medikamente in solchen Fällen auskommt und je rascher man den Patienten wieder unabhängig von Medizin und Arzt machen kann, um so besser.

5. Krankheiten des Herzbeutels.

Der Herzbeutel, Pericardium, gehört zu den sog. serösen Säcken, d. h. er stellt einen nur sehr wenig seröse Flüssigkeit enthaltenden allseitig geschlossenen Beutel vor, in welchen das Herz hineingestülpt ist. Man unterscheidet ein viscerales und parietales Blatt. Das viscerale Blatt (s. Epicardium) ist mit der Herzmuskulatur fest verwachsen und hat eine glatte spiegelnde Oberfläche. Das parietale Blatt umgibt das Herz in Gestalt eines schlaffen faltigen Sackes. Der Herzbeutel setzt der Erweiterung der Herzkammern Widerstand entgegen. Wegfall des Herzbeutels fördert den venösen Rückfluß, der Venendruck sinkt, die Kammern erweitern sich und die Energie der Systole steigt, jedoch besteht die Gefahr der Überdehnung. Eine Drucksteigerung im Herzbeutel erschwert den diastolischen Rückfluß, der Venendruck steigt, bis schließlich das Herz insuffizient wird mit Blutdruck- und Minutenvolumenabfall und still steht, sobald der intrakardiale Druck den Druck mit dem das venöse Blut zurückfließt, übersteigt.

a) Die Perikarditis.

Anatomie und Ätiologie. Man kann unterscheiden: 1. Pericarditis fibrinosa (sicca), 2. Pericarditis exsudativa, 3. Pericarditis purulenta, 4. Pericarditis chronica. Bei der *Pericarditis fibrinosa (P. sicca)* wird die seröse Haut trüb und trocken und es kann zu sichtbaren Auflagerungen kommen aus Fibrin, die infolge der Bewegungen des Herzens zottigen Charakter annehmen (Cor villosum). Diese Auflagerungen können organisiert werden und schwielige

Verdickungen, sog. *Sehnenflecke*, hinterlassen oder aber auch zu perikardialen Adhäsionen bis zur totalen Synechie (Concretio cordis) führen. Durch Einlagerungen von Kalk in diese Schwarten entsteht das *„Panzerherz"*. Diese Form der chronischen Perikarditis ist oft begleitet von einer Verdickung der serösen Überzüge der Bauchorgane, besonders der Leber (Zuckergußleber, PICKsche Pseudolebercirrhose).

Die Pericarditis exsudativa verläuft mit einem serösen Erguß in den Herzbeutel. Ist, wie oft, viel Fibrin dabei, das ausfällt, so spricht man von Pericarditis serofibrinosa, die auch noch einen hämorrhagischen Charakter haben kann. Bei der Pericarditis purulenta ist der Erguß eitrig. Die Ausgänge dieser Entzündungen führen dann auch wieder zur chronischen obliterierenden Perikarditis (Concretio cordis), die häufig auch mit einer Accretio cordis, das ist mit einer Verwachsung des Perikards mit der Brustwand einhergeht.

Die Ätiologie der Perikarditis, der trockenen und feuchten Form, ist vor allem der Rheumatismus, der zu einer Pankarditis führen kann mit wechselnder Beteiligung von Endo-, Myo-, Perikard. Im Verlaufe sehr vieler Infekte kann es auch zu Perikardbeteiligung kommen, *fortgeleitet* bei der Pleuropneumonie, bei Peritonitis, Mediastinitis, *hämatogen* bei allen septischen Erkrankungen. Schon nach ihrer Häufigkeit von besonderer Bedeutung ist die *Pericarditis tuberculosa*, die lymphogen von der Nachbarschaft, durch direkten Kontakt mit einem benachbarten tuberkulösen Herd oder hämatogen entstehen kann. In ihrer tuberkulös fibrinösen Form ist die Unterscheidung von der nicht spezifischen oder rheumatischen Entzündung auch anatomisch oft schwierig. Genaueres Suchen zeigt die tuberkulösen Knötchen. In den chronischen Fällen bestehen zwischen den Fibrinmassen ausgedehnte Verkäsungen und Verkalkungen. Exsudate haben häufig einen hämorrhagischen Charakter. Andere Ursachen der Perikarditis sind der Myokardinfekt, ferner die echte Urämie, deren Gifte eine besondere Affinität zum Herzbeutel haben.

Bei *malignen Tumoren* kommt Perikarditis vor. Man kann zwei Formen trennen: die eine ist eine entzündliche Erkrankung, die ähnlich der Endokarditis der Kachektischen entstehen kann, und die andere ist die echte Perikarditis carcinomatosa, die wieder durch hämatogene Metastasierung oder durch Kontakt entsteht.

Klinisch unterscheiden wir 1. die Pericarditis acuta und subacuta, 2. die chronische Perikarditis.

Die Pericarditis acuta und subacuta. Mit ihrem Auftreten muß man, wie sich aus dem Gesagten ergibt, bei jedem Infekt, besonders aber beim Rheumatismus und der Tuberkulose, ferner bei der echten Urämie rechnen. Häufig ist sie mit einer Myokarditis und Endokarditis verbunden. Die Diagnose kann aber sehr schwierig sein und sicher bleiben viele Fälle unerkannt, denn man findet bei der Leicheneröffnung sehr oft die Perikarditis im frischen oder ausgeheilten Zustand, wo klinisch nichts davon bemerkt wurde. Die Beschwerden können sehr gering sein oder fehlen. Die Perikarditis kann ganz hinter den sonstigen Krankheitserscheinungen verschwinden oder auch das Bild beherrschen. Die durch sie bedingten Beschwerden bestehen einmal in abnormen Herzempfindungen, angefangen von Beklemmung und Druck bis zu heftigem Schmerz und andererseits in Kreislaufstörungen, wozu die allgemeinen Beschwerden des Infektes kommen. Die Veränderungen, die Herz- und Kreislauf durch Exsudate im Herzbeutel erfahren, hängen sehr von ihrer Menge und Verteilung und dem Druck, unter dem sie stehen, ab. Es gibt keine typische Herzform bei der Perikarditis, die sie vom nur dilatierten Herz sicher unterscheiden würde. Dies erschwert auch den *röntgenologischen* Nachweis.

Je nach der Straffheit des Herzbeutels und der Größe des Ergusses gibt es verschiedene Formen (HECKMANN):

1. Perikarderguß mit schlaffem Herzbeutel (Beutelform). Die caudalen Abschnitte sind ausgebuchtet und das Herz hat eine Dreieckform. Bei Lagewechsel ändert sich die Form. Klinisch sind die Erscheinungen gering. Der Venendruck ist nicht erhöht und es fehlen

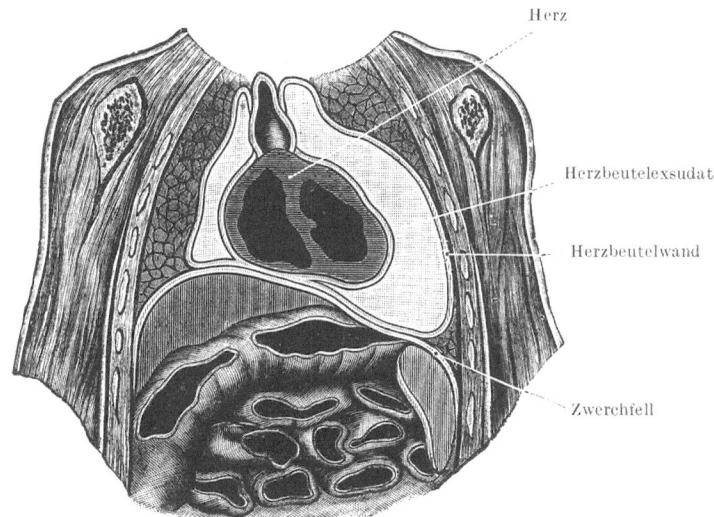

Abb. 29. Herzbeutelerguß nach CURSCHMANN.

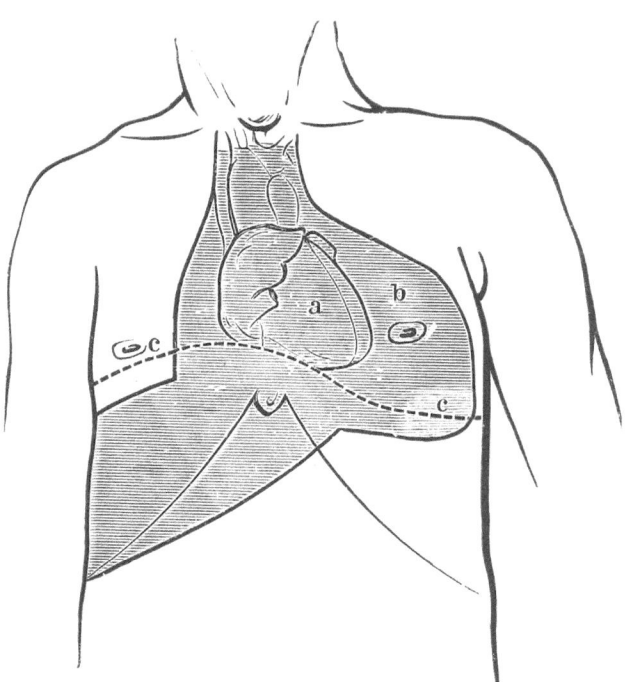

Abb. 30. Herzbeutelerguß nach CURSCHMANN.

Stauungen der Leber und Cyanose. Diese Form sieht man bei langsam sich entwickelnder Dehnung.

2. Praller Perikarderguß. Die Herzform ist kugelig *(Bocksbeutelform).* Dazu kommt es bei rasch zunehmendem Erguß bei straffem Herzbeutel. Der negative Thoraxinnendruck greift als exzentrisch wirkend gegenüber dem hydrostatischen Druck an. Man sieht dann das Bild der Einflußstauung mit hohem Venendruck mit Cyanose und Dyspnoe. Niederer Venendruck kann auf Versagen der vasomotorischen Regulation beruhen. Eine Formveränderung bei Lagewechsel fehlt. Gemeinsam ist beiden, daß sich der Herzschatten sowohl bei der Pulsation wie auch beim VALSALVAschen und MÜLLERschen Versuch kaum ändert. Für einen Erguß gegenüber einer Dilatatio cordis spricht das rasche Auftreten der Vergrößerung der Herzfigur ohne entsprechende Insuffizienz. Zur Diagnose vor dem Röntgenschirm hilft weiter manchmal, daß bei Beugung nach links das Herz an den Rand fällt und nun sichtbar pulsiert. Am verläßlichsten ist die Röntgenkymographie zur Festhaltung der Herzbewegung. Kleine Ergüsse machen oft gar keine Änderung der Herzform und keine klinischen Erscheinungen. Schwierig zu erkennen sind zu deuten sind auch *partielle* Ergüsse bei teilweise obliteriertem Perikard, die divertikelartige Ausbuchtungen machen können.

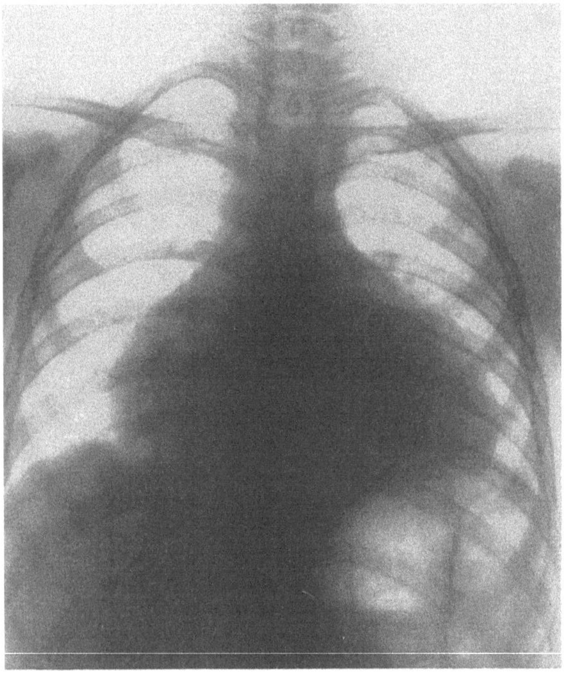

Auch alle anderen Untersuchungsmethoden werden zur Diagnose der Perikardergüsse herangezogen, die trotzdem oft genug eine unsichere bleibt. Die *Inspektion* zeigt nur bei den großen Perikardergüssen eine Verstreichung der Zwischenrippenräume, deren normale Atembewegung fehlt. Viel ist über die *Perkussion* bei der Pericarditis exsudativa geschrieben worden. Das Bild von CURSCHMANN zeigt, wie sich ein Perikarderguß bei freier Perikardhöhle entsprechend der Nachgiebigkeit des parietalen Blattes und der anliegenden Teile vorzüglich nach links entwickelt und den linken unteren Lungenlappen komprimiert und das linke Zwerchfell herab-

Abb. 31. Pericarditis exsudativa (allseitige Verbreiterung des Herzschattens). (Medizinische Klinik, Leipzig.)

drückt. Dadurch erklärt sich der Perkussionsbefund bei größeren Ergüssen. Die absolute und relative Herzdämpfung rücken zusammen, der Herzleberwinkel wird abgestumpft und die Herzfigur ist verbreitert nach allen Richtungen in der Form eines gleichschenkeligen Dreieckes mit der Spitze im 1.—2. Intercostalraum. Über dem linken Unterlappen der Lunge besteht eine Dämpfung mit Bronchialatmen infolge der Kompressionsatelektase. Der *Herzstoß* kann innerhalb der Dämpfung an normaler Stelle noch fühlbar sein, besser in vorwärtsgebeugter Stellung, bei größeren Ergüssen fehlt er aber meist. Für den Nachweis der Perikarditis gibt die *Auskultation* oft das erste und sicherste Zeichen. Wenn die trockenen und mit Fibrin belegten Perikardblätter durch die Herzbewegungen aneinander vorbeigleiten, hört man und fühlt man auch oft ein Reiben, oft nur an ganz umschriebener Stelle und bevorzugt an der Basis. Dieses Geräusch kongruiert der Zeit nach nicht vollständig mit dem Stoß und mit den Tönen und unterscheidet sich dadurch von den Geräuschen, die innerhalb des Herzens und der Arterien entstehen. Das Reiben hat häufig einen dreiteiligen präsystolisch-systolisch-diastolischen Rhythmus (Lokomotivgeräusch), aber nicht synchron mit den Herztönen. Kommt es zur Exsudatbildung, so kann das Reiben schwinden oder auch neben dem Exsudat bestehen bleiben.

Das Verhalten von Puls und Blutdruck ist durch die Druckverhältnisse im Perikardraum erklärt. Mit zunehmendem Druck sinkt der arterielle Druck ab, der Venendruck steigt, der Puls wird kleiner. Die *Atmung* ist bei größeren Ergüssen erschwert.

Die Diagnose *der Herzbeutelentzündung* ist demnach oft sehr schwierig und unsicher. Charakteristisches perikardiales Reiben beweist die Rauhigkeit der Oberfläche der Perikardblätter. Es ist von den endokardialen Geräuschen unterschieden durch seine scharfe Lokalisation und dadurch, daß es nicht so regelmäßig mit den Herztönen verbunden ist. Bei der Einatmung nimmt es oft zu im Gegensatz zu endokardialen Geräuschen und bei Lagewechsel verändert es sich mehr wie diese. Pleuroperikardiales oder sog. extraperikardiales Reiben nimmt im Gegensatz zum rein perikardialen Reiben gewöhnlich beim Atemstillstand ab und verstärkt sich im Inspirium. Man hört es am deutlichsten am linken Herzrand. Besonders typisch ist für das perikardiale Reiben der dreiteilige Rhythmus. Dazu treten dann die Zeichen des Ergusses mit den entsprechenden Veränderungen der Herzfigur bei der Perkussion und im Röntgenbild. Am Anfang hilft oft am meisten die Verbreiterung der absoluten Dämpfung nach rechts, so daß über dem Sternum leiser Schall ist bei Abschrägung des Herz-Leberwinkels und Abschwächung der Herztöne und des Spitzenstoßes. Auch die diagnostische Punktion kann manchmal in Frage kommen.

Therapie. Diese richtet sich nach dem Grundleiden und den besonderen Perikarderscheinungen. Ein Infekt bedarf seiner entsprechenden Behandlung. Bei der rheumatischen Perikarditis gibt man demnach Salicylpräparate in großen Dosen (Acid. acetylosalicylicum [Aspirin] 3,0—6,0 pro die) oder Pyramidon (bis zu 3,0 g pro die). Die ätiologische Diagnose ist aber oft nicht sicher. Dann kann man aus dem Erfolg der Salicyl-Pyramidontherapie einen gewissen Schluß ziehen. Gegen die Perikarditis an sich gibt man gerne eine Eisblase oder kühle Umschläge. Von Rheumatikern wird die Kälte aber oft unangenehm empfunden. Bettruhe ist selbstverständlich. Man sorge für geeignete Hochlagerung, leichte Diät und Regelung des Stuhlgangs. Bei starken Schmerzen sind Alkaloide (Morphium, Pantopon usw.) oft nicht zu umgehen. Bei Kompressionserscheinungen in ihren reinen Formen mit Kreislaufschwäche können Digitaliskörper verständlicherweise nichts nutzen und die Therapie mit Kollapsmitteln richtet wenig aus. Man muß hier aus vitaler Indikation den Augenblick, wo eine direkte Entleerung des Ergusses nötig ist, nicht versäumen. Diese kommt auch in Frage, wenn ein großes Exsudat bei längerer Beobachtung nicht schwinden will. Eitrige Ergüsse verlangen chirurgische Maßnahmen. Die tuberkulös eitrigen Ergüsse werden wie tuberkulöse Pleuraempyeme behandelt.

Die *Punktion* geschieht zunächst mit einer dünnen Nadel als Probepunktion, der dann eventuell eine Punktion mit dickerer Nadel (Troikart) folgen kann. Der Untersuchungsbefund bestimmt den Ort der Punktion. Man sticht gewöhnlich ein im 5. oder 6. Zwischenrippenraum etwas einwärts der linken Grenze der absoluten Herzdämpfung und, wenn dieser zu fühlen ist, auswärts vom Herzstoß. Man kann damit rechnen, daß die linke Lunge noch weiter hinten liegt und nicht getroffen wird. Je nach dem Befund kann es aber auch richtiger sein, den Erguß rechts vom Sternum oder sogar vom Rücken her oder vom Epigastrium aus durch das Zwerchfell hindurch zu punktieren. Besteht gleichzeitig ein linksseitiger Pleuraerguß, so wird dieser zuerst punktiert. Ist man mit der Nadel im Perikard, so pulsiert der Flüssigkeitsstrahl. Ist man in der Pleura, so zeigen sich die Atemschwankungen im Flüssigkeitsstrom. Der Erguß wird langsam abgelassen, um akute Kreislaufstörungen zu vermeiden.

Die Pericarditis chronica. Diese stellt den Endausgang der akuten Perikarditis dar und tritt in allen Übergängen auf von zarten Schwielen, die klinisch keine Erscheinungen machen bis zur partiellen und totalen Obliteration mit mehr oder weniger dicken schwieligen Massen, in die Kalk eingelagert sein kann. Mit der Umgebung bestehen zarte Verwachsungen bis zu derben Verschwielungen des ganzen Mediastinums. Die engen Beziehungen zwischen Perikard und dem Foramen quadrilaterum des Zwerchfells und der durch dieses tretenden Vena cava inferior bedingen, daß der venöse Rückfluß aus der Vena cava inferior und auch aus der in diese meist oberhalb des Zwerchfells einmündenden Vena hepatica schwer gestört sein kann, wenn hier schwieliges Gewebe komprimierend wirkt. Man unterscheidet demnach die Obliteration der Perikardblätter als *Concretio cordis* von der auch mit mediastinoperikarditischer Verschwielung einhergehenden *Accretio cordis*.

Symptome und Verlauf. Entsprechend der Verschiedenheit der anatomischen Befunde ist auch der Wechsel im klinischen Bild. Während bei geringen Verwachsungen alle Symptome fehlen können, treten solche da, wo die Verwachsungen den Kreislauf beeinträchtigen, in verschiedener Form auf. Die Herzarbeit wird beeinträchtigt, wenn Vorhöfe und Kammern in ihrer Bewegungsfähigkeit gehindert sind, wozu noch häufig ein besonderer Myokardschaden kommt, ferner ist der venöse Rückfluß infolge der Umklammerung des rechten Vorhofes und der Einmündung der großen Venen. So entsteht ein für solche Zustände häufig sehr typisches Bild der Kreislaufstörung, ausgezeichnet durch ein Mißverhältnis zwischen Herzbefund einerseits und Stauungsbild andererseits. Ein Herzbefund kann ganz fehlen und dabei sind die Venen am Halse auch im Stehen gestaut bei hohem Venendruck. Die Leber ist groß und Ascites und Ödeme können vorhanden sein. VOLHARD betont den doppelten Kollaps, die Systole und Diastole an den Halsvenen. Auffallend ist eine normale Vitalkapazität im Gegensatz zu ähnlichen Stauungsbildern bei Mitralfehlern oder Myokardschaden. Das Aussehen ist cyanotisch. Läßt man tief einatmen, so kollabieren die Halsvenen nicht wie normal, sondern schwellen noch stärker an *(Inspiratorisches Anschwellen der Halsvenen)*. Als bezeichnendes Symptom gilt der *Pulsus paradoxus*, das Kleinerwerden des Pulses bei der Inspiration. Die Herzbefunde, die auf die chronische Perikarditis hinweisen können, sind die systolische Einziehung der Brustwand und das diastolische Brustwandschleudern sowie die fehlende Verschieblichkeit beim Lagewechsel. Dazu kommt, wenn vorhanden, als sicherstes Symptom der Nachweis von Kalkplatten in den Perikardschwielen im Röntgenbild.

Die sichere Beurteilung einer systolischen Einziehung der Brustwand erfordert oft viel Übung und Verständnis. Man beobachtet am besten in tiefer Inspirationsstellung. Einziehung der Intercostalräume allein genügt nicht, sondern die Rippen müssen mitgehen. Im Zweifelsfalle kann man die Bewegung graphisch registrieren neben dem Carotispuls. Die Erscheinung ist erklärt dadurch, daß das umklammerte oder an der Brustwand fixierte Herz nicht mehr die normale systolische Aufwärtsrichtung der Spitze macht. Das Symptom hängt ganz ab von den speziellen Verhältnissen und kann bei schwerster Concretio et Accretio auch fehlen. Die fehlende Beweglichkeit prüft man durch die Perkussion und vor dem Röntgenschirm. Die Röntgenuntersuchung läßt im übrigen, wenn Kalk fehlt, meist im Stich.

Die Stauung im Gebiet der Vena hepatica, häufig mit einer die Leberoberfläche befallenden chronisch-entzündlichen Verdickung, die ihr den Namen Zuckergußleber eingetragen hat, führt zu dem von FRIEDL PICK (Prag) beschriebenen Bild der perikarditischen *Pseudolebercirrhose*, mit starkem Hervortreten der portalen Stauungserscheinungen (S. 343). Die Leber ist derb, oft uneben, die Milz kann groß sein und es besteht ein Ascites von Transsudatcharakter. Das Ganze entwickelt sich oft aus einer Polyserositis, die Perikard und Pleuren und auch das Peritoneum befällt.

Therapie. Zunächst versucht man, wieweit die übliche Kreislauf- und entwässernde Therapie führt. Strenge kochsalzlose und kaliumreiche vorwiegende Rohkost zusammen mit Strophanthin und Salyrgan kann eine weitgehende Besserung erzielen. Dann fragt es sich, ob man an eine operative Befreiung des Herzens herangehen soll. Die Entscheidung ist schwierig und sollte besonders erfahrener Beurteilung überlassen werden.

Operativ kommen in Frage: 1. die *Kardiolysis* von L. BRAUER, welche durch Entfernung der Rippen vor dem Herzen dem Organ wieder mehr Beweglichkeit gibt. Sie kann die Folgen der Accretio weitgehend beheben. 2. Die *Perikardiektomie*, d. i. die Herausschälung des Herzens aus seinem Panzer. Diese Operation erfordert sehr viel Verständnis und sollte möglichst nur in Zusammenarbeit eines in Kreislauffragen sehr geschulten Internisten mit einem sehr fähigen Chirurgen gemacht werden. Dann können die Resultate ausgezeichnet sein. Man beginnt mit der Befreiung des linken Ventrikels und begnügt sich meist damit. Der rechte Ventrikel ist muskelschwächer und vulnerabler und zweitens würde seine plötzliche Befreiung bei noch gedrosseltem linken Herzen zu einer gefährlichen Überstauung führen. In einem eigenen von SCHMIEDEN in Gegenwart von VOLHARD operierten Falle wurde durch die Operation aus einem jahrelang siechen, stark gestauten und cyanotischen Kranken wieder ein kreislaufkompensierter tätiger Kaufmann. Man hatte den Kranken als Myodegeneratio bald 1 Jahr im Bett gelassen. Das Mißverhältnis zwischen perkutorisch und auskultatorisch normalem Herzbefund einerseits und dem schweren Staungsbild ließ die Diagnose sofort stellen.

b) Hydro-, Hämo- und Pneumoperikard.

Hydroperikard (Herzbeutelwassersucht, Hydrops pericardii). Es ist dies der von Entzündung unabhängige Hydrops von Transsudatcharakter. Der Herzbeutel ist an einer allgemeinen Wassersucht gewöhnlich am geringsten beteiligt, lokal bedingte besondere Verhältnisse können aber einen ausgesprocheneren Hydrops machen, so bei pleuralen und mediastinalen Verwachsungen.

Hämoperikard. Hämorrhagisch ist der Erguß bei der Tuberkulose, beim Carcinom und bei manchen hämorrhagischen Diathesen. Ferner kann Blut in den Herzbeutel austreten bei Verletzungen von außen und bei Platzen eines Aneurysmas. Im ersteren Fall gelingt zuweilen eine rasch kommende Naht, im letzteren Fall wird bei dem schnell eintretenden Tod die Diagnose wohl meist erst am Sektionstisch gestellt.

Pneumoperikard. Dazu kann es kommen bei Durchbruch von Prozessen aus der Umgebung, z. B. einer Lungenkaverne, eines Oesophaguscarcinoms sowie nach Verletzungen, eines Empyems, oder aber bei gasbildenden Bakterien im Herzbeutel. Das Ereignis ist selten, aber wenn vorhanden, auch sehr auffallend durch die auf Entfernung hörbaren Herztöne und Plätschergeräusche mit metallischem Beiklang und dabei dem lauten Schall über dem Herzen. Die Prognose hängt von dem Grundleiden ab.

B. Die Erkrankungen der Gefäße.

1. Das arterielle System.

Einleitung. Das arterielle System bildet eine anatomische und funktionelle Einheit mit der Aufgabe der Blutzufuhr zu den einzelnen Organen. Die eigentliche Aufgabe des Kreislaufes vollzieht sich dann in den Capillaren. Die Anpassung der jeweiligen Blutzufuhr an den Blutbedarf im Capillargebiet hängt von der Leistungsfähigkeit des Herzens und der des arteriellen Systems ab. Störungen in diesem können rein regionär ohne Rückwirkung auf den gesamten Kreislauf sein oder aber sie betreffen das System so ausgedehnt, daß sich dies hämodynamisch auswirkt in einer gestörten Regulation der Blutverteilung und in einer Blutdrucksteigerung, die dann zu vermehrter Herzarbeit führt. Die Erkrankungen der Capillaren gehören in dies Kapitel nur soweit als sie sich kreislaufdynamisch auswirken.

Der *Blutdruck* wird bestimmt 1. durch das Schlagvolumen, 2. die Blutmenge, 3. die Viscosität des Blutes, 4. die Gefäßelastizität, 5. den peripheren Widerstand.

Eine feine Regulation sorgt beim Gesunden für eine außerordentliche Konstanz der normalen *Blutdruckwerte,* die nach starker Belastung des Kreislaufes durch Arbeit nur ganz vorübergehend und sehr wenig ansteigen. Zu einer Blutdrucksteigerung, d. i. einer Hypertonie kommt es dann im arteriellen System, wenn diese Regulation versagt. Eine Hypertonie ist ein Symptom und keine Krankheit und kann viele Ursachen haben. Eine Vermehrung der Blutmenge hat man als Faktor bei der Entstehung der Hypertonie bei der Polycythämie (GAISBÖCKsche Form) herangezogen, aber es dürften die anderen Faktoren die maßgebenderen sein, denn bei gutem Regulationsapparat paßt sich das Gefäßsystem sofort ohne Blutdrucksteigerung dem vermehrten Inhalt an. Auch der Viscosität kann keine Bedeutung zukommen, denn bei der Leukämie und vielen Polyglobulien fehlt eine Blutdrucksteigerung. Was die anderen Faktoren in ihrer Beziehung zur Hypertonie betrifft, so haben WEZLER und BÖGER in den letzten Jahren wieder die besondere Bedeutung der *Gefäßelastizität* hervorgehoben, die namentlich in klinischen Arbeiten vergessen war.

Würde der Kreislauf in einem System aus starren Röhren ablaufen, dann würde der Druck in dem System durch die einfache Beziehung des POISEUILLESCHEN oder OHMSCHEN Gesetzes $P = i.w.$ gegeben sein, d. h. der Druck würde proportional der Stromstärke i und dem Widerstand w sein. Ein Hochdruck könnte dann dadurch bedingt sein, daß entweder nur die Stromstärke oder nur der Widerstand erhöht oder daß bei gleichzeitiger Veränderung beider Größen ihr Produkt vergrößert wäre. Wir haben es aber beim Kreislauf mit einem Röhrensystem mit elastischen Wandungen zu tun und deshalb ist der Druck nicht mehr durch diese einfachen Beziehungen gegeben. Sobald im System ein Blutvolumen enthalten ist, das größer ist als das Volumen, welches dem Fassungsraum bei völlig ungedehnten Wandungen entspricht, muß auch bei Fehlen jeglicher Strömung ein Druck über Null vorhanden sein. Für diesen *Ruheblutdruck* sind also folgende Faktoren bestimmend: 1. der Fassungsraum des arteriellen Systems beim Nulldruck; 2. die Elastizität der Wandungen des ganzen Systems; 3. die Blutmenge, die jeweils im System enthalten ist.

Der *Fassungsraum beim Nulldruck*, d. i. im völlig ungedehnten oder entspannten Zustand des arteriellen Systems, ist gegeben durch die Länge und den Querschnitt der einzelnen Abschnitte, Größen, die individuell konstitutionell gegeben sind, sich aber mit dem Wachstum und besonders im höheren Alter ändern. Die *Elastizität der Wandung* ist bestimmt durch strukturelle und funktionelle Eigenschaften der Wandungen, wobei WEZLER und BÖGER nachweisen konnten, daß die Gesamtelastizität der Wandungen nicht nur von der Dicke und den elastischen Eigenschaften der die Wand aufbauenden elastischen bindegewebigen und muskulären Elemente abhängig ist, sondern auch von deren Zusammenschaltung in der Wand. Sie ist weitgehend veränderlich unter dem Einfluß der glatten Muskelelemente, ohne daß es zu einer Änderung der Querschnitte zu kommen braucht. Die jeweilige *Füllung des arteriellen Systems mit Blut*, die über den Grad der Dehnung und damit der Spannung entscheidet, hängt ab von der pro Zeiteinheit in das arterielle System ausgeworfenen Blutmenge (Minutenvolumen, Sekundenvolumen) und von dem in der gleichen Zeit am Ende aus dem System in die Capillaren abströmenden Blutvolumen. Über die Höhe dieses Abstromes entscheidet ceteris paribus der *periphere Widerstand*.

Alle Formen von Hypertonie muß man auf diese mechanischen Größen zurückzuführen suchen, an denen auch alle Regulationseinrichtungen angreifen müssen. Ihre Auswirkung an den einzelnen Erfolgsorganen ist mechanisch durchaus verschieden.

Das *Herz* wirkt durch Ab- oder Zunahme des Schlag- und Zeitvolumens, bei deren Änderung die Füllung des arteriellen Systems von dem entsprechenden Abstrom in die Capillaren abhängt. Bei gutem Abstrom braucht auch eine Steigerung des Minutenvolumens auf das Mehrfache keine Blutdrucksteigerung zu machen. An den *Gefäßen* sind die Regulationsvorgänge beherrscht von dem Spiel der glatten Muskulatur, die durch ihren wechselnden Kontraktionszustand sowohl den Fassungsraum als auch die *Dehnbarkeit* des arteriellen Systems weitgehendst ändern kann und außerdem durch Querschnittsänderungen im Gebiet der Arteriolen die Höhe des peripheren Strömungswiderstandes bestimmt. Es wurde eingangs gezeigt, daß der arterielle Druck vom Herzen bis zu den Arteriolen nur wenig, etwa 20 mm Hg, dann aber sehr stark absinkt, um in den Capillaren nur noch wenige Millimeter zu betragen. Daraus ergibt sich die hohe kreislaufdynamische Bedeutung der Arteriolen, in denen der Hauptwiderstand im arteriellen System liegt. Ohne daß sie anatomisch erkrankt sind, kann allein durch die Änderung ihres Tonus der Widerstand in ihnen gewaltig zunehmen und zu hohen Blutdrucksteigerungen führen. Zunahme des Widerstandes in nur einem Teilgebiet des Kreislaufes wird durch gegensinnige Änderung anderer parallel geschalteter Teilwiderstände völlig kompensiert.

Am wichtigsten für die Regulation des Blutdruckes ist das *Splanchnicusgebiet*. Das geht aus den Versuchen hervor, in denen man nach Ausschaltung und Belastung verschiedener Gefäßgebiete den Blutdruck verfolgte. Verdrängte man das Blut aus den Extremitäten durch Umwicklung mit Gummibändern, so änderte sich der Blutdruck kaum infolge guter Anpassung des übrigen Gefäßsystems an die vermehrte Füllung. Wurden jedoch die Splanchnicusgefäße gesperrt, so folgte eine Blutdrucksteigerung und eine nun folgende Extremitätenumwicklung hatte eine weitere Erhöhung zur Folge. Das Splanchnicusgebiet ist ein wichtiges Blutdepot und für Blutdrucksteigerung durch Widerstandserhöhung und Blutabgabe und andererseits für Blutdrucksenkung, z. B. im Kollaps durch Blutaufnahme gleich wichtig. Die Öffnung von arteriovenösen Kurzschlüssen, die sich interessanterweise nach den Untersuchungen von M. CLARA (Leipzig) hauptsächlich in den Gefäßgebieten nachweisen ließen, die sich nach WEZLER und BÖGER als die Gebiete größter mechanischregulatorischer Wichtigkeit erwiesen haben, kann wesentlich zur Regulierung des peripheren Widerstandes mitwirken.

Wesentlich zur Beurteilung des vorliegenden Mechanismus ist *die Bestimmung des systolischen und des diastolischen Druckes*. Das arterielle System stellt einen Windkessel dar. Je besser dieser funktioniert, um so geringer ist bei gleichem Schlagvolumen die Blutdruckamplitude, um so gleichmäßiger ist die Strömung. Die Blutdruckamplitude steigt, wenn entweder bei gleicher Elastizität der Arterienwand das Schlagvolumen zunimmt oder wenn bei gleichem Schlagvolumen die Elastizität abnimmt. Eine hohe Blutdruckamplitude (Pulsus celer) findet man deshalb einmal bei der Aorteninsuffizienz mit erhöhtem Schlagvolumen, andererseits bei der Aortensklerose und Aortenlues mit verminderter Elastizität der Wand. Bei der Aorteninsuffizienz sind oft beide Faktoren wirksam. Ob es dabei zur Blutdrucksteigerung kommt, und ob diese nur systolisch oder auch diastolisch ist, hängt von der Füllung des arteriellen Systems und dem peripheren Widerstand ab. Oft kommt es bei der Aorteninsuffizienz nur zu einem hohen systolischen Druckanstieg und der diastolische Druck sinkt tief bis auf kaum meßbare Werte ab. Dann kommt es nur bei der Systole infolge des großen Schlagvolumens zu einer vermehrten Füllung des arteriellen Systems (Fassungsraum) und bei der Diastole bedingt der Rückstrom durch die insuffiziente Aortenklappe eine rasche Entleerung mit Blutdruckabfall. Herzschwäche macht ceteris paribus einen systolischen und diastolischen Blutdruckabfall, weil bei dem verminderten Minutenvolumen das arterielle System eine geringere Füllung erhält.

Einer anderen Gruppe von Blutdrucksteigerungen liegt eine *Abnahme der Elastizität der Wandungen* des ganzen Systems zugrunde. Diese führt zunächst zu einer erhöhten Blutdruckamplitude und zu einem Anstieg des systolischen Druckes infolge der Unnachgiebigkeit des Fassungsraumes. Der diastolische Druck steigt erst an, wenn der periphere Abflußwiderstand zunimmt. Die Elastizitätsverminderung in diesen Fällen kann mit und ohne nachweisbare anatomische Wandveränderungen einhergehen. Im Alter nimmt der Fassungsraum zu, die Gefäße werden weiter bei Abnahme der Dehnbarkeit, namentlich der großen elastischen Arterien. Nach WEZLER und BÖGER liegt darin die Erklärung für das Ausbleiben einer Hypertonie in vielen Fällen von hochgradiger Sklerosierung der Aorta, denn die Abnahme der Dehnbarkeit wird weitgehend ausgeglichen durch die Zunahme des Fassungsraumes. Die bekannte senile Aortenektasie und Schlängelung der Arterien wäre in diesem Sinne ein physikalischer Kompensationsvorgang. Dem Härterwerden der Wandungen des elastischen Ballons, als welchen man das arterielle System bezeichnen kann, wird durch eine Vergrößerung des Fassungsraumes entgegengewirkt, unter Umständen auch durch Einbeziehung peripherer Arterien in den Windkessel. Bleibt diese Kompensation aus, so führt die verminderte Dehnbarkeit des arteriellen Systems aber zur zunächst systolischen Blutdrucksteigerung. Diese Zustände haben WEZLER und

BÖGER genau untersucht. Die sog. *essentielle Hypertonie* in ihrer gutartigen reinen Form gehört hierher (**roter Hochdruck** von VOLHARD). Steigt auch der diastolische Blutdruck, so deutet dies auf eine periphere Widerstandserhöhung hin. Eine solche liegt vielen vorübergehenden und permanenten Zuständen von Hochdruck zugrunde. Auch hier können anatomische Veränderungen da sein und fehlen. Das Wesentliche, was dann wirklich zur Blutdrucksteigerung führt, ist jedenfalls das Funktionelle. Übergänge zu den anderen Hochdruckformen kommen in jeder Kombination vor.

Betrachten wir z. B. den **Adrenalinhochdruck.** Hier haben wir 1. eine vermehrte Herzleistung und damit gesteigertes Sekundenvolumen und vermehrte Füllung des arteriellen Systems, 2. die Entleerung der Blutdepots begünstigt diese vermehrte Herzleistung und vermehrt die zirkulierende Blutmenge, 3. der periphere Widerstand steigt. Aber auch bei dieser unphysiologisch starken Adrenalinwirkung, z. B. nach intravenöser Injektion zeigt sich die normale physiologische Wirkung des Adrenalins, die nicht eine kreislaufantreibende, sondern eine kreislaufregulierende (REIN) ist, denn der periphere Widerstand läßt anscheinend mit der Überfüllung des arteriellen Systems durch das mehrfach gesteigerte Zeitvolumen des Herzens nach, denn anders müßte die Blutdrucksteigerung eine viel größere sein. Das *Veritol* (S. 355) hat auch die Wirkung auf die Blutdepots und das Herz und vermehrt damit den Zustrom zum arteriellen System, aber es fehlt ihm die Vermehrung des peripheren Widerstandes, wodurch es sich vor dem Adrenalin als Kollapsmittel auszeichnet.

Steigt der periphere Widerstand an, so kann nur ein erhöhter Druck eine Stromstärke von normaler Höhe gewährleisten. Man wird so zu der Auffassung geführt, daß der Hochdruck ein Kompensationsvorgang, und zwar ein *Erfordernishochdruck* (WEZLER und BÖGER) für den erhöhten Widerstand ist. VOLHARD hat diese auf der Erhöhung des peripheren Widerstandes beruhenden Fälle als **blassen Hochdruck** bezeichnet, denn diese Kranken haben häufig eine eigenartige durch die schlechte Durchblutung bedingte blasse Hautfarbe, wie man sie von manchen vegetativ stigmatisierten, insbesondere von Zigarettenrauchern, kennt. Der Mechanismus dieser Hochdruckform wird von VOLHARD als ein *humoraler* (hämatogener) angesehen, so daß im Blut *pressorisch* wirkende Substanzen kreisen, von denen er und seine Schule guten Grund haben, zu glauben, daß sie bei einer Durchblutungsstörung der Niere gebildet werden und in den Kreislauf kommen. Eine andere Möglichkeit wäre der Mangel an *depressorischen* Substanzen im Blut (Histamin, Cholin, Depressan, Padutin u. a.). Manche wollen der Hypophyse eine große Bedeutung zuschreiben. Der Adrenalinhochdruck wurde schon besprochen. Eine Hyperadrenalinämie kann jedenfalls den permanenten Hochdruck nicht, wohl aber manche Fälle von Hochdruckkrisen erklären, bei denen man dann zuweilen Nebennierenmarktumoren gefunden und erfolgreich entfernt hat. Jedenfalls ist die gesamte neuroendokrine Konstellation von großer ursächlicher Bedeutung.

Eine besondere Meinung hat KYLIN, der eine *Capillaropathia universalis* annimmt, deren Maßstab ihm der Capillardruck ist. Von den Capillaren soll es durch einen Axonreflex zu einem allgemeinen Arteriolenkrampf kommen mit Blutdrucksteigerung. Neuerdings müssen wir auch sehr an die Allergie als Ursache derartiger Hochdruckformen denken, denn die diffuse Glomerulonephritis, deren eines Kardinalsymptom der blasse Hochdruck ist, wurde von MASUGI im Sinne einer allergischen Reaktion experimentell erzeugt.

a) Die essentielle Hypertonie (Blutdruckkrankheit).

Begriffsbestimmung. Als essentielle Hypertonie (e. H.) wird ein Zustand bezeichnet, dessen wesentliches Symptom zunächst die *Blutdrucksteigerung* ist, für die sich keine Ursache in einer anderen Erkrankung findet. Die Blutdrucksteigerung kann jahre- und jahrzehntelang das einzige Symptom bleiben, das häufig zufällig entdeckt wird und damit den Betreffenden zum Blutdruckkranken macht. Es geht hier also eine Krankheitsbezeichnung von einem rein funktionellen Begriff aus, von einem Symptom, das der Arzt leicht mit seinem Apparat feststellen kann. Meist handelt es sich um Leute nach dem 40. Lebensjahre, hauptsächlich zwischen 50 und 70 Jahren. Es ist die Frage, bei welchen Blutdruckwerten man anfangen soll von einer e. H. zu reden. VOLHARD bezeichnet einen Blutdruck über 125 mm Hg als erhöht, andere geben als die obere Grenze des normalen systolischen Blutdruckes 130—135 mm Hg an. Der diastolische Druck liegt um etwa 40—50 mm Hg niedriger, konstitutionelle und rassische Eigentümlichkeiten spielen hier mit. Bei den Chinesen ist der normale Blutdruck durchschnittlich um 20—30 mm Hg niedriger als bei der weißen Rasse. Eine bestimmte Grenze, wo die e. H. beginnt, hat man nicht festgelegt. Bei einem Blutdruck unter 160 mm wird man kaum davon reden. Der Maximaldruck kann Werte bis zu 300 mm Hg und mehr erreichen. Einen diastolischen Druck über 80 mm Hg betrachtet man im allgemeinen als abnorm.

Zur Blutdruckmessung sind am verläßlichsten die Quecksilbermanometer. Andere Manometer vergleiche man von Zeit zu Zeit mit dem Quecksilbermanometer. Die Armmanschette sei mindestens 12 cm breit und lang genug, um den Arm ganz zu umschließen.

Die Blutdruckwerte können im Einzelfall stark schwanken, abhängig von seelischer und körperlicher Belastung, in anderen Fällen ist der Hochdruck fixiert. Der Typus der Blutdrucksteigerung und die anatomischen Befunde am Gefäßsystem sowie der klinische Verlauf sind bei dem, was wir nach dem führenden Symptom alles als e. H. bezeichnen, durchaus verschieden. Im wesentlichen kann man zwei Gruppen unterscheiden, die VOLHARD **benigne** und **maligne Sklerose** nennt. Bei dem Prototyp der ersten Gruppe (*Roter Hochdruck* VOLHARDs) besteht nur eine systolische, aber keine diastolische Blutdrucksteigerung. Der systolische Druck steigt an, weil die Elastizität der großen Arterienwände abgenommen hat. Der Fassungsraum des arteriellen Systems ist dadurch während der Systole vermindert dehnungsfähig, was für die Entleerung des Herzens einen vermehrten Widerstand bedeutet. Der diastolische Druck dagegen steigt nicht an, solange der periphere Widerstand nicht vermehrt ist. Anatomisch findet man bei diesen reinen Fällen die Arteriolen als das Gebiet des peripheren Widerstandes frei. Die Elastizitätsverminderung der großen und mittleren Arterien braucht sich anatomisch nicht ausdrücken, weil sich die ihr zugrunde liegenden strukturellen Verschiebungen in den die Wand aufbauenden elastischen bindegewebigen und muskulären Elementen zwar funktionell, aber nicht im Mikroskop bemerkbar machen. WEZLER und BÖGER fanden, daß durch den jeweiligen Kontraktionszustand der glatten Muskulatur die Dehnbarkeit der Wand in weiten Grenzen variiert werden kann. Dauernde Blutdrucksteigerung kann eine starke Vermehrung der muskulären Mediaschichten und des elastischen Gewebes der inneren Wandschicht machen. Es können aber auch ausgedehnte sklerotische Veränderungen der Arterien, namentlich der Aorta vorhanden sein. Diese sind aber für die Hypertonie unwesentlich und nicht das Primäre, denn wir sehen andererseits Fälle mit noch ausgedehnterer Arteriosklerose der größeren Arterien ohne Blutdrucksteigerung. Ihre Entwicklung wird aber begünstigt durch die hohe Beanspruchung der Gefäße bei der Hypertonie. Keinesfalls geht es an, aus einer e. H. dieses Typs auf eine Arteriosklerose zu schließen. Es handelt sich vielmehr um eine allerdings auch erst mit dem Alter kommende Strukturveränderung der Arterienwand, anatomisch zunächst nicht nachweisbar, die anscheinend lange Zeit weitgehend und rasch reversibel sein kann, beurteilt nach dem Wechsel ihres funktionellen Ausdruckes, der Blutdrucksteigerung. Beim zweiten malignen Typ liegt in den ausgesprochenen Fällen das wesentliche in der Erhöhung des peripheren Widerstandes, was sich in der Erhöhung auch des diastolischen Druckes anzeigt (VOLHARDs *blasser Hochdruck*). Die Erkrankung sitzt in den Arteriolen und muß sehr ausgedehnte Gebiete derselben befallen, da eine Widerstandserhöhung nur in Teilgebieten noch keine Blutdrucksteigerung macht. Auch hier ist das Funktionelle das Maßgebende. Wahrscheinlich schon sehr frühzeitig, wenn auch nicht ursächlich, sind aber auch sklerotische Veränderungen an den Arteriolen vorhanden, die man vor allem in der Niere findet. Somit könnte man diese Fälle auch unter die Arteriolosklerose einreihen. Eine scharfe Trennung gegenüber der gewöhnlichen Form der primär entstehenden arteriolosklerotischen Schrumpfniere gibt es nicht.

Über die **Pathogenese** der e. H. und den Mechanismus der ihr zugrunde liegenden Regulationsstörung wissen wir kaum etwas. Die Frage, wie kommt es bei der benignen Form zu den der Elastizitätsverminderung zugrunde liegenden Strukturveränderungen, bleibt noch unklar und ebenso die Frage nach der Ursache der Arteriolenenge beim sog. blassen Hochdruck der malignen Form VOLHARDS. VOLHARD nimmt hier pressorische Substanzen an, also einen humoralen Hochdruck und führt diese Substanzen auf eine Durchblutungsstörung der Niere zurück. Aber woher kommt diese? Ist das Primäre doch eine Arteriolosklerose in der Niere und was ist die Ursache derselben? Eine riesige Arbeit ist allen diesen Fragen gewidmet worden und eine gewaltige Summe an Beobachtungsmaterial liegt vor, aber der wirkliche Einblick fehlt uns.

Die maßgebenden Ansichten gehen heute dahin, daß das Primäre bei der e. H. eine abnorme Blutdruckregulation ist, anfangs labil, später fixiert und daß die organischen Veränderungen einmal als die Folge der vermehrten Belastung auftreten, denn durch den vermehrten Druck wird die Ernährung der Gefäße alteriert (HUECK), daß aber andererseits die gleiche Ursache, die sich funktionell in der Blutdrucksteigerung auswirkt, auch die organische Gefäßveränderung (Sklerose) mitbedingt. Die organischen Veränderungen begünstigen dann ihrerseits wieder die funktionell erhöhte Einstellung. Man findet sie bevorzugt an den Arteriolen der Niere, aber auch in Milz, Pankreas und Gehirn, ohne daß klinisch irgendwelche Zeichen dieser Organlokalisation vorhanden sein müssen. Sicher ist ein konstitutioneller erbbedingter Faktor von großer Bedeutung. Die Häufung der Krankheit in bestimmten Familien ist an vielen Stammbäumen nachgewiesen. Dieser endogene Faktor scheint der dominante zu sein. Oft findet man, namentlich bei der benignen Form (roter Hochdruck) den pyknischen Konstitutionstypus. Gicht, harnsaure Diathese, Diabetes, Migräne, alles auch erbbedingte Störungen, gehen oft mit dem Hochdruck einher oder finden sich in der Familie. Über exogene Einflüsse ist viel behauptet, aber wenig bewiesen worden. Vor allem kommen wohl Infekte und allergische Störungen in Frage und von besonderen Giften das Blei und das Nicotin. Das häufige Einsetzen im Klimakterium läßt an hormonale Einflüsse denken. Starke nervöse Beanspruchung ist von großer Bedeutung, zum mindesten bei vorhandener endogener Disposition.

Krankheitsbild. Die „essentielle Hypertonie" ist häufig eine Zufallsentdeckung bei Leuten im vollsten Gesundheitsgefühl und sie kann viele Jahre beschwerdelos verlaufen bei größter geistiger und oft auch körperlicher Leistungsfähigkeit. Es handelt sich dabei ja durchaus um keine Krankheitseinheit und so kommt es, daß das, was im Zusammenhang mit der Hypertonie noch an anderen Symptomen auftritt und das Tempo dieser ganzen Entwicklung sehr verschieden sind. Die Fälle mit dem *roten* Hochdruck sind im allgemeinen die viel günstigeren gegenüber denen mit dem *blassen* Hochdruck. Die Unterscheidung der beiden Formen ist im Einzelfall oft schwierig, da sie stark ineinandergehen.

Die e. H. oder Blutdruckkrankheit ist eine der modernsten Krankheiten, gezüchtet durch die einfache Handhabung des Blutdruckapparates. In manches bisher vollkräftige Leben bringt der Nachweis dieser Zahl und oft eine damit verbundene angsterzeugende Bemerkung des untersuchenden Arztes plötzlich eine schwere Sorge und dieser Zahl, diesem an sich so vieldeutigen und auch prognostisch so ganz verschieden zu beurteilenden Symptom folgend, vollzieht sich nun das weitere Leben. Die *Blutdruckwerte* schwanken im Beginn der Erkrankung und häufig durch Jahre hindurch stark, in anderen Fällen sind sie oft schon sehr frühzeitig, ja schon in den 20er Jahren, hoch fixiert. Im Schlaf sinkt der Blutdruck wieder ab, bei jeder stärkeren nervösen oder körperlichen Belastung steigt er der Labilität der Regulation entsprechend an. Dies geht aber durchaus nicht gesetzmäßig. Es gibt Fälle, die z. B. nach einer anstrengenden Bergtour, zu der sie mit einem hohen Druck auszogen, frisch und mit einem normalen Druck und Puls zurückkommen. Jedenfalls bestimme man immer

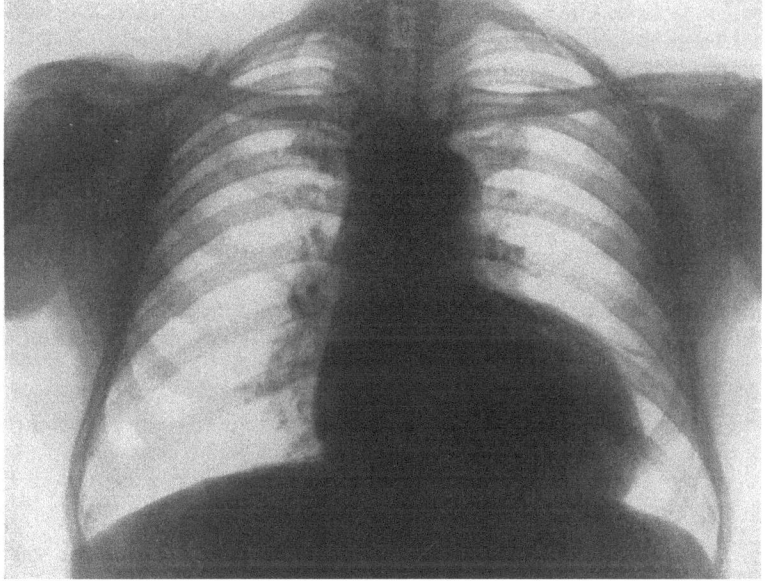

Abb. 32. Herz bei Hypertension (starke Verbreiterung nach links, mit hohem unteren Herzrand. „Schuhform"). (Medizinische Klinik, Leipzig.)

den systolischen *und* diastolischen Druck, und zwar zu verschiedenen Tageszeiten und in Ruhe und nach Bewegung. Schon der psychische Eindruck der ärztlichen Untersuchung kann den Blutdruck hoch hinaufsetzen, bei einer zweiten Untersuchung ist er dann viel niederer. Die Höhe der Blutdruckwerte ist keinesfalls ein Maßstab dafür, wann und in welchem Grade und welcher Art Beschwerden und sonstige klinische Erscheinungen auftreten. Diese erklären sich einmal aus der Beanspruchung des Herzens und zweitens aus den regionären Durchblutungsstörungen und Gefäßprozessen.

Die e. H. findet man häufig beim sog. pyknischen Habitus: breites Gesicht, kurzer Hals, breiter kurzer Thorax, voller Leib und Neigung zu Fettleibigkeit. Wegen der Neigung zur Apoplexie hat man auch vom Habitus apoplecticus gesprochen. Diesen Typus hat oft der rote Hochdruck, aber es gibt keine Regel.

Herz. Eine länger dauernde Hypertonie führt zu einer Hypertrophie des linken Ventrikels. Die Perkussionsfigur bleibt bei der reinen Hypertrophie unverändert, im Röntgenbild ist die Spitze gerundet. Der 2. Aortenton kann akzentuiert sein. Im EKG. findet man einen Linkstypus. Dies kann jahrelang so bleiben, ohne andere Störungen von seiten des Herzens. Es hängt dies nicht so von der Blutdrucksteigerung wie vom Zustand und der Ernährung des Herzmuskels ab. Ist wie oft eine Coronarsklerose mit gestörter Durchblutung der Coronargefäße vorhanden oder besteht sonst ein Herzmuskelschaden, so entstehen alle Übergänge bis zum Bilde der ausgesprochenen Myodegeneratio cordis. Anginöse Beschwerden können das Bild beherrschen. Zur Hypertrophie kommt eine Dilatation des linken Ventrikels mit der charakteristischen „Schuhform" im Röntgenbild oder auch eine allseitige Dilatation. Im EKG. finden sich die Zeichen des Myokardschadens. Als Ausdruck der beginnenden Insuffizienz des linken Ventrikels findet man einen präsystolischen Galopprhythmus und einen langsam hebenden Spitzenstoß. Extrasystolen und Anfälle von paroxysmaler Tachykardie, die an sich noch nichts sagen, gewinnen in diesem Zusammenhang an Bedeutung. Überleitungsstörungen und Arhythmia perpetua gehören kaum mehr zur e. H., sondern sind schon Zeichen einer Myodegeneratio cordis. Ausgesprochenere systolische Geräusche akzidenteller Art kommen öfter vor; bei stärkerer Dilatation kann es sich um den Ausdruck einer relativen Mitralinsuffizienz handeln. Ein diastolisches Aortengeräusch schließt eine e. H. aus. Meist handelt es sich dann um eine Lues.

Von *Atemstörungen* ist besonders das nächtliche kardiale Asthma zu nennen, das oft das erste Zeichen der Erkrankung ist. Am Morgen kann wieder alles gut sein und bei der nun folgenden genauen Untersuchung findet man oft nichts als einen Hochdruck und eine Hypertrophie des linken Ventrikels ohne sonstige Zeichen einer Störung.

Nieren. Eiweiß im Harn kommt oft vor. Es kann ganz bedeutungslos sein und jahrelang bleiben, es kann aber auch der Ausdruck einer Arteriolosklerose der Niere sein. Kontrolle der Urineinzelportionen und des spezifischen Gewichtes während 24 Stunden gibt einfache Auskunft über die Art der Nierenstörung und eine Hyposthenurie. Gegebenenfalls kann man einen Konzentrationsversuch machen. Ferner untersuche man das Blut auf Reststickstoff, Indican, Xanthoprotein und Harnsäure. Es gibt alle Übergänge von dem, was man als e. H. bezeichnen kann zu der arteriolosklerotischen Schrumpfniere und man kann diese am Einzelfall gelegentlich binnen mehrerer Monate beobachten. Ein leichter *Diabetes* kommt oft zusammen mit dem roten Hochdruck vor.

Gefäße. Immer untersuche man den Augenhintergrund, wo sich die funktionellen und anatomischen Veränderungen an den kleinen Arterien klinisch nachweisen lassen. Sehstörungen auch schwerster Art führen diese Kranken oft zuerst zum Arzt zu einer Zeit, wo sonst noch alle Beschwerden fehlen.

Bei der *Capillarmikroskopie* sieht man beim unkomplizierten roten Hochdruck die Capillaren meist lang gestreckt mit schneller, jagender Strömung. Bei kardialer Dekompensation sieht man ein Stauungssyndrom. Die venösen Schenkel und Schaltstücke sind erweitert, die Strömung ist verlangsamt je nach dem Grade der Stauung. Beim blassen Hochdruck sind die Capillaren blaß und eng und schlecht sichtbar mit körniger Strömung bis zu Stasen. Der Capillardruck ist beim roten Hochdruck normal, beim blassen Hochdruck wird er als erhöht angegeben, woraus KYLIN auf seine Capillaropathie schließt. Das *Blut* ist bei den roten Hochdruckfällen oft polyglobulisch (GAISBÖCKsche Polycythämie), beim blassen Hochdruck eher anämisch. Die Blässe kommt aber nicht von der Anämie, sondern von Arteriolen- und Capillarenge.

Gehirn. Neben den Durchblutungsstörungen der Coronargefäße sind die des Gehirns am wichtigsten. Auch hier stehen wir vor der Unschärfe des Begriffes der e. H. Der rote Hochdruckler ist oft ein besonders vitaler und fröhlicher, jahrzehntelang hervorragend leistungsfähiger Mensch ohne alle Zeichen einer cerebralen Gefäßschwäche. Andere leiden unter mannigfachen zirkulatorisch bedingten Beschwerden. Diese können allmählich oder anfallsweise in Erscheinung treten. Die Spannkraft läßt nach, Müdigkeit und Gereiztheit, Gedächtnismangel und oft depressive Stimmungslage machen sich bemerkbar.

Kopfschmerzen und Kopfdruck besonders nach Anstrengungen und morgens nach dem Aufwachen, lokalisiert in Stirn und Hinterkopf, werden geklagt. In anderen Fällen sind Parästhesien in den Händen die erste Warnung. Ischämische Hirninsulte verschiedenster Lokalisation und Prägung, oft ganz passageren Charakters, sind zuweilen die ersten Erscheinungen oder eine Apoplexie führt zu plötzlichem Ende. Auch im Gehirn kann es sich um rein funktionelle und „angiospastische" Veränderungen an den Gefäßen handeln oder aber es ist auch eine Arteriosklerose als organische Grundlage vorhanden. Die cerebralen Insulte können auf dem Bersten eines sklerotisch erkrankten Gefäßes beruhen mit einer massiven Blutung oder sie sind rein ischämischer „angiospastischer" Natur mit oder ohne anatomisch nachweisbare Gefäßerkrankung.

Verlauf und Prognose. Der Verlauf der Fälle, die man zur essentiellen Hypertonie (Blutdruckkrankheit) rechnet, ist ein sehr verschiedener. Was wir zunächst finden, ist das Symptom der Blutdrucksteigerung und dessen Kontrolle. Die Bestimmung des systolischen und diastolischen Druckes bei Ruhe und Belastung und zu verschiedenen Tageszeiten, unter der Einwirkung einer Erholungs- und Badekur, nach Trinken, bei Hitze und Kälte, ist uns für die Beurteilung von Wichtigkeit. Je fixierter der Hochdruck unter all diesen Einflüssen ist, je höher auch der diastolische Druck, um so ungünstiger ist das Symptom der Blutdrucksteigerung zu werten. Weiter wird man die Rückwirkung auf das *Herz* beachten. Bestehen abnorme subjektive Herzempfindungen, Druck, Stiche, Schmerz und in welcher Abhängigkeit von Ruhe, Aufregung und Bewegung stehen sie? Ausgesprochenere *anginöse Beschwerden* machen die Beurteilung immer unsicher, auch wenn das EKG. normal ist oder nur einen Linkstypus zeigt ohne Zeichen einer Coronarinsuffizienz. Man findet aber Patienten mit ausgesprochener e. H., wo einmal eine coronare Beschwerde auftrat und vielleicht 1 Jahr lang eine große Sorge machte und wo dann jahrelang wieder alle Beschwerden wegblieben trotz starker Belastung. Eine Dilatation und Zeichen von Herzschwäche sind ungünstig. Bewegungsdyspnoe ist nach dem objektiven Herzbefund, nach dem Zustand der Lungen (Emphysem) und dem Körpergewicht zu beurteilen. Gerade die roten Hypertoniker sind oft dick und verlieren ihre Bewegungsdyspnoe nach Entfettung. Auch aus dem Erfolg einer Strophanthintherapie kann man Schlüsse ziehen. Anfälle von Asthma cardiale sind immer bedenklich, ebenso wie ausgesprochene Zeichen der Herzinsuffizienz oder einer cerebralen Durchblutungsstörung, sowie schwerere Netzhautveränderungen. Weiter achte man auf die Zeichen einer arteriolosklerotischen Nierenerkrankung.

Therapie. Aus der Mannigfaltigkeit der Bedingtheiten einer Blutdrucksteigerung ergibt sich schon die Unmöglichkeit, irgendeine Therapie als *die* Therapie der Blutdrucksteigerung zu bezeichnen. Jeder Fall bedarf zunächst einer sorgfältigen Analyse. Da uns spezielle Maßnahmen zur Beseitigung einer Blutdrucksteigerung in den meisten Fällen fehlen, sind wir auf die allgemeinen Maßnahmen angewiesen. Sie erfordern viel Verständnis für den einzelnen Fall, sein ganzes Milieu und seine Lebensart, die besondere Konstitution und die Erbfaktoren. Vor allem sollen wir es vermeiden, einen Hochdruckbesitzer — ich vermeide geflissentlich das Wort Hochdruckkranker — mit seinen Blutdruckwerten zu ängstigen und Schwankungen im Blutdruck eine zu große Bedeutung beizumessen. Wir diskreditieren damit gutes Arzttum. Diese Leute sind oft ganz besessen von ihrer Blutdruckzahl, die sie als Manometer für die erwartete Apoplexie betrachten. Der wirkliche Arzt vermag es, aus diesem Symptom das für ihn Notwendige herauszuholen, ganz unauffällig für den Patienten. Man behandle nicht nur die Blutdruckzahl, sondern den Patienten. Wo alle Beschwerden und sonstige Symptome fehlen, greife man nicht plötzlich allzu streng in die bisherige Lebensführung ein. Man lerne diese genau kennen und wo sie schon eine vernünftige war, lasse man es dabei und verbiete nicht die paar Zigarren und den Kaffee, deren Wegnahme als recht einschneidend und beängstigend empfunden werden würde. Die allgemeinen Maßnahmen, die sich wirklich bewährt haben, liegen zunächst auf dem Gebiete der nervösen Entlastung und Beruhigung. Jeder Fall verlangt hier besondere Vertiefung. Medikamente können helfen als Unterstützung zur Beruhigung. Empfehlenswert sind Luminal 0,03—0,2 pro die, Adalin $3 \times 1/2$—1 Tabl., Brompräparate. Sehr wichtig ist die Sorge für genügend Schlaf. Eine längere Ausspannung in einem der schönen und gepflegten Badeorte mit Kohlensäurebädern wie Bad Nauheim, Altheide, Franzensbad u. a. ist sehr vorteilhaft. Auch in den Jod- und Schwefelbädern, wie Tölz, Wiessee, Bad Hall, sieht man gute Erfolge. Mit Jod sei man aber vorsichtig und schließe alle Patienten mit thyreotoxischen Zügen aus. Hochgebirge und mäßiges Bergsteigen oder anderer Sport wirken oft ausgezeichnet. Die individuelle Reaktion darauf ist entscheidend.

Diät. Eine sehr große Bedeutung hat die Regelung der Ernährung und Flüssigkeitszufuhr. Die streng salzlose Kost führt zusammen mit einem Natrium- und Chlorverlust oft am allerwirksamsten zu einer Besserung der Hochdruckbeschwerden und auch zu einer Herabsetzung der diastolischen und systolischen Blutdruckwerte. Man soll aber auch hier nicht schematisieren. Einem unkomplizierten, beschwerdelosen Fall lasse man möglichst seine gewohnte Ernährung. Mit der Eiweißzufuhr gehe man nicht über 1 g pro Kilo Körpergewicht hinaus, bleibe lieber noch darunter, besonders bei hohen Blutharnsäurewerten vermeide man die Nucleoproteide („Innereien"). Länger durchgeführte Rohkost- und Fastenkuren haben namentlich bei den plethorischen Fällen eine ausgezeichnete und entwässernde Wirkung. Alkohol ist besser zu vermeiden. Ein Schaden kleiner Mengen ist aber nicht nachgewiesen. Ungünstig ist sicher die reichliche Flüssigkeitszufuhr. Ihre Beschränkung ist dann streng durchzuführen, wenn Atembeschwerden und Kreislaufinsuffizienzerscheinungen bestehen. Bei einer Hyposthenurie braucht aber die Niere eine gewisse Menge an Lösungswasser.

Medikamentöse Herabsetzung des Blutdruckes. Keines der vielen Mittel hat sich ernstlich bewährt und die medikamentöse Therapie sollte keinesfalls von der wesentlichen übrigen Therapie ablenken. Sinkt der Blutdruck dabei wirklich, so ist das oft durchaus ohne günstige Wirkung auf das Allgemeinbefinden, denn der Angriffspunkt ist nicht immer da, wo der ursächliche Faktor sitzt und man weiß nicht, ob man nicht wichtige Regulationseinrichtungen zerstört. Diese Gefahr besteht besonders bei den rasch und stark wirkenden Mitteln. Am meisten verwendet werden die Nitrite z. B. in Form der LAUDER-BRUNTONschen Salpetermischung.

Rp. Natrium bicarb.
Natrium nitic. āā 10,0
Natrium nitros. 0,5.

M.S.D. 2mal tägl. 1 gute Messerspitze in Wasser. Man kann diese Mischung in 10tägigem Turnus abwechselnd mit einem Purinpräparat geben. Viel verwendet wird auch das *Nitroskleran* „Tosse", das man oral, subcutan oder intravenös gibt. Die günstige Wirkung der Purinkörper liegt weniger in der Blutdruckherabsetzung als in einer günstigen Beeinflussung der Blutverteilung (Deriphyllin, Theobromin, Theophyllin, Diuretin u. a.). Coffein ist wegen seiner erregenden Wirkung oft kontraindiziert. Man richte sich da nach der individuellen Empfindlichkeit.

Die übrige Kreislaufbehandlung richtet sich nach den allgemeinen Gesichtspunkten. Ein *Aderlaß* von 400—500 ccm, regelmäßig wiederholt, ist namentlich bei den plethorischen Fällen angezeigt. Wo anginöse Beschwerden oder Zeichen von Herzschwäche bestehen, greife man baldigst zum Strophanthin.

Die Versuche, auf operativem Wege durch *Ausschaltung der sympathischen Nerven* die e. H. zu behandeln, haben zu keinem wesentlichen Erfolge geführt. Die durchgeführten Operationen bestanden in verschiedenen Maßnahmen: 1. Beiderseitige Resektion der Splanchnici, 2. Resektion des 1. und 2. Lumbalganglions, 3. partielle Resektion des Ganglion coeliacum, 4. Resektion einer Nebenniere. Meist kehrte der Hochdruck bald wieder zu den alten Werten zurück.

b) Die Hypotonie.

Hypotonie ist ein Symptom, das an sich noch nichts bedeutet und z. B. den Chinesen rasseneigentümlich ist. Vorübergehende Hypotonien beobachtet man oft bei Zuständen von Herz- und Gefäßschwäche, bei Erschöpfungszuständen, bei schwerer Anämie und häufig bei der Tuberkulose und der Fokaltoxikose. Wir kennen aber auch eine besondere Form der Hypotonie, die konstitutionsgebunden ist an den sog. *asthenischen Habitus*, ausgezeichnet durch ein kleines, schmales Herz und ein enges arterielles Gefäßsystem, einen langen, flachen Thorax, kleine Leber und ein schlecht entwickeltes Knochen- und Muskelsystem und eine relative Lymphocytose im Blutbild. Die Blutdruckwerte liegen systolisch zwischen 75 und 100 mm Hg. Diese Menschen sind auch dem Leben und Anstrengungen gegenüber asthenisch, ermüden leicht körperlich und geistig; schlafen viel und neigen zu Kopfschmerzen, Migränen, Schwindel, Herzklopfen, kalten Händen und Füßen. Ihr Kreislauf ist schlecht reguliert und paßt sich ungenügend und langsam an an Lagewechsel (orthostatischer Kollaps). Die Hypotonie ist dabei nicht das Wesentliche, sondern nur ein Symptom dieses Gesamttyps. Deshalb bleibt auch eine medikamentöse Therapie, die den Blutdruck heben soll, allein ohne viel Erfolg. Man kann alle Kollapsmittel geben, wie Sympatol, Veritol, Cardiazol, Coramin, Strychnin u. dgl. Viel wichtiger ist die planmäßige allgemeine Behandlung und Kräftigung durch Gymnastik, Massage, Bäder und eine ausgiebige vitaminreiche Ernährung, verbunden möglichst mit einer klimatischen Kur (Gebirge, Meer). Medikamentös sind Versuche mit Insulin, Arsen, eventuell mit Glykokoll (5 g pro die) zuweilen von Erfolg.

Eine andere Form der Hypotonie ist endokrin bedingt, wobei vor allem an *Nebennieren*- und *Hypophysenvorderlappenunterfunktion* zu denken ist. Die *Unterscheidung* dieser Fälle von der rein konstitutionellen Form ist praktisch wichtig. In den ausgesprochenen Fällen liegt das Bild des *Morbus Addison* oder das der SIMMONDSschen Kachexie (siehe dort) vor. Schwierigkeiten macht die Erkennung der larvierten Formen, die aber praktisch sehr wichtig ist wegen der davon abhängigen hormonalen Therapie. Magersucht mit Amenorrhoe, trockene Haut, Hypotonie und Hypoglykämie sind die leicht zu erhebenden Befunde. Dazu kommt dann oft ergänzend eine Hyperkaliämie bei niederen Serumnatrium- und Chlorwerten. Kaliumreiche, d. i. vegetarische Kost kann zu schweren Krisen führen; kochsalzreiche, kaliumarme Kost wirkt günstig. Man muß diese Fälle vor kritiklosen Rohkostaposteln schützen.

c) Die Arteriosklerose.

Anatomie und Ätiologie. Als Arteriosklerose bezeichnet ASCHOFF eine Abnützungskrankheit, die sich morphologisch in einem zur Deformierung führenden Umbau des Gefäßrohres äußert und wobei regressive, hyperplastische und infiltrative Vorgänge ineinandergreifen mit dem Gesetz der Progredienz. Die eigentliche arteriosklerotische Umgestaltung geschieht durch die Einlagerung von Fett, Kalk und Hyalin.

Die *Fettablagerung* (**Lipoidose**) beginnt in der tiefen, mediannahen Intimaschicht sowohl in der Grundsubstanz wie in den Zellen, mit deren folgender Nekrose sich ein atheromatöser Fettbrei mit oft folgender Verkalkung entwickelt. Die darüberliegende Intima verdickt sich wie ein Schutzwall. Das Atherom kann aber auch in das Gefäßlumen durchbrechen (atheromatöses Geschwür). Fettablagerungen in der Intima findet man schon in früher Jugend; von Arteriosklerose kann man nur sprechen bei einem unaufhaltsamen Fortschreiten. Man findet diese Form der Arteriosklerose (Atherosklerose) hauptsächlich in den großen Körpergefäßen, und zwar in der Aorta zunächst bevorzugt am Abgang der Intercostalarterien und an den Teilungsstellen, aber auch sonst als gelbgraue, leicht vorspringende Herde, oder als streifenförmige längsgestellte Gebilde. Ernährungsstörungen der Gefäßwand sind als die Ursache anzusehen. An der atheromatösen Oberfläche der Arterien können Thromben entstehen.

Ein anderer Typus der Arteriosklerose beginnt mit einer *Kalkablagerung* (**Calcinose**) in der zunächst veränderten Grundsubstanz der Media, der dann ein Zerfall von Bindegewebs-, elastischen und Muskelfasern der Media mit plattenförmiger Kalkeinlagerung folgen kann, wodurch die Gefäße ein oft an die Trachea erinnerndes Aussehen bekommen („Gänsegurgelarterie"). Auch die Anfänge dieser Calcinose der Arterien sind häufig. Sie kann zum Stillstand kommen, vielleicht ist sie sogar rückbildungsfähig. Nur ihr Fortschreiten ist als Arteriosklerose zu bezeichnen. Bevorzugt findet man diese Calcinose an den großen Extremitätenarterien. Ernährungsstörungen der Gefäßwand sind auch hier das Ursächliche. Auffallenderweise bleibt die Kniekehlenschlagader ausgespart, weil durch die Gelenkbewegung die Ernährung der Gefäße besser sein dürfte.

Eine dritte Form der Auswirkung einer Ernährungsstörung an den Arterien, die vor allem die Arteriolen („*Arteriosklerose*") trifft, finden wir in der *hyalinen Degeneration* **(Hyalinose)**, die in der Intima beginnt und sich von dort auch fortsetzt auf Fasern und Zellen der Media. Lipoidose, Calcinose und Hyalinose sind keine voneinander getrennten Erscheinungen, sondern sie treten häufig gemeinsam auf, jedoch ist ihre bevorzugte Lokalisation, wie erwähnt, eine jeweils verschiedene: Lipoidose an den großen Arterien, besonders Aorta, Calcinose in den großen Extremitätenarterien und Hyalinose in den Arteriolen.

Die Arteriosklerose in der beschriebenen Form kann eine **primär** auftretende Veränderung sein, wenn vielleicht auch gewisse Strukturveränderungen in der Wand der Einlagerung vorausgehen. Im Alter ist die Arteriosklerose eine geradezu physiologische Erscheinung, die mit der Abnutzung der Arterien erklärt wird. Letzterdings wird die Arteriosklerose durch eine Ernährungsstörung bedingt. Man kann die Gefäßwand bezüglich ihrer Ernährung in zwei Schichten zerlegen, von denen die innere gefäßlose Schicht durch den vorbeifließenden Blutstrom, die äußere Schicht — Media und Adventitia — durch die Vasa vasorum ernährt wird. Änderungen in der Blutflüssigkeit einerseits und solche in der Blutversorgung durch die Vasa vasorum andererseits können damit zur Arteriosklerose führen. Mit dem normalen Alterungsprozeß treten solche Ernährungsstörungen ein. Bei besonderer familiär bedingter Veranlagung beginnt dieser Prozeß schon vorzeitig. Man kann dann schon in früher Jugend den Beginn der Arteriosklerose nachweisen und man begegnet in solchen Familien gehäuften Frühtodesfällen an Coronarsklerosen, Apoplexie, Schrumpfniere u. dgl. Je belasteter das Gefäßsystem ist, um so günstiger sind die Bedingungen für die Entwicklung der Arteriosklerose. Eine Hypertonie und rasche Schwankungen des Blutdruckes, wie sie beim labilen Hochdruck aus nervösen und anderen Ursachen auftreten, fördern die Arteriosklerose. Damit ergibt sich die enge Beziehung zur essentiellen Hypertonie. Hochdruck und Arteriosklerose sind aber nicht identisch, denn einmal geht die Arteriosklerose der großen und mittleren Arterien meist ohne Hochdruck einher und andererseits gibt es essentielle Hypertonie ohne Arteriosklerose. Eine besondere Bedeutung wird dem Blei und vor allem dem Nicotin zugeschrieben. Beide führen auf dem Weg über eine funktionelle Störung zu dem anatomischen Substrat der Arteriosklerose. Von chemischen Veränderungen in der Blutflüssigkeit hat man besonders die Hypercholesterinämie in eine ursächliche Beziehung zur Arteriosklerose gebracht. Im Tierversuch hat man durch reichliche Cholesterinzufuhr Arteriosklerose erzeugt. Bei der menschlichen Arteriosklerose findet man oft hohe Cholesterinwerte im Blut. Über Beziehungen der Ernährung zur Arteriosklerose ist viel behauptet, aber wenig wirklich begründet worden. Interessant sind auch die Beziehungen der Arteriosklerose zum bestrahlten Ergosterin, dessen Calcinosefaktor von Fr. Holtz als AT 10 weitgehend vom antirachitischen Faktor Vitamin D (Vigantol) getrennt wurde. Die Gicht fördert die Arteriosklerose. Die Erklärung dafür hängt von der Auffassung der Gicht im allgemeinen ab, die wir immer mehr im Sinne einer besonderen Allergie der Gewebe und nicht nur als Nierenstörung betrachten. Die Bedeutung infektiös toxischer Ursachen auch für die primär sich entwickelnde Arteriosklerose wird neuerdings betont (W. Hueck).

Ganz anders ist der Weg, der über eine primäre *Entzündung* der Arterie selbst **sekundär** zur Arteriosklerose führt und den W. Hueck und seine Mitarbeiter

(KLINGE u. a.) stark betonen und der immer mehr auch klinischem Denken geläufig wird. Von der Aortenlues her ist diese Beziehung am besten bekannt, wo an der Stelle der narbigen Veränderungen sich eine fortschreitende Arteriosklerose entwickelt, die dann das Bild beherrschen kann und der Abtrennung der Aortenlues von der Arteriosklerose als selbständige Erkrankung historisch große Schwierigkeiten bereitet hat. Ebenso können alle anderen spezifischen und unspezifischen Entzündungen der Arterie zur sekundären Arteriosklerose führen, wobei praktisch die rheumatische Entzündung am wichtigsten ist. Im Endstadium ist dann die Unterscheidung von der primären Arteriosklerose aus dem histologischen Bild allein nicht immer möglich, sie ergibt sich aber mit einiger Wahrscheinlichkeit aus der besonderen Verteilung. So hat die rheumatische Entzündung ihren bevorzugten Sitz in der Brustaorta, den Coronar- und Pulmonalgefäßen, sowie in den Extremitätenarterien.

Die große Bedeutung der Arteriitis für die Arteriosklerose erhellt aus folgenden Zahlen: Im histologischen Bild konnten SCHULZ und KLINGE in 157 untersuchten Fällen von Arteriosklerose in 58 die entzündlichen Restzustände nachweisen und nur in 6 Fällen waren gar keine Mediaveränderungen, sondern nur Atherosklerose der Intima vorhanden und diese betrafen Menschen über 40 Jahren, die an Tumoren, perniziöser Anämie oder ganz akuten Infekten gestorben waren.

Die Beziehung, die eine entzündliche Erkrankung im allgemeinen zur Arteriosklerose hat, zur primären und sekundären zusammen, zeigte das Ergebnis von 1000 Sektionen von Fällen mit Atherosklerose, von denen nur 23 Fälle keine Reste von Fokalherden und Entzündungen zeigten.

Krankheitsbild. Die Arteriosklerose kann den Kreislauf im allgemeinen und die einzelnen Organdurchblutungen im besonderen beeinflussen. Je nachdem sind die klinischen Erscheinungen, die im Einzelfall sehr wechseln. Das arteriosklerotisch veränderte Gefäß wird länger, weiter und dicker und aus dem Mißverhältnis zwischen dem Längenwachstum der Gefäße und seiner Umgebung folgt, daß sich das Gefäß schlängelt. Die Kalkeinlagerung gibt die Härte und ist oft direkt fühlbar und außerdem röntgenologisch sichtbar. Der Untersuchung zugänglich sind besonders die Schläfenarterie und die Arterien der Arme im unteren Drittel des Oberarmes sowie im Sulcus bicipitalis und an der Radialis. Man fühlt an denselben die Schlängelung und die Wandverhärtung und oft auch den Kalk („Gänsegurgelarterie"). Die Schlängelung allein beweist noch keine Arteriosklerose, sondern zeigt nur an, daß das Gefäß zu lang für seine Umgebung ist. Bei mageren Bauchdecken kann man auch die Arteriosklerose der Bauchaorta oft direkt fühlen, ebenso ist dies an den Schenkelarterien der Fall. Die Aortensklerose führt auch zur Verlängerung des Gefäßes mit fühlbarer Pulsation und zum Emporsteigen der Arteria subclavia. Direkt nachweisbar ist sie im Röntgenbild, ebenso wie die Arteriosklerose anderer Arterien, z. B. der Extremitäten und sogar der Kranzgefäße.

Zum *Blutdruck* hat die Arteriosklerose eine wechselseitige Beziehung. In den Fällen von Arteriosklerose der großen und mittleren Arterien ist der Blutdruck meist nicht erhöht, es kann aber durch Nachlassen der Elastizität der Wand zunächst die Pulsamplitude zunehmen. Man müßte danach auch einen Anstieg des systolischen Druckes erwarten. Sein Fehlen wurde durch die Vergrößerung des Fassungsraumes erklärt (S. 432). Umgekehrt führt aber eine länger dauernde Hypertonie zu einer bindegewebig elastisch-mukösen Hyperplasie der Arterienwand mit Einlagerung von einem weniger leistungsfähigen und deshalb zur fortschreitenden Arteriosklerose führenden Gewebe. Die Hyalinose der Arteriolen, die Arteriolosklerose, erhöht den peripheren Widerstand und steht in enger Beziehung zum blassen Hochdruck (S. 435). Sie allein kann als dessen Ursache aber nicht angesehen werden, denn dann müßte sie alle großen Arteriolengebiete befallen, was nicht zutrifft. Das besonders wichtige

Splanchnicusgebiet ist meist frei davon, während Nieren-, Pankreas-, Milz-, Gehirngefäße erkrankt sind. Das Wesentliche ist das funktionelle Moment, das zur Arteriosklerose hinzukommt.

Die Rückwirkung auf das *Herz* besteht in den Fällen mit Hypertonie in einer Hypertrophie des linken Ventrikels, die besonders bei den Arteriolosklerosen die höchsten Grade erreicht. Auch ohne Hypertonie bedingt bei der Aortensklerose die verminderte Elastizität der Aorta mit der verringerten Windkesselfunktion eine Belastung für das linke Herz. Wie bei der essentiellen Hypertonie besprochen, muß man aus ausgeprägten Herzstörungen auf eine besondere Myokarderkrankung, in diesem Fall meist auf eine Coronarsklerose (S. 412) schließen, deren Erscheinungen das Bild beherrschen können.

Die Arteriosklerose führt zu einer trägeren Reaktionsfähigkeit der Arterien. Sind dazu bei der Aortensklerose die Aortennerven und der Sinus caroticus befallen, so drückt sich dies in einer langsameren Auswirkung der presso-receptorischen Reflexe und in einer trägeren Anpassung der Blutzufuhr an den jeweiligen Bedarf aus. Mit einer durch die Sklerose bedingten Störung des Sinus caroticus und des Nervus depressor sind noch andere Erscheinungen erklärt worden.

1. Die Hypertonie, die der experimentell bei Ausschaltung des Sinus caroticus erzeugten gleichgesetzt wurde. Das hat sich nicht begründen lassen. Es besteht auch gar keine Beziehung zwischen Grad der Arteriosklerose der Aorta und der Blutdrucksteigerung.

2. Atemstörungen. Dies ist durch die besonders von HEYMANS entdeckten, von der Aorta ausgehenden Atemreflexe erklärt. Anfälle von großer Atmung wie beim cerebralen Asthma können so verstanden werden.

3. Brochialasthma. HERING wies einen Einfluß des Depressorreizes auf die Bronchoconstrictoren nach. So können Zustände von Asthma bronchiale, die wir klinisch erst mit der Aortensklerose zusammen auftreten sehen und die im übrigen ganz dem gewöhnlichen Asthma bronchiale gleichen und wie diese auf Hypophysin-Adrenalin reagieren, eine Erklärung finden.

Die großen und mittleren Arterien werden bei der Arteriosklerose in ihrem Lumen meist weiter, weil die erkrankte Wand dem Innendruck nachgibt. Die kleinen Arterien werden dagegen durch die Intimawucherung enger. So kommt es zu verminderter Durchblutung, ja bis zur Nekrose der zugehörigen Gewebe, was man z. B. bei der Arteriolosklerose der Niere und des Gehirns sehen kann. Durch Hinzutreten einer Thrombose können sich auch größere Arterien ganz abschließen, was je nach der Versorgung des zugehörigen Gewebes durch Kollateralen zum anämischen Infarkt (z. B. Myokardinfarkt, S. 415) führt. Die arteriosklerotische Umwandlung der Gefäßwand bedingt weiter eine erhöhte Zerreißbarkeit. Besonders im Gehirn kommt es zu solchen Rupturen aus kleinsten und größeren Arterien mit schlagartig auftretenden Lähmungen und Bewußtseinsverlust *(Apoplexie)*. Dem klinischen Bild der Apoplexie liegt aber häufig keine Blutung, sondern eine anämische Erweichung zugrunde. Ein bedrohliches Bild gibt auch die „Apoplexie" des Pankreas.

Die Aortensklerose. Sie tritt als primäre und sekundäre Arteriosklerose auf, das letztere vor allem im Zusammenhang mit der Lues, aber auch andere Infekte können die Aorta befallen, z. B. Fleckfieber, Scharlach, Sepsis und dann zur Arteriosklerose daselbst führen. Der Rheumatismus sitzt vorwiegend in der Brustaorta. Beschwerden können ganz fehlen. Der Nachweis gründet sich auf direkte und indirekte Befunde, unter denen der *Röntgenbefund* der wichtigste ist.

Die erweiterte und verlängerte Aorta führt im Röntgenbild zum Hochsteigen des Arcus, dessen Pulsation im Jugulum oft fühlbar ist, die Aorta ascendens wird randbildend für die obere rechte Herzkontur und der Aortenknopf, das ist die Umbiegstelle der Aorta, springt stark vor. An dieser Stelle sieht man oft einen sichelförmigen Kalkschatten. Die Verlängerung und Schlängelung des ganzen Gefäßes ist besonders im zweiten schrägen Durchmesser zu sehen. Im ganzen gibt die sklerotische Aorta einen auffallend intensiven und verbreiterten Schatten. Die genaue Ausmessung ist wertvoll.

Die *Perkussion* zum Nachweis der Verbreiterung ergibt nur sehr unsichere Resultate und sollte nur die Indikation zur verläßlichen Röntgenuntersuchung abgeben. Der 2. Aortenton ist bei der Aortensklerose häufig akzentuiert. Dies ist aber auch ohne Sklerose beim Hochdruck der Fall. Nur selten wird der 2. Aortenton fühlbar. Ein systolisches in die Carotiden fortgeleitetes, zuweilen als Schwirren fühlbares Geräusch kommt vor, ist aber auch nicht eindeutig und ebenso bei der Aortenlues vorhanden. Die Aortensklerose greift häufig auf die Aortenklappen über und kann zur Insuffizienz, aber nicht zur Stenose führen, die vielmehr endokarditischer Natur ist (S. 400). Ein systolisches Aortengeräusch mag aber auch ohne Aortenstenose bei der Sklerose der Klappen leicht entstehen können. Man höre scharf, ob nicht auch ein diastolisches Geräusch da ist. Pulsdifferenzen zwischen links und rechts können durch die Sklerose der Aorta bedingt sein, häufiger handelt es sich dann um eine Aortenlues oder um eine Arteriosklerose der Armarterien. Über die Einwirkung auf den Blutdruck s. oben.

Andere besondere Lokalisationen der Arteriosklerose bilden die **Coronargefäße** (S. 412) und die **Hirngefäße** (siehe Nervenkrankheiten) und die **Nierengefäße**.

Sklerose der Extremitätenarterien. Hier handelt es sich vorzugsweise um die Calcinose der Media. Beschwerden können ganz fehlen, trotz schwerer Arbeit. In anderen Fällen äußert sich die mangelhafte Anpassung der Blutzufuhr an den Bedarf durch Schmerzen, die besonders beim Gehen auftreten und häufiger zum Stehenbleiben zwingen können (**Dysbasia angiosclerotica**). Die Erscheinung kann bei längerem Gehen verschwinden, wenn nunmehr die Regulation erfolgt ist oder sie tritt immer wieder von neuem auf. Man spricht dann mit Recht von „*intermittierendem Hinken*". Dieser Schmerz wird leicht verkannt und solche Kranke werden dann als Ischias, Muskelrheumatismus oder als Plattfußbeschwerden, häufig auch als Thrombophlebitis geführt. Die Analogie zum anginösen Schmerz bei der Coronarinsuffizienz liegt auf der Hand. Zur richtigen Diagnose hilft am einfachsten die Palpation der Art. dorsalis pedis im Spatium intertarsale I und der Art. tibialis postica hinter dem Malleolus int. Normalerweise fühlt man diese pulsieren, während beim intermittierenden Hinken der Puls fehlt. Die Art. poplitea ist dagegen meist gut fühlbar zum Unterschiede von der Endarteriitis obliterans, wo dieser Puls häufig ganz fehlt. Das Röntgenbild zeigt oft schön die verkalkte Arterie. Das Wesentliche ist das Funktionelle, die mangelnde Anpassung des Gefäßes. Diese geht nicht parallel dem Grade der Arteriosklerose. Es gibt rein funktionelle Arterienspasmen mit weiß kontrahierter Arterie und völliger peripherer Blutleere, die wie eine arterielle Embolie in Erscheinung treten. Nicotin begünstigt alle diese Zustände. An den Armen ist diese Erscheinung viel seltener.

Für die Beurteilung sind alle möglichen *Gefäßfunktionsprüfungen* von Wichtigkeit, welche den Einfluß der funktionellen Komponente prüfen. Man drosselt die Arterie ganz ab und sieht dann, wie die Reaktion auf die Wiedereröffnung abläuft oder man schaltet mit Novocain die paravertebralen zugehörigen Ganglien aus, um die folgende Gefäßerweiterung zu untersuchen.

Während es sich beim intermittierenden Hinken um eine vorübergehende relative Ischämie der Muskulatur handelt, kann es an den Spitzen der Extremitäten, an den Füßen ungleich häufiger als den Armen, zu einer allmählich bis zur Nekrose führenden Ischämie kommen. Sie beginnt mit Parästhesien, Kältegefühl und cyanotischer Verfärbung der bedrohten Zehen, woraus sich dann die *arteriosklerotische Gangrän* entwickelt, die bald trocken, bald feucht ist. Der Schmerz ist oft sehr heftig, so daß die Kranken nach der Operation drängen. Häufig besteht eine Komplikation mit Diabetes. Über die Therapie dieser Zustände s. S. 455.

Eine weitere besondere Lokalisation bildet die **Arteriosklerose der Bauchgefäße.** Ein komplizierender Diabetes weist auf die Beteiligung der Pankreasgefäße hin. Als *Angina abdominalis* hat man namentlich im Oberbauch auftretende Schmerzanfälle im Leib mit gleichzeitiger krisenartiger Blutdrucksteigerung bezeichnet. Diese Diagnose ist aber heute immer seltener und verpönter geworden, denn die gründliche Untersuchung solcher Fälle läßt die betreffenden Schmerzen meist auf eine andere Ursache, z. B. eine Coronarsklerose oder ein Ulcus od. dgl. zurückführen. Von der *Pulmonalsklerose* (S. 341) wurde schon gesprochen. Man findet sie anatomisch häufig bei der Kleinkreislaufstauung sowie bei der Emphysemlunge. Sie kann aber auch primär auftreten und führt dann im Gegensatz zur Stauung zu einem hellen Lungenbild und wird vor allem dann klinisch manifest, wenn Zeichen von Rechtsinsuffizienz und von Cyanose auftreten, welch letztere sehr hohe Grade *(Morbus coeruleus)* erreichen kann im Sinne einer pulmonalen Cyanose infolge ungenügender Sauerstoffaufnahme in der Lunge. Solange die Kohlensäureabgabe noch gut ist, kann wenigstens in der Ruhe eine Dyspnoe fehlen.

Allgemeine Therapie der Arteriosklerose. Diese richtet sich zunächst nach den Ursachen. Die Arteriosklerose gilt als eine progrediente Erkrankung, die ,,so mußt du sein, dir kannst du nicht entfliehen" schicksalsmäßig entsteht und fortschreitet. Dieser starken Beteiligung des endogenen Faktors stehen aber die vielen exogenen Momente gegenüber, welche auch bei vorhandener endogener Veranlagung zum mindesten Ausdehnungsgrad und Tempo der Entwicklung stark beeinflussen. Unter diesen exogenen Faktoren haben wir die Bedeutung des Infektes, W. Hueck und seiner Schule folgend, besonders hervorgehoben. Was ergibt sich daraus für die Therapie? Einmal die Regelung der allgemeinen Lebensweise und von Ruhe und Belastung und andererseits die peinliche Beachtung des Faktors Infekt. Jede rasche Blutdruckschwankung und besonders jede lang dauernde Blutdrucksteigerung belastet das arterielle System. Wenn also eine ererbte Disposition zur essentiellen Hypertonie und zur Arteriosklerose besteht oder eine solche schon zum Ausdruck gekommen ist, wird man durch möglichste Sorge für das seelische Gleichgewicht, durch ausgiebigen Schlaf und eine Regelung der Ernährung einer Überlastung des Gefäßsystems entgegenwirken. Eine Gicht bedarf bei der Ernährung besonderer Berücksichtigung, d. h. Vermeiden aller Innereien. Die gesamte Nahrungszufuhr richtet sich nach dem allgemeinen Ernährungszustand und ist beim fetten Arteriosklerotiker eine Reduktionskost unter möglichster Betonung der Rohkost und Gemüseernährung. Eine *diabetische Komplikation* wird in der üblichen Weise behandelt.

Unser Prinzip geht im allgemeinen dahin, die Eiweiß- und Fettzufuhr auf etwa 1 g pro Kilo einzustellen und den Rest der gewünschten Gesamtcalorienzufuhr mit Kohlehydraten zu decken unter Zugabe der zur Verwertung dieser Diät notwendigen Insulinmengen.

Man prüfe in jedem Falle genau den gesamten normalen Lebenslauf mit all seinen Belastungen und die Art, wie diese beantwortet werden und regle danach die Behandlung. Häufiges Ausspannen und geistige Ablenkung, wozu sich die für die Pflege solcher Fälle besonders eingestellten Badeorte eignen, aber auch weise Beschränkung in den Zeiten der Arbeit, bilden eine wichtige Maßnahme, dazu kann eine planmäßige, dem Einzelfall angepaßte Gymnastik und Massage kommen, wodurch die periphere Durchblutung gebessert wird. Bei Aortensklerose sind die von Römheld angegebenen Tiefatemübungen im Sinn einer Aortengymnastik empfehlenswert. Man bedenke, daß der Atherosklerose letzterdings eine Ernährungsstörung der Gefäße zugrunde liegt und daß Übung der Gefäße selbst, sinnvoll durchgeführt, die Ernährung der Gefäße zu bessern vermag. Physikalische Therapie, wie Hauffesche Teilbäder, Kohlensäurebäder, Diathermie, vielleicht auch Hochfrequenz, Moorbäder u. dgl. vermögen in diesem Sinne zu wirken.

Jeder *Infekt wird sorgfältigst behandelt*. Man achtet dabei auf Herde in den Tonsillen, an den Zähnen und in den Nebenhöhlen der Nase, aber auch in den Nieren, Gallenwegen, in der Prostata, dem Wurmfortsatz und insbesondere auf die Lues. Krankheiten zu verhüten ist noch eine größere Aufgabe als sie zu heilen und so kann eine frühzeitig ausgeführte, durch eine chronische Entzündung begründete Tonsillektomie, besonders bei vorhandener Disposition zur Arteriosklerose den wirksamsten Schutz darstellen. Die schon in den früheren Lebensjahrzehnten auftretenden arteriosklerotischen Insulte, z. B. Myokardinfarkt, sind wohl in den meisten Fällen ursprünglich infektbedingt und die gründliche Fokalsanierung ist die wichtigste weitere Präventivmaßnahme.

Man verbietet den Arteriosklerotikern gerne den *Alkohol*, das *Nicotin* und den *Kaffee*. Auch hierin soll man nicht starr vorgehen, sondern die Reaktion des einzelnen auf diese Genußmittel beobachten. Daß diese Mittel direkt zur Arteriosklerose führen, ist nicht bekannt. Ein wesentlicher Einfluß dürfte besonders dem *Nicotin* zukommen, das sich als *das* Gift des vegetativen Nervensystems über dieses funktionell stark auswirken kann. Dem ganz nicotinfesten Sklerotiker braucht man aber nicht seine ihm gewohnte und liebgewordene Zigarre nehmen. Das *Coffein* hat eine erregende zentrale Wirkung, aber die Reaktion darauf ist im Einzelfalle auch ganz verschieden, und jedenfalls bietet eine Arteriosklerose an sich keinen Gegengrund gegen einen schwarzen Kaffee, der sich sogar therapeutisch als gefäßerweiterndes Mittel gut auswirken kann, z. B. bei der Coronarsklerose und der Cerebralsklerose.

Unter den Medikamenten, die gegen die Arteriosklerose empfohlen werden, ist besonders das *Jod* zu erwähnen. Die praktische Erfahrung spricht dafür, daß dem Jod irgendeine günstige Wirkung zukommt, besonders auf das allgemeine Frischegefühl und auf die neurastheniartigen Anfangssymptome der cerebralen Arteriosklerose. Die Wirkung wird von den einen durch eine Herabsetzung der Viscosität des Blutes, von anderen mit dem Einfluß auf die Schilddrüsen erklärt. In diesem liegt aber auch die Gefahr der Jodtherapie, denn Nutzen und Schaden liegen bei ihr nahe beieinander. Jedenfalls schließt man alle irgendwie hyperthyreotischen Patienten von ihr aus und behält die, welche unter Jodtherapie stehen, unter regelmäßiger Kontrolle. Die Empfindlichkeit ist regionär verschieden, in Süddeutschland größer als im Norden. Man verordnet täglich 5mal 0,1—0,2 g Kal. jodat. nach dem Essen und läßt anfangs allmonatlich eine Woche, später alle Vierteljahr einen Monat pausieren. Etwa auftretende Magenstörungen bekämpft man mit einem Alkali, z. B. Natr. bicarb. Statt Kal. jodat. kann man auch Jodipin, 3 Tabletten à 0,2, Lipojodin 1—2 Tabletten, Dijodyl u. a. geben.

Die periphere Durchblutung verbessern, wie schon für das Coffein erwähnt, die *Purinpräparate* (Theobromin, Theophyllin, Diuretin, Deriphyllin u. a.), ferner die *Nitrite* (S. 417). Das *Strophanthin* i.v. kann nicht nur durch Verbesserung der Herzleistung die periphere Durchblutung bessern, sondern bei gleicher Durchströmungsgröße zu einer besseren Sauerstoffabgabe an die Gewebe führen und damit vielleicht auch die Ernährung der Gefäßwände bessern. Namentlich wo ein Hochdruck und Coronar- oder cerebralsklerotische Beschwerden bestehen, greife man zu Strophanthin, auch ohne daß eine manifeste Herzschwäche besteht. Über 0,2 mg pro die oder jeden zweiten Tag gehe man aber im allgemeinen nicht hinaus. Auch die *Muskeladenylsäurepräparate* Lakarnol und Eutonon, sowie das *Padutin* kann man geben, weil man sich von ihnen eine bessere Durchblutung erwartet. Zur Entlastung trägt auch die Sorge für gute Darmentleerung bei. In diesem Sinne sind Kuren in Karlsbad, Marienbad, Mergentheim oft angezeigt. Ein Aderlaß kommt vor allem in den plethorischen Fällen in Frage.

Die spezielle Therapie der Arteriosklerose der einzelnen Organe ist in den einschlägigen Kapiteln nachzulesen.

d) Die Entzündungen der Arterien.

Entsprechend der Einteilung der Entzündungen des Herzens in Endo-Meso-Perikarditis kann man die der Arterien in Endo-Meso-Peri-Arteriitis einteilen. Der Name Endarteriitis hat sich eingebürgert wie der einer Endokarditis, obwohl man streng genommen bei einem gefäßlosen Gewebe nicht von einer Entzündung reden sollte. Media und Adventitia werden dagegen von den Vasa vasorum versorgt und zeigen echte Entzündungen. Die Entzündung kann lymphogen von der Umgebung auf die Arterie übergreifen oder hämatogen vom Gefäßlumen aus oder durch die Vasa vasorum entstehen.

α) **Die syphilitische Entzündung der Arterien (Aortenlues).** Im arteriellen System lokalisiert sich die luische Entzündung mit Vorliebe in der Brustaorta, viel seltener in der Bauchaorta und in den mittleren Arterien. Eine Ausnahme macht die *Endarteriitis obliterans syphilitica* der Hirngefäße von HEUBNER (siehe Abschnitt Nervenkrankheiten). Somit ist im wesentlichen von der **Aortenlues** zu sprechen. Sie ist eine der häufigsten spätluischen Erscheinungen, die auch auf dem Sektionstisch oft die einzige luische Veränderung bildet. Zwar findet man schon im Sekundärstadium der Lues spezifische Infiltrate in der Aorta, und es sind auch Fälle beobachtet worden, wo schon bald nach der Infektion eine Aortenlues klinisch manifest wurde, meist aber tritt diese erst als metaluische Erkrankung lange Zeit, durchschnittlich 20 Jahre, nach der Infektion in Erscheinung. Spirochäten in der erkrankten Aorta sind mehrfach nachgewiesen worden. Die Syphilis des Herzens und der Aorta bildet nach der Arteriosklerose die häufigste organische Erkrankung des Herzgefäßsystems der Erwachsenen nach dem 40. Lebensjahr. Im Gegensatz zu anderen syphilitischen Folgeerscheinungen ist die syphilitische Aortenerkrankung viel weniger zurückgegangen.

Pathologische Anatomie. Die luische Entzündung beginnt als miliargummöse Erkrankung der *Media*, wo sie zum Untergang der Elastica und zur Narbenbildung führt, wobei die Innenhaut des Gefäßes einsinkt. In der Regel pfropft sich auf die Syphilis dann eine fortschreitende Arteriosklerose auf. Ohne mikroskopische Untersuchung ist es oft nicht möglich, hinter der vorherrschenden Atherosklerose die ursprüngliche luische Entzündung und Narbe zu erkennen. Die syphilitische Entzündung der Aorta befällt besonders die Brustaorta, die Anheftungsstellen der Aortenklappen und die Abgangsstellen der Coronararterien, während die Bauchaorta meist frei bleibt. Entsprechend ist die sekundäre Arteriosklerose lokalisiert.

Die Komplikationen der Aortenlues sind: **1. die Aorteninsuffizienz, 2. die Coronarinsuffizienz, 3. das Aortenaneurysma.**

Die Einbeziehung des Aortenostiums und der Aortenklappen in den Bereich der luischen Entzündung bedingt sehr häufig deren Schlußunfähigkeit. Jede *Aorteninsuffizienz*, die erstmalig in den späteren Lebensjahrzehnten entdeckt wird, ist auf Lues verdächtig. Die *Coronarinsuffizienz* erklärt sich durch die Verengerung der Abgangsstellen der Coronararterien, die selbst meist freibleiben von der Lues. *Aneurysma:* Durch die Zerstörung der widerstandsfähigen elastischen Lamellen in der Media gibt die Aortenwand dem Innendruck nach und das Gefäß erweitert sich. Dies ist ein wichtiges Zeichen. Ist die Erweiterung hochgradig, aber zylindrisch, so spricht man von einem ,,Aneurysma fusiforme". Das eigentliche luische Aortenaneurysma ist das lokalisierte, sackförmige, das bis zu Mannskopfgröße haben kann. Seine Ausgangsstelle bilden die verschiedenen Abschnitte der Brustaorta, bevorzugt die Aorta ascendens und der Arcus. Größe, Lage und Gestalt sind im einzelnen sehr verschieden. Der Sack ist oft mit geschichteten, zum Teil organisierten thrombotischen Massen ausgefüllt, welche die Wand verstärken. Die Nachbarorgane sind durch das expansive Wachstum der Aorta verlagert, gedrückt, arrodiert oder zerstört.

Die nichtaneurysmatische Aortenlues. Krankheitsbild. Die Symptomatologie der Aortenlues gleicht sehr der der Aortensklerose. In den Anfangsstadien kann in beiden Fällen die Diagnose auf große Schwierigkeiten stoßen, was aber bei der Lues in therapeutischer Hinsicht von viel größerer praktischer Bedeutung ist. Die ersten Symptome können verschieden sein. Häufiger sind es schmerzhafte Empfindungen über der Aorta, oft auch nur ein Druck, der bei Aufregungen und Arbeit sich einstellt, die auf die Erkrankung hinweisen. Man hat diesen Schmerz auf die Aorta selbst bezogen und als *Aortalgie* bezeichnet und zu trennen gesucht von einem anginösen Schmerz, der aber auch infolge der luischen Verengung des Abganges der Coronargefäße auftreten und das erste Symptom bilden kann. In anderen nicht seltenen Fällen führt ein diastolisches Geräusch oder ein begleitendes Myokardleiden zur Entdeckung. Oft genug wird aber die Aortenlues erst diagnostiziert, wenn schon ein mächtiges Aneurysma besteht. *Die Wassermannsche Reaktion* läßt gerade bei der Aortensyphilis zuweilen im Stich. Von den objektiven Symptomen ist der *röntgenologische Nachweis* der Erweiterung und Verlängerung der Aorta fast immer anzutreffen. Eine Unterscheidung von der Aortensklerose ist aber röntgenologisch bei den nicht aneurysmatischen Fällen nicht möglich. Eine *Akzentuation des 2. Aortentones* bei normalem Blutdruck kann man auf eine Erkrankung der Aorta beziehen. Sie kommt aber auch bei der Aortensklerose vor (S. 445). Ein diastolisches Aortengeräusch spricht im Zweifelsfalle für eine Lues. Mit den systolischen Geräuschen über der Aorta ist es wie bei der Aortensklerose, ebenso mit der Unsicherheit der Perkussion, die nur bei wirklich ausgiebigen Erweiterungen der Aorta ascendens und des Bogens etwas besagt. Für den *Blutdruck* gilt das bei der Aortensklerose Gesagte, jedoch findet man hier viel häufiger sowohl Blutdruck- wie Pulsdifferenzen zwischen links und rechts infolge einer Verengung der Gefäßursprünge.

Das *Herz* kann ganz normal bleiben. Häufig sind aber auch hier die Zeichen einer luischen Erkrankung des Myokards oder die Folgen der coronaren Insuffizienz mit allen den sich daraus ergebenden Erscheinungen vorhanden. Die Differentialdiagnose gegenüber anders bedingten Myokarderkrankungen kann durch den gleichzeitigen Aortenbefund gelegentlich gefördert werden. Besteht eine Aorteninsuffizienz, so kann diese das Kreislaufbild beherrschen oder sich auch ganz verbergen und nur durch ein oft sehr schwierig zu hörendes, ganz leises diastolisches Aortengeräusch zu erkennen sein. Die Differentialdiagnose gegenüber einer endokarditisch bedingten Aorteninsuffizienz ist oft nicht sicher zu stellen. Die Anamnese, das Alter und das eventuelle Vorhandensein sonstiger Zeichen von Lues, insbesondere natürlich die Wa.R., können dazu helfen. Das diastolische Geräusch hat sein Punctum maximum bei der luischen Aorteninsuffizienz meist über der Aorta, bei der endokarditischen häufiger am ERBschen Punkt. Eine Kombination mit Angina pectoris kommt auch bei der endokarditischen Aorteninsuffizienz vor, ist aber bei der luischen häufiger. Thrombosen in der erweiterten Aorta können zu arteriellen Embolien in die verschiedensten Gefäßgebiete führen.

Verlauf und Prognose. Die Aortenlues ist prognostisch viel ungünstiger zu werten als die einfache Aortensklerose. Die durchschnittliche Lebensdauer nach dem Auftreten der ersten Erscheinungen wird mit 2—3 Jahren angegeben. Es gibt aber auch viele Fälle, sogar mit Aneurysma, die ein viel längeres Leben haben. Die Beteiligung der Kranzarterien trübt die Prognose sehr und macht sie durchaus unsicher. Auch die Komplikation mit einer Aorteninsuffizienz ist ungünstig. Im Einzelfalle hängt dies aber sehr, wie bei jeder Aorteninsuffizienz, vom Zustand des Herzmuskels und dem Grade der Insuffizienz ab. Eine frühzeitig einsetzende energisch und konsequent fortgeführte Behandlung kann nach dem Ergebnis vieler Beobachtungen zu einer Ausheilung der luischen Entzündung in der Aorta und damit oft zu einem Stillstand des Leidens führen.

Das Aortenaneurysma. Krankheitsbild. Das Aortenaneurysma stellt eine besondere Komplikation der Aortensyphilis dar. Es kann mit und ohne die anderen Komplikationen der Aortensyphilis, Aorteninsuffizienz und Coronarstenose, einhergehen. Wichtig ist der Zustand des Herzens. Die großen, schon äußerlich durch die Vorwölbung der Brustwand sichtbaren Aneurysmen findet man vor allem da, wo die übrigen Komplikationen der Aortensyphilis nicht schon vorher zum Tode oder zu einer spezifischen Behandlung geführt haben. Das Aneurysma selbst erzeugt durch seinen Druck auf die Nachbarschaft oft wichtige Symptome, die zu seiner Entdeckung führen. So können durch Druck auf die Speiseröhre Schluckstörungen auftreten. Eine Sondierung ist zu vermeiden wegen der Perforationsgefahr. Der Nervus recurrens vagi sinister, der sich um den Aortenbogen schlingt, wird durch Druck häufig geschädigt mit folgender Lähmung des linken Stimmbandes und heiserer Stimme. Die Perforation eines Aneurysmas kann nach verschiedenen Richtungen hin erfolgen: in den Herzbeutel, in die Pleura, in die Lunge, Speiseröhre, Luftröhre, Bauchhöhle und auch nach außen. Diese Blutungen sind meistens tödlich. Durch Kompression und Verlagerung der Trachea und der Bronchien kann es zu einem bellenden Stenosenhusten kommen und in schweren Fällen zu hochgradiger Dyspnoe mit Stridor. Eine Kompression der oberen Hohlvene führt zu Cyanose und Schwellung des Gesichtes und zu starker Venenstauung, ähnlich, aber meist nicht so ausgesprochen wie bei manchen Mediastinaltumoren. Es braucht auch nur eine Vena subclavia gedrückt und gestaut sein. Wird der linke Sympathicus mit ergriffen, so sieht man den HORNERschen *Symptomenkomplex*: Enophthalmus, Myosis, Ptosis. Bei dem Deszendenzaneurysma kann dieses auf die hinteren Nervenwurzeln drücken und so Schmerzen verursachen. Im Röntgenbild sieht man dann zuweilen eine Arrosion der Wirbelkörper. Schließlich kann durch fortschreitenden Druck das Rückenmark geschädigt werden unter dem Bild einer Querschnittslähmung. *Hämoptoe* ist ein nicht seltenes Symptom des Aneurysmas. Das Blut kann aus dem arrodierten und ulcerierten Bronchialbaum stammen oder aber aus dem Aneurysma selbst. Es gibt hier lang sich hinziehende kleinere Blutungen neben der massiven tödlichen Blutung.

Direkt wird das Aneurysma erkannt, wenn ein pulsierender Tumor nach Arrodierung der Knochen die Brustwand vorwölbt. Die Lokalisation rechts vom Sternum über der Aorta und die anhaltende systolische Pulsation sichern die Diagnose gegenüber anderen pulsierenden Tumoren der Brustwand. Wo es nicht zu dieser sicheren Vorwölbung kommt, kann eine verbreiterte Dämpfung rechts vom Sternum in der Höhe des 2. bis hinauf zum 1. Intercostalraum die Aortenerweiterung anzeigen. Jedoch ist die Perkussion im allgemeinen wenig verläßlich für den Nachweis eines Aneurysmas.

Eine verstärkte Pulsation im 2. Intercostalraum rechts vom Sternum über der Auskultationsstelle der Aorta und ein zuweilen *fühlbares Schwirren* daselbst bilden einen Hinweis. Je nach dem Sitz und der Größe des Aneurysmas können auch an anderen Stellen der Brustwand, sogar hinten am Rücken sichtbare Pulsationen auftreten, so häufig im Jugulum, wo man mit dem Finger das Aneurysma auch direkt fühlen kann. Ein seltenes Symptom ist das OLLIVER-CARDARELLIsche Zeichen, das in einer systolischen Abwärtsbewegung des Kehlkopfes besteht, hervorgerufen durch eine gleichsinnige Abwärtsbewegung der Trachea durch das pulsierende Aneurysma. Der *Blutdruck* zeigt keine für das Aortenaneurysma an sich charakteristische Veränderung. Je nach der Beeinträchtigung der Windkesselfunktion der Aorta kann die Blutdruckamplitude zunehmen. Ungleichheiten im Blutdruck an beiden Armen sind durch die Einbeziehungen des Abganges der großen Armgefäße in den luischen Prozeß zu erklären und kommen auch bei der nichtaneurysmatischen Aortensyphilis vor. Die ungleiche Füllung drückt sich auch in einem *Pulsus differens* aus bei gleichzeitiger Palpation der beiden Radialispulse. Man beobachtet dies bei den Aneurysmen des Arcus. Bei der *Auskultation* ist neben den auch bei der nicht durch Aneurysma komplizierten Aortenlues bestehenden Symptomen auf ein im Sack selbst durch Wirbelbildung entstehendes *systolisches Brausen* zu achten.

Im **Röntgenbild** geben die Aortenaneurysmen meist, was die Gesamtdiagnose betrifft, leicht deutbare Bilder: die genaue Bestimmung der Begrenzung und der Stelle der Ausweitung der Pulsation und der Beeinflussung der Nachbarorgane stellt aber sehr oft hohe Anforderungen an röntgenologisches Können. Oft ist auch die Unterscheidung gegenüber einem Mediastinaltumor überaus schwierig aus dem Röntgenbefund zu stellen (S. 466). Untersuchung in den verschiedenen Durchmessern ist nötig. Der Schatten des Aneurysmas muß in den der übrigen Aortensilhoutte übergehen und eine ähnliche Dichte haben. Die Außenlinien sind gewöhnlich scharf konturiert. Die Pulsation ist nicht sicher zu beurteilen, da auch andere Gebilde, fortgeleitet von der Aorta, pulsieren können. Ebenso ist die Verlagerung des Oesophagus und Trachea nichts Typisches.

Verlauf und Prognose. Aortenaneurysmen bleiben oft jahrelang beschwerdelos. Das ist ihr Glück, aber auch ihr Unglück, weil sie deswegen oft erst spät in Behandlung kommen. Aber man sieht daraus, daß ein Aneurysma an sich auch sehr große körperliche Leistungen nicht ausschließt und keine greifbaren Kreislaufstörungen machen muß. Ein 58jähriger Herr bestieg mühelos das Zermatter Breithorn. Einen Monat später führte ein leichtes mit Angst verbundenes Oppressionsgefühl auf der Brust zur Entdeckung eines die Luftwege bereits merklich beeinträchtigenden Arcusaneurysmas. Wenn nicht durch Kompression oder durch Perforation der Verlauf bestimmt wird, so entscheidet auch beim Aneurysma im wesentlichen der Zustand des Herzens und der Aortenklappen.

Diagnose. Die Diagnose eines Aortenaneurysmas ist sobald man nur einmal zu der entsprechenden Indikationsstellung kommt, röntgenologisch zu sichern. Oft wird ein Aneurysma auch zufällig bei einer Röntgenuntersuchung entdeckt. Das Entscheidende für die Diagnose, von den wenigen Fällen abgesehen, wo sich das Aneurysma durch Vorbuchtung der Brustwand direkt darstellt, wird immer die genaue Röntgenuntersuchung sein. Die Symptome, die zu dieser Veranlassung geben können, sind einmal die Beschwerden, ein anginöser Schmerz oder ein dumpfer Druck in der Herzgegend, auch Atemstörungen und von Befunden eine fühlbare Pulsation und oft ein Schwirren über der Aorta, vielleicht auch ein diastolisches Aortengeräusch, ein differenter Puls rechts und links und eine Differenz der entsprechenden Blutdruckwerte, eine linksseitige Recurrenslähmung, ein Stenosenhusten und andere Kompressionssymptome. Insbesondere wird man auf alle diese Zeichen achten, wenn eine Pupillenstörung oder andere metaluische Symptome vorliegen.

Therapie. Die Behandlung der mit Aortenlues verbundenen Kreislauferkrankung richtet sich nach den allgemeinen Richtlinien. Das bei der Aortensklerose Gesagte gilt auch hier. Gegenüber der anginösen Beschwerde hat sich die Strophanthintherapie auch hier sehr bewährt. Gegen die Aortalgie und auch differentialdiagnostisch gegenüber der Angina pectoris kann man Pyramidon mit Erfolg geben. Purinkörper und Nitrite werden wie sonst bei der Coronarinsuffizienz verwendet. Eine Herzschwäche wird in der üblichen Weise behandelt. Neben diese Kreislauftherapie tritt dann die besondere spezifische antiluische Behandlung, mit der wir nach erreichter Kompensation in sehr vorsichtiger Weise beginnen. Die Gefahr der spezifischen Behandlung besteht namentlich für die Coronargefäße, deren Abgänge zunächst durch eine sog. HERXHEIMERsche Reaktion, d. i. eine Zunahme der entzündlichen Erscheinungen am

Erkrankungsort und in der Folge dann aber auch durch die eintretende narbige Schrumpfung verengert werden können. Trotz dieser Gefahr soll man in jedem Fall, wo der Gesamtkreislaufbefund dies noch zuläßt, spezifisch behandeln. Es sind dafür Behandlungsschemen (S. 399) angegeben worden, von denen das von JAGIČ hier mitgeteilt sei.

Man beginnt mit einer Jodbehandlung, und zwar in der Regel mit der Verabreichung von i.m. 2% Mirioninjektionen. 2—3 mal wöchentlich werden anfangs je 2, später je 4 ccm pro Injektion bis insgesamt 40 ccm gegeben. Starke Jodüberempfindlichkeitserscheinungen zwingen zu einem Verzicht auf Jodkuren, ebenso wie die Zeichen einer thyreotischen Störung. Diese Kur dauert ungefähr 5 Wochen, dann beginnt man mit Wismutinjektionen und gibt anfangs wöchentlich 2 mal 0,5 ccm Bismogenol und ab der 3. Woche 2 mal wöchentlich 1 ccm bis insgesamt 15—20 ccm pro Kur. Wurden 8 ccm Bismogenol reaktionslos von seiten des Herzens vertragen, so beginnt man jetzt mit i.v. Neosalvarsaninjektionen, und zwar gibt man anfangs nicht mehr als $^1/_2$ Dosis I, was 0,075 g entspricht, einmal wöchentlich. Treten nach drei derartigen Injektionen keinerlei Störungen auf, dann wird in der 4., 5. und 6. Woche je eine ganze Dosis I (0,15 g) injiziert, worauf dann später bei weiterer guter Verträglichkeit pro Woche eine Injektion der Dosis II (0,3 g) bis zu einer Gesamtmenge von 4 g Neosalvarsan verabreicht wird. Bei bestehenden anginösen Beschwerden streckt man diese Kur noch mehr. Diese Kur wird innerhalb von 3 Jahren 5 mal wiederholt. Bei schon gut vorbehandelten Kranken begnügt man sich mit 3 Kuren innerhalb von 3 Jahren. Verlieren sich die Beschwerden unter der Kur, so stimmt dies für Fortsetzung. Nehmen die Beschwerden und die objektiven Symptome unter der Kur zu, so kann man sie aussetzen.

Häufig wird die Frage gestellt, ob bei einer bestehenden Aortenlues eine *Malariatherapie* wegen einer Neurolues erlaubt ist. Bittere Erfahrungen haben uns hierin immer vorsichtiger gemacht und bei einem nachweislichen Myokardschaden und besonders bei Zeichen von Herzschwäche, ebenso wie bei einer Aorteninsuffizienz, also immer dann, wenn es sich nicht um eine ganz unkomplizierte Aortitis simplex handelt, stellen wir eine Kontraindikation. Für die Aortenlues an sich hat sich die Malariatherapie wirklich bewährt.

Die Therapie des *Aortenaneurysmas* deckt sich mit der der Aortenlues im allgemeinen. Die Versuche, eine den Aneurysmasack ausfüllende Thrombosierung durch Arterienpunktur oder durch Erhöhung der Gerinnungsfähigkeit des Blutes zu fördern, hat man wohl allgemein wieder aufgegeben. Wieweit es gelingt, durch spezifische Therapie die luische Entzündung in der Arterienwand wirklich zur Ausheilung zu bringen und ein Fortschreiten zu verhüten, ist auch hier die Frage. Besteht neben dem Aneurysma eine Herzschwäche, so ist auch durch das Aneurysma keine Kontraindikation gegen die notwendige Digitalis-Strophanthintherapie gegeben.

β) **Die tuberkulöse Entzündung der Arterien.** Dieselbe kann sich von außen her als *Periarteriitis tuberculosa* oder von innen als *Endarteriitis tuberculosa* entwickeln. Von außen her kann in die Aorta bzw. auch Pulmonalis ein Drüsenpaket oder ein Lungenherd in das Gefäß durchbrechen und je nach der Art des Durchbruches zu einer tödlichen Blutung führen oder zu einer Miliartuberkulose. Bei der Endangiitis tuberculosa entstehen Intimatuberkel, von denen aus sich dann eine Miliartuberkulose entwickelt oder die bereits einen Herd der Miliartuberkulose darstellen.

γ) **Die rheumatische Entzündung der Arterien.** An den Gefäßen, Arterien und Venen, kommt es beim Rheumatismus zu allen Übergängen vom „rheumatischen Frühinfiltrat" über das „rheumatische Granulom" bis zur rheumatischen Narbe mit Runzelung an der Intima. KLINGE konnte in 6 Fällen von sicherem Gelenkrheumatismus 4 mal an zahlreichen Stellen der Aorta rheumatische Entzündungsherde und in zwei ganz frischen Fällen „rheumatische Frühinfiltrate" mit geeigneter Technik nachweisen. Die rheumatische Entzündung befällt die Coronarsklerose und die ganze Aorta, sowie die Organgefäße und auch den Hauptstamm der Pulmonalarterie. Nach W. HUECK, KLINGE und deren Schule kommt der rheumatischen Entzündung eine große Bedeutung für die Entwicklung einer sekundären Atherosklerose zu. Durch diese Veränderungen erklären sich manche schon frühzeitig auftretenden Arteriosklerosen, Myokardinfarkte u. dgl.

Über das Wesen der rheumatischen Erkrankung gehen die Meinungen noch auseinander, indem die einen (GRAEFF, FAHR) von einer spezifischen „rheumatischen Granulomatose", die anderen (KLINGE) von einer allergischen Entzündung sprechen (S. 379). Aber auch von Anhängern eines spezifischen Rheumatismus wird die Bedeutung auch allergischer, dem echten Rheumatismus sehr ähnlicher Gewebsreaktionen zugegeben, die im Zusammenhang mit einer *Fokaltoxikose* bei bestimmter Reaktionslage auftreten. SLAUCK (Aachen) bezeichnet als charakteristisch für die Fokaltoxikose: Absolute oder relative Hypotonie, Bradykardie, anginöse Beschwerden, muskuläre zum Teil akzidentelle Herzgeräusche und des öfteren auch Extrasystolie. Dazu kommt das Symptom des „Muskelfibrillierens". *Für die Therapie ergibt sich daraus die Forderung, schon von früher Jugend an auf einer peinlichen Fokalsanierung und Zahnpflege zu bestehen.*

δ) **Die septische Arteriitis.** Es können im Verlauf einer septischen Erkrankung auch speziell die Arterien miterkrankt sein. Hier interessieren nicht die im entzündlichen Gewebe selbst, z. B. bei einer Grippepneumonie in der Lunge liegenden Arterien, die lymphogen von außen her in die Entzündung und eventuelle Nekrose mit einbezogen werden, sondern die in den großen und mittleren Arterien hämatogen entstehenden Entzündungen. Solche sind bei der ulcerösen Endokarditis in der Aorta und auch in mittleren und kleineren Arterien (Extremitätenarterien, Art. basilaris, Art. hepatica u. a,) bekannt. Wie am Endokard kann es zu thrombotischen Auflagerungen (Thromboendarteriitis) kommen. In der Aorta sind Mediaveränderungen mit Nekrosen von der luischen Mesaortitis ganz gleichendem Aussehen gefunden worden, auch größere aneurysmatische Ausbuchtungen können an all diesen Stellen entstehen und rupturieren. So wurde ein im Verlauf einer Endocarditis lenta aufgetretener Ikterus in einem Fall (BINGOLD) auf ein Aneurysma der Art. hepatica zurückgeführt. In einem anderen Fall traten schubweise Blutungen auf aus einem Aneurysma der Art. basilaris. In einem Fall von DÜRCK führte eine septische Aortitis zu größeren Aneurysmen und schließlich zur Aortenruptur. Als Erreger kommt vor allem der Streptococcus viridans in Frage.

ε) **Die Endarteriitis obliterans (WINIWARTER).** (*Thrombangitis obliterans* BÜRGER.) Bei dieser im Jahre 1879 von WINIWARTER an der BILLROTHschen Klinik zuerst beschriebenen Krankheit handelt es sich um eine entzündliche Veränderung der inneren Gefäßhaut, der kleinen Arterien und Venen, an welche sich in jedem Stadium thrombotische Vorgänge anschließen können, welche dann ihrerseits zu Organisationsvorgängen führen. In dem jungen von der Intima her einsprießenden Granulationsgewebe fallen oft zahlreiche Riesenzellen auf, welche sich morphologisch in nichts von den bei Tuberkulose und Syphilis vorkommenden Riesenzellen unterscheiden. Die Erkrankung befällt vorzugsweise die Extremitätenarterien, ist aber auch in den Organarterien beobachtet worden. Die besondere Erkrankung der Hirngefäße wird als PICKsche Krankheit geschildert. Über die von WIESE beschriebene pulmonale Form siehe S. 341. Auch die Venen sind beteiligt. Bekannt ist die Krankheit vor allem durch eine im Jahre 1910 erschienene Arbeit von BÜRGER in New York geworden, der ihr den Namen *Thrombangitis obliterans* gab, womit die Beteiligung auch der Venen und die Neigung zur Thrombosierung bezeichnet ist. Man spricht heute von WINIWARTER-BÜRGERscher Krankheit. Nach dem oft führenden Symptom und dem meist noch jugendlichen Alter der Befallenen spricht man auch von „jugendlicher Gangrän".

Die Ursache dieser chronischen, bis zum Verschluß der Gefäße führenden Entzündung wird in einem Zusammenkommen verschiedener Faktoren gesehen:

1. Ein *Erbfaktor:* Familiäres Vorkommen (ASSMANN). Bevorzugung der jüdischen Rasse (BÜRGER).
2. *Hormonale Einflüsse:* Es wird fast ausschließlich das männliche Geschlecht befallen.
3. *Kälteeinflüsse:* Häufiges Vorkommen bei Kriegsteilnehmern, meist als Spätschädigung.
4. *Trauma:* Eigene Beobachtung.
5. *Toxische Ursachen:* Nicotin und Blei.
6. *Infekt* und *Allergie.* Durch einen Infekt (Lues, Streptococcus, Fokaltoxikose) wird vor allem die notwendige Reaktionslage geschaffen. Es ergeben sich hier Zusammenhänge mit den anderen von vielen als allergisch angesehenen Entzündungen der Gefäße, dem Rheumatismus, der Periarteriitis obliterans syphilitica.

Auf der durch den Infekt geschaffenen Reaktionslage löst die Kälte oder das Nicotin die Intimareaktion aus. Diese Ansicht konnte ASSMANN experimentell erhärten.

454 W. NONNENBRUCH: Krankheiten des Kreislaufes.

Verlauf. Die Symptomatologie aller peripheren Durchblutungsstörungen hat viel Gemeinsames. Dem häufigsten Sitz der Erkrankung in den Extremitätengefäßen entsprechend, treten dort Schmerzen, Parästhesien, Juckreiz, Kälte und Blässe als Zeichen der Ischämie auf. Die Blässe fällt besonders beim Heben des Gliedes auf, beim Senken kann eine blaurote Verfärbung einsetzen. Die Nägel bekommen trophische Störungen, Rillen und Verdickungen. Daran schließt sich dann, zuweilen Glied um Glied befallend, eine Gangrän an, die zur Amputation führt. In einem Fall der Prager Klinik mußten im Laufe der Jahre alle

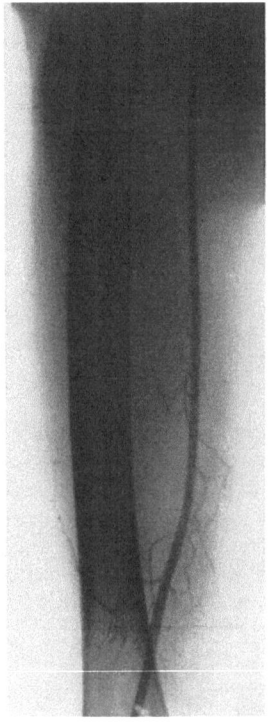
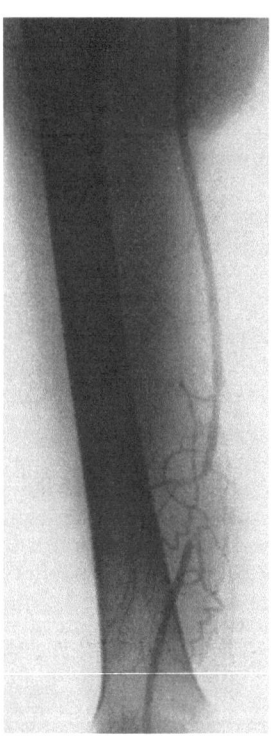

Abb. 33. Normales Arteriogramm.   Abb. 34. Arteriogramm bei Arteriosklerose.

Extremitäten abgesetzt werden. Zum Unterschied von den arteriosklerotischen Durchblutungsstörungen fehlen meist nicht nur die Fußpulse, sondern auch der Puls in der Kniekehle und zuweilen auch an der Femoralis. Ähnlich ist es an der oberen Extremität. „Intermittierendes Hinken" kann auch hier ein Frühsymptom sein.

Die reaktive Hyperämie, die nach Lösung einer 10 Minuten lang bestehenden vollständigen Blutleere eintritt, ist verzögert und die Hauttemperatur im befallenen Glied folgt der Erwärmung des Körpers träge und ist spontan herabgesetzt, ebenso sind die Gefäßreaktionen nach Ausschaltung des Nervus sympathicus (paravertebrale Anästhesie) eingeschränkt oder fehlen ganz, im Gegensatz zu rein funktionellen Durchblutungsstörungen.

Die Capillarmikroskopie zeigt im Stadium der Ischämie enge, blasse, nur wenig durchblutete Capillaren meist mit Stase. Eine genaue Darstellung des Verlaufes, des Lumens und auch der Wandbeschaffenheit der Arterien gibt die *Arteriographie*, d. i. die Röntgenaufnahme während einer intraarteriellen Perabrodilininjektion, die gleichzeitig therapeutisch verwendet wird (s. Abb. 33 u. 34).

Therapie. Diese stimmt in vieler Beziehung mit der Therapie bei den arteriosklerotisch verursachten und auch den rein funktionellen peripheren Durchblutungstörungen überein und wird deshalb hier gemeinsam besprochen. Sie berücksichtigt, ganz besonders bei der Endarteriitis obliterans, vor allem den ätiologischen Faktor des Infektes und sorgt für eine *gründliche Fokalsanierung* (Zähne, Tonsillen. Nebenhöhlen, aber auch Appendix, Gallenwege, Prostata). In Berücksichtigung des hormonalen Faktors und der Seltenheit der Erkrankung beim weiblichen Geschlecht hat man weibliches Sexualhormon (Progynon u. a.) in der Meinung einer Schutzwirkung gegeben. Andere Maßnahmen beziehen sich auf eine Umstimmung der Reaktionslage durch alle mögliche unspezifische Therapie, wie Caseosan, Typhusvaccine, Sufrogel, Pyrifer. Zum Zwecke der Gefäßerweiterung werden Vierzellenbäder, warme Fuß- und Handbäder, Diathermie und Kurzwellen verwendet. Bestens bewährt hat sich uns in den letzten Jahren besonders in den Fällen von Dysbasia angiosclerotica die wiederholte **intraarterielle Injektion von 20 ccm Perabrodil.** Die Punktion der Arteria femoralis gelingt meist leicht percutan. Bei der Endarteriitis obliterans kann das Lumen der Art. femoralis aber so verlegt sein, daß eine Punktion unmöglich wird. Auf das Perabrodil erfolgt eine bedeutende Erweiterung der kleinsten Gefäße im regionären Gefäßgebiet der injizierten Arterie mit Steigerung der Utilisation des Sauerstoffes. Ferner kann man auf chirurgischem Wege die vasokonstriktorischen Erregungen des Sympathicus ausschalten durch die periarterielle Sympathektomie (LERICHE) oder die Isophenolpinselung der Adventitia des freigelegten Gefäßes (DOPPLER), ferner durch die Reaktion des Grenzstranges und der sympathischen Ganglien. Seit der Einführung der intraarteriellen Perabrodilinjektion haben wir diese chirurgischen Methoden nicht mehr anwenden müssen. Auch durch Röntgenbestrahlung des Rückenmarkes und der sympathischen Ganglien hat man versucht, den Sympathicus auszuschalten. Nicotin ist zu vermeiden.

Medikamente, welche die Gefäße erweitern und die periphere Zirkulation bessern, sind: *Nitrite,* sie zeigen eine prompte, aber rasch vorübergehende Wirkung, z. B. Natrium nitros. 0,01—0,03 pro dosi, per os oder muskulär oder intravenös. Erythroltetranitrat, Nitroskleran.

Papaverin: 0,03—0,04 intravenös. Es wirkt spasmolytisch.

Purinkörper: Theobromin, Theophyllin, Deriphyllin. Ferner sind die gefäßerweiternden Organextrakte zu erwähnen: Lakarnol, Eutonon, Padutin. Das letztere hat sich besonders bei den acralen Zirkulationsstörungen bewährt (i.m. oder i.v. 2 Amp. pro die, 2—3 Monate lang).

Bei drohendem Gewebstod an den Zehen bzw. an den Fingern, kann man oft noch durch eine energische Therapie die Ernährung wieder herstellen und Geschwüre zur Ausheilung bringen. Sehr bewährt hat sich dazu auch die Verbringung des Gliedes in eine wechselnd temperierte CO_2-Atmosphäre. Die Therapie dieser Zustände ist nicht undankbar.

ζ) Die Periarteriitis nodosa (KUSSMAUL 1866). Bei der *Periarteriitis nodosa* handelt es sich um eine wahrscheinlich unspezifische durch verschiedene Erreger erzeugte Entzündung der kleinen, schon in den Organen gelegenen Arterien, die mit zahlreichen kleinen knötchenförmigen Wandverdickungen einhergeht, die sich an den Arterien der Muskeln, der Nerven, des Magen-Darmkanals, der Nieren, Milz, Leber, des Gehirns finden und die sich bei der mikroskopischen Untersuchung als stark entzündete durch Druck aneurysmaartig ausgeweitete Gefäßwandstellen erweisen. Dazu kommen Thromben, die das Gefäß verschließen und so zu schweren Ernährungsstörungen und Nekrosen in den befallenen Organen führen. Die Veränderung kann auf ein oder wenige Organe beschränkt sein, bald ergreift sie fast das ganze Arteriensystem. Man kann sie als ein weitverbreitetes *Aneurysmaleiden der kleinen Arterien bezeichnen, bedingt durch eine alle 3 Häute ergreifende, vielfach nekrotisierende Arteriitis.*

Im Gegensatz zu der Ansicht von der unspezifischen allergischen *Genese* dieser Veränderungen, die dieselben in eine Reihe stellt mit dem Rheumatismus und der Endarteriitis obliterans, steht die Meinung ASCHOFFS, der eine spezifische Infektionskrankheit mit noch unbekanntem Erreger annimmt.

Krankheitsbild. Je nach dem vorzugsweisen Sitz der Veränderungen wechselt das klinische Bild und unterscheidet man verschiedene Typen. Die Diagnose wird aber intra vitam nur selten gestellt und meist wird es nicht über eine Vermutungsdiagnose hinauskommen. Denken muß man daran bei jeder unklaren subchronisch verlaufenden fieberhaften Erkrankung. Es sind aber auch ganz akut verlaufende Fälle beobachtet worden neben solchen, die sich über ein Jahr hinziehen.

Ein Typus erinnert am meisten an einen *subchronischen fieberhaften Muskelrheumatismus*. Kann man dann im subcutanen Gewebe die schmerzhaften, etwa linsengroßen Knötchen tasten, so kann die Diagnose durch die histologische Untersuchung eines excidierten Knötchens gesichert werden (MORAWITZ). Viel schwieriger sind die Fälle mit vorwiegender Erkrankung der Arterien des Körperinneren zu diagnostizieren. Am häufigsten ist *folgendes Syndrom:* Rheumaartige Muskelschmerzen, Polyneuritis, oft von großer Ausdehnung mit deutlicher Muskelatrophie. Heftige kolikartige Magendarmbeschwerden und Nephritiden nach dem Typus der herdförmigen Glomerulonephritis mit starker Hämaturie.

Die Kranken können unter dem Bilde einer Urämie, einer Magendarmkolik, einer Polyneuritis kommen oder auch unter dem einer Angina pectoris oder einer Hirnblutung. In solchen mehr monosymptomatischen Fällen ist die Diagnose nicht sicher zu stellen. Die Prognose braucht nach den Beobachtungen von MORAWITZ an histologisch gesicherten leichteren Fällen nicht so schlecht zu sein, wie man dies bisher annahm. Therapeutisch empfiehlt er das Neosalvarsan.

η) **Thrombose und Embolie der Arterien.** Zu den organisch bedingten arteriellen Durchblutungsstörungen gehören auch die Thrombosen und Embolien. Wenn man als Ursache der Thrombosebildung die drei Faktoren: Strömungsverlangsamung, Wandschaden und Blutveränderung nimmt, so kommt für die Thrombosen im arteriellen System vorwiegend der Wandschaden in Betracht, wie er bei Verletzungen und entzündlichen Prozessen vorkommt. Häufig sind Embolien in die Arterien, die meist von einem Thrombus im Herzen oder von einer Endokardauflagerung oder bei offenem Foramen ovale auch von einer Venenthrombose ausgehen. Die so häufigen Embolien der Art. pulmonalis sind auf Venenthrombosen oder auf Thromben im rechten Herz zu beziehen (s. Lungeninfarkt, S. 341).

Eine arterielle Embolie führt meist zu einem plötzlich auftretenden oft mit einem heftigen Schmerz verbundenen Verschluß des Gefäßes. Die Ausfallserscheinungen richten sich ganz nach dem einzelnen Gefäß und der auf anderem Wege noch erfolgenden Blutversorgung des der verschlossenen Arterie zugehörigen Gebietes. So kann es einerseits zu einer totalen Ischämie und Nekrose kommen, andererseits braucht sich überhaupt keine Störung in der Blutversorgung bemerkbar machen.

Eine Embolie in eine Extremitätenarterie ist auf einer größeren internen Abteilung ein nicht seltenes Ereignis. Ein Herzkranker bekommt plötzlich einen heftigen Schmerz in einem Arm. Der Arzt findet die Hand kalt, blaß, gefühllos, der Puls fehlt. Nach oben zu ist die Blässe am Unterarm ziemlich scharf abgegrenzt gegen normal durchblutete Haut. Es erfolgt dann eine livide, fleckige Verfärbung und Gangrän. Setzt aber eine ausreichende kollaterale Blutzufuhr ein, so kann sich auch alles wieder zurückbilden. Ebenso gibt es Embolien in die visceralen Arterien, die dann zu Infarkten mit je nach ihrem Sitz — Milz, Niere, Darm — entsprechenden Krankheitsbildern führen, auf die man bei den entsprechenden Herzerkrankungen gefaßt sein muß.

Therapie. Nicht der Embolus allein macht gewöhnlich den Abschluß der Arterie, sondern dazu kommt eine krampfhafte Kontraktion der Arterie um den Embolus. Diese gelingt es oft zu lösen durch eine möglichst rasch kommende und eventuell wiederholte intravenöse Injektion von Papavarin (0,06). Erst wenn diese erfolglos bleibt, schreite man, wo dies nach dem Sitz des Embolus in Frage kommt, zur chirurgischen Entfernung des Embolus.

2. Die Erkrankungen der Venen.

Die Venen fördern das Blut zum Herzen zurück. Ihre Wand ist viel zarter als die der Arterie, die Schwankungen in der Weite sind viel größer. In den venösen Plexus und in den Venengebieten des Splanchnicus, in Leber und Milz sind die Möglichkeiten zur Stapelung großer Blutmengen gegeben (Blutdepots). Die Venomotoren sind planmäßig in die gesamte Kreislaufregulation eingeschaltet. Der venöse Rückfluß wird ferner betätigt durch die Übertragung der pulsatorischen Kraft der mit der Vene zusammenliegenden Arterie und wie neuerdings durch BÖHME röntgenkinematographisch bewiesen wurde, durch die Systole des Herzens. Die Venenklappen verhindern eine falsche Strömungsrichtung. Eine abnorme Ausweitung der Venen (Phlebektasien, Varicen), die man bei ihrem Sitz im Mastdarm als *Hämorrhoiden* bezeichnet, ist einmal der Ausdruck einer Wandschwäche, die veranlagungsmäßig vorhanden oder erworben ist und ferner die Folge einer vermehrten Füllung und Stauung, deren Ursache eine allgemeine im erhöhten Vorhofsdruck liegende sein kann oder eine regionäre, durch Verschluß oder Kompression eines Venenstammes gegebene.

Die Venenthrombose. So nennt man den Verschluß einer Vene durch einen Blutpfropf, der zunächst aus Blutplättchen mit wenig Fibrin besteht, woran sich dann geronnenes Fibrin anlagert. Man teilt die Thrombosen ein in *entzündliche* und *nichtentzündliche*.

Die entzündliche Thrombose geht mit einer Entzündung der Venenwand (Phlebitis) einher. Eine solche haben wir schon bei der WINIWARTER-BÜRGERschen Krankheit kennengelernt, die nicht nur eine Endarteriitis, sondern auch eine Endophlebitis obliterans mit folgender Thrombosierung (Thrombangitis obliterans) darstellt. Hier handelt es sich um eine rein toxische oder allergische Entzündung der Intima meist nur der kleinen Venen. Was wir gewöhnlich als Venenentzündung bezeichnen, ist die meist mit einer Thrombosierung einhergehende *Thrombophlebitis,* die durch Übergreifen einer Entzündung von außen oder durch Infektion vom Gefäßlumen aus entsteht. Der thrombophlebitische Herd kann organisiert werden oder nekrotisieren und er kann, wenn Kokken sich in ihm ansiedeln und von dort aus dauernd oder periodisch ins Blut gelangen, zu einem *Sepsisherd* werden. Bei diesen entzündlichen Thrombosen ist die ursächliche Bedeutung der Wandveränderung, die die Thrombosierung einleitet, leicht verständlich. Sie sind sehr häufig in den Beinvenen und Beckenvenen. Als thrombophlebitische Sepsisherde spielen sie bei der Purperalsepsis und der tonsillogenen und der otogenen Sepsis eine große Rolle. Am häufigsten sehen wir die Thrombophlebitis an den Beinen bei Leuten, die an Venektasien der Beine leiden, die sich entzünden und eine lokal bleibende oder womöglich bis in die Beckenvenen fortschreitende Thrombose machen oder es entwickelt sich von einer traumatisierten Stelle aus die Thrombose. Das ganze Bein kann anschwellen und erheblich schmerzen. Fieber ist vorhanden.

Ein anderer theoretisch zu trennender Vorgang ist der der *blanden, nicht entzündlichen Fernthrombose* oder der „Thrombose" schlechthin, die der Chirurg, der Geburtshelfer und auch der Internist, z. B. bei einem Typhus fürchten. Sie ist die Form, die schleichend, oft über Nacht auftritt, meist in den Becken- und Femoralvenen und zum schmerzlosen und an sich fiebernden Anschwellen des Beines führen kann, oft aber auch gänzlich unbemerkt bleibt, und sie ist die Form der Thrombose, die zur Lungenembolie führt, welche oft erst auf die Thrombose hinweist. Und auch dann ist der Ort der Thrombose nicht immer auszumachen, wenn das betreffende Gefäß nicht zu fühlen ist und eine Schwellung und Empfindlichkeit fehlen. Für diese Fernthrombose hat man vor allem den humoralen Faktor (FISCHER-WASELS) verantwortlich gemacht, d. h. Änderungen in der Blutflüssigkeit. Deneben ist die verlangsamte Strömung zu betonen. Eine scharfe Trennung in eine thrombophlebitische und in eine blande Fernthrombose ist praktisch nicht immer durchführbar. Eine lokal thrombophlebitisch entstandene Thrombose kann sich als blande Thrombose fortsetzen oder man sieht örtlich getrennt von der thrombophlebitischen Thrombose frische, lose Thromben, die sich spontan gebildet haben und die tödliche Embolie verursachten. Die Thrombophlebitis selbst führt äußerst selten zur Embolie, sondern diese stammt aus der komplizierenden Fernthrombose. Dies zeigen die vielen Erfahrungen mit der künstlichen Thrombosierung der Varicen, bei der es zu einer lokalen Phlebitis kommt, die bei sachgemäßem Vorgehen nie zu einer Embolie führt, weil der lokale Thrombus festsitzt und sich keine lose Fernthrombose anschließt. Kräftige Bewegung nach der Verödung der Varicen ist der beste Schutz.

Prognose und Therapie. Es sei hier nur von den Thrombosen und den Thrombophlebitiden der unteren Extremitäten die Rede. Die Prognose galt bisher als recht schlecht. Man hat die Kranken mit Hochlagerung und strenger Ruhe rein konservativ behandelt. Dazu gab man Umschläge und Packungen aller Art. Dabei war die Behandlungsdauer durchschnittlich 6 Wochen. Die Zahl der tödlichen Embolien betrug nach den einzelnen Angaben 5—16%, die Zahl der Lungenembolien im ganzen betrug etwa 30%. Auch unsere Resultate waren ähnlich. Unter 40 mit Hochlagerung behandelten Fällen hatten wir 6 tödliche Embolien. Das ist ganz anders geworden, seitdem wir die von HEINRICH FISCHER schon im Jahre 1910 angegebene Behandlung mit dem **Kompressionsverband** eingeführt haben. Diese besteht darin, daß das befallene Bein vom Knöchel nach aufwärts mit Aussparung des Knies bis zum Becken herauf einen komprimierenden Verband erhält. Bei ausgesprochener Beschränkung des Prozesses auf den Unterschenkel kann man sich den Oberschenkelverband schenken. Zum Verband hat sich uns am besten die Klebrobinde bewährt. Sofort nach Anlegung des gut komprimierenden, aber die arterielle Blutzufuhr nicht beschränkenden Verbandes stehen die Patienten auf oder machen, wenn sie sonst bettlägerig sind, Bewegungen. Auch wenn die Thrombose bis in das Becken reicht, macht man den Kompressionsverband am Bein, läßt die Patienten aber noch liegen bei kräftiger Beinbewegung bis jede Schwellung in der Leistenbeuge verschwunden ist, was gewöhnlich bald eintritt. Unsere Erfahrungen stimmen mit den andernorts an Tausenden von Fällen gesammelten Beobachtungen überein. Wir haben keine Embolie mehr erlebt. FISCHER hat unter mehreren tausend Fällen nie eine tödliche Embolie gesehen. Die Behandlungsdauer wird ganz wesentlich, durchschnittlich auf 8—12 Tage verkürzt. Die Schmerzen lassen meist sofort nach und das Bein schwillt ab, so daß oft schon am nächsten Tag der Verband zur Aufrechterhaltung der Kompression erneuert werden muß. Liegt ein Lungeninfarkt vor, so wird auch der Verband sofort angelegt und baldigst aufgestanden. Die Erklärung für die gute Wirkung des Verbandes liegt darin, daß der Druck die Venenwand fest an den sonst losen Thrombus preßt und diesen unbeweglich macht. Dazu kommt die günstige Kreislaufwirkung der Binde.

Prophylaxe. Die postoperativen oder im Puerperium auftretenden Thrombosen bilden eine unheimliche Gefahr, mit der wir immer rechnen müssen. Ohne alle warnenden Erscheinungen kann plötzlich die Embolie auftreten. Man hat deshalb immer wieder versucht, dieser Gefahr vorzubeugen, was am wirksamsten durch Sorge für eine gute Blutzirkulation in den Beinen mittels einer komprimierenden Binde geschieht. Auch die mehrfach empfohlene CO_2-Atmung, sowie Sympatol und Thyreoidin (2—3mal 1 mg per os[2]) wirken wohl auf diesem Wege.

3. Die funktionell bedingten Erkrankungen des peripheren Zirkulationsapparates (Angioneuropathien).

Neben den besprochenen Angioorganopathien-Arteriosklerose, Endarteriitis obliterans, Periarteriitis nodosa mit Durchblutungsstörungen an den gipfelnden Teilen, besonders an den Händen und Füßen, gibt es leichte und schwere solche Störungen, die auch bis zur Gangrän zu führen vermögen und die rein funktionell bedingt sind und deshalb als Angioneuropathien (Angioneurosen, Vasoneurosen) bezeichnet werden. Es können die kleinen, ja sogar größeren Arterien befallen sein, im Arteriogramm fehlen aber die Zeichen einer Wandveränderung. Das wesentliche liegt bei diesen Vasoneurosen in den Capillaren. Die von OTFRIED MÜLLER und seiner Schule klinisch ausgebaute Capillarmikroskopie hat die Kenntnis dieser Zustände wesentlich gefördert. Es handelt sich dabei um Anomalien in der Form, Weite und Strömung. Das wesentliche all dieser Zustände ist die Durchblutungsstörung. Die ursächlichen Faktoren stimmen mit den auf S. 453 angeführten überein. Die Symptomatologie ist der bei den organischen Gefäßerkrankungen (Endarteriitis obliterans, Arteriosklerose) beobachteten ähnlich, im einzelnen aber deutlich und unterscheidbar verschieden.

1. Der spastisch-atonische Symptomenkomplex oder die Vasoneurose im engere Sinne. *Capillarbild.* Hochgradig verengte Capillaren finden sich neben stark erweiterten und auch neben normalen Capillarschlingen. Die Blutströmung kann normal, aber verlangsamt oder namentlich im arteriellen Schenkel auch unterbrochen sein. In vielen Schlingen besteht eine Stase.

Es handelt sich hier um eine angeborene oft familiär auftretende oder auch um eine erworbene und im Einzelfall sehr wechselnde vegetativ nervöse Störung, abhängig von infektiösen und toxischen Ursachen. Auch durch ausgiebige Fleischernährung konnte die Schule von O. MÜLLER bei vorhandener Disposition dieses Capillarbild erzeugen. Man prüfe ferner auf endokrine Ursachen, wie Insuffizienz der Keimdrüsen, der Nebenschilddrüsen, sowie auf Hyperfunktion der Schilddrüse und Nebenniere.

Klinisch ist das Verhalten sehr verschieden. Im Bereiche der Extremitäten findet man die schon S. 445 geschilderten Durchblutungsstörungen mit Parästhesien, Jucken, Gefühl der Taubheit, Kältegefühl, abnorme Blässe und Rötung. Zu schwereren ischämischen Gewebsschäden führt diese Störung kaum. Im übrigen kann es sich dabei um leistungsfähige, oft besonders emotionelle Menschen handeln. In anderen Fällen findet man eine starke Labilität der Stimmung, verminderte Leistungsfähigkeit, Kopfweh, Migränen, Gefühl der Blutleere oder des Blutandranges zum Kopf, Schwindelanfälle vom MENIÈREschen Typus, Neigung zu Schweißen u. a.

2. Capillaratonie. Das *Capillarbild* zeigt eine Erweiterung der Capillarschlingen in allen Abschnitten.

Die Haut ist abnorm rot, warm oder auch kalt, namentlich an den Fingern und Zehen. Im übrigen bestehen dieselben Symptome wie bei der allgemeinen Vasoneurose. Häufig klagen diese Kranken über Schmerzen in den Extremitätenenden *(Erythromelalgie)*. Chronische Schädigungen der kleinsten Gefäße, besonders durch Kälte, spielen ursächlich eine Rolle.

3. Akrocyanose. Die Capillaren sind namentlich in den Schaltstücken und venösen Schenkeln mächtig erweitert, die subcapillären Plexus sind strotzend mit Blut gefüllt, die Zirkulation ist verlangsamt. Es handelt sich um einen Spasmus in den postcapillären Venulae, meist an den Händen und Füßen, mit cyanotischer Hautverfärbung.

4. RAYNAUDsche Krankheit. Sie bildet die schwerste Form der Angioneurose, die bis zu Gangrän führen kann und vorwiegend die Finger befällt.

Im *Capillarbild* sieht man das bis zum höchsten Grade gesteigerte Bild des spastisch-atonischen Symptomenkomplexes mit zum Teil ganz dünnen, zum Teil stark erweiterten Capillaren, häufig mit charakteristischen paracapillaren Blutungen. Die Finger können ganz blaß werden unter heftigem Schmerz, später kommt es zu asphyktischer Cyanose, zu Ödemen und trophischen Störungen von Haut und Nägeln und schließlich zu Nekrose und Gangrän. Viele Fälle bleiben aber gutartig und sind lange Zeiten auch frei von Störungen.

5. QUINCKEsches Ödem. Zusammen mit den beschriebenen Gefäßneurosen, aber auch unabhängig davon und rasch kommend und gehend tritt das QUINCKEsche Ödem als meist ganz lokalisierte Schwellung auf, z. B. um die Augen, an der Lippe, der Wange, aber auch in der Mund- und Rachenschleimhaut, an den Extremitäten, am Scrotum oder Penis. Gefährlich wird es nur, wenn es mechanische Hindernisse erzeugt, besonders im Larynx als Glottisödem. Man sieht darin den Ausdruck einer akut auftretenden und meist rasch wieder verschwindenden allergischen Reaktion. Dazu paßt auch das häufige Zusammengehen mit einer Nesselsucht und die Eosinophilie. Differentialdiagnostisch kommen entzündliche lokale Ödeme, z. B. durch Bienenstich oder chronische Lymphstauungen in Frage, gelegentlich auch eine Nieren- oder Schilddrüsenerkrankung. Eine Therapie erübrigt sich meist. Wenn notwendig kann eine intravenöse Calciuminjektion (Calcium Sandoz 1 Amp.) oft rasch helfen. Die Hauptsache ist die Erkennung der Ursache, was aber nicht immer gelingt. Im ganzen ist das QUINCKEsche Ödem eine harmlose Sache.

Literatur.

ANTHONY, A. I.: Funktionsprüfung der Atmung. Leipzig: Johann Ambrosius Barth 1937.
GERHARDT, DIETRICH: Herzklappenfehler. Wien u. Leipzig: Alfred Hölder 1913.
— Die Endocarditis. Wien u. Leipzig: Alfred Hölder 1914.
REIN, HERMANN: Physiologie des Menschen. Berlin: Julius Springer 1936.
SCHELLONG, F.: Regulationsprüfung des Kreislaufs. Dresden u. Leipzig: Theodor Steinkopff 1938.
Nauheimer Fortbildungslehrjahrgänge, I—XIV. Dresden u. Leipzig: Theodor Steinkopff.

Krankheiten des Mediastinum.

Von

W. NONNENBRUCH-Prag.

Mit 3 Abbildungen.

Anatomie und Funktion des Mediastinum. Das Mediastinum ist jener Teil des Thoraxraumes, der nicht von den Pleurasäcken und den in diese eingeschlossenen Lungen eingenommen wird. Er bildet die Scheidewand zwischen den beiden Pleuraräumen und Lungen. Man kann ein unteres und oberes und ein vorderes und hinteres Mediastinum unterscheiden. Im unteren Mediastinum liegt vor allem das massive Herz, das diesem Raum eine beträchtliche Breite verleiht. Im oberen Mediastinum sind die viel schmäleren großen Gefäße randbildend. Die Trennung in vorderes und hinteres Mediastinum geschieht durch eine Frontalebene, die man sich durch den Thorax in der Höhe der Trachea und der großen Bronchien gelegt denkt. Im *vorderen Mediastinum* liegen demnach die Aorta ascendens und der Arcus aortae, die Arteria pulmonalis, die Vena cava superior, die Trachea und die großen Bronchien, die Nervi phrenici und die Thymus. Im *hinteren Mediastinum* finden sich Aorta descendens, Oesophagus, Vena azygos und hemiazygos, der Ductus thoracicus, die Nervi vagi und der Sympathicus. Diese Gebilde sind durch ein Bindegewebe zusammengehalten, das zum Teil von fester, elastischer Struktur ist, zum Teil aber auch sehr locker und von Fett durchsetzt. An zwei Stellen ist die Scheidewand, welche das Mediastinum bildet, sehr dünn und nachgiebig. Das ist einmal im vorderen oberen Mediastinum, wo die Thymusnische ist. Die Thymus schwindet ja im späteren Kindesalter, und an ihre Stelle tritt Fett und Bindegewebe. Oft sind diese aber so spärlich entwickelt, daß die beiden Pleuren hier ganz dicht aneinanderliegen und einem Druck leicht nachgeben. Die zweite schwache Stelle liegt im hinteren unteren Mediastinum zwischen der an die Wirbelsäule fixierten Aorta und der viel lockerer verbundenen Speiseröhre. Auch hier liegen die Pleurablätter eng beieinander, und es kann bei einseitiger Drucksteigerung leicht zu einer Vorwölbung nach der anderen Seite kommen *(Mediastinalhernie)*.

Wenn man von mediastinalen Erkrankungen spricht, so meint man zunächst diejenigen, welche sich im Bindegewebsraum des Mediastinum abspielen und nicht die der in diesem Raum zusammengeschlossenen Organe selbst.

Im Sinne der Pathologie der Funktion hat v. BERGMANN versucht, auch für das Mediastinum die gestörte Funktion zum Einteilungsprinzip der Krankheiten des Mediastinum zu machen, wobei er folgende Funktionen unterscheidet: 1. das Mediastinum als Scheidewand zwischen den Lungen und Pleuraräumen, 2. das Mediastinum als Raum für Herz und Gefäße, Trachea und Bronchien, Oesophagus und Nerven, 3. das Mediastinum als Lymphspaltensystem.

Danach ergibt sich folgende Einteilung:

A. Verlagerungen des Mediastinum durch Druck oder Zug von außen.
 I. Totale Verlagerungen.
 II. Partielle Ausbuchtungen.

B. Raumbeengende Prozesse im Mediastinum.

C. Änderungen in den Spalten des Mediastinum (Mediastinitis, Emphysem, Blut im Mediastinum).

A. Verlagerung des Mediastinum durch Druck und Zug von außen.

Das normale Mediastinum ist nachgiebig und verschieblich und gibt Druckunterschieden zu beiden Seiten nach. Alle sich einseitig als Drucksteigerung oder Zug auswirkenden Prozesse verlagern das Mediastinum, so Pleuraergüsse, Tumoren und schrumpfende Prozesse. Die fixen Punkte sind oben und unten. So entsteht oft eine bogenförmige Ausbuchtung des Mediastinum. Die Verlagerung kann man zuweilen an der Trachea fühlen im Jugulum, und man kann sie herausperkutieren am Herzen und an der Lage des Spitzenstoßes erkennen. Den sichersten Eindruck gibt das Röntgenbild. Die Verlagerung namentlich durch Schwarten kann so hochgradig sein, daß das Herz z. B. ganz in die rechte Thoraxhälfte gezogen ist (Dextrokardie). Im Röntgenschirm kann man auch beobachten, wie das Mediastinum bei ungleicher Atmung beider Lungen, z. B. bei einer Bronchusstenose mit der Inspiration in die besser atmende Seite geht, wohin der negative sog. DONDERSsche Druck ansaugt. Bei einer schwieligen Verdickung des mediastinalen Gewebes und Verwachsung der Pleura mediastinalis mit dem Perikard ist diese Beweglichkeit vermindert.

Die partiellen Ausbuchtungen finden sich an den schwachen Stellen sehr häufig beim Pneumothorax infolge „Überblähung". Die Entzündung kann anfänglich das Gewebe auflockern und nachgiebiger machen, später führt sie zur Festigung durch Verschwielung. Bei größeren im Röntgenbild gut darstellbaren solchen Ausbuchtungen spricht man von „Mediastinalhernien". Diese Verhältnisse sind für die Kollapstherapie und Thoraxchirurgie von großer Bedeutung.

B. Die raumbeengenden Prozesse im Mediastinum.

Das Gemeinsame ätiologisch und pathologisch anatomisch ganz verschiedenartiger Prozesse im Mediastinum ist ihr expansives raumbeengendes Wachstum, wodurch wichtige Organe des Mediastinum komprimiert und funktionell behindert werden. Auch auf die benachbarten Pleuren und Lungen und auf die Thoraxwände können solche Prozesse einwirken und umgekehrt können mediastinale Kompressionssymptome durch Druck von außen, z. B. einen Pleuraerguß oder einen von der Wirbelsäule ausgehenden raumbeschränkenden Prozeß entstehen. Der Kliniker findet allen diesen Fällen gemeinsam das Kompressionssymptom.

Pathologische Anatomie. Die raumbeengenden Prozesse, die sich im Mediastinum selbst entwickeln, kann man v. BERGMANN folgend einteilen in:

1. Intramediastinale Prozesse diffuser Art.

a) Hierher gehören die eitrige diffuse oder mehr begrenzte Mediastinitis, b) chronisch entzündliche Prozesse, Verwachsungen und Stränge, die verengend auf Gefäße und Bronchien wirken, c) Ansammlungen von Luft (mediastinales Emphysem) oder Blut (Gefäßruptur).

2. Raumbeschränkende von den im Mediastinum gelegenen Organen ausgehende Prozesse, die keine Tumoren im engeren Sinne des Wortes sind.

a) Oesophagus. In einem Fall der Prager Klinik war die Speiseröhre bei einem Kardiaspasmus armdick erweitert und machte ein Kompressionssyndrom wie ein Mediastinaltumor. Auch ein Divertikel könnte dies bewirken.

b) Herz und Perikard. Exsudative und chronische obliterierende Perikarditis kann ebenso wie ein sehr großes Herz Kompressionssymptome machen (Recurrenslähmung, Venenstauung, Oesophagusstenose).

c) Gefäße. Aneurysmen der Aorta und auch der Anonyma und Subclavia machen oft ganz das Bild eines Mediastinaltumors.

3. Tumoren im engeren Wortsinne.

Diese gehen aus von *außerhalb des Mediastinum* gelegenen Organen, Lungen, Bronchien, Pleura, Knochen, Mamma, Schilddrüse oder von *im Mediastinum gelegenen:* Perikard,

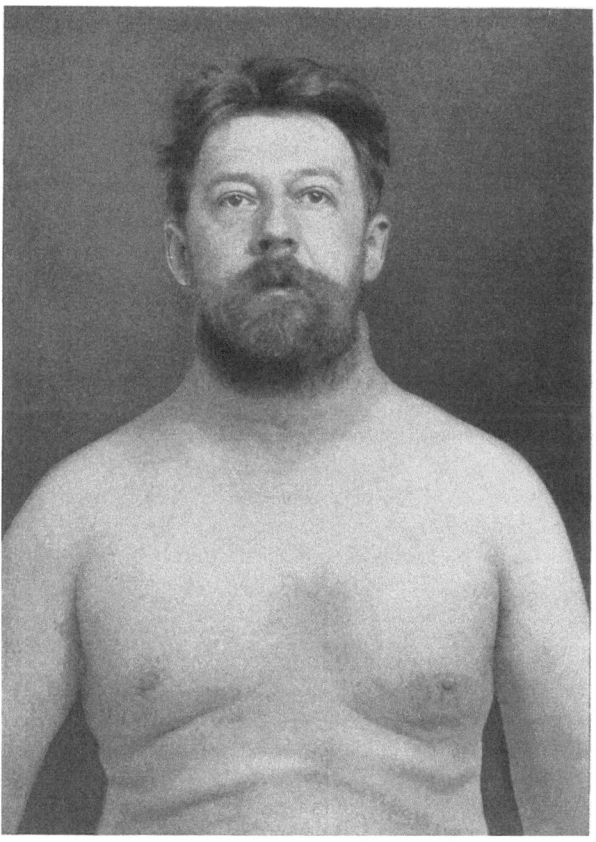

Abb. 1. Pralles Ödem der oberen Körperhälfte mit Zyanose bei Mediastinaltumor.
„*Kragen von Stokes*".

Oesophagus, Thymus, Drüsen, Bindegewebe. Am häufigsten sind die von den Drüsen ausgehenden Mediastinaltumoren. Es sind die leukämischen und pseudoleukämischen Lymphadenosen und seltener Myelosen, das sog. Lymphosarkom von KUNDRAT, das Lymphogranulom, ferner echte Sarkome. Von der Thymus geht das sog. Thymussarkom aus.

Benigne Mediastinaltumoren sind selten: Dermoidcysten und andere Cysten, Echinokokken, Fibrome, Lipome. Eine Struma kann in seltenen Fällen ausschließlich mediastinal wachsen.

Kompressionssymptome. Am auffallendsten sind die durch den Druck auf die *Venen* bedingten Erscheinungen. Befallen ist das Gebiet der Vena cava superior; die Vena cava inf. bleibt gewöhnlich frei, abgesehen von den das Perikard betreffenden raumbeschränkenden Prozessen (chronische Perikarditis, PICKsche Pseudolebercirrhose und Perikardergüsse). Die Stauung drückt sich in den leichteren Fällen nur in einer stärkeren Venenzeichnung vorn auf der Brust und an den Schultern aus. In den schweren Fällen hat man das Bild eines totalen Abschlusses der Vena cava sup. oder eines ihrer Hauptäste mit mächtiger Erweiterung der zugehörigen Venen, Cyanose und Ödem und der Ausbildung eines Kollateralkreislaufes, der einen Weg zu dem Gebiet der Vena cava inf. sucht. So sieht man besonders vorn und seitlich am Rumpf oft wie ein Caput medusae, weite Venen herunterziehen, in denen das Blut von oben nach unten strömt, was man durch Leerstreichen feststellen kann. Der ödematös geschwollene Hals (Kragen von STOKES) und das gedunsene cyanotische Gesicht geben einen charakteristischen Eindruck.

Eine Kompression der großen Arterien spielt viel seltener eine Rolle. Puls und Blutdruckdifferenzen können da sein zu beiden Seiten wie beim Aortenaneurysma. Ein Tumor kann in die Arterien oder auch ins Herz einwachsen und zu komplizierten Bildern führen.

Druck auf die großen *Luftwege* ist neben der venösen Stauung das häufigste Symptom. Erschwerte, stridoröse Atmung und Katarrhe, eventuell Atelektasen der Lunge sind die Folge.

Andere Fälle kommen wegen *Schluckbeschwerden* infolge Oesophaguskompression zum Arzt.

Die *Nerven* können mannigfach mit beteiligt werden. Eine Lähmung des Nervus recurrens vagi führt zu Heiserkeit infolge Posticuslähmung, ein Symptom, das man bei den eigentlichen Mediastinaltumoren, aber häufig auch beim Arcusaneurysma und selten bei der Mitralstenose, wo der stark dilatierte linke Vorhof auf den Nerven drückt, findet. Der Druck auf den Vagus kann zu Herzrhythmusstörungen (Bradykardien, Tachykardie) und zu intestinalen Vagussymptomen (Übelkeit, Hyperacidität, Darmerscheinungen) und infolge Permeabilitätsänderung auch zu Pneumonie *(Vaguspneumonie)* führen. Der Druck auf den Grenzstrang des Sympathicus kann entsprechende Symptome vasomotorischer Art, in der Schweißsekretion und am Auge (einseitiger Exophthalmus) bedingen. Die Beurteilung des Nervus phrenicus kann die Ursache eines einseitigen Zwerchfellstillstandes sein. Intercostalneuralgie ist zuweilen ein quälendes Drucksymptom.

Symptome der Mediastinaltumoren. Wir können unterscheiden a) die direkten, b) die indirekten Tumorsymptome.

a) Direkte Symptome. Dazu gehören zum Teil die geschilderten Kompressionssymptome. Perkutorisch machen die im oberen und vorderen Mediastinum liegenden Tumoren eine dem Herzen aufsitzende Dämpfung. Andere Tumoren führen zu einer leicht nachweisbaren Verlagerung des Herzens und der Trachea. Die Untersuchungsmethode der Wahl ist das *Röntgenverfahren*. Ein Mediastinaltumor wird dann röntgenologisch darstellbar, wenn er den normalen dichten Schatten des Mediastinum überschreitet und auch wenn er dies nicht tut, können röntgenologisch erfaßbare Kompressionssymptome wie eine Einengung von Bronchien und Oesophagus auf ihn hinweisen. Die Darstellung des Oesophagus mittels der Kontrastpastenfüllung gehört unbedingt mit zum Untersuchungsgang des Mediastinum, denn die meisten im Mediastinum lokalisierten raumbeengenden Gebilde machen sich am Oesophagus in irgendeiner Form, sei es durch Verlagerung oder Impression oder sei es auch durch Destruktion bemerkbar. Oft ist auch der Oesophagus als Ausgangspunkt des Prozesses zu erkennen. Auch die Bronchographie muß man als Hilfsmittel zur Abgrenzung der einzelnen Prozesse des Mediastinum oft heranziehen. Bei der Beurteilung des Röntgenbildes soll man sich an rein röntgenologische Kriterien halten und das beschreiben, was man objektiv nachweisen kann. Ein Tumor stellt einen Verdichtungsprozeß dar und macht einen Schatten im Röntgenbild.

Man beachte die Lage, Größe, Form und Begrenzung dieses Schattens und die Veränderungen der Nachbarorgane und vermeide es, rein röntgenologisch Diagnosen zu stellen, für die das Röntgenbild allein keine genügende Unterlage gibt. Gewisse Schlüsse auf den Charakter des Schattensubstrates sind aber auch rein röntgenologisch oft möglich, ebenso wie solche auf den Ursprungsort des raumbeschränkenden Prozesses. Auch maligne Mediastinaltumoren zeigen oft nur die Merkmale eines expansiven Wachstums mit scharfer Begrenzung ohne solche eines infiltrierend-destruierenden Prozesses. Es können aber auch

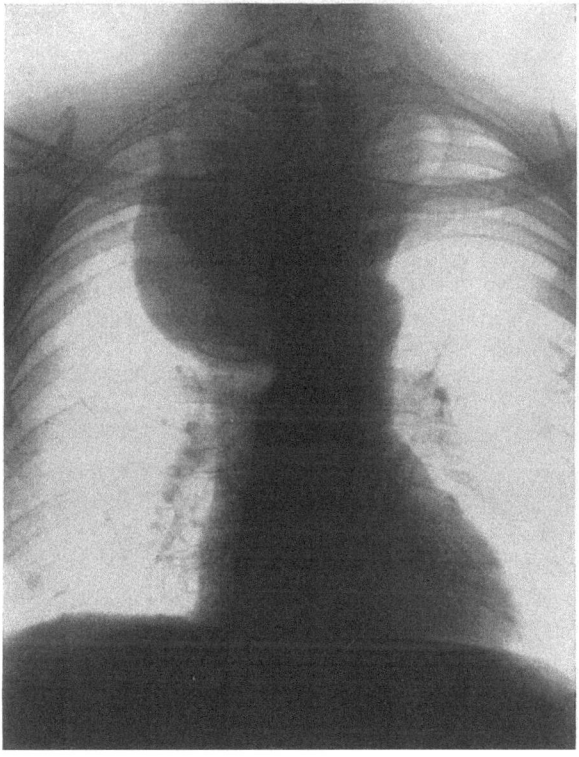

Abb. 2. Mediastinaltumor (großer retrosternaler Lappen einer Struma). Med. Klinik, Leipzig.

solche vorhanden sein und sich in der Unschärfe der Kontur und in Destruktionsherden in den Nachbarorganen, z. B. Knochen, zeigen. Die Einkerbung der Kontur läßt noch die einzelnen Drüsentumoren erkennen. Zur Differentialdiagnose gegenüber einem Bronchuscarcinom mit einem raumbeschränkenden Prozeß in der Hilusgegend dient der Nachweis der Bronchusstenose durch das inspiratorische möglichst röntgenkymographisch festgehaltene Wandern des Mediastinum nach der stenosierten Seite (HOLZKNECHT-JACOBSOHNsches *Phänomen*), sowie durch das Bronchogramm. Die Abgrenzung eines Tumors gegen ein Aneurysma der Aorta ist meist leicht und durch die Lage und die pulsatorische Bewegung des Schattens gegeben, es kann aber gerade bei den großen Aneurysmen die röntgenologische Differentialdiagnose auch sehr schwierig und unter Umständen unmöglich sein, da den großen Aneurysmen die Pulsation fehlt und im Falle des Vorhandenseins von Tochteraneurysmen die polycyclische, bogige und gekerbte Begrenzung von Lymphknotentumoren vorgetäuscht wird.

b) Indirekte Symptome. Dazu kann man zum Teil die durch die Kompression bedingten Fernsymptome zählen, also die Stauung und eventuell die nervösen Symptome usw. (Intercostalneuralgie, Recurrenslähmung usw.), ferner das Auftreten von Metastasen. Häufig ist ein Pleuraerguß hinzugekommen. Die mit dem Tumor einhergehenden Allgemeinerscheinungen sind: Kachexie, Fieber, Appetitlosigkeit, beschleunigte Senkung der roten Blutkörperchen und andere für Tumor sprechende Blutreaktionen, wobei die WALDSCHMIDT-LEITZsche Krebsreaktion zunehmend an Bedeutung gewinnt.

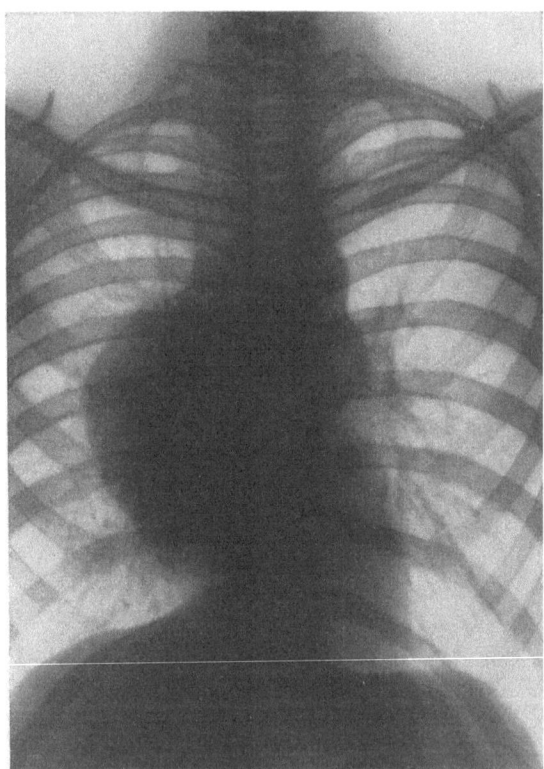

Abb. 3. Mediastinaltumor (Lymphosarkom?). Med. Klinik, Leipzig.

Diagnose. Die Diagnose kommt klinisch häufig nicht über die eines Mediastinaltumors hinaus. Nicht einmal über die Malignität kann man sich oft sogleich aussprechen. Für das Vorhandensein eines Tumors sprechen die beschriebenen Kompressionssymptome und der Röntgenbefund, der ja auch über die Lage, Größe und Begrenzung und die Beeinflussung der Nachbarschaft Auskunft gibt, aber schon oft nichts Sicheres sagt über den Ursprungsort. Um was für einen Tumor es sich aber handelt und welches das anatomische Substrat des im Röntgenbild gefundenen Schattens ist, kann man aus den direkten Symptomen meist nicht schließen. Dazu muß die ganze übrige klinische Untersuchung helfen. Ein genauer Blutstatus eventuell ergänzt durch eine Knochenmarkspunktion, die Wa.R., der Nachweis und die Verteilung von vergrößerten Drüsen und ihre Beschaffenheit und eventuelle histologische Untersuchung, der Nachweis eines Milztumors und die eventuelle Milzpunktion sowie die Fieberkurve, sind wichtige und oft entscheidende diagnostische Merkmale. Ist ein

Pleuraerguß vorhanden, so kann dieser den Tumor verdecken und muß erst abpunktiert werden. Seine genaue Untersuchung auf Eiweißgehalt, Zellen, Blut, spezifisches Gewicht hilft oft weiter klärend.

Verlauf. Die malignen Mediastinaltumoren führen meist 1—2 Jahre nach ihrer Entdeckung zum Tode. Myelosen und Lymphadenosen sowie Lymphogranulome können sich über mehrere Jahre hinziehen.

Therapie. Diese richtet sich nach der Art des Tumors. Auch wenn man über diese nicht restlos klar wird, muß man doch jedenfalls sicher sein, daß es sich um einen Mediastinaltumor im engeren Sinne des Wortes und nicht um eine Erkrankung eines der im Mediastinum liegenden Organe (Herz, Gefäße, Speiseröhre, Bronchien) oder um einen von außen gegen das Mediastinum vordringenden Prozeß handelt. Myelosen und Lymphadenosen wird man im allgemeinen als solche erkennen und der zweckmäßigen Arsen- und Strahlentherapie zuführen. Bei den anderen Tumoren bleibt die Differentialdiagnose oft lange unsicher. Die Behandlung ist aber immer die gleiche: Röntgen- bzw. Radiumtherapie. Aus dem Erfolg der Bestrahlung kann man oft Schlüsse auf die Art des Tumors ziehen. Besonders schnell schmelzen die Thymustumoren ein, aber auch das Lymphogranulom reagiert sehr gut, seitdem man es intensiver zu bestrahlen gelernt hat. Wirkliche Heilungen sind aber kaum zu erwarten. Die seltenen gutartigen Tumoren läßt man meist unberührt, sie sind aber auch schon erfolgreich operativ angegangen worden (Dermoidcysten).

C. Änderungen in den Spalten des Mediastinum (Mediastinitis, Emphysem, Blut im Mediastinum).

Die mediastinale Pleuritis. Diese kann die Teilerscheinung einer allgemeinen Pleuritis sein. Es gibt aber auch eine ganz lokalisierte mediastinale Pleuritis, die sich vorwiegend an der Umschlagstelle in die Pleura costalis sowohl vorn (Pleuritis mediastinalis ant.) wie hinten (Pleuritis mediastinalis post.) findet und auch die anliegende Pleura visceralis mit befällt. Auf hier liegende isolierte Exsudate kann schon die Auskultation und Perkussion hinweisen. Im Röntgenbild macht das hinten liegende Exsudat einen den Herzrand oft überragenden sichelförmigen Begleitschatten, von dem sich das Herz als Kernschatten abhebt im Gegensatz zu dem Verhalten beim Perikarderguß. Ein vorn liegender Erguß wurde von uns in einem Falle links oben schon nach der Perkussion vermutet und rötgenologisch als eng begrenzter und scharf umschriebener im vorderen mediastinocostalen Winkel in Höhe des linken Herzohres gelegener Schatten bestätigt. Von FISCHER und KUHLMANN wurde neuerdings auf die Häufigkeit der rechts vorn unten lokalisierten Costo-Mediastinalschwarte bei Gallenblasenaffektionen hingewiesen als Folge einer aseptischen lymphogenen von den Gallenwegen aus entstandenen Entzündung. Der Sinus phrenico-costalis ist dabei im Röntgenbild rechts von einer dichten Verschattung ausgefüllt, die nach lateral scharfrandig, leicht bogig begrenzt ist und von einer Atelektase des rechten Unterlappens abzugrenzen ist. Solche Schwarten können ziehende Schmerzen in der Medianlinie und seitlich davon machen und einen Herzschmerz vortäuschen. Auch Extrasystolen werden durch sie bedingt.

Die chronische Mediastinitis. Es handelt sich um einen schleichenden, mit Verschwartung einhergehenden chronisch entzündlichen, meist unspezifischen Prozeß, der Pleura und Perikard mit einbezieht und sich bei der chronischen Perikarditis beschrieben findet (S. 429).

Die akute Mediastinitis. In dem lockeren Gewebe des Mediastinum breiten sich entzündliche und phlegmonöse Prozesse rasch aus und führen zu schweren, meist rasch tödlichen septischen Krankheitszuständen. Der heftige Schmerz wie bei einer Angina pectoris, ein Ödem der Brustwand und das Kompressionssyndrom können auf den Sitz der Erkrankung hinweisen. Meist ist der Prozeß ein vom Hals fortgeleiteter, und zwar vom Prävisceralraum, dem Bindegewebe vor Trachea und Kehlkopf, oder häufiger vom Retrovisceralraum hinter Pharynx und Oesophagus, so von den bekannten Retropharyngealabscessen. Von anderen außerhalb des Mediastinum gelegenen Organen kommen die Pleuren und die benachbarten Knoten in Betracht. Von Organen im Mediastinum selbst kann sich eine Entzündung fortsetzen, so von der Speiseröhre oder den großen Luftwegen. Perforieren diese gleichzeitig, so tritt Luft aus in das Mediastinum und von dort hinauf in die Haut von Hals, Armen usw. (Mediastinales und Hautemphysem). Die Herzdämpfung verschwindet dann und man hört über dem Herzen knisternde, mit der Herzaktion synchrone Geräusche.

Blut im Mediastinum findet sich bei Verletzungen und bei der Perforation eines Aneurysmas.

Eine *syphilitische Mediastinitis* mit Kompressionssyndrom im Gebiet der Vena cava sup. und Ausgang in Heilung wurde kürzlich von GAENSSLEN mitgeteilt.

Literatur.

Handbuch der inneren Medizin von BERGMANN und STAEHELIN, 2. Aufl., Bd. II. Berlin: Julius Springer 1928.

Krankheiten der Atmungsorgane.

Von

H. ASSMANN-Königsberg i. Pr.

Mit 63 Abbildungen.

I. Allgemeine Pathologie der Atmung.

A. Vorbemerkungen zur normalen Anatomie und Physiologie der Atmungsorgane.

Die Atmungsorgane dienen dem Zweck, dem Körper durch Vermittelung des Blutes den zu den lebensnotwendigen Verbrennungsvorgängen erforderlichen Sauerstoff aus der atmosphärischen Luft zuzuleiten und die bei der Verbrennung gebildete Kohlensäure abzuführen.

Bei der Heranleitung der Luft an die Innenfläche der Lunge, an welcher sich dieser Gasaustausch abspielt, ist Vorsorge getroffen, daß die Luft vorgewärmt und mit dem nötigen Feuchtigkeitsgehalt versehen an die Atmungsfläche herantritt. Diese Erwärmung und Anfeuchtung der atmosphärischen Luft findet beim Durchtritt durch die Atmungswege: Nase, Kehlkopf, Luftröhre und Bronchien statt.

In den *Atmungswegen* sind ferner Vorrichtungen vorhanden, die einstreichende Luft von Staubteilen und Fremdkörpern zu reinigen. Zu diesem Zweck ist die durch die Nasenmuscheln stark vergrößerte Oberfläche der Nasenschleimhaut und die Schleimhaut der übrigen Luftwege mit Schleimdrüsen versehen, welche eine klebrige Schutzschicht über dem Epithel bilden. Die Schleimhaut der Bronchien, der Luftröhre und zum großen Teil auch des Kehlkopfs und der Nase ist mit einem Flimmerepithel bekleidet, dessen Strom nach außen gerichtet ist. An der glatten Muskulatur der Bronchien finden, wie dies jetzt durch röntgenkinematographische Aufnahmen deutlich gemacht ist, ebenfalls nach außen gerichtete Eigenbewegungen statt, welche auch an der Herausbeförderung etwa eingedrungenen Inhalts beteiligt sein können.

Eine weitere Schutzvorrichtung, welche der Fernhaltung ungeeigneter Luft von der Atmungsfläche dient, ist darin gegeben, daß in der Nase die Geruchsnerven verteilt sind und ferner sensible Nervenendigungen des Trigeminus ausgebreitet sind, welche den Niesreflex anregen. Bei Eindringen von irrespirabeln Gasen findet auf Reizung dieser Nerven reflektorisch ein Glottisschluß statt. Der Beseitigung bakterieller Schädlichkeiten dient der besonders am Rachenring in Gestalt der Gaumen- und Rachenmandeln stark ausgebildete lymphatische Apparat. Hier ist andererseits eine wichtige Stelle, an welcher Bakterien in den Körper eindringen und herdförmige Ansiedlungen bilden können, die zur Ausbildung zahlreicher Infektionskrankheiten Anlaß geben.

Bezüglich der *Blutströmung* in der Lunge sind folgende Umstände von Wichtigkeit. Die Ernährung der Bronchialwandungen wird durch die dem großen Kreislauf angehörigen Bronchialarterien besorgt, welche aus der Aorta bzw. der Arteria mammaria interna stammen. Das aus ihren Verzweigungen hervorgehende Haargefäßnetz, welches sich in den Bronchialwandungen verteilt und das Blut zu den Bronchialvenen und weiter über die Vena azygos und cava superior zum rechten Vorhof leitet, steht in Verbindung mit dem Capillarsystem des kleinen Kreislaufs. Dieses erhält Blut von venöser Beschaffenheit aus den Lungenarterien und gibt es, nachdem es durch den Atmungsvorgang mit Sauerstoff versehen ist, an die Lungenvenen ab.

Die *Lymphgefäße* bilden ein fein verzweigtes Geflecht unterhalb der Pleura pulmonalis und stehen durch feine Öffnungen mit dem Pleuraspalt in Verbindung, so daß sie befähigt sind, im Pleuraraum befindliche Stoffe bzw. Flüssigkeit aufzunehmen und mit dem nach den Lungenwurzeln zu gerichteten Lymphstrom weiterzuleiten. Die Lymphgefäße der Lungen begleiten die Lungenarterien und Bronchien, an deren Teilungsstellen Lymphknoten eingeschaltet sind. Größere Lymphknoten finden sich an den Lungenwurzeln und längs der Luftröhre (Lymphoglandulae tracheo-bronchiales). Von dort wird die Lymphe durch Lymphabflußgänge rechts in die Vena anonyma dextra, links in den Ductus thoracicus kurz vor seiner Einmündung in den Venenwinkel geleitet.

Die *Innervation* der Bronchien wird durch Äste des Nervus vagus, welcher die Constrictoren der Bronchien versorgt, und Verzweigungen des Sympathicus, welcher wie Bronchodilatatoren innerviert, besorgt. Außerdem sind sensible Vagusendigungen in der Bronchialschleimhaut verteilt.

Der *Atmungsvorgang* vollzieht sich in den reich verzweigten Alveolen, deren Oberfläche etwa 100 qm beträgt, also ungefähr 50mal so groß wie die Körperoberfläche ist. Der Gasaustausch zwischen der Alveolarluft und dem Blut in den Lungencapillaren findet in einer zarten einzelligen Schicht von Plattenepithel und dazwischenliegenden kernlosen Platten statt. Hier geht der Sauerstoff von der Alveolarluft in das Blut und die Kohlensäure aus dem Blut in die Alveolen über.

Die mechanischen Kräfte der Atmung sind im Inspirium in den Rippenhebern, den Musculi scaleni und intercostales externi sowie im Zwerchfell gelegen. Im Exspirium ist die Elastizität der bei der Atmung gedehnten Lunge, der im Inspirium gedrehten Rippenknorpel und der Bauchmuskeln sowie die Schwere des inspiratorisch gehobenen Brustkorbs wirksam; wahrscheinlich findet im Exspirium auch eine Anspannung der Musculi intercostales interni statt. Bei verstärkter Atmung werden außerdem im Inspirium die als Atemhilfsmuskeln wirkenden Musculi sternocleidomastoidei und die Brust- und Schultermuskeln angespannt, im Exspirium die Bauchmuskeln und der Musculus quadratus lumborum kontrahiert.

Je nachdem, ob bei der Einatmung mehr die Rippenheber oder das Zwerchfell in Tätigkeit treten, wird von einem costalen oder abdominalen Atemtypus gesprochen. Beim Mann überwiegt die abdominale, beim Weibe die costale Atmung. Gewöhnlich ist ein gemischter Atemtypus vorhanden.

Für die Kreislaufverhältnisse bei der Atmung spielt der von DONDERS entdeckte sog. *negative Druck* im Pleuraspalt eine Rolle, welcher freilich tatsächlich keine negative Größe darstellt, sondern nur der Differenz des positiven Atmosphärendruckes und der diesem entgegenwirkenden elastischen Kräfte der Lunge entspricht. Sein Vorhandensein ist dadurch bewiesen, daß nach Eröffnung des Thorax die Lunge sich zusammenzieht und Luft in die Brusthöhle einstreicht. Seine Größe ist von DONDERS an der Leiche durch ein in die Luftröhre eingebundenes Manometer nach Eröffnung des Thorax gemessen und zu 6 mm Hg bestimmt worden. Am Lebenden schwankt der DONDERSsche Druck je nach der Anspannung der elastischen Kräfte der Lungen bei ruhiger Atmung von 2,5 ccm H_2O im Exspirium bis 8,7 ccm H_2O im Inspirium (v. NEERGARD und WIRZ). Dieser DONDERSsche Druck bewirkt, daß Blut aus den Körpervenen in den rechten Vorhof eingesogen wird.

Die *Luftmenge*, welche bei ruhiger Atmung während einer Atmungsphase ein- und ausgeatmet wird *(Respirationsluft)*, beträgt 300—700, durchschnittlich 500 ccm. Darüber hinaus kann bei tiefer Einatmung 1500 ccm eingesogen werden *(Komplementärluft)*, andererseits kann nach gewöhnlicher Ausatmung durch angestrengte Exspiration ebenfalls 1500 ccm ausgepreßt werden *(Reserveluft)*. Die gesamte Luftmenge, welche man nach äußerster Ausatmung bei angestrengter Inspiration einzuatmen vermag, wird *Vitalkapazität* genannt. Sie stellt also die Summe von Respirationsluft, Komplementärluft und Reserveluft dar und beträgt 3—4000 ccm. Nach äußerster Ausatmung bleibt noch etwa 1000—1500 ccm Luft in den Lungen zurück *(Residualluft)*. Die gesamte aus Vitalkapazität und Residualluft sich zusammensetzende Luftmenge, die sog. *Totalkapazität* der Lunge, beträgt etwa 5000 ccm. Die Mitte zwischen normaler Ein- und Ausatmung wird *Mittellage* genannt (vgl. Abb. 4).

Die *Zahl der Atemzüge* des Erwachsenen beträgt in der Ruhe 16—20 in der Minute. Bei Neugeborenen ist sie sehr viel höher, etwa 50 und sinkt dann schnell auf durchschnittlich 36. Als Regel gilt, daß im Mittel auf einen Atemzug 4 Pulse kommen.

Der *Gasaustausch* in der Lunge kommt dadurch zustande, daß die Gase vom Ort der höheren Spannung nach dem niederer Spannung sich bewegen. Maßgeblich ist der Partiardruck des einzelnen Gases, nicht sein prozentualer Anteil am Gasgemisch. Die Zusammensetzung der atmosphärischen Luft beträgt etwa 21% Sauerstoff, 78% Stickstoff, 1% Argon und 0,03% Kohlensäure. Demgegenüber hat die Alveolarluft durchschnittlich nur etwa 15% Sauerstoff, aber 5—7% Kohlensäure. Diesem prozentualen Gehalt entspricht ein Partiardruck des Sauerstoffs von etwa 100 mm Hg und der Kohlensäure von etwa 40 mm Hg in der Alveolarluft.

Die Diffusion der Gase zwischen der Alveolarluft und dem Blut ist unter normalen Verhältnissen so gut wie vollständig, so daß zwischen dem Kohlensäure- bzw. Sauerstoffgehalt der Alveolarluft und des Blutes nur geringfügige Unterschiede bestehen. Der Sauerstoff und die Kohlensäure sind im Blut chemisch gebunden, aber in Form sog. dissoziabler Verbindungen, die von dem Partiardruck der betreffenden Gase abhängig sind.

Der Partiardruck für Kohlensäure ist am höchsten in der Alveolarluft, am geringsten in der atmosphärischen Luft. Die Partiardrucke für Sauerstoff verhalten sich umgekehrt. Die Diffusion der Gase von der Alveolarluft durch die Luftwege bis in die atmosphärische Luft und umgekehrt genügt bei ruhender Luft nicht, um die durch die Verbrennungsvorgänge in den Geweben gebildete und durch das Blut in die Alveolarluft überführte Kohlensäure zu entfernen und die zur Verbrennung erforderliche Sauerstoffmenge einzuführen. Vielmehr ist zur Deckung des Sauerstoffbedarfs des Körpers eine Zufuhr atmosphärischer Luft in die Alveolen und die Entfernung einer entsprechenden Menge Alveolarluft nach außen erforderlich. Dieser Gasaustausch wird durch die Atmung bewerkstelligt.

Durch den Atmungsvorgang tritt bei ruhiger Atmung, bei welcher etwa durchschnittlich 500 ccm Luft eingeatmet werden, eine Erneuerung der Alveolarluft nur etwa zum 8.—10. Teil ein, da in der Lunge nach erfolgter Ausatmung noch etwa 2500 ccm Luft (Residualluft und Reserveluft) zurückbleiben und überdies der an dem Gasaustausch unbeteiligte schädliche Raum zwischengeschaltet ist, welcher in den Lichtungen von Nase, Mund, Kehlkopf und Bronchien enthalten ist und auf etwa 140 ccm berechnet wird.

Die Atembewegungen werden vom *Atemzentrum* aus angeregt, welches in der Medulla oblongata, und zwar in der Formatio reticularis, gelegen ist (LEGALLOIS, Noeud vital von FLOURENS). Dieses entsendet auf der Bahn der Atemnerven zu den Atemmuskeln rhythmische Erregungen, welche die Atembewegungen und damit den normalen Gasaustausch in dem Zustand der Eupnoe hervorrufen. Es ist die Frage erörtert worden, ob außer dem Atemzentrum in der Medulla oblongata noch höher liegende Atemzentren im Hirnstamm in der Gegend der Thalami optici und der Vierhügel vorhanden sind; wahrscheinlich handelt es sich dabei nur um zentrale Apparate, welche die Tätigkeit des Atemzentrums im verlängerten Mark im Sinne einer Anregung oder Hemmung beeinflussen können.

Wenn der Partiardruck der Kohlensäure in der Alveolarluft durch Verstärkung der Verbrennungsvorgänge in den Körpergeweben steigt und dementsprechend der Sauerstoffbedarf sich erhöht, wird der erforderliche vermehrte Gasaustausch durch eine Verstärkung der Atembewegungen bewirkt. Dies kommt dadurch zustande, daß der vermehrte Kohlensäuregehalt des Blutes einen chemischen

Reiz auf das Atemzentrum ausübt. Maßgeblich ist dabei das Verhältnis der freien zur gebundenen Kohlensäure $\frac{CO_2}{NaHCO_3}$ (HENDERSON-HASSELBALCH). Änderungen dieses Quotienten haben eine Änderung der H-Ionenkonzentration des Blutes zur Folge, welche die Tätigkeit des Atemzentrums reguliert (WINTERSTEIN). Durch Ansteigen dieses Wertes wird das Atemzentrum gereizt und von diesem auf nervösem Wege ein vermehrter Impuls den Atemmuskeln zugeführt. Wenn durch die verstärkte Atemtätigkeit der Kohlensäuregehalt der Alveolarluft und infolge davon auch der des Blutes wieder gesunken ist, vermindert sich dessen Reizwirkung auf das Atemzentrum, und die Atemzüge werden wieder flacher. Diese auf humoralem Wege bewirkte *chemische Steuerung*, welche durch den Kohlensäuregehalt des Blutes über dessen Ionenkonzentration auf das Atemzentrum ausgeübt wird, gewährleistet einen den Bedürfnissen angepaßten Austausch der Gase und eine konstante Aufrechterhaltung der H-Ionenkonzentration des Blutes.

Neben dieser chemischen Steuerung wird nach neueren Untersuchungen (HEYMANS) eine Vereinigung von humoralen und nervösen Vorgängen bei der Regulation der Atmung behauptet. Im kardioaortalen Gebiet und in den Sinus carotici befinden sich reflexogene Zonen, welche durch chemische Einflüsse, nämlich durch Kohlensäureüberschuß und eine Erhöhung der H-Ionenkonzentration des Blutes, ferner auch durch Sauerstoffabnahme erregt werden und auf nervösem Wege die Reize auf die Atembewegungen übertragen sowie bei Umkehrung dieser Verhältnisse dämpfend wirken sollen. Die reflexogenen Zonen sprechen auch auf Änderung des Blutdruckes an und rufen bei Blutdrucksenkung Erregung, bei Steigerung des Blutdruckes Hemmung der Atmung hervor. Hierdurch ist eine bedeutsame Verknüpfung von Atmungs- und Kreislaufregulation geschaffen.

Außerdem findet eine rein *nervöse Selbststeuerung der Atmung* statt, welche als HERING-BREUERscher *Reflex* bezeichnet wird. Dieser kommt so zustande, daß bei der inspiratorischen Dehnung der Lunge die in dieser endigenden afferenten Vagusfasern gereizt werden und reflektorisch die weitere Inspiration hemmen sowie eine anschließende Exspiration auslösen. Dagegen wird bei exspiratorischer Erschlaffung der Lunge ein Reiz auf die die Inspirationsmuskeln in Tätigkeit setzenden Nerven ausgeübt.

Auch von zahlreichen anderen afferenten Nerven aus werden dem Atemzentrum Einflüsse teils erregender, teils hemmender Art zugeführt, so von den sensiblen Nerven, welche in der Schleimhaut der Atemwege, Nase Kehlkopf und Bronchien, sowie auch in den Atemmuskeln verbreitet sind, ferner von den den Blutdruck regelnden nervösen Geflechten.

Im Anschluß an den Atmungsvorgang sind noch einige reflektorisch ausgelöste besondere *Atmungsbewegungen* zu besprechen.

Husten und *Niesen*. Beim Husten und Niesen findet eine krampfhafte verstärkte Ausatmung durch Anspannung der Bauch- und Lendenmuskeln statt, nachdem meist eine tiefe Einatmung vorangegangen ist. Beim Husten ist zunächst die Stimmritze geschlossen; infolgedessen tritt eine erhebliche Steigerung des intraalveolären Druckes ein; bei plötzlichem Nachlassen des Glottisschlusses entweicht dann die unter hohem Druck stehende Luft aus der Lunge nach außen. Hierdurch können Schleimpartikel und Fremdkörper aus den Atemwegen heraus befördert werden. In ähnlicher Weise findet beim Niesen ein Verschluß der Choanen der Nase durch Kontraktion der Schlund- und Gaumenmuskeln statt, der dann durch Erhöhung des Druckes in den Atemwegen plötzlich gesprengt wird.

Der Vorgang des Hustens und Niesens wird reflektorisch von der Schleimhaut der Bronchien und der Luftröhre durch Reizung der Nervenendigungen des Nervus vagus, der des Niesens von der Nasenschleimhaut durch Reizung des Trigeminus ausgelöst. Diese Reize werden einem im verlängerten Mark in der Nähe des Atemzentrums gelegenen Zentrum zugeführt.

Sowohl beim Husten als beim Niesen entsprechen die intrathorakalen Druckverhältnisse denen des VALSALVAschen Versuches (nach tiefer Einatmung Versuch der Ausatmung und Pressen bei geschlossener Stimmritze). Durch die Stärke der intrathorakalen Drucksteigerung wird auch der Kreislauf beeinflußt, indem dem rechten Ventrikel erhöhte Widerstände erwachsen und die Einströmung des Blutes aus den Körpervenen in den rechten Vorhof behindert wird; bei heftigen Hustenstößen wird eine pralle Füllung der Venen des Halses und des Gesichtes sichtbar. Anhaltender Husten kann zu einer Dehnung der Lunge (Emphysem) und Hypertrophie der rechten Herzkammer Anlaß geben.

Gähnen. Beim Gähnen, welches durch Hirnanämie ausgelöst wird, findet eine tiefe Inspirationsbewegung statt. Durch die dabei eintretende Erniedrigung des intrathorakalen Druckes wird Blut aus den Körpervenen in das Herz eingesogen und dadurch der Kreislauf befördert.

B. Pathologische Physiologie der Atmung.

Von dem besprochenen Zustand einer guten Funktion der Atmung (Eupnoe) kommen schon beim Gesunden Abweichungen vor, unter welchen der durch die Atmung bewirkte Gasaustausch den Bedürfnissen des Körpers nicht genügt. Es tritt dann eine beschleunigte und vertiefte angestrengte Atmung auf, welche als *Dyspnoe* bezeichnet wird. Ein Beispiel ist die bei starker Muskelanspannung auftretende sog. Arbeitsdyspnoe.

Bei höheren Graden der Dyspnoe werden die Atemhilfsmuskeln an Hals, Brust und Schultern in Tätigkeit gesetzt, durch welche der Brustkorb gehoben wird. Ihre Anspannung ist am wirksamsten bei aufrechter Körperhaltung *(Orthopnoe)*, wenn der Schultergürtel durch Aufstützen der Arme festgestellt wird.

Die stärkste Behinderung des Gasaustausches wird als Erstickung *(Asphyxie)* bezeichnet. Sie kommt z. B. bei Verlegung der Atemwege durch Fremdkörper oder bei starker Verengerung derselben durch Bildung von Membranen oder Druck von Tumoren, ferner bei Lähmung der Atemmuskulatur sowie bei Kollaps beider Lungen durch doppelseitigen Pneumothorax usw. zustande.

Wenn diese Verhältnisse plötzlich entstehen, treten zunächst die gewöhnlichen Erscheinungen der Dyspnoe in Gestalt von beschleunigter, vertiefter und angestrengter Atmung auf. Sodann folgt das zweite Stadium mit Anspannung aller Hilfsmuskeln, Nasenflügelatmen und oft Eintritt von Krämpfen. Diese werden dadurch hervorgerufen, daß der Reiz des erhöhten Kohlensäuregehaltes des Blutes auf das dem Atemzentrum benachbarte Krampfzentrum im verlängerten Mark überspringt. Im dritten Stadium erfolgt nach Überreizung Lähmung des Atemzentrums. Die Atemzüge flachen ab und hören schließlich ganz auf. Infolge der Kohlensäureüberladung des Blutes entwickelt sich eine schnell zunehmende Cyanose. Die Herztätigkeit überdauert die Atembewegungen noch einige Zeit, der Puls ist langsam infolge Vagusreizung und stark gespannt infolge eines durch Erregung des Vasomotorenzentrums bewirkten allgemeinen Gefäßkrampfes. Durch Reizung benachbarter Zentren werden die Pupillen erweitert und die Zentralapparate von Blase und Mastdarm sowie der Erektion erregt. Im vierten Stadium erfolgen einige Zeit nach Eintritt des Atemstillstandes noch ein paar kurze schnappende Atemzüge; bald darauf setzt der Puls aus, und das Leben erlischt. Noch in diesem letzten Stadium und sogar noch nach Aussetzen der Herztätigkeit kann durch künstliche Atmung und Herzreize das Leben wieder angefacht werden. Dabei geht die Atmung über das dyspnoische Stadium allmählich zum eupnoischen über.

Wenn die Asphyxie nicht plötzlich, sondern allmählich eintritt, wie dies z. B. bei mäßiger Einengung, nicht völliger Verlegung der Luftröhre oft geschieht, so erfolgt ein sog. Einschleichen des Reizes durch Kohlensäureüberladung, welcher nicht auf die benachbarten Zentren übergreift. Es fehlen dann die genannten Krampf- und übrigen Reizerscheinungen, der Tod tritt sanft unter allmählichem Nachlassen der Atemzüge und der Herztätigkeit ein.

Unter krankhaften Verhältnissen können verschiedene *Ursachen der Dyspnoe* unterschieden werden, deren Entstehungsart freilich vielfach übereinstimmt.

1. Eine *pulmonale Dyspnoe* tritt bei Behinderung des Gasaustausches in der Lunge z. B. bei Verengung der Luftwege, Verkleinerung der atmenden Oberfläche durch Entzündung, Atelektase, Tumoren der Lunge, durch Pleuraerguß oder Pneumothorax ein.

Eine andere Art der pulmonalen Dyspnoe kommt bei Stauung im kleinen Kreislauf zustande und wird teils auf den dabei eintretenden Zustand der Lungenstarre (von BASCH) bezogen, teils und wohl hauptsächlich durch eine verminderte Durchlässigkeit der Wandungen der Lungencapillaren und Alveolarepithelien für Gas erklärt. Dieser Zustand, welcher *Pneumonose* genannt wird, ist durch Verminderung der Sauerstoffsättigung des arteriellen Blutes bei normaler Sauerstoffspannung in der Alveolarluft gekennzeichnet. Er wird auch bei der Einwirkung von ätzenden Gasen, insbesondere Phosgen, noch vor dem Eintritt des Lungenödems angenommen. Unter allen diesen Verhältnissen handelt es sich also um eine Behinderung des Gasaustausches in der Lunge.

2. Eine *kardiale Dyspnoe* kommt beim Nachlassen der Herzkraft zustande. Hierbei wird der Blutstrom in den Capillaren der Körpergewebe verlangsamt und das Blut dadurch in einem gegenüber der Norm vermehrten Maße mit Kohlensäure beladen. In diesem Zustand befindet sich auch das Blut, welches das Atemzentrum durchströmt, das hierdurch erregt wird. Oft sind Mischungen mit pulmonaler Dyspnoe bei gleichzeitig vorhandener Stauung im kleinen Kreislauf vorhanden. Dabei wird auch eine reflektorische Reizung des Atemzentrums von der gestauten Lunge aus erörtert.

3. Eine *Dyspnoe durch Stoffwechselprodukte mit chemischer Reizwirkung* wird z. B. bei urämischen Zuständen beobachtet. Auch die später noch zu besprechenden Atemstörungen beim Coma diabeticum, die auf einer Überladung des Blutes mit abnormen Säuren beruhen, sind hier anzuführen.

4. Eine *cerebrale Dyspnoe* entsteht bei verschiedenartigen Erkrankungen des Gehirns, die direkt, wenn sie in der Nachbarschaft des Atemzentrums in der Medulla oblongata oder übergeordneter höherer Zentren liegen, oder indirekt lediglich durch Druckwirkung aus der Ferne einen Reiz auf das Atemzentrum ausüben. Auch eine bei Hypertonie auftretende Dyspnoe wird von STRAUB auf Reizung des Atemzentrums durch Gefäßveränderungen organischer oder spastischer Natur zurückgeführt. Die infolge direkter Reizung des Atemzentrums entstehende Atemstörung wird als *zentrogene Dyspnoe* bezeichnet.

5. Auch auf nervösem Wege kann das Atemzentrum reflektorisch von der Peripherie aus bei Reizen von der Pleura her, die z. B. bei Berührung derselben mit der Pneumothoraxnadel entstehen, ferner bei Reizung der Nasenäste des Trigeminus usw. erregt werden.

6. Eine *psychogene Dyspnoe* oder Tachypnoe kommt bei Hysterie und seelischen Erregungszuständen vor. Auch durch den Willen kann die Atmung stark beeinflußt, z. B. lange angehalten und in ihrem Typus verändert werden.

Abgesehen von der zentrogenen und der von peripheren nervösen Reizen reflektorisch erregten sowie der durch psychogene Impulse entstehenden Dyspnoe kommt die Dyspnoe meist auf *hämatogenem* Wege zustande, indem durch Änderungen der Blutbeschaffenheit ein Reiz auf das Atemzentrum ausgeübt wird. Maßgeblich ist hierbei, wie dies bereits beim Mechanismus der normalen Atmung ausgeführt wurde, die H-Ionenkonzentration des Blutes, welche durch den Quotienten $\frac{CO_2}{NaHCO_3}$ bestimmt ist. Sowohl eine Zunahme des Gehaltes des Blutes an Kohlensäure, welche im Zähler des Bruches steht, als eine Abnahme der im Nenner befindlichen $NaHCO_3$ bewirkt eine Reizung des Atemzentrums.

Eine Vermehrung der Kohlensäure des Blutes findet sich bei der pulmonalen und kardialen Dyspnoe; eine Verminderung von $NaHCO_3$ wird durch eine Azidose des Blutes, welche die Alkalireserve desselben beschlagnahmt, herbeigeführt. Bei der durch Muskelanstrengungen entstehenden Arbeitsdyspnoe spielt sowohl eine Vermehrung der Kohlensäure als eine durch Bildung von Milchsäure und Phosphorsäure bewirkte Azidose des Blutes eine Rolle, die beide im gleichen Sinne wirken.

Eine Umkehrung dieses Verhältnisses, nämlich eine Verminderung des Quotienten $\frac{CO_2}{NaHCO_3}$, ist bei einer Alkalose des Blutes vorhanden. Diese kommt z. B. im Stadium der Verdauung vor, wenn die sauren Valenzen durch Abscheidung von reichlichen Salzsäuremengen in den Magen abgeschwächt sind. Eine Verminderung der Kohlensäure des Blutes kommt nach mehrfachen kurz aufeinanderfolgenden tiefen Atemzügen, die willkürlich herbeigeführt werden können, vor. Unter solchen Umständen fallen die Reize auf das Atemzentrum fort oder sind unterschwellig. Deshalb setzt die Atmung aus; es tritt der Zustand der *Apnoe* ein. Hierbei kann es zu tetanischen Kontraktionen kommen.

Bei der bisherigen Besprechung ist hinsichtlich des Gasaustausches das Verhalten der Kohlensäure in den Vordergrund gestellt worden, weil dieses in der Regel das Atemzentrum beherrscht. Außerdem kann aber auch das Verhalten des Sauerstoffes von Bedeutung sein, indem auch Sauerstoffmangel unabhängig von der Kohlensäureüberladung des Blutes einen Einfluß von freilich weit geringerer Bedeutung auf das Atemzentrum ausübt. Sauerstoffmangel findet sich z. B. bei Anämien, bei Kohlenoxyd- und Methanvergiftungen, in Höhenluft bei einem Aufenthalt in einer Höhe über 3000—4000 m, die für Bergsteiger und Flieger eine Rolle spielt. Durch Sauerstoffmangel wird ebenfalls das Atemzentrum gereizt, freilich bei weitem weniger stark als bei Kohlensäureüberladung. Der Reiz wirkt wahrscheinlich nicht direkt, sondern auf reflektorischem Wege auf das Atemzentrum ein. Auch unter diesen Verhältnissen kommt es zu einer beschleunigten vertieften und angestrengten Atmung. Gleichzeitig tritt Herzklopfen, Kopfschmerz, Schwindel, starke Müdigkeit und Schläfrigkeit, die sich bis zur vollkommenen Benommenheit steigern kann, ein.

Außer der gewöhnlichen dyspnoischen Atmung werden besondere Atemtypen unter bestimmten Verhältnissen beobachtet.

Eine sog. *große Atmung*, die durch auffallende tiefe, dabei ziemlich langsame Atemzüge gekennzeichnet ist, ist von Kussmaul beschrieben und nach ihm benannt worden. Sie findet sich bei Überladung des Blutes mit Säuren (β-Oxybuttersäure, Acetessigsäure), die am stärksten beim Coma diabeticum ausgesprochen ist, und ferner bei Erschöpfung der Glykogenvorräte des Körpers durch hochgradige Inanition. Wie bereits vorher ausgeführt wurde, ist es hier die Verkleinerung des Nenners des Bruches $\frac{CO_2}{NaHCO_3}$ infolge der Beschlagnahmung der $NaHCO_3$ durch die genannten Säuren, die zu der Reizung des Atemzentrums führt.

Periodische Atmung. Eine weitere Abart der Atmung ist durch periodischen Wechsel der Atemzüge gekennzeichnet.

Der Biotsche *Atemtypus*, bei welchem Gruppen von gleich tiefen Atemzügen durch Pausen unterbrochen werden, findet sich bei cerebralen Erkrankungen verschiedener Art, insbesondere bei Hirntumoren, Meningitis und bei Gefäßstörungen, die das Atemzentrum beeinflussen. Bei erhöhtem Hirndruck wird oft auch eine unregelmäßige Atmung, die mit langsamen, mitunter vertieften und seufzerartigen Atemzügen nach zwischengeschalteten Atempausen einhergeht, beobachtet. Sie ist sehr charakteristisch und kann geradezu von diagnostischer Bedeutung für das Vorliegen eines erhöhten Hirndruckes sein.

Eine besondere Art periodischer Atmung ist nach CHEYNE-STOKES benannt. Hierbei werden an- und abschwellende Atemzüge durch etwa ebenso langen Stillstand der Atmung unterbrochen, in dem oft eine leichte Benommenheit oder ein völliger Schlafzustand eintritt. Nach einiger Zeit beginnt die Atemtätigkeit wieder, zuerst mit einigen kurzen und flachen Atemzügen. Diese nehmen an Tiefe zu und erreichen bald einen Höhepunkt, von dem sie dann wieder abfallen. Mit dem Beginn der Atmung erwacht auch das Bewußtsein, mit dem Abfall oder nach Aufhören der Atmung erlischt es wieder. Im Schlafzustand während des Atemstillstandes werden die Pupillen eng und reaktionslos, beim Aufwachen erweitern sie sich wieder zur Norm und reagieren auf Lichteinfall. Dieser CHEYNE-STOKES-Atemtypus wird am häufigsten bei Urämie, ferner bei Schwächezuständen des Herzens namentlich bei Hypertonie, ferner bei verschiedenartigen cerebralen Erkrankungen sowie bei Morphiumvergiftung beobachtet. Außerdem kommt er im Winterschlaf bei Tieren, mitunter auch bei Schlafzuständen des Menschen vor.

Auf Grund klinischer Beobachtungen ist das Zustandekommen der CHEYNE-STOKESschen Atmung meist durch eine Herabsetzung der Erregbarkeit des Atemzentrums erklärt worden, die bei den genannten Zuständen anzunehmen ist. Der übliche Reiz der Kohlensäure im Blut ist dann unterschwellig. Bei Aufhören der Atmung nimmt der Kohlensäuregehalt des Blutes zu. Wenn er eine gewisse Höhe erreicht hat, löst der Reiz nunmehr zunächst geringe, dann stärkere Atemzüge aus, bis der überschüssige Kohlensäuregehalt des Blutes durch die Atmung wieder heruntergedrückt wird. Alsdann verringern sich die Atemzüge und hören schließlich ganz auf. Für diese anscheinend den Vorgängen recht gut gerecht werdende Erklärung hat freilich die Untersuchung der Blutgase nicht beweisende Unterlagen geliefert. Vielmehr wird auf Grund solcher Untersuchungen zum Teil angenommen, daß Sauerstoffmangel reflektorisch die CHEYNE-STOKESsche Atmung auslöst. Die Entstehung der CHEYNE-STOKESschen Atmung ist aber noch nicht restlos aufgeklärt.

Änderungen des mechanischen Atemtypus. Auch der mechanische Atemtypus kann Abweichungen von der Norm aufweisen. Es wird statt des gewöhnlich vorhandenen gemischten Atemtypus eine rein abdominale Atmung (vgl. S. 470) bei Unbeweglichkeit des Brustkorbes bei der Spondylarthritis ancylopoetica (STRÜMPELL-MARIE-BECHTEREWscher Erkrankung) beobachtet. Dagegen findet sich ein rein costaler Atemtypus bei schmerzhaften Erkrankungen des Abdomens, so besonders bei allgemeiner Peritonitis, ferner bei raumbeschränkenden Prozessen der Bauchhöhle, großen Tumoren, Gravidität usw.

Einseitige Behinderung der Atmung kommt bei schmerzhaften Erkrankungen einer Lunge, des Brust- und Zwerchfelles, subphrenischen Abscessen, ferner bei angeborenen Verbildungen und erworbenen Schrumpfungsprozessen einer Thoraxhälfte, z. B. durch chronische Pneumonie, Pleuraschwarten usw. (Rétrécissement thoracique) vor (vgl. S. 652).

II. Spezielle Pathologie der Atmungsorgane.

A. Erkrankungen der oberen Luftwege (Nase und Kehlkopf).

1. Akuter Nasenkatarrh (Schnupfen).

Dem Schnupfen liegt eine katarrhalische Entzündung der Nasenschleimhaut zugrunde. Diese tritt am häufigsten als selbständige Erkrankung auf, seltener als Begleitsymptom sonstiger Infektionskrankheiten, namentlich bei Masern, Syphilis, Rotz. Eine besondere nichtinfektiöse eigenartige Form des Schnupfens, der sog. Heuschnupfen und der angioneurotische Nasenkatarrh (Rhinitis vasomotoria), wird in einem besonderen Abschnitt geschildert werden.

Ätiologie. Bei dem allbekannten Krankheitsbild des gewöhnlichen Schnupfens handelt es sich, wie die breite ärztliche Erfahrung lehrt, um eine übertragbare Krankheit, deren Eintritt durch Erkältungen und Durchnässungen sehr begünstigt wird, insbesondere wenn dabei keine körperliche Anstrengung stattfindet. Die Empfindlichkeit der einzelnen Menschen für die Erkrankung ist recht verschieden. Bei dazu veranlagten Personen tritt der Schnupfen immer wieder auf.

Der Erreger des Schnupfens ist unbekannt. Wahrscheinlich handelt es sich um ein ultravisibles filtrierbares Virus. Im Nasensekret werden zwar häufig verschiedenartige Bakterien, insbesondere Pneumokokken, Streptokokken, Micrococcus catarrhalis, Influenzabacillen gefunden; in der Regel sind diese aber nicht als Erreger der ursprünglichen Erkrankung, sondern nur als eine Mischinfektion anzusehen.

Abgesehen von dem übertragbaren Schnupfen kommt ein akuter Nasenkatarrh auch nach Einwirkung mechanischer und besonders chemischer Reize vor. So kann Aufenthalt in staubiger Luft dazu Anlaß geben. Eine unter Umständen sehr heftige Entzündung kann bei Menschen, die dafür eine besondere Empfindlichkeit besitzen, nach innerlichem Gebrauch von Jod oder Einatmung selbst kleinster staubförmiger Mengen von radix ipecacuanhae eintreten.

Die *Symptome* des Schnupfens bestehen zunächst in einem kratzenden brennenden Gefühl, welches häufig zunächst im Rachen, dann erst in der Nasenschleimhaut auftritt. Dann folgt Absonderung einer wäßrigen Flüssigkeit, die unter häufigem Niesen entleert wird. Allmählich, gewöhnlich nach 1—2 Tagen nimmt die Absonderung eine zunehmende schleimig-eitrige Beschaffenheit an. Nach einigen weiteren Tagen schwindet die Sekretion. Auf der Höhe des Schnupfens ist die Nasenatmung durch die Schwellung der Schleimhaut behindert. Die Geruchs- und Geschmacksempfindung ist gestört. Die Temperatur ist meist wenig erhöht, das Allgemeinbefinden gewöhnlich nicht bedeutend gestört. Mitunter ist aber doch ein Gefühl beträchtlicher Mattigkeit und Abgeschlagenheit vorhanden. Häufig wird über Kopfschmerzen geklagt, auch Appetitmangel kann vorhanden sein.

In der Regel tritt nach einigen Tagen bis zu einer, höchstens zwei Wochen Heilung ein. In manchen Fällen schreitet die katarrhalische Entzündung jedoch absteigend auf den Kehlkopf und die Luftröhre, auch auf die Bronchien fort und führt hier zu einer ähnlichen Erkrankung der Schleimhäute, die gleichfalls mit Absonderung von zunächst serösem, dann schleimig-eitrigem Sekret einhergeht und Heiserkeit sowie Husten hervorruft. Gewöhnlich klingen auch diese katarrhalischen Erscheinungen nach kurzer Dauer ab.

Als *Komplikationen* können in den Nebenhöhlen der Nase, auf welche die katarrhalische Entzündung sich fortpflanzt, Eiterungen auftreten, die nach Schwinden des allgemeinen Nasenkatarrhs bestehen bleiben. Sie werden durch ein dumpfes Druckgefühl, das der Gegend der Nebenhöhlen entspricht, und einen nur gelegentlich, besonders beim tiefen Neigen des Kopfes auftretenden Abfluß des eitrigen Sekrets in die Nasenhöhle erkannt. Beim Empyem der Stirnhöhle treten häufig Schmerzen in der Stirn, bei einem Empyem der Highmors-Höhle Schmerzen in den Backenknochen und dem Oberkiefer sowie oft ebenfalls in der Stirn, bei Eiterungen der Keilbeinhöhle tiefsitzende Kopfschmerzen, die in den Nacken ausstrahlen können, auf. Mitunter zeichnen sich diese Schmerzen durch ihre periodische Wiederkehr zu bestimmten Stunden aus. Dabei kann erhebliches Fieber vorhanden sein. Eine weitere Komplikation entsteht dadurch, daß die katarrhalische Entzündung der Nasen- und Rachenhöhle sich auf die Tube fortsetzt und die Schwellung der Schleimhaut deren Lichtung verschließt.

Alsdann tritt nicht selten eine seröse bzw. eitrige Mittelohrentzündung auf. Alle diese mit Eiterungen einhergehenden Folgeerscheinungen werden meist durch Streptokokken hervorgerufen.

Behandlung. In leichteren Fällen des Schnupfens ist eine besondere Behandlung nicht nötig. Es kann der Versuch gemacht werden, bei Auftreten der ersten Reizempfindungen in Rachen und Nase durch Aspirin (1 g) oder Pyramidon (0,5 g) den Ausbruch der Erkrankung zu verhindern. Es gelingt dies aber nur in seltenen Fällen. Durch eine Schwitzkur mit Trinken von reichlich heißer Flüssigkeit und heißen Packungen sowie Aspiringaben kann der Verlauf abgekürzt werden. Ist bereits eine starke Sekretion vorhanden, so ist andererseits Dursten das beste Mittel zu ihrer Beschränkung. Örtlich können Risinsalbe oder Formanwatte angewandt werden. Auch kleine Jodmengen (Jod 0,1, Kal. jod. 0,5, Glycerin ad 30,0 1—2mal täglich 5 Tropfen) werden empfohlen. Eine starke Schwellung der Schleimhaut kann durch Einpinseln mit einer $1^0/_{00}$ Adrenalinlösung gemildert werden.

Entzündungen der Nebenhöhle der Nase werden im akuten katarrhalischen Stadium am besten mit Kopflichtbädern behandelt. Ist bereits ein Empyem eingetreten, so ist fachärztliche, unter Umständen operative Therapie erforderlich.

2. Heuschnupfen.

Symptomatisch dem gewöhnlichen Schnupfen ähnlich, aber ätiologisch davon völlig zu trennen ist eine als Heuschnupfen bezeichnete Erkrankung, welche bei dafür empfänglichen Personen, meist bei jugendlichen oder erwachsenen Männern, zur Zeit der Gräserblüte eintritt. Der Heuschnupfen gehört ebenso wie das Bronchialasthma zu den allergischen Erkrankungen. Bei diesen wird durch Einverleibung besonderer Reizstoffe auf parenteralem Wege eine Überempfindlichkeit erzeugt, welche bei wiederholter Einwirkung derselben Stoffe zu heftigen Reizerscheinungen führt. Näher sind diese Vorgänge bei der allgemeinen Darstellung der Allergie und Anaphylaxie und bei der Schilderung des Asthma bronchiale ausgeführt.

Symptome. Der Heuschnupfen tritt meist in der Form einer sehr heftigen katarrhalischen Entzündung der Nasenschleimhaut auf, die sowohl mit reichlicher Sekretion als auch mit heftigen schmerzhaften Empfindungen an der Nase. starkem Niesreiz und oft mit starken Kopfschmerzen einhergeht. Gewöhnlich ist damit eine Entzündung der Augenbindehaut verbunden, die stark gerötet ist und reichliche Tränenabscheidung sowie Brennen in den Augen verursacht. Es kann dabei sogar ein Ödem der Augenlider auftreten. Auch ein Katarrh des Kehlkopfes und der Bronchien und namentlich nachts auftretende heftige asthmatische Anfälle können den Heuschnupfen begleiten. Im Blut wird ebenso wie beim sonstigen Bronchialasthma und anderen allergischen Vorgängen eine mitunter beträchtliche Eosinophilie gefunden.

Eine dem Heuschnupfen ähnliche Form eines vasomotorischen Schnupfens, welche auch mit Bindehautkatarrh und Kopfschmerzen einhergeht, aber nicht an Heuschnupfen leidende Menschen befällt, habe ich bei verschiedenen Personen nach Baden in Seen und Teichen mit moorigem Untergrund beobachtet.

Therapie. Besonders zum Heuschnupfen neigende Personen, die alljährlich daran in mehr oder weniger schwerer Form erkranken, suchen sich einem Wiederausbruch dadurch zu entziehen, daß sie zur Zeit der Grasblüte sich möglichst im Zimmer aufhalten und jeden Ausgang auf Felder und Wiesen vermeiden. Schwer vom Heuschnupfen geplagte Personen fliehen an andere Orte, in denen zu der betreffenden Zeit keine Grasblüte vorhanden ist, so auf See, an den Strand oder ins Hochgebirge.

Eine Prophylaxe kann ferner in der Weise getrieben werden, daß genügende Zeit vor der Grasblüte eine Desensibilisierung mit Pollenextrakten vorgenommen wird. Am meisten Erfolg verspricht eine Kur dann, wenn festgestellt ist, gegen welche Pollenarten der Kranke besonders empfindlich ist. Dies kann durch Erfahrung bekannt sein oder durch besondere Versuche, unter Umständen auch durch Impfungen mit selbst hergestellten Aufschwemmungen von Pollen in $^1/_{10}$ Normalnatronlauge oder mit käuflichen Testlösungen ermittelt werden.

Zur Hautprobe ist die sog. Scarifikationsmethode zu empfehlen, bei welcher eine Reihe oberflächlicher Hautschnitte ausgeführt wird; in diese werden die Pollenlösungen eingeträufelt. Die Reaktion wird als positiv bezeichnet, wenn nach einigen Minuten bis höchstens nach einer halben Stunde nach der Impfung eine Rötung und Schwellung von mindestens 0,5 cm Durchmesser entsteht. Dann werden Proben mit abgestuften Verdünnungen angestellt, um den Empfindlichkeitsgrad festzustellen. Die Verdünnung, welche eben keine positive Reaktion mehr gibt, wird als therapeutische Anfangsdosis gewählt. Von anderen wird die intracutane Impfung bevorzugt; jedoch ist diese Methode nicht ganz ungefährlich, weil es dabei, freilich in seltenen Fällen, zu heftigen allgemeinen Reizerscheinungen unter dem Bilde des Heuschnupfens und Bronchialasthmas, auch zu schweren Shockzuständen kommen kann. Ganz vereinzelt sind sogar Todesfälle dabei beobachtet.

Um die Mühe der Selbstbereitung eines spezifischen Impfstoffes zu ersparen, sind fabrikmäßige Pollenextrakte von Mischungen derjenigen Blütensorten hergestellt, welche am häufigsten Heuschnupfen hervorrufen. Derartige Präparate sind z. B. die therapeutischen Pollenallergene (Höchst) und das von den sächsischen Serumwerken hergestellte Helisen. Mit diesen werden Hautimpfungen in steigender Dosis gemäß einem bestimmten Schema vorgenommen. Eine derartige Kur dauert etwa 8 Wochen. Mit beiden Präparaten sind in einer Anzahl von Fällen, aber nicht ausnahmslos günstige Erfolge erzielt worden.

Damit der erstrebte Impfschutz zur Zeit der Grasblüte vorhanden ist, muß die Kur schon im März begonnen werden, nachdem vorher Impfproben zur Ermittlung der Art der Empfindlichkeit angestellt waren. Wenn der Heuschnupfen bereits ausgebrochen ist, wird Einstreichen von Pollantinsalbe in die Nase und Einträufeln von flüssigem Pollantin in den Bindehautsack empfohlen, ist aber nicht immer von zuverlässiger Wirkung. Das Pollantin ist ein antitoxisches Serumpräparat. Eine allgemeine passive Immunisierung mit derartigen Serumstoffen hat sich nicht bewährt.

Im übrigen kommt nur eine symptomatische Behandlung in Frage. Diese besteht hauptsächlich in der örtlichen Anwendung von Cocain- und Adrenalinlösung (auf 10 ccm einer 1%igen Cocainlösung 30 Tropfen einer 1%$_{00}$ Adrenalinlösung), mit welcher die Nasenschleimhaut gepinselt oder mittels eines Zerstäubungsapparates befeuchtet wird. Durch eine Kalkbehandlung, z. B. gluconsaures Calcium mehrmals teelöffelweise oder reichliche Mengen von Kalzantabletten innerlich oder intravenöse Injektionen von Afenil, kann versucht werden, den Überempfindlichkeitszustand zu mildern. Gegen das Heuasthma sind die beim Bronchialasthma angeführten Mittel, insbesondere Ephetonin, zu empfehlen.

3. Angioneurotischer Schnupfen (Rhinitis vasomotoria).

Ähnlich wie der Heuschnupfen verhält sich eine andere Art von sog. angioneurotischem Schnupfen, der auch nicht übertragbar ist und der bei dazu veranlagten Personen auf chemische oder nervöse Reize hin auftritt. Eine Empfindlichkeit gegen Grasblütenpollen pflegt dagegen hierbei nicht zu bestehen. Der vasomotorische Schnupfen befällt die daran leidenden Personen oft unvermittelt, mitunter ohne erkennbare äußere Veranlassung, manchmal deutlich im Anschluß an körperliche Überanstrengung oder seelische Anspannung. In anderen Fällen wird die Einwirkung eines Allergens angenommen, doch ist dies nur selten einwandfrei sichergestellt; so ist in einzelnen Fällen eine Empfindlichkeit gegen Oxyuren nachgewiesen.

Symptome. Der Anfall setzt plötzlich mit Sekretion einer serösen Flüssigkeit ein, die meist bald, spätestens nach einigen Stunden wieder aufhört und nicht eitrige Beschaffenheit annimmt. Oft sind dabei halbseitige, mitunter heftige Kopfschmerzen nach Art der Migräne vorhanden. Der Zustand ist überhaupt der Migräne und den übrigen Formen der sog. angioneurotischen Diathese verwandt.

Therapeutisch helfen mitunter Aspirin (1 g) oder Pyramidon (0,5 g) oder sog. Mischpulver (Antipyrin 0,5, Phenacetin 0,25, Coffein 0,1, Codein phosphor. 0,015, Sacchar. 0,2).

4. Chronischer Nasenkatarrh.

Ein chronischer Nasenkatarrh entwickelt sich meist als selbständiges Leiden bei dauernder Einwirkung äußerer Reize, wie Rauch, Staub, ätzender Gase usw. Mitunter sind äußere Veranlassungen nicht zu ermitteln.

Es wird eine hypertrophische und atrophische Form des chronischen Nasenkatarrhs unterschieden.

Bei der *hypertrophischen* Form ist die Schleimhaut gerötet und geschwollen. Mitunter zeigt sie auch polypenartige Wulstungen. Hierdurch wird die Lichtung der Nase eingeengt und die Nasenatmung behindert. Die Sprache nimmt bei diesem sog. Stockschnupfen einen nasalen Beiklang an. Meist besteht eine schleimig-eitrige Sekretion. Mitunter tritt Nasenbluten auf. Geruch und Geschmack sind oft gestört, häufig sind Kopfschmerzen vorhanden. Wenn die häufig am hinteren Ende der unteren Muschel sitzenden Wucherungen bis zum weichen Gaumen herabreichen, tritt ein Fremdkörpergefühl auf, das zum rückwärtigen Schnäuzen reizt. Nicht selten sind die bereits bei dem akuten Nasenkatarrh erwähnten Komplikationen von Katarrhen und Eiterungen der Nebenhöhle sowie des Mittelohrs.

Die Behandlung besteht in Pinselung mit der vorher genannten Cocainsuprareninlösung, in Spülungen mit angewärmter physiologischer Kochsalzlösung oder Borsäurelösung sowie in Kopflichtbädern.

Empfehlenswert ist ein Kuraufenthalt in Ems oder Reichenhall. Wenn eine starke Hypertrophie der Nasenschleimhaut besteht, welche die Nasenlichtung verlegt, ist fachärztliche operative Beseitigung des Hindernisses angezeigt.

Bei der *atrophischen* Form ist die Schleimhaut im Gegensatz zur hypertrophischen Form verdünnt und blaß. Mit fortschreitender Atrophie werden die Muscheln immer kleiner und dadurch die Lichtung des Nasenraumes größer. Das Epithel der Schleimhaut verwandelt sich in derbes Plattenepithel, während die Schleimdrüsen verschwinden. Die trockene atrophische Schleimhaut ist nur mit einem spärlichen eitrigen Sekret bedeckt, welches oft zu festhaftenden Borken eintrocknet. Durch faulige Zersetzung dieser Massen entwickelt sich ein sehr übler Geruch, welcher der Erkrankung die Bezeichnung Ozaena (Stinknase) eingetragen hat. Die Beschwerden der Kranken sind meist nicht erheblich. Sie bestehen in Gefühl der Trockenheit in der Nase und Verlust des Geruchsvermögens. Die schwerstwiegende Folge besteht darin, daß der Gestank eine nahe Berührung mit anderen Personen oft unmöglich macht und damit die Kranken von manchen Berufen und Gemeinschaften ausschließt.

Differentialdiagnostisch kommt eine *tuberkulöse* und besonders eine *luische* Erkrankung der Nase, endlich in den östlichen Grenzgebieten das seltene *Rhinosklerom* in Frage, auf Grund derer sich ebenfalls bei Mischinfektionen eine Ozaena entwickeln kann. Die Tuberkulose führt zur Bildung von Knötchen; bei der Lues kommt es nicht selten zur Zerstörung des Knochens, die zum Einsinken des Nasenrückens und zur Ausbildung einer Sattelnase führt.

Die *Behandlung* verspricht insofern keinen vollen Erfolg, als eine Wiederherstellung der normalen Schleimhautbeschaffenheit nicht möglich ist. Es kann jedoch die Trockenheit und die infolge der Atrophie eintretende Mischinfektion bekämpft und eine Hyperämie angeregt werden. Dies geschieht durch Spülung mit 1%iger Kochsalzlösung, 3—4%iger Borsäure-, 1—2% Milchsäure oder 0,3%iger Kaliumpermanganatlösung. Besonders empfohlen wird die Einstäubung oder das Aufschnupfen von Traubenzucker (Dextropur) in Pulverform, welcher eine Durchfeuchtung der trockenen Schleimhaut bewirkt. Zur Erweichung der Borken ist das Einlegen von Wattetampons mit Boraxglycerin oder Jod-Jodkalilösung zu empfehlen, die häufig gewechselt werden müssen. Ferner kann eine operative Verkleinerung des Naseninneren versucht werden.

Entzündungen der Nase bei Infektionskrankheiten.

Die bei einzelnen Infektionskrankheiten, so bei *Diphtherie, Rotz* usw. auftretenden entzündlichen Erkrankungen der Nase sind bei diesen Erkrankungen abgehandelt.

5. Geschwülste der Nase.

Unter den gutartigen Geschwülsten spielen die häufigen *Polypen* eine praktisch wichtige Rolle, da sie oft die Nasenatmung behindern und zu chronischen Katarrhen Anlaß geben; auch können sie reflektorisch Asthmaanfälle auslösen.

Bösartige Geschwülste, *Carcinome* und *Sarkome,* der Nase und ihrer Nebenhöhlen sind selten. Sie rufen Blutungen und schleimig-eitrige Absonderungen der Schleimhaut hervor und führen später zu Zerstörungen des knöchernen Gerüstes der Nase und der benachbarten Knochen des Gesichtes und der Schädelbasis.

Bezüglich der näheren Symptome und operativen Behandlung der Geschwülste der Nase muß auf Lehrbücher der Chirurgie und Nasenheilkunde verwiesen werden.

6. Nasenbluten.

Außer infolge von Verletzungen treten Nasenblutungen häufig als Symptom einer Allgemeinerkrankung auf, die auch sonst zu Blutungen Anlaß gibt, z. B. bei einer allgemeinen hämorrhagischen Diathese, so bei Hämophilie, ferner bei verschiedenen Purpuraformen, bei Skorbut, bei Anämie, Leukämie, Polycythämie, andererseits bei Herzfehlern, Hypertonie, Schrumpfniere sowie im Verlauf verschiedener akuter Infektionskrankheiten, besonders bei Typhus, ferner bei Scharlach, Pneumonie, Grippe usw. und bei septischen Erkrankungen. Außerdem haben manche Menschen die Neigung zu heftigen Nasenblutungen, ohne daß eine Allgemeinerkrankung vorhanden ist. Am häufigsten tritt die Blutung am vorderen unteren Ende der Nasenscheidewand auf, am sog. Locus Kieselbachii, in welchem sich oft besonders stark entwickelte Blutgefäße finden.

Die *Therapie* der akuten Blutung besteht unabhängig von der Grundkrankheit in Einhaltung völliger Ruhe, wobei besonders Schnauben und Abwischen der Nase zu vermeiden ist. Außerdem kann auf die Nase eine Eisblase gelegt werden. Meist steht hierbei die Blutung durch Thrombenbildung von selbst. Wenn sie jedoch andauert, so kann ein mit der genannten Cocain-Adrenalinlösung (vgl. S. 479) getränkter Wattetampon in die Nase eingeführt oder die blutende Stelle mit Chromsäure geätzt oder mit dem Thermokauter verschorft werden. Wenn die Quelle einer andauernden Blutung nicht sicher aufgefunden werden kann, ist eine Tamponade des hinteren Nasen-Rachenraums angezeigt. Diese kann mittels eines durch den unteren Nasengang bis in den Rachen durchgeführten Katheters, an den ein Tampon oder Gazestreifen befestigt wird und der dann zurückgezogen wird, oder mittels eines sog. BELLOQschen Röhrchens ausgeführt werden. Die Tampons sollen in der Regel nicht länger als 24 Stunden liegen bleiben, um einer Infektion, die sich sonst leicht auf die Tuben oder das Mittelohr ausbreitet, vorzubeugen. Außerdem kann auch eine innerliche Bekämpfung der Blutung, z. B. durch intravenöse Injektion einer 10%igen Kochsalzlösung versucht werden. Bei schweren Blutverlusten ist eine Bluttransfusion angezeigt.

7. Akuter Kehlkopfkatarrh.

Der *akute Kehlkopfkatarrh* entsteht ähnlich wie der akute Katarrh der Nase, des Rachens und der Luftröhre meist infolge einer Erkältung, welche den Boden für eine bakterielle Infektion vorbereitet, oder infolge einer Schädigung durch rauchige oder staubreiche Luft oder chemisch reizende Gase. Oft ist auch eine Überanstrengung der Stimmbänder beim Singen, Schreien, andauerndem und lautem Sprechen die Veranlassung zu seinem Auftreten. Ferner wird ein akuter Kehlkopfkatarrh im Verlauf von manchen Infektionskrankheiten, so bei Masern, Grippe sowie nicht selten bei Typhus beobachtet. Auch schließt er sich häufig an einen Schnupfen an.

Die Symptome bestehen in einem kratzenden, stechenden Gefühl im Hals und in Heiserkeit bis zu völliger Stimmlosigkeit, oft auch in einem trockenen Reizhusten. Auswurf ist kaum oder nur in geringem Maße vorhanden und dann von schleimiger Beschaffenheit. Die Temperatur ist nicht erheblich erhöht, das Allgemeinbefinden nur selten wesentlich gestört.

Bei der Spiegelung des Kehlkopfes ist eine Rötung und Schwellung der gesamten Schleimhaut sichtbar. Die Stimmbänder sind mitunter von den stark geschwollenen Taschenbändern bei der Phonation größtenteils überlagert. Sie zeigen statt der normalen weißen Farbe eine allgemeine oder fleckige Rötung. Häufig ist bei der Phonation ein mangelhafter Schluß der Stimmritze zu sehen, indem zwischen den Stimmbändern ein schmaler ovalärer Spalt klafft. Die Parese der Stimmbänder wird durch ein Übergreifen des Entzündungsprozesses auf die Muskulatur erklärt.

Ernstere Erscheinungen werden bei kleinen Kindern beobachtet, bei denen der akute Kehlkopfkatarrh auch als *Pseudocroup* bezeichnet wird. Der Vergleich mit dem echten Croup der Diphtherie ist deshalb gewählt, weil ebenso wie bei jener nicht selten Stenoseerscheinungen im Kehlkopf auftreten. Diese rühren aber bei dem pseudocroupösen akuten Kehlkopfkatarrh lediglich von einer starken Schwellung der Schleimhaut, welche bei den engen Verhältnissen des kindlichen Kehlkopfes eine erhebliche Verengerung desselben hervorrufen kann, und von einem reflektorisch ausgelösten Spasmus der Glottis her; dagegen sind diphtherische Beläge nicht vorhanden.

Das charakteristische und alarmierende Merkmal des Pseudocroups besteht darin, daß in der Regel nachts, wohl infolge von Anhäufung und Antrocknung von Sekret auf der geschwollenen Schleimhaut, plötzlich Hustenanfälle auftreten, zwischen welchen lang gezogene laut hörbare Einatmungsgeräusche eingeschaltet sind. Da der Lufteintritt durch den Kehlkopf in die Lungen behindert ist, werden bei der infolge des Luftmangels mit Anspannung aller Hilfsmuskeln verstärkten Einatmung tiefe Einziehungen in den Zwischenrippenräumen und im Epigastrium sichtbar. Die Kinder haben ein ängstliches Aussehen. Im Anfall kann Cyanose und beschleunigter Puls auftreten. Meist klingen diese besorgniserregenden Erscheinungen aber ziemlich schnell ab, nachdem schließlich doch genügend Luft in die Lungen eingetreten ist, und die Kinder schlafen wieder ruhig ein. Solche Anfälle können sich mehrmals nachts wiederholen. Am Tage ist den Kindern von den Schrecken der Nacht wenig anzumerken. Sie haben nur einen leichten Husten und eine etwas heisere Stimme. Auch bei bedrohlicher Form der Anfälle geht der Pseudocroup der Kinder doch meist in Heilung aus.

Die *Behandlung des akuten Kehlkopfkatarrhs* besteht zunächst in Fernhaltung aller Schädlichkeiten und Ruhigstellung des erkrankten Organs. Am besten ist völliges Schweigen durchzuführen. Besonders im Beginn ist eine Schwitzkur mit Lichtbädern oder warmen Umschlägen, Zufuhr warmer Getränke nach Einnahme von 1—2 g Aspirin (Dosis für Erwachsene) zu empfehlen. Weiter sind Inhalationen mit Emser Wasser und Mischung von Emser Kränchenbrunnen mit heißer Milch innerlich zweckmäßig. Bei starkem Hustenreiz sind Codeintropfen (0,5 auf 20,0, 8—10 Tropfen) oder Paracodintabletten (0,01) nicht zu entbehren.

Beim *Pseudocroup der Kinder* versucht man die erhöhte Reizbarkeit durch Paracodinsirup (jenseits des 1. Lebensjahres $1/4$—$1/2$ Kaffeelöffel) oder Allionaltabletten (Dosierung nach dem Lebensalter) herabzusetzen.

8. Chronischer Kehlkopfkatarrh.

Ein *chronischer Kehlkopfkatarrh* entsteht durch andauernde Einwirkung der beim akuten Katarrh geschilderten Schädlichkeiten, am häufigsten als Berufskrankheit bei Sängern, Rednern, Lehrern, die den Kehlkopf überanstrengen, und andererseits bei starken Rauchern und Gastwirten infolge von Tabak- und Alkoholschädigung und bei Arbeitern in solchen Betrieben, bei welchen staubige Luft entwickelt wird.

Die Krankheitserscheinungen bestehen ähnlich wie beim akuten Katarrh in einem wunden und rauhen Gefühl im Hals, Heiserkeit und Husten. Fieber sowie Störungen des Allgemeinbefindens fehlen gewöhnlich.

Bei jeder chronischen Heiserkeit ist genaueste Untersuchung mittels des Kehlkopfspiegels geboten, da sich hinter dem Bild eines chronischen Kehlkopfkatarrhs nicht selten ernstere Erkrankungen verbergen. Insbesondere können tuberkulöse und luische, ferner auch lepröse Erkrankungen des Kehlkopfes, andererseits Neubildungen, namentlich der gewöhnlich schleichend sich entwickelnde Kehlkopfkrebs, und endlich Stimmbandlähmungen aus den verschiedensten Ursachen, zumeist unter dem uncharakteristischen Bilde einer anhaltenden Heiserkeit verlaufen und nur durch die Kehlkopfspiegelung rechtzeitig erkannt werden.

Auch beim chronischen Kehlkopfkatarrh ist ähnlich wie beim chronischen Nasenkatarrh eine hypertrophische und eine atrophische Form zu unterscheiden.

Bei der *hypertrophischen* Form ist eine Schwellung der Schleimhaut freilich meist in geringerem Grade als beim akuten Katarrh vorhanden. Die Rötung ist nicht so stark ausgesprochen wie bei jenem. Die Stimmbänder sind graurötlich gefärbt. Häufig werden Verdickungen der Schleimhaut an einzelnen Stellen, so zwischen den Aryknorpeln, an den Taschenbändern und auch an den wahren Stimmbändern beobachtet. An diesen kommen auch umschriebene schalenartige Wülste und fibromatöse Bildungen, die als Sängerknötchen bezeichnet werden, vor.

Bei der weit selteneren *atrophischen* Form ist die Schleimhaut verdünnt und von schmutzig-rötlicher Farbe. Zuweilen finden sich borkige Beläge ähnlich wie bei der atrophischen Form des Nasenkatarrhs (Ozaena), mit welcher der atrophische Kehlkopfkatarrh vereinigt vorkommt.

Die Behandlung hat hauptsächlich die Vermeidung der Schädlichkeiten zum Ziel und ist ohne Beseitigung derselben meist ohne dauernden Erfolg. Zur örtlichen Behandlung sind Inhalationen mit Emser Wasser und Pinselung mit 1—2%iger Argentum nitricum-Lösung oder Jodglycerin (Jod 0,1, Kal. jod. 0,5, Glyc. 30,0) geeignet. Sehr zweckmäßig sind Badekuren in Bad Ems, Salzbrunn und Reichenhall.

9. Glottisödem.

Ein Ödem der Kehlkopfschleimhaut kommt bei verschiedenen örtlichen Erkrankungen derselben vor, so bei Tuberkulose, Lues und Krebs; außerdem kann es nach Einatmung ätzender Gase und bei anderen entzündlichen Prozessen sowie bei Fremdkörpern, die in den Kehlkopf eingedrungen sind, sich entwickeln.

Aus allgemeiner Ursache infolge abnormer Durchlässigkeit der Capillarwandungen entsteht ein Glottisödem bei Nephritis und bei der angioneurotischen Diathese, die sich hauptsächlich in urtikariellen Erscheinungen und dem sogenannten QUINCKEschen Ödem äußert. Namentlich bei diesen Formen tritt ein Glottisödem bisweilen ganz plötzlich auf und kann hohe Grade erreichen, so daß dadurch der Lufteintritt behindert wird und Erstickungsgefahr auftritt.

Die Symptome bestehen in diesem Falle in stridoröser Atmung und den übrigen Erscheinungen der Kehlkopfstenose, Einziehung der Zwischenrippenräume usw., die S. 499 näher geschildert sind. Bei Spiegelung des Kehlkopfes ist eine Anschwellung der Epiglottis und der Plicae aryepiglotticae, oft auch der Taschenbänder sichtbar.

Die *Behandlung* richtet sich gegen die Grundursache. Ein akutes Ödem ist durch Auflegen einer Eisblase auf den Kehlkopf, Inhalationen von Adrenalinspray und intravenöse Einspritzung einer kalkhaltigen Lösung, z. B. Afenil zu bekämpfen. Bei Erstickungsgefahr ist die Ausführung der Tracheotomie geboten.

10. Kehlkopftuberkulose.

Die *Tuberkulose des Kehlkopfes* kommt nur ganz ausnahmsweise als primäre Erkrankung, in der Regel als Folge- und Begleiterkrankung einer Lungenphthise vor, indem das aus Zerfallshöhlen der Lunge ausgehustete bacillenhaltige Sputum am Kehlkopf haftet und dort örtliche Veränderungen hervorruft. Seltener ist eine hämatogene Entstehung von Tuberkeln im Kehlkopf.

Die tuberkulöse Erkrankung der Kehlkopfschleimhaut beginnt mit Bildung kleiner Knötchen, welche später verkäsen, dann zerfallen und kleine sogenannte lentikuläre Geschwüre mit unscharfen, wallartigen verdickten Rändern bilden. Weiterhin entstehen ausgedehnte tuberkulöse Infiltrate, die mit ödematösen Schwellungen und unregelmäßigen Verdickungen der Schleimhaut einhergehen und zu tiefgreifender Geschwürsbildung führen. Sie finden sich am häufigsten in der Regio interarytaenoidea, an den Taschenbändern, den wahren Stimmbändern und am Kehldeckel, von dem aus sie auf den Zungengrund übergreifen können. Durch Fortschreiten auf das Perichondrium kann eine Perichondritis sich entwickeln.

Die *Symptome* bestehen zunächst in Heiserkeit. Wenn der Kehldeckel und besonders der Zungengrund ergriffen wird, ist das Schlucken äußerst schmerzhaft. Bei geschwürigen Prozessen der Stimmbänder und Aryknorpel tritt ein quälender heiserer Husten ein. Die Untersuchung mit dem Kehlkopfspiegel läßt die besprochenen Veränderungen, Knötchen, Infiltration und Geschwüre, sowie ein oft begleitendes Ödem erkennen.

Die *Behandlung* hat für völlige Schonung des Kehlkopfes zu sorgen. Am besten ist eine Schweigekur durchzuführen. Örtlich werden Einspritzungen von

10%igem Mentholöl in den Kehlkopfeingang, in schweren Fällen Einpinselungen mit 20—50%iger Milchsäurelösung oder Verschorfung mit dem Galvanokauter von fachärztlicher Seite ausgeführt. Auch Bestrahlungen mit der Quarzlampe und Röntgenstrahlen können zuweilen günstig wirken. Zur Linderung der Beschwerden, namentlich um die oft sehr lästigen Schmerzen beim Schlucken zu bekämpfen, sind Pinselungen mit 10—20%iger Cocainlösung von großem Wert. Freilich hält die Wirkung meist nicht lange an. Eine länger dauernde Anästhesie kann durch Alkoholinjektionen in den Nervus laryngeus superior erzielt werden.

11. Kehlkopfsyphilis.

Luische Veränderungen werden am Kehlkopf selten im Sekundärstadium in Gestalt breiter Papeln, weit häufiger im Tertiärstadium in Form gummöser Infiltrationen beobachtet. Diese entwickeln sich ziemlich schnell und zeigen starke Zerfallsneigung. Die daraus entstehenden luischen Geschwüre haben scharfwandige Ränder und erscheinen dadurch wie ausgestanzt. Der Geschwürsgrund hat ein speckiges Aussehen. Aus den Geschwüren entstehen Narben, die schrumpfen und starke Verziehungen der Schleimhaut hervorrufen. Die luischen Veränderungen sitzen am häufigsten am Kehldeckel an der Vorderwand des Kehlkopfes und an den Stimmlippen. Oft entwickelt sich eine luische Perichondritis, die zur Einschmelzung der Knorpel führt. Diese hochgradigen Zerstörungen und unregelmäßigen Narbenschrumpfungen sind für Lues charakteristisch. Oft finden sich gleichartige Veränderungen im Rachen sowie an der Luftröhre und an den Bronchien.

Die klinischen Symptome bestehen in einer rauhen, heiseren Stimme; wesentliche Allgemeinerscheinungen sind bei alleiniger Erkrankung des Kehlkopfes gewöhnlich nicht vorhanden. Durch Narbenschrumpfung können Stenoseerscheinungen mit schwerer Atemnot entstehen.

Die Behandlung ist im Sinne einer antiluischen Kur mit Salvarsan, Quecksilber und Wismut, in den Zwischenzeiten durch innerliche Jodgaben (10,0 auf 150,0 mehrmals täglich 1 Eßlöffel) durchzuführen. Bei narbiger Stenose ist die Tracheotomie angezeigt.

12. Perichondritis laryngea.

Sowohl aus den besprochenen Ursachen der Tuberkulose und Syphilis als auch beim Carcinom des Kehlkopfes und ferner bei schweren Krankheitsfällen von verschiedenen Infektionskrankheiten, namentlich beim Typhus, auch bei Pocken, Diphtherie usw., in denen eitrige Sekundärinfektionen bei den oft benommenen Kranken sich einstellen, kann durch Übergreifen der entzündlichen Prozesse der Schleimhaut auf das Perichondrium eine *Perichondritis* entstehen und im Anschluß daran der Knorpel nekrotisch werden und zerfallen. Am häufigsten betrifft dieser Prozeß die Gießbecken- und den Ringknorpel, selten den Schildknorpel oder den Kehldeckel.

Die Symptome bestehen in Heiserkeit und Husten. Bei starkem Ödem infolge einer phlegmonösen Entzündung können auch Stenoseerscheinungen auftreten. Im Kehlkopfspiegel sieht man an der betreffenden Stelle eine Rötung und Schwellung der Schleimhaut, später eine Zerfallshöhle, in deren Grund der Knorpel frei liegen kann, und in der Umgebung oft ein stark entzündliches Ödem.

Die Behandlung kann bei dieser schweren Erkrankung nur von fachärztlicher Seite ausgeführt werden und hat in Eröffnung von Abscessen, unter Umständen nach Larynxfissur, sowie bei Stenoseerscheinungen in Ausführung der Tracheotomie zu bestehen.

13. Kehlkopflähmungen.

Lähmungen der Kehlkopfmuskeln entstehen entweder durch primäre Erkrankung der Muskeln selbst oder durch Störungen ihrer Innervation. Unmittelbare *Schädigungen der Muskeln* kommen häufig beim akuten Kehlkopfkatarrh durch Übergreifen des Entzündungsprozesses von der Schleimhaut auf die Muskulatur vor. Sie betreffen hier hauptsächlich die Adductoren und sind im Kehlkopfspiegel an einer leichten ovalären Öffnung der Stimmritze bei der Phonation zu erkennen.

Weit mannigfaltigere Störungen kommen durch *Schädigung der* die Muskeln versorgenden *Nerven* zustande. Zum Verständnis der einzelnen Krankheitsbilder sind folgende anatomische Vorbemerkungen unerläßlich:

Der Nervus laryngeus superior, welche aus dem Vagus stammt, versorgt mit motorischen Fasern nur den M. cricothyreoideus und die Muskeln der Epiglottis, mit sensiblen Fasern die Schleimhaut des ganzen Kehlkopfes. Der N. laryngeus inferior (N. recurrens vagi) versorgt alle übrigen Muskeln des Kehlkopfes.

Nach ihrem funktionellen Verhalten werden unter den an der Stimmbildung beteiligten Muskeln folgende Gruppen unterschieden:

1. *Glottisöffner* (Abductoren, welche die Stimmlippen voneinander entfernen): M. cricoarytaenoidus posticus.
2. *Glottisschließer* (Adductoren, welche die Stimmlippen einander nähern): M. cricoarytaenoideus lateralis und M. arytaenoideus transversus s. interarytaenoideus.
3. *Stimmlippenspanner:* M. thyreoarytaenoideus und M. cricothyreoideus anticus.

Lähmung des N. laryngeus superior bewirkt eine Lähmung des M. cricothyreoideus anticus und hat zur Folge, daß die Stimmbänder erschlafft sind. Die Stimme ist rauh und die Tonbildung gestört. Infolge der Lähmung der zur Epiglottis ziehenden Muskeln ist der Kehlkopf unbeweglich.

Von größerer Wichtigkeit ist der Verlust der Sensibilität des Kehlkopfes und Kehldeckels. Der Hustenreflex ist erloschen. Infolgedessen findet leicht Verschlucken statt, und es entstehen Aspirationspneumonien.

2. *Lähmungen des N. laryngeus inferior* (N. recurrens) entstehen am häufigsten durch einen Druck auf den Nerven in seinem peripheren Verlauf.

Linksseitige Recurrenslähmung wird bei Druck von Aneurysmen auf den um den Aortenbogen sich herumschlagenden Nerven beobachtet, ferner in seltenen Fällen durch Kompression zwischen Aorta und Arteria pulmonalis beim Ductus Botalli apertus. Auch bei hochgradiger Mitralstenose kommt eine linksseitige Recurrensparese mitunter vor und wird hier meist auf Druck durch den stark erweiterten linken Vorhof zurückgeführt; tatsächlich ist aber auch hierbei eine Kompression des Nerven zwischen Aorta und der bei Mitralstenose gleichfalls sehr stark erweiterten Arteria pulmonalis anzunehmen, da der Nerv weniger nahe Beziehungen zu dem tiefer liegenden linken Vorhof als zu der dicht unter der Aorta liegenden Arteria pulmonalis hat.

Rechtsseitige Recurrenslähmung kommt bei den seltenen Aneurysmen der Arteria subclavia, um welche der Nerv auf der rechten Seite herumzieht, vor.

Auf beiden Seiten werden Recurrenslähmungen durch vergrößerte Bronchiallymphknoten, Bronchial- und Oesophaguscarcinome, Mediastinalgeschwülste, Strumen, schrumpfende Lungenprozesse mit mediastinalen Pleuraschwarten beobachtet.

Toxische Schädigungen des N. recurrens kommen bei verschiedenen Infektionskrankheiten (Diphtherie, Sepsis, Typhus) sowie bei chronischen Vergiftungen vor. Außer solchen peripheren Schädigungen entstehen Lähmungen des N. recurrens, selten des gesamten Vagus durch Kernschädigung in der Medulla oblongata bei Syringomyelie, Tabes, multipler Sklerose, Bulbärparalyse z. B. im Verlauf einer amyotrophischen Lateralsklerose usw. Die Symptome richten sich danach, ob die gesamten im N. recurrens verlaufenden Fasern oder nur einzelne Fasergruppen geschädigt sind. Bei unvollständiger Recurrenslähmung überwiegt nach dem SEMON-ROSENBACHschen Gesetz die Schädigung der Abductoren, während die Funktion der Adductoren zunächst erhalten ist. Diese werden erst bei weiterem Fortschritt der Erkrankung gelähmt.

a) Bei *vollständiger Recurrenslähmung* ist das betreffende Stimmband bei der Atmung und auch bei der Phonation in mittlerer Stellung völlig bewegungslos (sog. Kadaverstellung). Bei starker Phonation überschreitet das gesunde Stimmband die Mittellinie. Dadurch findet eine Überkreuzung der Aryknorpel statt, und es entsteht eine Schiefstellung der Glottis. Die Sprache ist unrein und heiser.

Bei beidseitiger vollständiger Recurrenslähmung stehen beide Stimmbänder in Kadaverstellung. Die Atmung ist nicht gestört. Es besteht vollständige Aphonie und die Unmöglichkeit zu husten.

b) Bei *unvollständiger Recurrenslähmung*, welche nur die Glottiserweiterer betrifft, entsteht das charakteristische Bild der sog. *Posticuslähmung* (Lähmung des M. cricoarytaenoideus posticus). Im Kehlkopfspiegel sieht man am gelähmten Stimmband das Fehlen einer inspiratorischen Abweichung nach außen. Die Stimme ist etwas unrein. Bei einseitiger Lähmung ist die Atmung nicht wesentlich behindert. Eine beidseitige Posticuslähmung infolge unvollständiger Recurrensparese kann dagegen eine schwere Behinderung der Atmung, sogar höchste inspiratorische Dyspnoe dadurch zur Folge haben, daß die Stimmbandöffner auf beiden Seiten gelähmt sind und die antagonistischen Adductoren einen festen Schluß beider Stimmbänder bewirken. Die Inspiration, bei welcher die geschlossenen Stimmbänder angesogen werden, ist deshalb von einem heftigen Stridor begleitet und erschwert. Die Exspiration ist dagegen frei, da der Luftstrom bei der Ausatmung die Stimmbänder zur Seite schiebt. Im Kehlkopfspiegel sieht man nur einen schmalen Spalt der Glottis, der bei der Inspiration statt einer Erweiterung noch enger wird.

c) *Lähmung der Thyreoarytaenoidei (Internusparese).* Eine Lähmung der Stimmbandspanner (Internusparese) kommt häufig durch muskuläre Schädigung bei der akuten und chronischen Laryngitis vor und bildet die wesentlichste Ursache der dabei bestehenden Heiserkeit. Sie ist im Kehlkopfspiegel an einer leichten Öffnung der Stimmritze bei der Phonation zu erkennen.

d) *Lähmung der Arytaenoidei transversi (Transversuslähmung).* Bei dieser selten allein vorkommenden Störung, die zuweilen bei Kehlkopfkatarrh beobachtet wird, ist die Stimme heiser. Im Kehlkopfspiegel ist bei der Phonation der vordere Abschnitt der Stimmbänder bis an die Processus vocales geschlossen, nur hinten klafft ein kleiner dreieckiger Spalt.

3. Eine *vollständige Lähmung des N. vagus*, welche das Ausbreitungsgebiet des N. laryngeus superior und inferior zusammen betrifft, kommt bei Geschwülsten an der Schädelbasis und Frakturen derselben vor. Es entsteht dabei eine motorische und sensible Lähmung der entsprechenden Kehlkopfseite und eine motorische Lähmung des Pharynx. Beim Schlucken ist der Gaumenbogen der gelähmten Seite unbeweglich.

Außer den genannten organischen Störungen werden am Kehlkopf nicht selten hysterische Lähmungen beobachtet, durch welche die Symptome der Stimmlosigkeit und geräuschvollen Inspiration hervorgerufen werden. Hysterische Lähmungen sind stets doppelseitig, da ein einzelnes Stimmband nicht willkürlich bewegt bzw. außer Funktion gesetzt werden kann. Ist eine einseitige Lähmung vorhanden, so ist also deren organischer Ursprung sicher.

Die *Behandlung* der Stimmbandlähmungen richtet sich ganz nach deren Ursache. Örtlich kann der galvanische oder faradische Strom angewandt werden. Dieser ist insbesondere im Verein mit energischer Psychotherapie bei hysterischen Lähmungen zu empfehlen.

14. Laryngospasmus.

Der *Laryngospasmus* oder *Stimmritzenkrampf* kommt fast nur bei kleinen Kindern bis zum 3. Lebensjahr vor. Er entsteht auf dem Boden einer spasmophilen Diathese, bei welcher eine abnorme Erregbarkeit motorischer Nerven vorhanden ist und sich oft auch in anderen Erscheinungen von Muskelkrämpfen sowohl in tetanischen als in eklamptischen Anfällen äußert. Außerhalb der Anfälle wird eine galvanische und mechanische Übererregbarkeit der motorischen Nerven gefunden. Als Ursache dieser Übererregbarkeit wird bei der Tetanie eine Insuffizienz der Epithelkörperchen vermutet. Sicher bestehen Beziehungen zur Rachitis, bei welcher der Laryngospasmus häufig auftritt. Mitunter wird eine familiäre Veranlagung beobachtet.

Im Erwachsenenalter tritt ein Laryngospasmus ziemlich selten bei Tabes in Gestalt sog. Larynxkrisen und bei Epilepsie auf. Ähnliche Erscheinungen werden auch bei Hysterie beobachtet.

Symptome. Der Laryngospasmus tritt meist ganz plötzlich anfallsweise auf. Der Anfall beginnt mit einer schnappenden Einatmung, dann tritt Atemstillstand ein. Das Gesicht wird blaß, dann cyanotisch, von kaltem Schweiß bedeckt. Die Augen werden verdreht, und es treten tonisch-klonische Zuckungen an den Gliedmaßen auf. Der einzelne Anfall dauert entweder nur wenige Sekunden oder längere Zeit bis zu 2 Minuten. In schweren Fällen tritt Bewußtlosigkeit, selten sogar der Tod ein. Gewöhnlich löst sich der Krampf, und es erfolgen einige tiefe stridoröse Atemzüge, dann wird die Atmung wieder frei und es tritt völliges Wohlbefinden ein. Die Zahl der Anfälle ist äußerst wechselnd. Sie können nur ganz vereinzelt oder sehr gehäuft, fast stündlich auftreten und sich monatelang immer wiederholen.

Die *Behandlung* richtet sich gegen die mit dem Laryngospasmus gewöhnlich verbundene Rachitis, bei welcher Phosphor-Lebertran (Phosphor 0,01, Ol. jecoris Aselli 100,0 1—2mal täglich 1 Teelöffel), ferner Vigantol und ultraviolette Strahlen mittels der künstlichen Höhensonne verabfolgt werden. Zur Herabsetzung der Erregbarkeit werden Kalkpräparate, z. B. Calc. lactic. mehrfach bis 5 g gegeben. Während des Anfalles sollen die Kinder aufgerichtet werden, und man versucht die Atmung durch Besprengen mit kaltem Wasser, Reiben der Haut und Auflegen von Senfteig anzuregen. Bei Kreislaufschwäche sind Campher, Kardiazol und Coffeininjektionen angezeigt.

15. Geschwülste des Kehlkopfes.

Die verschiedenartigen *Geschwülste* des Kehlkopfes rufen zunächst meist nur eine Heiserkeit der Sprache hervor, wie sie in gleicher Weise auch beim einfachen Kehlkopfkatarrh beobachtet wird. Zur rechtzeitigen Erkennung des Ursprunges des Leidens ist eine Kehlkopfspiegelung unerläßlich.

Gutartige Neubildungen sind teils Fibrome, teils Papillome, seltener Angiome, Chondrome, Myxome sowie Mischgeschwülste.

Die *Fibrome*, welche gewöhnlich als Kehlkopfpolypen bezeichnet werden, sitzen meist an den Stimmbändern und bilden dort stecknadel- bis erbsengroße Knötchen von glatter Oberfläche und regelmäßiger Form. Ähnliche Knötchen, welche nicht nur aus Bindegewebe, sondern aus einem gefäßreichen Granulationsgewebe bestehen, entwickeln sich bei anhaltenden Reizen, bei dauerndem

Schreien bei Kindern und bei häufigem Reden und Singen. Sie werden als Kinderknötchen oder Sängerknötchen bezeichnet.

Die *Papillome* sind warzige blumenkohlartige Wucherungen von unregelmäßiger Oberfläche. Sie treten mitunter multipel auch an symmetrischen Stellen der Stimmbänder beiderseits auf. Sie werden schon im frühen Kindesalter beobachtet.

Bösartige Neubildungen.

Abgesehen von den seltenen Sarkomen kommt nur der *Kehlkopfkrebs* in Betracht. Er entwickelt sich in der Regel im höheren Alter und geht meist von einem Stimmband, seltener von anderen Teilen des Kehlkopfes aus.

Die Symptome bestehen zunächst in Heiserkeit. Erst wesentlich später können Husten, Schlingbeschwerden, Halsschmerzen auftreten, die charakteristischerweise nicht selten ins Ohr ausstrahlen.

Die Untersuchung mit dem Kehlkopfspiegel zeigt in dem Anfangsstadium lediglich eine Rötung und geringe Verdickung nur eines Stimmbandes oder an einer anderen Stelle des Kehlkopfes, später eine Geschwulst von unebener Oberfläche, oder, wenn bereits Zerfallserscheinungen eingetreten sind, eine oft mit Schleim oder Eiter bedeckte Geschwürsfläche. Die Schleimhaut in der Umgebung ist oft gerötet und geschwollen. Mitunter wird auch eine Perichondritis (vgl. S. 485) beobachtet. Zur Sicherstellung der Diagnose, die im Anfang gegenüber gutartigen Geschwülsten, im Stadium der Ulceration gegenüber Tuberkulose und Syphilis Schwierigkeiten bereiten kann, sind oft Probeexcisionen unerläßlich, die unter Umständen wiederholt ausgeführt werden müssen.

Metastatische Lymphknotenschwellungen am Hals treten bei Carcinomen der Stimmbänder oft erst verhältnismäßig spät auf. Deshalb sind bei rechtzeitiger Diagnose und Operation Dauerheilungen hierbei nicht selten. Dagegen pflegen sich bei anderem Sitz des Krebses im Kehlkopf Metastasen weit früher zu entwickeln.

In späteren Stadien der Erkrankung kommt es durch Mischinfektion zu übelriechendem Auswurf, Blutungen, Aspirationspneumonien und allgemeiner Entkräftung. Die Krankheitsdauer beim Kehlkopfkrebs schwankt zwischen 1—2 und etwa 5 Jahren.

Die *Behandlung* sowohl der gutartigen als der bösartigen Geschwülste besteht in ihrer operativen Entfernung.

B. Erkrankungen der Luftröhre und Bronchien.
1. Akute Tracheitis und Bronchitis.

Eine akute katarrhalische Entzündung der Luftröhre und Bronchien entsteht häufig bei dazu veranlagten Menschen im Anschluß an Erkältungen. Der erblichen Veranlagung ist eine erhebliche Bedeutung beizumessen. Häufig werden kräftige und untersetzte Menschen von pyknischem Habitus befallen. Als äußere Veranlassung kommt, abgesehen von Erkältungen, Einatmung von staubiger Luft und reizenden Gasen in Betracht. Die Wirkung der Kampfgase, unter denen die sog. Blaukreuzstoffe die Schleimhaut der Atemwege besonders stark reizen, wird in einem eigenen Abschnitt geschildert werden (vgl. S. 554). Wahrscheinlich spielen außer der Veranlagung und auslösenden äußeren Veranlassung bei der akuten Tracheitis und Bronchitis auch Infektionserreger eine Rolle. Bei manchen gehäuft auftretenden Fällen werden Pneumokokken im Auswurf nachgewiesen. In anderen Fällen finden sich Streptokokken oder der gewöhnlich nicht pathogene Micrococcus catarrhalis, in anderen eine Mischflora von unspezifischen Bakterien, ohne daß eine besondere Bakterienart als Erreger angeschuldigt werden könnte.

Als Begleiterscheinung wird eine akute Bronchitis bei verschiedenen Infektionskrankheiten, so besonders bei Typhus, Keuchhusten, Masern, Pocken, ferner bei manchen Formen der Grippe und bei dem als Schnupfen bezeichneten akuten Katarrh der Nasenschleimhaut beobachtet. Führendes Krankheitssymptom ist die Bronchitis bei der hauptsächlich in den Tropen vorkommenden, gelegentlich auch nach Europa verschleppten CASTELLANIschen *Krankheit*. Diese wird durch Spirochäten hervorgerufen, die im Auswurf nachgewiesen werden können.

Symptome. Durch die katarrhalische Schwellung der Schleimhaut werden die dort endigenden sensiblen Nerven gereizt. Es entsteht hierdurch zunächst das Gefühl des Wundseins, das hauptsächlich in der Luftröhre und hinter dem Brustbein empfunden wird, und oft ein schwer unterdrückbarer Hustenreiz, der zu wiederholten Hustenstößen führt. Infolge der häufigen starken Anspannungen der Brustmuskulatur bei den Hustenstößen treten oft Brustschmerzen und Seitenstiche auf. Nur mit Mühe wird spärlicher zäher, glasiger Schleim entleert; erst später, mitunter erst nach Tagen, tritt eine Lockerung und Verflüssigung des Auswurfes ein, der allmählich mehr schleimig-eitrige Beschaffenheit annimmt und reichlicher wird. In seltenen Fällen ist blutiger Auswurf vorhanden, verhältnismäßig am häufigsten bei Grippe sowie bei der vorher genannten CASTELLANIschen Krankheit.

Über den Lungen ist das Atemgeräusch zunächst unverändert, dann etwas unrein, von groben brummenden oder pfeifenden und giemenden Geräuschen begleitet oder ganz verdeckt. Ferner können je nach der Beschaffenheit des zähen oder flüssigen Auswurfes Rasselgeräusche von trockener oder feuchter Form auftreten, deren Kaliber sich nach der Größe der befallenen Bronchien richtet. Die Rasselgeräusche sind von nicht klingendem Charakter, solange die Luftwege allein erkrankt sind. Bei Hinzutreten von bronchopneumonischen Infiltrationen der Lunge selbst können die Rasselgeräusche klingende Beschaffenheit annehmen.

Der Klopfschall über den Lungen ist zunächst unverändert. Kommt es bei heftigem Husten zu einer akuten Lungenblähung, so ist der Klopfschall abnorm voll, hypersonor. Wenn bronchopneumonische Lungeninfiltrationen vorhanden sind, kann der Lungenschall einen tympanitischen Beiklang annehmen.

Das Röntgenbild der Lunge ist kaum verändert. Die sog. Lungenzeichnung, welche normalerweise hauptsächlich von den Blutgefäßen, nur zum geringen Teil von den Bronchialwänden gebildet wird, kann infolge Schwellung der Bronchialschleimhaut und Hyperämie etwas verstärkt erscheinen. Im Zustand der Lungenblähung sind die Lungenfelder abnorm hell. Bei komplizierenden bronchopneumonischen Verdichtungen treten entsprechende fleckförmige oder größere zusammenhängende Trübungen auf.

Das Allgemeinbefinden ist oft nicht unerheblich gestört. Die Temperatur kann gesteigert sein. Auch bei geringem Fieber besteht oft ausgesprochenes Krankheitsgefühl, der Appetit ist vermindert; oft wird über Kopfschmerzen geklagt. Eine wesentliche Behinderung der Atmung tritt nur auf, wenn die kleinen Bronchien allgemein ergriffen sind oder bronchopneumonische Prozesse sich zu der Bronchitis hinzugesellen. Alsdann wird auch Pulsbeschleunigung und bei schwachem Herzen eine Beeinträchtigung des Kreislaufes beobachtet.

Behandlung. Die Behandlung des akuten Katarrhs der Luftröhre und der Bronchien wird am besten durch eine Schwitzkur mit Trinken von reichlichen Mengen heißer Flüssigkeit, z. B. Fliedertee oder Brusttee und Gaben von 1—2 g Aspirin eingeleitet. PRIESSNITZsche Umschläge bringen oft Linderung der begleitenden Brustschmerzen. Bei stärkerem Hustenreiz sind Codeinpräparate besonders nachts unentbehrlich. Zur Lockerung des Auswurfes dienen Infusum radicis ipecacuanhae (0,4:180 mehrmals täglich 1 Eßlöffel) und Radix senegae (5,0:180 mehrmals täglich 1 Eßlöffel), sowie Mischung von Emser Kränchen und heißer Milch zu gleichen Teilen. Bei denjenigen Formen, welche auf asthmatischer Grundlage beruhen, wirken Ephetonintabletten (zu 0,05) und Ephedrintabletten (zu 0,05) sowie Ephetoninhustensaft (mehrmals täglich $^1/_2$—1 Eßlöffel) günstig ein. Vielfach sind auch Inhalationen mit Emser Salz ähnlich wie bei der chronischen Bronchitis von Nutzen.

2. Besondere Formen der akuten Bronchitis.

Von diesem gewöhnlichen Bild des akuten Bronchialkatarrhs werden gewisse Abweichungen beobachtet, von denen besonders folgende von praktischer Wichtigkeit sind.

Bronchiolitis acuta. Werden die feinen Bronchialäste und insbesondere die den Zugang zu den Lungenbläschen vermittelnden Bronchiolen in diffuser Ausdehnung ergriffen, so tritt hierdurch ein beträchtliches, unter Umständen sogar lebensbedrohliches Atemhindernis ein. Es entsteht Dyspnoe, Cyanose, Beteiligung der Hilfsmuskeln an der angestrengten Atmung und Nasenflügelatmen; insbesondere beim nachgiebigen kindlichen Thorax treten sichtbare inspiratorische Einziehungen der Zwischenrippenräume oder auch der ganzen seitlichen und vorderen Partien des Brustkorbes auf. In solchem schweren Zustand ist auch der Puls beschleunigt und oft von verminderter Füllung. Indem die Luft zum Teil noch durch die Bronchiolen vermöge der kräftigen Inspirationsbewegungen eingesogen wird, durch die schwächere Exspirationskraft aus ihnen aber nicht ausgetrieben werden kann, entsteht unter Umständen sehr schnell ein Zustand der akuten Lungenblähung, der sich in einem Tiefertreten und einer schlechten Verschieblichkeit der Lungengrenzen, Verkleinerung der absoluten Herzdämpfung und lautem vollem Lungenschall äußert. Überall sind hauptsächlich inspiratorische, zum Teil auch exspiratorische feinblasige Rasselgeräusche hörbar. Diese Form wird besonders bei kleinen Kindern beobachtet und als *Capillärbronchitis* bezeichnet. Sie ist oft von bronchopneumonischen Infiltrationen der Lunge begleitet. Bei Erwachsenen tritt eine akute Bronchiolitis selten auf; am häufigsten kommt sie bei der Grippe vor, bei welcher sie lebensbedrohliche Zustände hervorrufen kann. Besonders bei alten Leuten mit geschwächtem Herzen stellt eine akute Bronchiolitis eine gefährliche Krankheit dar.

Die *Behandlung* hat hier nicht nur den Zustand der Atmungsorgane, sondern besonders auch des Kreislaufes zu berücksichtigen. Bei der Capillärbronchitis der kleinen Kinder sind Senfpackungen und lauwarme Bäder mit etwas kühleren, aber nicht kalten Übergießungen zur Anregung der Expektoration besonders zu empfehlen. Als Zusatz zu den vorher genannten lösenden Infusen radicis ipecacuanhae und senegae wird der die Atmung und die Herzaktion anregende Liquor ammonii anisatus 3—4mal täglich 5—10 Tropfen in Haferschleim verwandt. Bei geschwächtem Herzen und bei alten Leuten ist von vornherein eine Digitalistherapie angezeigt. Besteht ein erheblicher Grad von Cyanose und allgemeiner venöser Stauung, so ist ein Aderlaß oft von guter Wirkung.

Bronchiolitis obliterans. Wenn bei einer Entzündung der Bronchiolen eine tiefgreifende Zerstörung der Schleimhaut eintritt, können sich aus wucherndem Granulationsgewebe bindegewebige Pfröpfe entwickeln, welche das Lumen der Bronchiolen verstopfen und in die Alveolen hineinwuchern. Aus diesen wird bei einem Verschluß der Bronchiolen die Luft resorbiert. Es entstehen so kleine bindegewebige Knötchen, die hinsichtlich ihrer Größe und diffusen Verbreitung außerordentlich an miliare Tuberkel erinnern. Zum Unterschied ist abgesehen von der verschiedenen histologischen Beschaffenheit hervorzuheben, daß hier die Knötchen nicht wie bei der Miliartuberkulose in den Spitzenteilen der Lunge größer und dichter angeordnet sind.

Auch die klinischen Symptome sind entsprechend diesem anatomischen Verhalten außerordentlich ähnlich wie bei der Miliartuberkulose. Es besteht hochgradige Dyspnoe ohne nachweisbaren groben Befund über den Lungen. Bei genauer Untersuchung sind aber doch deutliche Veränderungen festzustellen, indem der Klopfschall besonders voll, von etwas tympanitischem Beiklang ist und die Lungengrenzen gewöhnlich erweitert gefunden werden. In der Regel ist feinblasiges Rasseln und Knacken in diffuser Verbreitung zu hören. Das Röntgenbild ist ganz ähnlich wie bei der Miliartuberkulose von zahlreichen gleichartigen etwa stecknadelkopfgroßen Flecken übersät, die über den Spitzen nicht größer als in den übrigen Lungenteilen sind. Gewöhnlich besteht hohes Fieber.

Zum Unterschied von der Miliartuberkulose ist oft die Entstehung aus einer akuten Bronchiolitis nachzuweisen, welcher die geschilderten Erscheinungen von Dyspnoe nach einem mitunter fast beschwerdefreien Zwischenraum von einigen Wochen nachfolgen. Verhältnismäßig am häufigsten wird dieser an sich seltene Ausgang einer akuten Bronchiolitis bei Einwirkung von ätzenden Gasen, z. B. solchen, die Nitrite enthalten, ferner nach Grippe beobachtet. Die Erkrankung verläuft oft tödlich.

Die *Behandlung* kann sich mit Aussicht auf Erfolg nur gegen die der obliterierenden Bronchiolitis vorangehende akute Entzündung in der bei dieser beschriebenen Weise richten. Ist bereits eine bindegewebige Organisation des Granulationsgewebes und Ausbildung von verstopfenden Pfröpfen eingetreten, so sind diese Veränderungen nicht mehr rückbildungsfähig. Bei der hierdurch eintretenden Atemnot sind Einatmungen von Sauerstoff unentbehrlich.

Bronchitis fibrinosa. Eine seltene Abart der Bronchitis stellt die sog. Bronchitis fibrinosa dar, bei welcher Fibrin und Mucin in solcher Menge abgeschieden wird, daß hierdurch Ausgüsse der Lichtungen der Bronchien entstehen. Die zunächst der Schleimhaut fest anhaftenden Gerinnsel können sich später lockern und ausgehustet werden. Besonders wenn man sie in Wasser ausbreitet, wird ihre gemäß den Verästelungen der Bronchien verzweigte Gestalt am besten erkannt.

Die fibrinöse Bronchitis wird nicht durch einen spezifischen Erreger hervorgerufen. Sie kommt teils scheinbar primär, teils nach Einatmung ätzender Gase, ferner bei entzündlichen Erkrankungen der Atmungsorgane aus verschiedener Ursache, verhältnismäßig am häufigsten bei Grippe und croupöser Pneumonie vor.

Die Erkrankung setzt meist plötzlich mit hohem Fieber, bisweilen auch mit Schüttelfrost ein. Das Fieber kann tage- oder wochenlang anhalten, auch nach vorübergehender Senkung wieder auftreten. Die örtlichen Symptome über den Lungen stimmen mit denen der gewöhnlichen Bronchitis überein. Wenn durch die Gerinnsel eine größere Zahl von Luftröhrenästen verstopft und dadurch der Lufteintritt in die entsprechenden Alveolarbezirke verhindert wird, entsteht stärkerer Luftmangel, Dyspnoe und Cyanose. In schweren Fällen kann Erstickungstod eintreten.

Außer der geschilderten akuten Krankheitsform gibt es mehr chronisch verlaufende Fälle, welche mit weniger stürmischen und weniger schweren Erscheinungen meist ohne erhebliche Temperatursteigerungen einhergehen. Sie zeigen oft schubweise Verstärkungen, die asthmatischen Anfällen ähnlich sehen und mit diesen durch das Vorkommen von eosinophilen Zellen und CHARCOT-LEYDENschen Krystallen im Sputum wohl auch eine Wesensverwandtschaft erkennen lassen.

Durch die *Behandlung* ist zu versuchen, eine Lockerung und Lösung der Fibringerinnsel herbeizuführen. Man gibt zu diesem Zweck die üblichen Expektorantien wie Infusum radicis ipecacuanhae in verhältnismäßig starker Dosis (0,8:180 eßlöffelweise). Es ist empfohlen worden, auch brechenerregende Dosen zu verwenden. Da hierbei Kollapserscheinungen mit gefährlicher Blutdrucksenkung auftreten können, scheint mir aber in dieser Hinsicht vor allem bei der Verwendung von Apomorphin Vorsicht geboten zu sein. Größte Aufmerksamkeit ist auf Erhaltung des Kreislaufes zu richten. Besonders wenn das Herz geschwächt ist, ist Digitalis- oder Strophantinbehandlung, bei Atemnot die Darreichung von Coramin (40—50 Tropfen per os oder 1—2 ccm intramuskulär oder intravenös) zu empfehlen. Bei starker Cyanose sind Aderlässe und Sauerstoffeinatmung angezeigt.

3. Chronische Bronchitis.

Auch die chronische Bronchitis entwickelt sich oft auf konstitutioneller Grundlage, ferner infolge äußerer Schädlichkeiten bei Einatmung reizender Gase und staubhaltiger Luft, wie sie in manchen Berufen, so bei Müllern, Bäckern, Bergleuten, Arbeitern in Spinnereien und Wollfabriken sowie bei starken Rauchern vorkommt, oder sie schließt sich an einen ursprünglich akuten Katarrh an, der nicht zur völligen Ausheilung gelangt. Dies tritt gelegentlich besonders nach Keuchhusten, auch nach Masern ein. In anderen Fällen entsteht ein chronischer Bronchialkatarrh sekundär bei primärer andersartiger Erkrankung, so bei kyphoskoliotischen Verkrümmungen der Wirbelsäule und dadurch veränderter Gestaltung des Brustkorbes, bei Lungenemphysem, bei Lungenschrumpfung infolge tuberkulöser oder chronisch-pneumonischer Lungenprozesse, ferner bei Lungenstauung infolge von Kreislaufstörungen usw.

Die *pathologisch-anatomischen Veränderungen* bestehen teils in einer Schwellung und chronischen Verdickung der Schleimhaut, an welche sich auch eine Verdickung der muskulären und knorpeligen Bronchialwände anschließen kann, teils in einer allmählich eintretenden Atrophie der Schleimhaut und der übrigen Teile der Bronchialwandungen. Hierbei kann das zylindrische Epithel der Bronchialschleimhaut eine Abplattung erleiden, so daß es fast Plattenepithelcharakter annimmt. Durch Untergang der elastischen Elemente der Bronchialwand wird diese nachgiebig, und es entwickeln sich infolge der Drucksteigerung bei Husten oft Erweiterungen, namentlich der kleinen und mittleren Bronchien.

Die *klinischen Symptome* sind von der Art des Bronchialkatarrhs abhängig, bei welchem hauptsächlich eine trockene und eine feuchte Form unterschieden werden kann. Die trockene Form ist durch Abscheidung eines spärlichen zähen, glasigen Schleims gekennzeichnet, welcher der Wand fest anhaftet und nur schwer ausgehustet werden kann. Indem der Luftstrom an diesen zähen Schleimbelägen vorbeistreicht und sie in Schwingungen versetzt, entstehen pfeifende und giemende oder auch brummende Geräusche, die oft auf Entfernung hörbar sind. Bei der flüssigen Form wird ein schleimig-eitriges Sputum entleert, welches sich beim Atmen und Husten mit der Luft in den Atemwegen mischt und zur Entstehung von feuchten Rasselgeräuschen verschiedenen Kalibers Anlaß gibt.

Die Krankheitserscheinungen sind oft in ihrer Stärke wechselnd. Nicht selten kommen anfallsweise Verschlimmerungen vor, die in der Regel in der kalten Jahreszeit und bei naßkalter Witterung auftreten. Die Beeinträchtigung des Allgemeinbefindens ist im allgemeinen geringer als bei der akuten Bronchitis.

Meist fehlt höheres Fieber. Andererseits sind die später zu besprechenden Folgeerscheinungen, namentlich eine Rückwirkung auf das Herz, von ernsterer Natur.

Als Abarten, in denen der Auswurf von besonderer Beschaffenheit ist, sind die *Bronchoblenorrhöe*, die *Bronchitis pituitosa*, der *eosinophile Katarrh* und die *putride Bronchitis* zu nennen. Die seltene chronische Form der *fibrinösen Bronchitis* ist bereits bei der häufigeren akuten Form derselben besprochen worden (vgl. S. 492).

Bei der *Bronchoblenorrhöe* wird ein sehr reichlicher flüssiger schleimig-eitriger Auswurf entleert, wobei zahlreiche feuchte Rasselgeräusche entstehen. Diese Formen finden sich hauptsächlich bei zylindrischen Bronchiektasien.

Durch einen sehr reichlichen Auswurf ist auch die seltene *Bronchitis pituitosa* ausgezeichnet. Die Beschaffenheit desselben ist auffallend dünnflüssig, schaumig, eiweißarm, fast rein serös mit nur geringen Eiterbeimengungen. Diese starken Expektorationen werden mitunter anfallsweise beobachtet. Sie werden als nervöse Reizerscheinungen aufgefaßt. In manchen Fällen ist eine Einbettung des Nervus vagus in tuberkulöse bronchopulmonale Drüsen festgestellt worden.

Als eine besondere Form der chronischen Bronchitis ist ferner der *eosinophile Katarrh* anzuführen, bei welchem das Sputum einen reichlichen Gehalt an eosinophilen Zellen und oft auch CHARCOT-LEYDENschen Krystallen zeigt. Diese Form ist ihrem Wesen nach mit dem Asthma bronchiale verwandt und nur durch das Ausbleiben starker Anfälle unterschieden.

Von ernster Bedeutung ist die *putride* Form der chronischen *Bronchitis*. Bei dieser hat der Auswurf infolge von Zersetzung durch Fäulniserreger eine fötide Beschaffenheit angenommen. Diese kommt hauptsächlich dort zustande, wo eine Stagnation von Sputum vorhanden ist, besonders häufig bei Bronchiektasien. Der Auswurf zeigt hierbei meist eine Dreischichtung. An der Oberfläche schwimmen mit Luft untermischte schleimig-eitrige Ballen, von denen aus Schleimfäden in die mittlere mißfarbige Schicht hinabhängen. Am Boden befindet sich eine gleichmäßige aus Zerfallsmassen bestehende Schicht, in der oft weißliche Körnchen zu erkennen sind, die sog. DITTRICHschen Pfröpfe. Sie bestehen aus Fäulnisbakterien, Leptothrixfäden und besonders Fettsäurenadeln, die mikroskopisch durch ihre geschwungene Gestalt und physikalisch durch ihre Löslichkeit in Kalilauge sowie bei Erhitzung gekennzeichnet sind. Der üble Geruch der fötiden Bronchitis belästigt die Patienten ebenso wie ihre Zimmergenossen sehr.

Wenn die Expektoration dieser fauligen Massen zeitweise gehemmt ist, tritt oft Fieber ein, welches nach einer häufig plötzlich erfolgenden sog. maulvollen, stark stinkenden Entleerung wieder abfällt.

Im Anschluß an eine fötide Bronchitis entwickeln sich mitunter gangränöse Prozesse der Lunge; andererseits tritt eine fötide Bronchitis als Begleiterscheinung einer primären Lungengangrän auf.

Die verschiedenen Formen der chronischen Bronchitis können zu *Komplikationen* führen. Namentlich die trockene Form, zum Teil auch andere Arten derselben, welche mit häufigen Hustenanfällen einhergehen, geben durch Steigerung des intrapulmonalen Druckes zu einer Erweiterung besonders der kleinen Bronchien und der Alveolen Anlaß. Hierdurch entstehen erhöhte Widerstände für den arteriellen Lungenkreislauf. Diese wiederum haben eine Hypertrophie des rechten Ventrikels zur Folge, der im weiteren Verlauf oft insuffizient wird. Namentlich im höheren Alter stehen schließlich oft Herzschwäche und Kreislaufstörungen im Vordergrund der klinischen Erscheinungen und führen nicht selten das Ende herbei. Sämtlichen Formen der chronischen Bronchitis schließen sich nicht selten bronchopneumonische Verdichtungen der

Lunge an. Bei der eitrigen und besonders der putriden Bronchitis kommt es mitunter zur metastatischen Entwicklung von Hirnabscessen.

Die *Behandlung* hat namentlich beim trockenen Katarrh für eine Verflüssigung des zähen Sekrets und eine Erleichterung des Auswurfes zu sorgen. Zu diesem Zweck werden Jodkalilösung (5,0 : 150 eßlöffelweise), ferner die schon bei der Behandlung der akuten Bronchitis genannten Expektorantien wie Mixtura solvens, Infusum radicis ipecacuanhae 0,4 : 180 und radicis senegae, Aufgüsse von Brusttee (Species pectorales), Emser Kränchenbrunnen mit heißer Milch, ferner Inhalieren mit Emser Salz verordnet. Trink- und Inhalationskuren in Heilorten mit alkalisch salinischen Wässern wie Ems, Kreuznach, Soden, Reichenhall sind besonders empfehlenswert. Oft wirkt ein Aufenthalt in reiner Luft z. B. in Meran günstig ein. Bei den mehr flüssigen mit eitrig schleimigem Auswurf einhergehenden und auch den putriden Formen werden besonders die ätherischen Öle enthaltenden sog. Balsamica wie Terpentin, Fichtennadel- und Eukalyptusöl zum Inhalieren verordnet. Solche Balsamica können auch innerlich z. B. in Form der Myrtolkapseln mehrmals täglich zu 0,25 und als intramuskuläre Injektion einer 20% Lösung von Eukalyptusöl (2—3mal wöchentlich einige Kubikzentimeter intraglutäal) verabfolgt werden. Ferner werden Guajacpräparate wie Guajacol in Dosen zu 0,2—0,3 g oder Sirolin mehrmals täglich teelöffelweise gegeben. Bei der putriden Bronchitis werden die Fäulnisprozesse mitunter durch intravenöse Salvarsan- und Trypaflavininjektionen günstig beeinflußt. Eine erhebliche Hemmung des Hustenreizes durch Medikamente ist nach Möglichkeit zu vermeiden, damit nicht eine Stagnation des Auswurfes entsteht. Nur bei quälendem Husten, welcher die Nachtruhe stört und ein geschwächtes Herz angreift, ist die Verwendung von Codein (0,01 bis 0,02), Paracodin (0,01) oder Dionin (0,015) nicht zu vermeiden. Beim eosinophilen Katarrh ist Ephedrin (0,05), Ephetonin (0,05) oder eine Zusammenstellung derselben mit ätherischen Ölen, wie sie im Ephetoninhustensaft vollzogen ist, von Nutzen.

Außer der medikamentösen Behandlung sind auch physikalische Heilmethoden anzuwenden, insbesondere wirken oft Glühlichtbäder, lauwarme Wasserbäder und PRIESSNITZsche Umschläge, mitunter auch Aufenthalt in pneumatischen Kammern, welche in den genannten Kurorten vorhanden sind, günstig ein. Bei geschwächtem Herzen besonders alter Leute ist die Verordnung von Digitalis angezeigt.

4. Bronchiektasien.

Bei den *Bronchialerweiterungen* werden der Form nach solche von *zylindrischer* und *sackförmiger* Gestalt unterschieden. Die ersteren sind meistens diffus, besonders in den Unterlappen verbreitet, die letzteren finden sich gewöhnlich in mehr umschriebener Anordnung in einzelnen Lungenabschnitten, besonders innerhalb von geschrumpften Bezirken, verhältnismäßig oft in abnorm abgeteilten sog. akzessorischen Lappen, die am häufigsten im unteren paravertebralen Abschnitt des Unterlappens vorkommen.

Der Entstehung nach werden *angeborene* und erworbene Bronchiektasien unterschieden.

Die *angeborenen* Bronchiektasien sind seltener als die erworbenen. Sie zeigen pathologisch-anatomisch einen auffälligen Pigmentmangel ihrer Wandungen, welcher aber auch bei frühzeitig erworbenen Bronchiektasien beobachtet wird. Sie kommen meist in Form wabenartig aneinanderliegender Hohlräume, die nur durch bindegewebige, kein Lungengewebe enthaltende Septen voneinander getrennt werden, ferner in Form großer cystenähnlicher Höhlen vor.

Die *erworbenen Bronchiektasien* entwickeln sich zum Teil infolge der bei Hustenanfällen häufig eintretenden Steigerung des intraalveolären Druckes z. B. bei Keuchhusten, trockener chronischer Bronchitis, ferner beim Emphysem namentlich der alten Leute. Hierbei werden besonders zylindrische Erweiterungen der Unterlappen beobachtet. Die sackförmigen Bronchiektasien entstehen meist innerhalb von geschrumpftem Lungengewebe, sowohl bei chronisch cirrhotischen Prozessen tuberkulöser oder luischer Art als bei unspezifischen karnifizierenden und indurierenden Pneumonien, ferner infolge des Zuges von Pleuraschwarten. Die Entstehung von Bronchiektasien wird oft durch gleichzeitige Herabsetzung der Elastizität der Bronchialwand und entzündliche Veränderungen derselben begünstigt. An den Bronchialwandungen wird teils eine Hypertrophie mit Verdickung derselben, teils Atrophie beobachtet.

Symptome. In den Hohlräumen der erweiterten Bronchien kommt es oft zu einer Stagnation von Bronchialsekret, welches meist von flüssiger, schleimigeitriger Beschaffenheit, bei Infektion mit Fäulnisbakterien mitunter auch von putridem Charakter ist. Die Sputummengen sind meist reichlich; sie betragen oft mehrere 100 ccm an einem Tage. Morgens, nach dem Aufwachen erfolgt oft eine maulvolle Expektoration der während des Schlafes angesammelten Flüssigkeit. Der Auswurf hat meist eine dreischichtige Beschaffenheit, indem auf der Oberfläche mit Luftblasen untermischte schleimig-eitrige Massen schwimmen, die Mitte aus trüber Flüssigkeit besteht und unten ein Bodensatz von Zerfallsmassen sich sammelt, unter denen oft DITTRICHsche Pfröpfe gefunden werden (vgl. S. 494). Gelegentlich werden Blutbeimengungen im Sputum beobachtet. Mitunter treten auch erhebliche Hämoptysen auf, welche in seltenen Fällen sogar den Tod durch Verbluten herbeiführen können.

Der *physikalische Befund* über den Lungen zeigt nicht immer deutliche Veränderungen. Das Atemgeräusch ist gewöhnlich bläschenförmig, nur bei großen, nahe der Lungenoberfläche befindlichen Hohlräumen bronchial oder amphorisch. Oft werden Rasselgeräusche verschiedenen Kalibers gehört. Wenn dabei über peripheren Lungenabschnitten, z. B. in den unteren Lungenpartien, in denen schon eine Aufteilung der Bronchien zu kleineren Ästen stattgefunden hat, großblasige Rasselgeräusche gehört werden, so spricht dies für das Vorhandensein von Hohlräumen, die entweder Bronchialerweiterungen oder Kavernen sein können. Letztere sind oft aus anderen Gründen, am sichersten durch das Verhalten im Röntgenbild auszuschließen. Selten sind bronchiektatische Hohlräume so groß und so nahe der Oberfläche gelegen, daß in ihnen ein Schallwechsel beobachtet wird. Der Klopfschall ist gewöhnlich nicht oder nur wenig verändert. Über großen wandständigen Hohlräumen wird mitunter tympanitischer Schall wahrgenommen. Dämpfungen werden nur dann angetroffen, wenn gleichzeitig narbige Induration oder entzündliche Infiltration des umgebenden Lungengewebes vorhanden ist.

Am deutlichsten können die Verhältnisse im *Röntgenbild* überblickt werden, welches Zahl und Gestalt der Hohlräume oft deutlich erkennen läßt. Bei zylindrischen Bronchiektasien sind längliche dichotomisch sich teilende helle Streifen, besonders in den Unterlappen, bei den sackförmigen Ektasien rundliche Aufhellungen (vgl. Abb. 1), die zum Teil trauben- oder wabenartig aneinandergereiht sind, sichtbar. Um die Hohlräume herum werden von den oft verdickten Bronchialwandungen dunkele Randstreifen gebildet. Wenn die Hohlräume mit Sekret gefüllt sind, entstehen statt der Aufhellungen entsprechend gestaltete längliche oder rundliche Verschattungen. Bei nur teilweiser Füllung mit Flüssigkeit und Luft werden sehr markante horizontale Schattenspiegel mit darüber befindlichen Luftaufhellungen gefunden. Bei Induration oder Infiltration des umgebenden Lungengewebes zeigt das Lungenfeld entsprechende Verschattungen.

Innerhalb dieser sind die lufthaltigen Hohlräume oft als Aufhellungen zu erkennen, mitunter werden sie aber durch starke Verschattungen von Lungenverdichtungen oder auch begleitenden Pleuraschwarten ganz verdeckt. In solchen Fällen, in denen die gewöhnliche Röntgenaufnahme versagt, können die bronchiektatischen Hohlräume noch in sehr klarer Weise dadurch dargestellt werden, daß eine schattengebende Flüssigkeit, in der Regel 40% Jod enthaltendes Jodipin Merck, nach vorheriger Anästhesie des Kehlkopfes durch die Luftröhre in die Bronchien

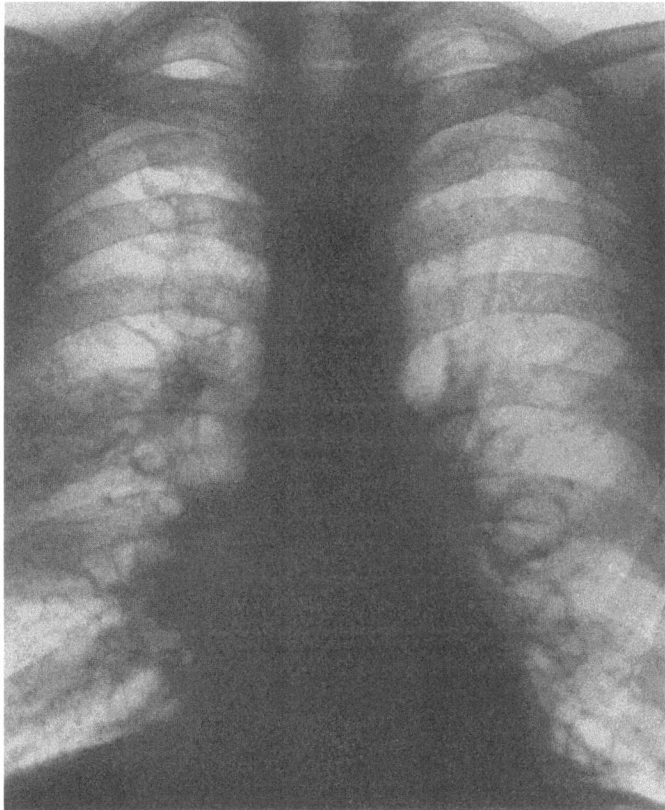

Abb. 1. Sackförmige Bronchiektasien. Multiple bronchiektatische Kavernen (Ringschatten) in beiden Lungenfeldern.

eingespritzt wird. Alsdann sind die gefüllten Bronchiektasien in ihrer sackförmigen, traubenförmigen oder zylindrischen oder kolbenförmig aufgetriebenen Gestalt bis in die feinsten Einzelheiten auch durch die sonst deckenden Schatten des Abdomens, des Herzens und der Wirbelsäule zu erkennen (vgl. Abb. 2). Diese Methode ist besonders dann anzuwenden, wenn die Frage der Operation erwogen wird. Denn es ist hierbei von großer Wichtigkeit zu wissen, ob eine ein- oder doppelseitige Erkrankung vorliegt und wie die örtliche Anordnung der Bronchiektasien beschaffen ist. Nicht angezeigt ist die Methode in den Fällen, in denen die Diagnose ohnehin völlig klar ist.

Komplikationen. Durch das in den Bronchiektasien angehäufte Sekret werden oft Störungen des Allgemeinbefindens ausgelöst, die in Appetitmangel, Blässe, gelegentlichen Temperatursteigerungen bestehen. Nicht selten wird auch plötzlich auftretendes, oft wieder bald zurückgehendes hohes Fieber beobachtet, welches meist auf entzündlichen Erscheinungen des Lungengewebes in der Nachbarschaft der Bronchiektasien beruht. Oft werden hierdurch auch ausgedehntere schwere Pneumonien hervorgerufen, die eine der häufigsten Todesursachen der mit Bronchiektasien behafteten Patienten darstellen. Bei putrider Beschaffenheit des Sputums kommt es nicht selten zur Entwicklung einer Lungengangrän, welche das Leben schwer gefährdet. Eine weitere, nicht seltene Komplikation

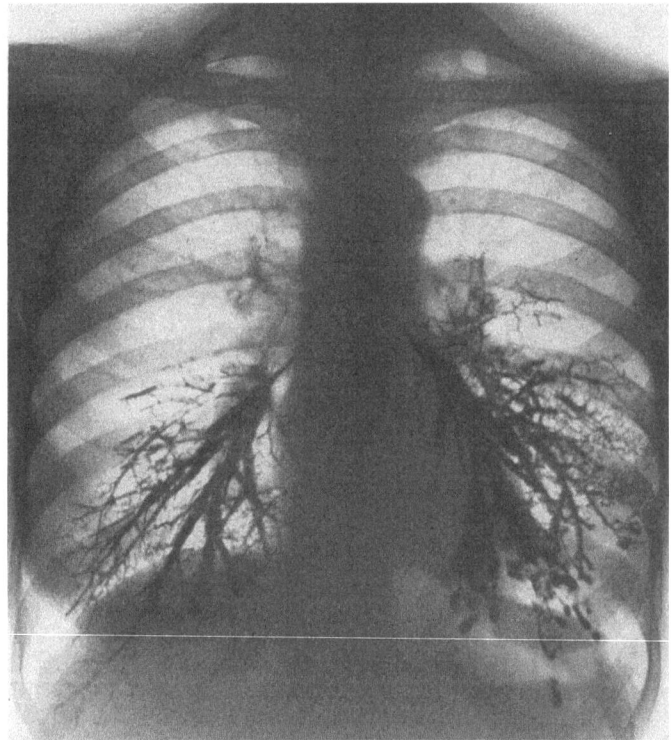

Abb. 2. Sackförmige Bronchiektasien im linken Unterlappen nach Jodipinfüllung.
Rechts normale schlanke Bronchien.

der Bronchiektasien, die fast stets tödlich endet, ist die metastatische Entstehung von Hirnabscessen. Bei reichlichem eitrigem Sputum tritt ferner nach langjährigem Verlauf oft eine amyloide Degeneration zahlreicher Organe ein, die häufig am ersten an der Ausbildung einer palpablen vergrößerten harten Milz oder an einer in der Menge auffallend schwankenden Abscheidung von Eiweiß im Urin erkannt wird.

Durch Resorption toxischer Stoffe des faulig zersetzten Auswurfes wird ferner die Bildung von *Trommelschlegelfingern* angeregt, welche ein wichtiges diagnostisches Merkmal von Bronchiektasien darstellen. Die Verdickung der Endglieder betrifft hauptsächlich die Weichteile; die knöchernen Phalangen sind, wie das Röntgenbild zeigt, in der Regel kaum verändert. In manchen Fällen finden sich aber im Röntgenbild sichtbare knöcherne periostale Auflagerungen sowohl an den Phalangen als an den Metacarpalknochen und dem distalen Ende der Unterarmknochen (Osteoarthropathie hypertrophiante pneumique PIERRE MARIE). Entsprechende Veränderungen werden auch an den Füßen beobachtet.

Die **Behandlung** hat hauptsächlich eine Beschränkung und Besserung der Beschaffenheit des in den Bronchiektasien gebildeten Sekrets zum Ziel, während eine Änderung der anatomischen Verhältnisse der Bronchialerweiterungen kaum möglich ist. Eine wirksame Verminderung der Auswurfmenge ist am ehesten durch strenge Durchführung von Durstkuren bei Bronchiektasien zu erreichen. Diese wohl erfolgreichste Art der Behandlung wird leider oft nicht mit der nötigen Energie durchgeführt. Die Entleerung des Auswurfes wird durch zweckmäßige, im Einzelfall näher zu bestimmende Lagerung des Patienten herbeigeführt. Zu diesem Zweck wird nach dem Vorschlage von QUINCKE das Fußende des Bettes durch Einschieben von Untersätzen höhergestellt. Auf medikamentösem Wege wird eine Beschränkung der Sekretion und teilweise Desinfektion durch Anwendung der Balsamica Terpentin-, Latschen-, Eucalyptusöl versucht, die in der bei Beschreibung der fötiden Bronchitis angegebenen Form verabfolgt werden (vgl. S. 494). Bei schweren Erkrankungen kommt in hierfür geeigneten vorwiegend einseitigen Fällen ein operatives Vorgehen in Betracht, welches entweder in der gefährlichen, aber volle Heilungschancen bietenden Resektion der erkrankten Lungenlappen oder in der mitunter auch erfolgreichen Thorakoplastik mit Einengung des Brustkorbes durch Resektion zahlreicher Rippen besteht. Die Aussichten und Gefahren eines operativen Eingriffes sind in jedem Falle dieses langwierigen, Lebensgenuß und Berufsfähigkeit schwer beeinträchtigenden Leidens sorgfältig abzuwägen.

5. Stenosen der Trachea und Bronchien.

Eine Stenose der großen Luftwege, Trachea und Bronchien, kann durch Kompression von außen oder durch narbige Schrumpfung der Wandungen, endlich durch Verlegung der Lichtung durch Fremdkörper zustande kommen.

Trachealstenose. Eine *Trachealstenose* entsteht am häufigsten durch Druck von Strumen, ferner von Aneurysmen und Mediastinaltumoren verschiedener Art, unter denen Lymphosarkome in erster Linie zu nennen sind. Namentlich bei der Kompression durch Strumen wird die Verengerung nicht immer nur durch den äußeren Druck bewirkt, sondern es spielt hierbei manchmal auch eine Erweichung der Knorpelringe eine Rolle, infolge deren es zu einer Einknickung der säbelscheidenartig verengten Luftröhre kommt. Eine narbige Schrumpfung der Trachea entwickelt sich infolge von luischen Geschwüren oder chronischen Granulationsgeschwülsten, die bisweilen nach Tracheotomie entstehen.

Symptome. Eine erhebliche Trachealstenose ist sofort an dem lauten, auf Entfernung hörbaren stridorösen Geräusch der meist verlangsamten Atemzüge zu erkennen. Differentialdiagnostisch kommt nur eine Stenose des Kehlkopfes in Betracht, die durch laryngoskopische Untersuchung zu erkennen ist.

Infolge der Behinderung des Lufteintrittes in die Lungen treten inspiratorische Einziehungen der Brustwand an den Zwischenrippenräumen und der Bauchwand im Epigastrium auf. Wird der Gasaustausch in den Lungen erheblich beeinträchtigt, so ist eine Cyanose des Gesichtes und bei starkem Luftmangel eine qualvolle Verzerrung der Züge zu beobachten. An den gewaltsamen Atembewegungen sind alle Hilfsmuskeln beteiligt. Da diese in aufrechter Stellung bei Aufstützen der Arme am wirkungsvollsten betätigt werden können, sieht man die Patienten im Zustand höchster Atemnot oft stehen (Orthopnöe). Der Puls kann im Inspirium kleiner werden und eine sichtbare Erniedrigung des Blutdruckes zeigen, da das arterielle Blut infolge des inspiratorisch stark verminderten intrathorakalen Druckes im Brustkorb zurückgehalten wird.

Eine wirksame *Behandlung* ist nur durch operative Beseitigung der Stenose oder durch Röntgenbestrahlung komprimierender Geschwülste möglich. Bei Kompression durch Aneurysmen und solche intrathorakalen Geschwülste, bei welchen eine operative Entfernung oder eine Strahlenbehandlung nicht in Frage kommt, kann versucht werden, durch Einführung von einer langen bis zur Bifurkation hinabreichenden Kanüle von einer Tracheotomieöffnung aus der Luft einen Weg zu bahnen. Außerdem ist Sauerstoffatmung angezeigt.

Bronchusstenose. Eine *Bronchusstenose* wird weitaus am häufigsten durch ein Bronchialcarcinom, ferner durch Kompression von Aneurysmen und Mediastinaltumoren, weit seltener durch narbige Schrumpfung luischer Geschwüre hervorgerufen. Der nicht seltene Verschluß durch eingeatmete Fremdkörper, welcher eine operative Entfernung derselben erfordert, kann hier nicht näher behandelt werden.

Symptome. Ein Stenosengeräusch wie bei der Verengung der Trachea wird bei der Stenose eines einzelnen Bronchus, auch eines Hauptbronchus, vermißt, da die in den Brustkorb einstreichende Luft freien Weg durch den Bronchus der anderen Seite hat. Dagegen findet die Luft keinen oder nur mangelhaften Zutritt zu den hinter der Stenose gelegenen Lungenpartien. In diesen entsteht daher meist eine Atelektase; infolgedessen ist hier das Atemgeräusch und der Stimmfremitus abgeschwächt oder aufgehoben. Der Perkussionsschall kann verkürzt sein. In seltenen Fällen wird die Stenose durch die stärkere inspiratorische Kraft, aber nicht bei der schwächeren Exspiration überwunden. Alsdann tritt im Inspirium Luft in die hinter der Stenose gelegenen Lungenpartien ein, aber im Expirium nicht aus ihnen heraus. Es entwickelt sich ein hochgradiges Emphysem, über dem ein lauter voller Lungenschall hörbar ist. Oft ist quälender Hustenreiz vorhanden.

Am deutlichsten werden diese Verhältnisse bei der *Röntgendurchleuchtung* überblickt. Das Röntgenbild läßt oft die stenosierende Ursache in Gestalt eines Bronchialcarcinoms, eines Aneurysmas oder Mediastinaltumors an einer entsprechend gestalteten Verschattung erkennen und zeigt über den hinter der Stenose gelegenen Lungenpartien bei der in der Regel vorhandenen Atelektase derselben eine Trübung oder Verschattung, bei ausnahmsweise auftretenden Lungenblähung dagegen eine ungewöhnlich starke Helligkeit. Infolge der Behinderung der respiratorischen Volumschwankungen der hinter der Stenose gelegenen Lungenteile ist das inspiratorische Tiefertreten des Zwerchfelles sehr beschränkt. Gewöhnlich wird ein hochstehendes nur wenig bewegliches Zwerchfell beobachtet. Ist durch die Stenose ein erheblicher Teil der Lunge von der Atmung ausgeschaltet, so rücken die Mediastinalorgane, am deutlichsten das Herz und die Trachea, im Inspirium nach der Seite der Stenose herüber.

Die Stelle der Stenose selbst kann durch Einspritzung von Jodipin, welches einen Ausguß des Bronchus bildet, oft sehr deutlich nachgewiesen werden. Ferner ist die Stenosierung eines größeren Bronchus oft durch die Bronchoskopie festzustellen.

Als Komplikation tritt in den mangelhaft beatmeten Lungenteilen nicht selten eine pneumonische Entzündung insbesondere bei Entstehung der Stenose durch ein Bronchialcarcinom ein. Auch eine eitrige Bronchitis, Lungenabsceß und Gangrän kann sich in den hinter der Stenose gelegenen Abschnitten entwickeln. Besonders häufig geschieht dies beim Verschluß durch Fremdkörper und Bronchialcarcinome.

Die *Behandlung* hat die Ursache der Bronchialstenose zu berücksichtigen. Bei Fremdkörpern ist operative Entfernung geboten. Bei Tumoren kann Röntgenbestrahlung, die mitunter deutliche, aber leider nur vorübergehende

Erfolge zeitigt, versucht werden. Bei einer luischen Stenose ist antiluische Behandlung mit Salvarsan-, Quecksilber-, Wismutkuren, ferner Darreichung von Jodkali innerlich angezeigt.

6. Asthma bronchiale.

Unter der Bezeichnung *Asthma* versteht man eine anfallsweise auftretende Behinderung der Atmung besonderer Art. Diese beruht beim Bronchialasthma im Gegensatz zu einer durch Herzinsuffizienz bedingten einfach dyspnoischen Atmung auf einer Verengerung der gesamten Bronchien kleinen Kalibers, die durch einen Krampf der Bronchialmuskulatur und gleichzeitige Absonderung eines zähen Schleimes aus den Bronchialschleimdrüsen bewirkt wird. Dieser Vorgang kommt durch eine Erregung der Nervenendigungen des Nervus vagus zustande. Es kann auch eine Expektoration durch Reizung des Vagus ausgelöst und durch eine Lähmung desselben unterdrückt werden. Die Verkleinerung des Gesamtquerschnittes der zuführenden Luftwege an den Bronchien kleinen Kalibers hat zur Folge, daß die Luft durch die starken inspiratorischen Kräfte noch in die Alveolen eingesogen wird, bei der schwächeren Exspiration aber nicht mehr vollständig heraustreten kann. Es entwickelt sich schnell der Zustand einer akuten Lungenblähung. Hierdurch ist der Gasaustausch der Lunge behindert; es tritt Atemnot auf, die wegen der vorwiegenden Erschwerung und Verlängerung des Exspiriums als exspiratorische Dyspnoe bezeichnet wird; doch ist in der Regel auch die Inspiration merklich behindert.

Symptome. Die äußeren Zeichen dieses Zustandes bestehen in laut hörbaren pfeifenden und giemenden Geräuschen, welche beim Durchtritt der Luft durch die verengten Bronchiolen zustande kommen, indem die an ihren Wandungen haftenden zähen Schleimbeläge in Schwingungen versetzt werden. Diese Geräusche sind sowohl im Inspirium als besonders im Exspirium deutlich, oft auf Entfernung hörbar. Das Atemgeräusch wird durch sie fast völlig verdeckt. Oft ist eine inspiratorische Einziehung der Zwischenrippenräume zu beobachten. Bei der sich bald entwickelnden akuten Lungenblähung ist der Brustkorb faßförmig erweitert. Die Lungengrenzen stehen tief und sind wenig oder kaum verschieblich. Die absolute Herzdämpfung ist stark verkleinert, der Schall über den Lungen ungewöhnlich voll, hypersonor.

Die Röntgendurchleuchtung zeigt sehr helle Lungenfelder, den Brustkorb in Inspirationsstellung mit horizontalem Verlauf der Rippen und breiten Zwischenrippenräumen. Das Zwerchfell steht tief und führt nur geringe respiratorische Bewegungen aus. Seine Ruhigstellung ist Folge des Blähungszustandes der Lungen, die sich nicht im Exspirium verkleinern können, und beruht nicht auf einem Zwerchfellkrampf, wie dies zum Teil irrtümlich angenommen worden ist.

Das Gesicht ist im Zustand der erschwerten Atmung meist bläulich verfärbt, dabei oft blaß. Der Puls ist in schweren Anfällen beschleunigt. Gewöhnlich gehen die asthmatischen Anfälle ohne Temperatursteigerungen einher. Die Dauer der Anfälle ist sehr verschiedenartig. Sie kann Stunden, aber auch Tage betragen. Am häufigsten treten die Anfälle nachts auf, sie können aber auch zu jeder Zeit sich einstellen. Nach Beendigung des Anfalles können alle krankhaften Symptome und alle Beschwerden völlig verschwinden. Es kann vorkommen, daß nach einer qualvollen Nacht am nächsten Tage bei der ärztlichen Untersuchung gar kein Befund zu erheben ist und der Patient einen völlig gesunden Eindruck macht. In vielen Fällen besteht aber ein Dauerzustand von trockenem Bronchialkatarrh und ein gewisser Grad von Lungenerweiterung, so daß die Anfälle mehr als akute Verschlimmerung eines chronischen Leidens erscheinen. Als dauernde Folgeerscheinungen stellen sich oft ein allmählich zunehmendes Emphysem und folgende Herzschwäche, ferner mitunter bronchopneumonische Infiltrationen ein.

Während des Anfalles wird zunächst kein Auswurf entleert, da der zähe Schleim den Bronchialwandungen fest anhaftet. Wenn bei Nachlassen des Anfalles eine gewisse Verflüssigung des Sekrets eintritt, werden die Schleimpfröpfe mit Mühe ausgehustet. Dabei sind die Ausgüsse der Bronchiolen mitunter schon mit bloßem Auge, oft noch deutlicher bei schwacher Vergrößerung als weißliche Fädchen sichtbar, die als CURSCHMANNsche Spiralen bezeichnet werden. Sie lassen bei mikroskopischer Betrachtung einen stark glänzenden schmalen Zentralfaden und eine in vielfachen Drehungen spiralig gewundene Schleimhülle erkennen. Außerdem sind in dem zäh-schleimigen Auswurf oft reichlich eosinophile Leukocyten und die aus diesen entstehenden oktaedrisch gestalteten CHARCOT-LEYDENschen Krystalle zu finden.

Auch im Blut ist bei Asthmatikern in der Regel eine Vermehrung der eosinophilen Leukocyten in verschiedener Stärke vorhanden. Statt der normalen Zahl von 1—2%, höchstens 4%, werden etwa 8—10%, in vereinzelten Fällen bis 30% eosinophile Zellen gefunden. Die Eosinophilie ist besonders außerhalb der Anfälle zusammen mit einer gewissen Lymphocytose nachzuweisen. Im Beginn der Anfälle selbst tritt meist eine polynukleäre Leukocytose mit Rückgang oder Schwinden der eosinophilen Zellen auf, die aber am Ende des Anfalles wieder in die Höhe gehen.

Ursache und Wesen des Asthma bronchiale. Die Exsudation von zähem Schleim, die spastische Kontraktion der glatten Muskulatur sowie die auffällige Vermehrung der eosinophilen Leukocyten, die sowohl im Blut als im Auswurf ausgeprägt ist, verbindet das Asthma bronchiale mit ähnlichen Krankheitsvorgängen, die an anderen Organen sich abspielen. Diese lassen einen Zusammenhang mit dem Bronchialasthma auch insofern erkennen, als sie gelegentlich bei denselben Menschen und oft bei Angehörigen derselben Familie beobachtet werden. Es wird daher von einer *exsudativen* bzw. *eosinophilen Diathese* gesprochen, die sich in folgenden Erscheinungen äußert. Eine ähnliche anfallsweise Absonderung von zähem, mit eosinophilen Zellen durchsetzten Schleim kommt im Dickdarm unter gleichzeitiger Kontraktion der glatten Muskulatur bei der sog. Colitis mucosa vor. Andere Erscheinungen, welche auf einer Kontraktion der glatten Muskulatur der arteriellen Hirngefäße, daneben wahrscheinlich auch auf einer Exsudation von Flüssigkeit aus den Plexus chorioidei in die Seitenventrikel und die Meningen beruhen, werden bei Migräneanfällen beobachtet. Auch das mit einer Exsudation von Gewebsflüssigkeit einhergehende QUINCKEsche Ödem, ferner urtikarielle und ekzematöse Veränderungen der Haut gehören hierher. Es ist mehrfach beobachtet, daß verschiedene Mitglieder der gleichen Familie teils diese, teils jene Krankheitserscheinungen zeigen. Es liegt also vielfach eine vererbbare konstitutionelle Grundlage diesen Vorgängen zugrunde.

Andererseits hat die ärztliche Beobachtung ergeben, daß diese Erscheinungen und unter ihnen ganz besonders das Bronchialasthma nicht selten durch bestimmte äußere Einflüsse hervorgerufen werden, welche bei normalen Personen keinerlei Folgen nach sich ziehen. Am bekanntesten ist das Heufieber, welches bei dazu veranlagten Personen zur Zeit der Grasblüte auftritt und mit starker Reizung der Augenbindehäute und der Nasenschleimhaut zu reichlicher wäßriger Exsudation, ferner auch mit ausgesprochenen Anfällen von Bronchialasthma einhergeht (vgl. S. 478). In ähnlicher Weise können die verschiedenartigsten Stoffe, die auf den normalen Menschen ohne jede Wirkung sind, bei dazu veranlagten überempfindlichen Personen Anfälle von Bronchialasthma und mitunter auch andere der genannten Erscheinungen auslösen. Dies geschieht z. B. bei der Einatmung von Haaren und Federn der Haustiere, von den verschiedensten Staubarten, so von Blütenstaub, von Mehl usw. Bei einer epidemieartigen Häufung von Asthmaanfällen, die in einem italienischen Dorf beobachtet wurde, machte ANCONA die Entdeckung, daß diese durch Einatmung von Mehlstaub zustande kamen, daß dabei aber nicht das Mehl an sich, sondern Verunreinigungen desselben durch beigemengte Milben den den Asthmaanfall auslösenden Reiz darstellten. Von chemischen Reizstoffen ist besonders das *Ursol* zu nennen, welches zum Färben von Pelzen verwandt wird und bei manchen Leuten, die beruflich in der Pelzwarenindustrie tätig sind, Asthma hervorruft. In anderen Fällen können bestimmte Reizstoffe nicht ohne weiteres nachgewiesen werden. Die Erfahrung lehrt aber, daß Asthmaanfälle bei bestimmten Personen nur bei Aufenthalt in einer bestimmten Gegend auftreten, an anderen Orten dagegen ausbleiben. Auf Grund derartiger Beobachtungen hat man von Klimareizstoffen, sog. Klimaallergenen, gesprochen. STORM V. LEEUWEN hat folgenden lehrreichen Versuch angestellt: Er reiste mit Personen, die in ihrer Heimat Holland an schweren asthmatischen Anfällen litten, in einen hochgelegenen Ort in der Schweiz, wo sie ihre Anfälle verloren. Als er in dem Zimmer etwas Staub, den er aus der heimatlichen Wohnung aus Holland mitgenommen hatte, verstreute, traten bei einer Person asthmatische Anfälle auf. Unter solchen sog. Hausallergenen schuldigt STORM V. LEEUWEN besonders Schimmelpilze an, die oft in alten Matratzenstoffen wuchern. Nicht immer kann aber eine besondere Art derartiger Reizstoffe nachgewiesen werden. Mitunter, freilich nur in seltenen Fällen, ist Einwirkung von Reizen vom Magen-Darmkanal aus anzunehmen, die durch Aufnahme und Verdauung von Nahrungsstoffen zustande kommen. So treten außer urtikariellen Exanthemen auch Asthmaanfälle bei manchen Menschen nach Genuß von Krebsen, Erdbeeren und anderen Nahrungsmitteln auf. Gemeinsam ist all diesen eigenartigen Vorkommnissen, daß es sich um Überempfindlichkeitsreaktionen gegenüber Stoffen handelt, die auf den normalen Organismus ohne wesentliche Wirkung sind. Solche abnormen Reaktionen werden deshalb als andersartige Wirkungsweise — Allergie — bezeichnet. Zum Teil treten sie von vornherein bei entsprechend veranlagten Personen auf; zum Teil entwickelt sich die Überempfindlichkeit erst bei wiederholter Einwirkung desselben Stoffes, nachdem der Organismus schon früher einmal mit demselben in Berührung gekommen war. Dieser Vorgang, bei welchem zunächst von einer parenteralen Einwirkung von Eiweißstoffen ausgegangen war, wird Anaphylaxie genannt.

Die Überempfindlichkeit gegen bestimmte Stoffe kann in ähnlicher Weise, wie dies von STORM V. LEEUWEN in dem vorher erwähnten Beispiel gezeigt wurde, durch einen Versuch nachgewiesen werden, indem man bestimmte Stoffe auf den Organismus einwirken läßt und dadurch asthmatische Anfälle erzeugt oder ein Ausbleiben sonst regelmäßig auftretender Asthmaanfälle nach Entfernung dieser Stoffe beobachtet. Eine andere Methode besteht darin, daß man kleine Mengen des betreffenden Stoffes mit verdünnter NaOH-Lösung versetzt und auf eine skarifizierte Stelle der Haut bringt. Bei positivem Ausfall entwickelt sich nach $1/2$—1 Stunde an dieser Stelle eine leichte Schwellung mit einem geröteten Hof. In einer Anzahl von Fällen hat man beobachtet, daß die gleichen Stoffe, welche bei den hierfür empfänglichen Menschen eine Hautreaktion bewirken, auch einen Asthmaanfall auslösen. Ein solches paralleles Verhalten ist aber nicht regelmäßig vorhanden; es kommen Hautreaktionen auch bei ganz normalen Personen vor und werden andererseits bei überempfindlichen Asthmatikern vermißt. Der Wert derartiger Reaktionen wird hierdurch eingeschränkt. Von manchen, besonders amerikanischen Forschern (COCA u. a.) wird ihnen eine erhebliche Bedeutung beigemessen, das allgemeine Urteil ist aber weit zurückhaltender.

Die Impfungen sind nicht völlig ungefährlich, da mitunter ganz unerwartet starke Reaktionen, auch shockartige Zustände, in ganz vereinzelten Fällen bei intracutaner Injektion sogar mit tödlichem Ausgang beobachtet worden sind. Aus allen diesen Gründen haben sich diese theoretisch sehr interessanten, aber bei der Notwendigkeit der Prüfung einer außerordentlich großen Zahl von Stoffen sehr mühsamen Untersuchungen in den deutschen Kliniken bisher nicht allgemein einbürgern können. Durch die fabrikmäßige Herstellung von Mischproben, unter denen die wichtigsten in Betracht kommenden Reizstoffe in erprobter Dosierung gruppenweise zusammengefaßt sind, ist jetzt eine wesentliche Vereinfachung und größere Sicherung des Verfahrens erzielt worden.

Auch bakterielle Stoffe und Infektionskrankheiten, insbesondere Pneumonien, sollen den Boden für Entwicklung des Bronchialasthmas bereiten können, da man mitunter das Auftreten von Bronchialasthma nach Überstehen von Infektionskrankheiten, vorwiegend Lungenentzündungen, beobachtet hat. Andererseits ist es vielen Ärzten aufgefallen, daß während einer fieberhaften Erkrankung gerade auch während einer Lungenentzündung, sonst gehäuft auftretende Anfälle aussetzen. Dieser Vorgang kann in Beziehung zu den Erfolgen einer unspezifischen Therapie mit fiebererregenden Mitteln gesetzt werden (vgl. S. 506).

Von dem allergischen Asthma ist ein nervöses Asthma scharf zu trennen versucht worden, da man beobachtet hat, daß auch ohne stoffliche Reize, insbesondere bei neuropathisch veranlagten Personen, namentlich bei psychischer Erregung, sogar schon auf die bloße Vorstellung eines Anfalles hin, echte asthmatische Anfälle eintreten können. Tatsächlich erscheint aber eine scharfe Scheidung des allergischen vom nervösen Asthma kaum berechtigt. Auch beim allergischen Asthma, welches durch stoffliche Reize ausgelöst wird, werden durch diese die Nervenendigungen des Vagus, welche die Ringmuskulatur und die Schleimdrüsen der Bronchien innervieren, erregt. Das gleiche kann durch nervöse Reize, die z. B. reflektorisch von Polypen und Entzündungen der Nasenschleimhaut her ausgelöst werden oder durch psychische Erregungszustände kommen. Auch ist daran zu denken, daß nervöse und humorale Vorgänge im Organismus vielfach unlösbar miteinander verknüpft sind und sich wechselseitig beeinflussen; es sei unter anderem an den Morbus Basedow erinnert, bei welchem psychische Erregungen oft die Erkrankung auslösen und verschlimmern und umgekehrt die vermehrte Ausscheidung des Schilddrüsensekrets eine allgemein nervöse Erregung hervorruft.

Differentialdiagnose. Ein völliger Wesensunterschied besteht dagegen zwischen dem Bronchialasthma und dem sog. *hysterischen Asthma*, bei welchem es sich lediglich um eine hochgradig beschleunigte pseudodyspnoische Atmung handelt, ohne daß dabei eine Stenose der Bronchien durch Muskelkrampf oder Sekretabscheidung vorhanden ist.

Nicht immer so klar ist die Unterscheidung von dem sog. *Asthma cardiale*, welches bei Lungenstauung infolge Herzinsuffizienz zustande kommt. Zwar handelt es sich hier der Entstehung und dem Begriff nach um einen ganz anderen Vorgang, bei welchem die durch mangelhafte Ventilation des Blutes bedingte Dyspnoe und oft auch ein beginnendes Lungenödem das wesentlichste Moment darstellt. Es werden aber mitunter auch beim Asthma cardiale ganz ähnliche Symptome von vorwiegend exspiratorischer Dyspnoe mit Sekretion eines zähen glasigen Schleimes beobachtet, die sich schlagartig durch die beim Asthma bronchiale wirkungsvollen Asthmolysininjektionen bessern, so daß auch hier wenigstens in manchen Fällen die Annahme reflektorisch erregter verwandter Vorgänge recht naheliegt.

Beim sog. *Asthma uraemicum* handelt es sich um Zustände von seröser Durchtränkung der Lunge, welche durch eine Durchlässigkeit der Capillaren und Alveolarwandungen infolge chemischer toxischer Einflüsse zustande kommt.

Dem Wesen nach verwandt mit dem Bronchialasthma ist der schon bei der chronischen Bronchitis erwähnte *eosinophile Katarrh*, der sich in Abscheidung eines zähen Bronchialsekrets und hierdurch hervorgerufenen giemenden Geräuschen und einer Eosinophilie des Sputums und des Blutes äußert, aber nicht mit asthmatischen Anfällen einhergeht. Es ist anzunehmen, daß beide Zustände auf der gleichen Grundlage beruhen und daß die Anfälle von Bronchialasthma nur akute Steigerungen des chronischen Leidens darstellen.

Die **Behandlung** des Asthma bronchiale hat zum Ziel, den bestehenden Anfall zu beseitigen, und ferner der Neigung zu neuen Anfällen entgegenzuwirken.

Im Anfall ist die diesen auslösende Erregung des Nervus vagus abzuschwächen. Dies geschieht am erfolgreichsten durch das den Gegenspieler des Vagus, den Nervus sympathicus, reizende Adrenalin und verwandte Stoffe oder durch das den Vagus lähmende Atropin und ähnlich wirkende Alkaloide. Das Adrenalin wird in einer Menge von $1/2$—1 ccm der $1^0/_{00}$igen Lösung subcutan injiziert. Ähnlich wirken Injektionen von Asthmolysin, welches eine Mischung von Adrenalin und Hypophysin darstellt. Durch diese Mittel kann oft ein schwerer Anfall beseitigt werden. Auch die adrenalinähnlich wirkenden Präparate Ephedrin und Ephetonin, welche als subcutane Injektionen in einer Dosis von 0,05 oder als Tabletten von 0,05 g gegeben werden, ferner Sympatol in Tabletten von 0,1 g wirken oft lindernd. Von ähnlicher, aber meist nicht so schneller Wirkung sind Injektionen von Atropin zu 1 mg oder Eumydrin zu 4 mg. Besser eignen sich die Atropinpräparate in Form der von TROUSSEAU angegebenen Kur in wochenlang fortgesetzten 2mal täglich verabfolgten Injektionen von $1/_2$ mg Atropin zur Linderung länger dauernder asthmatischer Zustände. Ähnlich wirken die in getrockneten Stramoniumblättern enthaltenen verwandten Alkaloide. Sie werden zusammen mit Nitriten als Räucherpulver und zur Herstellung der sog. Asthmazigaretten verwandt, die im Anfall zu rauchen sind.

Eine zweckmäßige Mischung der krampflösenden Stoffe von Adrenalin, Atropin und Cocain mit anderen Mitteln stellt eine von EDENS angegebene Lösung dar:

Atropin sulf. 0,03
Cocain hydrochlor. 0,03
Kal. sulf. 0,3
Glycerin pur. 3,0
Suprarenin hydrochlor. 1:1000 ad 25,0

welche mit Hilfe eines Gebläses in einem sog. TUCKERschen oder anderen Inhalationsapparat verstäubt und während des Anfalles eingeatmet wird.

Sowohl im Anfall als außerhalb desselben können Kalkpräparate, welche allgemein bei Überempfindlichkeitszuständen die Erregung dämpfen, in Form von Afeninjektionen oder von Kalzantabletten per os verwandt werden.

In schweren Fällen sind mitunter Injektionen von Morphium-Atropin von Nutzen, falls die vorher genannten Mittel, insbesondere die Adrenalinpräparate, versagen. Zur Behandlung des oft auch außerhalb der Anfälle bestehenden hartnäckigen trockenen Katarrhs und zur Vorbeugung von Anfällen ist seit langem die Anwendung von Jodkalilösung (2,5 : 150, 3mal täglich 1 Eßlöffel) eingeführt; dabei ist jedoch genau auf etwa bestehende Jodempfindlichkeit zu achten; bei Trägern von Strumen ist die Jodbehandlung zu vermeiden. In manchen refraktären Fällen wirken Aspirin oder Felsoltabletten, die mehrmals täglich zu nehmen sind, günstig ein.

Abgesehen von der medikamentösen Behandlung sind physikalische Heilmethoden oft von guter Wirkung. So werden elektrische Glühlichtbäder oder Aufenthalt in pneumatischen Kammern, wie sie in manchen Kurorten bestehen, verordnet.

Besonders bewährt haben sich Röntgenbestrahlungen, bei welchen es ziemlich gleichgültig ist, ob sie auf die Gegend der Lunge, der Milz oder auf einen anderen Körperteil gegeben werden. Wahrscheinlich beruht ihre Wirkung auf chemischen Reizen, indem durch die Röntgenstrahlen Körperzellen zerstört und ihre Produkte im Körper verbreitet werden. Eine Röntgenbestrahlung ist zu unterlassen, wenn in der Lunge tuberkulöse Herde vorhanden sind, da diese unter Umständen durch die Bestrahlung aktiviert werden können. Vor jeder therapeutischen Anwendung von Röntgenstrahlen ist daher eine diagnostische Untersuchung der Lunge zum Nachweis bzw. Ausschluß tuberkulöser Herde angezeigt. Wahrscheinlich sind Injektionen mit Tuberkulin, die von verschiedenen Seiten empfohlen sind, oder von dem aus fiebererregenden Bakterientoxinen enthaltenen Pyrifer, das sich uns mehrfach gut bewährt hat, und von anderen eiweißhaltigen Stoffen in der gleichen Weise wie Röntgen- und auch Höhensonnenbestrahlung als unspezifische Reizkörpertherapie aufzufassen.

Außerdem ist versucht worden, eine spezifische Therapie in der Weise zu treiben, daß man durch genaue Erhebung der Anamnese und durch Impfungen mit sog. Tests ermittelt, ob eine Überempfindlichkeit gegen bestimmte Stoffe besteht, und dann durch wiederholte Injektionen mit Lösungen dieser Stoffe in aufsteigender Dosis eine Desensibilisierung des Körpers herbeiführt. Die auf diesem mühsamen Wege bisher erzielten Erfolge halten sich im allgemeinen bisher in ziemlich bescheidenen Grenzen. Dort, wo eine ausgesprochene Überempfindlichkeit gegen bestimmte Stoffe nachzuweisen ist, kann eine solche desensibilisierende Behandlung unter Umständen empfehlenswert sein. In erster Linie ist natürlich die Ausschaltung bekannter Schädlichkeiten herbeizuführen.

In dieser Hinsicht wirkt oft eine Ortsveränderung günstig ein. Am meisten ist Aufenthalt in Höhenluft (Engadin) oder an der Nordsee zu empfehlen. In manchen Fällen, die nach Rückkehr von der Reise in ihrem Heimatort immer wieder Anfälle bekommen, kann eine dauernde Verlegung des Wohnsitzes notwendig werden. Dabei kann nur der Versuch lehren, welcher neue Wohnort geeignet ist, da dies aus der allgemeinen Beschaffenheit des Klimas nicht immer ohne weiteres geschlossen werden kann.

Auch in den Orten, in denen die Patienten immer wieder von asthmatischen Anfällen geplagt werden, können sie manchmal in den nach den Angaben von Storm v. Leeuwen hergestellten allergenfreien Kammern vor Anfällen bewahrt bleiben, welchen eine durch Filtration von Staubteilen befreite und gekühlte Luft zugeführt wird. Storm v. Leeuwen hat über günstige Erfolge mit diesen berichtet.

In diätetischer Hinsicht ist eine salzarme, obst- und gemüsereiche Kost zu empfehlen.

Ein Versuch, auf operativem Wege durch Resektion sympathischer Ganglien die nervöse Erregbarkeit der Bronchialmuskulatur herabzusetzen, hat sich nicht bewährt. Man wird einem so groben und nicht ungefährlichen Eingriff, der überdies mangelhaft theoretisch begründet erscheint, kaum Vertrauen entgegenbringen können.

In denjenigen Fällen, in denen Polypen oder Entzündungen der Nase und ihrer Nebenhöhlen als Reizquelle für die Auslösung eines Bronchialasthmas in Frage kommen, empfiehlt sich deren operative Beseitigung; mitunter sind dadurch gute Erfolge erzielt worden.

C. Erkrankungen der Lunge.
1. Lungenemphysem.

Unter *Lungenemphysem* wird im ärztlichen Sprachgebrauch eine Aufblähung der Lunge verstanden, welche einen Dauerzustand darstellt und zu anatomischen Folgeerscheinungen im Sinne atrophischer Veränderungen geführt hat. Dagegen wird eine akute wieder rückbildungsfähige Blähung der Lunge, wie sie z. B. im Asthmaanfall, beim anaphylaktischen Shock, bei plötzlicher Behinderung der Luftzufuhr etwa durch eine akut entstandene Trachealstenose eintritt, als Volumen pulmonum auctum bezeichnet. In beiden Fällen sind die Lungen erweitert. Bei der Sektion sind die vorderen Ränder beider Lungen einander genähert und bedecken einen großen Teil des Herzens. Beim Lungenemphysem, bei welchem dauernde Strukturveränderungen der Lunge vorliegen, fallen die Lungen bei Eröffnung des Thorax nicht in der sonst üblichen Weise zusammen; die Lungenränder erscheinen deutlich abgestumpft. Bei der histologischen Untersuchung zeigen sich die Lungenbläschen erweitert, bei längerem Bestehen dieses Zustandes tritt Verlust ihrer traubenförmigen Gestalt und Umwandlung in strukturlose Blasen von zum Teil erheblicher Größe ein, und es entwickelt sich ein für das Lungenemphysem charakteristisches Schwinden des interstitiellen Gewebes, mit einer Verengerung und Verödung der zwischen den erweiterten Alveolen gedrückten Blutcapillaren.

Ätiologie. Eine wesentliche Ursache der Entstehung des Lungenemphysems ist oft in einer angeborenen Veranlagung zu suchen, auch wenn das ausgesprochene Krankheitsbild erst in höheren Lebensjahren in Erscheinung tritt. Vielfach ist Erblichkeit des Emphysems und der hierbei meist sich findenden Bauart des breiten faßförmig gestalteten Brustkorbes nachzuweisen. Auf welche Weise die im Laufe des Lebens sich immer stärker herausbildende Lungenerweiterung zustande kommt, ist nicht völlig geklärt und vielleicht auch nicht in ganz einheitlicher Weise zu beantworten.

In erster Linie wird eine abnorm schnelle Abnutzbarkeit der elastischen exspiratorischen Kräfte angenommen, welche mit dem Elastizitätsverlust vielfach gedehnter Gummibänder verglichen wird. Bei der histologischen Untersuchung ist auch Verminderung der elastischen Fasern gefunden worden; doch ist aus solchen morphologischen Veränderungen der Lunge allein die Entstehung der Emphyseme nicht zu beweisen, da sie sich von der üblichen Altersrückbildung nicht immer wesentlich unterscheiden.

Eine andere wichtige Änderung im feinen anatomischen Bau der emphysematösen Lunge, auf welche BEITZKE die Aufmerksamkeit gelenkt hat, besteht darin, daß die Bronchioli respiratorii erweitert sind und die Lichtungen der Luftwege beim Übergang vom engeren Bronchiolus respiratorius zu den weiteren Alveolargängen sich nicht wie normalerweise plötzlich, sondern nur ganz allmählich trichterförmig vergrößern. Hierdurch leidet die Mischung der verbrauchten Alveolarluft mit der bei der Atmung frisch zugeführten Luft und damit die Sauerstoffsättigung des Blutes.

Nach einer Theorie, welche von W. A. FREUND aufgestellt ist, liegt der primäre Vorgang beim Emphysem in einer Veränderung der Rippenknorpel, welche vorwiegend die obersten Rippen betrifft und in einer abnorm starren asbestartigen Beschaffenheit mit gleichzeitiger zentraler Erweichung besteht. Durch den Verlust der Elastizität der Rippenknorpel wird die exspiratorische Verkleinerung des Brustkorbes behindert und der Thorax in Inspirationsstellung fixiert. Nach dieser Anschauung ist die Lungenerweiterung die Folge der Thoraxstarre. Nach einer anderen Theorie von LÖSCHCKE beruht die Unbeweglichkeit des Thorax vor allem auf einer kyphotischen Krümmung der oberen Brustwirbelsäule, welche die Bewegung der Rippen beschränkt. Nicht entschieden ist, ob diese tatsächlich oft beim Emphysem gefundenen Veränderungen des Brustkorbes und der Wirbelsäule als Ursache oder als Folge der Lungenerweiterung aufzufassen sind oder ob es sich um gemeinsam auf konstitutioneller Grundlage nebeneinander entstandene Veränderungen handelt. Ohne die Wichtigkeit konstitutioneller Abweichungen in der Bauart des Brustkorbes zu verkennen, ist man vom klinischen Standpunkt geneigt, die wesentlichste Veränderung an der Lunge selbst in einer Abnutzung der in den elastischen Fasern gelegenen elastischen Kräfte zu suchen, welche ein Zusammenfallen der Lunge im Exspirium unmöglich macht und zu einem dauernden Inspirationszustand führt. Bei dem Zustandekommen einer Kyphose können Altersveränderungen und krampfhafte Hustenbewegungen infolge der meist beim Emphysem vorhandenen chronischen Bronchitis eine Rolle spielen.

Außer einer wohl oft anzunehmenden konstitutionellen Minderwertigkeit und Altersabnutzung sind es in vielen Fällen äußere Umstände, welche die Ausbildung eines Emphysems hervorrufen oder begünstigen, indem sie den intrapulmonalen Druck erhöhen. Dies geschieht bei Hustenanfällen, welche am häufigsten bei trockener chronischer Bronchitis vorkommen, sowie bei schwerer körperlicher Arbeit, namentlich beim Heben und Tragen schwerer Lasten, ferner bei Einengung der Luftwege, die durch die stärkeren Inspirationsbewegungen leichter als durch die schwächeren exspiratorischen Kräfte überwunden werden, z. B. bei chronischer Stenose der Trachea oder andererseits der Bronchiolen, endlich in stärkstem Maß bei Berufsbläsern, sowohl beim Blasen von Musikinstrumenten als auch in Glasbläsereien. Wenn aus solchen Gründen der Luftdruck in den Lungen dauernd oder doch häufig stark erhöht wird, kann ein Emphysem im Laufe der Zeit sich auch entwickeln, ohne daß dabei eine konstitutionelle Schwäche der elastischen Kräfte angenommen zu werden braucht.

Symptome. Die Erweiterung der Lunge zeigt sich perkutorisch in einem Tiefstand der unteren Lungengrenzen, welche in der rechten Brustwarzenlinie in Höhe der 7. und 8. Rippe, hinten in Höhe des 12. Brustwirbeldornes bis 1. Lendenwirbeldornes stehen, und in einer verminderten oder aufgehobenen Verschieblichkeit derselben bei der Atmung. Infolge Überlagerung des Herzens durch die geblähte Lunge ist die absolute Herzdämpfung verkleinert. Der Klopfschall über den Lungen ist laut und abnorm voll, hypersonor; er wird als Schachtelton bezeichnet. Das Atemgeräusch pflegt ziemlich leise zu sein. Häufig sind infolge einer begleitenden Bronchitis Rasselgeräusche hörbar. Die Ausatmung ist deutlich verlängert.

Im *Röntgenbilde* erscheinen die Lungenfelder von vermehrter Helligkeit; hiervon hebt sich die Schattenzeichnung der Lunge mit verstärkter Deutlichkeit ab (vgl. Abb. 3). Das Zwerchfell steht tief und führt nur geringe Bewegungen bei der Atmung aus.

Namentlich bei dem auf konstitutioneller Grundlage entwickelten Emphysem zeigt der starr erweiterte Brustkorb die schon erwähnte breite faßförmige Gestalt, horizontalen Rippenverlauf, einen vergrößerten Tiefendurchmesser, weite Thoraxapertur mit einem stumpfen epigastrischen Winkel. Infolge der Erschwerung der Atmung werden schon bei geringen Anstrengungen die Hilfsmuskeln angespannt; am Hals ist eine Anspannung der Musculi Sternocleidomastoidei und Scaleni sichtbar.

Begleit- und Folgeerscheinungen des Emphysems. Die Behinderung der Ausatmung durch die Minderung der elastischen Kräfte hat zur Folge, daß nach Beendigung der Atmung zu viel Luft in der Lunge zurückbleibt; die Residualluft ist vermehrt. Auch bei angestrengtester Exspiration kann nur wenig Luft aus der geblähten Lunge entleert werden; die Reserveluft ist verringert. Die geringe Kraft der Exspiration kann in einfacher Weise schon daran erkannt werden, daß ein etwas entfernt stehendes Licht nicht ausgeblasen werden kann. Somit ist die aus der bei der üblichen ruhigen Atmung gewechselten Respirationsluft sowie aus der bei tiefer Einatmung eingesogenen Komplementärluft und der Reserveluft sich zusammensetzende Vitalkapazität erheblich verringert (vgl. Abb. 4). Obwohl hierdurch keine sehr ergiebige Lüftung der Lungen möglich ist, genügt die Oxydation des Blutes doch bei der gewöhnlichen flachen Atmung meist, den Bedarf in der Ruhe und

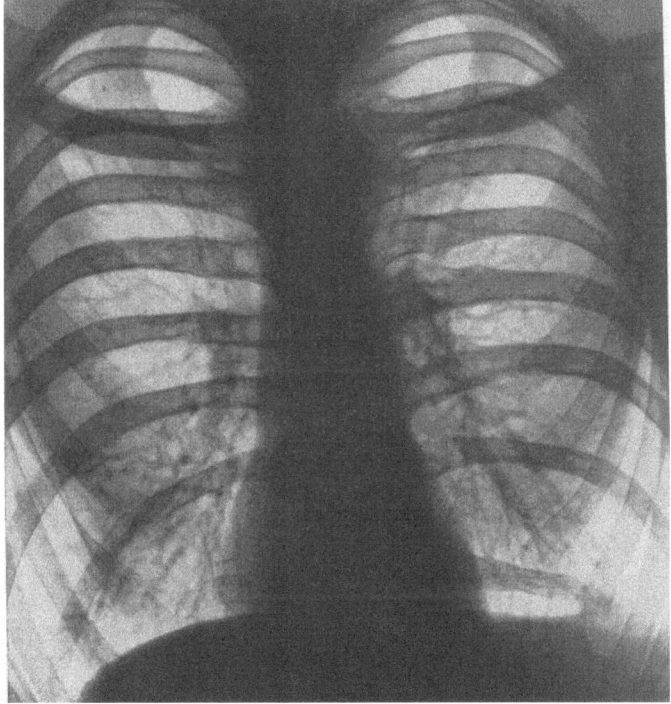

Abb. 3. Lungenemphysem.

bei geringer Betätigung zu decken. Höheren Anforderungen, die bei stärkeren körperlichen Anstrengungen gestellt werden, ist dagegen die Sauerstoffversorgung des Blutes nicht gewachsen.

Eine Insuffizienz des Gasaustausches, welche bei höheren Graden von Emphysem beobachtet wird, kommt hierbei nicht nur unmittelbar durch eine Verkleinerung der Atemausschläge, sondern auch durch eine weiterhin sich entwickelnde Kreislaufstörung zustande. Die Verringerung der Atmungsbreite hat eine verminderte Ansaugung des Blutes aus den Venen in das Herz zur Folge. Außerdem muß die rechte Herzkammer beim Lungenemphysem gegen vermehrte Widerstände arbeiten. Die in den verengten interalveolären Wänden gedrückten und verödeten Lungencapillaren stellen ein Hindernis im Lungenkreislauf dar, welches die rechte Kammer zunächst durch Hypertrophie zu überwinden strebt. Ein Ausdruck dieser Hypertrophie und der dadurch hervorgerufenen Drucksteigerung in der Pulmonalarterie ist eine besonders unter dem linken Rippenbogen deutlich fühlbare verstärkte epigastrische Pulsation und eine Verstärkung des 2. Pulmonaltones. Auf die Dauer vermag der rechte Ventrikel diese vermehrte Arbeit nicht zu leisten; es bleibt Residualblut in ihm zurück, und er wird früher oder später dilatiert. Alsdann setzt sich die Stauung auf den rechten Vorhof und die in diesen mündenden Körpervenen fort. Am Hals sind besonders während der Hustenanfälle die Venenstämme strotzend mit Blut gefüllt.

Die im Röntgenbild sichtbare Form des Herzens wird durch die Hypertrophie und Dilatation des rechten Ventrikels, die sich in der Folge auch auf den rechten Vorhof zu erstrecken pflegt, außerdem auch durch den Tiefstand des Zwerchfelles beeinflußt. Das Schattenbild des Herzens erscheint verhältnismäßig schmal, nur der rechte Herzanteil in der Regel verbreitert. Am oberen linken Herzrand fällt der vorgebuchtete Stammbogen der Arteria pulmonalis auf, durch diesen und den darunter ansetzenden verstärkten Conus pulmonalis wird die Herzbucht ausgefüllt.

Infolge der Behinderung des Einlaufes des venösen Blutes in das Herz, zum Teil auch infolge der vorher besprochenen unmittelbaren Beeinträchtigung des Gasaustausches in den Lungen durch das Emphysem ist eine Cyanose der Lippen und Wangen ausgeprägt. Bei höheren Graden der Stauung treten Hydrothorax, Leberschwellung, Ascites und Beinödeme auf.

Häufig besteht eine venöse Hyperämie und eine katarrhalische Schwellung der Schleimhaut der Bronchien, die sehr beträchtlich sein kann. Es werden daher vielfach beim Lungenemphysem trockene oder feuchte Rasselgeräusche gehört. In schweren Fällen kann ein laut pfeifendes Atemgeräusch mit mühsamer keuchender Exspiration schon auf Entfernung hin hörbar sein.

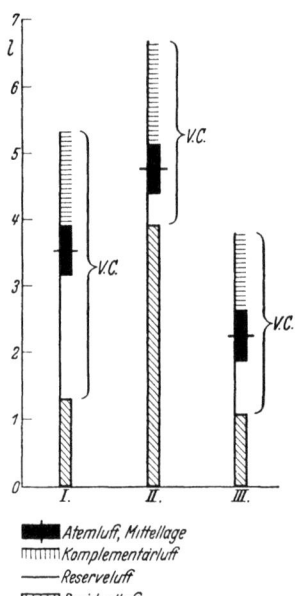

Abb. 4. Luftverteilung in den Lungen bei I. normalem Verhalten, II. Emphysem, III. Pleuraerguß, Pneumothorax, V. C. Vitalkapazität. (Nach SCHÖN: Lehrbuch der speziellen pathologischen Physiologie. Jena: Gustav Fischer 1935.)

Auf dem Boden der das Emphysem begleitenden chronischen Bronchitis entwickeln sich bei nachlassender Herzkraft namentlich im Alter oft hypostatische und bronchopneumonische Infiltrationen, die in der Regel in den unteren Lungenpartien auftreten.

Eine gefährliche Komplikation des Lungenemphysems stellt eine *tuberkulöse Erkrankung* der Lunge dar. Sie macht oft ziemlich schnelle Fortschritte und ist auch aus dem Grunde nicht leicht zu bekämpfen, weil beginnende Veränderungen durch den lauten Schall der geblähten Lunge häufig verdeckt und erst fortgeschrittene Stadien erkannt werden. Die Aufklärung gelingt am leichtesten durch die Röntgenuntersuchung und den Bacillennachweis.

In manchen Fällen erreicht die Erweiterung der Lungenbläschen stellenweise einen so hohen Grad, daß einzelne erbsen- bis hühnereigroße Blasen entstehen *(bullöses Emphysem)*. Infolge der dabei auftretenden Dehnung der Wandungen können diese namentlich bei Hustenstößen einreißen, und es entsteht ein Spontanpneumothorax, dessen Symptome auf S. 654 näher geschildert sind. Bei Eindringen der Luft in das Zwischengewebe der Lunge kann sich ein *interstitielles Emphysem* entwickeln (vgl. S. 612).

Behandlung. Hauptaufgabe der ärztlichen Betreuung sind vorbeugende Maßnahmen. Alle diejenigen äußeren Umstände, welche bei der Entstehung des Emphysems als ursächlich bedeutungsvoll genannt worden sind, sind, soweit es möglich ist, auszuschalten oder einzuschränken. Insbesondere wenn eine konstitutionelle Anlage zum Emphysem von vornherein erkennbar ist oder wenn die ersten Erscheinungen des Emphysems sich einstellen, soll schwere körperliche Arbeit möglichst vermieden werden und namentlich keine Betätigung als Bläser von Instrumenten und in der Glasindustrie stattfinden.

Eine aktive Behandlung kann sich mit Erfolg mehr gegen die Komplikationen des Emphysems als gegen dieses selbst richten. *Bronchialkatarrhe* von trockener und flüssiger Art sind nach den in diesem Abschnitt gegebenen Vorschriften, so durch Glühlichtbäder, Expektorantien, unter denen besonders das Jodkali als altbewährtes Mittel zu nennen ist, Aufenthalt in reiner staubfreier Luft zu bekämpfen. Erscheinungen von *Herzinsuffizienz* sind mit Digitalis- oder Strophantingaben zu beheben. Bei starker venöser Stauung sind Aderlässe angezeigt. Bei dyspnoischen Zuständen kann Sauerstoffatmung Erleichterung schaffen. Starker Hustenreiz ist durch Codeinpräparate zu lindern.

Klimatische Kuren in Ems, Salzbrunn, Soden, Kreuznach, Reichenhall können besonders durch Einwirkung auf den begleitenden Bronchialkatarrh eine wesentliche Besserung des Befindens bringen. Für den Winter ist Aufenthalt an der Riviera, im Sommer in mittlerer Höhenlage in den Alpen (Meran) oder in subalpinen Waldgebieten (Schwarzwald usw.) in den für einen Ortswechsel in Betracht kommenden Fällen empfehlenswert.

Sind die Veränderungen erst in der Entwicklung begriffen und nicht zu hochgradig, so können systematische Ausatmungsübungen oft eine Besserung herbeiführen. Diesem Zwecke dient die von HOFBAUER eingeführte Summtherapie, bei welcher der Kranke unter Anspannung der Bauchmuskeln die Luft langsam durch die verengte Stimmritze entweichen läßt, und möglichst vollständige Ausatmungsübungen, die bei gleichzeitiger Beugung des Rumpfes mit über der Brust gekreuzten Armen ausgeführt werden. Durch den erhöhten Bauchdruck wird das Zwerchfell hochgedrängt und aus dieser Stellung heraus zu größeren Bewegungen bei der nächsten Einatmung befähigt, so daß größere Ausschläge der Atmung zustande kommen.

In Fällen, bei denen das Exspirium besonders erschwert ist, kann versucht werden, durch Massage und Druck auf den Brustkorb bei der Ausatmung mittels der aufgelegten Hand oder besonders konstruierter Apparate dem gequälten Patienten Linderung zu verschaffen. Unter Umständen kann Ausatmung in verdünnte Luft Erleichterung bringen.

Alle diese Mittel sind freilich nur imstande, gewisse Besserungen des Zustandes herbeizuführen. Eine wesentliche Beeinflussung oder gar Heilung des emphysematösen Grundleidens ist dagegen kaum möglich. Zwar hat man versucht, von der FREUNDschen Theorie ausgehend, auf operativem Wege durch Resektion von Stücken der oberen Rippenknorpel eine bessere Beweglichkeit des starren Thorax herbeizuführen; doch sind sehr überzeugende Erfolge hiermit nicht erzielt worden und auch kaum zu erwarten, da die Lungenveränderungen bei ausgeprägtem Emphysem nicht mehr rückbildungsfähig sind.

Außer dem geschilderten allgemeinen substantiellen Lungenemphysem gibt es noch andere teils weniger wichtige, teils nur selten vorkommende Arten von Emphysem.

Komplementäres oder vikariierendes Emphysem. Werden einzelne Lungenabschnitte durch narbige Schrumpfung oder Atelektase verkleinert und von der Atmung mehr oder weniger ausgeschaltet, so kommt es in benachbarten Lungenteilen vielfach zu einer vikariierenden Ausdehnung normaler Lungenabschnitte und einer Erweiterung der Lungenbläschen, welchen sich die vorher geschilderten weiteren Veränderungen des Emphysems anschließen. Ein derartiges vikariierendes Emphysem stellt sich z. B. in benachbarten Lungenteilen bei zahlreichen cirrhotischen Lungenprozessen tuberkulöser und nicht spezifischer Art sowie bei Atelektasen infolge von kyphoskoliotischer Thoraxverkrümmung, von Bronchusstenosen und aus verschiedenen anderen Ursachen ein. Ein vikariierendes Lungenemphysem, welches nur auf einzelne Lungenabschnitte beschränkt ist, ist klinisch nicht von wesentlicher Bedeutung.

Interstitielles Emphysem. Ein interstitielles Emphysem entsteht verhältnismäßig selten durch Eintritt von Luft in das Zwischengewebe der Lungen in den Interalveolarsepten. Es kommt nach Verletzungen der Lunge, ferner bei Einreißen der Alveolen durch plötzliche Drucksteigerung bei heftigen Hustenstößen, besonders bei Bronchiolitis vor. Indem die Luft bei der Einatmung durch die Rißstelle in das interstitielle Gewebe der Lunge eingesogen und bei der Ausatmung sowie namentlich beim Husten weiter in die Umgebung hineingedrückt wird, kann sich ein interstitielles Emphysem verhältnismäßig schnell über große Abschnitte der Lunge verbreiten. Es kann auch über die Lungenwurzel hin auf das Zwischengewebe zwischen äußerem Pleurablatt und Perikard im Mediastinum übergreifen und auf das Unterhautzellgewebe am Hals, im Gesicht und am übrigen Körper sich fortsetzen. An den der Betastung zugänglichen Stellen ist es hier durch fühlbares Knistern leicht festzustellen. Auch können im Röntgenbild helle Stellen z. B. im Mediastinum erkannt werden. Geringere Grade des interstitiellen Lungengewebes sind bedeutungslos. Tritt ein beträchtliches Mediastinalemphysem auf, so können hierdurch Erstickungserscheinungen hervorgerufen werden. Meist bildet sich ein interstitielles Lungenemphysem nach Schluß der Rißstelle verhältnismäßig schnell zurück.

2. Atelektase.

Als *Atelektase* wird ein luftleerer Zustand des Lungengewebes bezeichnet.

Während die Atelektase der Fetallunge beim Neugeborenen normalerweise durch die ersten Atemzüge größtenteils aufgehoben wird, bleiben bei schwächlichen Kindern mitunter einige Lungenteile luftleer. In der Regel werden auch diese bald beim Schreien mit Luft gefüllt. Ausgedehntere Atelektasen, welche bestehen bleiben, werden bei manchen Formen von Lungenmißbildungen beobachtet. Hierbei kann z. B. eine Lunge vollständig luftleer sein. Anatomisch ist die Entstehung einer angeborenen oder im frühen Lebensalter erworbenen Atelektase an einem auffälligen Pigmentmangel des Gewebes zu erkennen, während bei Atelektasen, die in späteren Jahren sich eingestellt haben, diese Lungenteile infolge Staubinhalation pigmenthaltig zu sein pflegen.

Die erworbenen Atelektasen kommen durch Resorption der Luft bei Verschluß der zuführenden Luftwege oder durch Kompression der betreffenden Lungenabschnitte zustande.

Im Kindesalter finden sich atelektatische Partien zwischen lufthaltigen gewöhnlich vermischt mit bronchopneumonischen Infiltrationsherden oft bei katarrhalischen Entzündungen namentlich der feineren Bronchien, so besonders bei der Capillärbronchitis. Ferner sind die sog. „epituberkulösen Infiltrationen", die sich bei der Tuberkulose des Kindesalters besonders häufig, aber nicht ausschließlich in näherer oder weiterer Umgebung tuberkulöser geschwollener Lymphknoten und auch tuberkulöser Lungenherde finden, nach den Untersuchungen von RÖSSLE als Resorptionsatelektasen aufzufassen, welche durch Kompression des dieses Gebiet versorgenden Bronchus entstanden sind. Nach Rückbildung der Lymphknotenschwellung oder der Lungenherde können die atelektatischen Teile wieder lufthaltig werden. Andererseits kann sich bei Einbruch eines tuberkulösen Lymphknotens in den Bronchus eine tuberkulöse Pneumonie des atelektatischen Bezirkes anschließen.

Bei Erwachsenen kommen Atelektasen häufig bei bronchopneumonischen und cirrhotischen Prozessen, sowohl auf unspezifischer als auf tuberkulöser Grundlage vor. In größeren Bezirken finden sie sich bei Bronchusstenosen und -verschlüssen, die am häufigsten durch ein Bronchialcarcinom, ferner durch Lues, Fremdkörper usw. zustande kommen. Auch durch Aspiration von Blut bei Hämoptysen können Atelektasen zustande kommen.

Regelmäßig vorhanden sind atelektatische Abschnitte oberhalb von großen Pleuraergüssen, welche die benachbarte Lunge komprimieren, ferner bei Pneumothorax, besonders wenn derselbe unter höherem Druck steht, endlich über den untersten Lungenabschnitten bei bettlägerigen Kranken, namentlich bei alten schwachen Leuten, die nicht mehr ordentlich durchatmen, sowie bei Hochdrängung des Zwerchfelles durch Ascites usw.

Eine örtlich beschränkte Atelektase kommt am vorderen Rand der linken Lunge im Bereich der sog. Lingula häufig bei Mitralstenose vor; das hierdurch bei der Atmung entstehende knisternde Geräusch kann geradezu als diagnostisches Zeichen für diesen Herzfehler bewertet werden. Die Atelektase kommt hier durch Kompression durch den verstärkten Conus pulmonalis zustande. Auch bei großer Ausdehnung des linken Vorhofes nach hinten, wie sie namentlich bei Mitralstenosen beobachtet wird, ferner in noch höherem Grad bei einer Ausfüllung des hinteren Recessus des Herzbeutels durch einen perikardischen Erguß wird Atelektase der hierdurch komprimierten Partien des linken Unterlappens beobachtet.

Bei den hochgradigen Verkrümmungen, welche der Thorax bei Kyphoskoliose der Wirbelsäule oft erleidet, kommen atelektatische Abschnitte neben geblähten Lungenteilen an anderen Stellen häufig vor.

Zusammenfassend ist zu sagen, daß Atelektasen bei zahlreichen krankhaften Zuständen der Lunge vorkommen. Besonders durch JACOBÄUS ist nachgewiesen, daß sie nicht nur bei gröberen Bronchusstenosen und -verschlüssen, sondern vielfach auch bei entzündlichen Veränderungen der Lunge und der feineren Atmungswege eine weit größere Rolle spielen, als früher meist angenommen wurde.

Symptome. Die klinischen Zeichen einer Atelektase bestehen in Aufhebung oder Abschwächung des Klopfschalles und des Atemgeräusches, welches gleichzeitig einen hauchenden Charakter im Sinne des bronchialen oder bronchiovesiculären Atmens hat. Häufig findet sich kleinblasiges Rasseln beim Durchstreichen der Luft durch sekretgefüllte Bronchien und auch Knistern, welches durch Eindringen der Luft in die bei der Einatmung auseinanderweichenden Alveolarwandungen entsteht. Ist der Luftgehalt ausgedehnter Lungenbezirke vermindert, so werden die Zwischenrippenräume eingezogen und es tritt Hochstand der betreffenden Zwerchfellhälfte und Verziehung des Herzens nach der erkrankten Seite hin ein.

Eine *Behandlung* hat sich gegen die Ursache zu richten, welche die Atelektase hervorruft. Z. B. ist ein Fremdkörperverschluß von Bronchien zu beseitigen, ein großer, die Lungen komprimierender Pleuraerguß ist durch Punktion zu entfernen usw. In der Regel findet bald ein Wiedereintritt von Luft in die vorher luftleer gewesenen Lungenabschnitte statt.

3. Akuter Lungenkollaps.

Eine besondere Art einer mitunter sehr ausgedehnten Atelektase ist namentlich im amerikanischen Schrifttum als *akuter Lungenkollaps* bekannt. Unter der Bezeichnung „massive idiopathische Atelektase" oder auch „akute lobäre idiopathische Atelektase" ist von PASTEUR und unter neueren Autoren besonders von SANTE ein Zustand beschrieben, in dem ein oder mehrere Lungenlappen aus noch nicht ganz geklärter Ursache ohne gröbere Verstopfung der zuführenden Luftwege luftleer werden. Diese Erscheinungen sind hauptsächlich nach abdominalen Operationen, nach Beckenfrakturen sowie bei postdiphtherischer Zwerchfellähmung beobachtet worden. SANTE nimmt an, daß eine simultane Aufhebung des Hustenreflexes durch irgendeinen toxischen oder reflektorischen Einfluß in Verbindung mit Störungen der Atmungsfunktion eine Sekretansammlung und dadurch einen vorübergehenden Verschluß des zuführenden Bronchus herbeiführt. Das Röntgenbild zeigt im Bereich der Atelektase eine homogene Verschattung, die in der Regel der Ausdehnung eines Lappens entspricht, und Verziehung der anliegenden Organe, Herz, Mediastinum und Zwerchfell nach der Richtung der räumlich verkleinerten atelektatischen Lunge hin sowie eine Verschmälerung der Intercostalräume in dem betreffenden Bezirk. Der Zustand kann sich sehr schnell z. B. durch Rollen des Patienten auf die gesunde Seite und Hustenstöße oder durch Absaugung eines verstopfenden Schleimpfropfes bei der Bronchoskopie wieder lösen und eine entsprechende Aufhellung im Röntgenbilde eintreten.

4. Lungenödem.

Ein *Lungenödem* entsteht durch Übertritt von Blut- und Gewebsflüssigkeit durch die durchlässig gewordenen Wandungen der Gefäße und der Alveolen in die Lunge. Es sammelt sich alsdann eine eiweißreiche seröse Flüssigkeit in den Lungenbläschen an und verbreitet sich zum Teil zuerst in den feinen, dann in den gröberen Luftwegen. Die häufigste Ursache der Abscheidung von Ödem ist Stauung in den Lungenvenen. Es findet sich daher meist bei solchen Zuständen, bei welchen die Entleerung des Blutes der Lungenvenen gehemmt ist, also bei nachlassender Kraft des linken Herzens. Häufig wird ein Lungenödem besonders bei Hypertonie beobachtet, wenn die Kraft des überanstrengten linken Ventrikels plötzlich nachläßt. Aber auch in vielen anderen Fällen tritt Lungenödem beim Erlahmen der Herzkraft ein. Am ehesten findet es sich in den abhängigen und mittleren dorsalen Lungenpartien. Im agonalen Stadium verbreitet es sich dann über die ganze Lunge.

Ein weiterer Umstand, welcher die Entstehung von Ödem begünstigt, ist eine abnorme Durchlässigkeit der Capillarwandungen infolge chemischer Einwirkung, welche sich besonders bei Nephritis findet. Als bedrohliches, plötzlich hereinbrechendes Ereignis kommt Lungenödem im urämischen Stadium schon bei den akutesten Formen der Glomerulonephritis vor. Unter dem gleichzeitigen Einfluß von Lungenstauung infolge Erlahmen der Herztätigkeit entwickelt sich Lungenödem oft beim nephrogenen Hochdruck des Schrumpfnierenherzens.

Eine abnorme Durchlässigkeit der Wandungen der Capillaren und der Alveolen kommt ferner bei der Einwirkung gewisser Gifte vor. Am bekanntesten ist die Entstehung des Lungenödems unter der Ätzwirkung von Kampfgasen aus der sog. Grünkreuzgruppe, insbesondere des Phosgengases. Es werden hierbei schnell große Mengen von Flüssigkeit in die Lungen ausgeschieden, welche dadurch eine hochgradige Zunahme ihres Volumens und Gewichts erfahren (vgl. S. 555).

Eine andere Ursache der Entstehung von Lungenödem ist eine zu schnelle und zu ausgiebige Entleerung von Flüssigkeitsergüssen der Pleura durch Punktion. Bei der plötzlichen Entlastung des vorher komprimierten Lungengewebes kommt es zu starker Hyperämie und Übertritt von Blutflüssigkeit in die soeben entfalteten Alveolen.

Auch durch nervöse Einflüsse kann ein Ödem der Lunge entstehen, so auf dem Boden einer sog. angioneurotischen Diathese; es ist dies freilich ein sehr seltenes Vorkommnis.

Symptome. Die klinischen Symptome des Lungenödems bestehen in einer Verkürzung des Klopfschalles und einer Abschwächung oder Aufhebung des Atemgeräusches. Meist ist nur ein reichliches feinblasiges Rasseln zu hören, welches durch Mischung von Luft und Flüssigkeit in den feinen Atemwegen entsteht; es findet sich am häufigsten über den abhängigen Lungenpartien. Sofern noch die Kraft zur Expektoration vorhanden ist, wird ein reichlicher

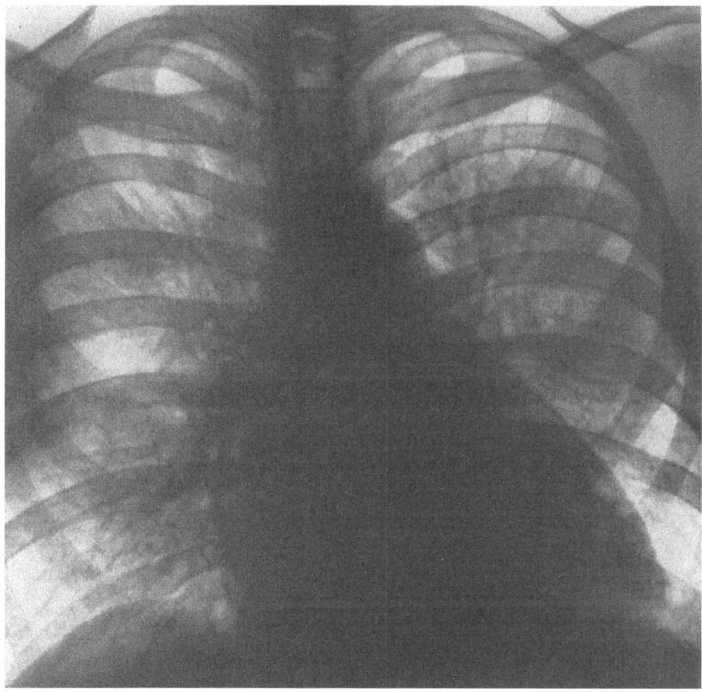

Abb. 5. Lungenödem bei dekompensierter Schrumpfniere.
Diffuse Trübungen hauptsächlich in den mittleren Lungenfeldern.

seröser blutiger Auswurf entleert. Bei nachlassender Herzkraft verbreitet sich das Rasseln schnell über die Lungen, bald werden auch die größeren Luftwege mit Flüssigkeit gefüllt, welche bei zunehmender Schwäche und Trübung des Bewußtseins nicht mehr ausgehustet wird. Es tritt das Todesröcheln ein, welches durch Auf- und Abbewegung von Luft und Flüssigkeit in den großen Bronchien und in der Luftröhre zustande kommt.

Behandlung. Die Behandlung des Lungenödems richtet sich in erster Linie gegen die wesentlichste Ursache desselben, das Nachlassen der Herzkraft. Sobald Lungenödem auftritt, ist die energische Anwendung von Belebungsmitteln des Herzens angezeigt. Am besten wirken intravenöse Strophantininjektionen, welche freilich nur gegeben werden dürfen, wenn innerhalb der letzten 36 Stunden nicht Digitalis verabfolgt wurde, ferner die Reizmittel für den Kreislauf Campher, Coramin, Kardiazol; bei gleichzeitiger mangelhafter Atmung Lobelin. Zur Entlastung des rechten Herzens ist ein Aderlaß vorzunehmen, sofern der Kreislauf noch soweit erhalten ist, daß Blut aus der Vene herausfließt; ferner sind

Sauerstoffeinatmungen angezeigt. Auch Kalkzufuhr zur Abdichtung der Gefäßwandungen kann versucht werden, bei chronischer Ödemneigung durch perorale Zufuhr von Calzan oder Calcium Sandoz, bei akutem Ödem als subcutane Infusion von 1%iger Chlorkalklösung.

5. Lungenstauung.

Bei Überfüllung der Lungengefäße mit Blut, an der sowohl die Lungenvenen und -capillaren als die Arterien beteiligt sind, entwickelt sich ein durch anatomische Veränderungen und klinische Symptome gekennzeichneter Zustand, der kurz als Lungenstauung bezeichnet wird. Er kommt am häufigsten bei Mitralfehlern, insbesondere Mitralstenosen zustande, bei welchen das Blut im linken Vorhof in der Regel am stärksten gestaut wird, ferner bei chronischen Schwächezuständen des linken Herzens, so bei Myokarditis und Myodegeneratio cordis, bei dekompensierter Hypertonie, selten bei Aortenfehlern, bei welchen der linke Ventrikel oft lange muskelkräftig bleibt.

Die wichtigsten Veränderungen der Stauungslunge finden sich in den Capillaren, welche stark erweitert, strotzend mit Blut gefüllt sind und sowohl die interalveolären Septen verbreitern als in das Lumen der Alveolen selbst girlandenartig vorspringen. Sekundär tritt eine verstärkte Bildung des interstitiellen Bindegewebes auf. Die Lunge nimmt im ganzen eine derbe Beschaffenheit an und büßt ihre Elastizität ein. Nach einem vielfach unmerklich sich vollziehenden Austritt von Erythrocyten durch die Gefäßwandungen in das interstitielle Gewebe und durch die Alveolarwand hindurch werden bräunliche Körnchen von eisenhaltigem Blutfarbstoff (Hämosiderin) gebildet, die teils im Zwischengewebe eingelagert, teils von den Alveolarepithelien, zum Teil auch von Leukocyten aufgenommen und in das Lumen der Alveolen abgeschieden werden. Es entwickelt sich der schon bei Betrachtung mit dem bloßen Augen auffallende Zustand der sog. *braunen Induration* der Lunge.

Sowohl auf Grund dieser anatomischen Veränderungen als nach dem cyanotischen Aussehen und der mangelnden körperlichen Leistungsfähigkeit dieser Kranken, die auch bei fehlender Stauung im großen Körperkreislauf auffällt, ist zu vermuten, daß der Gasaustausch in den Lungen gestört ist. Diese Annahme ist bereits vor dem tatsächlichen Nachweis gemacht und teils auf eine Lungenstarre (von BASCH), teils auf eine mangelnde Gasdurchlässigkeit der in ihrer Ernährung gestörten Capillarwandungen bezogen worden. Für einen solchen Zustand hat BRAUER den Begriff der Pneumonose geprägt. Eine meßbare Veränderung der alveolären Sauerstoffspannung ist dabei nicht vorhanden, wohl ist aber eine herabgesetzte Sauerstoffsättigung im peripheren arteriellen Blut festgestellt, die nach Atmung von reinem Sauerstoff wieder den normalen Wert erreichte. Ferner wurden von KRÖTZ durch Unterdruckversuche latente Störungen des Sauerstoffaustausches in der Stauungslunge deutlich gemacht, welche nach Erhöhung des Sauerstoffpartiardruckes wieder verschwanden. Die Vitalkapazität der Stauungslunge ist herabgesetzt.

Die *klinischen Symptome* der Lungenstauung sind je nach ihrem Grad recht verschieden und häufig wechselnd. Oft sind sie abgesehen von einer fast stets mehr oder weniger deutlichen Cyanose in der Ruhe überhaupt nicht ausgeprägt und finden nur in einer Kurzatmigkeit bei körperlichen Anstrengungen Ausdruck. Bei stärkeren Graden der Lungenstauung wird oft namentlich über den hinteren unteren Partien der Lunge feinblasiges Rasseln und bisweilen auch Knistern wahrgenommen. Das Rasseln rührt von einer vermehrten Schleimsekretion der durch die Stauung geschwollenen Bronchialschleimhaut her. Das Knistern kommt zustande, wenn die Alveolarlumina durch die gestauten Capillaren nahezu ausgefüllt und die im Exspirium aneinanderliegenden Wandungen der

Lungenbläschen beim Einstreichen des Luftstromes im Inspirium auseinandergerissen werden. Diese Erscheinungen zeigen oft einen erheblichen Wechsel je nach dem Zustand des von der Herzkraft abhängigen Kreislaufes. Das Atemgeräusch kann hierbei verschärft erscheinen und bronchovesiculären Charakter annehmen. Zu einer erheblichen Verkürzung des Klopfschalles kommt es in der Regel nicht oder erst dann, wenn ausgedehnte hypostatische Verdichtungen über den unteren Lungenpartien auftreten. Oft ist Hustenreiz vorhanden, auch wenn kein Auswurf entleert wird. Tritt Sputum auf, so ist dieses schleimig, nicht selten mit Blutfasern untermischt oder auch im ganzen blutig gefärbt.

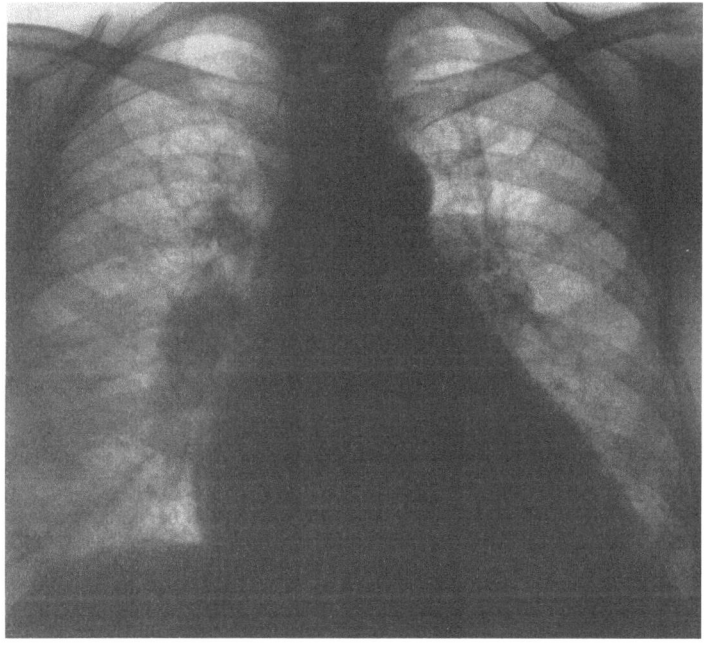

Abb. 6. Stauungslunge bei Mitralfehler.
Stark verbreiterte Hilusschatten infolge Erweiterung der Pulmonalarterienäste.

Bei mikroskopischer Untersuchung werden fast regelmäßig mit braunen Hämosiderinkörnchen gefüllte Zellen, welche nach Zusatz von einigen Tropfen Salzsäure und 2%iger Ferrocyankalilösung die Berlinerblaureaktion geben, und wechselnd frische Erythrocyten gefunden. Nicht selten werden kleinere und größere Mengen reinen Blutes ausgehustet. Diese Hämoptysen im Verein mit dem Stauungskatarrh über den Lungen geben oft zu der geradezu typischen Fehldiagnose einer Lungentuberkulose bei Mitralstenose Anlaß. Ein solcher Irrtum liegt um so näher, als mitunter bei Mitralstenose auch über der linken Spitze eine deutliche Schallverkürzung nachweisbar ist, die lediglich auf Hyperämie und Luftverminderung ohne spezifische Veränderung des Lungengewebes beruht.

Das *Röntgenbild* der Stauungslunge zeigt infolge des verminderten Luft- und vermehrten Blutgehaltes eine allgemeine, meist nur geringe Trübung. Die Gefäßzeichnung ist durch die vermehrte Blutfüllung verstärkt. Am deutlichsten und in meßbarer Weise tritt eine Verbreiterung an den Hilusschatten hervor, welche von den Ästen der Lungenarterie gebildet werden (vgl. Abb. 6). Besonders in der Hilusgegend, zum Teil aber auch im übrigen Lungenfeld auffallende kreisrunde Flecken, welche im Bereich der Schattenstreifen vornehmlich an ihren Verzweigungen liegen, rühren von senkrecht zur Plattenebene in der Richtung der Strahlen verlaufenden Blutgefäßen her, die genau im Querschnitt getroffen sind. Die Flecken sind oft sehr intensiv und dürfen nicht mit Kalkherden verwechselt werden. Außerdem wird in manchen Fällen von länger bestehender chronischer Stauung eine zarte Tüpfelung der Lungenfelder mit feinen Fleckchen beobachtet, die dem Bild der Miliartuberkulose außerordentlich ähnlich sieht. Sie kommt bei der Stauungslunge dadurch zustande, daß hierbei aus Herzfehlerzellen und gewuchertem Bindegewebe gebildete Knötchen von ähnlicher Größe wie Miliartuberkel in gleichmäßiger Verteilung über die Lunge verstreut sind.

Im Verlauf der Lungenstauung kommt es bei nachlassender Herzkraft oft zu hypostatischer Atelektase namentlich der unteren Lungenabschnitte und zu einer meist beiderseitigen Ausbildung eines Hydrothorax (vgl. S. 650), ferner bei sekundärer Infektion zum Auftreten von bronchopneumonischen Infiltrationen. Bei plötzlicher Erlahmung des linken Ventrikels tritt oft Lungenödem auf (vgl. S. 514).

Begrifflich ist diese allgemeine Lungenstauung von einer rein *arteriellen Blutüberfüllung* zu unterscheiden, welche bei vermehrten Widerständen an den Verzweigungen vor und in den Capillaren eintritt. Diese geben zu einer Hypertrophie des rechten Ventrikels und zur Blutdrucksteigerung in den Lungenarterien Anlaß. Solche arterielle Blutstauung findet sich beim Lungenemphysem, welches mit Einengung und Verödung der Capillaren einhergeht, bei ausgedehnten Schrumpfungen der Lunge, bei Kyphoskoliose, die infolge der Verunstaltung des Brustkorbes teils zu Atelektase, teils zu Emphysem der Lunge führt. In allen diesen Fällen entwickelt sich oft eine meist nicht sehr hochgradige sekundäre Sklerose der Wandungen der Pulmonalarterie. Außerdem kommt selten aus nicht sicher geklärter Ursache eine primäre Sklerose und auch eine obliterierende Entzündung der Pulmonalarterien vor. Im klinischen Bild tritt eine auffällig starke Cyanose hervor, auch ohne daß eine starke Dyspnoe vorhanden zu sein braucht.

Ein solches Zustandsbild, das anatomisch durch Sklerose der Pulmonalarterien und klinisch durch eine starke Cyanose ausgezeichnet ist, ist von AYERZA und ARRILAGA als besondere Krankheit beschrieben und nach diesen Autoren benannt worden. Für die Kranken ist nach ihrem charakteristischen Aussehen von ihnen die Bezeichnung „Cardiaques noirs" geprägt worden. Ob die Ursache dieser Erkrankung wirklich gemäß ihren ursprünglichen Angaben in einer luischen Veränderung der Pulmonalarterie und auch der Bronchien besteht und ob überhaupt eine ätiologisch einheitliche Krankheit und nicht vielmehr nur ein bei der Pulmonalsklerose bereits bekanntes Symptomenbild vorliegt, bedarf noch näherer Prüfung.

Die *Behandlung* der Lungenstauung richtet sich gegen die Ursache und sucht die Herzkraft zu heben. Es ist daher je nach der Lage des Falles eine Digitalis- oder Strophantinbehandlung, bei plötzlicher Kreislaufschwäche außerdem die Anwendung von Coramin, Campher, Cardiazol angezeigt. Bei hochgradiger Cyanose und Atemnot ist Sauerstoffatmung anzuwenden. Besteht eine an der Überfüllung der großen Körpervenen kenntliche Stauung im rechten Herzen, so schafft ein Aderlaß von 300—500 ccm oft eine merkliche Entlastung. Bei starkem Hustenreiz und quälender Atemnot sind Codeinpräparate zu verwenden. Bei Schlafstörungen von Herzkranken ist von der Wohltat des Morphiums Gebrauch zu machen. Sehr wichtig ist auch eine richtige Lagerung des Patienten mit erhöhtem Oberkörper. Recht zweckmäßig sind besonders hergestellte Betten, in denen der Rücken- und Kopfteil hoch und der Fußteil niedrig gestellt werden kann.

6. Lungenembolie und -Infarkt.

Embolien der Lungenarterien kommen durch losgerissene Thromben zustande, welche am häufigsten in den Venen der Beine und des Beckens, nicht selten auch in einem geschwächten rechten Herzen, sowohl im rechten Vorhof als im Spitzenteil des rechten Ventrikels, sitzen. Embolien werden im Anschluß an fieberhafte infektiöse Erkrankungen und Operationen im Unterbauch, die zur Bildung von Thromben im Bereich der Vena cava inferior Anlaß geben, ferner im Wochenbett und andererseits bei Schwächezuständen des Herzens beobachtet. Das Schicksal eines von der embolisch verschlossenen Lungenarterie versorgten Lungenbezirkes kann sich verschiedenartig gestalten. Ist Herz und Kreislauf im übrigen unversehrt und wird der bei Embolie nicht selten auftretende erste Shock überwunden, so wird die Störung bei nicht allzu großen Embolien gewöhnlich bald durch Blutzufuhr aus benachbarten arteriellen Gefäßbezirken, die miteinander durch ein reich verzweigtes Capillarnetz in Verbindung stehen, ausgeglichen, und es bleiben die anatomischen und klinischen Zeichen der Infarktbildung aus. Erfolgt dagegen eine Embolie in einer gestauten Lunge, was bei der Häufigkeit einer der Embolie zugrunde liegenden Herzschwäche oft vorkommt, so tritt Bildung eines Lungeninfarktes ein. Dieser kommt so zustande, daß das Blut rückläufig aus den gestauten Venen des betreffenden Bezirkes und von anastomosierenden venösen Gefäßen der Nachbarschaft in das von der arteriellen Blutzufuhr abgeschlossene Gebiet einströmt und durch die in ihrer Ernährung geschädigten Gefäßwandungen sowohl in das interstitielle Lungengewebe als durch die Alveolarwände hindurchtritt. Im allgemeinen besteht wohl diese von den pathologischen Anatomen seit VIRCHOW und COHNHEIM vertretene und klinisch von KARL GERHARDT ausgebaute Lehre zu Recht, und es ist der nicht selten von klinischer Seite zu wenig beachtete Umstand hervorzuheben, daß eine bereits vorher vorhandene Lungenstauung eine wichtige Grundlage für die bei der Infarktbildung sich abspielenden Vorgänge schafft. Nach klinischer Erfahrung ist die Lungenstauung aber vielleicht nicht immer als unbedingte Voraussetzung dieser Infarktbildung anzusehen, da man gelegentlich auch die klinischen Symptome des Infarkts nach Losreißen peripherer Thromben bei Infektionen und nach Operationen auch bei anscheinend Herzgesunden ohne klinisch nachweisbare Lungenstauung auftreten sieht. Freilich ist hierbei das Bestehen einer in der Ruhe nicht merklichen Schwäche des Herzens nicht mit voller Sicherheit auszuschließen.

In dem infarzierten Gebiet setzt im Anschluß an den Blutaustritt von roten Blutkörperchen ins Gewebe eine Durchtränkung mit seröser Blutflüssigkeit ein, und es wird die restliche in den Alveolen zurückgebildete Luft resorbiert. Es entsteht ein scharf begrenzter luftleerer Bezirk von meist kegelförmiger Gestalt, dessen Spitze in dem embolischen Gewebsverschluß und dessen Basis in der Regel an der Pleuraoberfläche gelegen ist. An dieser entwickelt sich häufig eine trockene oder feuchte Entzündung mit Bildung eines serös-hämorrhagischen Ergusses. Im Lungengewebe werden aus dem gelösten Blutfarbstoff körnige Hämosiderinschollen gebildet, welche durch ihren Eisengehalt ausgezeichnet sind; im nekrotischen Gebiet werden auch eisenfreie Hämatoidinkrystalle gefunden. Später tritt oft eine mehr oder weniger vollständige Resorption von Blutkörperchen und Flüssigkeit sowie eine Wiederentfaltung und Luftfüllung der Alveolen ein. In anderen Fällen erfolgt zum Teil eine bindegewebige Induration des Infarktes.

Sehr selten ist eine aseptische Erweichung der infarzierten Massen mit Bildung einer Zerfallshöhle, in welche die Stümpfe von Bronchialgefäßen und nekrotisiertem Gewebe als polypenartige Gebilde hineinragen.

Sind die Emboli infiziert, was bei septischen Erkrankungen oft der Fall ist, so kommt es im infarzierten Bezirk von vornherein zur Bildung eines Lungenabscesses oder einer Lungengangrän, an die sich häufig ein Pleuraempyem anschließt.

Die Embolien und folgenden Infarkte treten häufiger rechts als links und öfter in den Unterlappen bzw. im Mittellappen als in den Oberlappen auf.

Abgesehen von Embolien kommen auch an Ort und Stelle entstandene Thrombosen der Lungenarterien vor. Es sind dies seltene Ereignisse, die in größeren Ästen der Lungenarterie namentlich durch Kompression durch Mediastinaltumoren, häufiger in kleineren Ästen bei verschiedenartigen Giftwirkungen z. B. der Einatmung von Narcoticis (Äther, Chloroform) beobachtet werden. Die Folgeerscheinungen sind ähnlich wie bei Embolien.

Die *klinischen Symptome der Lungenembolien* sind wesentlich abhängig von der Größe der Arterien, in welche hinein die Embolie stattgefunden hat, ferner davon, ob es sich um einen bloßen Verschluß mit baldiger Wiederherstellung der Zirkulation ohne wesentliche Schädigung des Lungenparenchyms oder um Infarktbildung handelt.

Embolien des Stammes und mitunter auch eines großen Astes der Lungenarterie haben plötzlichen Tod zur Folge. Wenn nach einer infektiösen Erkrankung genesene Personen oder Wöchnerinnen nach der Entbindung ganz plötzlich vom Tode ereilt werden, so ist die Ursache hiervon in der Regel eine Lungenembolie. Die eben noch gesund erscheinenden Menschen empfinden plötzlich einen Schmerz in der Brust, machen wenige beschleunigte Atemzüge und fallen tot um. Zuweilen treten kurz vorher einige krampfartige Zuckungen auf; diese sind auf Reizung des Krampfzentrums in der Medulla oblongata durch die plötzlich eintretende Hirnanämie zu beziehen, welche infolge der Verlegung des Kreislaufes in den Lungen entsteht. Erfolgt der Tod weniger plötzlich und ist zu einer ärztlichen Untersuchung Zeit und Gelegenheit gegeben, so kann links vom Brustbein in Höhe des dritten Zwischenrippenraumes entsprechend der Lage des Stammes der Pulmonalarterie bisweilen ein lautes systolisches Geräusch gehört werden. Der Puls ist klein und beschleunigt, die Atmung dyspnoisch; die Gesichtsfarbe blaß oder blaß cyanotisch, die Stirn von Schweiß bedeckt. Meist tritt der Tod nach wenigen Minuten ein. In manchen Fällen, in denen der Verschluß der Arterie nicht vollständig ist, erholt sich der Patient langsam. Die Gesichtsfarbe rötet sich, und die Beschaffenheit des Pulses wird besser. Es tritt nunmehr Hustenreiz und Auswurf von Blut oder blutigem Schleim von zäher himbeergeleeartiger Beschaffenheit auf. Über den Lungen ist auf der Seite des von der Embolie betroffenen Astes abgeschwächtes Atemgeräusch und kleinblasiges Rasseln zu hören. Die erkrankte Seite bleibt oft sichtbar bei der Atmung zurück. Häufig führt nach einer solchen Erholung eine folgende Embolie doch noch den Tod herbei. In anderen Fällen tritt im Anschluß an Embolie größerer Äste Fieber auf; oft schließt sich eine pneumonische Infiltration an.

Embolien mittlerer und kleiner Äste sind meist weniger folgenschwere Ereignisse. Auch hierbei sind oft plötzlich auftretende Brustschmerzen und im ersten Augenblick shockartige Erscheinungen vorhanden, die aber meist schnell vorbeigehen. Unter Umständen tritt später an umschriebener Stelle des von der Embolie betroffenen Bezirkes Bronchialatmen und Knistern auf. Veränderungen des Perkussionsschalles sind in der Regel nicht nachweisbar. Bald erfolgt völlige Wiederherstellung.

Weit ausgesprochener sind dagegen die *Symptome eines Lungeninfarktes,* bei welchem es zur blutigen Durchtränkung und zum Teil auch Nekrose von Lungengewebe kommt. Hierbei entwickelt sich ebenso wie beim Myokardinfarkt innerhalb von 1—2 Tagen Fieber, welches entweder nur subfebrile Werte zeigt oder bis 39° ansteigen kann, ferner eine sehr ausgesprochene Leukocytose, die 20 000 und mehr erreichen kann, endlich eine starke Erhöhung der Blutsenkungsgeschwindigkeit. Über dem erkrankten Bezirk sind Bronchialatmen, Knistern und feinblasige Rasselgeräusche hörbar.

Das *Röntgenbild* zeigt umschriebene, meist nicht ganz scharf begrenzte, der Gestalt des Infarktes entsprechende Verschattungen. Diese können, je nachdem ob der Infarkt in der Längsrichtung oder in Quer- oder Schrägschnitt projiziert wird, dreieckig, rundlich (vgl. Abb. 7) oder elliptisch oder auch mehr unregelmäßig gestaltet sein. Entsprechend der häufigsten Lokalisation der Infarkte werden die Verschattungen häufiger rechts als links und mehr in den unteren als in den oberen Partien beobachtet.

Oft tritt nach einigen Tagen pleuritisches Reiben an umschriebener Stelle auf, an welcher Patient Schmerzen angibt. Etwa in der Hälfte der Fälle entwickelt

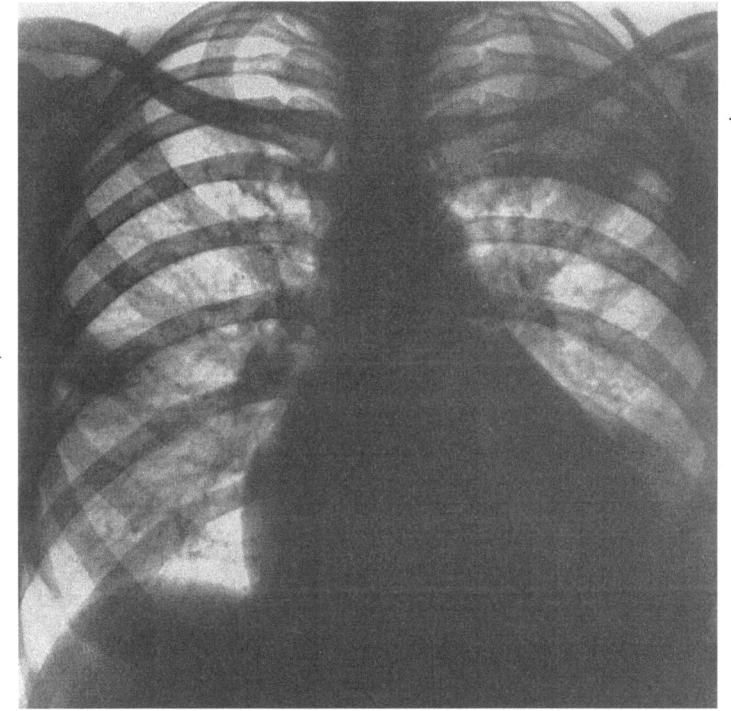

Abb. 7. Lungeninfarkte bei Mitralfehler.
Ein größerer Infarkt unterhalb der linken Clavicula, ein kleinerer im mittleren rechten Lungenfeld (Pfeile).

sich ein Pleuraerguß von seröser, vielfach hämorrhagischer Beschaffenheit. Er zeigt oft leicht entzündliche Eigenschaften und hält so die Mitte zwischen Transsudat und Exsudat. Das spezifische Gewicht beträgt meist 1008—1015, selten ist es höher als 1020. Der Eiweißgehalt schwankt zwischen 1—4$^0/_{00}$, die RIVALTAsche Probe ist meist positiv.

Die anfängliche Temperatursteigerung und auch die entzündlichen Erscheinungen an der Pleura sind in der Regel aseptischer Natur, sofern nicht von vornherein eine septische Embolie vorliegt. In diesem letzteren Falle kommt es zur Bildung von Lungenabsceß, Gangrän und oft von Empyem, deren klinische Symptome an entsprechender Stelle geschildert sind. Außerdem kann sekundär von den Bronchien aus eine Infektion im infarzierten Bezirk am häufigsten durch Pneumokokken oder Streptokokken erfolgen und auf diese Weise eine sog. Infarktpneumonie, weit seltener eine sekundäre Vereiterung des Infarkts eintreten. Hierbei stellen sich erneut höhere Temperaturen ein, und es tritt auch reichlich schleimiges hämorrhagisches oder auch eitriges Sputum auf. Auch putride Beschaffenheit des Auswurfs kommt bei Gangränbildung vor.

Sehr selten ist die vorher erwähnte aseptische Einschmelzung des Infarkts. Hierbei tritt Luft in die Zerfallshöhle ein, und es entsteht im Röntgenbild das Ringschattenbild einer Kaverne. Der Zustand ist differential-diagnostisch von einer tuberkulösen Kaverne oder einem Lungenabszeß nur durch Untersuchung des Auswurfs zu unterscheiden.

Im Anschluß an einen Lungeninfarkt kann gelegentlich perikardiales Reiben auftreten, wenn der Infarkt in der Nachbarschaft des Herzens sitzt und der entzündliche Prozeß vom Brustfell auf den Herzbeutel übergreift. Eine Unterscheidung von einem Myokardinfarkt, der sehr ähnliche Symptome, nämlich Fieber, Leukocytose, erhöhte Blutsenkungsgeschwindigkeit und perikardiales Reiben zeigt, ist durch das für Lungeninfarkt sprechende, daneben hörbare gröbere Pleurareiben, blutigen Auswurf und andererseits Fehlen der beim Myokardinfarkt nur sehr selten vermißten elektrokardiographischen Veränderungen herbeizuführen.

Nach größeren, stark hämorrhagischen Infarkten wird mitunter Ikterus beobachtet. Sein Auftreten ist als Beweis einer extrahepatischen Bildung von Bilirubin angeführt worden. Wahrscheinlich ist das vermehrte Angebot von Blutfarbstoff in der Tat bei der Gallenfarbstoffbildung von Bedeutung; eine Mitwirkung der Leber läßt sich dabei aber kaum ausschließen, zumal diese in den Fällen, in denen ein Lungeninfarkt auftritt, sich in der Regel im Zustand der Stauung befindet und somit einen gewissen Grad von Funktionsstörung erwarten läßt.

Behandlung. Eine Behandlung der Embolie des Pulmonalarterienstammes und seiner großen Äste kann nur in Ausnahmefällen erfolgreich sein. Von TRENDELENBURG ist sofortige operative Eröffnung der Lungenarterie, Herausziehen des Embolus und Vernähen der Arterienwand empfohlen und der kühne Gedanke von einigen anderen Chirurgen später in die Tat umgesetzt worden. Praktisch kommt ein solches Vorgehen, welches blitzschnell zu erfolgen hat, nur bei Patienten in Betracht, die sich von vornherein in einer chirurgischen Klinik befinden, in der alles für diesen Fall vorbereitet ist. Sonst muß sich der Arzt darauf beschränken, zur Linderung des Schmerzes und der Todesangst Morphium zu geben und in länger sich hinziehenden, nicht ganz aussichtslos erscheinenden Fällen Exzitantien mit Vorsicht zu verabfolgen. Plötzlich wirkende Mittel wie intravenöse Strophantininjektionen sind in den Fällen, in denen eine Embolie von Thromben des geschwächten rechten Herzens aus anzunehmen ist, zu vermeiden, weil dadurch leicht ein Losreißen neuer Thromben bewirkt werden kann. Bei begleitender Pleuritis sind warme Umschläge an der schmerzhaften Stelle, Codeintropfen oder Dikodidtabletten innerlich zu verordnen. Eine geschwächte Herzkraft soll durch Digitalisierung per os oder per rectum zu heben versucht werden. In jedem Falle von Embolie und Infarkt ist strengste Einhaltung von Bettruhe für längere Zeit erforderlich, um einem Losreißen weiterer Thromben und Eintritt neuer Embolien vorzubeugen.

7. Fett- und Luftembolie.

Außer der Embolie von Blutgerinnseln in die Lungenarterie kommen auch *Fettembolien* vor. Diese treten häufig nach Knochenbrüchen, selten aus anderer Ursache ein. Das durch die Körpervenen in das rechte Herz und in die Lungenarterien gelangende Knochenmarksfett verteilt sich meist in zahlreichen Capillaren der Lunge, ein Teil pflegt diese zu passieren und kann dann noch zu

Embolien des großen Kreislaufs führen, insbesondere durch Verschluß der Hirnendarterien zu schweren Störungen Anlaß geben. Fettembolien der Lunge rufen oft shockartige Erscheinungen mit plötzlichen Beklemmungs- und Angstgefühlen und Kleinerwerden des Pulses hervor, die bald wieder vorübergehen. Da das Fett in feine Tröpfchen zerfällt, führt es in der Regel nicht zum Verschluß größerer Äste und zur Infarktbildung. Demgemäß fehlen auch die hierbei geschilderten klinischen Erscheinungen.

Auch *Luftembolien* der Lungenarterien kommen vor. Sie entstehen bei Eintritt von Luft in operativ oder durch Verletzung eröffnete Körpervenen, in denen ein stark negativer Druck herrscht. Durch die Mischung von Blut und Luft wird Schaum gebildet, der über dem rechten Herzen ein brodelndes sog. Mühlengeräusch verursacht. Der Blutschaum wird weiter in die Lungenarterien befördert, in denen er ein Kreislaufhindernis bildet, so daß dem rechten Herzen ein vermehrter Widerstand entsteht und das linke Herz keine genügende Blutversorgung erhält. Hierauf wird größtenteils der plötzliche Tod bei Luftembolie durch Eintritt von Luft in die Körpervenen zurückgeführt. Eine andere auf experimentelle Untersuchungen gestützte Erklärung der Todesursache geht dahin, daß Luftteilchen die Lungencapillaren passieren, im großen Kreislauf in die Coronararterien des Herzens oder in die Arterien des Gehirns gelangen und in diesen gegen jede Ernährungsstörung hoch empfindlichen Organen eine tödliche Störung verursachen.

Derartige arterielle Luftembolien entstehen gewöhnlich unmittelbar ohne Passage der Lungencapillaren durch Lufteintritt in die Pulmonalvenen, welcher bei Verletzung der Lunge. z. B. bei Anlage eines Pneumothorax zustande kommt. Es werden hierbei mitunter halbseitige Lähmungen beobachtet, die sich häufig nach einiger Zeit wieder zurückbilden. Ein charakteristisches Zeichen von Luftembolien im großen Kreislauf sind eigenartige Geschmacksempfindungen und Parästhesien in der Zungenspitze sowie eine auffallende Blässe einer Zungenhälfte, die durch Lufteintritt in eine Zungenarterie entstehen.

Eine ursächlich wirksame therapeutische Beeinflussung der Fett- und Luftembolien ist kaum möglich. Bei Luftembolien infolge Verletzung von Venen des großen Kreislaufs wird sofortige Beckenhochlagerung empfohlen, um ein Aufsteigen der Gasblasen in die Beckenvenen herbeizuführen. Plötzliche Schwächezustände des Herzens sind mit intravenösen Injektionen von Strophantin und im höchsten Notfall bei Aussetzen der Herzkontraktion durch intrakardiale Injektion von 1 ccm einer $1^0/_{00}$igen Adrenalinlösung zu bekämpfen. Ferner können Reizmittel des Kreislaufs wie Coramin, Campher, Cardiazol sowie Sympatol, das ähnlich wie Adrenalin wirkt, gegeben werden.

8. Croupöse Lungenentzündung
(genuine, fibrinöse, lobäre Pneumonie).

Die *croupöse Lungenentzündung* wird auch als akute genuine, fibrinöse, lobäre Pneumonie bezeichnet, um mit diesen Beiworten Eigenschaften zum Ausdruck zu bringen, welche sie von der gewöhnlich langsamer sich entwickelnden, von den Bronchien ausgehenden, meist nur Läppchen oder Lappenteile befallenden, fibrinärmeren Bronchopneumonie unterscheiden. Die croupöse Lungenentzündung ist eine häufige Erkrankung, welche fast alle Lebensalter ziemlich gleichmäßig befällt. Sie wird durch bestimmte bakterielle Krankheitserreger hervorgerufen; doch ist ihre Ansteckungsfähigkeit so gering, daß die Lungenentzündung kaum zu den Infektionskrankheiten gerechnet wird und Absonderungs- und Desinfektionsmaßnahmen gewöhnlich für überflüssig gehalten werden.

Ätiologie und Pathogenese. Die croupöse Lungenentzündung wird in der Regel durch den zuerst von FRÄNKEL, dann von WEICHSELBAUM näher beschriebenen Pneumococcus hervorgerufen. Der Erreger findet sich fast stets im Auswurf, im Exsudat der Lungen und oft auch im Blut der Kranken. Außer bei der Lungenentzündung wird der Pneumococcus aber auch häufig in anderen Fällen und bei vielen Schleimhautkatarrhen der Atemwege und bei Erkrankungen der serösen Häute und Meningen, außerdem aber auch vielfach in der Mundhöhle von gesunden Personen gefunden. Aus welchem Grund der als apathogener Keim weit verbreitete Pneumococcus in besonderen Fällen als Krankheitserreger auftritt ist nicht restlos geklärt. Es werden hierfür Unterschiede in den biologischen Eigenschaften der Pneumokokken verantwortlich gemacht, auf Grund deren verschiedenartige Typen differenziert werden können. Außerdem sind aber auch Verschiedenheiten in der Krankheitsbereitschaft bzw. Widerstandsfähigkeit des menschlichen Organismus in Betracht zu ziehen.

Der *Pneumococcus* ist ein etwas länglich gestalteter, nach den Enden zu sich verjüngender, daher als lanzettartig oder kerzenförmig bezeichneter grampositiver Coccus, welcher meist in Doppelform auftritt und vielfach, besonders im Sputum, von einer Kapsel umgeben ist. Unter Umständen, so in Bouillonkultur, werden auch kurze Ketten gebildet. Durch Kultur und Impfversuch sind Übergänge zu Streptokokken beobachtet. Der Pneumococcus kann am leichtesten auf Nährböden, die Blut oder Serum enthalten, gezüchtet werden. Er ist für verschiedene Tierarten von verschiedener Pathogenität. Charakteristisch ist die tödliche Wirkung der intraperitonealen Impfung von Pneumokokken bei der Maus, welche in wenigen Tagen an Pneumokokkensepsis zugrunde geht.

Während die morphologische Beschaffenheit der Pneumokokken einheitlich ist, sind in ihrem biologischen Verhalten Unterschiede von NEUFELD entdeckt und besonders in Amerika näher erforscht worden, die zur Aufstellung von 4 Haupttypen, abgesehen von zahlreichen weiteren Unterarten, geführt haben. Von diesen sind die Typen 1—3 dadurch ausgezeichnet, daß sie von Immunseren, welche von den einzelnen Stämmen hergestellt sind, in spezifischer Weise agglutiniert werden, während der Typus 4 keine Agglutination zeigt. Am häufigsten werden Typus 1 und 2 bei der croupösen Pneumonie gefunden, weit seltener Typus 3, welcher durch besonderen Schleimgehalt und in der Regel schweren Verlauf ausgezeichnete Pneumonien hervorruft und mit dem Streptococcus mucosus SCHOTTMÜLLER identisch ist. Der Typus 4 findet sich selten in croupösen Pneumonien, dagegen häufig bei Bronchopneumonien; außerdem ist er als Saprophyt in der Mundhöhle gesunder Menschen weit verbreitet.

Außer bei Pneumonie wird der Pneumococcus als Erreger bei verschiedenen Formen von Pleuritis, Endo- und Perikarditis, Peritonitis, Meningitis, Katarrhen und Eiterungen von Mittelohr, Nasen und Nebenhöhlen sowie bei Ulcus corneae nachgewiesen. Auch kann er eine allgemeine Sepsis hervorrufen.

Weit seltener als der Pneumococcus FRÄNKEL-WEICHSELBAUM werden andere Bakterien bei croupöser Pneumonie während des Lebens im Sputum und bei der Autopsie im Exsudat der Alveolen gefunden. Es handelt sich hauptsächlich um den Pneumobacillus FRIEDLÄNDER sowie in manchen Fällen um Streptokokken.

Der *Pneumobacillus* FRIEDLÄNDER ist ein sehr kurzes, daher kokkenähnlich wirkendes, gramnegatives Stäbchen, welches auch in Doppelform auftritt und in der Regel von einer Schleimhülle umgeben ist. Die FRIEDLÄNDER-Pneumonien sind durch eine stark schleimige Beschaffenheit des Exsudates ausgezeichnet.

Streptokokken treten selten als alleinige Erreger einer Pneumonie auf. Weit häufiger rufen sie Mischinfektionen, namentlich bei Grippepneumonien, hervor und geben hierbei zu schweren Krankheitsbildern Anlaß (vgl. S. 543).

Die Voraussetzung für eine krankheitserregende Wirkung dieser Bakterien, in erster Linie des Pneumococcus, wird oft durch eine äußere Schädigung oder Schwächung des menschlichen Organismus geschaffen. Am häufigsten bilden Erkältungen, seltener Erschütterungen oder Verletzungen des Brustkorbes (traumatische bzw. Kontusionspneumonien), ferner allgemeine Schädigungen der Widerstandskraft durch Hunger usw. die Veranlassung zum Ausbruch der Erkrankung.

Bei Einwirkung erheblicher äußerer Schädlichkeiten wie Erkältungen, Entbehrungen, seelischer Aufregungen und allgemein ungünstiger hygienischer Verhältnisse auf geschlossen zusammenlebende Menschenmassen, z. B. in Kriegsgefangenenlagern, treten epidemieartige Häufungen von Krankheitsfällen an Pneumonie auf. Besonders unter solchen Umständen, zuweilen aber auch unter sonst gewöhnlichen äußeren Verhältnissen wird ein auffallend ungünstiger Ausgang der zu bestimmten Zeiten und in bestimmten Gegenden auftretenden Pneumonien, in anderen Fällen wieder eine recht gutartige Verlaufsart beobachtet. Man spricht von einem „Genius epidemicus", der gerade bei der Pneumonie oft eine große Rolle spielt, ohne daß oft die Ursache dieses verschiedenartigen Verhaltens mit Bestimmtheit angegeben werden kann.

Der Eintritt der Erreger in den Körper findet aller Wahrscheinlichkeit nach auf dem Luftwege statt, indem Bakterien unmittelbar in die Lunge eingeatmet werden. Hierfür sprechen insbesondere Tierversuche, bei welchen durch Einblasen von Pneumokokken in die Luftröhre und ihre Äste typische lobäre Pneumonien erzeugt worden sind. Es kommen jedoch auch andere Wege des Eintritts und der Verbreitung der Krankheitserreger in Betracht, so das Eindringen zunächst in die Bronchien und erst von dort aus in die Lunge, ferner der Blut- und Lymphweg und endlich die Verbreitung von der Pleura her. Was die hämatogene Infektion anbetrifft, so können Pneumokokken bei sorgfältiger Untersuchung in der Mehrzahl der Fälle von Lungenentzündung im Blut nachgewiesen werden. Hieraus ist aber nicht auf eine hämatogene Infektion der Lunge von anderer Stelle aus, etwa von der Mundhöhle oder den Mandeln her, sicher zu schließen, sondern es kann sich sehr wohl um einen Übertritt der Pneumokokken von Krankheitsherden der Lunge aus ins Blut handeln.

Im Blute des erkrankten Organismus ist die Bildung gewisser Antikörper, so von Agglutininen, Präcipitinen, Opsoninen, Bakteriotropinen, nachgewiesen worden; insbesondere geht die Krise mit schlagartig einsetzender Antikörperbildung einher. Dennoch wird durch das Überstehen der Krankheit keine ausgesprochene Immunität erzeugt. Die ärztliche Beobachtung lehrt vielmehr, daß manche Menschen nicht selten im Laufe des Lebens mehrere Lungenentzündungen durchmachen, also durch das Überstehen der Krankheit keine hinreichende Schutzkraft erlangen. Es ist hierbei wohl eine besondere Anfälligkeit bestimmter Personen den Pneumokokken gegenüber anzunehmen.

Von der Pneumonie werden alle Lebensalter, mit Ausnahme von Kindern im ersten halben Jahr, befallen. Auch intrauterine Infektionen bei pneumonischer Erkrankung der Mutter sind beobachtet. Die Geschlechter werden im Kindesalter nahezu gleichmäßig befallen. Im Erwachsenenalter tritt die Pneumonie etwa doppelt so häufig bei Männern als bei Frauen auf. Die Ursache hierfür wird in den größeren äußeren Schädigungen, welche häufiger die Männer treffen, gesehen. Am häufigsten werden Berufe, welche oft Erkältungen und großen Anstrengungen ausgesetzt sind, wie Soldaten, Erdarbeiter usw. ergriffen.

Jahreszeitlich treten Pneumonien am häufigsten im Winter und Frühjahr, wesentlich seltener im Sommer auf.

Pathologische Anatomie. Die pathologisch-anatomischen Vorgänge pflegen bei den croupösen Pneumonien in sehr typischer, regelmäßiger Weise sich abzuspielen. Es werden seit LAËNNEC folgende Stadien unterschieden: 1. Das Stadium der *Anschoppung* (Engouement). Es ist durch starke Hyperämie und beginnenden Austritt von seröser Flüssigkeit in die Alveolen gekennzeichnet. 2. Das Stadium der *roten Hepatisation.* In diesem erfolgt vollständige Ausfüllung der Alveolen mit dem serösen Exsudat und Übertritt von Erythrocyten aus der Blutbahn durch die Alveolarwandungen in das Exsudat, in welches Fibrin abgeschieden wird. Aus dem lufthaltigen Organ wird eine feste leberähnliche Masse geworden. Die Schnittfläche der Lunge nimmt durch die Ausfüllung der Alveolen mit fibrinreichem Exsudat eine leicht körnige Beschaffenheit an. 3. Es folgt das Stadium der *grauen Hepatisation,* welches allmählich am Ende der ersten Woche in das der graugelben oder gelben Hepatisation übergeht. Der Übergang der roten in die graue Farbe kommt dadurch zustande, daß eine reichliche Einwanderung von Leukocyten in das vorher nur Erythrocyten enthaltende Exsudat in den Alveolen einsetzt. Später verfetten die

Leukocyten und nehmen dadurch eine mehr gelbliche Färbung an. Von der Schnittfläche läßt sich eine rahmige Schicht abstreifen. 4. Bei der darauf folgenden, meist im Beginn der 2. Woche eintretenden *Lösung* setzt sehr schnell eine Auflösung des fibrinreichen Exsudats durch die von FRIEDRICH MÜLLER entdeckten proteolytischen Fermente der Leukocyten ein. Durch diese wird Abbau der Eiweißstoffe bis zu niederen Spaltprodukten der Aminosäuren, ähnlich wie bei der Verdauung im Magen-Darmkanal, bewirkt. Die verflüssigten Massen werden sehr schnell auf dem Lymph- und Blutwege resorbiert, nur zum geringsten Teil ausgehustet. Allmählich dringt die Luft in die wieder sich entfaltenden Alveolen ein. Eine vollständige Wiederherstellung des Normalzustandes wird aber erst im Laufe mehrerer Wochen, lange nach Beendigung der manifesten klinischen Krankheitserscheinungen erreicht.

Die örtliche Verteilung der Infiltrationen ist in der Regel lappenmäßig angeordnet. Meist ist nur ein Lappen, nicht selten sind aber auch mehrere Lappen ergriffen. Dabei kann die Infiltration in verschiedenen Lappen in verschiedenen Stadien ausgebildet sein. Mitunter sind auch nur einzelne Teile von Lappen, insbesondere häufig die Randpartien befallen.

Fast regelmäßig wird eine Mitbeteiligung des Brustfells an dem Entzündungsprozeß beobachtet. Die Oberfläche der Pleura ist trübe, häufig mit Fibrinflocken bedeckt; oft ist ein begleitendes Pleuraexsudat vorhanden.

Verlauf und klinische Symptome. Diesen pathologisch-anatomischen Vorgängen entspricht ein ebenso in Stadien einzuteilender klinischer Krankheitsverlauf.

Die Krankheit setzt plötzlich aus vollständiger Gesundheit heraus oder seltener nach geringem, 1 oder 2 Tage anhaltendem, uncharakteristischem Übelkeitsgefühl mit einem heftigen Schüttelfrost und Steigerung der Temperatur auf 39,5—40,5 ein. Bei Kindern ist der plötzliche Fieberausbruch oft, bei Erwachsenen selten von Erbrechen begleitet. Die Kranken haben ein charakteristisches Aussehen, welches den erfahrenen Arzt die Diagnose der Pneumonie oft schon vor Erhebung des örtlichen Lungenbefundes stellen läßt. Sie liegen mit hochroten Wangen und flacher, stark beschleunigter, anstoßender Atmung, die oft von einem andauernden kurzen Husten begleitet ist, im Bett. Häufig ist eine Anspannung der Hilfsmuskulatur bei der Atmung und Nasenflügelatmen zu beobachten. Die erkrankte Seite bleibt bei der Atmung meist deutlich zurück. Der Puls ist dem Fieber entsprechend beschleunigt, oft dikrot.

Während der ersten beiden Tage, in denen die *Anschoppung* der Lunge einsetzt, ist ein verbreitetes Knistern über den erkrankten Lungenteilen zu hören, welches durch ein Auseinanderreißen der zusammenklebenden Alveolarwandungen im Inspirium hervorgerufen wird (Crepitatio indux). Infolge der Entspannung des Lungengewebes tritt eine Tympanie, bisweilen eine leichte Schallverkürzung, in der Regel aber noch keine ausgesprochene Dämpfung auf. Das Atemgeräusch ist abgeschwächt und unbestimmt. Während des darauf folgenden Stadiums der *Hepatisation,* in welchem die Lunge vollständig luftleer wird, ist die Dämpfung vollkommen und Bronchialatmen hörbar. Oft ist ausgesprochene Bronchophonie vorhanden, die am deutlichsten mit aufgelegtem Ohr wahrgenommen wird, wenn der Patient leise die Zahl 66 ausspricht. Der Stimmfremitus ist abgeschwächt, das Knistern ist verschwunden. Mitunter sind einige feuchte Rasselgeräusche, die in den Bronchien entstehen, hörbar. In nicht ganz seltenen Fällen wird das für Pneumonie charakteristische Bronchialatmen vermißt, und es ist über der Stelle der Dämpfung überhaupt kein Atemgeräusch zu hören. Dieser Befund wird auch ohne Hinzutreten eines Pleuraexsudates, bei welchem er sich gleichfalls findet, dann erhoben, wenn die feineren Bronchien in großer Zahl von Fibringerinnseln verstopft sind. Diese Erscheinungen pflegen ebenso wie das hohe Fieber bis zum Ende der 1. Woche oder Anfang der 2. Woche anzuhalten. Alsdann, meist am 7. oder 9. Tag, tritt unter gleichzeitigem Schweißausbruch ein Temperaturabfall ein, der als *Krise* bezeichnet wird. Darauf folgt eine tiefe Temperatursenkung auf etwa 35—36°

mit entsprechender Verlangsamung des Pulses. Gelegentlich werden noch kleine Nachschwankungen der Temperatur beobachtet, ohne daß dafür neu auftretende Krankheitsherde verantwortlich zu machen sind. Seltener tritt eine langsame, über Tage sich hinziehende lytische Entfieberung ein.

Bei der nunmehr erfolgenden *Lösung* des Exsudates strömt wieder Luft in die Alveolen ein. Ihre zunächst verklebten Wandungen werden im Inspirium wiederum auseinander gerissen, was zum Auftreten der Crepitatio redux Anlaß gibt. Vielfach werden nunmehr auch reichliche Rasselgeräusche gehört, welche durch Schleimsekret in den Bronchien zustande kommen. Nach Auflösung des Exsudates und mit dem Wiedereintritt der Luft schwinden die Infiltrationserscheinungen schnell; gelegentlich ist aber leises Bronchialatmen noch längere Zeit zu hören.

Die genannten Infiltrationserscheinungen sind in einer Ausdehnung ausgesprochen, welche den infiltrierten Lappen entspricht. Bei einer Oberlappenpneumonie finden sie sich über der Vorderfläche von oben bis zur 4. Rippe

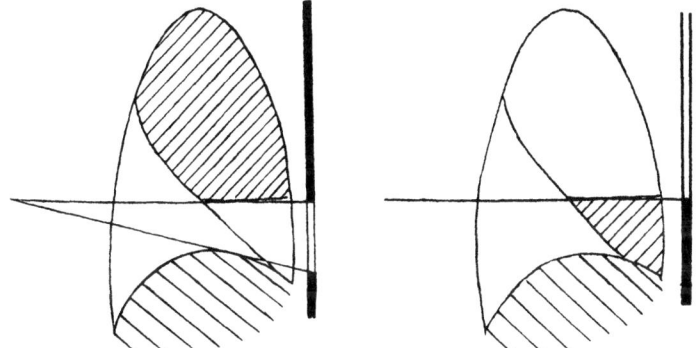

Abb. 8. Schematische Darstellung einer Oberlappen- und einer Mittellappenpneumonie, welche auf den brustanliegenden Röntgenfilm projiziert werden.

abwärts und hinten über der Spitze bis zur Spina scapulae, bei einer Unterlappenpneumonie hinten unten bis zur Spina scapulae, bei einer Infiltration des Mittellappens rechts vorn unten bis zur 4. Rippe aufwärts. Dazu ist noch zu bemerken, daß bei Oberlappenpneumonie eine Dämpfung über der Vorderfläche des Brustkorbs erst verhältnismäßig spät, etwa vom 3. Tage an aufzutreten pflegt, nachdem vorher schon eine Tympanie bei aufmerksamer Perkussion nachweisbar war. Es kommt dies daher, daß die Infiltration meist nicht sogleich den ganzen Lappen ergreift, sondern in der Regel zuerst die dorsalen Partien befällt und erst allmählich auf die vorderen Abschnitte übergreift. Dies ist aus gleichzeitiger Verfolgung der Röntgenbilder deutlich zu erschließen.

Das *Röntgenbild* zeigt im Stadium der Anschoppung eine dem erkrankten Bezirk entsprechende, in der Regel mit der Lappengrenze scharf abschneidende Trübung. Im Stadium der roten Hepatisation geht diese in eine völlige Verschattung über. Nach der Lösung hellt sich die Verschattung wiederum auf; jedoch schwindet sie nicht so schnell und nicht so vollkommen wie die perkutorisch nachweisbare Dämpfung, sondern bleibt teilweise meist noch wochenlang nach der Krise bestehen. Besonders fällt noch längere Zeit eine Verbreiterung der die sog. Lungenzeichnung bewirkenden Schattenstreifen auf. Diese ist wohl nicht nur auf Hyperämie der Blutgefäße oder Schleimfüllung der Bronchien, sondern auf Atelektase der an die Bronchialwand anstoßenden Alveolen zu beziehen, die sich noch nicht wieder entfaltet haben und einen Mantel um das Bronchialrohr bilden. Erst ganz allmählich vollzieht sich die Wiederaufhellung der Lungenfelder und Herstellung der normalen Lungenzeichnung.

Die Abgrenzung der lobären Verschattungen entspricht genau den anatomischen Verhältnissen (vgl. Abb. 8). So erscheint eine Infiltration des rechten Oberlappens als Verschattung des rechten oberen und mittleren Lungenfeldes, welche nach unten mit horizontal in Höhe der 4. Rippe verlaufender Grenze abschneidet (vgl. Abb. 9). Dieselbe Linie grenzt eine durch eine Infiltration des Mittellappens hervorgerufene Verschattung des unteren rechten Lungenfeldes gegen das darüberliegende helle Lungenfeld ab (vgl. Abb. 10). Bei Infiltrationen des Unterlappens tritt die Abgrenzung zwischen dem unteren dunklen und dem oberen hellen Lungenfeld bei horizontalem Strahlengang in der Regel nicht so scharf hervor, weil der Querschnitt des Unterlappens sich ganz

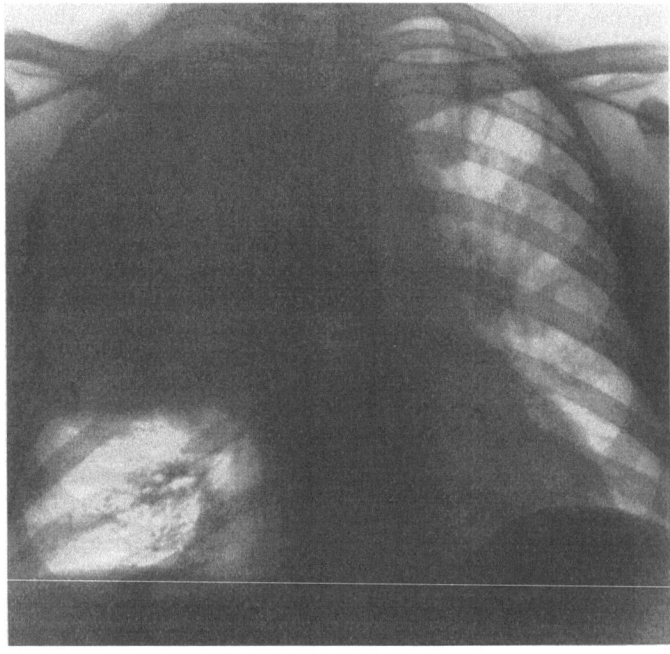

Abb. 9. Pneumonie des rechten Oberlappens.

allmählich bis zu seiner etwas oberhalb des Lungenhilus gelegenen oberen Grenze verdünnt. Dagegen ist eine scharfe gradlinige Begrenzung bei querem Strahlengang sichtbar, welche entsprechend dem Ober-Unterlappenspalt schräg von oben hinten nach vorne unten verläuft und das Lungenfeld in eine untere und hintere dunkle und eine vordere obere helle Hälfte teilt.

Bei unvollständiger Infiltration der einzelnen Lappen sind die Verschattungen weniger ausgedehnt und weniger scharf begrenzt. Häufig werden sog. marginale Infiltrationen beobachtet, welche in den Randpartien der Lappen entwickelt sind und sich in der beschriebenen Weise scharf gegen das helle Lungenfeld im Bereich des angrenzenden normalen Lappens abheben, dagegen innerhalb des teilweise infiltrierten Lappens einen unscharfen Übergang der Verschattung zur Aufhellung zeigen. Oft wird ein typischer Befund bei teilweiser Infiltration des Oberlappens erhoben, welcher in einer dreieckigen Verschattung besteht; die Grenzen des Dreiecks werden unten von dem horizontal verlaufenden Obermittellappenspalt, seitlich von der Brustwand, medial von einer schräg von oben außen nach unten innen innerhalb des Oberlappens verlaufenden Linie gebildet (triangle pneumonique). In anderen Fällen werden mehr zentrale, nahe dem Hilus gelegene Verschattungen beobachtet.

Mit diesen örtlichen Veränderungen der Lunge gehen *allgemeine Störungen* und Krankheitserscheinungen seitens anderer Organe einher. Der *Auswurf,* der etwa am 2. Tage aufzutreten pflegt, ist gewöhnlich von ziemlich zäher Beschaffenheit, schleimig, mit Blut untermischt, selten rein blutig, häufig infolge des gelösten veränderten Blutfarbstoffs rostbraun (rubiginös) gefärbt. Gegen Ende der 1. Woche im Stadium der grauen Hepatisation pflegt der Blutgehalt

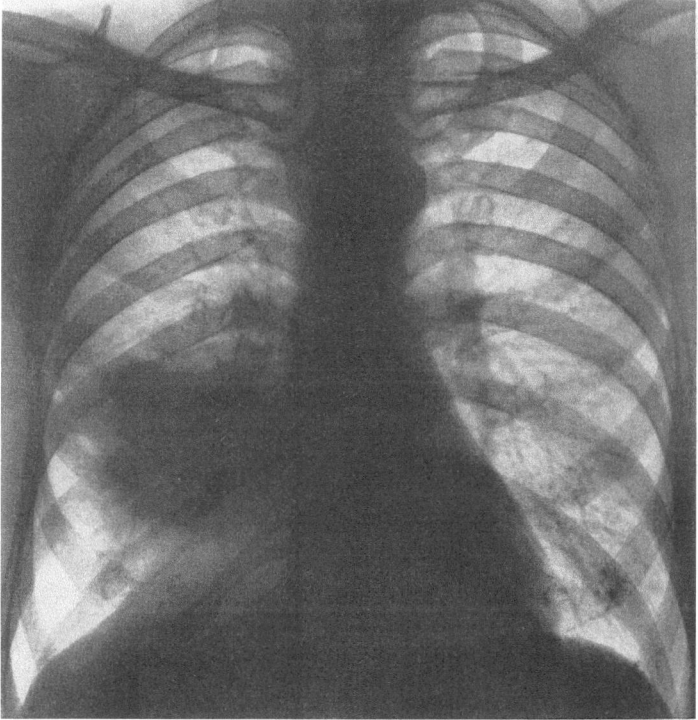

Abb. 10. Mittellappenpneumonie.

des Sputums zurückzutreten und der Auswurf eine mehr schleimig-eitrige Beschaffenheit anzunehmen. In seltenen Fällen fehlt jeglicher Auswurf.

Die bei Pneumonie in der Regel stark beschleunigte *Atmung* genügt trotz ihrer flachen Beschaffenheit meist, den Sauerstoffbedarf des Körpers im wesentlichen zu decken. Auch bei Infiltration mehrerer Lappen ist die atmende Fläche der noch gesund erhaltenen Lungenteile gewöhnlich ausreichend. Es wird zwar bei Pneumonie durchschnittlich eine gewisse Herabsetzung der Sauerstoffsättigung des peripheren arteriellen Blutes, welches einen Rückschluß auf das Verhalten des Lungenvenenblutes zuläßt, von dem normalen Durchschnittswert von 95% auf etwa 80—93% beobachtet, doch tritt in der Regel bei erhaltener Herzkraft außer bei ganz ausgedehnten Infiltrationen großer Lungenabschnitte keine schwere Cyanose allein infolge einer Verkleinerung der atmenden Lungenfläche auf. Wohl ist die Atmung beschleunigt und oft dyspnoisch; es rührt dies aber weniger von einem Sauerstoffhunger als von dem hohen Fieber, oft auch von Schmerzen, die dauernd von den Atembewegungen am Brustfell ausgelöst werden, her. Schwere Beeinträchtigungen der Oxydation des Blutes, die sich bereits in dem Aussehen des Patienten, in der Cyanose der Lippen und Wangen ausprägen, kommen meist durch ein Erlahmen der Herzkraft zustande, welches bei schwerer Pneumonie oft eintritt.

Das *Verhalten des Herzens und des Kreislaufs* ist von der allergrößten Bedeutung und für den Ausgang der Pneumonie in der Regel entscheidend. Zwar

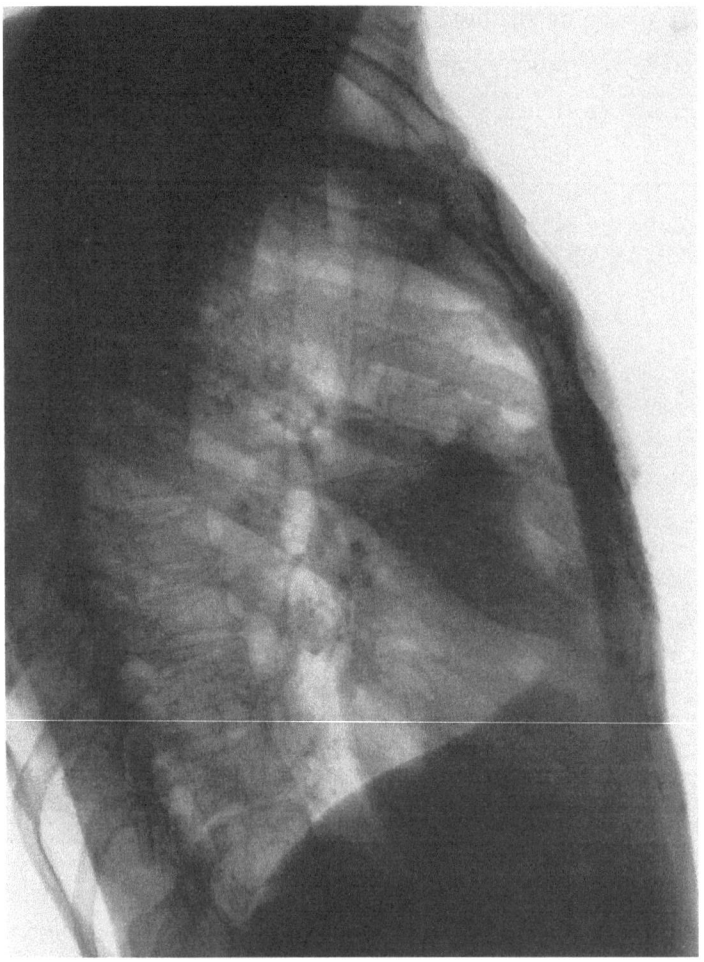

Abb. 11. Mittellappenpneumonie im Querbild.

werden anatomisch keine so groben Veränderungen am Herzmuskel beobachtet, wie dies bei anderen Infektionskrankheiten, insbesondere bei der Diphtherie und bei Scharlach vorkommt, auch ist der Klappenapparat meist unverändert; jedoch finden sich auch bei der Pneumonie oft erhebliche Veränderungen der Herzstromkurve. Vor allem wird dies bei solchen Kranken beobachtet, deren Herz von vornherein nicht als besonders leistungsfähig anzusehen war, so bei alten Leuten und insbesondere bei Trinkern. Bei solchen Personen tritt oft eine akute oder langsam zunehmende und vielfach nicht mit Erfolg zu bekämpfende Herzschwäche auf. Aber auch bei jungen Leuten mit kräftigem

Herzen kann unerwartet ein Nachlassen der Herzkraft einsetzen. Eine Verschlechterung des Pulses rührt oft auch von einer Herabsetzung des Vasomotorentonus her, auf die die allgemein bei Pneumonie oft beobachtete und bei Hypertonie besonders ausgeprägte Erniedrigung des Blutdrucks zurückzuführen ist. Im Verlauf der Pneumonie treten nicht selten plötzliche Kollapserscheinungen auf, die entweder auf Schwäche des Herzens oder Lähmung der Vasomotoren zu beziehen sind und sich manchmal durch Exzitantien bessern, aber nicht immer vollständig zu beheben sind.

Unter den übrigen Organen zeigt am häufigsten das *Brustfell*, das anatomisch sehr häufig an einer Erkrankung der Lungen beteiligt ist, klinische Krankheitssymptome. Sehr oft wird pleuritisches Reiben, am häufigsten in der Achselgegend und am vorderen seitlichen Lungenrand gehört. Noch häufiger weisen Seitenstiche und Schmerzen bei der Atmung auf eine entzündliche Erkrankung der Pleura hin, auch wenn keine auskultatorischen Symptome vorhanden sind. Oft tritt ein seröser, serofibrinöser oder serös-eitriger Erguß auf. Auch rein eitrige Exsudate, Empyeme, kommen nicht selten vor. Sie stellen sich sowohl im Verlauf als nach Ablauf der Pneumonie ein.

In ähnlicher Weise wird, freilich weit seltener, eine Mitbeteiligung des *Herzbeutels* beobachtet, an dem trockenes Reiben oder Auftreten eines Ergusses mit entsprechender Dämpfung festzustellen ist.

Beachtung verdient weiterhin das Verhalten des Abdomens. Dieses ist besonders in schweren Fällen oft meteoristisch aufgetrieben und der Leib gespannt. Häufig besteht Appetitlosigkeit, ferner Obstipation, seltener treten Durchfälle auf. Besonders im Anfang der Pneumonie auftretende Leibschmerzen sind oft nicht auf eine besondere Erkrankung des Abdomens zurückzuführen, sondern entstehen durch Ausstrahlung des Schmerzes von der Erkrankung der Lunge und des Brustfells aus. Nicht selten geben namentlich bei kindlichen Pneumonien beobachtete Leibschmerzen zu der irrtümlichen Annahme einer Appendicitis Anlaß. Weit seltener ist eine Pneumokokkenperitonitis.

Die Leber kann bei Pneumonie eine Parenchymschädigung erleiden und infolge davon Ikterus auftreten. Solche sog. *biliösen Pneumonien* nehmen oft, aber nicht immer einen schweren Verlauf. Im Urin ist alsdann Bilirubin nachzuweisen. Urobilin und Urobilinogen werden bei Pneumonie sehr häufig auch in anderen Fällen gefunden.

Die Milz ist bisweilen leicht vergrößert, selten palpabel.

Von seiten der Nieren wird oft eine leichte febrile Albuminurie, seltener eine gröbere Störung in Form einer Nephrose, häufiger einer Glomerulonephritis beobachtet.

Der *Harn* ist während des Fiebers bei Pneumonie meist hochgestellt, reich an Uraten. Der Kochsalzgehalt ist auf der Höhe der Erkrankung vermindert, da Kochsalz in das Exsudat der Alveolen in großer Menge abgeschieden wird. Später nach Lösung der Pneumonie und Resorption des Exsudats tritt Kochsalz reichlich im Harn auf. In dieser Phase wird oft auch eine Vermehrung von Harnstoff und Harnsäure gefunden, welche von den abgebauten stickstoffhaltigen Stoffen der Leukocyten herrühren.

An der Haut wird in den ersten Tagen der Erkrankung häufig ein *Herpes* der Lippen oder der Wangen oder Kinngegend beobachtet. Sein Auftreten kann in unklaren Fällen für Pneumonie und gegen Typhus verwertet werden.

Im *Verhalten des Blutes* ist meist eine Leukocytose oft recht beträchtlichen Grades um etwa 15—20000 herum festzustellen. Nach der Lösung tritt ein Rückgang der polynucleären Leukocyten und in der Regel eine leichte Lymphocytose ein. Eine von vornherein bestehende Leukopenie ist selten und gilt als prognostisch ungünstiges Zeichen. Auch diese Fälle können aber einen günstigen Ausgang nehmen.

Aus dem Blut können in der großen Mehrzahl von Pneumonien Pneumokokken gezüchtet werden. Von diesem nahezu regelmäßigen Befund zu unterscheiden ist der Begriff der *Pneumokokkensepsis,* welcher durch einen besonders reichlichen Gehalt an Krankheitserregern im Blut und vor allem durch klinisch schwere allgemeine Krankheitserscheinungen und metastatisch auftretende Eiterherde an verschiedenen Stellen des Körpers ausgezeichnet ist.

Eine besonders gefährliche metastatische Ansiedlung von Pneumokokken findet mitunter an den *Meningen* statt; es entwickelt sich dann die in der Regel tödlich endende eitrige Pneumokokkenmeningitis. Sie ist durch die bekannten klinischen Erscheinungen der Hirnhautentzündung, Kopfschmerzen, Nackensteifigkeit, KERNIGsches Symptom und unter Umständen durch Erbrechen und Druckpuls gekennzeichnet. Die Lumbalpunktion ergibt trüben, stark leukocytenhaltigen Liquor, in welchem Pneumokokken nachgewiesen werden können.

Ähnliche klinische Symptome, freilich meist nicht so schwerer Art, werden nicht selten auch in anderen Fällen beobachtet, bei denen eine klare Beschaffenheit der Cerebrospinalflüssigkeit gefunden und nur eine gewisse Druckerhöhung des Liquors festgestellt wird. Es handelt sich hierbei lediglich um einen *Meningismus,* der nicht durch Ansiedlung von Keimen, sondern nur durch Abscheidung von Toxinen hervorgerufen wird und in der Regel ohne besondere Behandlung abklingt. Namentlich bei Kindern können die Symptome Kopfschmerzen und Nackensteifigkeit und auch Delirien so ausgesprochen sein, daß dadurch klinisch leicht der Eindruck der Meningitis erweckt wird. Eine sichere Entscheidung ist nur durch die Lumbalpunktion möglich. Liegt lediglich ein Meningismus vor, so geht der schwere und gefahrdrohende Zustand nach kritischer Entfieberung der Pneumonie in überraschend schneller Zeit völlig zurück.

Delirante Zustände und Benommenheit werden auch ohne Reizerscheinungen von seiten der Meningen nicht selten bei Pneumonie auf der Höhe des Fiebers beobachtet. Mitunter tritt eine Steigerung der Verwirrung gleichzeitig mit einer weiteren Temperaturerhöhung kurz vor der Krise auf, die als Perturbatio critica bezeichnet wird. Mit Eintritt der Krise weicht das schwere Krankheitsbild einer schnell eintretenden Beruhigung und Genesung.

Bei Alkoholikern entwickelt sich nicht selten während der Pneumonie ein Delirium tremens, welches besonders hohe Gefahren durch die dabei oft auftretende Herzschwäche bietet.

Der endgültige Ausgang der Pneumonie ist in der Mehrzahl der Fälle auch bei anfänglich schweren Krankheitserscheinungen günstig. Gefährdet sind besonders Personen mit geschwächtem Herzen, namentlich Greise und ganz besonders Alkoholiker.

Besondere Verlaufsformen und Komplikationen. Nicht alle Pneumonien, welche dem Typus der genuinen, croupösen, fibrinösen Pneumonie entsprechen, können auch mit dem sonst allgemein gleichsinnig gebrauchten Beiwort lobär belegt werden, insofern sie nicht einen ganzen Lappen, sondern nur Lappenteile ergreifen. Es ist schon bei der Schilderung des Verlaufs und der physikalischen Symptome davon gesprochen worden, daß nicht selten, namentlich bei Oberlappenpneumonien, zunächst die Randpartien, in anderen Fällen nahe der Lungenwurzel gelegene Bezirke ergriffen werden, von denen aus sich die pneumonische Infiltration erst allmählich über einen ganzen Lappen ausbreitet. Es kann aber auch bei der Infiltration einzelner Lappenteile sein Bewenden haben und ein Fortschreiten des Prozesses auf den ganzen Lappen ausbleiben. Betrifft die Infiltration einen in den mittleren Partien gelegenen, allseitig von lufthaltigen Lungen umgebenen Bezirk, so kann die physikalische Untersuchung mittels Perkussion und Auskultation jeglichen Krankheitsbefund vermissen lassen. Dagegen deckt die Röntgenuntersuchung derartige zentral gelegene Infiltrationsherde mit Sicherheit auf. Die allgemeinen klinischen Krankheitssymptome können aber bei zentraler Pneumonie denen mit vollständiger lobärer Infiltration durchaus gleichen; auch die Schwere des Krankheitsbildes ist viel mehr von der allgemeinen Intoxikation und der Beeinflussung des Kreislaufs als von der Ausdehnung des Lungenprozesses abhängig.

Bezüglich der Dauer des Krankheitsverlaufs zeigen die Pneumonien mancherlei Abweichungen von der Durschnittszeit von 7—9 Tagen. Eine hippokratische Regel besagt, daß die Krise meist an einem ungeraden Tage auftritt. Nicht selten ist dies außer dem 7. und 9. der 5., weniger oft der 11. Tag. Die Krise erfolgt aber auch häufig an den dazwischen liegenden geraden Tagen. Außerdem gibt es ganz kurz verlaufende sog. Eintags- oder Abortivpneumonien, bei denen häufig nur Teile eines Lappens ergriffen werden, und andererseits Fälle mit länger sich hinziehendem Verlauf. Mitunter erfolgt nach kritischem Fieberabfall ein neuer Temperaturanstieg. Dieser kann durch ein Rezidiv, d. h. ein erneutes Auftreten einer pneumonischen Infiltration in dem zuerst erkrankt gewesenen Lungenlappen, oder durch pneumonische Erkrankung eines anderen Lappens, abgesehen von anderweitigen Komplikationen an der Pleura usw., entstehen. In manchen Fällen von sog. Wanderpneumonie wird ein Lappen nach dem anderen ergriffen. Dabei beobachtet man manchmal, daß in den später befallenen Teilen der pneumonische Prozeß schneller die verschiedenen Stadien durchläuft. Hieraus wird theoretisch auf das Vorkommen gewisser Immunisierungsvorgänge bei der Pneumonie geschlossen; praktisch sind diese freilich von keiner großen Bedeutung, zumal Wiedererkrankungen an Pneumonie nicht selten beobachtet werden.

Im Verlauf der Pneumonie treten bisweilen plötzliche tiefe Temperatursenkungen mit gleichzeitigem Pulsabfall und Schweißausbruch ein, die ganz der Krise ähneln. Sehr bald steigt die Temperatur aber wieder zur früheren Höhe an, und die endgültige Krise erfolgt erst später. Diese vorzeitigen Temperaturabfälle werden als Pseudokrise bezeichnet. Sie sind durch das Verhalten des Pulses von den ebenfalls plötzlich erfolgenden Temperaturstürzen bei Kollapszuständen zu unterscheiden, bei welchen der Puls nicht gleichsinnig mit der Temperatur sinkt, sondern frequent bleibt bzw. meist noch schneller und gleichzeitig klein wird.

Eine *verzögerte Lösung* der Pneumonie kann in der Weise erfolgen, daß zwar nach kritischem Fieberabfall die Temperatur niedrig bleibt, aber lange die physikalischen Symptome einer Infiltration in Gestalt von Bronchialatmen und von Schallverkürzung erhalten bleiben, oder es zieht sich auch die Entfieberung ungewöhnlich lange hin. Dennoch kann auch hierbei noch nach Monaten endgültige Lösung der Infiltration erfolgen.

In anderen Fällen bleibt jedoch die vollständige Lösung aus, und es tritt eine Organisation des Exsudats durch junges gefäßreiches Bindegewebe ein. Es erfolgt eine sog. *Karnifikation* der Pneumonie. Hierbei wird dauernde Schallverkürzung, Bronchialatmen und im Röntgenbild Bestehenbleiben der Verschattung beobachtet. Später tritt Schrumpfung dieses „fleischähnlichen" (karnifizierten) Gewebes ein. Es ist dies an einem Einsinken der Brustwand über dem geschrumpften Bezirk, Verengerung der Zwischenrippenräume und mangelhafter Ausdehnung der Brustkorbhälften bei der Atmung sowie Hochstand und mangelhafter Beweglichkeit des Zwerchfells zu erkennen. Als weitere Folge des Schrumpfungsvorganges bilden sich nicht selten Bronchiektasien aus, die zu einer dauernden Sekretion von schleimig-eitrigem Auswurf Anlaß geben.

Abgesehen von diesem Organisations- und Schrumpfungsprozeß hören in manchen Fällen von chronischer Pneumonie die entzündlichen Vorgänge im Lungengewebe nicht auf. Wenn sie an einer Stelle zurückgehen, leben sie an anderen Orten wieder auf. Hierdurch wird ein lang anhaltender Fieberzustand unterhalten, der mitunter Remissionen zeigt, aber vielfach später wieder aufflackert. Allmählich tritt ein beträchtlicher Verfall der Kräfte ein. Dieses chronische Krankheitsbild, das die physikalischen Symptome der Infiltration und im Röntgenbild eine diffuse Verschattung, oft zugleich mit Schrumpfungserscheinungen darbietet, zeigt eine nahezu völlige Übereinstimmung mit chronischen indurativen tuberkulösen und luischen Prozessen und auch mit Bronchialcarcinomen, die vielfach mit entzündlichen Erscheinungen einhergehen, so daß eine Differentialdiagnose zwischen diesen Zuständen oft außerordentlich schwierig ist und eine Entscheidung mitunter erst nach längerem Verlauf getroffen werden kann. Schließlich klingen die Entzündungsvorgänge bei der chronischen Pneumonie mitunter mit Hinterlassung von Schrumpfungserscheinungen doch noch ab; in anderen Fällen führt die zunehmende Entkräftung zum Tode; vielfach schließen sich auch die im folgenden erwähnten Komplikationen an.

Weitere abnorme Ausgänge der Pneumonie sind die in *Absceß- oder Gangränbildung*. An umschriebener Stelle treten meist durch Mischinfektion mit Streptokokken Eiterbildungen und sodann Gewebseinschmelzungen im Lungengewebe während der pneumonischen Infiltration oder nach deren Lösung ein. Nach Durchbruch des Eiters in einen Bronchus strömt Luft in die gebildete Absceßhöhle ein. Der Eiter wird in der Hauptmasse meist auf einmal „maulvoll" ausgehustet. An der Stelle der Absceßhöhle findet sich im Röntgenbild eine rundliche Aufhellung, an deren Grund oft ein von eitriger Flüssigkeit gebildeter waagerechter Spiegel sichtbar ist. Meist erfolgt Heilung durch Aushusten des Abscesses in die Bronchien, seltener Durchbruch in die Pleurahöhle mit Bildung eines Empyems oder Fortschreiten der eitrigen Infiltration auf ausgedehnte Lungenteile, Einbruch des Eiters in die Blutbahn mit Ausbildung eines septisch pyämischen Zustandes, der meist tödlich endet. Bei Hinzutreten von Fäulniserregern kann eine Lungengangrän aus einer Pneumonie sich entwickeln.

Sekundär kann eine croupöse Pneumonie bei andersartigen Infektionskrankheiten auftreten. Insbesondere ist dies mitunter, aber ziemlich selten beim *Typhus* der Fall, bei welchem viel häufiger hypostatische Bronchopneumonien beobachtet werden. Die lobären Pneumonien bei Typhus, von welchen hier die Rede ist, werden in der Regel durch Pneumokokken hervorgerufen. Die Krankheit verläuft zunächst unter dem Bilde einer Pneumonie, der weitere Verlauf zeigt aber insofern ein abweichendes Verhalten, als die erwartete Krise ausbleibt, ein Milztumor sich entwickelt und die sonstigen Krankheitserscheinungen des Typhus immer mehr hervortreten. Nur in Ausnahmefällen werden beim Bild des sog. Pneumotyphus Typhusbacillen selbst in der Lunge als Erreger der Lungenentzündung nachgewiesen. Hiervon zu unterscheiden sind die namentlich früher als typhöse Pneumonie bezeichneten Fälle, die wegen ihrer starken Benommenheit an das Symptomenbild des Typhus erinnern, tatsächlich aber ätiologisch mit diesem nichts zu tun haben, vielmehr nur durch starke Toxinwirkung der Pneumokokken auf das Gehirn ausgezeichnet sind.

Recht ähnlich wie Pneumokokkenpneumonien können sich *tuberkulöse Pneumonien* verhalten, indem der physikalische Befund und das Röntgenbild völlige Übereinstimmung bei den Infiltrationen verschiedenartiger Ätiologie zeigen. Ein meist mehr allmählicher Beginn, das Fehlen eines anfänglichen Schüttelfrostes und das Ausbleiben der Krise und der Lösung, anderseits das Auftreten von Tuberkelbacillen im Sputum klären den Sachverhalt auf. Nicht selten wird auch von einem Übergang einer Pneumonie in Tuberkulose gesprochen. Tatsächlich liegt aber meist bereits von vornherein eine tuberkulöse Infiltration vor, die nur nicht sogleich als solche erkannt ist. Es ist freilich auch möglich, daß durch eine pneumonische Entzündung bereits vorher in der Lunge vorhandene tuberkulöse Herde aufgerührt werden und frische Infiltrationserscheinungen hervorrufen.

Von *Komplikationen* anderer Organe nehmen die des *Brustfells* die erste Stelle ein. Wie bereits erwähnt wurde, ist anatomisch die Pleura bei Pneumonien, welche bis an das Brustfell heranreichen, stets an der Entzündung mitbeteiligt. Sehr häufig ist auch klinisch eine trockene Pleuritis oder ein seröser, serofibrinöser oder serös-eitriger Erguß nachzuweisen. Diese entzündlichen Vorgänge können durch Resorption oder Punktion wieder vollständig zurückgehen. Weit wichtiger sind dagegen rein eitrige Absonderungen in die Pleurahöhle, die teils frei in derselben sich ausdehnen, teils durch Verwachsungen örtlich abgegrenzt sind. Die *Empyeme* haben eine große klinische Bedeutung, weil sie ein nach Lösung der Pneumonie nicht aufhörendes Fieber von meist intermittierendem Typus mit tiefen morgendlichen Senkungen und hohen abendlichen Anstiegen hervorrufen und durch Toxinwirkung den Organismus schwer schwächen. Abgesackte Eiterungen sind oft nicht leicht nachzuweisen, besonders wenn gleichzeitig ein seröser Erguß in der freien Pleurahöhle besteht. Auch die Röntgenuntersuchung kann in solchen Fällen versagen, wenn sie keine Differenzierung innerhalb der allgemeinen Verschattung erkennen läßt. Alsdann kann oft noch ein entzündliches Ödem oder eine örtlich umschriebene Druckempfindlichkeit der Brustwand auf den darunter sitzenden Eiterherd hinweisen. Abgesackte Empyeme sitzen erfahrungsgemäß häufig in der Achselgegend, ferner nicht selten in den Interlobärspalten (vgl. S. 648) und auch zwischen den mediastinalen und pulmonalen Pleurablättern. Bei solchen oft versteckten Lokalisationen dürfen wiederholte Punktionen mit ziemlich dicker Kanüle nicht gescheut werden, um den Sitz des Eiters und damit die Ursache des nicht endenden Fiebers zu finden.

In entsprechender Weise ist eine als Komplikation und Folge von Pneumonie mitunter auftretende *Perikarditis* an Reibegeräuschen oder Auftreten einer Dämpfung sowie einem mitunter diagnostisch wegweisenden geringen Hautödem in der Gegend des Sternums zu erkennen.

Weitere metastatisch entstandene Komplikationen an den Meningen usw. sind auf S. 532 beschrieben.

Gewisse *Unterschiede des Verlaufs* der Pneumonie treten bei verschiedenen Lebensaltern hervor. Die kindlichen Pneumonien sind meist durch Beginn mit Erbrechen, hohes Fieber, schwere Beeinträchtigung des Allgemeinbefindens, oft Trübung des Bewußtseins, Delirien und die Symptome des Meningismus, Nackensteifigkeit usw. ausgezeichnet. Trotz dieser schweren Erscheinungen haben sie in der Regel eine sehr günstige Prognose, indem sie fast ausnahmslos in Heilung ausgehen. In ausgesprochenem Gegensatz hierzu verläuft die Erkrankung bei alten Leuten oft als asthenische Pneumonie mit ziemlich geringen oder fehlenden Temperatursteigerungen und geringen Intoxikationserscheinungen, so daß mitunter die Schwere der Erkrankung nicht bemerkt oder nicht genügend gewürdigt wird. Der Verlauf ist aber weit hartnäckiger, der Ausgang oft tödlich. Die Geringfügigkeit des Fiebers ist bei diesen Greisenpneumonien dadurch zu erklären, daß der Organismus nicht mehr die Kraft zu den entsprechenden Reaktionsvorgängen aufbringen kann.

Eine besonders ungünstige Prognose haben die Pneumonien bei Trinkern, die oft eine starke Anfälligkeit gegenüber Pneumonie zeigen und ihr häufig erliegen. Der Tod erfolgt hier meist infolge Schwäche des schon von vornherein durch den Alkoholismus geschädigten Herzens. Besonders oft ist dies der Fall, wenn wie so häufig ein Delirium tremens im Laufe der Pneumonie ausbricht.

Gegenüber den durchaus im Vordergrund stehenden Pneumokokkenpneumonien spielen durch den *Bacillus* FRIEDLÄNDER hervorgerufene Lungenentzündungen zahlenmäßig keine große Rolle. Sie sind durch Entleerung eines schleimigen Sputums ausgezeichnet und zeigen meist ein ziemlich schweres Krankheitsbild. Nicht selten wird bei ihnen eine verzögerte Lösung und Übergang in Schrumpfung beobachtet.

Behandlung. Das erste Erfordernis bei der Krankenbehandlung der Pneumonie ist, für Ruhe des Patienten zu sorgen. Alles überflüssige Aufrichten, Umbetten usw. ist nach Möglichkeit zu vermeiden. Die Kranken sind mit Hemden zu versehen, die am Rücken geöffnet werden. Beim Wechseln der PRIESNITZschen Umschläge ist jede starke Bewegung und jede Anstrengung der Kranken zu unterlassen. Auch die ärztlichen Untersuchungen sind auf das dringend nötige Maß zu beschränken und möglichst am liegenden Patienten vorzunehmen. Zur Untersuchung der Rückenteile ist der Kranke vorsichtig auf die Seite zu drehen, nicht unnötig aufzurichten. In regelrecht verlaufenden Fällen ist eine tägliche Untersuchung der Lungen nicht unbedingt erforderlich. Das sorgfältig zu prüfende Verhalten des Pulses, der Atmung und das Aussehen des Kranken sagen dem erfahrenen Arzte oft genug. Röntgenuntersuchungen haben in klaren Fällen, wenn keine besondere Anzeige dafür besteht, zu unterbleiben. Um so wichtiger ist es, sie in eingehender Weise heranzuziehen, wenn es sich darum handelt, einen versteckten, der operativen Eröffnung bedürftigen Eiterherd nachzuweisen.

Nächst der an erster Stelle stehenden Schonung und allgemeinen Pflege des Patienten durch Versorgung mit leichter Kost, aber ausreichender Flüssigkeit ist dem Verhalten des Herzens und Kreislaufs die genaueste Beachtung zu widmen. Weil das Schicksal der an Pneumonie erkrankten Patienten hauptsächlich von dem Zustand des Herzens abhängig ist, geht das Bestreben vieler Ärzte dahin, die Widerstandsfähigkeit des Herzens durch eine in jedem Falle von vornherein eingeleitete Digitaliskur zu erhöhen. Nur bei den Pneumonien der Kinder, bei denen ein günstiger Ausgang fast stets zu erwarten ist, wird dieses für überflüssig gehalten. Eine hiervon abgesehen allgemein schematisch durchgeführte Digitalisierung bei nahezu sämtlichen Pneumonien wird von vielen Ärzten als prophylaktische Maßnahme empfohlen, von anderen aber aus folgenden Gründen abgelehnt: Es ist recht fraglich und nach unseren pharmakologischen Kenntnissen sogar recht unwahrscheinlich, daß man die Kraft und Widerstandsfähigkeit gesunder Herzen durch Digitalis überhaupt steigern kann. Als Nachteil der wahllosen Digitalisierung ist besonders anzuführen, daß man sich im kritischen Augenblick, wenn eine bei Pneumonie nicht seltene Herzschwäche eintritt, der unter Umständen lebensrettenden Anwendung des wichtigsten Mittels, nämlich der intravenösen Strophantininjektion, begibt, welche bei vorhergehender Digitalisierung nicht ohne Gefahr verabfolgt werden kann. Schwere Zustände von Herzschwäche erfordern aber sofortige Gaben von Strophantin, und zwar unter Umständen in einer ziemlich hohen Einzeldosis. Aus diesen Gründen geht mein persönlicher Standpunkt dahin, bei gesund erscheinenden Herzen nicht von vornherein Digitalis zu geben, sondern je nach dem Verhalten des Herzens und Kreislaufs bei Schwächezuständen desselben intravenöse Strophantininjektionen bei Erwachsenen in einer Dosierung zwischen 0,3 und 0,5 mg, ausnahmsweise bei schwindender Herzkraft aber auch in größerer Dosis bis etwa 0,8 mg anzuwenden. Bei kranken oder schwachen Herzen, die einen Myokardschaden erkennen oder vermuten lassen, und allgemein bei den besonders gefährdeten Trinkern sowie bei alten Leuten halte ich aber auch eine medikamentöse Behandlung des Herzens von vornherein für angezeigt. Ob diese mittels einer Digitaliskur, zu der sich besonders Digitalisdispert oder -exkludzäpfchen eignen, oder intravenöse Strophantininjektionen von etwa durchschnittlich 0,25—0,3 mg bzw. bei nachlassender Herzkraft in den vorher angegebenen größeren Dosen durchgeführt werden, ist zum Teil von äußeren Umständen abhängig zu machen. Bei Behandlung der Patienten in einer Klinik erscheint es wertvoll, jederzeit die schärfste Waffe der Strophantininjektion in beliebiger Dosis bereit zu halten. Dies ist aber nur möglich, wenn vorher keine Digitaliskur eingeleitet ist. Bei häuslicher Behandlung, bei welcher häufige intravenöse Injektionen auf Schwierigkeiten stoßen, kann aber einer von vornherein vorzunehmenden Digitaliskur schwacher Herzen der Vorzug gegeben werden.

Bei venöser Stauung und insbesondere bei Eintritt von Lungenödem ist oft ein Aderlaß von 300—500 ccm von ausgezeichneter Wirkung. Er ist im Verein mit der Strophantininjektion zu den wesentlichsten therapeutischen Maßnahmen bei der Pneumonie zu rechnen.

Bei Schwäche der Vasomotoren sind subcutane Coffeininjektionen von 0,2 g oder Gaben von Cardiazol peroral, subcutan oder intravenös von etwa 1 ccm, endlich von Coramin in der gleichen Anwendung oder die früher mehr gebräuchlichen Campherinjektionen, und zwar in ziemlich großen Dosen von 5—20 ccm des 20%igen Oleum camphoratum forte angezeigt. Ferner wird in England und Amerika häufig, in Deutschland dagegen nur selten, Strychninum nitricum 3mal 1 mg täglich zur Anregung des Vasomotorentonus verwandt.

Bei mangelhafter Oxydation des Blutes leistet Sauerstoffeinatmung gute Dienste. Zur Anregung der Atmung können Lobelininjektionen ($^1/_2$—1 cg subcutan, intramuskulär oder intravenös) gegeben werden.

Hinter dieser wichtigsten auf Aufrechterhaltung der Herzkraft und des Kreislaufs gerichteten Behandlung stehen die gegen die Lungenentzündung selbst gerichteten Mittel bisher zurück. Ein so erfahrener Arzt wie STRÜMPELL hat seine Ansicht über den Wert der Medikamente bei der Pneumonie in den etwas skeptischen Satz zusammengefaßt, daß diese meist trotz jeder Therapie heilt, womit er sich allerdings hauptsächlich gegen die wahllose Anwendung zahlreicher, nur das Fieber herabsetzender chemischer Präparate wendet. Nach dem jetzigen Stand erscheint eine ursächliche Bekämpfung der Krankheit doch nicht so aussichtslos.

Insbesondere gilt dies von der *Serumbehandlung* der Pneumonie, welche zuerst in Amerika nach Differenzierung der einzelnen Typen von Pneumokokkenstämmen ausgearbeitet ist. Die Serumtherapie hat sich nur dann als wirksam erwiesen, wenn das gegen den im Einzelfalle vorliegenden Pneumokokkentyp gerichtete Immunserum rechtzeitig verwendet wird. Deshalb ist die sofortige Differenzierung des Erregers aus dem Sputum des Kranken erforderlich.

Sie erfolgt am schnellsten und einfachsten durch die von NEUFELD angegebene *Quellungsreaktion*.

Wenn man in einer Sputumflocke typische kapselbildende Kokken festgestellt hat, verreibt man sie in Kochsalzlösung und bringt nach Zugabe von etwas Methylenblaulösung auf einen Objektträger einzelne Tröpfchen der Aufschwemmung mit den verschiedenen typenspezifischen Seren zusammen. Die Untersuchung zeigt in dem Tröpfchen mit dem homologen Serum eine starke Quellung der Kapseln, die in den anderen Tröpfchen fehlt.

Außerdem kann man auch die *Agglutinationsreaktion* im Tierversuch zur Typendifferenzierung benutzen, die freilich etwas längere Zeit beansprucht.

Zu diesem Zweck wird eine Maus mit 0,5—1,0 ccm Sputum intraperitoneal geimpft. In der Peritonealhöhle tritt bereits nach 3—8 Stunden eine so starke Vermehrung der Pneumokokken ein, daß das mit einer Capillare entnommene Exsudat zur Anstellung einer Agglutinationsreaktion mit typenspezifischem, die Typen I, II und III agglutinierenden

Kaninchenserum geeignet ist. Bei Typ IV (später auch Gruppe X genannt) tritt keine Agglutination ein.

Von dem so für den vorliegenden Typus als passend erkannten Pneumokokkenserum werden möglichst innerhalb der ersten 3 Krankheitstage größere Mengen von je 25—100 ccm entsprechend 20—80000 Einheiten in etwa 8stündigen Zwischenräumen intravenös injiziert; bei späterer Anwendung ist die Wirkung viel unsicherer. Bei der subcutanen, aber auch bei der intramuskulären Einverleibung kommen die Immunstoffe größtenteils nicht in ebenso wirksamer Form wie bei der intravenösen Injektion zur Resorption. Die genauere Dosierung richtet sich nach der Schwere des Krankheitsfalles. Im allgemeinen werden in Fällen mit Bakteriämie größere Dosen injiziert als in denen ohne Bakteriämie.

Wenn eine Typendifferenzierung aus Mangel an Sputum oder aus sonstigen Gründen zunächst nicht gelingt, kann man vorläufig polyvalentes oder Pneumokokken-I-Serum, das der bei uns am häufigsten vorkommenden Erregerart entspricht, geben und dann nach Feststellung des Erregertyps die Behandlung mit dem diesem Typ entsprechenden Serum fortsetzen.

Besonders bewährt hat sich die typenspezifische Serumbehandlung bei schweren Fällen, die durch den Pneumokokkentyp I und II hervorgerufen sind. Bei vergleichenden Reihenuntersuchungen, in denen eine Behandlung teils mit, teils ohne Serum durchgeführt wurde, hat sich gezeigt, daß die Mortalität dieser Gruppen durch eine spezifische Serumtherapie günstig beeinflußt wird. Leider steht einer allgemeinen Verwendung des Serums vorläufig sein hoher Preis entgegen.

Pneumonien, die durch Typ III der Pneumokokken verursacht sind, werden durch die Serumtherapie nicht beeinflußt. Ebenso versagen die Pneumokokkensera gegenüber den Komplikationen der Pneumonie.

Zur Vermeidung von anaphylaktischen Erscheinungen werden 3—4 Stunden vor der Injektion der therapeutischen Dosis 0,5—1 ccm Serum intramuskulär oder subcutan gegeben, um dadurch eine Desensibilisierung herbeizuführen. Eine weitere Sicherung wird dadurch erzielt, daß man vom typisierten Serum zunächst einige Kubikzentimeter des auf Körpertemperatur erwärmten Serums langsam intravenös injiziert und einige Minuten etwaige Reaktionserscheinungen abwartet, bis man weiter injiziert.

In eiligen Fällen verdünnt man das Serum 1:10 mit physiologischer Kochsalzlösung und spritzt von dieser Verdünnung alle 5 oder 10 Minuten intramuskulär (wobei die Nadel liegen bleiben kann) 1, 3, 10, 25 ccm, dann 1 ccm unverdünntes Serum ein und gibt nach weiteren 15 Minuten das unverdünnte Serum langsam intravenös.

Als unspezifischer Reiz zur Anregung der Widerstandskräfte des Organismus wirken Eigenblutinjektionen, die etwa in einer Menge von 30 ccm intraglutäal verabfolgt werden.

Von chemotherapeutischen Mitteln verdient das zuerst von AUFRECHT zur Behandlung der Pneumonie empfohlene *Chinin* die meiste Beachtung. Eine deutliche bactericide Wirkung des Chininderivates Optochin gegenüber Pneumokokkenkulturen ist von MORGENROTH nachgewiesen. Das ursprünglich empfohlene Optochinum hydrochloricum wird zwar wegen der in einigen Fällen beobachteten Sehnervenatrophie nicht mehr angewandt. Von dem Optochinum basicum (4mal täglich 0,25 in den ersten 3 Krankheitstagen) sind aber keine derartigen Schädigungen, dagegen vielfach günstige Wirkungen berichtet worden. Besonders bewährt haben sich das auf Grund der Erfahrung der v. BERGMANNschen Klinik eingeführte Solvochin (1—2mal täglich 2 ccm intramuskulär in den äußeren oberen Quadranten der völlig entspannten Glutäalmuskulatur), ferner die Verbindungen von Chinin mit dem die Gefäßwände abdichtenden und entzündungshemmenden Calcium, so das Chinin-Calcium Sandoz (1—2mal täglich 10 ccm intramuskulär oder in besonders schweren Fällen anfangs auch intravenös) und das Solvochin-Calcium (1mal täglich 5 ccm intramuskulär). Diese

Mittel sind frühzeitig, möglichst in den 3 ersten Tagen der Pneumonie anzuwenden. Später kann auch das geringere Dosen von Chinin im Verein mit Campher und ätherischen Ölen enthaltende Transpulmin (1—2 ccm intramuskulär) gegeben werden.

Unter anderen Mitteln sind nur solche Präparate zu nennen, welche gegen einzelne Symptome, z. B. den Hustenreiz, Brustschmerzen, Schlaflosigkeit, angewandt werden. Zur Linderung des oft sehr lästigen Hustenreizes sind die Codein- und Dioninpräparate, z. B. Dicodidtabletten zu 0,01 zu empfehlen. Bei sehr quälendem Husten und großer Unruhe kann die Anwendung des Morphiums, obwohl dies wegen seiner die Erregbarkeit des Atemzentrums herabsetzenden Wirkung nicht gerne bei Pneumonie verabfolgt wird, doch unter Umständen empfehlenswert sein, um dem Kranken zu einer ruhigen Nacht und damit zu einer wertvollen Schonung der Kräfte zu verhelfen. Gegen Schlaflosigkeit an sich können Allional, Somnifen usw. gegeben werden. Bei Delirium tremens der Säuferpneumonien ist Paraldehyd 3—5 g wegen seiner den Kreislauf am wenigsten angreifenden Wirkung anderen Narkotizis vorzuziehen. Alkoholikern soll während der Pneumonie der Alkohol, an den sie gewöhnt sind, nicht entzogen werden; sonst besteht kein Grund zu einer Alkoholtherapie der Pneumonie.

Die Verwendung fieberherabsetzender Mittel erscheint im allgemeinen unangebracht und ist nur in solchen Fällen zu empfehlen, in denen ungewöhnlich hohes Fieber und eine Trübung des Sensoriums besteht. Weit mehr ist besonders in solchen Zuständen und außerdem auch ganz allgemein eine physikalische Behandlung durch feuchtwarme Umschläge auf die Brust und bei hohem Fieber durch kühle Packungen der Gliedmaßen und Umschläge auf die Stirn angezeigt. Bei Störung der Expektoration und Darniederliegen des Kreislaufes können Senfpackungen Gutes leisten.

9. Bronchopneumonie.

Als *Bronchopneumonie* werden solche Lungenentzündungen bezeichnet, bei welchen um eine primäre Erkrankung der Bronchien sich sekundär entzündliche Infiltrationsherde des Lungengewebes bilden. Zunächst werden einzelne oder mehrere zusammenhängende Lungenläppchen ergriffen. Durch Zusammenfließen solcher Herde können aber auch Infiltrationen ausgedehnter Lungenbezirke zustande kommen. Nach diesem Verhalten werden die Bronchopneumonien auch als lobuläre oder herdförmige Pneumonien bezeichnet und damit in Gegensatz zu dem lobären Typus der croupösen Pneumonie gestellt. Ein weiterer anatomischer Unterschied besteht in der Fibrinarmut des Exsudates.

Herdförmige oder lobuläre Pneumonien entstehen außer in der beschriebenen Weise von den Bronchien aus auch auf dem Blutwege, so bei septischen Erkrankungen oder embolisch in die Lunge verschleppten Thromben usw. Im klinischen Sprachgebrauch werden diese herdförmigen Infiltrationen metastatischer Art, die sich im Symptomenbild kaum von den von den Bronchien ausgehenden herdförmigen Pneumonien unterscheiden, meist ebenfalls, wenn auch nicht ganz mit Recht, Bronchopneumonien genannt.

Ätiologie. Die Ätiologie dieser unter mannigfachen Umständen vorkommenden lobulären Pneumonien ist sehr verschiedenartig; insbesondere treten in den verschiedenen Lebensaltern verschiedene Ursachen in den Vordergrund.

Im Kindesalter kommen häufig lobuläre Pneumonien vor, die sich an eine katarrhalische Entzündung der Bronchien anschließen. Sie treten hauptsächlich bei schwächlichen Kleinkindern bei Erkältungen oft aus unbedeutender äußerer Veranlassung, ferner im Verlauf zahlreicher Infektionskrankheiten des Kindesalters, am häufigsten bei Masern und Keuchhusten, sodann bei Diphtherie und Scharlach auf.

Im Erwachsenenalter, in dem der Körper auf der Höhe der Kraft steht, sind Bronchopneumonien weit seltener. Sie kommen hier fast nur bei bestimmten Infektionskrankheiten, weitaus am häufigsten bei der Grippe, ferner bei einer Anzahl in Deutschland seltener Erkrankungen, so ziemlich regelmäßig bei der Papageienkrankheit (Psittakose), ferner nicht selten bei Rotz, Milzbrand, Tularämie, Pest, bei den Pilzerkrankungen Streptothrichose, Aspergillose und Blastomykose sowie bei der CASTELLANIschen Krankheit vor. Endlich werden sie nach Einwirkung reizender Gase, insbesondere der Kampfgase, beobachtet. In jedem Lebensalter, am häufigsten freilich in höherem Lebensalter, kommen Bronchopneumonien nach Operationen vor, wobei einerseits Aspiration von Schleim in der Narkose, andererseits aber auch embolische Verschleppung von Thromben aus dem Operationsgebiet, wenn dies im Gebiet der Vena cava inferior gelegen war, in Frage kommt. Im Anschluß an die Aspiration von Fremdkörpern bilden sich häufig örtliche Entzündungen in den Lungen um den Fremdkörper herum und im Bereich des verschlossenen Bronchus. Die Aspirationspneumonien treten ferner infolge von Schluckstörungen bei gelähmten und benommenen Personen auf.

Bei alten und allgemein geschwächten Leuten werden Bronchopneumonien sehr häufig angetroffen. Sie entwickeln sich hier in der Regel in den unteren Lungenabschnitten, in denen es infolge Kreislaufschwäche durch Stauung zu Atelektasen gekommen war, zu welchen dann Entzündungserscheinungen hinzutreten.

Pathologische Anatomie. Entsprechend dieser verschiedenartigen Entstehung der Bronchopneumonien ist das anatomische Bild derselben nicht ganz einheitlich. Meist handelt es sich um nicht ganz scharf gegen die lufthaltige Umgebung abgegrenzte luftleere Bezirke, die durch ihre blaurote Färbung und dichte Beschaffenheit auffallen. Teils sind diese ziemlich regellos in den Lungen verstreut, teils mantelförmig um die Bronchien herum angeordnet. Diese sog. peribronchialen Infiltrationen werden besonders bei Grippe, Masern, Scharlach und anderen Infektionskrankheiten des Kindesalters beobachtet. Sie finden sich hierbei hauptsächlich in den dorsalen paravertebralen Partien der Oberlappen.

Im histologischen Bild zeigen sich die Alveolen von einem serösen, fibrinarmen Exsudat und zahlreichen Alveolarepithelien sowie Leukocyten erfüllt. Im Gegensatz zu den croupösen Pneumonien fehlt in der Regel eine stärkere Auswanderung von Erythrocyten aus der Blutbahn in das Exsudat; dies ist nur bei Bronchopneumonien von bestimmter Ätiologie, insbesondere bei der Pest, ferner zum Teil bei Grippe, Milzbrand, Rotz häufiger der Fall.

Durch Zusammenfließen einzelner Herde, welche einen Lappen nahezu erfüllen, kann eine sog. pseudolobäre Infiltration zustande kommen. In anderen gesunden Lungenteilen wird mitunter eine emphysematöse Aufblähung beobachtet. Die weitere Entwicklung der Exsudationsherde gestaltet sich ähnlich wie bei der croupösen Pneumonie, doch ist gewöhnlich nicht eine ausgesprochene Abgrenzung einzelner Stadien wie bei dieser vorhanden. Die Lösung des Exsudats erfolgt auch hier hauptsächlich durch Resorption auf dem Blut- und Lymphweg.

Klinische Symptome. Auch die lobuläre Form der Lungenentzündung geht mit Fieber einher. Der Beginn desselben ist im Gegensatz zur lobären Pneumonie in der Regel mehr allmählich; ein anfänglicher Schüttelfrost fehlt gewöhnlich. Das Fieber ist meist von mittlerer Höhe, bisweilen auch recht hoch, häufig schwankend. Seine Dauer ist sehr verschieden zwischen einigen Tagen bis zu vielen Wochen, auch Monaten. Der Abfall des Fiebers erfolgt fast nie kritisch, sondern allmählich in lytischer Weise. Das Allgemeinbefinden wird hauptsächlich durch die toxische Beschaffenheit der Erkrankung beeinflußt; zum Teil ist es auch von der Ausdehnung des Krankheitsprozesses abhängig. Bei schweren toxischen Entzündungen wird oft starke Cyanose und kleiner frequenter Puls beobachtet. Der Ausgang wird teils durch die Schwere der Infektion, teils durch die Widerstandskraft des Körpers bestimmt. Er ist deshalb bei Kleinkindern und Greisen oft ungünstig.

Die örtlichen klinischen Symptome richten sich hauptsächlich nach dem Sitz, der Ausdehnung und Zahl der Infiltrationsherde. Liegen diese in der

Nähe der Lungenoberfläche, so ist in ihrem Bereich Schallverkürzung zum Teil mit tympanitischem Beiklang infolge Entspannung des umgebenden Lungengewebes, bei zusammenhängender Infiltration eine ausgesprochene Dämpfung vorhanden. Auskultatorisch findet sich abgeschwächtes, unbestimmtes oder bronchovesiculäres, über größeren Verdichtungen bronchiales Atmen; zuweilen ist Bronchophonie vorhanden. Häufig werden kleine und mittelblasige Rasselgeräusche gehört, welche in den mit Schleim gefüllten Bronchien entstehen. Innerhalb der Infiltrationsbezirke haben diese einen klingenden Charakter.

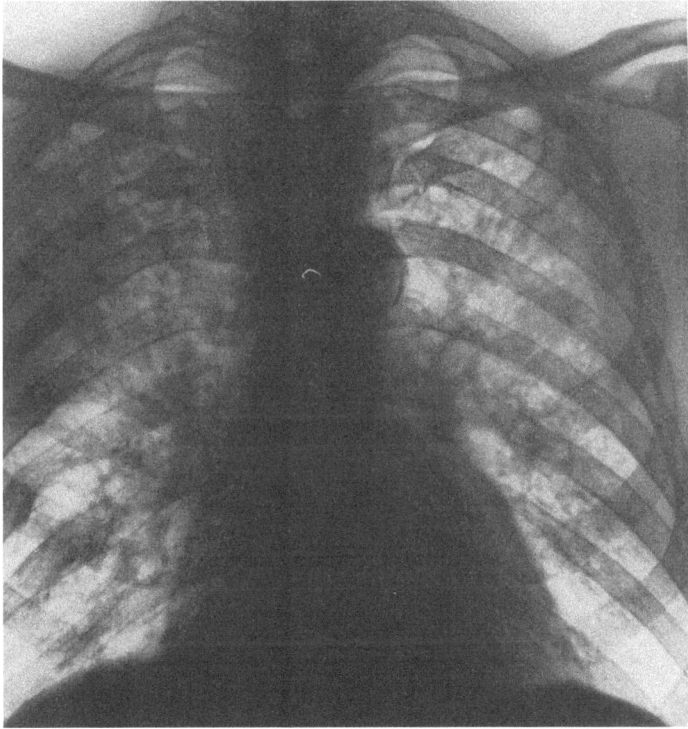

Abb. 12. Konfluierende Bronchopneumonie bei Grippe.

Bei zentralem Sitz der Herde können physikalische Symptome nur spärlich sein oder auch ganz fehlen.

Das Röntgenbild zeigt Schattenherde von einer den Infiltrationsherden entsprechenden Größe, die sich gegen das helle Lungenfeld meist unscharf abgrenzen (vgl. Abb. 12). Mitunter ist eine Verbreiterung der Hilusschatten zu bemerken, die teils von einer verstärkten Blutfüllung, teils von einer oft vorhandenen entzündlichen Schwellung der bronchopulmonalen Lymphdrüsen herrührt.

Häufig ist schleimig-eitriger Auswurf vorhanden. Blutbeimengungen oder vollständig blutige Beschaffenheit des Sputums kommt bei Bronchopneumonien bestimmter Ätiologie, so mitunter bei Grippe, ferner bei Psittakose, häufiger bei Milzbrand und Rotz, sehr oft bei der CASTELLANIschen Krankheit und bei der Pestpneumonie vor; bei andersartigen Bronchopneumonien wird Bluthusten gewöhnlich vermißt.

Einzelne Krankheitsformen der Bronchopneumonie. Nach dieser allgemeinen Schilderung der Bronchopneumonie sollen einzelne besonders wichtige Krankheitsformen derselben näher beschrieben werden.

Bronchopneumonie bei Grippe. Bei der *Grippe* bildet die Bronchopneumonie eine häufige und bedeutungsvolle Komplikation. Sie tritt gerade bei dieser Krankheit in recht verschiedenen Formen auf.

Durch akuten Beginn und Schwere der Krankheit ausgezeichnet waren besonders die zu Kriegsende 1918 auftretenden Lungenentzündungen, die oft zusammenhängende ausgedehnte Infiltrationen bildeten und einen oder mehrere

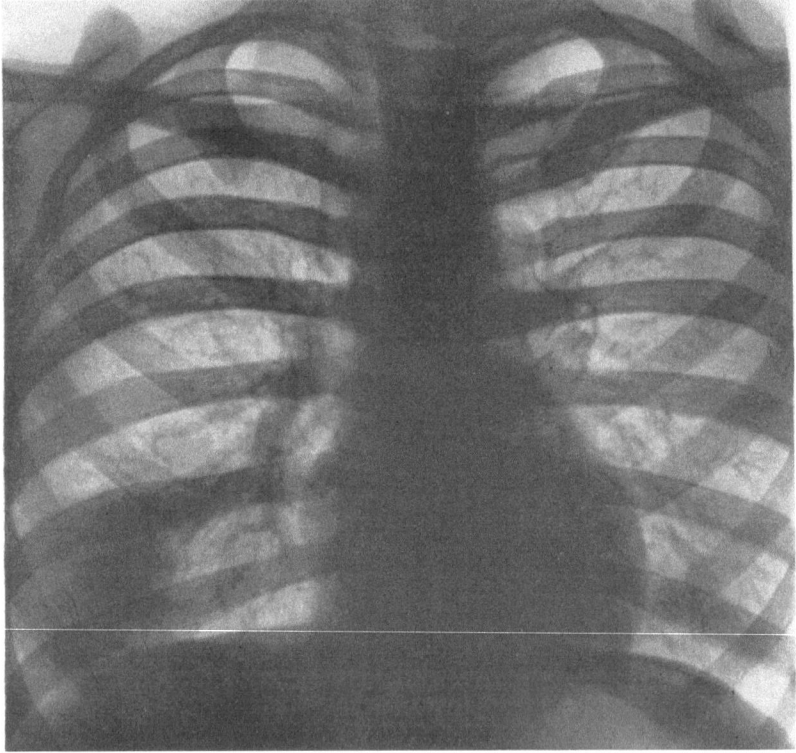

Abb. 13. Rundliches Infiltrat im rechten unteren Lungenfeld bei Grippe.

Lappen mehr oder weniger vollständig betrafen. Im klinischen Krankheitsbild traten sofort noch vor deutlicher Ausbildung der physikalischen Lungenerscheinungen livides blasses Aussehen, eingefallene Gesichtszüge, kleiner frequenter Puls, ungemein schweres Krankheitsgefühl auch bei kräftigen Menschen hervor. Örtlich war über den erkrankten Stellen ähnlich wie bei der croupösen Pneumonie Bronchialatmen und Knistern, außerdem klein- und mittelblasiges Rasseln infolge der starken Schleimbildung in den Bronchien hörbar. Im Röntgenbild waren ausgedehnte ganz diffuse Verschattungen sichtbar. Anatomisch zeigten diese Lungen einen ungewöhnlich starken Saftgehalt und tief blaurote Verfärbung. Der Ausgang der Grippe-Lungenentzündungen war bei dieser Epidemie verhältnismäßig oft tödlich, obwohl von der Erkrankung oft ganz besonders kräftige jugendliche Personen, insbesondere Soldaten aller Nationen, ergriffen wurden. Der Tod erfolgte oft schon in den ersten Tagen der Erkrankung unter dem Bild der schwer toxischen Kreislauflähmung. In anderen Fällen wurde ein tödlicher Ausgang durch später eintretende Komplikationen bedingt, indem im Anschluß an die Grippepneumonie sekundär eine Streptokokkeninfektion eintrat, welche oft zu einer Lymphangitis und interstitiellen Entzündung der Lungen sowie zur Bildung von Lungenabscessen und häufig von abgesackten Empyemen führte. Diese ungemein schweren Formen der Grippepneumonie sind nach dem Erlöschen der großen Epidemie von 1918 später viel seltener aufgetreten. Es sind aber gelegentlich auch weiterhin bei kleineren Epidemien Häufungen von derartigen Fällen vorgekommen.

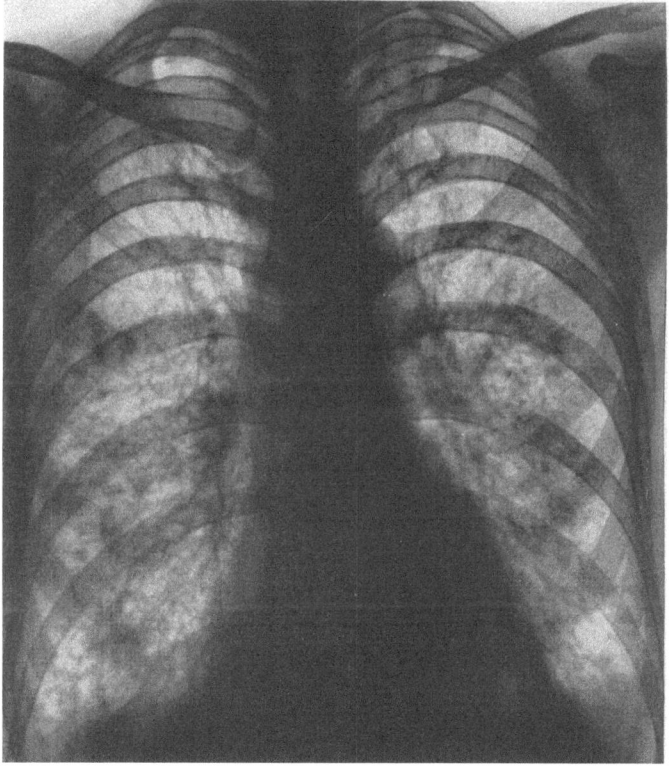

Abb. 14. Miliare Bronchopneumonie bei Grippe.

Namentlich bei diesen späteren Grippewellen, die auch jetzt fast alljährlich auftreten, werden ferner kleinere herdförmige Infiltrationen angetroffen, welche häufig durch ihre umschriebene Ausdehnung auffallen. So werden nicht selten nur im Röntgenbild deutlich erkennbare herdförmige rundliche Verdichtungen, die häufiger in den Unter- als in den Oberlappen sitzen, beobachtet (vgl. Abb. 13). Bei diesen Formen kann die Differentialdiagnose gegenüber tuberkulösen Frühinfiltraten außerordentlich schwierig sein. Meist vollzieht sich jedoch die Lösung der herdförmigen Pneumonien schneller als bei den tuberkulösen Infiltrationen.

Ferner werden bei Grippe sonst selten vorkommende kleinste verstreute bronchopneumonische Herde, sog. miliare Bronchopneumonien, beobachtet, die kleine Infiltrationsherdchen um zahlreiche Bronchiolen herum darstellen. Das Krankheitsbild ist hierbei ähnlich wie bei der Miliartuberkulose. Der Klopfschall ist wenig verändert, zeigt keine ausgesprochene Dämpfung, aber oft auffallende Tympanie, das Atemgeräusch ist abgeschwächt oder unbestimmt. Über den Lungen verstreut sind sehr feinblasige Rasselgeräusche vielfach neben Knistern zu hören. Im Röntgenbild sind die Lungenfelder ähnlich wie bei der Miliartuberkulose mit kleinen Fleckchen übersät; jedoch sind die einzelnen Fleckchen der miliaren Grippepneumonie meist etwas größer und weniger scharf begrenzt als die bei der miliaren Tuberkulose (vgl. Abb. 14).

Nicht ganz selten tritt bei Grippepneumonie Ausgang in Karnifikation und bindegewebige Induration ein. Mitunter entwickelt sich in entsprechender Weise aus der miliaren Bronchopneumonie eine Bronchiolitis obliterans (vgl. S. 491).

Bronchopneumonien bei sonstigen Infektionskrankheiten. Häufig werden ferner bronchopneumonische Prozesse bei *Masern* beobachtet. Sie treten hier meist in Form zahlreicher über die Lungen verstreuter kleiner und größerer Herde auf, die mitunter zu größeren Infiltrationen zusammenfließen. Die physikalischen Symptome und das Röntgenbild entsprechen dem anatomischen Verhalten. Der Ausgang ist bei kräftigen Kindern meist günstig, bei schwächlichen bilden die Bronchopneumonien die häufigste Ursache der Todesfälle bei Masern.

Ähnliche Bronchopneumonien kommen ferner bei *Keuchhusten, Diphtherie, Scharlach* vor. Von besonders ungünstiger Prognose sind diejenigen bei Diphtherie auftretenden Infiltrationen, welche sich an eine absteigende diphtherische Erkrankung der Bronchien anschließen, in denen es zur Bildung tief hinabreichender röhrenförmiger Membranen kommt.

Bei *Typhus* und auch bei der *Pest* kommen Lobulärpneumonien und auch massive Infiltrationen vor, die mehr oder weniger einen Lappen erfüllen. Diese sind beim Typhus bereits auf S. 534 geschildert. Bei der Pest werden sie durch den Pestbacillus hervorgerufen. Sie beginnen meist mit Bluthusten und führen in der Regel nach kurzer Zeit zum Tode.

Die Bronchopneumonien bei der *Psittakosis (Papageienkrankheit)* rufen oft ein schweres Krankheitsbild hervor, das nicht selten unter den Zeichen schwerer Intoxikation und Herzschwäche tödlich endet. Auch bei zusammenhängender Infiltration ist bei der Psittakose in der Regel nur eine tympanitische Schallverkürzung, keine satte Dämpfung und im Röntgenbild eine diffuse Trübung, aber keine tiefe Verschattung vorhanden, da noch ein gewisser Luftgehalt in den erkrankten Bezirken erhalten zu bleiben pflegt. Nicht selten wird hierbei Ausgang in Karnifikation beobachtet.

Sowohl bei den Bronchopneumonien der Psittakose als bei der *Streptothrichose, Aspergillose* und *Blastomykose,* ferner bei Rotzpneumonien tritt nicht selten eine eitrige Einschmelzung und Abszeßbildung auf. Das gleiche kommt auch bei Bronchopneumonien vor, die durch den FRIEDLÄNDER-Bacillus hervorgerufen werden.

Im Krankheitsbild der durch Spirochäten erzeugten CASTELLANI*schen Krankheit,* die zunächst zu einer diffusen Bronchitis und im Anschluß daran nicht selten zu Bronchopneumonien führt, fällt oft ein starker Blutgehalt des Sputums auf. Der Krankheitsverlauf kann sich lange hinziehen, der Ausgang ist aber meist günstig.

Fast stets tödlich enden dagegen die Bronchopneumonien bei *Milzbrand*, die durch Milzbrandbacillen hervorgerufen sind und sich meist an eine nahe der Bifurkationsstelle gelegene Ulceration der Bronchialschleimhaut anschließen. Auch die metastatischen bei *Rotz* auftretenden Bronchopneumonien, die oft zu Abszedierung und Gangränbildung Anlaß geben, führen meist zum Tode.

Bei den bronchopneumonischen Herden, die im Anschluß an eine Vergiftung des Blutes am häufigsten mit Streptokokken auftreten, hängt der Ausgang hauptsächlich davon ab, ob der primäre Krankheitsherd gefunden und operativ beseitigt wird. Alsdann können die metastatischen Lungenherde bisweilen noch ausheilen.

Eine sehr wichtige Erkrankung stellen die Bronchopneumonien bei Kindern dar, bei denen sie oft zum tödlichen Ende führen. Die Kinder fallen durch ihr bläulich blasses Aussehen und eine dyspnoische Atmung auf und zeigen oft Nasenflügelatmen, auch Einziehung der unteren Rippenräume.

Von sehr ernster Bedeutung sind ferner die Aspirationspneumonien, die bei Benommenheit und Schlucklähmungen auftreten, und die hypostatischen Bronchopneumonien schwacher und alter Leute. Es gelingt in diesen Fällen oft nicht, durch ärztliche Mittel den sinkenden Puls zu heben.

Die Bronchopneumonien, welche sich nach Einwirkung ätzender Gase, insbesondere der Kampfgase, entwickeln, werden in einem besonderen Abschnitt besprochen (vgl. S. 554).

Behandlung. Auch bei der *Behandlung* der Bronchopneumonie kommt es ähnlich wie bei der croupösen Pneumonie auf Aufrechterhaltung der Herzkraft und des Kreislaufes an (vgl. S. 536). Außerdem können bei den Fällen, die mit einer schleimigen Absonderung in den Bronchien einhergehen, Expektorantien, so Infus. radicis ipecacuanhae (0,4 : 180 mehrmals täglich 1 Eßlöffel) und radicis senegae (5,0 : 180 mehrmals täglich 1 Eßlöffel) gegeben werden, denen zur Anregung der Atmung oft Liquor ammonii anisatus (3—4mal täglich 5—10 Tropfen, auch in Haferschleim) zugesetzt wird. Zur Linderung des Hustenreizes sind auch hier Paracodintabletten oder Paracodinsirup (bei Kindern über 1 Jahr $\frac{1}{4}$ bis $\frac{1}{2}$ Kaffeelöffel) zweckmäßig. Morphium ist bei Kleinkindern streng zu vermeiden.

Von wesentlicher Bedeutung bei der Behandlung der Bronchopneumonie, besonders bei Kleinkindern, aber auch im späteren Alter, ist die Anwendung physikalischer Heilmittel, namentlich der PRIESSNITZschen Umschläge. Außerdem können lauwarme Bäder, unter Umständen mit etwas kühleren, aber nicht zu kalten Übergießungen, zur Anregung der Atmung gegeben werden. Bei stockender Atmung ist ein Zusatz von Senfmehl zu den Bädern von anregender Wirkung.

Bei schwerer Cyanose sind Aderlässe und Sauerstoffatmung angebracht. Mitunter werden günstige Erfolge von Bluttransfusionen beobachtet.

Im übrigen wird auf das bei der Behandlung der croupösen Pneumonie Gesagte verwiesen (vgl. S. 536).

10. Lungenabsceß.

Lungenabscesse entstehen entweder im Anschluß an Lungenentzündungen oder infizierte Verletzungen der Lungen, seltener durch eitrige Einschmelzung von Tumoren, von Infarkten, Echinokokken oder andererseits metastatisch durch Einschleppung von Eitererregern in die Blutgefäße der Lunge. Hierbei kommt es sowohl zur Bildung von einzelnen Abscessen als auch zur Entstehung zahlreicher Eiterherde, von denen die Lunge bei einer Septicopyämie durchsetzt werden kann. Begünstigt wird die Entstehung von Lungenabscessen durch Herabsetzung der Widerstandsfähigkeit des Gewebes, welche besonders beim Diabetes vorhanden ist.

Die zum Absceß führende Leukocyteninfiltration des Lungengewebes vollzieht sich in sehr gleichmäßiger Form, so daß rundliche Eiteransammlungen und bei Entleerung des Eiters annähernd kuglig geformte Höhlen entstehen. Häufig erfolgt Durchbruch des Eiters in die Bronchien und führt hierdurch zur Spontanheilung des Abscesses. Seltener kommt Durchbruch in die Pleura mit Bildung eines Empyems oder in das benachbarte Mediastinum, ferner sekundärer Einbruch in die Blutbahn mit Bildung von metastatischen Herden z. B. im Gehirn vor.

Klinische Symptome. Die Infektion mit Eitererregern und Resorption der von ihnen gebildeten toxischen Produkte ruft Fieber von intermittierendem oder mehr kontinuierlichem Typus in oft beträchtlicher Höhe und eine Beeinträchtigung des Allgemeinbefindens hervor. Oft sind die Allgemeinerscheinungen nicht nur durch den Lungenabsceß selbst, sondern durch die Ursache, welche zu der Absceßbildung geführt hat, bedingt, z. B. durch eine Pneumonie, in der sich ein Absceß gebildet hat, oder durch eine eitrige Thrombose der Beckenvenen, die zur metastatischen Entstehung des Abscesses Anlaß gegeben hat. Im Bilde einer allgemeinen Blutvergiftung kommen besondere Krankheitserscheinungen auch zahlreicher in der Lunge verstreuter Abscesse kaum zum Ausdruck.

Örtliche Krankheitssymptome werden durch einen Lungenabsceß dann hervorgerufen, wenn er eine gewisse Größe erreicht hat und nahe der Oberfläche der Lunge gelegen ist. Die Erscheinungen entsprechen dem einer umschriebenen Infiltration des Lungengewebes; es besteht dann Dämpfung und unbestimmtes, meist abgeschwächtes Atemgeräusch. Wenn der Eiter dagegen entleert und Luft in die Absceßhöhle eingedrungen ist, können Kavernensymptome wie Tympanie und amphorisches Atmen, unter Umständen Metallklang auftreten. Derartige Erscheinungen werden aber nur selten bei verhältnismäßig großen Absceßhöhlen festgestellt. Bei oberflächlichem Sitz nimmt oft das Brustfell an der Entzündung teil, es tritt Pleurareiben, weniger häufig ein Erguß auf. Bei zentralem Sitz können alle physikalischen Symptome, welche die Perkussion und Auskultation betreffen, völlig fehlen.

Die sicherste Auskunft über Vorhandensein, Sitz, Größe und Gestalt von Abscessen gibt meist das *Röntgenbild*. Dieses zeigt bei Eiteransammlungen im Lungengewebe rundliche, meist ziemlich scharf gegen die Umgebung abgesetzte Verschattungen, bei Luftfüllung der Absceßhöhle entsprechend gestaltete Aufhellungen. Diese sind bei einem frei im Lungengewebe liegenden Absceß gegenüber der Umgebung durch einen meist ziemlich zarten Schattensaum abgegrenzt. Liegt ein Absceß in einer pneumonischen Infiltration, so hebt er sich innerhalb der dadurch hervorgerufenen Verschattung nur ab, wenn Luft in die Absceßhöhle eingedrungen ist. Alsdann tritt diese als rundliche Aufhellung in der umgebenden Verschattung hervor. Wenn die Höhle von Luft und Eiter zusammen erfüllt ist, so ist am Grunde eine horizontal begrenzte Verschattung, darüber eine Aufhellung sichtbar (vgl. Abb. 15). Der Flüssigkeitsspiegel stellt sich bei Lagewechsel im Sinne der Wasserwaage ein.

Auswurf tritt erst bei Durchbruch des Abscesses in einen Bronchus ein. Gewöhnlich werden dabei auf einmal recht große Mengen maulvoll ausgehustet, worauf ein Abfall des Fiebers erfolgt. Der Auswurf hat eine eitrige Beschaffenheit. Er hat einen nicht sehr hervortretenden, etwas fad süßlichen, nicht ausgesprochen stinkenden Geruch. Bei mikroskopischer Untersuchung können außer Leukocyten bisweilen elastische Fasern, ferner mitunter Hämatoidinkrystalle gefunden werden, die vielfach auch schon makroskopisch als bräunliche Körnchen sichtbar sind. Lungenfetzen sind im Absceßsputum gewöhnlich nicht nachzuweisen, da das Lungengewebe fermentativ verdaut ist. Im Ausstrich des Eiters können meist die Eitererreger Streptokokken, Pneumokokken oder Staphylokokken festgestellt werden. Seltener finden sich FRIEDLÄNDER-Bacillen und andere Bakterien, welche bei der sekundären Vereiterung bronchopneumonischer Infiltrationen vorkommen. Durch die eitrige Gewebseinschmelzung können Blutgefäße arrodiert und dadurch Bluthusten hervorgerufen werden. Schwere Hämoptysen infolge eines Lungenabscesses stellen aber ein seltenes Ereignis dar.

Der *Krankheitsverlauf* von Lungenabscessen ist recht verschiedenartig. Bei vollständiger Entleerung des Eiters durch die Bronchien kann schnelle und vollständige Heilung eintreten. Die Absceßhöhle schließt sich überraschend schnell, wie in fortlaufenden Röntgenuntersuchungen festzustellen ist. Ist die

Entleerung aber unvollständig und sammelt sich nach nur teilweisem Aushusten immer wieder Eiter im Grund der Absceßhöhle an, so entsteht ein länger dauerndes Krankheitsbild mit je nach dem Füllungs- oder Entleerungszustand der Absceßhöhle sehr wechselnden Temperaturen. Nicht selten wird das umgebende Lungengewebe sekundär infiltriert und damit eine weitere Ursache zu Fieber und toxischen Resorptionserscheinungen geschaffen. Dennoch tritt nach längerem wechselvollem Verlauf schließlich häufig Spontanheilung ein.

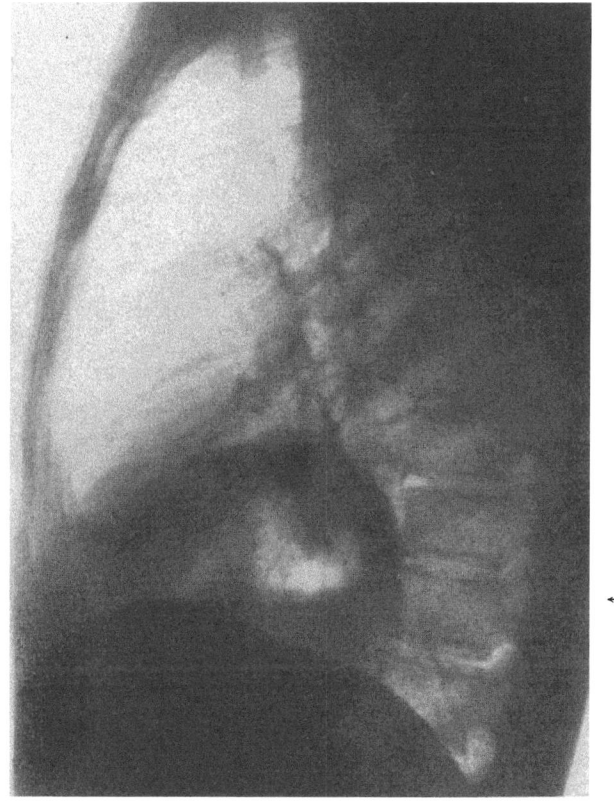

Abb. 15. Lungenabsceß im Querbild bei frontalem Strahlengange.
Der eitrige Inhalt am Grunde bildet einen waagerechten, durch die seitlichen Pfeile bezeichneten Spiegel, darüber Luft.

Bei chronischem Verlauf leidet das Allgemeinbefinden schwer. Es entwickelt sich eine sekundäre Anämie, Appetitlosigkeit, Kräfteverfall, unter Umständen Amyloiddegeneration zahlreicher Organe und Trommelschlegelfingerbildung. Durchbruch des Abscesses in die Pleurahöhle mit Bildung eines Empyems oder Eintritt des Eiters in die Blutbahn sowie fortschreitende eitrige Infektion der Lungen führen nicht selten einen tödlichen Ausgang herbei.

Behandlung. Die *Behandlung* ist in Rücksicht auf die häufigen Spontanheilungen zunächst meist konservativ zu gestalten. Um eine sekundäre Infektion mit Fäulniserregern zu verhindern bzw. eine schon eingetretene derartige Infektion zu bekämpfen, sind intravenöse Injektionen von Salvarsan in Dosen von 0,15 bis 0,3 mg oder Trypaflavin (in Ampullen zu 10 ccm der 2% Lösung) zu empfehlen. Ferner werden Inhalationen mit ätherischen Ölen, denen eine desinfizierende Kraft zugesprochen wird, z. B. mit Terpentin oder Latschenöl, bzw. intramuskuläre Injektionen von 20% Eucalyptusöl oder perorale Gaben von Myrtol zu 0,3 angewandt. SCHLIEPHAKE empfiehlt Kurzwellenbehandlung.

In den Fällen, in denen keine Expektoration des Eiters eintritt und dauerndes Fieber bestehen bleibt, ist operative Eröffnung geboten und nicht zu lange aufzuschieben. Diese kann schließlich auch dann angezeigt sein, wenn trotz Durchbruch des Eiters in die Bronchien keine vollständige Entleerung und

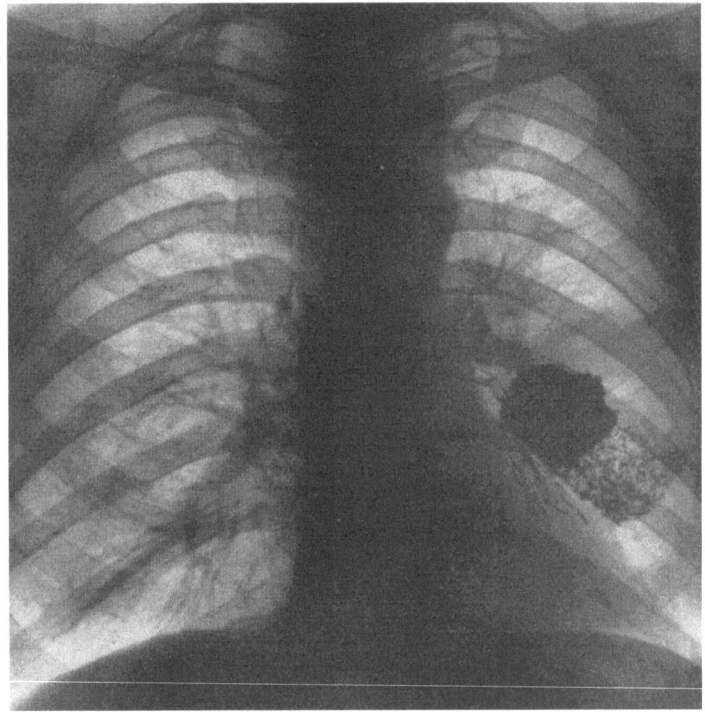

Abb. 16. Lungenabsceß links. Absceßhöhle durch Jodipinfüllung dargestellt.

damit keine Entfieberung eintritt und der Kräftezustand nachläßt oder wenn sekundär eine Infektion mit Fäulniserregern erfolgt, die am Auftreten von stinkendem Auswurf und Kräfteverfall zu erkennen ist. Vor der Operation ist der Sitz des Abscesses durch Röntgenuntersuchungen, die in verschiedenen, mindestens in zwei zueinander senkrechten Ebenen angestellt sind, zu bestimmen.

Um eine Zerfallshöhle, die sich nicht spontan schließt, zu verkleinern, ist die Anwendung eines Pneumothorax empfohlen worden. Wegen der Gefahr, hierdurch das Übergreifen des Eiterprozesses auf die Pleura zu begünstigen, habe ich von solchen Versuchen gewöhnlich Abstand genommen.

11. Lungengangrän.

Die *Lungengangrän* entwickelt sich in ähnlicher Weise wie der Lungenabsceß teils im Gefolge einer bereits vorher vorhandenen Entzündung der Lunge oder durch Aspiration von Fremdkörpern, z. B. von Speiseteilen oder von unreinem Wasser bei der Gefahr des Ertrinkens, durch Übergreifen einer Entzündung der Nachbarschaft z. B. eines Oesophaguscarcinoms auf die Lunge oder andererseits metastatisch auf dem Blutweg von einem in putrider Zersetzung befindlichen Eiterherd aus, der an anderer Stelle des Körpers gelegen ist.

Die gangränöse Infiltration des Lungengewebes ist meist nicht so gleichmäßig rundlich geformt und nicht so scharf von der Umgebung abgesetzt wie beim Lungenabsceß. Ebenso sind die Wandungen der Zerfallshöhle unregelmäßiger, oft buchtig gestaltet.

Klinische Symptome. Die Resorption der putriden Stoffe der Lungengangrän bewirkt Fieber und eine meist schwerere Störung des Allgemeinbefindens als

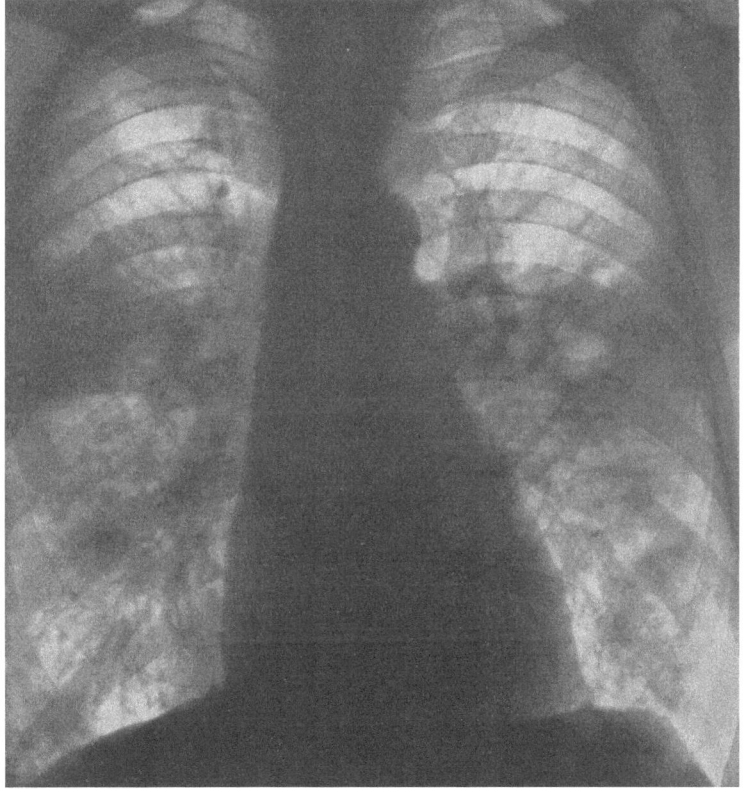

Abb. 17. Lungengangrän. (Autoptische Kontrolle.)

die Eiterresorption beim Lungenabsceß. Es besteht Fieber von wechselnder Höhe; die Gesichtsfarbe ist fahl und grau, die Züge sind meist eingefallen. Wegen des den Patienten selbst belästigenden widerlichen Geruches und Geschmackes des Auswurfes und hauptsächlich infolge der allgemeinen Intoxikation liegt der Appetit meist schwer darnieder. Es pflegt weit schneller als beim Absceß eine allgemeine Entkräftung einzutreten.

Der Auswurf ist bei Durchbruch des Gangränherdes in die Bronchien auch von eitriger Beschaffenheit, aber mehr mißfarbig und von durchdringendem stinkendem Geruch. Gewöhnlich ist eine deutliche Dreischichtung des Sputums in eine obere schleimige, eine mittlere flüssige und eine untere aus gleichmäßigem Detritus bestehende Schicht wie bei der putriden Bronchitis vorhanden. Im Bodensatz werden bei mikroskopischer Untersuchung Fettsäurenadeln, ferner Leptothrixfäden, Fäulnisspirochäten und massenhaft Bakterien gefunden. Oft können auch entgegen anders lautenden Mitteilungen elastische Fasern nachgewiesen werden. Nicht selten sind schon makroskopisch schwärzliche Lungenfetzen im Sputum sichtbar. Mitunter treten Blutbeimengungen im Auswurf und auch reichliche Hämoptysen auf.

Die örtlichen Infiltrationserscheinungen und Höhlensymptome über den Lungen entsprechen denen des Lungenabscesses. Oft wird auch bei der Lungengangrän eine begleitende Pleuritis beobachtet.

Das Röntgenbild zeigt meist weniger scharf begrenzte Verschattungen und weniger regelmäßig gestaltete Hohlräume als beim Absceß. Diese liegen gewöhnlich nicht in hellen Lungenfeldern, sondern innerhalb von Verschattungen, die durch Infektion des umgebenden Lungengewebes hervorgerufen sind (vgl. Abb. 17).

Der *Verlauf* einer Lungengangrän ist im Durchschnitt wesentlich ungünstiger als der eines Lungenabscesses. Verhältnismäßig selten kommt es zur Demarkation des von der putriden Zersetzung befallenen Lungengewebes und Abstoßung desselben durch Aushusten. Gewöhnlich schreitet die Fäulnis in die Umgebung weiter fort, führt zu schweren Intoxikationserscheinungen, ferner zum Übergreifen auf die Pleura mit Bildung eines jauchigen Empyems oder zu Einbruch in die Blutbahn und metastatischer Entstehung von putriden Eiterherden in anderen Organen. Meist erfolgt auf solche Weise der Tod, sofern nicht durch Operation der Krankheitsherd beseitigt wird.

Behandlung. In Rücksicht auf diesen meist ungünstigen Verlauf ist ein baldiges operatives Vorgehen bei der Gangrän trotz der Gefährlichkeit des Eingriffes viel mehr angezeigt als beim Absceß, der weit häufiger, als dies früher gewöhnlich angenommen wurde, in Spontanheilung ausgeht. Von internen Behandlungsmethoden sind dieselben Mittel wie beim Absceß zu verwenden, leider haben sie nur selten Erfolg. Die verhältnismäßig beste Wirkung wird noch von intravenösen Salvarsan- und Trypaflavininjektionen gesehen, die deshalb energisch anzuwenden sind.

12. Lungenschrumpfung.

Eine *Lungenschrumpfung* entwickelt sich im Gefolge der verschiedensten Lungenerkrankungen, z. B. im Anschluß an unvollständige Lösung einer Pneumonie mit Übergang in Karnifikation, ferner bei den cirrhotischen Formen der Tuberkulose; sie ist an diesen Stellen besonders beschrieben. Eine kurze zusammenfassende Darstellung erscheint aber deshalb geboten, um den aus verschiedenen Ursachen entstehenden gleichartigen Endzustand einheitlich zu schildern, und ferner, um eine Übersicht über weitere Entstehungsarten zu geben, die an anderen Stellen nicht erwähnt sind. So kommt eine bindegewebige Durchsetzung mit folgender Schrumpfung, die auch als CORRIGANsche *Cirrhose* bezeichnet wird, nach lang dauernder Inhalation von Paraffinöl vor, welches zur Behandlung chronischer Erkrankungen der Nase in die Nasenhöhle eingeführt wurde, ferner nach Einwirkung großer Dosen von Röntgenstrahlen, die zur Bekämpfung eines Mammacarcinoms auf den Brustkorb verabfolgt wurden.

Aus allen diesen verschiedenen Ursachen, auf den Reiz des als Fremdkörper wirkenden Paraffinöles oder des von einer pneumonischen Infiltration her liegen gebliebenen Exsudats, auf die chemische Einwirkung der von tuberkulösen Herden abgesonderten Stoffe oder der von Röntgenstrahlen zerstörten Gewebszellen, tritt zunächst eine Wucherung von jungem gefäßreichem Bindegewebe auf, welches später eine derbe Beschaffenheit annimmt und schrumpft. Die Lunge nimmt an Dichte zu und an Volumen und Luftgehalt ab. Die Organe der Nachbarschaft rücken in den durch die Schrumpfung der Lunge verkleinerten Thoraxraum ein.

Oft ist auch das Brustfell mitbeteiligt, an dem zunächst entzündliche Prozesse sich abspielen und dann Schwartenbildung erfolgt; diese übt dann ihrerseits einen Narbenzug auf die Umgebung aus.

Die *klinischen Symptome* bestehen in Schallverkürzung, Verschärfung bzw. bronchialer Veränderung des Atemgeräusches, einer streifigen oder schließlich allgemeinen Verschattung des Lungenfeldes im Röntgenbild, Verkleinerung der betreffenden Brustkorbhälfte, die bei der Atmung deutlich zurückbleibt, Einengung der Zwischenrippenräume und Hochziehung des mangelhaft beweglichen Zwerchfelles, Verlagerung der Mediastinalorgane, insbesondere Luftröhre und Herz, in die geschrumpfte Brustseite.

Als Folge des Narbenzuges bilden sich oft Bronchiektasien aus, deren klinische Symptome an anderer Stelle geschildert sind (vgl. S. 496). Eine weitere Folge betrifft das rechte Herz, dem durch Verödung zahlreicher Gefäßverzweigungen im Narbengewebe erhöhte Widerstände erwachsen. Bei diesen Zuständen entwickelt sich daher oft eine Hypertrophie und später eine Dilatation des rechten Ventrikels. Im Aussehen der Kranken fällt eine deutliche Cyanose auf. Derartige Lungenschrumpfungen führen also allmählich zu einer Erkrankung des Herzens, deren Erscheinungen im Krankheitsbild immer mehr in den Vordergrund treten.

Einer *Behandlung* ist der Zustand der Lungen kaum zugänglich. Die ärztlichen Maßnahmen können sich nur gegen die verschiedenen Folgeerscheinungen richten und haben vor allem auf Schonung und Erhaltung der Herzkraft Bedacht zu nehmen.

13. Pneumonokoniosen.

Die *Staubkrankheiten der Lungen* stellen eine ausgesprochene Berufskrankheit dar, welche bei denjenigen Berufen häufig vorkommt, die zur Einatmung von Staub Anlaß geben. Der Staub wird zuerst von den Bronchien und Alveolarepithelien aufgenommen, geht zum Teil dann in die Lymphgefäße über und wird dort schon in der Peripherie abgelagert oder zum Teil auch nach der Lungenwurzel zu weitergeschafft und in den dorthin führenden Lymphbahnen sowie besonders in den bronchopulmonalen Lymphknoten an den Lungenwurzeln angehäuft. Es entstehen hier einerseits im Lungengewebe selbst kleine bronchopneumonische Herdchen, die später von Bindegewebe durchwachsen werden und zur Bildung derber Knötchen führen (Endoperialveolitis nodosa), andererseits Indurationen der perivasculären und peribronchialen Lymphstränge und der Lymphknoten, welche an den Teilungsstellen der Gefäße und Bronchien gelegen sind und nach dem Hilus zu an Größe zunehmen (Peribronchitis und Perivasculitis nodosa). Die Dichte der Knötchen wird weniger durch den eingeatmeten Staub selbst als durch reaktive bindegewebige Wucherungen im interstitiellen Gewebe und an den Lymphknoten hervorgerufen. Häufig kommt es hierbei zu beträchtlichen sekundären Kalkeinlagerungen, die vom Organismus selbst gebildet werden und nicht durchweg aus dem vielfach ganz anders zusammengesetzten eingeatmeten Steinstaub stammen.

Die Stärke der Veränderungen ist sowohl von der Menge als von der Art des eingeatmeten Staubes abhängig.

Anthrakosis. Bei der Einatmung von Kohlenstaub dringt Kohlepigment in die Lungenalveolen, die Lymphbahnen und das interstitielle Lungengewebe ein und wird oft in derartigen Massen abgelagert, daß die Lungen von Bergwerksarbeitern häufig ganz schwarz erscheinen. In hochgradigen Fällen kommen auch Einschmelzungen in den von Kohlenstaub völlig erfüllten Lungenabschnitten vor *(Phthisis atra)*. Jedoch werden durch die Kohle nur geringe Reizerscheinungen hervorgerufen und auch keine erheblichen bindegewebigen

Wucherungen angeregt. In der Regel tritt keine wesentliche örtliche Störung und keine nennenswerte Beeinträchtigung des Allgemeinbefindens auf. Insbesondere ist oft bei der Anthrakose hervorgehoben worden, daß im Gegensatz zu anderen Staubkrankheiten nicht eine häufige Vergesellschaftung mit Tuberkulose beobachtet wird.

Ganz anders liegen jedoch die Verhältnisse, wenn außer dem Kohlenstaub auch Steinstaub eingeatmet wird, wie dies z. B. bei den Gesteinshauern auch in Kohlenbergwerken der Fall ist. Alsdann werden hierdurch die vorher allgemein

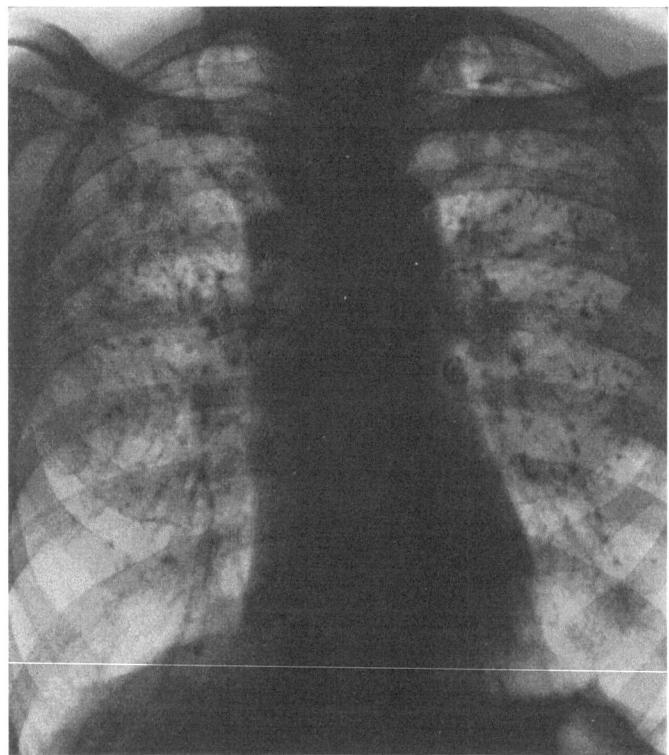

Abb. 18. Steinhauerlunge.

beschriebenen Knötchenbildungen in der Lunge und die Verdichtungen der Lymphbahnen und Lymphknoten neben der Schwarzfärbung der Lunge erzeugt.

Silicosis. Einen besonders starken Reiz üben die kieselsäurehaltigen Gesteinssplitter des Sandsteins aus, die sich durch ihre harte Beschaffenheit und spitze Gestalt auszeichnen und zur Silicose führen. Hierbei wird nach neueren Anschauungen (MAVROGORDATO, HALDANE) angenommen, daß die Veränderungen nicht nur durch die mechanische Wirkung des Steinstaubes, sondern hauptsächlich durch den chemischen Reiz der freien Kieselsäure hervorgerufen werden, welche in den Gewebssäften gelöst wird. Die Silicose wird sowohl bei den Bergleuten in Sandsteinbrüchen als auch bei Arbeitern, die mit der Verarbeitung kieselsäurehaltiger Stoffe bei der Steingut- und Tonwaren-, Porzellan- und Scheuerpulverherstellung und bei der Asbestfabrikation beschäftigt sind, angetroffen.

Chalicosis usw. Auch bei der Einatmung von anderen Arten von Steinstaub und staubförmigen Stoffen werden ähnliche, meist freilich geringere

Veränderungen beobachtet, so bei Bergleuten, die in Kalksteinbrüchen arbeiten, und bei Arbeitern, die mit der Verarbeitung von Granit, Schiefer, Zement, Schwefel und anderem staubhaltigem Material beschäftigt sind.

Siderosis. Durch Einatmung von Metallstaub, insbesondere von feinen Eisenteilchen, entstehen Knötchen von großer Dichte und scharfer Abgrenzung, so bei Scherenschleifern, Feilenhauern usw.

Klinische Symptome. Allen diesen verschiedenen Staubinhalationskrankheiten ist das klinische Bild gemeinsam, das in Erscheinungen einer diffusen Bronchitis mit verbreiteten, aber meist zunächst nur spärlichen Rasselgeräuschen besteht. Veränderungen des Atemgeräusches und Klopfschalles finden sich erst, wenn starke zusammenhängende Verdichtungen des Gewebes hinzutreten.

Den deutlichsten Einblick in die vorliegenden anatomischen Veränderungen gewährt das *Röntgenbild,* welches verschiedene Stadien des Krankheitsprozesses erkennen läßt.

1. Zunächst wird meist eine Verdichtung der Hilusschatten durch bindegewebige indurierte Lymphknoten und eine Verstärkung der vom Hilus peripherwärts ausgehenden Schattenstränge beobachtet. In der Peripherie tritt eine feine netzförmige Zeichnung durch Induration der feineren Lymphgefäße auf.

2. Bei der ausgebildeten Steinhauerlunge sind viele im Lungenfeld verstreute Fleckchen als Ausdruck derber fibröser Knötchen sichtbar, welche besonders an den Kreuzungspunkten der Lymphgefäße entstehen.

3. Ein fortgeschrittenes Stadium ist durch größere Schattenbezirke gekennzeichnet, die durch zusammenfließende bindegewebige Herde, chronisch pneumonische Verdichtungen, Atelektase und Pleuraschwarten hervorgerufen werden. Eine differentialdiagnostisch wichtige Eigenschaft der pneumonokoniotischen Prozesse ist die meist, wenn auch nicht ausnahmslos bei ihnen ausgesprochene symmetrische Anordnung auf beiden Seiten.

Die den anatomischen Verhältnissen entsprechenden Veränderungen im Röntgenbild gehen keineswegs immer mit den klinischen Erscheinungen parallel und dürfen nicht allein als Maßstab der Schwere der Erkrankung bei der ärztlichen Beurteilung bewertet werden. Ich selbst sah z. B. bei Reihenuntersuchungen von Bergarbeitern eine ausgesprochene Fleckenzeichnung der Lungenfelder nicht nur bei Kranken, sondern auch in einem erheblichen Teil der gesunden, gänzlich beschwerdefreien und voll arbeitsfähigen Bergleute im Schneeberger Bezirk. Andererseits ist die Asbestose, welche hauptsächlich zu einer diffusen Lungenfibrose ohne wesentliche Knotenbildung führt, durch ein Mißverhältnis zwischen der hierauf zurückzuführenden Atemnot und einem nur geringfügigen physikalischen und röntgenologischen Befund ausgezeichnet. Die Beeinträchtigung des Allgemeinbefindens und der Leistungsfähigkeit ist von den Begleit- und Folgeerscheinungen abhängig. Diese betreffen sowohl die Bronchialschleimhaut, an der sich oft katarrhalische Reizerscheinungen abspielen, als die Lungen, an welchen sich bronchopneumonische Entzündungen und in der Folge Indurationsvorgänge entwickeln und sekundär nicht selten eine emphysematöse Blähung ausbildet, und späterhin das Herz, welches hierdurch zu einer Hypertrophie des rechten Ventrikels angeregt wird. Klinisch finden diese Veränderungen in diffus verbreiteten Rasselgeräuschen, einer Erweiterung und schlechteren Verschieblichkeit der Lungengrenzen sowie in einer Verstärkung des zweiten Pulmonaltons Ausdruck.

Die gefährlichste Begleit- und Folgeerscheinung, welche bei Staubkrankheiten der Lunge, insbesondere bei der Silicosis und Siderosis oft beobachtet wird, ist eine *tuberkulöse Erkrankung der Lungen.* Das häufige Auftreten einer Tuberkulose bei fortgeschrittener Pneumonokoniose wird so erklärt, daß durch den Reiz des Steinstaubes die Entwicklung einer Tuberkulose begünstigt wird. Meist werden bereits in der Lunge vorhandene ruhende Keime zum Aufflackern gebracht. Der durch den Steinstaub hervorgerufene starke Anreiz zur Bindegewebsbildung bewirkt, daß auch die tuberkulösen Veränderungen zur Induration zu neigen pflegen und dementsprechend einen oft langwierigen torpiden Verlauf zeigen, der häufig das Allgemeinbefinden eine Zeitlang verhältnismäßig wenig beeinträchtigt. Früher oder später kommt es aber nicht selten außerdem zu käsig-pneumonischen Prozessen, die mit Fieber- und Zerfallserscheinungen einhergehen und auch den allgemeinen Verfall der Körperkräfte einleiten. So bildet die Tuberkulose häufig den Schlußakt der Pneumonokoniose. Die Diagnose der tuberkulösen Erkrankung ist oft nicht leicht, so lange nicht Bacillen im Auswurf gefunden werden, zumal auch die Tuberkulose mit Knötchenbildung und bindegewebigen Veränderungen einhergeht, die im Röntgenbild sehr ähnliche Erscheinungen hervorrufen. Auch käsig-pneumonische Infiltrationen sind von unspezifischen pneumonokoniotischen Verdichtungen schwer zu unterscheiden. Für Tuberkulose spricht insbesondere das Auftreten von Kavernen und am sichersten der Bacillennachweis, der bei sorgfältig wiederholter Prüfung meist gelingt. Das Auftreten einer Tuberkulose bei einer schweren Staublungenerkrankung wird gesetzlich wie diese als Berufskrankheit anerkannt.

Eine weitere ebensowohl praktisch als theoretisch höchst bedeutsame Folgeerscheinung einer Pneumonokoniose ist die *Entwicklung eines Bronchialkrebses*. Diese kommt aber nur in den Schneeberger und Joachimstaler Gruben und einigen außereuropäischen Bergwerken mit ähnlichen Gesteinsformationen vor. Die als *Schneeberger Lungenkrebs* bezeichnete Erkrankung ist im Abschnitt über die Lungentumoren näher beschrieben (vgl. S. 628).

Behandlung. Eine Bekämpfung der Steinstaubkrankheit ist nur im prophylaktischen Sinne durch gesundheitspolizeiliche und gewerbehygienische Maßnahmen möglich, welche die Entwicklung von Steinstaub tunlichst einschränken. Allerlei Vorrichtungen in Gestalt von Gasmasken, welche die Einatmung des Staubes verhindern sollen, haben sich praktisch wenig bewährt, da die Arbeiter sie bei der schweren Arbeit als hinderlich und unbequem empfinden und daher nicht benutzen. Bereits erkrankte Arbeiter sind aus dem Betrieb zu entfernen und, wenn irgend möglich, einem anderen Beruf zuzuführen. Bei den Arbeitern in den gefährdeten Betrieben sind von Zeit zu Zeit Reihenuntersuchungen einschließlich Röntgendurchleuchtung anzustellen, um die Geschädigten frühzeitig herauszufinden. Eine wesentliche Rückbildung bereits bestehender anatomischer Veränderungen ist kaum möglich. Akute Reizzustände der Bronchien können durch Aufenthalt in frischer Luft, Inhalation usw. gebessert werden. Chronische Bronchialkatarrhe sind in der bei der Bronchitis angegebenen Weise zu behandeln.

14. Lungenerkrankungen der Atmungsorgane infolge von Einwirkung ätzender Gase.

Die Einwirkungen ätzender Gase auf die Atmungsorgane sind zum Teil bereits an einzelnen Stellen, insbesondere bei der Schilderung der Verätzungen des Kehlkopfes und der Luftröhre, ferner bei der Beschreibung der Bronchopneumonie sowie des Lungenödems besprochen worden. Da die Folgeerscheinungen an den Atmungsorganen so mannigfaltiger Natur sind, erscheint jedoch eine zusammenfassende Darstellung dieser wichtigen Vorgänge zweckmäßig. Im Zusammenhang wird gleichzeitig eine Übersicht über die dadurch an anderen Organen hervorgerufenen Veränderungen gegeben.

Wenn von ätzenden bzw. giftigen *Gasen* gesprochen wird, so ist dieser Ausdruck meist insofern nicht ganz richtig, als es sich nur bei einem Teil der so bezeichneten Stoffe um Gase im physikalischen Sinne handelt. Zu einem anderen

Teil sind es flüssige oder sogar feste Stoffe, welche in feinster Verteilung schwebend in der Luft gehalten werden. Eine Einteilung soll hier nicht nach der physikalischen oder chemischen Natur derselben, sondern aus praktischen Gründen nach ihrer Wirkungsweise gegeben werden. Besonders werden dabei die im Weltkrieg verwandten Kampfgase geschildert. Diese werden zur kurzen Übersicht in Grün-, Blau- und Gelbkreuzstoffe eingeteilt.

1. Grünkreuz. Als Grünkreuzstoffe werden verschiedenartige teils gasförmige, teils feinverteilte flüssige Stoffe zusammengefaßt; ihr Hauptrepräsentant ist das *Phosgen*, ein weiterer wichtiger Körper das *Chlorpikrin*. Sie sind wie die übrigen Kampfgase wesentlich schwerer als Luft und lagern deshalb auf dem Boden.

Ihre Einwirkung auf den menschlichen Körper betrifft vor allen Dingen die Lungen. Die Reizwirkungen auf die Schleimhäute der Nase, Luftröhre und Bronchien sind gering. Auch lösen sie keine erheblichen Geruchs- und Geschmacksempfindungen aus. Deshalb kann die Einatmung unter Umständen unbemerkt erfolgen, ohne daß sofort die Gefahr erkannt wird; nicht selten wird freilich ein etwas stechender Geschmack oder Geruch empfunden, welcher dem Erfahrenen zur Warnung dient.

Die Einwirkung auf das Alveolarepithel, welches durchaus im Vordergrund steht, tritt meist nicht sofort, sondern gewöhnlich nach einer Latenzzeit von einigen Stunden in Erscheinung. Unter der Einwirkung des Phosgens und der übrigen Grünkreuzstoffe wird zunächst der Gasaustausch der geschädigten Alveolarepithelien behindert (Pneumonose). Sodann werden sie durchlässig für die Blutflüssigkeit; das Plasma tritt aus dem Blut in die Alveolen über und vermischt sich hier mit der Luft. Es erfüllt bei stärkeren Vergiftungen große Teile der Lunge, die dadurch feucht und schwer werden. Infolge der qualitativen Verschlechterung des Gaswechsels und der quantitativen Verringerung der noch atmenden Oberfläche tritt ein Sauerstoffhunger ein, welcher den Patienten zwingt, immer stärker die Atemmuskulatur anzustrengen. Die Folge dieser vermehrten und verstärkten Inspirationsbewegungen ist eine *akute Lungenblähung,* welche neben dem Ödem auftritt; ja es kann sogar durch die krampfhaften Atembewegungen zu einem Zerreißen der Alveolen kommen und dadurch ein interstitielles Lungenemphysem und in der Folge auch Hautemphysem entstehen. Die Hauptsache ist aber das *Ödem* der Lungen, die dadurch das 5—6fache ihres normalen Gewichtes erreichen können. Ein solcher Kranker bietet das Bild eines schwer nach Luft ringenden Menschen mit blauen Lippen und Wangen; die in der Luftröhre aus den Lungen herausquellende Ödemflüssigkeit, die durch die ein- und ausatmende Flüssigkeit zu Schaum geschlagen wird, erzeugt ein hörbares Röcheln. In ihrer Erstickungsnot sind die Patienten höchst unruhig, von Todesangst erfüllt.

Außer der Erstickungsgefahr durch Ausschaltung immer größerer Teile der atmenden Lungenfläche droht auch die Gefahr der *Erlahmung des Herzens.* Für dieses entstehen vermehrte Widerstände in zweifacher Hinsicht: 1. insbesondere für das rechte Herz durch die geschilderten Zustände in den Lungen, Ödem und Emphysem; 2. für das gesamte Herz dadurch, daß das Blut dickflüssig und dadurch schwer beweglich wird, nachdem ein großer Teil der Blutflüssigkeit durch die Capillarwandungen und Alveolarepithelien in die Lunge abgeschieden ist. Die Viscosität des Blutes ist erhöht, die Zahl der Erythrocyten kann bis 9 000 000 im Kubikmillimeter gesteigert sein. Es entwickelt sich hierdurch schnell eine Dilatation des gesamten Herzens, insbesondere aber des rechten Ventrikels und eine venöse Stauung im großen Kreislauf.

Diesen schweren, das Leben behindernden Zuständen hat zunächst die *Prophylaxe,* dann die *Therapie* entgegenzuwirken. Was die Prophylaxe anbetrifft, so ist, abgesehen von den besonderen Gasschutzmaßnahmen, die Tatsache hervorzuheben, daß derjenige, der in Berührung mit Phosgen kommt, seine Lage nur verschlimmert, wenn er sich dabei körperlich anstrengt, z. B. dadurch, daß er durch angestrengtes Laufen oder Radfahren sich möglichst schnell der Gaswirkung entziehen will. Die gesteigerte körperliche Tätigkeit hat nämlich einen vermehrten Sauerstoffbedarf zur Folge, der Mensch muß schneller und tiefer atmen und saugt auf diese Weise viel mehr Gas in sich hinein, als wenn er sich vorsichtig langsam aus dem gefährdeten Bezirk entfernt; auch ist zu bedenken, daß schwere Körperleistungen das Herz anstrengen, dem später im Vergiftungsstadium ganz außerordentliche Widerstände erwachsen. Sowohl vorher prophylaktisch als auch bei eingetretenen Vergiftungserscheinungen therapeutisch ist daher Ruhigstellung erstes Erfordernis. Der Kranke selbst darf seine Muskulatur in keiner Weise anstrengen, also auch nicht gehen, sondern muß getragen und passiv entkleidet werden; alsdann ist er warm einzuhüllen, um den Sauerstoffverbrauch soweit als möglich einzuschränken. Manuelle künstliche Atmung ist zu vermeiden. Bei schweren Atemstörungen ist Sauerstoffeinatmung erforderlich. Auch psychische Beruhigung des Patienten ist von größtem Wert.

Eine direkte Verhinderung der Durchlässigkeit der Alveolarwandungen, welche in theoretischen Versuchen durch Kalkzufuhr usw. erstrebt wurde, ist praktisch kaum in genügendem Maße durchführbar. Wichtig ist dagegen künstliche Sauerstoffzufuhr und ferner Entlastung des rechten Herzens durch einen ausgiebigen Aderlaß von 6—700 ccm. Hierbei ist zu beachten, daß das dickflüssige Blut durch Kanülen kaum ausströmt; es ist daher die Vene freizulegen und mit dem Messer zu spalten; fließt das Blut auch dann nicht heraus, so ist in eine andere Vene Kochsalzlösung zu infundieren, um das Blut zu verflüssigen. Ferner ist die Herzkraft durch Strophantin- und Traubenzuckerinjektionen zu heben.

Alles kommt darauf an, daß der Kranke über den ersten gefährlichen Tag hinwegkommt. Übersteht er diesen, so ist er meist gerettet. Denn mächtig setzen bald die Aufsaugungsvorrichtungen des Körpers ein, indem das Ödem durch die Lymphgefäße fortgeleitet wird. Tritt erst spontan wieder ein Dünnerwerden des Blutes durch Nachfließen von Gewebssaft in die Gefäße ein, so ist die größte Gefahr überwunden.

Auch Krankheiten durch sekundäre Infektion in Gestalt von Pneumonien und Bronchopneumonien kommen vor, sind aber nicht häufig. Das Herz kann noch tage- oder wochenlang Zeichen der Schädigung, insbesondere beschleunigte Pulsfrequenz darbieten; vor allem geschieht dies dann, wenn seine Muskulatur bereits vorher geschädigt war. Dauerschädigungen der Atmungs- und Kreislauforgane nach Grünkreuzvergiftungen sind selten.

2. Blaukreuz. Die Blaukreuzstoffe, unter denen besonders das *Arsentrichlorid*, das *Diphenylarsinchlorid* und das *Diphenylaminarsinchlorid,* das auch *Adamsit* genannt wird, hervorzuheben sind, sind nicht gasförmig oder flüssig, sondern bestehen aus feinverteilten festen Teilchen, sind also staubförmig. Ihre Einwirkung auf den menschlichen Körper besteht in einer starken Reizwirkung auf die Augenbindehaut und die Schleimhaut, so daß Augentränen, Hustenreiz, Sekretion der Speicheldrüsen und Absonderung von Schleim aus Nase und Mund eintritt. Gleichzeitig erzeugen sie Kopfschmerz, Übelkeit und Erbrechen und infolge dieser unerträglichen Zustände psychische Depression. Solange die Gasmasken keine Filter hatten, durch welche das Blaukreuz abgefangen wurde, veranlaßten diese starken Reizwirkungen den Betroffenen die Maske abzunehmen, wodurch er der Einwirkung oft gleichzeitig verschossener stärker giftiger Gase ausgesetzt wurde. Die Vorrichtungen der heutigen Gasmasken (Schnappdeckel) verleihen auch Schutz gegen Blaukreuz.

Da die Blaukreuzstoffe meist keine tiefergehende Verätzung oder resorptive Wirkung entfalten, haben sie nur selten schwere Erkrankung oder Tod zur Folge. Immerhin können sie von großer Wichtigkeit sein, indem sie durch ihre sehr intensive Reizwirkung den Menschen, der über keine Maske verfügt, an der Ausübung jeglicher Tätigkeit hindern.

Die *Behandlung* besteht darin, daß man den Betroffenen in die frische Luft bringt. Inhalationen mit Menthol- und Eucalyptusöl können bei stärkerer Reizung der Schleimhaut der Atmungswege empfehlenswert sein.

3. Gelbkreuz. Die Gelbkreuzstoffe, das *Dichloräthylsulfid*, das ähnlich gebaute *Lewisit* u. a. wirken als Flüssigkeit in Dampfform. Sie entfalten eine langsame, aber sehr energische und gefährliche Ätzwirkung auf alle Körperstellen, die damit in Berührung kommen, insbesondere die Haut, aber auch die Schleimhaut der Atemwege und die Augenbindehaut. Der Gelbkreuzkampfstoff ist besonders tückisch, weil er erst nach einer längeren Latenzzeit von 2—6 Stunden Krankheitserscheinungen hervorruft, die oft zunächst geringfügig sind, sich aber in der Folgezeit, manchmal erst im Verlauf von Tagen zu den schwersten, das Leben gefährdenden Zuständen auswachsen. Ein senf- oder knoblauchähnlicher Geruch, der aber nicht besonders stark ist, kann beim Dichloräthylsulfid und ein geraniumähnlicher Geruch beim Lewisit als Warnung dienen.

Die Hauptwirkung der Gelbkreuzstoffe betrifft die Haut. Es entsteht hier eine örtliche Rötung, später Blasenbildung und völlige Auflösung der Epidermis; dadurch ist dann die bloßgelegte Cutis Sekundärinfektionen ausgesetzt, die oft langdauernde Eiterungen, septische Prozesse usw. zur Folge haben.

Weitere Ätzwirkungen auf der Schleimhaut der Atmungsorgane äußern sich in Hustenreiz, tonloser Sprache, Beklemmungsgefühl auf der Brust, Absonderungen von Schleim. Es kommt auf dem Epithel der Luftröhre und Bronchien durch Epithelnekrose und Abscheidung von Fibrin zur Bildung von Pseudomembranen und auch zu geschwürigen Prozessen, an welche sich wiederum Sekundärinfektionen, Bronchopneumonien usw. anschließen können.

An den Augen entsteht eine starke Schwellung der Bindehäute und bei schweren Ätzwirkungen Hornhautschädigung und Geschwürsbildung.

Nach Gelbkreuz werden auch resorptive Wirkungen an den inneren Organen beobachtet, die nach Grünkreuz und Blaukreuz selten sind. Es kommt zu toxischen Blutungen in den inneren Organen Gehirn, Nieren, Magen-Darmkanal, ferner zur Hämosiderose der Leber, zu wachsartigen Degenerationen der quergestreiften Muskulatur usw. Allgemeines schweres Krankheitsgefühl, zunehmende Kachexie und Widerstandslosigkeit gegenüber Sekundärinfektionen sind die Folge und erklären die Tatsache, daß die Todeskurve noch Wochen nach der ersten Einwirkung der Gase in ziemlich gleichbleibender Höhe verbleibt, im Gegensatz zu der Grünkreuzwirkung, bei welcher die Todeskurve sogleich einen steilen Gipfel zeigt, dann aber schnell bis wenig über den Nullpunkt absinkt.

Die *Prophylaxe* und *Behandlung* haben diese gefährlichen Ätzwirkungen der Gelbkreuzstoffe zu berücksichtigen. Nicht nur die Atemwege, sondern der ganze Körper ist nach Möglichkeit vor den Gelbkreuzstoffen zu schützen. Auch der Helfer muß sich hüten, irgendwie mit dem mit Gelbkreuz befeuchteten Körper des Kranken oder seinem Anzug in Berührung zu treten, da er sonst sich selbst gefährliche Verätzungen zuziehen kann, ohne daß er es sofort zu bemerken braucht. Der Arzt und das Pflegepersonal müssen deshalb Gummihandschuhe beim Hantieren mit den Gelbkreuzkranken, beim Ausziehen und Wegschaffen seiner Kleider usw. anlegen. Diese müssen aus dem Bereich der Menschen gebracht werden, weil namentlich in der Wärme die Gelbkreuzstoffe aus den Kleidern verdunsten und ihre gefährliche Wirkung auf die Umgebung ausüben können.

Die *Behandlung* der mit Gelbkreuz in Berührung gekommenen Hautteile hat zu unterscheiden, ob diese Berührung erst vor kurzem, vor Ablauf von 10 Minuten, oder schon vor längerer Zeit vor sich gegangen ist. Sofort nach der Berührung mit Gelbkreuz und in den folgenden Minuten kann der Stoff durch Oxydationsmittel, insbesondere Chlorkalklösung, Wasserstoffsuperoxyd, Kalium permanganat-Lösung unschädlich gemacht werden. Später, nachdem er erst in die Haut eingedrungen ist, haben solche Mittel wenig oder keinen Erfolg. Es ist aber auch dann noch zu versuchen, so viel wie möglich von dem Ätzgift aus der Haut zu entfernen. Dazu eignen sich Abspülungen mit Wasser oder Seifenwasser, am besten Baden des ganzen Körpers und zartes Abwischen der betroffenen Hautstellen mit Seife, wobei die verwandten Lappen, Stoffe, Watte vernichtet werden müssen.

Die Ätzwirkungen an den Atmungsorganen sind durch Inhalation mit Wasserdämpfen, Natrium-bicarbonat und Emser Salz zu bekämpfen.

Bei Augenverätzung sind Waschungen mit Borsäurelösung oder 2%iger Sodalösung empfohlen. Ähnlich ist die Behandlung anderer Gelbkreuzgase wie des Lewisits, bei welchem von amerikanischer Seite Auflegen von 5%iger Sodalösung angeraten ist.

Außer diesen reizenden und ätzenden Stoffen kommen noch andere schädliche Gase, besonders *Kohlenoxyd* und *Blausäure*, in Betracht, die aber wegen ihrer in der Luft meist eintretenden starken Verdünnung und dadurch bewirkten geringen Massenwirkung kaum als Kampfgase verwendet werden. Sie üben ihre schädliche Wirkung vielmehr auf das Blut als auf die Atmungsorgane aus und sind daher an anderen Stellen besprochen.

15. Lungentuberkulose.
a) Geschichtliche Einleitung.

Die *Lungenschwindsucht* (*Phthisis pulmonum* von φϑίνειν dahinschwinden) ist bereits den Ärzten des Altertums bekannt gewesen. Ihre klinischen Erscheinungen sind von HIPPOKRATES genau geschildert. Die anatomische Form der Knötchen, von denen die Bezeichnung Tuberkulose herrührt, ist zuerst von SYLVIUS (1640—1674), sodann von BAYLE (1774—1816) am Grundtyp des Miliartuberkels beschrieben. BAYLES Schüler LAENNEC (1781—1826) unterschied die knötchenförmigen von den oft in Verkäsung übergehenden infiltrativen Prozessen; obwohl er hiermit in formaler Hinsicht eine Zweiteilung vornahm, erkannte er vermöge seiner klinisch ärztlichen Erfahrung doch die ätiologische Einheit beider Formen und wurde somit zum Begründer des sog. Unitarismus. Dagegen nahm VIRCHOW als Vertreter des Dualismus auch eine verschiedenartige Entstehung der verschiedenen Formen an, die er namentlich auf Grund mikroskopischer Unterschiede scharf trennte. Experimentelle Forschungen von VILLEMIN 1865, ferner von COHNHEIM, welcher in der Impfung in die vordere Augenkammer von Kaninchen eine zweckmäßige Methode für den Nachweis tuberkulösen Materials entdeckte, ließen aber die ätiologische Gleichartigkeit der verschiedenen anatomischen Formen erkennen. Endgültig geklärt ist die Frage der Ätiologie durch ROBERT KOCH, der 1882 den Tuberkelbacillus entdeckte und Methoden zu seiner kulturellen Züchtung angab. Auch die Erforschung der in den Tuberkelbacillen enthaltenen toxischen Stoffe, ihrer Einwirkung auf den infizierten Organismus und der in diesem hervorgerufenen Reaktionen ist durch grundlegende Versuche von KOCH 1890 eröffnet.

Eine Verknüpfung der anatomischen Vorgänge mit den in verschiedenen Phasen der Entwicklung der Tuberkulose sich ändernden Reaktionen des Organismus hat RANKE seit 1913 vorgenommen. Seine Stadienlehre kann zwar keinen Anspruch auf allgemeine Gültigkeit erheben, hat aber ein tieferes Verständnis für die Entstehung der zahlreichen im Ablauf der Tuberkulose auftretenden Erscheinungsformen vermittelt. Einen genaueren Einblick in die verschiedenartigen Entwicklungsvorgänge der Lungentuberkulose hat sodann die serienweise Verfolgung der Befunde im Röntgenbild gewährt.

In therapeutischer Hinsicht von grundsätzlicher theoretischer Bedeutung ist die ebenfalls auf die Vorarbeit von KOCH zurückgehende spezifische Therapie, wenn sie auch die anfänglich in sie gesetzten Hoffnungen nicht erfüllt hat. Von sehr großem praktischem Wert erweist sich in dazu geeigneten Fällen die von FORLANINI 1880 geschaffene Kollapsbehandlung mittels Pneumothorax, an dessen Stelle erforderlichenfalls die Phrenicusexairese (STÜRTZ) oder die Thorakoplastik (BRAUER, SAUERBRUCH) treten kann.

Der Bekämpfung der Tuberkulose im Einzelfall und als Volkskrankheit dienen das besonders in Deutschland ausgestaltete Heilstättenwesen, das von BREHMER 1859 angebahnt ist, ferner die in Deutschland als Fürsorgestellen, im Ausland vielfach als Dispensaires bezeichneten Einrichtungen, unter denen eine der ersten von CALMETTE in Lille geschaffen ist, sowie eine in allen Kulturländern mit immer größerer Sorgfalt ausgeübte staatliche Überwachung durch die Gesundheitsbehörden.

b) **Verbreitung und Häufigkeit der Tuberkulose.**

Die Lungentuberkulose ist eine sehr verbreitete und häufige Erkrankung. Obwohl ihr Verlauf durchschnittlich keineswegs so ungünstig ist, wie man früher meist angenommen hatte, sondern eine frühzeitig einsetzende Behandlung verhältnismäßig gute Aussichten eröffnet, sind doch sehr zahlreiche Todesfälle in allen Klimaten auf Rechnung der Lungentuberkulose zu setzen. In

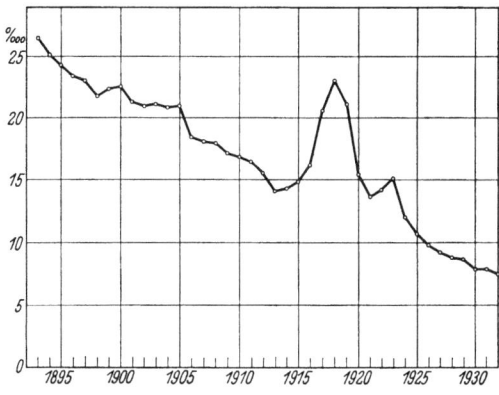

Abb. 19. Tuberkulosesterblichkeit im Deutschen Reich in Stadt und Land in den Jahren 1893—1932 auf je 10000 Lebende berechnet.

Deutschland stirbt noch durchschnittlich jeder 18. Mensch an Lungentuberkulose, jeder 15. an Tuberkulose überhaupt (nach der mir vom Reichstuberkuloseausschuß zur Verfügung gestellten Statistik des Jahres 1933). Ähnlich liegen die Verhältnisse in den übrigen europäischen Staaten. Dabei hat in den letzten Jahren eine fortschreitende Abnahme der Lungentuberkulose bei allen Kulturnationen eingesetzt, die nur in den letzten Kriegsjahren und der ersten Nachkriegszeit durch eine steil ansteigende, aber bald wieder noch tiefer absinkende Zacke unterbrochen wurde (vgl. Abb. 19). In Deutschland und Österreich ist die vorübergehende Zunahme infolge der hier damals herrschenden besonders ungünstigen Ernäh-

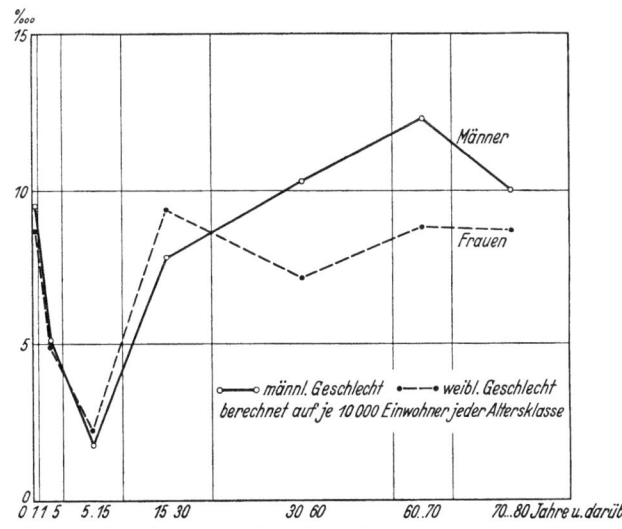

Abb. 20. Tuberkulosesterblichkeit im Deutschen Reich nach Altersklassen und Geschlecht im Jahre 1932.

rungsverhältnisse am stärksten ausgeprägt. Die kleinere Nachzacke der deutschen Kurve fällt in die Inflationszeit. Die allgemeine Abnahme der Lungentuberkulose wird auf die bei der endemischen Verbreitung der Tuberkulose allmählich eintretende Auslese der widerstandsfähigen Individuen und auf die in allen Kulturländern eifrig betriebenen Fürsorgemaßnahmen zurückgeführt. Von vielen wird auch der wirtschaftlichen Hebung der bisher am schlechtesten gestellten Volksschichten Bedeutung beigemessen; die Wirkung dieses Umstandes ist aber teilweise mehr mittelbar, insofern dadurch die allgemeinen hygienischen Verhältnisse gebessert werden, nicht nur unmittelbar durch Besserung der Ernährung (URBANEK).

In der Verteilung auf Stadt und Land bestand früher ein erheblicher Unterschied zuungunsten der Großstädte. Infolge der genannten Maßnahmen hat sich aber gerade in diesen die Lage wesentlich gebessert, so daß jetzt nur noch geringe Unterschiede zwischen Stadt und Land bestehen.

Die Verteilung auf die *Geschlechter* ist ziemlich gleich, sofern die alle Altersklassen umfassenden Gesamtzahlen betrachtet werden. In gewissen Lebensaltern sind aber deutliche Unterschiede vorhanden, die sich im ganzen ausgleichen. In der Zeit der Pubertät, welche offenbar einen ungünstigen Einfluß auf die Entwicklung der Lungentuberkulose ausübt, überwiegen die weiblichen Todesfälle an Tuberkulose entsprechend dem früheren Eintritt der Reife beim weiblichen Geschlecht. In den späteren Lebensaltern, namentlich jenseits des 40. Jahrs, sind dagegen die Todesfälle bei Männern, wahrscheinlich entsprechend ihrer stärkeren beruflichen Beanspruchung, häufiger (vgl. Abb. 20).

Die einzelnen *Berufe* zeigen eine recht verschiedene Sterblichkeit an Tuberkulose, für die verschiedene Gründe maßgeblich sein dürften. Am häufigsten von allen Berufen erliegen der Tuberkulose die im Gasthausgewerbe beschäftigten Personen, bei denen chronischer Alkoholabusus, mangelnder Schlaf, wenig Bewegung in frischer Luft sich besonders schädlich auswirken. Auffällig hoch ist ferner die Zahl der Todesfälle infolge von Tuberkulose bei Gesteinshauern, Feilenhauern, Scherenschleifern usw., bei welchen durch Einatmung des in diesen Berufen entwickelten schädlichen Staubes sich eine sog. Staublunge ausbildet, welche der Verbreitung einer Lungentuberkulose Vorschub leistet (vgl. S. 553). Im allgemeinen zeigt die statistische Übersicht über die Sterblichkeitsziffern der verschiedenen Berufe an Lungentuberkulose deutlich, daß hierbei die allgemeinen hygienischen Verhältnisse eine große Rolle spielen (vgl. beistehende Tabelle).

Verteilung der Lungenphthise auf einzelne Berufe.

Nach einer englischen Statistik der Berufssterblichkeit, bei welcher die Vergleichszahlen nur die 25—65jährigen umfassen. (Aus dem Handbuch der Sozialen Hygiene und Gesundheitsfürsorge von A. GOTTSTEIN, A. SCHLOSSMANN, L. TELEKY.)

Alle Männer	141	Tischler, Holzarbeiter		174
Geistliche	45	Brauer		181
Landwirte	50	Schneider		186
Ärzte	64	Gastwirte		196
Landarbeiter	70	Buchdrucker		208
Kohlenbergleute	75	Buchbinder		213
Müller	92	Schuhmacher		222
Bäcker, Zuckerbäcker	117	Seeleute		257
Fuhrleute	144	Töpfer, keramische Arbeiter		282
Handelsangestellte	172	Scheren-, Messer-, Feilen-, Nadelmacher		306
Steinarbeiter	172	darunter Feilenmacher		434
darunter Steinhauer überhaupt	237	Messer und Scherenmacher		466
„ Granit	127	Gasthausbedienstete		309
„ Kalkstein	129	Händler und Hausierer		419
„ Sandstein	415			
Schieferarbeiter	220			

Wir sehen hier die verschiedensten Umstände und Schädlichkeiten zu erhöhter Tuberkulosesterblichkeit führen: ungünstige Auslese für den Beruf (Schneider, Schuhmacher, Buchbinder, Buchdrucker, Händler und Hausierer); Staubeinatmung: Steinarbeiter (man beachte den Unterschied zwischen Kalkstein und Sandstein!), Messer-, Scheren- und Feilenmacher; Alkoholismus: Brauer, Gastwirte, Gasthausangestellte.

Weit größer noch als die schon beträchtliche Mortalität an Lungentuberkulose ist die Morbidität und ganz besonders groß die Infektion mit Tuberkelbacillen, die nur zur Bildung einzelner tuberkulöser Herde führt, ohne daß hierdurch der ganze Körper in einen merklichen Krankheitszustand gerät. Auf Grund von genauesten Sektionen hat NÄGELI unter den Leichen Erwachsener, die aus dem Kanton Zürich stammten, in 96—97% der Fälle irgendwelche tuberkulösen Herde gefunden. Diese Feststellung ist durch spätere Nachprüfungen an Leichen, die aus städtischer Bevölkerung herrührten, im wesentlichen bestätigt worden, wenn auch meist etwas geringere Prozentzahlen gefunden wurden. Andererseits haben die Sektionen von Soldaten, die im Weltkrieg gefallen waren, gezeigt, daß doch gar nicht ganz selten auch völlig tuberkulosefreie Lungen angetroffen werden. In Übereinstimmung mit den Sektionsergebnissen von NÄGELI fallen die Tuberkulinreaktionen, welche lediglich anzeigen, daß der Körper irgendwelche tuberkulösen Herde beherbergt, ohne über deren Aktivität irgend etwas auszusagen, bei fast allen erwachsenen Personen in den Städten der reichlich mit Tuberkulose durchsetzten Kulturländer positiv aus. Geringer ist die Verhältniszahl bei Bevölkerungen, die abseits vom Verkehr leben (HEIMBECK).

Bei Kindern kann man die fortgesetzte Durchseuchung, die namentlich in der Schulzeit zunimmt, durch systematische Prüfung mittels Tuberkulinreaktionen verfolgen. Im Alter von 4 Jahren fallen die Tuberkulinreaktionen nach dem Durchschnitt der von PIRQUET-MORO sowie von HAMBURGER und MONTI aufgestellten Statistiken in 25%, im Alter von 14 Jahren in 70% positiv aus. In neueren Untersuchungen ist die Zahl der positiven Reaktionen auf Tuberkulinproben nach verschiedenen Angaben geringer gefunden worden; so betrug der positive Ausfall der PIRQUETschen Reaktion in der Statistik von PERETTI aus dem Jahre 1931 bei Kindern im Alter von 14—15 Jahren nur 34%. Es dürfen jedoch hieraus, wie SELTER mit Recht betont, nicht voreilige Schlußfolgerungen auf einen Rückgang der Tuberkuloseinfektion gezogen werden, da die Tuberkulinreaktion bei diesen Untersuchungen nur einmalig ausgeführt wurde und hierbei ein negativer Ausfall keineswegs eine stattgehabte Tuberkuloseinfektion ausschließen läßt (vgl. S. 556). In einer großen neueren Statistik von OPIE und Mitarbeitern in Philadelphia, die nach dreimaligen intracutanen Tuberkulinproben in steigenden Dosen an Schulkindern im Alter von 5—18 Jahren ausgeführt wurden, stieg die Zahl des positiven Ausfalles von 37,7% im 5. Lebensjahr auf 90% im 18. Lebensjahr. Die Autoren schließen hieraus, daß im Gegensatz zu einem auch dort beobachteten Fallen der Tuberkulosesterblichkeit eine Abnahme der tuberkulösen Infektion in der Kindheit nicht zu bemerken ist.

c) Ätiologie.

Der von KOCH entdeckte und als Erreger der Tuberkulose nachgewiesene *Tuberkelbacillus* ist ein schlankes Stäbchen von etwa 0,002—0,004 mm Länge. Er hat eine gerade oder leicht geknickte Gestalt. Im Auswurf und anderen Abscheidungen liegen die Stäbchen oft parallel nebeneinander oder in Häufchen zusammen; im Harn sind sie oft zu zopfartigen Gebilden ausgewachsen.

Der Tuberkelbacillus ist ausgezeichnet durch eine große Widerstandsfähigkeit gegen Säuren, welche seine wachsartige Hülle schwer angreifen können. Hierauf ist sein färberischer Nachweis nach dem von ZIEHL-NEELSEN angegebenen Verfahren gegründet.

Das auf einem Objektträger in dünner Schicht aufgetragene und durch mehrmalige vorsichtige Erhitzung über der Gasflamme fixierte Sputum wird mit Carbolfuchsinlösung gefärbt und sodann über der Flamme bis zum wiederholten Aufkochen erhitzt. Darauf wird das Präparat durch kurzes Eintauchen in 5%ige Schwefelsäure oder 25%iger Salpetersäure entfärbt. Dann wird der Objektträger mit 70%igem Alkohol abgespült, bis er farblos erscheint. Schließlich wird eine Gegenfärbung gewöhnlich mit Methylenblau angewandt, durch welche alle anderen Bestandteile gefärbt werden, und der Objektträger kurz mit Wasser abgespült und getrocknet. Die Tuberkelbacillen, welche die Fuchsinlösung aufgenommen und allein der Säurewirkung widerstanden haben, erscheinen rot, alle anderen Stoffe in der zur Gegenfärbung verwandten Farbe.

Bei spärlichem Bacillengehalt wird oft das Antiforminverfahren angewandt, durch welches die meisten anderen Bestandteile zerstört und nur die Tuberkelbacillen unverändert gelassen werden.

Nach dem Gramverfahren färben sich die Tuberkelbacillen positiv. Es kann besonders hierdurch, zum Teil auch durch die ZIEHL-NEELSEN-Färbung, eine körnige Struktur der Tuberkelbacillen nachgewiesen werden. Mitunter findet ein völliger Zerfall in einzelne Körnchen statt, die als ,,MUCHsche Granula" bezeichnet werden.

Das färberische Verhalten, insbesondere die Säurefestigkeit haben die Tuberkelbacillen mit einigen anderen Bacillenarten, namentlich den Leprabacillen, die freilich durch ihre geringere Größe unterschieden sind, ferner einigen saprophytisch im Smegma, im Sputum von Bronchiektatikern, sowie anderen auf Gräsern lebenden und bisweilen durch Kuhmist in die Butter übergehenden, endlich auf Wasserleitungshähnen sich findenden Stäbchen gemeinsam. Hierdurch können gelegentlich Verwechslungen entstehen. Zur Unterscheidung dient das Kulturverfahren und die Impfung von Meerschweinchen.

Zur Züchtung werden glycerinhaltige Nährböden, Glycerinagar oder Glycerinbouillon, neuerdings besonders die HOHNschen Eiernährböden verwandt. Die Bacillenkultur bildet auf der Bouillon ein bröckliges Häutchen, das am Rande des Glases hinaufsteigt, auf festen Nährböden einen krümeligen Belag.

Die Impfung auf Meerschweinchen erfolgt durch Einbringung des zu untersuchenden Materiales in das Peritoneum. Bei Anwesenheit von Tuberkelbacillen entsteht nach 4 bis 6 Wochen eine Schwellung und Verkäsung der Lymphknoten im Abdomen und in der Leistengegend, sowie oft eine Aussaat von Knötchen in verschiedenen Organen, namentlich in Leber, Milz, Lunge, Peritoneum. In der Regel werden die Tiere zur Feststellung des Befundes nach 6 Wochen getötet.

Außer der Stäbchen- und der Körnchenform wird von CALMETTE das Vorkommen eines ultravisiblen Virus behauptet. Diese Annahme kann aber bisher nicht als bewiesen gelten.

Der Tuberkelbacillus tritt in verschiedenen Arten auf, die in verschiedenen Wirten leben. Von Wichtigkeit sind der Typus humanus, der Typus bovinus sowie der Erreger der Geflügel- und der Kaltblütertuberkulose. Ihre Untersuchung erfolgt durch Tierimpfung. Zum Teil lassen sich geringe Unterschiede auch an dem kulturellen Verhalten auf geeigneten Nährböden nachweisen.

Der *Typus humanus* erzeugt den weitaus größten Teil der Tuberkuloseerkrankungen beim Menschen, ebenso auch bei Affen, die in unseren Breiten unter ihnen nicht zusagenden klimatischen Bedingungen gehalten werden. Außerdem wird er selten bei einigen Haustieren wie Hunden, Katzen und Schweinen gefunden; bei Rindern, Ziegen und Schafen ist er nicht beobachtet. Meerschweinchen sowie etwas weniger leicht Kaninchen können mit dem Typus humanus infiziert werden.

Der *Typus bovinus* erzeugt die Perlsucht der Rinder und verwandter Tierarten. Er tritt gelegentlich auch beim Menschen auf; besonders bei solchen Personen, die beruflich viel mit perlsuchtkranken Tieren zu tun haben und sich leicht Hautverletzungen zuziehen, wie besonders Schlächter und Melker, ferner können durch Genuß von Milch, welche von perlsüchtigen Kühen stammt, Darminfektionen namentlich bei kleinen Kindern entstehen, während der Darm erwachsener Menschen sich gegenüber Perlsuchtbacillen im allgemeinen resistent verhält. Meerschweinchen können mit dem Typus bovinus ebenso leicht wie mit dem Typus humanus infiziert werden. Kaninchen sind empfänglicher für den Typus bovinus als für den Typus humanus.

Der *Erreger der Geflügeltuberkulose* ist nur in seltenen Ausnahmefällen beim Menschen nachgewiesen, wo er meist Hauttuberkulosen und septische Krankheitsbilder hervorruft.

Kaltblütertuberkelbacillen werden bei Fischen, Schlangen und Amphibien gefunden. Sie können auch auf Schildkröten übertragen werden. Warmblüter sind nicht empfänglich.

d) Infektionsquellen und -wege.

Die häufigste *Infektionsquelle* ist der offentuberkulöse Mensch, der mit dem Auswurf reichlich Tuberkelbacillen aushustet Die Bacillen können nach der Lehre von FLÜGGE in feinen mit den Hustenstößen entleerten Tröpfchen in der Luft in der Schwebe gehalten werden. Werden sie von Menschen, die sich in unmittelbarer Nähe von Offentuberkulösen befinden, eingeatmet, so können sie bei diesen eine Inhalationstuberkulose erzeugen. Bei Pflegepersonal, Familienangehörigen von Offentuberkulösen, mit denen sie häufig in dichte Berührung treten, mag diese Art der Infektion eine wesentliche Rolle spielen. Für Fernerstehende ist diese Gefahr als geringer zu veranschlagen, da derartige Tröpfchen sich nicht in größerer Entfernung des Kranken in der Luft halten; dagegen wird der Erdboden ebenso wie Teppiche, Möbelstücke in der Umgebung des Kranken mit den ausgehusteten niedersinkenden Tuberkelbacillen übersät. Der feuchte und ganz besonders der leichter bewegliche eingetrocknete Staub kann durch jede Luftbewegung aufgewirbelt werden und in die Lungen durch Einatmung gelangen. Auf diese Weise ist wohl der größte Teil der Infektionen bei Erwachsenen zu erklären.

Bei Kindern spielt außerdem die sog. Schmierinfektion eine Rolle, indem die Kinder mit Tuberkelbacillen verunreinigten Staub vom Erdboden, Teppichen usw. mit den Fingern aufnehmen und die Finger kindlicher Gewohnheit gemäß in den Mund stecken. Auf diese Weise ist ein Eindringen der verschluckten Bacillen am Mundring, den Tonsillen und durch die Darmwand möglich. Bei Kindern kommt auf diesem Wege auch eine Infektion mit Perlsuchtbacillen besonders in Betracht, die sich bei der großen Verbreitung der Perlsucht der Rinder sehr häufig in der Milch finden. Durch Pasteurisieren der Milch ist ein verhältnismäßiger, durch längeres Kochen, welches freilich den gesundheitlichen Wert der Milch herabsetzt, ein vollkommener Schutz gegen diese Art der Infektion möglich. Auch in den Milchprodukten Butter und Käse kommen Perlsuchtbacillen häufig vor; da diese aber von Kleinkindern, deren Darm besonders empfänglich für Tuberkelbacillen ist, weit weniger als Milch genossen werden, spielt die Milchinfektion eine größere Rolle.

Während BEHRING dieser Art der Tuberkuloseinfektion durch die Milch perlsüchtiger Kühe eine große und sogar überwiegende Bedeutung zugemessen hat, hat KOCH diese Gefahr im Verhältnis zum vorherrschenden Wege der Inhalation von menschlichen Tuberkelbacillen nicht für sehr erheblich gehalten. Nach neueren freilich schwer zu beurteilenden Statistiken ist die Perlsuchtübertragung durch die Milch bei Kleinkindern als durchaus beachtlich anzusehen; sie stellt aber nur einen kleinen Teil, wahrscheinlich weniger als 10% der menschlichen Tuberkuloseinfektionen dar, die in der überwiegenden Mehrzahl durch Inhalation vom Typus humanus erfolgen.

Ferner können Bacillen sowohl vom Typus humanus als bovinus, die einerseits von menschlichen Leichen, andererseits von perlsüchtigen Kühen stammen, durch verletzte Stellen der Haut eindringen und Hauttuberkulose bei Ärzten, die Sektionen ausführen (Leichentuberkel), andererseits bei Schlächtern und Melkern hervorrufen. Außer diesen Berufsinfektionen kommt die Haut als Eintrittspforte von Tuberkelbacillen nur ausnahmsweise in Betracht.

Eine *angeborene* Tuberkulose ist mit Sicherheit nur in sehr seltenen Fällen beobachtet, in denen sie durch intrauterine Infektion des Fetus auf dem Wege über die Placenta von einer tuberkulösen Mutter her erfolgte. Eine theoretisch in Betracht kommende Infektion der Samen- oder Eizelle ist nicht erwiesen und praktisch kaum anzunehmen.

e) Disposition.

Die Entscheidung, ob die in den Körper eingedrungenen Bacillen eine Infektion desselben hervorrufen, ist nicht nur von der Art, Menge und Virulenz des Erregers, sondern auch zu einem sehr großen Teil von der Empfänglichkeit bzw. Widerstandsfähigkeit des Körpers abhängig. Von erheblicher Bedeutung ist hierbei eine *erbliche Disposition*; diese ist bereits früher vermutet und in der vorbakteriologischen Zeit sogar zum Teil für allein maßgeblich gehalten, dann nach Entdeckung des Erregers aber vielfach zu gering geachtet worden. Die Ergebnisse der modernen Erbforschung, besonders der von DIEHL und VERSCHUER gemachten Erhebungen an Zwillingen, von denen die eineiigen sich hinsichtlich einer tuberkulösen Erkrankung häufiger konkordant verhalten als zweieiige, lassen aber die Bedeutung der erblichen Disposition für Tuberkulose klar erkennen. Besonders auffällig sind einzelne Beobachtungen, in denen eineiige Zwillinge an verschiedenen Orten unter verschiedenen Lebensbedingungen aufwuchsen und trotzdem in fast gleichem Lebensalter an sehr ähnlichen Formen der Lungentuberkulsoe erkrankten (vgl. die Ausführungen von SIEBECK im Abschnitt über Vererbung innerer Krankheiten S. 64).

Der empfängliche Mensch hat unter den üblichen Lebensbedingungen soviel Gelegenheit zur Infektion, daß sie oft früher oder später bei ihm eintritt; umgekehrt verleiht angeborene Widerstandsfähigkeit einen beträchtlichen Schutz gegenüber zahlreichen Infektionen.

Dieser Schutz ist aber nicht vollkommen und deshalb darf die Erkenntnis der Bedeutung der erblichen Disposition nicht dazu verleiten, im Kampf gegen die Tuberkulose, der in erster Linie gegen den Erreger und seine Verbreitungsmöglichkeiten geführt werden muß, irgendwie nachzulassen. Auch innerhalb der gefährdeten Familie ist nach wie vor auf Absonderung von Offentuberkulösen und Desinfektion ihrer Ausscheidungen der größte Wert zu legen und darf keiner fatalistischen Nachlässigkeit Raum gegeben werden.

Worin die ererbte Disposition besteht, ist keineswegs geklärt. Einzelne Umstände, die nach weit verbreiteter Auffassung für maßgeblich gehalten wurden, wie Enge der oberen Brustapertur (FREUND-HART), Verknöcherung der ersten Rippe, langer schmaler Bau des Brustkorbes (Habitus phthisicus) scheinen nicht einen so hohen Einfluß auf die Ansiedlung und Ausbreitung der Lungentuberkulose zu haben, wie vielfach angenommen worden ist. Dagegen ist die Bedeutung der allgemeinen erblichen Disposition anzuerkennen.

Eine *erworbene Disposition* kann durch zahlreiche Einflüsse, welche die allgemeine Widerstandskraft schwächen, geschaffen werden. In erster Linie sind mangelhafte Ernährung, Kummer und Sorge zu nennen. Das starke, wenn auch nur vorübergehende Ansteigen der Tuberkulose in allen am Krieg beteiligten Staaten, ganz besonders in dem ausgehungerten Deutschland, in den letzten Kriegs- und ersten Nachkriegsjahren hat hierfür ein beredtes Beispiel gegeben (vgl. Abb. 19). Sodann spielen allgemeine hygienische Bedingungen, Bewegung, Luft und Licht eine Rolle. Ungünstige Verhältnisse in dieser Hinsicht, wie sie in Gefängnissen und Gefangenenlagern herrschen, pflegen die Verbreitung der Lungentuberkulose sehr zu begünstigen. Andererseits vermag auch eine übergroße Sonnenbestrahlung zum Aufflackern vorher schlummernder tuberkulöser

Herde zu führen, wie Beobachtungen namentlich an Jugendlichen immer wieder lehren. Verschiedene andere Erkrankungen, besonders Masern, Keuchhusten und Grippe scheinen der Tuberkulose den Weg zu bahnen, da man sie häufig im Gefolge dieser Krankheiten auftreten sieht. Eine besondere Disposition wird durch die Zuckerkrankheit geschaffen, bei der schwere Formen der Tuberkulose besonders häufig auftreten und vielfach einen ungewöhnlich bösartigen Verlauf nehmen. Auch chronischer Alkoholismus bildet häufig den Schrittmacher für die Lungentuberkulose.

Eine *Organdisposition* durch mangelhafte Lüftung der Lunge infolge Verminderung der costalen Atmung ist bei der Spondylarthritis ancylopoetica geschaffen, bei welcher die Rippen- und Wirbelgelenke versteift sind, so daß die Ausdehnungsfähigkeit des Brustkorbes hochgradig herabgesetzt ist. Dementsprechend wird in den Endstadien dieser Erkrankung häufig Lungentuberkulose beobachtet. Eine mangelhafte Durchblutung der Lungen, welche bei der angeborenen Pulmonalstenose vorliegt, schafft für die Ansiedlung und Entwicklung der Tuberkelbacillen offenbar günstige Verhältnisse, da die Lungentuberkulose fast regelmäßig die Todesursache von Menschen mit angeborener Pulmonalstenose bildet. Umgekehrt wird behauptet, daß eine Lungenstauung, wie sie namentlich bei Mitralfehlern vorliegt, einen gewissen Schutz gegenüber der Lungentuberkulose bieten soll. In der Tat scheint die Lungentuberkulose hierbei etwas weniger häufig als durchschnittlich vorzukommen; sie stellt dabei aber keine große Seltenheit dar.

Auch innersekretorische Einflüsse können für die Entwicklung der Lungentuberkulose von einer gewissen Bedeutung sein. Das auffallende Emporschnellen der Erkrankungsziffer an Lungentuberkulose bei Mädchen im frühen Pubertätsalter, welche die Durchschnittszahl der Erkrankungen bei den später reifenden Knaben und Jünglingen der gleichen Jahresklassen weit übertrifft, spricht durchaus in diesem Sinne. Auch lehren Einzelbeobachtungen von besonders schnellen Fortschritten der Lungentuberkose in der Gravidität und namentlich im Puerperium, daß die großen Umwälzungen, welche bei diesen Zuständen im weiblichen Organismus vor sich gehen, einen die Tuberkulose begünstigenden Einfluß ausüben können. In größeren Statistiken, welche in sorgfältiger Weise besonders von SCHULTZE-RHONHOFF und HANSEN ausgeführt sind, tritt dies nicht so in Erscheinung wie in Einzelbeobachtungen, die an genau verfolgten Fällen von kritischen Ärzten gemacht sind (BRÄUNING). Akute äußere Einwirkungen, insbesondere Traumen, befördern nur selten den Eintritt einer tuberkulösen Erkrankung. Wenn bei Begutachtungen derartige Zusammenhänge zur Erörterung stehen, so können nur ganz besonders deutliche, auf ursächliche Beziehungen hinweisende Verhältnisse im Einzelfalle zu einer Bejahung dieser Frage führen; im allgemeinen ist ein unmittelbarer und meist auch ein mittelbarer Zusammenhang zu verneinen. Dies gilt auch für Lungenverletzungen durch Geschosse. Anatomische Erfahrungen lehren, daß bei Steckschüssen in einer tuberkulösen Lunge die Umgebung des Geschosses in der Regel nicht durch irgendwelche auffälligen Veränderungen ausgezeichnet ist. In einzelnen Ausnahmefällen ist dies freilich nachgewiesen.

f) Allergie und Immunität.

Von großem Einfluß auf Art und Verlauf der Tuberkulose ist das Überstehen einer früheren tuberkulösen Infektion. Es ist einerseits eine Änderung der Empfindlichkeit im Sinne einer Steigerung oder Abschwächung und andererseits die Gewinnung eines erhöhten Schutzes gegenüber der Infektion begrifflich und tatsächlich zu unterscheiden. Der erste Vorgang wird als Allergie, der zweite als

Immunität bezeichnet. Oft bestehen Beziehungen zwischen beiden Zustandsänderungen; in anderen Fällen scheinen sie sich aber unabhängig voneinander zu verhalten.

Die Grundlagen für die Erkenntnis derartiger Erscheinungen sind von KOCH in folgendem Versuch gegeben:

Wenn man ein gesundes Meerschweinchen mit einer Reinkultur von Tuberkelbacillen impft, dann verklebt in der Regel die Impfwunde und scheint in den ersten Tagen zu verheilen; erst im Laufe von 10—14 Tagen entsteht ein hartes Knötchen, welches bald aufbricht und bis zum Tode des Tieres eine ulcerierende Stelle bildet. Aber ganz anders verhält es sich, wenn ein bereits tuberkulös erkranktes Meerschweinchen geimpft wird. Am besten eignen sich hierzu Tiere, welche 4—6 Wochen vorher erfolgreich geimpft wurden. Bei einem solchen Tier verklebt die kleine Impfwunde auch anfangs, aber es bildet sich kein Knötchen, sondern schon am nächsten oder zweiten Tag tritt eine eigentümliche Veränderung an der Impfstelle ein. Dieselbe wird hart und nimmt eine dunklere Färbung an, und zwar beschränkt sich diese nicht allein auf die Impfstelle selbst, sondern breitet sich auf die Umgebung bis zu einem Durchmesser von 0,5—1 cm aus. In den nächsten Tagen stellt sich dann immer deutlicher heraus, daß die so veränderte Haut nekrotisch ist; sie wird schließlich abgestoßen, und es bleibt dann eine schwache Ulceration zurück, welche gewöhnlich schnell und dauernd heilt, ohne daß die benachbarten Lymphknoten infiziert werden. „Die verimpften Tuberkelbacillen wirken also ganz anders auf die Haut eines gesunden als auf diejenige eines tuberkulösen Meerschweinchens."

Es ist also bei der zweiten Infektion des Meerschweinchens eine örtliche Überempfindlichkeit festzustellen; gleichzeitig hat aber der Organismus eine erhöhte Widerstandskraft in der Hinsicht erlangt, daß er der Infektion länger widersteht als bei einmaliger Infektion. In einem gewissen Teil der Versuche kann die Überempfindlichkeitsreaktion so hohe Grade erreichen, daß hierdurch der Tod eintritt.

Ähnlich wie eine Neuinfektion mit lebenden Bacillen wirkt auch die Injektion von abgetöteten Bacillen und ihren chemischen Produkten, die gleichfalls zuerst von KOCH hergestellt wurden. Er verwandte einerseits das Filtrat von Tuberkelbacillen, die auf Glycerinbouillon gezüchtet waren (Alt-Tuberkulin), und andererseits getrocknete Bakterienkulturen, die zerrieben und in physiologischer Kochsalzlösung aufgeschwemmt wurden (Neu-Tuberkulin). Den wirksamsten Bestandteil stellen die in den Bacillenleibern enthaltenen Endotoxine dar. Auch bei Injektion dieser Stoffe ist an einem früher infizierten Organismus bei Tier und Mensch eine Überempfindlichkeitsreaktion zu beobachten, die sich in einem Aufflammen der Entzündung am ursprünglichen Krankheitsherd kundgibt. Die diagnostische Bedeutung derartiger Tuberkulinreaktionen wird später im Abschnitt über die Diagnose erörtert werden. Von KOCH gehegte Hoffnungen, durch wiederholte Injektion dieser Stoffe eine Immunität hervorzurufen und dadurch eine Heilung der Erkrankung herbeizuführen, haben sich aber nicht bestätigt. Ganz abgesehen von der diagnostischen und therapeutischen Verwertung ist durch die grundlegenden Versuche von KOCH erwiesen, daß die Entwicklung der tuberkulösen Krankheitsvorgänge bei einer zweiten Infektion wesentlich anders vor sich geht als bei einmaliger Infektion.

Ähnliche Erscheinungen, die bei wiederholter Injektion anderer chemisch wirksamer Stoffe und insbesondere bei wiederholter Infektion mit anderen Krankheitserregern zustande kommen, sind von BEHRING und RÖMER genau erforscht und sodann von PIRQUET in genialer Weise in ein System gebracht und zum Aufbau seiner Allergielehre verwandt worden (vgl. S. 151 f.). Auf diesem Grunde hat auch RANKE sein Lehrgebäude aufgerichtet, in dem morphologisch-anatomische Zustände in Beziehung zu immun-biologischen Vorgängen gebracht sind. Anknüpfend an die schon von PETRUSCHKY unternommene Einteilung der Lungentuberkulose analog der Syphilis in drei Stadien unterscheidet RANKE bei der Tuberkulose folgende Stadien:

Im ersten Stadium erfolgt die primäre Infektion bei unveränderter Abwehrkraft. Im zweiten Stadium tritt eine Ausbreitung der Tuberkulose mit reichlicher Streuung auf dem Lymph- und Blutwege und gleichzeitig eine Überempfindlichkeit des Organismus ein, die in starken Entzündungserscheinungen um die Krankheitsherde zum Ausdruck kommt, im dritten Stadium geschieht eine weitere Ausbreitung vorwiegend nur entlang vorgebildeten Straßen in sog. Kanälen, d. h. auf dem Bronchialwege, entlang den Ureteren, dem Darm usw.; dabei ist die Empfindlichkeit und deshalb die Stärke der Entzündungserscheinungen herabgesetzt; der Körper hat eine erhöhte Widerstandsfähigkeit erhalten, so daß etwaige hämatogene Streuungen nicht mehr angehen.

Durch diese Verknüpfung immun-biologischer Zustände mit morphologisch-anatomischen Vorgängen ist die Erkenntnis gefördert und der Forschung eine ungemein fruchtbare Anregung gegeben worden. Diese hier nur in den Grundzügen wiedergegebene Lehre wird den Tatsachen namentlich hinsichtlich des ersten und zweiten Stadiums, die von RANKE am Kindesalter besonders genau studiert sind, im allgemeinen gerecht. Anspruch auf allgemeine Gültigkeit kann ihr aber nicht beigemessen werden, und es sind wohl begründete Einwände dagegen erhoben worden. So kommen namentlich im dritten Stadium in gewissen Phasen vielfach Überempfindlichkeitserscheinungen ganz ähnlich wie im zweiten Stadium und auch hämatogene Streuungen vor. Unbeschadet solcher mit den Tatsachen nicht in Einklang zu bringender Widersprüche steckt aber doch in der Lehre von RANKE ein sehr wertvoller Kern.

Weitere Fortschritte brachten nicht theoretische Spekulationen, welche im modernen Schrifttum der Lungentuberkulose einen übermäßig breiten Raum einnehmen, sondern systematische tierexperimentelle Untersuchungen. So studierte SCHWARTZ an Versuchstieren, namentlich Kaninchen, die Unterschiede, die bei einmaliger und andererseits bei wiederholter Infektion mit Tuberkelbacillen entstehen, welche er auf verschiedenen Wegen einführte. Entsprechend dem vorher auf S. 566 besprochenen KOCHschen Grundversuch, entstehen bei hämatogener Neuinfektion teils shockartige Zustände, an denen einzelne Versuchstiere zugrunde gehen, teils, wenn sie am Leben bleiben, auf erhöhter Empfindlichkeit beruhende Reaktionen, die in Hyperämie, Ödem, Zellproliferation und im Auftreten von Nekrosen bestehen und sich vorwiegend an Lunge, Leber und Milz abspielen. Später schließen sich resorptive und indurative Heilungsvorgänge an. Die Tiere, welche das entzündliche Reaktionsstadium überstehen, bleiben länger am Leben als die nur einmalig infizierten Tiere. Diese Vorgänge, welche beweisen, daß durch die zweite Infektion eine erhöhte Empfindlichkeit, aber in der Folge auch eine erhöhte Widerstandsfähigkeit erzeugt wird, werden zu den im zweiten RANKEschen Stadium der hämatogenen Dissemination und erhöhten Empfindlichkeit bei Menschen beobachteten Erscheinungen in Parallele gesetzt. Bei intratrachealer Erstinfektion und andererseits bei ebenfalls intratracheal erfolgender Neuinfektion nach stattgehabter Vorinfektion wurden bei Kaninchen exsudative Lungenherde erzeugt, die vorwiegend in den paravertebralen Gegenden sitzen. Die nach der zweiten Infektion entstandenen Herde zeichnen sich gegenüber den durch einmalige Infektion hervorgerufenen Herden durch größeren Umfang, stärkere entzündliche Reaktion der Umgebung, in der Folge aber durch größere Neigung zur Resorption und Induration aus, so daß auch hier ein stärkerer Grad von Empfindlichkeit und andererseits ein gewisser Grad von Immunität im Verhältnis zu den Erscheinungen bei einmaliger Infektion zutage tritt. Diese Vorgänge zeigen eine unverkennbare Ähnlichkeit mit den beim Frühinfiltrat des Menschen beobachteten Erscheinungen und werden von SCHWARTZ auch damit verglichen. Zusammenfassend lehren die bisherigen, freilich noch nicht abgeschlossenen

Forschungen, daß erneute Infektionen eine veränderte sog. allergische Reaktionslage des Körpers erkennen lassen, die vielfach mit einem erhöhten, wenn auch relativen Immunitätszustand verbunden ist und sich in einer Änderung der anatomischen Vorgänge und des weiteren Verlaufs der Tuberkulose kundgibt.

Auch in den klinischen Erscheinungsformen lassen sich Unterschiede bei primärer und später wiederholter, sog. postprimärer Infektion feststellen, welche auf allergische Vorgänge zu beziehen sind. Wenn Unterschiede des klinischen Bildes der Tuberkulose bei verschiedenen Lebensaltern, insbesondere zwischen der Tuberkulose des Kindesalters und der Erwachsenentuberkulose, aufgestellt worden sind, so sind diese größtenteils darauf zurückzuführen, daß es sich bei Kindern oft um eine primäre, bei Erwachsenen in den durchseuchten Kulturländern meist um wiederholte (postprimäre) Infektionen handelt. Bei den ersten besteht das Bild des Primärkomplexes nach RANKE, d. h. eines Primärherdes und starker Lymphknotenschwellung im Abflußgebiet. Bei der Erwachsenentuberkulose, bei welcher es sich in der Regel um eine wiederholte Infektion handelt, fehlt dagegen meist eine stärkere Beteiligung der Lymphknoten. Zum Ausdruck dessen, daß von der ersten Infektion herrührende immunbiologische Einflüsse bei dem nach der zweiten Infektion entstandenen Bild sich geltend machen, ist diese von ROEMER als *Superinfektion* bezeichnet und von der *Reinfektion* geschieden worden, bei welcher diese immunbiologischen Einflüsse im Laufe der Jahre verloren gegangen sind und deshalb der Organismus auf eine erneute Infektion ebenso reagiert wie bei der ersten. Auf diese Weise wird namentlich von SCHÜRMANN die Tatsache erklärt, daß nicht selten gerade im Greisenalter wieder ähnliche Formen der Tuberkulose wie im Kindesalter mit reichlicher Schwellung und Verkäsung der Lymphknoten im Gegensatz zum sonstigen Verhalten bei der Tuberkulose der Erwachsenen beobachtet werden. SCHÜRMANN nimmt dabei an, daß die veränderte Reaktionsfähigkeit (Allergie) etwa 50 Jahre besteht und daß nach Ablauf dieser Zeit wieder der ursprüngliche Zustand des unberührten Organismus eintreten kann. Der Beweis dafür, daß es sich bei den Tuberkulosen von kindlichem Typus im Greisenalter tatsächlich um Reinfektionen handelt, ist dadurch geführt, daß anatomisch neben den frisch entzündeten, geschwollenen und verkästen Lymphknoten reaktionslose Kalkherde als Zeichen einer vor langen Jahren erfolgten und zur Ruhe gekommenen Infektion nachgewiesen wurden. SCHWARTZ hat ähnliche Befunde bereits in früheren Lebensaltern erhoben und dafür die gleiche Erklärung gegeben, bei welcher also angenommen wird, daß die Allergie hier bereits früher erloschen ist.

Während das Bild des Primärinfektes bei stark durchseuchter Bevölkerung weitaus am häufigsten in der Kindheit beobachtet wird, kommen bei abgeschieden lebenden Personen Erkrankungen, die unter den Erscheinungen der Erstinfektion verlaufen, auch im Erwachsenenalter vor. Hierdurch wird bewiesen, daß die Krankheitserscheinungen nicht in erster Linie vom Lebensalter, sondern von den immunbiologischen Zuständen abhängig sind. Derartige Fälle einer Primärinfektion von Erwachsenen sind u. a. von HEIMBECK bei Krankenschwestern beschrieben, die aus entlegenen Gegenden Norwegens stammten und kurze Zeit nach Aufnahme ihres Pflegedienstes in Lungenheilstätten an Tuberkulose von kindlichem Typus mit starker Beteiligung der Lymphknoten erkrankten. Ähnliche Beobachtungen hat ARBORELIUS in Schweden bei Rekruten veröffentlicht, die aus unverseuchten Landbezirken stammten und nach Eintritt ins Heer mit ähnlichen tuberkulösen Erscheinungen erkrankten. Bei diesen von ARBORELIUS als Zeltinfektion bezeichneten Vorgängen wurden deutliche Unterschiede gegenüber solchen Fällen beobachtet, welche aus verseuchten, meist städtischen Bezirken herkamen und bereits eine frühere Infektion durchgemacht hatten; diese boten das gewöhnliche Bild der Erwachsenentuberkulose ohne nennenswerte Beteiligung der Lymphknoten dar. Der Beweis, daß die einen vorher von Tuberkulose unberührt waren, die anderen eine tuberkulöse Infektion hinter sich hatten, war durch das Ergebnis der bei den ersten negativ, bei den zweiten positiv ausgefallenen PIRQUETschen Reaktion bei der Einstellung *vor* der Zeltinfektion erbracht.

Bei starker Ausbreitung der Tuberkulose in bestimmten Bevölkerungen entsteht eine von PETRUSCHKY so bezeichnete *Durchseuchungsresistenz*. Von manchen wird angenommen, daß der fortschreitende Abfall der Tuberkulosesterblichkeit in den Kulturländern, abgesehen von den früher genannten hauptsächlich wirksamen Umständen, vielleicht auch mit hierauf zurückgeführt werden kann. Umgekehrt liegt es nahe, das auffallend bösartige, oft unter dem Bild einer schweren akuten Infektionskrankheit verlaufende Auftreten der Tuberkulose bei Völkern, die bisher nie mit der Tuberkulose in Berührung gekommen waren, auf einen Mangel an einem solchen Durchseuchungswiderstande zu beziehen. Worauf dieser Durchseuchungswiderstand beruht, bedarf noch näherer Aufklärung. Es ist hierbei zunächst an eine gewisse vererbbare Immunisierung der gesamten Bevölkerung gedacht worden (CUMMINS u. a.). Diese Annahme, welche mit den bei der eingeborenen Bevölkerung unverseuchter Gebiete in allen Weltteilen, z. B. bei den Indianern Amerikas und den Polynesiern auf den Inseln des Stillen Ozeans, gemachten Beobachtungen gut in Einklang steht, wird freilich von den Forschern, die sich tierexperimentell mit diesen Fragen beschäftigt haben (NEUFELD, B. LANGE), abgelehnt, ist hierdurch aber nicht sicher widerlegt worden. Von anderen wird eine Auslese der mit besonderer natürlicher Widerstandskraft ausgestatteten Individuen angenommen, während die tuberkuloseempfänglichen allmählich aussterben. Sichere Beweise sind für keine der beiden Theorien erbracht worden.

Es ist der Versuch gemacht worden, den Stand der erworbenen Allergie bzw. Immunität durch den Ausfall von Tuberkulinimpfungen zu prüfen, deren Einzelheiten im Abschnitt über die Diagnose näher erörtert werden. Diese zeigen in der Tat an, ob eine tuberkulöse Infektion einmal stattgefunden hat oder nicht. Über das Maß etwa vorhandener Schutzkräfte gibt die Reaktion aber keine Auskunft. Im allgemeinen ergeben zwar stark entzündliche Erkrankungen eine stark positive, schleichende und torpide oder abgeklungene Prozesse eine geringere Reaktion; es kann aber nicht durchweg eine Parallele zwischen Aktivität des tuberkulösen Prozesses und Stärke der Reaktion festgestellt werden. Deshalb eignet sich der Ausfall der Tuberkulinreaktionen nicht zum Maßstab des allergischen bzw. immun-biologischen Zustandes.

g) Entwicklung der Lungentuberkulose.

Anschließend an die eben besprochene Erkenntnis, daß immun-biologische Kräfte die pathologisch-anatomischen morphologischen Vorgänge sowohl örtlich als bezüglich der Ausbreitung der Erkrankung wesentlich beeinflussen, sollen zunächst die *Entwicklungsgänge* und sodann die *anatomischen Zustandsbilder* der Lungentuberkulose beschrieben werden.

Die *Entwicklungsgänge* sind außerordentlich mannigfaltig und in einer Weise verschlungen, daß zwischen den in einer Richtung fortschreitenden Reihen Querverbindungen bestehen; z. B. kann eine auf dem Blutweg fortschreitende Erkrankung in den Bronchialbaum einbrechen und sich auf diesem Wege weiter verbreiten und umgekehrt ein bronchogener Krankheitsprozeß hämatogene Metastasen setzen. Dazu kommt, daß die Veränderungen keineswegs an allen Stellen der Erkrankung gleichartig ausgeprägt sind und die Entwicklungsgänge auch nicht überall gleichsinnig zu verlaufen brauchen. Fortschritte der Erkrankung an einer Stelle bestehen oft gleichzeitig neben Heilungsvorgängen an anderen Orten. Hieraus ergeben sich derart verschiedenartige Entwicklungsgänge und Zustandsbilder, daß alle Versuche, das anatomische Geschehen in ein Schema zu pressen, zum Scheitern verurteilt sind. Es kann sich bei einer Darstellung der Verhältnisse nur darum handeln, eine allgemeine Übersicht über die häufigsten Entwicklungsreihen und die am meisten beobachteten Zustandsbilder zu geben. Verhältnismäßig am einfachsten liegen die Verhältnisse gleich nach der Ansteckung mit dem Tuberkelbacillus; im späteren Verlauf werden sie immer verwickelter.

1. Primärherd und Primärkomplex. Die erste Gewebsveränderung, welche durch Einatmen von Tuberkelbacillen in der Lunge hervorgerufen wird, wird als *Primärherd* bezeichnet. Die anatomische Gestalt und Beschaffenheit des Primärherdes ist von Küss und besonders eingehend von Ghon als exsudative rundliche Bildung von verschiedener Größe, durchschnittlich etwa der einer Erbse, beschrieben worden. Der Primärherd tritt meist in der Einzahl auf. Es können aber auch gleichzeitig mehrere, nach den Forschungen von Ghon in einzelnen Fällen auch eine ganze Anzahl von Primärherden an verschiedenen Stellen der Lunge vorkommen. Die Primärherde werden in allen möglichen Teilen der Lunge angetroffen. Es wird hier kein besonderes Lokalisationsgesetz bezüglich der Lappenverteilung beobachtet, nur ist zu bemerken, daß die Lungenspitzen verhältnismäßig selten befallen werden. Oft sitzen die Primärherde in den Endverzweigungen kleinerer Bronchialäste nahe unter der Pleura.

Das weitere Schicksal der Primärherde ist am häufigsten Verkäsung mit folgender Verkalkung und Abkapselung durch Bindegewebsbildung. Es kann auch nahezu restlose Resorption eintreten. In diesen beiden Fällen kann jedenfalls im klinischen Sinne von einer Abheilung des Herdes gesprochen werden. Es kann aber auch ein Übergreifen der exsudativen tuberkulösen Entzündung vom Primärherd auf die Umgebung stattfinden und eine ausgedehnte Infiltration und Atelektase des benachbarten Lungengewebes entstehen. Diese kann wiederum resorbiert werden und somit ausheilen oder aber der Verkäsung verfallen und, indem sie immer weiter um sich greift, einen bösartigen Verlauf nehmen. Sowohl innerhalb des Primärherdes selbst als innerhalb einer davon ausgehenden käsig-pneumonischen Infiltration des umgebenden Lungengewebes kann eine Gewebseinschmelzung stattfinden und aus den so gebildeten Kavernen eine Verschleppung des tuberkulösen Materials auf dem Bronchialwege in andere Lungenabschnitte zustande kommen.

An Häufigkeit überwiegt weitaus die Abheilung des Primärherdes durch Verkalkung und Induration oder auch durch Resorption. Derartige verkalkte stecknadelkopf- bis erbsengroße Herde werden bei genauer Sektion der Lunge häufig angetroffen; ihre Auffindung wird durch Anwendung des Röntgenverfahrens erleichtert, indem die Kalkherde scharf gezeichnete intensive Schattenflecken im Röntgenbild hervorrufen. Daß Primärherde aber auch spurlos resorbiert werden können, geht daraus hervor, daß in nicht seltenen Fällen, bei welchen im Leben eine positive Tuberkulinreaktion nachgewiesen war, bei genauester Sektion einschließlich Röntgenuntersuchung keine Anzeichen von tuberkulösen Herden aufgefunden werden können. Kommt es andererseits nach Übergreifen des Prozesses auf die Umgebung oder durch bronchogene Verbreitung von einem kavernös erweichten Primärherd aus zur Bildung käsig-pneumonischer Prozesse, so führt diese Art der Erkrankung, die besonders bei Infektionen im Kindesalter nicht selten angetroffen wird, meist rasch zum Tode.

Weit häufiger als die kontinuierliche Ausbreitung in das umgebende Lungengewebe ist die Verschleppung von Tuberkelbacillen auf dem Lymphwege in die dazu gehörigen broncho-pulmonalen Lymphknoten, welche in entzündliche Schwellung geraten und anschließend oft verkäsen. Diese Ausbreitung auf dem Lymphwege kommt nahezu regelmäßig auch in den Fällen zustande, in denen

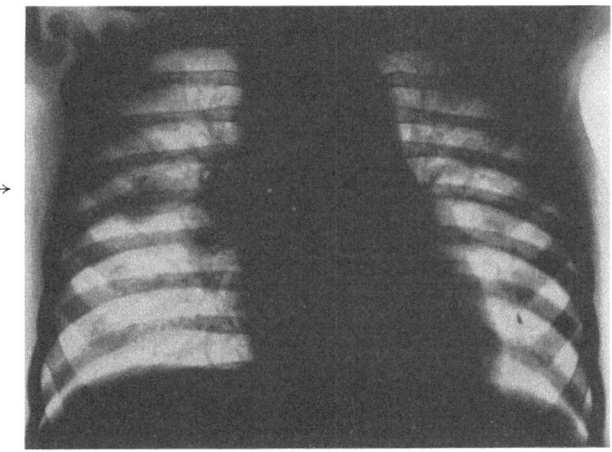

Abb. 21. Kindlicher Primärherd im rechten Lungenfeld (Pfeil) und Vergrößerung der Lymphknoten am rechten Hilus.

der Primärherd selbst in der eben beschriebenen Weise zur Abheilung gelangt. Auch in den Lymphwegen, welche zwischen Primärherd und den Lymphknoten des Abflußgebietes an der Lungenwurzel eingeschaltet sind, erzeugt der

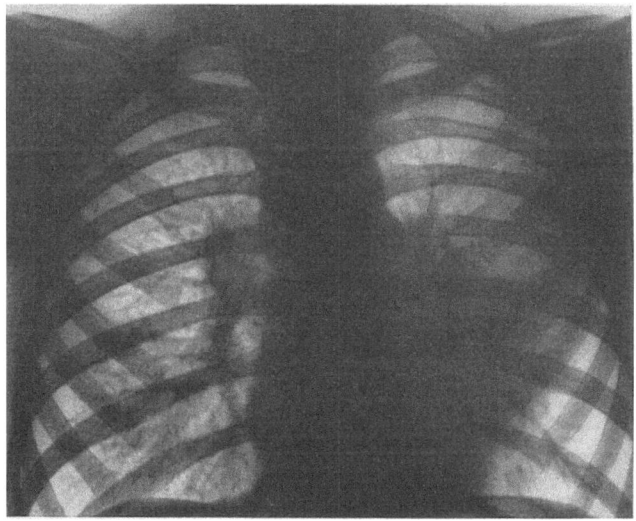

Abb. 22. Verdichtung (sog. Infiltrierung, Atelektase?) im linken mittleren Lungenfeld. Beiderseits Vergrößerung der bronchopulmonalen Lymphknoten (verbreiterte Hilusschatten) bei kindlicher Tuberkulose.

Transport von Tuberkelbacillen bzw. ihren toxischen Produkten eine entzündliche Schwellung und vereinzelt auch das Auftreten kleiner Knötchen. Anschließend wird ferner eine Hyperämie der begleitenden Blutgefäße und eine Entzündung mit starker Schleimproduktion der benachbarten Bronchien beobachtet. Diese den gesamten Primärherd, die abfließenden Lymphgefäße und die dazu gehörigen

Lymphknoten an der Lungenwurzel betreffenden Vorgänge sind besonders von RANKE genau erforscht und von ihm als *Primärkomplex* bezeichnet worden. Sie sind auch am Lebenden sehr deutlich im Röntgenbild dadurch zu verfolgen, daß die oft eintretende Verkäsung und noch mehr eine folgende Verkalkung im Primärherd und an den zugehörigen Lymphknoten intensive Schattenbildung verursacht (vgl. Abb. 21 und 35); im frischen Entzündungsstadium können ferner die dazwischen liegenden verbreiterten Lymph- und Blutbahnen als verstärkte Schattenstreifen hervortreten.

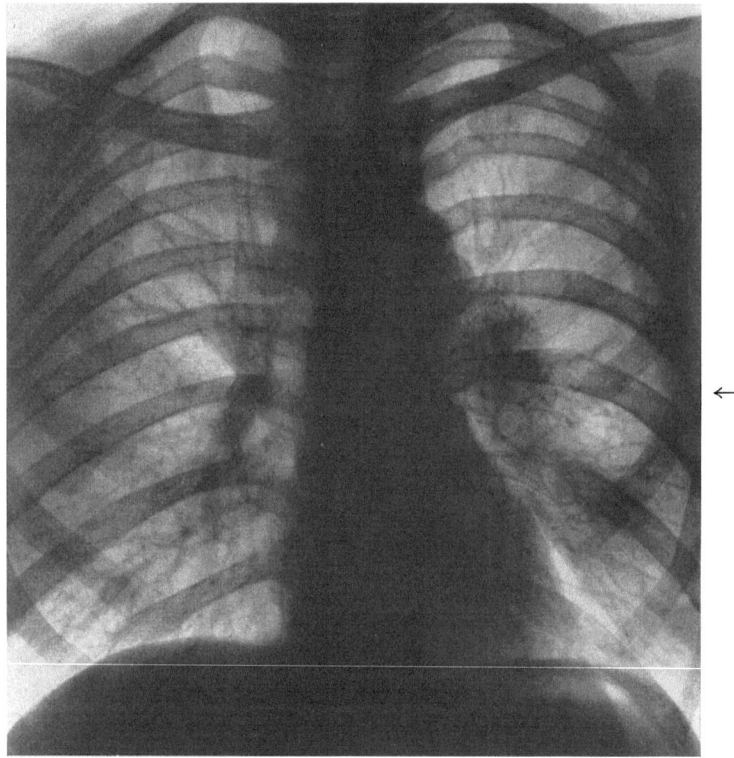

Abb. 23. Akute Lymphknotenschwellung am linken Hilus bei wahrscheinlich primärer tuberkulöser Infektion im Alter von 23 Jahren.
Eine leichte diffuse Verschattung im linken unteren Lungenfeld beruht nicht auf einer Infiltration, sondern auf einem interlobären Exsudat, welches sich häufig an Lymphknotenschwellungen anschließt (vgl. Querbild in Abb. 24).

Auch von den Lymphknoten der Lungenwurzeln aus können infolge von Verbreitung von toxischen Produkten der Tuberkelbacillen in die Umgebung entzündliche Infiltrationen in Form einer kollateralen (perifokalen) Entzündung entstehen, die in der Regel wieder resorbiert werden. Häufig entwickeln sich im Anschluß hieran auch Entzündungen im benachbarten interlobären Pleuraspalt, die gewöhnlich bald wieder abklingen (vgl. Abb. 23 und 24). In einzelnen Fällen kann eine von der Lungenwurzel in die Umgebung sich ausbreitende Infiltration bestehen bleiben und auch weiter fortschreiten. Dieser unter dem Begriff der Hilustuberkulose im Schrifttum bekannten Form ist meines Erachtens wegen der Seltenheit des Vorkommens nicht die Bedeutung zuzuerkennen, die ihr eine Zeit lang vielfach beigemessen wurde. Anstoß hierzu haben wohl Röntgenbeobachtungen ergeben, die auf Aufnahmen bei sagittalem

Strahlengang in der Tat nicht selten eine Verschattung im mittleren Lungenfeld in der Umgebung der Lungenwurzeln zeigen. Im frontalen Durchmesser hergestellte Queraufnahmen lassen aber erkennen, daß die Verschattung meist in einer anderen Ebene, entweder davor in den vorderen Partien des Oberlappens oder häufiger dahinter in der Spitze des Unterlappens gelegen sind. Ein erheblicher Teil derartiger Verschattungen ist nicht auf spezifische Infiltrate,

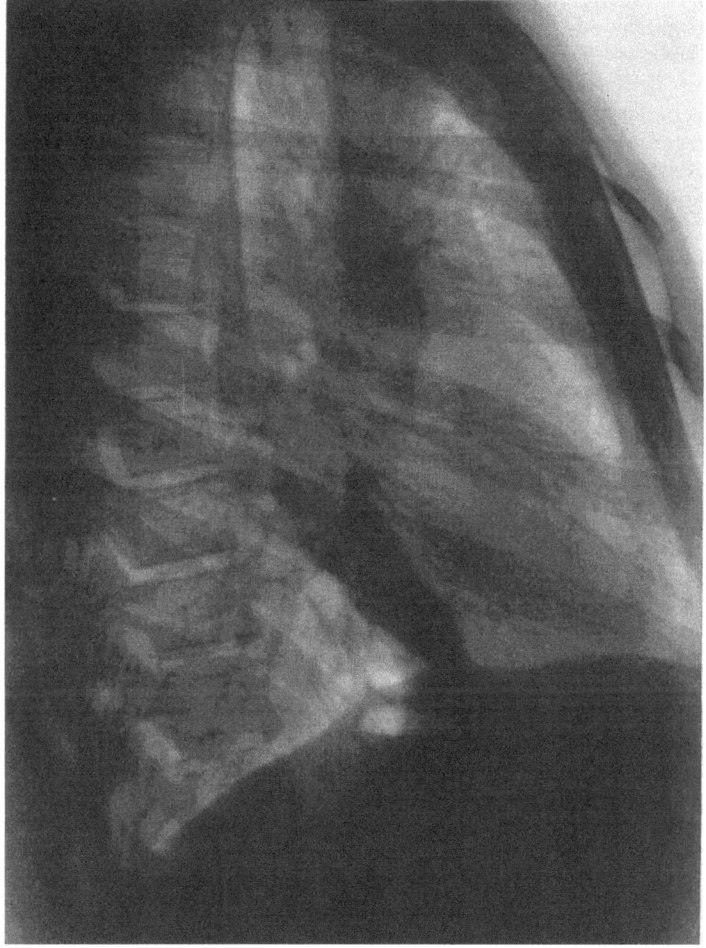

Abb. 24. Interlobäres Exsudat bei tuberkulöser Lymphknotenschwellung am linken Hilus im Querbild (vgl. die Aufnahme im sagittalen Durchmesser auf Abb. 23).

sondern auf Atelektase bestimmter Lungenabschnitte zu beziehen, deren zuführender Bronchus durch tuberkulöse Lymphknoten in der Hilusgegend, seltener durch tuberkulöse Herde der Lunge selbst komprimiert wird; bei der Enge der Lichtungen der kindlichen Bronchien kommt dies leicht zustande. Solche Resorptionsatelektasen, welche sowohl in näherer als auch in weiterer Umgebung der Stelle der Bronchusstenosen vorkommen, bilden nach den überzeugenden anatomischen Untersuchungen von RÖSSLE das anatomische Substrat der von ELIASBERG und NEULAND sog. ,,epituberkulösen Infiltrationen''. Sie sind bei Rückgang der Bronchuskompression weitgehend rückbildungsfähig.

Tritt dagegen ein Durchbruch von tuberkulösen Lymphknoten in den Bronchus ein, so entwickelt sich in den betreffenden Lungenabschnitten und zum Teil auch an anderen Stellen durch Verstreuung von Tuberkelbacillen eine spezifisch tuberkulöse Infiltration, welche oft der Verkäsung und folgenden kavernösen Einschmelzung verfällt. Die aus solchen Infiltrationen sich entwickelnden Kavernen, die im Röntgenbild bei sagittalem Strahlengang oft in unmittelbare Nähe des Hilus projiziert werden, sind tatsächlich, wie Queraufnahmen bei frontalem Strahlengang lehren, in der Regel weiter dorsalwärts in der Spitze des Unterlappens oder weiter vorn in den unteren Abschnitten der Oberlappen gelegen. Auf diese Weise ist der Begriff der Hilustuberkulose größtenteils seiner allgemeinen Bedeutung für die Entwicklung der Lungentuberkulose entkleidet. Auch für eine von den Hiluslymphknoten aus entlang den Lymphwegen, und zwar entgegen der gewöhnlichen Richtung des Lymphstroms nach den Lungenspitzen zu aufsteigende Ausbreitung der Lungentuberkulose, welche von STÜRTZ und RIEDER angenommen wurde, haben spätere Forschungen keine Anhaltspunkte ergeben. Diese Mutmaßung ist insbesondere auf Grund anatomischer Erfahrungen abzulehnen.

Die *Verkäsung der Lymphknoten* geht oft in Verkalkung über, die Lymphknotenkapsel erfährt eine bindegewebige Induration. Auf diese Weise verheilt auch der tuberkulöse Prozeß an den Lymphknoten der Lungenwurzel, hier freilich meist mit Hinterlassung umfangreicherer, auch im Röntgenbild als intensive Schattenflecken deutlich sichtbarer Veränderungen. In manchen Fällen schreitet die Erkrankung von den Hiluslymphknoten der zum Primärherd gehörigen Seite zu den Lymphknoten des Mediastinums und denen der gegenüberliegenden Lungenwurzel hin fort. Nicht selten geht die Infektion auch auf Lymphknoten des Halses und des Bauches über, so daß eine ausgedehnte Lymphknotentuberkulose entsteht.

Häufig wird von den Lymphknoten aus unmittelbar oder auf dem Wege über die Lymphbahnen, welche in den Venenwinkel an der linken Halsseite einmünden, die Blutbahn infiziert und dadurch Anlaß zu hämatogenen Streuungen gegeben, die im nächsten Abschnitt näher beschrieben werden.

In weit selteneren Fällen findet ein Durchbruch eines verkästen Lymphknotens in die Lichtung eines benachbarten Bronchus statt. Dabei kann es durch Verschleppung von Bacillen auf dem Bronchialweg zu tuberkulösen Aspirationsherden in den verschiedensten Lungenteilen kommen.

2. **Lympho-hämatogene Streuungen.** Am häufigsten von einem tuberkulösen Lymphknoten, seltener von einem Lungenherd aus nehmen auf dem Blutweg übertragene Streuungsherde ihren Ausgang. Die *lympho-hämatogene Verbreitung* der Tuberkulose bietet das morphologische Hauptkennzeichen des von RANKE aufgestellten *2. Stadiums* der Lungentuberkulose. Dies ist ferner nach RANKE durch eine erhöhte Gewebsempfindlichkeit und dementsprechend starke Entzündungsbereitschaft ausgezeichnet. Hierdurch erscheint es verständlich, daß ein Einbruch von Tuberkelbacillen in die Blutbahn in diesem Stadium zu so ausgedehnten Streuungsherden Anlaß gibt, während diese in anderen Stadien, insbesondere in dem 3. Stadium nach RANKE, in welchem nach seiner Lehre eine relative Immunität besteht, weit seltener angetroffen werden. Denn obwohl auch in diesem Stadium wahrscheinlich häufig ein Übertritt von Tuberkelbacillen in die Blutbahn stattfindet, geht diese Aussaat infolge des höheren Gewebswiderstandes dann nicht mehr in so ausgedehnter Weise an. Da der Blutstrom die Bacillen von der Einmündung der Lymphwege in den Venenwinkel über das rechte Herz zunächst in die Lungenarterie führt, pflegen die hämatogenen Streuungsherde in der Lunge am reichlichsten zu sein. Die Tuberkelbacillen gelangen zum Teil auf dem Blutweg aber auch durch die

Lungencapillaren und das linke Herz hindurch in den arteriellen Körperkreislauf und geben hier am häufigsten in den blutreichsten Bauchorganen, in der Leber und der Milz, zur Bildung hämatogener Tuberkel Anlaß. Sie kommen hier im klinischen Bild viel seltener zum Ausdruck, als sie anatomisch gefunden werden; doch weist auch im Leben oft ein palpabler Milztumor, auf welchen besonders W. NEUMANN großen diagnostischen Wert legt, auf das Vorhandensein hämatogener Streuungen hin. Mitunter treten infolge hämatogener Streuung tuberkulöse Hautveränderungen auf, die sehr verschiedenartige Formen aufweisen können (s. S. 598). Nicht selten kommen auch hämatogene Verschleppungen von Bacillen in die Meningen vor, in denen dann in der Regel eine tödlich endende Meningitis entsteht.

Die hämatogenen Streuungen finden entweder einmalig oder wahrscheinlich weit häufiger wiederholt statt. Die Streuungsdichte kann zwischen massenhafter Aussaat bei Miliartuberkulose und Bildung vereinzelter Knötchen bei der *Miliaris discreta* (BARD, NEUMANN) schwanken (vgl. Abb. 36). Der Ausdruck *Miliartuberkulose* rührt von milium — das Hirsekorn — her und bezeichnet also ursprünglich nur die Größe und Gestalt der Knötchen, die einem Hirsekorn gleichen; er wird aber im Sprachgebrauch in der Regel mit dem Begriff der Entstehung der Knötchen auf dem Blutweg verbunden. Die Größe der hämatogenen Streuungsherde ist andererseits nicht an Hirsekorngröße gebunden, sondern kann von weit kleineren, kaum stecknadelkopfgroßen Herdchen bis zu recht groben, etwa graupengroßen Knoten schwanken. Auffälligerweise pflegt die Größe der Knötchen, wenn sie einige Wochen Zeit zum Auswachsen haben, in den Spitzen größer als in den übrigen Lungenteilen zu sein. Es scheint also in den Lungenspitzen eine örtliche Organdisposition für die Entwicklung von miliaren Tuberkeln vorhanden zu sein. Vielleicht ist hierauf auch das häufige isolierte Vorkommen von Spitzenherden, die man als SIMONsche *Spitzenmetastasen* bezeichnet, zurückzuführen, indem man annimmt, daß die hämatogene Streuung in den Spitzen besser angeht als in den übrigen Lungenteilen. Während eine ausgedehnte akute Miliartuberkulose in der Regel, wenn auch nicht ausnahmslos, zum Tode führt, sind spärlichere Streuungen häufig mit dem Leben vereinbar. Sie können durch Resorption oder Induration ausheilen. In vereinzelten Fällen geschieht dies auch bei dichter Aussaat, so daß dann von einer geheilten Miliartuberkulose gesprochen werden kann.

Sofern an die hämatogene Streuung starke Bindegewebsbildung sich anschließt, entsteht das von NEUMANN so benannte Zustandsbild der *Fibrosa densa*. Dabei tritt häufig sekundär ein Lungenemphysem auf. Bei ausgedehnter bindegewebiger Induration (Fibrosa diffusa) und folgender Schrumpfung entwickelt sich eine *Lungencirrhose*, bei welcher dem rechten Herzen vermehrter Widerstand erwächst. Derartige Zustände können mehr unter dem Bild einer Herzinsuffizienz als einer Lungenerkrankung verlaufen. Mitunter ist dabei das Lymphgefäßsystem stark beteiligt, welches zum Abflußgebiet der hämatogenen Herde gehört, in dem eine *Lymphangitis reticularis* (VON HANSEMANN, SCHÜRMANN) sich entwickelt. Ferner kommen eigenartige torpide verlaufende hämatogene Streuungen in den verschiedensten Organen vor, die histologisch durch eine großzellige sklerosierende Hyperplasie des Granulationsgewebes, immunbiologisch durch einen negativen Aufall der Tuberkulinreaktionen ausgezeichnet sind (BOELKsches Sarkoid vgl. S. 599).

Um die hämatogenen Streuungsherde herum können Entzündungsprozesse des umgebenden Lungengewebes auftreten. Es ist dies *eine* Entstehungsmöglichkeit der später zu besprechenden Formen des Frühinfiltrats. Durch Durchbruch hämatogen entstandener Lungenprozesse in den Bronchialbaum kann sekundär eine auf dem Bronchialweg fortschreitende Lungenphthise entstehen.

3. Verbreitung auf dem Bronchialweg. Entweder von einem unmittelbar mit den Luftwegen in Zusammenhang stehenden Lungenherd, sowohl dem echten Primärherd als einem durch aerogene Superinfektion entstandenen Herd (vgl. S. 577) oder auch von einem eben beschriebenen hämatogenen Lungeninfiltrat aus, sowie auch durch Durchbruch eines verkästen Lymphknotens in den Bronchialbaum kann *eine auf dem Bronchialweg fortschreitende Lungentuberkulose* ihren Ausgang nehmen. Das Fortschreiten auf dem Bronchialweg kann entlang dem Bronchialsystem durch Verkäsung der Bronchialwandungen in Gestalt einer käsigen Bronchitis und Peribronchitis oder durch Verschleppung von Tuberkelbacillen mit dem Luftstrom infolge Aspiration in verschiedene Lungenabschnitte erfolgen, die sowohl dem ersten Herd benachbart als auch weit von ihm entfernt sein können. Häufig findet eine Verbreitung von Herden, die im Obergeschoß gelegen sind, in Teile des Unterlappens sowohl derselben als auch der gegenüberliegenden Seite statt. Bei den bronchogenen Streuungsherden handelt es ich um exsudativ-pneumonische Prozesse von sehr verschiedenartigem Umfang. Es können auf diesem Wege sowohl lobuläre, bronchopneumonische Herde (Abb. 44) als auch ausgedehnte pneumonische Infiltrate entstehen. Ihre weitere Entwicklung kann unabhängig von ihrer Größe entweder in Resorption oder selten Induration oder häufiger in Verkäsung mit oft folgender kavernöser Einschmelzung bestehen. Oft werden besonders marginale, d. h. den Lappenrändern benachbarte Abschnitte der Oberlappen und die Spitze des Unterlappens befallen. Die bronchogene Lungentuberkulose stellt eine häufige Form der ununterbrochen oder schubweise fortschreitenden, bald schneller, bald langsamer zum Tode führenden Lungenschwindsucht dar.

Die vorangehende Gruppierung typischer Ausbreitungswege der Lungentuberkulose ist im Anschluß an die bereits im vorigen Abschnitt über Allergie und Immunität entwickelte Dreistadienlehre von RANKE vorgenommen worden. Wie dort bereits auseinandergesetzt wurde, hat RANKE enge Verknüpfungen zwischen immun-biologischen Vorgängen und Verbreitungswegen der Tuberkulose angenommen. Im allgemeinen können diese auch für das am regelmäßigsten und geschlossensten auftretende Bild der Primärperiode und des Primärkomplexes sowie auch für das anschließende zweite Stadium der lymphohämatogenen Streuungsperiode, die mit ausgesprochen starken Empfindlichkeitserscheinungen einherzugehen pflegt, als zutreffend anerkannt werden. Bei der Ausbreitung auf dem Bronchialweg, welche nach der RANKEschen Einteilung in der Regel im 3. Stadium eintritt und nach dieser Lehre gewöhnlich mit einer verminderten Empfindlichkeit verbunden sein soll, ist eine Herabsetzung der Allergie aber keineswegs immer ausgeprägt; vielmehr kommen nicht selten bei dem schubförmigen Verlauf, welcher bei einer Verbreitung auf dem Bronchialweg oft beobachtet wird und besonders von französischen Klinikern in Gestalt einzelner typischer Krankheitsbilder beschrieben worden ist, gar nicht selten stark entzündliche Reaktionen vor, die den Ausdruck einer gesteigerten Allergie ähnlich wie im zweiten Stadium von RANKE bilden. Deshalb kann jedenfalls in dieser Hinsicht das Lehrgebäude von RANKE, welches sich für das allgemeine Verständnis der Entwicklungsgänge der Lungentuberkulose als sehr fruchtbar erwiesen hat, nicht völlig aufrecht erhalten werden. Es ist übrigens von RANKE selbst in freierer Weise errichtet worden, als eine spätere schematische Auslegung es dargestellt hat.

Es bedürfen nun noch einzelne für die Entwicklung der Lungentuberkulose wichtige Vorgänge, die zum Teil in den vorstehend gezeichneten Hauptlinien berührt, aber noch nicht eingehend geschildert sind, einer besonderen Beschreibung.

Es gilt dies vor allem vom *Ausgangspunkt,* von dem die *Tuberkulose der Erwachsenen* fortzuschreiten pflegt.

Es ist einerseits möglich, daß in abgeschlossen lebenden, wenig von Tuberkulose durchsetzten Bevölkerungskreisen die *Erstinfektion* erst im Erwachsenenalter auftritt. Solche Beobachtungen sind vor allem in nordischen Ländern bei der ländlichen Bevölkerung gemacht worden (s. S. 568). In manchen Fällen kann der in allen Lungenteilen, nur in der Regel nicht im Spitzengebiet vorkommende Primärherd nachgewiesen werden, in anderen ist er nicht festzustellen. Dagegen fanden MALMROS und HEDVALL in solchen vorher tuberkulosefreien und tuberkulinnegativen Fällen, die sie fortlaufend untersucht haben, häufig von ihnen sog. subprimäre Spitzenherde, die wohl als Metastasen von einem unerkannten Primärherd anzusehen sind, und stellten fest, daß von ihnen nicht selten eine fortschreitende Lungentuberkulose ausgeht. Auf Grund des öfter als früher beobachteten negativen Ausfalls der Tuberkulinreaktionen ist auch in Deutschland mit dem häufigeren Vorkommen von Primäraffektionen bei Erwachsenen zu rechnen. In der Mehrzahl der Fälle erfolgt aber in den stark durchseuchten Kulturländern die erste Infektion, freilich oft unbemerkt, schon im Kindesalter; eine offenbare Erkrankung tritt jedoch meist erst im späteren Lebensalter auf. Es ist dann die Frage aufzuwerfen, ob ein mit der ersten Infektion zusammenhängender Krankheitsprozeß oder ein neu erworbener Krankheitsherd die Tuberkulose der Erwachsenen einleitet.

In wahrscheinlich seltenen Fällen ist an ein Aufflackern des schon zur Ruhe gekommenen, in der Kindheit erworbenen Primärherdes zu denken, in welchem sich trotz Induration und Verkalkung lebende Bacillen jahrelang halten können. Eher kann ein Aufbruch eines von hier verstreuten Herdes angenommen werden, der durch besondere Umstände äußerer oder innerer Art, z. B. durch berufliche Anstrengungen, Infektionskrankheiten, endokrine Einflüsse wie beim Eintritt der weiblichen Pubertät, aktiviert wird. In der Regel wird aber nach der besonders von ASCHOFF vertretenen Auffassung eine neue Infektion angenommen, die als *Reinfektion* oder richtiger als *Superinfektion* bezeichnet wird. Die Bezeichnung Superinfektion ist deshalb besser, weil damit angedeutet wird, daß die Reaktionslage des Körpers von der kindlichen Infektion her beeinflußt ist. Als Ausdruck dieser veränderten Reaktionslage ist z. B. die bei solchen Superinfektionen mangelnde oder geringe Schwellung der Lymphknoten im Abflußgebiet, insbesondere an den Lungenwurzeln, und ein weit geringeres Angehen hämatogener Streuungsherde als im Gefolge der Erstinfektion anzuführen.

Da die ärztliche Beobachtung gelehrt hat, daß die ersten klinischen Krankheitszeichen gewöhnlich in den obersten Lungenabschnitten bemerkt werden, da ferner anatomische Befunde zeigen, daß tuberkulöse Knötchen auch bei Personen, die im Leben als gesund erschienen sind, am häufigsten in den Lungenspitzen sich finden, und da endlich bei fortgeschrittenen Erkrankungen in den obersten Lungenabschnitten die ältesten und häufigsten, in den unteren dagegen die frischesten Veränderungen gelegen sind, hat sich die lange Zeit herrschende Lehre gebildet, daß die Lungentuberkulose beim Erwachsenen regelmäßig von solchen *Lungenspitzenherden* ihren Ausgang nimmt und von dort allmählich in apicocaudaler Richtung abwärts schreitet. Die Entstehung der Spitzenknötchen ist früher meist auf Einatmung von Tuberkelbacillen bezogen worden, wird aber nach der jetzt vorwiegend vertretenen Auffassung (HÜBSCHMANN, SIMON) auf hämatogene Streuung von dem Primärherd aus zurückgeführt. Bei fortlaufenden Untersuchungen von Trägern einer solchen Spitzentuberkulose, die durch Röntgenuntersuchung festgestellt war, fand BRÄUNING, daß nur ein geringer Prozentsatz später an fortschreitender Tuberkulose erkrankte. Für diese konnte also in der Tat eine derartige Entstehung von Spitzenherden aus und eine weitere apicocaudale

Fortentwicklung angenommen werden. Für die meisten Fälle von Spitzentuberkulose ergab sich aber die Auffassung der relativen Gutartigkeit und erheblichen Heilungsaussicht der Spitzenherde. Für viele frische tuberkulöse Erkrankungen der Erwachsenen blieb die Frage ihres Ausgangspunktes noch offen. Sie kann nur durch Beobachtung des ersten Beginnes der Erkrankung entschieden werden.

In solchen vorher angeblich nie krank gewesenen und anscheinend aus voller Gesundheit heraus ganz kürzlich erkrankten Fällen stellte ASSMANN nur im

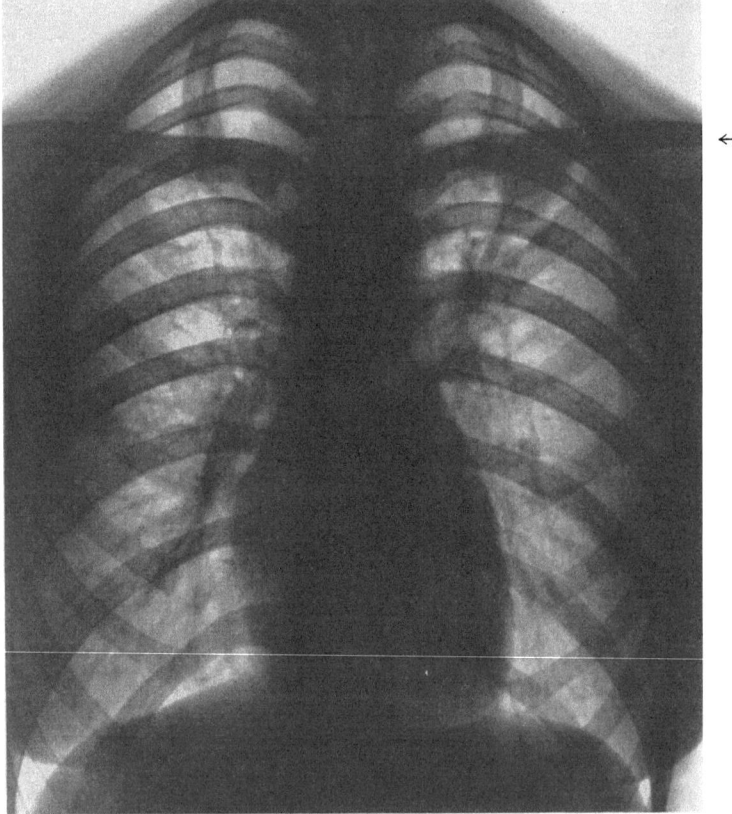

Abb. 25. Tuberkulöser Frühherd unterhalb der linken Clavicula (Pfeil).

Röntgenbild erkennbare *isolierte rundliche Schattenherde* fest, die in der Regel bei sagittalem Strahlengang dicht unterhalb des Schlüsselbeins projiziert werden, (vgl. Abb. 25). Wie Queraufnahmen zeigen, haben sie jedoch weiter dorsalwärts in den paravertebralen Abschnitten ihren Sitz. Dagegen wurden die Spitzenfelder gewöhnlich frei von Krankheitsherden gefunden. In weit selteneren Fällen werden isolierte Krankheitsherde gleicher Art in anderen Lungenabschnitten, am häufigsten in der Spitze des Unterlappens festgestellt. Fortlaufende Beobachtungen zeigten, daß in derartigen Herden oft Einschmelzungen stattfinden und hierauf eine Ausstreuung in die Umgebung erfolgt (vgl. Abb. 26 und 27). Das häufige Vorkommen einer derartigen Entwicklung der Tuberkulose der Erwachsenen von einzelnen größeren, in der Regel nicht in der Spitze, sondern meist tiefer subapikal gelegenen Herden aus durch Verbreitung auf dem Bronchialweg

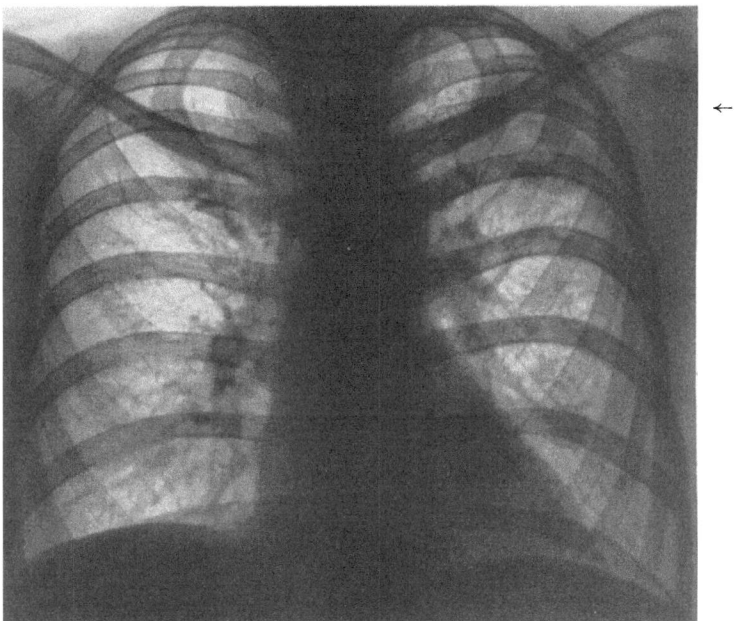

Abb. 26. Frühinfiltrat, welches im Bereich und unterhalb des linken Schlüsselbeins projiziert ist. Innerhalb desselben leichte zentrale Aufhellung (infolge beginnender Einschmelzung).

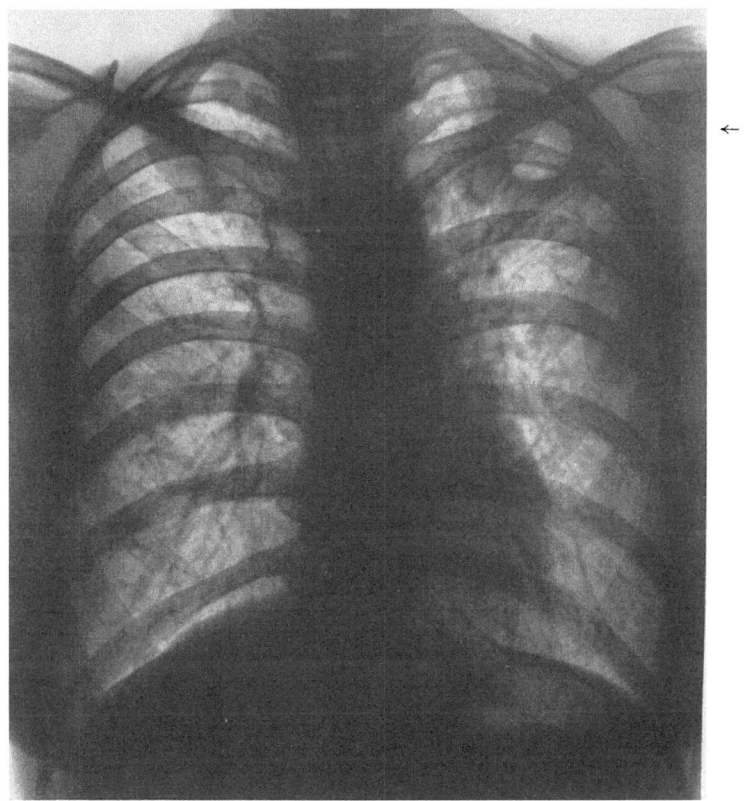

Abb. 27. Frühkaverne unterhalb der linken Clavicula (Pfeil). Bronchogene Streuung im linken Lungenfeld.

ist besonders von REDEKER in einer großen Zahl von Beobachtungsserien erwiesen. Was den Ausgangspunkt anbetrifft, so wird das Hauptgewicht von ASSMANN auf die beschriebenen rundlichen Herde selbst, von REDEKER mehr auf allgemeine Infiltrationen, die zum Teil um derartige Herde herum sich entwickeln können und oft auch mehr diffus ausgebreitet sind, gelegt. Für diese Infiltrationen ist von SIMON der Name „Frühinfiltrat" geprägt worden, der sich im Schrifttum allgemein durchgesetzt hat. Das anatomische Substrat der Rundherde ist von

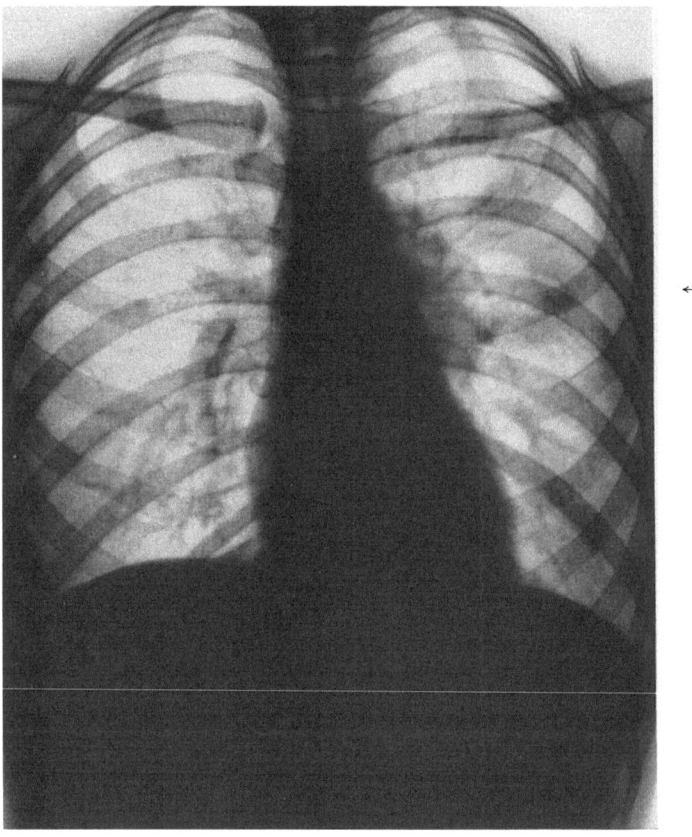

Abb. 28. Kaverne in der Spitze des linken Unterlappens erscheint auf Aufnahme im sagittalen Durchmesser als „Pseudohiluskaverne".
Frische Infektion einer vorher gesunden Ärztin etwa 1 Jahr nach ihrer Eheschließung mit einem gleich darauf an offener Tuberkulose erkrankten Ehemann.

ASSMANN in käsig-pneumonischen Prozessen vermutet worden. Die mehr diffusen Infiltrate, welche besonders von REDEKER und ROMBERG beschrieben worden sind, werden von ihnen als sog. perifokale Reaktionen (kollaterale Entzündungen) um zentrale Krankheitsherde herum angesehen. Es erscheint wohl möglich, daß besonders bei den flüchtigen, bald wieder zurückgehenden Verschattungen im Röntgenbild ähnlich wie bei den sog. epituberkulösen Infiltraten im Kindesalter auch Resorptionsatelektasen eine Rolle spielen können. Während anfänglich nach dem Auftreten der Lehre vom Frühinfiltrat anatomische Beobachtungen fehlten und von anatomischer Seite vielfach Widerspruch dagegen erhoben wurde, wird unter dem Einfluß dieser klinisch-röntgenologischen Feststellungen jetzt auch in den anatomischen Darstellungen (PAGEL, SCHÜRMANN,

SCHWARTZ u. a.) das Vorkommen derartiger Herde mitgeteilt und ihre Bedeutung als Ausgangspunkt der auf dem Bronchialweg fortschreitenden Tuberkulose der Erwachsenen gewürdigt. Sie werden auch von anatomischer Seite als käsig-pneumonische Infiltrate oder käsige Herde beschrieben. Letzten Endes ist hierdurch eine Bestätigung der bereits vor langer Zeit von BIRCH-HIRSCHFELD beschriebenen *isolierten käsigen Herde* geschaffen worden, welche dieser schon damals als *Erstherde* der Erwachsenen bezeichnet und deren teils apikalen, oft aber auch subapikalen dorsalen Sitz er schon klar hervorgehoben hat.

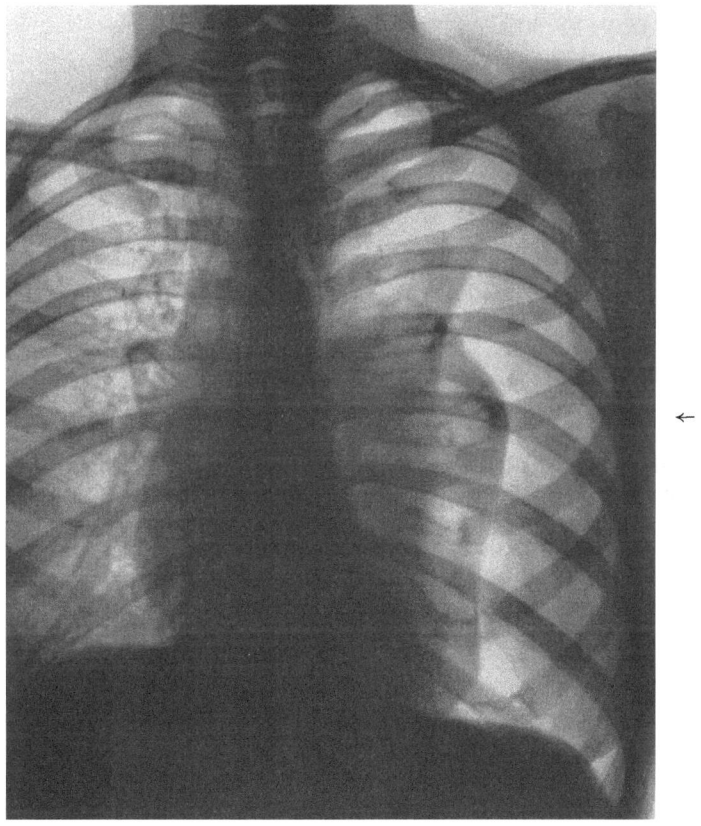

Abb. 29. Kaverne in der Spitze des li. Unterlappens. Erscheint jetzt deutlicher nach Kompression des Unterlappens durch Pneumothorax. Derselbe Fall wie in Abb. 28. Später Heilung.

Die Entstehung der genannten Herde ist ebenso wie von BIRCH-HIRSCHFELD für seine anatomischen Befunde auch von ASSMANN für die von ihm im Röntgenbild festgestellten Schatten in erster Linie auf Inhalation von tuberkelbacillenhaltigem Material zurückgeführt worden. Anlaß für diese Auffassung gab der Umstand, daß diese Beobachtungen an Personen gemacht wurden, welche früher anscheinend stets gesund gewesen waren, kurz vor der Erkrankung aber mit tuberkelbacillenhaltigem Material in nahe Berührung gekommen waren. Diese Auffassung wird auch von STARLINGER auf Grund klinischer und von SCHWARTZ auf Grund experimenteller Beobachtungen vertreten, in denen dieser durch intratracheale Neuinfektion von bereits früher infizierten Kaninchen gleichartige käsig-pneumonische Infiltrationen erzeugen konnte. Von anderen Seiten wird im Verfolg der zur Zeit sehr in Aufschwung gekommenen Bewertung der Bedeutung der hämatogenen Infektionen die Ansicht geäußert, daß es sich in der Regel um ein Aufflackern alter, auf dem Blutweg entstandener Streuungsherde handele. Dies nimmt besonders REDEKER an. Da er aber auch das Frühinfiltrat meist im Anschluß an einen Aufenthalt der Erkrankten in tuberkuloseverseuchter Umgebung auftreten sah, hält er eine Stimulierung endogen-hämatogener Streuungsherde durch exogene Superinfektion in Form von Inhalation tuberkulösen Materials für vorliegend. Daß in manchen Fällen Infiltrationen um hämatogene Streuungsherde, und zwar wiederum mit einer auffallenden Vorliebe in den subapikalen, dorsalen, paravertebralen Partien sich bilden, wird auch von ASSMANN angenommen, welcher derartige Befunde gelegentlich bei Miliartuberkulose beobachtete; ferner sah er einen Frühherd bei einem vorher gesunden Arzt mit nachweislich vorher normalem Röntgenbild, nachdem sich dieser einen Leichentuberkel an der Hand zugezogen hatte. Die Mehrzahl der Fälle wird von ihm aber mit Wahrscheinlichkeit auf Grund der klinischen Beobachtungen auf aerogene Superinfektion zurückgeführt.

Eine andere von LÖSCHCKE geäußerte Ansicht geht dahin, daß das sog. Frühinfiltrat eine bronchogene Streuung gröberen Korns von früher entstandenen Spitzenherden her darstellt. Wenn solche Spitzenherde nicht nachweisbar sind, könnte dies durch Unzulänglichkeit der Röntgenaufnahme erklärt werden. Solche Streuungen kommen zweifellos häufig vor und zwar sind die Streuungsherde gewöhnlich vielfältig. Damit wäre aber das meist, wenn auch nicht immer isolierte Auftreten der Frühherde schwer in Einklang zu bringen. Es ist zu betonen, daß lange nicht alle Infiltrationen, die im Röntgenbild oder anatomisch beobachtet werden, in den von ASSMANN und REDEKER geprägten Begriff des Frühherdes bzw. Frühinfiltrats einbezogen werden dürfen, welcher ausdrücklich für die im Beginn der Lungentuberkulose der Erwachsenen auftretenden typischen Infiltrationsherde vorzubehalten ist. Daß außerdem im Verlauf der Erkrankung sowohl um hämatogene Streuungsherde herum als durch bronchogene Aspiration zahlreiche, in der äußeren Erscheinung ähnliche Infiltrationen auftreten können, ist klinisch und anatomisch längst bekannt und ganz besonders für den häufigen *schubweisen Verlauf der Lungentuberkulose* von französischen Klinikern nachdrücklich betont worden (BEZANÇON, SERGENT, RIST und AMEUILLE u. a.). Zur klaren Unterscheidung vom Frühinfiltrat hat REDEKER hierfür den Ausdruck Spätinfiltrat vorgeschlagen. Derartige Infiltrate können aber in allen Entwicklungsstadien auftreten.

Die Frage der *Häufigkeit* der im Beginn der Lungentuberkulose vorkommenden Infiltrationen ist nur an einem großen Beobachtungsmaterial zu lösen, in dem durch systematische Röntgenreihenuntersuchungen das frische Auftreten von Veränderungen festgestellt wird, nachdem einige Zeit vorher ein ganz freies Verhalten der Lunge nachgewiesen war. In derartigen umfangreichen Untersuchungen, die vornehmlich, aber nicht ausschließlich an stark einer tuberkulösen Infektion ausgesetzten Personen angestellt waren, hat BRAEUNING einen überwiegend häufigen infiltrativen Beginn (in 82% der Fälle) gefunden, und zwar zum größeren Teil in Gestalt typischer Frühinfiltrate, zum kleineren Teil in Form infiltrativ-fleckiger gemischter Verschattungen. Dagegen stellten MALMROS und HEDVALL in entsprechenden Untersuchungen, die vorher tuberkulinpositive Studenten und Lehrschwestern betrafen, überwiegend häufig Initialherde namentlich im Spitzengebiet und auch im weiteren Oberfeld fest, und wiesen fast in der Hälfte der Fälle die Entstehung von Kavernen nach, haben dagegen Infiltrationen vom Typus des Frühinfiltrats nur selten angetroffen.

Die Entstehung, Beschaffenheit und das weitere Schicksal der *tuberkulösen Infiltrate* ist sehr verschiedenartig. Zunächst sind von den spezifischen Gewebsveränderungen die unspezifischen, auf Kompressionsatelektase zu beziehenden Verdichtungen abzutrennen, welche bei Wiederfreiwerden des Bronchiallumens sich schnell zurückbilden können. Wahrscheinlich spielen sie neben spezifischen

Gewebsveränderungen bei der Entstehung vieler Lungenverdichtungen eine bisher nicht genügend gewürdigte Rolle. Die echten tuberkulösen Infiltrate sind auf Toxinwirkung der Tuberkelbacillen zurückzuführen. Dabei kann es sich um Diffusion von Toxinen aus einem benachbarten bacillenhaltigen Herd in die Umgebung handeln — derartige Infiltrate werden als *perifokale* oder besser nach TENDELOO als *kollaterale Entzündungen* bezeichnet — oder es liegt eine Überschwemmung des Lungenparenchyms mit Tuberkelbacillen selbst vor, deren Giftstoffe dann in der Regel in stärkerem Maße entzündungserregend wirken. Je nach dem Grad der Toxinwirkung und der Reaktionsfähigkeit des Organismus entsteht lediglich eine Hyperämie und ödematöse Durchtränkung, zum Teil mit reichlicher Abstoßung von Epithelien und geringer Abscheidung von Fibrin (*Congestion pulmonaire* WOILLEZ, *Splenomegalie* GRANCHER, *Desquamativpneumonie* BUHL) oder eine Nekrotisierung des Gewebes, die gemäß der charakteristischen Wirkungsweise des tuberkulösen Toxins häufig in Verkäsung übergeht. Zwischen diesen Grenzfällen kommen alle Übergänge vor. Besonders bei den leichteren Formen und in den Anfangsstadien ist völlige Resorption und Heilung möglich; bei eingetretener Nekrotisierung und Verkäsung kann dagegen keine vollständige Rückbildung mehr eintreten. Es kommt dann vielmehr häufig zu kavernöser Einschmelzung.

Bei allen Arten der Infiltrate können reaktive Bindegewebsneubildungen entstehen und zu Indurationsvorgängen Anlaß geben, in deren Folge eine narbige Schrumpfung sich entwickeln kann.

Die *Kavernenbildung,* welche bei nekrotisierenden Vorgängen, insbesondere im Gefolge von Verkäsung, eintritt, spielt im Verlauf der Lungentuberkulose eine besonders wichtige Rolle, weil von den mit Tuberkelbacillen reichlich besetzten Kavernenwandungen aus oft eine Verstreuung von Bacillen auf dem Bronchialwege stattfindet. Das Auftreten von Kavernen gilt daher mit Recht als ein die Prognose wesentlich verschlechternder Umstand.

Kavernen kommen in allen Stadien, auch bereits im Beginn der Tuberkulose vor, wie gerade durch die Röntgenuntersuchung erwiesen und von RIEDER bereits frühzeitig erkannt ist. Sowohl der Primärherd als die durch Superinfektion entstandenen Frühherde bzw. Frühinfiltrate können vom Zentrum aus einschmelzen. Nach Durchbruch in einen Bronchus, welcher die Zerfallsmassen abführt (Bronche de drainage, LAËNNEC), entstehen dadurch Zerfallshöhlen mit anfänglich unregelmäßigen Wandungen, die sich in der Folge bald glätten, so daß regelmäßig gestaltete kugel- oder eiförmige, luftgefüllte Hohlräume zustande kommen. Diese Frühkavernen können sich auffallend schnell innerhalb weniger Tage bilden, unter Umständen aber auch in überraschend kurzer Zeit wieder verkleinern und nahezu vollkommen verschwinden, indem sich das umgebende gesunde Lungengewebe um den Defekt herum zusammenzieht. Schließlich kann um die dicht aneinanderliegenden Kavernenwandungen eine indurative Vernarbung eintreten. Im Röntgenbild ist dann statt eines Ringschattens mit hellem Zentrum ein kleiner übrig bleibender Schattenfleck zu beobachten. Ein derartig günstiger Ausgang ist auf Grund fortlaufender Röntgenbeobachtungen bei frischen Kavernen, die innerhalb von gesundem Lungengewebe gelegen sind, als nicht ganz selten zu bezeichnen. Weit häufiger ist aber, sofern keine Behandlung durch künstlichen Lungenkollaps eintritt, ein Fortschreiten der Einschmelzung und Bildung von Aspirationsmetastasen, so daß die Ansicht von der ominösen Bedeutung der Kaverne trotz sicher beobachteter Heilungen im allgemeinen aufrecht erhalten werden muß.

Diese in Frühstadien der Lungentuberkulose auftretenden Kavernen sind entsprechend dem bevorzugten Sitz der käsigen Infiltrationen, aus denen sie durch Gewebseinschmelzung entstehen, vorwiegend in den *dorsalen paravertebralen* Partien gelegen, und zwar am häufigsten in der *subapicalen Gegend des*

Oberlappens, demnächst in der *Spitze des Unterlappens*. Im ersten Falle werden die Kavernen im Röntgenbilde bei sagittalem Strahlengange unterhalb der Clavicula projiziert (sog. ,,infraclaviculäre Kavernen", vgl. Abb. 27), im zweiten in die Gegend des Lungenhilus (,,Pseudohiluskavernen, vgl. Abb. 28). In beiden Fällen sind sie aber dorsalwärts gelegen, wie das Querbild im frontalen Strahlengange zeigt. Der wahre Sitz der ,,Pseudohiluskavernen" in der Spitze des Unterlappens ist besonders deutlich nach Anlegung eines Pneumothorax zu erkennen, in welchem eine Trennung der einzelnen Lappen hervortritt (vgl. Abb. 29).

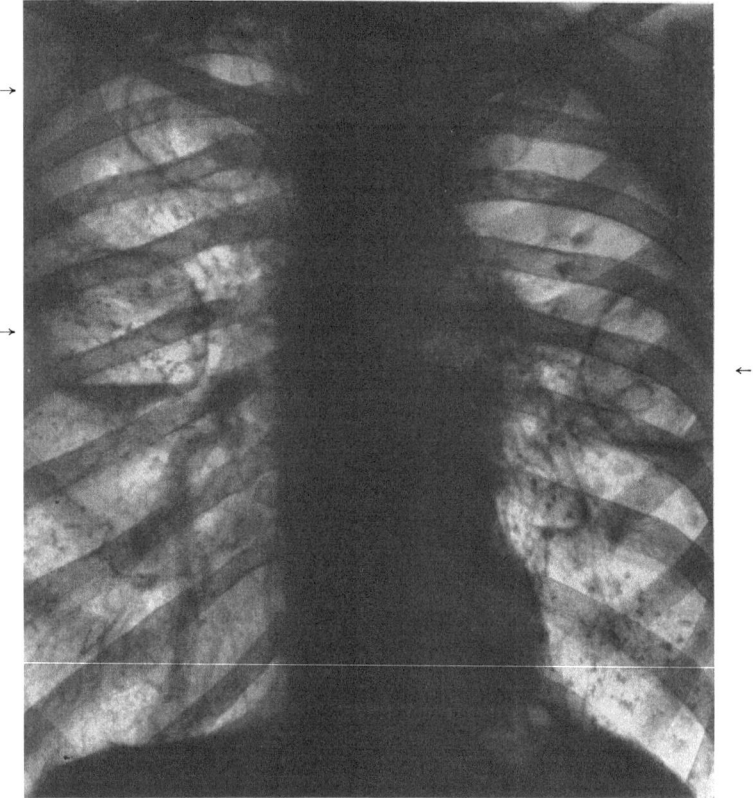

Abb. 30. Mehrfache Kavernen ohne Infiltration der Umgebung bei hämatogener tuberkulöser Aussaat.

Auch im Laufe der hämatogenen Streuungen können Kavernen auftreten. Diese sind in der Regel dadurch ausgezeichnet, daß sie auffallend zarte Wandungen haben und keine Reaktionserscheinungen der Umgebung zeigen; sie sind aus dem gesunden Lungengewebe wie mit dem Locheisen ausgestanzt und wegen der fehlenden Veränderung der Umgebung im Röntgenbild mitunter schwer zu erkennen (vgl. Abb. 30).

Im späteren Verlauf der Tuberkulose, in welchem ausgedehntere Verkäsungen häufig sind, nimmt die Kavernenbildung vielfach einen größeren Raum ein. Da in diesem Stadium häufig gleichzeitig Bindegewebsbildung auftritt, wird durch die narbigen und schrumpfenden Vorgänge eine gleichmäßige Gestaltung der Hohlräume und eine Zusammenziehung des umgebenden Gewebes verhindert. Derartige sog. Spätkavernen, die in den fortgeschrittenen Stadien der *Phthisis ulcero-fibrosa* auftreten, weisen oft unregelmäßige buchtige Gestalt auf; sie sind von bindegewebigen Wandungen umgeben und keiner spontanen Rückbildung fähig (vgl. Abb. 31).

Entzündliche Veränderungen des Brustfells, welche oft die tuberkulösen Erkrankungen der Lunge begleiten, werden in verschiedenen Entwicklungsstadien der Lungentuberkulose angetroffen und gehören zu ihren häufigen Kennzeichen. Bereits bei der Ausbildung des Primärkomplexes treten oft im Anschluß an eine Schwellung und Verkäsung der Lymphknoten im Lungenwurzelgebiet Entzündungen der interlobären Pleura auf, die im Röntgenbild erkennbar

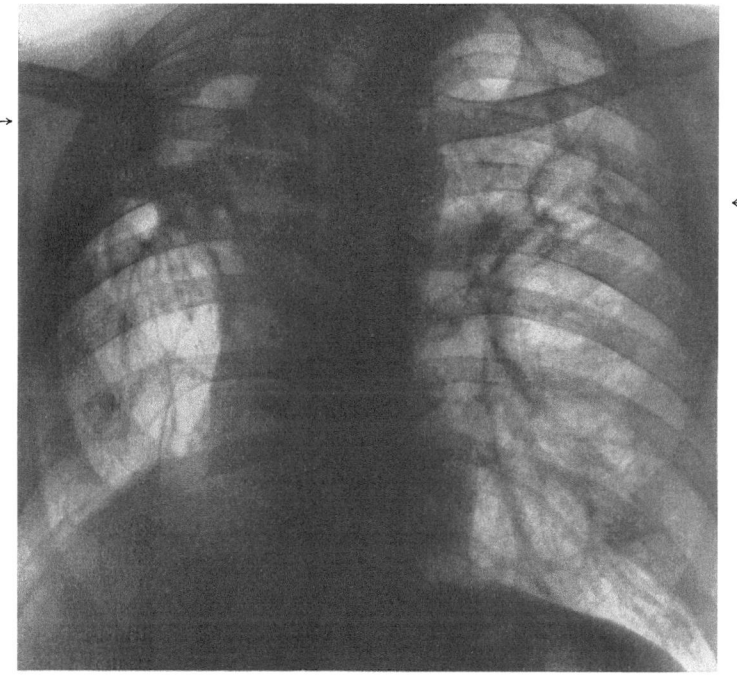

Abb. 31. Tuberculosis ulcero-fibrosa.
Starke Schrumpfung und Induration des rechten Oberlappens, im Inneren desselben eine Kaverne (Pfeil). Der rechte Hilus ist hochgezogen, Hochstand des rechten Zwerchfells. Auch im linken oberen Lungenfeld Kaverne (Pfeil) und indurative Strangbildung.

sind (vgl. Abb. 23 und 24). Sie klingen in der Regel bald unter Hinterlassung von Adhäsionen und zarten Schwarten ab.

Bei der hämatogenen Aussaat zahlreicher Lungenherde im Sekundärstadium nach RANKE ist oft das Brustfell mitbeteiligt. Es kommen hier sowohl freie als abgegrenzte, oft interlobäre Flüssigkeitsergüsse und auch trockene Entzündungen vor. Die serösen Pleuraexsudate erscheinen dabei oft klinisch als selbstständige Erkrankungen, deren tuberkulöse Natur früher vielfach verkannt wurde; die zugrunde liegende hämatogene Aussaat bleibt, wenn sie nicht erheblich ist und bald der Rückbildung durch Resorption oder Vernarbung verfällt, meist unerkannt. Die alte klinische Erfahrung, daß solchen Pleuraergüssen nicht selten nach einiger Zeit, oft nach 1—2 Jahren, eine manifeste tuberkulöse Lungenerkrankung nachfolgt, und der bisweilen im Röntgenbild gelingende Nachweis von zarten Fleckchen in den Lungenfeldern, die später wieder verschwinden können, lehren aber, daß auch diese scheinbar idiopathische oder

„rheumatische" Pleuritis in der Regel tuberkulösen Ursprungs und auf hämatogene Aussaat zurückzuführen ist. Noch häufiger als die serösen Ergüsse sind umschriebene trockene Brustfellentzündungen, die gelegentlich Bruststiche, aber verhältnismäßig selten physikalisch nachweisbare Symptome verursachen. Von ihrer Häufigkeit kann man sich nur so eine Vorstellung machen, wenn man die große Zahl pleuritischer Adhäsionen und Schwarten bedenkt, die bei Sektionen auch scheinbar lungengesunder Menschen angetroffen werden und aller Wahrscheinlichkeit nach zu einem sehr großen Teil auf tuberkulöse Infektion zurückzuführen sind. Dies gilt auch von den besonders häufigen kappenförmigen *Spitzenschwielen,* die in der Umgebung abgeheilter indurativer und verkalkter Knötchen gefunden werden.

Auch in den folgenden Stadien der manifesten Lungentuberkulose kommen umschriebene und allgemeine, trockene und flüssige Entzündungen des Brustfells oft vor. Von der französischen Klinik besonders gewürdigt sind dabei diejenigen Formen, welche die häufigen Infiltrate der Randabschnitte der Lungenlappen begleiten und zusammen mit diesen als Cortico-pleurite und Periscissuritite bezeichnet werden (BEZANÇON, SERGENT, SABOURIN).

h) Tuberkuloseformen der verschiedenen Lebensalter.

Es soll nunmehr eine kurze Übersicht über die in verschiedenen *Lebensaltern* am häufigsten vorkommenden Formen der Lungentuberkulose gegeben werden. Es ist jedoch vorweg zu bemerken, daß das Lebensalter an sich nicht in erster Linie die Form der Lungentuberkulose bedingt. Von vorherrschendem Einfluß ist vielmehr der Umstand, ob eine Primärinfektion oder eine Super- oder Reinfektion vorliegt, und welches allergische Verhalten hierdurch hervorgerufen wird, endlich, welche Verbreitungswege hauptsächlich in Betracht kommen.

Im *Säuglings-* und *ersten Kindesalter* kommt der vorher geschilderte Primärherd und anschließende Primärkomplex vor; hiervon können hämatogene Streuungen und Infiltrationen ausgehen. In je jüngeren Lebensaltern die Infektion erfolgt, um so bösartiger pflegt sie zu verlaufen. Im Säuglingsalter führen die meisten tuberkulösen Infektionen zum Tode.

In den anschließenden Kinderjahren sind die Formen die gleichen; die Widerstandskraft des Organismus und damit die Heilungstendenz zeigt aber eine schnelle Zunahme. Primärherd und Primärkomplex heilen mit fortschreitendem Lebensalter häufiger aus oder führen zu einer ausgebreiteten Lymphknotentuberkulose, die aber meist einen verhältnismäßig gutartigen Verlauf zu nehmen pflegt. Die hierbei häufig auftretenden Kompressionsatelektasen des Lungengewebes sind oft rückbildungsfähig und flüchtiger Natur. Tritt in diesen Kinderjahren jenseits des Säuglingsalters der Tod durch Tuberkulose ein, so handelt es sich in der Regel um käsige Pneumonien, die entweder unmittelbar vom Primärherd oder vom Druchbruch eines verkästen Lymphknotens in den Bronchus ihren Ausgang nehmen, oder um eine Miliartuberkulose mit oder ohne hämatogen entstandene Meningitis.

Bei den im *schulpflichtigen Alter* erworbenen Primärherden ist Heilung durch Induration und Verkalkung die Regel. Nicht selten schließt sich eine Lymphknotentuberkulose an. Auch hier kommen häufig hämatogene Streuungen und Infiltrierungen oft flüchtiger Art vor. Die ungünstiger verlaufenden, zum Teil mit Kavernenbildung einhergehenden exsudativen Formen zeigen gegenüber den bei Erwachsenen beobachteten Erkrankungen keine wesentlichen Unterschiede.

Dem *Pubertätsalter* geben namentlich beim weiblichen Geschlecht offenbar unter dem innersekretorischen Einfluß der erwachenden Tätigkeit der Keimdrüsen auftretende, schnell fortschreitende exsudative, oft rasch in Verkäsung übergehende Formen ein besonderes Gepräge, so daß ASCHOFF hierfür den

Ausdruck der „Pubertätsphthise" geschaffen hat. Grundsätzlich handelt es sich aber um die gleichen Formen und Verbreitungswege, wie sie in allen Lebensaltern beobachtet werden.

Bei der *Erwachsenentuberkulose,* bei welcher die Beteiligung des männlichen Geschlechts mit zunehmendem Alter immer mehr hervortritt und schließlich überwiegt, spielt nach den heutigen Anschauungen eine *Neuinfektion* meist eine wichtige Rolle. Da in einer von Tuberkulose durchsetzten Bevölkerung in der Regel schon eine meist unbemerkt verlaufende Infektion im Kindesalter erfolgt ist, hat der Körper eine relative Durchseuchungsresistenz erhalten. Die Neuinfektion, die deshalb als *Superinfektion* bezeichnet wird, trifft daher auf eine veränderte Reaktionslage des Organismus, die im Gegensatz zur Erstinfektion eine mangelnde oder geringe Beteiligung der Lymphknoten, geringfügige hämatogene Aussaat und vielmehr eine Verbreitung auf dem Bronchialweg in der früher geschilderten Weise zur Folge hat. Oft eröffnet hier ein Frühinfiltrat den Krankheitsverlauf. Nicht selten vorkommende Spitzentuberkulosen zeigen gewöhnlich eine starke Heilungstendenz. Vereinzelt, aber nicht nur ausnahmsweise und zwar hauptsächlich bei Bewohnern verkehrsarmer Gegenden kommen auch bei Erwachsenen echte *Primärinfektionen* vor, die ähnlich wie im Kindesalter mit starker Beteiligung der Lymphknoten und oft mit flüchtigen Infiltrierungen einhergehen.

Im *Greisenalter* verlaufen die tuberkulösen Erkrankungen mitunter unter besonderen Erscheinungen. Es kommen hier häufig mit Emphysem verbundene zum Teil cirrhotische Formen vor. In manchen Fällen fällt nach langwierigem Verlauf plötzlich ein schnelles Fortschreiten der Erkrankung und starke Neigung von Infiltrationen zur Verkäsung auf, was mit einem Darniederliegen der Abwehrkräfte in Verbindung gebracht werden kann. Gewisse im Greisenalter nicht ganz selten auftretende Formen mit starker Schwellung und Verkäsung der Lymphknoten und hämatogener Aussaat zeigen eine bemerkenswerte Ähnlichkeit mit dem Verhalten der kindlichen Tuberkulose. Es wird dies von SCHÜRMANN mit der Annahme erklärt, daß der Organismus im Laufe der Jahre die vermöge der in der Regel durchgemachten Kindheitsinfektion erworbene Durchseuchungsresistenz verloren hat und nunmehr wie ein unberührter Körper auf eine neue Infektion wieder ebenso wie auf eine Primärinfektion reagiert. Es liegt also alsdann eine echte *Reinfektion,* nicht — wie gewöhnlich bei Erwachsenen — eine Superinfektion vor.

i) Pathologisch-anatomische Zustandsbilder.

Nach dieser Übersicht über die wesentlichsten Entwicklungsgänge der Lungentuberkulose und ihren Ablauf in den verschiedenen Lebensaltern sollen nunmehr die häufigsten *anatomischen Zustandsbilder* beschrieben werden. Eine Vollständigkeit der Darstellung ist angesichts des bunten Formenreichtums auch hier unmöglich. Von vornherein muß im Auge behalten werden, daß, wenn eine Einteilung in verschiedene Erscheinungsformen versucht wird, hiermit keine unveränderlichen Typen gekennzeichnet werden können, welche die Erkrankung in allen Teilen darbietet und im ganzen Verlauf beibehält. Vielmehr können recht verschiedenartige Formen in den einzelnen Abschnitten getrennt oder auch in bunter Vermischung nebeneinander und auch in zeitlicher Folge im selben Abschnitt nacheinander vorkommen. Auch hier bedeutet eine zum Zweck der Übersicht gegebene Einteilung keine wirkliche Trennung.

Unter den morphologischen Vorgängen sind *zwei Haupttypen* zu unterscheiden, die durch Gewebsneubildung entstandenen *Knötchen,* nach welchen die Krankheit die Bezeichnung Tuberkulose erhalten hat, und die exsudativen *Infiltrate* des Lungengewebes. Beide Formen sind äußerlich so verschieden voneinander, daß VIRCHOW sie auch als ätiologisch verschieden ansah und die exsudativ pneumonischen Zustandsbilder überhaupt nicht der Lungentuberkulose zurechnete. Dieser scharfe Dualismus konnte nach dem Nachweis, daß beide Erscheinungsformen durch den Tuberkelbacillus hervorgerufen werden, nicht aufrecht erhalten werden. Wohl ist aber eine gewisse Zweiteilung der ätiologisch einheitlichen morphologischen Vorgänge in einerseits knötchenbildende *produktive* und andererseits in *exsudative* Prozesse nach dem Vorgang von ORTH und ASCHOFF beibehalten worden. Die Bedeutung einer solchen morphologischen Trennung wird aber dadurch stark gemindert, daß bunte Mischungen neben- und nacheinander häufig vorkommen (MARCHAND). Nach der Ansicht von HÜBSCHMANN wird jeder produktive Prozeß durch eine vorangehende exsudative Phase eingeleitet. Man kann also höchstens zeitweise *vorwiegend produktive* und *exsudative Prozesse* (GRÄFF und KÜPFERLE) und auch diese nur in einem Teil der Fälle unterscheiden. Anschließend an diese Vorgänge, und zwar hauptsächlich im Gefolge der produktiven Gewebsneubildungen treten oft Bindegewebswucherungen, *indurative* Prozesse, auf, die später in Schrumpfung übergehen und zum Bild der Cirrhose führen. Demgemäß können nach ASCHOFF

1. produktive (acinös-nodöse),
2. exsudative (lobär- und lobulär-pneumonische),
3. cirrhotische

Formen unterschieden werden.

Diese Einteilung nach histologisch gekennzeichneten Typen entspricht weitgehend einer auf Grund der makroskopisch-anatomischen Bilder von EUGEN ALBRECHT aufgestellten Einteilung, die ALBERT FRÄNKEL in Beziehung zu den klinischen Erscheinungsformen gesetzt hat. Hiernach werden unterschieden:

1. knoten- und knötchenförmige,
2. pneumonische und bronchopneumonische,
3. indurative Formen.

Freilich ist zu bemerken, daß die knötchenförmigen Veränderungen nicht immer nur produktiver, sondern im Gegenteil selten rein produktiver, häufig gemischter, mitunter sogar vorwiegend exsudativer Natur sind. Im großen und ganzen kann aber eine weitgehende Übereinstimmung beider Einteilungen festgestellt werden, die dementsprechend in fast synonymer Weise angewandt werden und sich praktisch durchgesetzt haben. Die makroskopisch-anatomischen Zustandsbilder können auch im Röntgenbild deutlich unterschieden werden.

Was die feinere *histologische Bauart* anbetrifft, so ist die Struktur der *produktiven* Vorgänge zunächst an der Grundform tuberkulöser Gewebsneubildung, dem Miliartuberkel, zu erläutern. Dieser ist aus verschiedenen Zellformen zusammengesetzt, welche ein nekrotisches Zentrum umgeben. Diesem zunächst stehen hauptsächlich längliche Zellen mit schwach färbbarem Zelleib und auch schwach färbbarem ovalären Kern, die sog. Epitheloidzellen, sowie einzelne durch ihre Größe und ihren Kernreichtum auffallende Zellen, die sog. Riesenzellen. Die bei der Tuberkulose gebildeten, von LANGHANS beschriebenen Riesenzellen sind dadurch vor anderen ausgezeichnet, daß die oft sehr zahlreichen etwa 50—100 Kerne an der Peripherie einer Seite palisadenartig nebeneinander im Halbkreis angeordnet sind. Im Körper der Riesenzellen können nicht selten Tuberkelbacillen nachgewiesen werden. Diese Zellarten sind am meisten für die tuberkulösen Gewebsveränderungen charakteristisch. Um sie herum findet sich häufig, aber nicht regelmäßig ein Wall von lymphatischen Rundzellen und Plasmazellen, oft auch von polynucleären Leukocyten. Mit zunehmendem Alter des Tuberkels verfällt das nekrotische Zentrum mehr und mehr der Verkäsung, wodurch der anfangs grau erscheinende Tuberkel eine immer mehr gelbliche Farbe annimmt.

Der Tuberkel kann wachsen, indem die Nekrose im Zentrum sich vergrößert und die Zellwucherungen in der Umgebung fortschreiten. Oft werden in der Umgebung unter der gleichen Einwirkung von Bacillen ähnliche Tuberkel gebildet. Gewöhnlich tritt sehr bald eine Wucherung von Bindegewebszellen und Gefäßen in der Umgebung auf, allmählich geht das wuchernde Granulationsgewebe in das indurative Stadium über.

Die Knötchen können einzeln in zunächst gesunder Umgebung entstehen, wie es bei der hämatogenen Aussaat der Fall ist, oder in zusammenhängenden Verbänden in die Umgebung fortschreiten, wie es bei der bronchogenen Verbreitung die Regel ist. Sie sind hier in den Lungenläppchen (Acini) angeordnet; deshalb ist die Beschreibung einer *acinösen-nodösen Form* der Lungenphthise von ASCHOFF geprägt, die hauptsächlich aus produktiven Gewebsbildungen hervorgegangen ist (vgl. Abbildung 32). Daneben können freilich auch exsudative Vorgänge eine Rolle spielen. Deshalb wird von ASCHOFF neben der produktiven auch eine exsudative acinös-nodöse Form in seiner Einteilung der Lungenphthise aufgeführt. Die praktische Unterscheidung stößt jedoch auf Schwierigkeiten. Mischungen sind derart häufig, daß in der Regel nur von einer acinös-nodösen Form gesprochen wird.

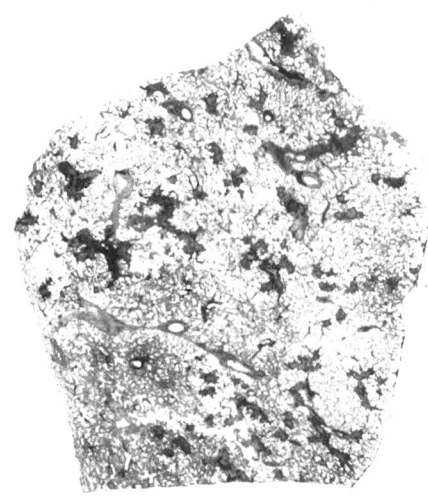

Abb. 32. Tuberkulöse Formen im anatomischen Übersichtsbild. Produktive Knötchenform.

Die *exsudativen* Vorgänge sind gekennzeichnet durch Hyperämie und Abscheidung von Ödem und zum Teil auch von Fibrin, das aber gerade bei den tuberkulösen gegenüber andersartigen Exsudationen, z. B. bei der croupösen Pneumonie zurücktritt. Außerdem werden reichlich Alveolarepithelien abgeschieden; hiernach ist die Bezeichnung Desquamativ-Pneumonie von BUHL geschaffen worden. Neben exsudativen Vorgängen spielt zum Teil auch einfache Atelektase von Lungenparenchym eine Rolle, die durch Druck der benachbarten raumbeschränkenden exsudativen Bildungen entsteht.

Die *exsudativen Vorgänge* können sich auf einzelne Lungenläppchen in gesunder Umgebung beschränken und damit in Form broncho-pneumonischer Prozesse auftreten oder zusammenhängende Abschnitte befallen, wobei namentlich die Randteile bevorzugt werden, oder endlich auf ganze Lappen sich erstrecken (vgl. Abb. 33).

Das weitere Schicksal dieser exsudativen Vorgänge, die in dem vorangegangenen Abschnitt über die Entwicklungsgänge der Lungentuberkulose (S. 576) näher geschildert worden sind, ist kurz zusammengefaßt entweder Resorption oder Übergang in Verkäsung, die oft weiterhin der Einschmelzung verfällt, oder bindegewebige Vernarbung. Die Bindegewebsbildung tritt im Gefolge exsudativer Vorgänge gewöhnlich in weit geringerem Maße auf als bei den produktiven Gewebsneubildungen. Zu betonen ist die Mög-

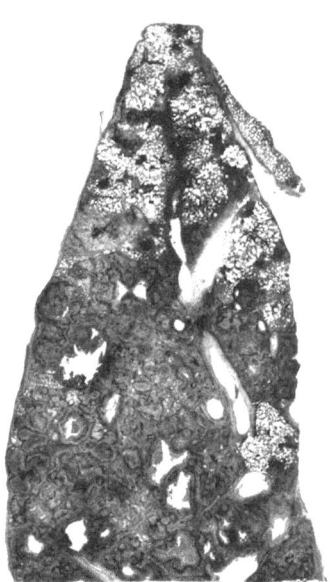

Abb. 33. Tuberkulöse Formen im anatomischen Übersichtsbild. Exsudative (pneumonische) Form.

lichkeit weitgehender Resorption auch bei ausgedehnter Exsudation, sofern nicht eine Gewebsnekrose eingetreten ist. Eine käsige Pneumonie ist dagegen kaum einer Rückbildung mehr fähig. Abgesehen von diesen exsudativen Prozessen kommen Verdichtungen des Lungenparenchyms durch Atelektase vor, welche durch Kompression von Bronchien durch tuberkulöse Lymphknoten oder Lungenherde bewirkt werden. Nach Rückbildung der Ursache können die atelektatischen Partien wieder lufthaltig werden. Da die verschiedenartigen Verdichtungen im Röntgenbild sämtlich als gleichförmige Verschattungen erscheinen, ist ihre Natur und weitere Entwicklung von vorneherein nicht sicher zu bestimmen.

Die *indurativen*, zur Cirrhose führenden Vorgänge werden durch Bindegewebsbildung hervorgerufen. Sie begleiten häufiger und in stärkerem Maße die produktiven als die exsudativen Prozesse. In späteren Stadien führen sie durch Schrumpfung des neu gebildeten Bindegewebes zur starken Verkleinerung der befallenen Teile. Auf diese Weise können ganze Lappen bis auf kleine Reste zusammenschrumpfen. In der Folge tritt dann eine Verziehung der Nachbarorgane, nämlich anderer Lungenabschnitte, der Luftröhre, des Herzens und auch der Intercostalwandungen nach den geschrumpften Lungenteilen hin ein. Durch Abknickung der zuführenden Bronchialäste kommt es in einzelnen Abschnitten zu atelektatischen Zuständen; andererseits tritt in der Umgebung oft ein vikariierendes Emphysem auf. Durch Zug auf die Bronchialwandungen kommen Verziehungen und Gestaltsveränderungen der Bronchien mit Bildung von Bronchiektasen zustande. Bei erheblicher Ausdehnung der cirrhotischen Prozesse erwachsen dem rechten Herzen verstärkte Widerstände, welches daher hypertrophiert und, wenn es den vermehrten Anforderungen nicht gewachsen ist, in der Folge dilatiert wird.

Diese Einteilung in produktive, exsudative und cirrhotische Vorgänge (ASCHOFF), welcher im wesentlichen die in knoten- und knötchenförmige, pneumonische oder bronchopneumonische und indurative Formen (ALBRECHT-FRÄNKEL) entspricht, bildet, wie eingangs bemerkt wurde, nur ein unzulängliches schematisches Gerüst, das eine gewisse Ordnung und Übersicht über die vorkommenden Veränderungen gestattet, aber der unerschöpflichen Mannigfaltigkeit der vielfach ineinander übergehenden Formen nicht vollständig gerecht wird.

k) Klinische Symptomatologie.

Die *allgemeinen klinischen Symptome* der Lungentuberkulose werden größtenteils durch Resorption toxisch wirkender Stoffe hervorgerufen, welche von den Tuberkelbacillen und den von ihnen zerstörten Geweben, ferner auch von mischinfizierenden Bakterien gebildet werden. Andere besondere klinische Erscheinungen sind auf den örtlichen krankhaften Lungenbefund zurückzuführen.

Fieber. Infolge der genannten toxischen Wirkungen werden Temperatursteigerungen sehr häufig beobachtet. Bei schleichendem Beginn der Lungentuberkulose sind sie anfangs meist niedrig, subfebril bis etwa 38° und steigen erst in späteren Stadien zu höheren Werten an. Nach den Erfahrungen, welche besonders die klinischen Beobachtungen beim Frühinfiltrat (ASSMANN, REDEKER) betreffen, wird aber nicht selten gerade im Beginn der Lungentuberkulose der Erwachsenen teils ziemlich plötzlich teils langsamer auftretend ein etwa 38°—39° betragendes, eine Reihe von Tagen anhaltendes Fieber angetroffen, welches dann allmählich abklingt. Es entsteht hierbei ein grippeähnliches Krankheitsbild. Ebenso kommen im weiteren Verlauf nicht selten fieberhafte Perioden vor, welche den bei der Schilderung der Entwicklungsgänge der Lungentuberkulose beschriebenen exsudativen Schüben entsprechen. In späteren Stadien, namentlich dann, wenn buchtige Zerfallshöhlen vorhanden sind, in denen eitrige Massen stagnieren und reichlich Mischinfektionen erfolgen, wird oft ein hektisches Fieber beobachtet, welches durch morgentliche Senkung und abendliche hohe Erhebungen ausgezeichnet ist.

Im allgemeinen ist das Verhalten der Temperatur ein recht verläßlicher Maßstab dafür, ob ein stark aktiver, besonders mit Exsudation oder Gewebszerfall einhergehender Prozeß vorliegt oder ob die Erkrankung in verhältnismäßig gutartigen vorwiegend produktiven bzw. cirrhotischen Formen verläuft oder auch ganz zur Ruhe gekommen ist. Auch wenn die Temperaturen in der Ruhe völlig normal sind, kann ein verborgener, aktiver Krankheitsprozeß bisweilen daran erkannt werden, daß erst nach vorangegangener Bewegung Temperatursteigerungen auftreten.

In diagnostischer Hinsicht erwecken anhaltende subfebrile Temperaturen den Verdacht auf beginnende Lungentuberkulose auch dann, wenn kein sicherer physikalischer Befund zu erheben ist und sich eine andere Ursache des Fiebers nicht auffinden läßt. Freilich ist zu berücksichtigen, daß auch versteckte Infektionen, z. B. in Mandeln, Zähnen oder Nebenhöhlen der Nase, ferner thyreotoxische Zustände und eine schleichende Endokarditis zu gleichartigen leichten Temperatursteigerungen Anlaß geben können. Endlich ist die wenig bekannte, aber durch jahrelange Beobachtungen gesicherte Tatsache zu beachten, daß bei einzelnen Personen mit leicht nervöser erregbarer Konstitution die Körpertemperaturen auch in gesundem Zustand um mehrere Zehntel Grade höher liegen können, als den gewöhnlich angegebenen Normalwerten entspricht.

Schweiße. Meist als Begleiterscheinung des Fiebers, und zwar in der Regel bei dessen Abfall, tritt eine vermehrte Schweißabsonderung bei Lungentuberkulösen auf. Besonders charakteristisch für diese Erkrankung sind die lästigen Nachtschweiße. Diese können auch ohne erhebliche Temperatursteigerungen auftreten und werden deshalb zum Teil auf unmittelbare Erregung der Schweißsekretion durch toxische Produkte bezogen.

Magen- und Darmstörungen. Auf toxische Allgemeinwirkung ist auch ein oft hartnäckiger Appetitmangel der Tuberkulösen zurückzuführen. Bei der Untersuchung des Magensaftes findet sich mitunter, aber keineswegs immer eine Herabsetzung der Säurewerte, der an sich keine wesentliche Bedeutung zuzuerkennen ist. Oft besteht auch Druck in der Magengegend, ferner Unregelmäßigkeit des Stuhlganges. Nicht selten werden Durchfälle auch dann angetroffen, wenn keine Beteiligung des Darmes an der tuberkulösen Erkrankung anzunehmen ist.

Ernährungs- und Kräftezustand. Zum Teil auf solche Magen- und Darmstörungen, hauptsächlich aber auf unmittelbare toxische Einwirkung ist eine Herabsetzung des Ernährungs- und Kräftezustandes zurückzuführen, welche den meisten Fällen von Lungentuberkulose eigen ist. Besonders starke Abnahme zeigen die hoch fieberhaften exsudativen und die mit Mischinfektionen einhergehenden Prozesse; bei diesen wird oft eine beträchtliche Erhöhung des Grundumsatzes gefunden. Es entwickelt sich sodann bei längerem Verlauf die hochgradige Abzehrung, welche der Erkrankung den Namen Phthisis, Schwindsucht, eingetragen hat.

Sind die exsudativen Vorgänge abgeklungen, so kann gleichzeitig mit dem Fieberabfall wieder eine wesentliche Gewichtszunahme eintreten; diese wird namentlich bei klimatischen und diätetischen Ruhekuren beobachtet.

Die ohne Exsudation einhergehenden rein cirrhotischen Formen lassen oft ganz eine Abnahme des Gewichtes und des Kräftezustandes vermissen; diese Fälle können ein ganz gesundes Aussehen darbieten.

Erscheinungen von seiten des Herzens. Häufig schon im Beginn, namentlich aber im späteren Verlauf ist eine Beschleunigung sowie besonders eine leichte Erregbarkeit des Herzschlages auf psychische Einflüsse und körperliche Anstrengungen hin zu beobachten. Gar nicht selten verbirgt sich unter dem Bild der Herzneurose, das die von Herzklopfen geängstigten Patienten zum Arzt führt, eine beginnende Lungentuberkulose. Mit höherem Fieber ist regelmäßig eine Pulsbeschleunigung verbunden.

An der allgemeinen Abzehrung nimmt schließlich auch die Herzmuskulatur teil. Auch kann der Herzmuskel bei allgemeiner Amyloidose mitergriffen sein. Schwere degenerative Myokardschädigungen, wie sie bei vielen akuten Infektionskrankheiten vorkommen, werden in der Regel bei der Lungentuberkulose vermißt. Deshalb kommt es auch bei schweren Erkrankungen der Lunge in der Regel nicht zu einer schon in der Ruhe zutage tretenden Herzinsuffizienz. Nur bei besonderen Formen, welche mit starker Bindegewebsbildung einhergehen (Lungencirrhose, Fibrose, Lymphangitis reticularis) oder mit einem Emphysem verbunden sind, werden dem rechten Herzen besondere Widerstände geboten, und es können sich bei einem Erlahmen desselben Stauungen im großen Kreislauf entwickeln. Solche Fälle können alsdann mehr herz- als lungenkrank erscheinen.

Blut. Lungentuberkulöse haben meist eine blasse Gesichtsfarbe. Dies ist oft auch dann der Fall, wenn die Untersuchung des Blutes keine Verminderung der roten Blutkörperchen und des Blutfarbstoffes ergibt, und auf mangelhafte Durchblutung der Haut infolge toxischer Wirkung zurückzuführen. In anderen selteneren Fällen bietet das Blutbild aber die Erscheinungen einer sekundären Anämie mit starker Herabsetzung des Hämoglobingehaltes und geringerer Verminderung der Erythrocytenzahl dar.

Die Leukocyten können verschiedenartige Veränderungen aufweisen. Bei gutartigen Formen und insbesondere in den Heilphasen wird oft eine Vermehrung der Lymphocyten und auch der eosinophilen Zellen (ROMBERG) beobachtet. Exsudative Vorgänge und Mischinfektionen, welche namentlich die fortgeschrittenen Stadien der Lungentuberkulose begleiten, weisen dagegen meist eine Vermehrung der polynukleären Leukocyten und unter diesen eine Linksverschiebung des Blutbildes auf, in dem jugendliche Formen in verstärktem Maße auftreten. In der Regel sind diese leukocytären Veränderungen nicht in sehr erheblichem Grade ausgeprägt und geringer als bei anderen nichttuberkulösen entzündlichen Prozessen, so z. B. der croupösen Pneumonie, der Lungengangrän usw.

Die *Blutsenkung* ist bei der aktiven Lungentuberkulose, insbesondere bei den exsudativen Formen, in der Regel beschleunigt und stellt neben dem Fieber einen wichtigen Maßstab für den entzündlichen Charakter des Prozesses dar. Wenn solche Schlüsse auf das Verhalten der Lungenerkrankung gezogen werden, müssen andersartige nichtspezifische Entzündungsvorgänge, welche gleichfalls eine Beschleunigung der Blutsenkung hervorrufen, ausgeschlossen werden können.

Ein *Bacillengehalt des Blutes* wurde zuerst in größeren Untersuchungsreihen von LIEBERMEISTER nachgewiesen und auch von anderen Forschern bestätigt. Er kommt nicht nur bei der Miliartuberkulose, sondern nicht selten auch bei chronischer Lungentuberkulose, namentlich in fortgeschrittenen Stadien, vor.

Spezifische Blutreaktionen, durch welche eine bestehende oder überstandene Infektion nachgewiesen wird, sind bei der Tuberkulose bisher nicht in so brauchbarer Weise wie bei der Syphilis in Gestalt der WASSERMANNschen Reaktion bekannt. Es ist eine Reihe von Serumreaktionen angegeben, welche die Komplementbindung, Präcipitation oder Flockung betreffen; ihre Ergebnisse haben sich aber bisher nur von einer sehr bedingten praktischen Bedeutung erwiesen, die im Abschnitt über Diagnostik näher auseinandergesetzt ist (vgl. S. 616).

Urin. In fieberhaften Stadien wird bei der Lungentuberkulose nicht selten eine meist geringfügige *Albuminurie* beobachtet. Ein stärkerer, oft erheblich schwankender Eiweißgehalt wird bei amyloider Entartung der Niere gefunden, die bei schwerer Lungenschwindsucht nicht selten auftritt. Außerdem kommt bei der Lungentuberkulose ohne spezifische Erkrankung der Nieren mitunter eine Nephritis vor, die mit Albuminurie und Hämaturie sowie Zylinderabscheidung einhergehen kann. Bei einer tuberkulösen Erkrankung der Nieren selbst wird sowohl eine Hämaturie als auch eine Abscheidung von weißen Blutkörperchen angetroffen.

Bei schweren, mit starkem Rückgang des Körpergewichtes einhergehenden Fällen findet sich sowohl in fortgeschrittenen Stadien als bei akuten Schüben im ganzen Verlauf der Phthise oft eine positive *Diazoreaktion*, deren Auftreten daher von ungünstiger Bedeutung ist.

Nervöse Symptome werden namentlich in Form einer allgemeinen nervösen Reizbarkeit und andererseits leichten Ermüdbarkeit beobachtet, die sich schon in beginnenden Stadien bemerkbar machen können. Bekannt sind gewisse psychische Eigenarten der Phthisiker, die sich besonders bei lang ausgedehnten Kuren in einem stark egozentrischen Wesen äußern. Auch in vorgeschrittenen Stadien zeigen die Phthisiker oft eine auffallende Euphorie, die bei totgeweihten Fällen in merkwürdigem Gegensatz zu dem zerrütteten Körperzustand steht.

Husten. Unter den Symptomen, welche durch die organische Erkrankung der Lungen selbst hervorgerufen werden, ist in erster Linie der Husten zu nennen. Er kommt in allen Formen vor. In den Anfangsstadien wird oft ein zunächst für nervös gehaltenes Hüsteln beobachtet. Für die Tuberkulose der Bronchialdrüsen, welche einen Druck auf benachbarte Nerven ausüben, ist ein schwer unterdrückbarer Reizhusten charakteristisch, freilich nicht pathognomonisch, da er in ähnlicher Weise auch bei anderen Erkrankungen, so z. B. bei lymphogranulomatösen Drüsen und beim Bronchialkrebs angetroffen wird. Die mit bronchitischen Veränderungen einhergehenden Fälle haben oft, namentlich früh morgens, Hustenreiz und Hustenanfälle. Oft wird starker Hustenreiz bei kavernösen Einschmelzungen angetroffen; doch kann auch bei großen Kavernen mitunter Husten auffälligerweise völlig vermißt werden.

Auswurf. Das Vorhandensein, die Beschaffenheit und Menge von Auswurf bei der Lungentuberkulose richtet sich hauptsächlich nach dem Verhalten der Bronchien, indem oft ein schleimbildender Katarrh die Lungenveränderungen begleitet, und auch nach etwa vorhandenen Einschmelzungsprozessen des Lungengewebes. Ein Schleimgehalt des Auswurfes, der auch mit etwas Eiter vermischt sein kann, stammt aus den entzündeten Bronchien. Ballen oder sog. münzenförmige Klumpen, die in dem mit Flüssigkeit gefüllten Speiglas auf den Boden hinuntersinken, rühren in der Regel von Kavernen her.

Bei Bildung von Bronchiektasien, welche bei chronisch cirrhotischer Lungentuberkulose nicht selten sich entwickeln, kann der Auswurf einen süßlich fötiden Geruch zeigen. Nicht selten ist dem Auswurf Tuberkulöser Blut beigemengt, auch kommen ausgedehnte Hämoptysen vor. Der Bluthusten, welcher von tuberkulösen Veränderungen und nicht von Infarkten oder sonstigen Stauungszuständen oder von Bronchiektasien herrührt, zeigt in der Regel Zerstörungsprozesse der Lungen an. Er wird entsprechend dem Vorkommen von Frühkavernen auch schon in den Anfangsstadien beobachtet.

Bei Ausbreitung des Auswurfes auf einen dunklen Teller, fallen bisweilen flache rundliche linsenförmige Teilchen auf, die von losgelösten Teilen der Kavernenwandungen herrühren; sie enthalten meist reichlich Tuberkelbacillen und oft elastische Fasern.

Tuberkelbacillen werden im Auswurf oft schon im Anfangsstadium, und zwar besonders dann in reichlicher Menge angetroffen, wenn Einschmelzungen in Frühinfiltraten eintreten. In andern beginnenden Stadien sind sie nicht immer regelmäßig zu finden. Bei fortgeschrittenen Prozessen werden sie kaum je dauernd vermißt.

Auch auf den Nachweis von elastischen Fasern ist Wert zu legen, da sie das Vorhandensein von Zerstörungsprozessen erkennen lassen.

Atemstörungen werden in der Ruhe gewöhnlich erst in hochgradig fortgeschrittenen Stadien beobachtet, wenn bereits große Teile der Lunge durch den Krankheitsprozeß ausgeschaltet sind. Weit eher treten sie auf, wenn die Patienten leichten Anstrengungen ausgesetzt werden. Zur Dyspnoe neigen besonders die cirrhotischen und die mit Emphysem einhergehenden Formen. Ferner zeigen Fälle mit ausgedehnter hämatogener oder bronchogener Aussaat von tuberkulösen Herden oft einen hochgradigen Lufthunger.

Brustschmerzen werden in allen Stadien der Erkrankung, aber gewöhnlich nicht in heftiger Form beobachtet. Sie rühren häufig von einer Mitbeteiligung des Brustfelles her und werden auch bei vielen kleinen unerkannt verlaufenden Schüben, welche mit einer Pleurabeteiligung einhergehen, angetroffen. Außerdem kommen sie bei heftigen Hustenanfällen, zum Teil infolge Anspannung der Muskulatur vor; zum Teil sind sie auch durch Reizübertragung im Sinne der HEADschen Zonen zu erklären.

Befund. Der *Befund* der Untersuchung der Brustorgane läßt folgende Veränderungen erkennen:

Inspektion. Die Gestalt des Brustkorbes ist für die Entwicklung der Lungentuberkulose von einer gewissen Bedeutung. Insbesondere wird ein langer schmaler flacher Thorax mit geringer Atmungsbreite als *Habitus phthisicus* bezeichnet und als Disposition zum Erwerb von Lungentuberkulose aufgefaßt. Doch wird die Bedeutung dieses Zeichens vielfach überschätzt; denn es kommt diese Wuchsform nicht selten auch bei Lungengesunden vor, und andererseits findet sich eine Lungentuberkulose häufig bei den verschiedensten auch gutgeformten Bauarten des Thorax.

Auch auf eine *Enge der oberen Brustapertur* (FREUND, HART) ist nicht der diesem Zeichen früher beigemessene Wert zu legen. Dagegen ist jede Beeinträchtigung der Ausdehnung einer Brustkorbhälfte bei an sich symmetrischem Wuchs ein sehr wichtiges Zeichen einer einseitigen Erkrankung, die natürlich nicht nur auf Tuberkulose zu beruhen braucht. Besonders deutlich kommt eine einseitige Behinderung der Atmung in den Unterschlüsselbeingruben zum Ausdruck, und zwar auch dann, wenn der krankhafte Lungenprozeß nicht in deren unmittelbarer Nähe, sondern irgendwo in der Tiefe gelegen ist. Deshalb ist der Beobachtung der Ausdehnung des Brustkorbes bei der Atmung ein sehr großer Wert beizumessen.

Die *Perkussion* zeigt über verdichteten Lungenpartien eine Schallverkürzung bzw. Dämpfung und bei Entspannung des benachbarten Lungengewebes einen tympanitischen Schall. Die *Auskultation* läßt über solchen Stellen ein verschärftes Atemgeräusch hören. Alle Einzelheiten ergeben sich aus den allgemeinen Gesetzen der physikalischen Diagnostik. Besonders häufig wird bei den acinösnodösen Prozessen, bei welchen verdichtete mit normalen lufthaltigen Lungenpartien untermischt sind, eine relative Verschärfung des Atemgeräusches besonders im Exspirium beobachtet, ohne daß eine ausgesprochene Dämpfung oder Bronchialatmen zu bestehen braucht. Unter Nebengeräuschen ist vornehmlich auf Rasselgeräusche zu achten, die durch einen begleitenden Katarrh der Bronchien entstehen. Mit besonderer Sorgfalt sind sowohl die Spitzen als auch besonders die dorsalen Partien zwischen den oberen Teilen der Schulterblätter zu untersuchen, da sich in diesen Gegenden die ersten Veränderungen bei der Lungentuberkulose Erwachsener abzuspielen pflegen.

Eine überragende Bedeutung kommt dem Nachweis von Kavernen zu, weil diese gefährliche Streuungszentren für eine weitere Verbreitung der Erkrankung auf dem Bronchialweg darstellen. Die von den alten Meistern der physikalischen Diagnostik aufgestellten Kennzeichen der Kavernen in Gestalt von verschiedenartigem Schallwechsel und einem tympanitischen Beiklang, einem bronchialen oder amphorischen Atemgeräusch, großblasigem metallisch klingendem Rasseln sowie von quatschenden oder juchzenden Geräuschen, denen nach meinen Erfahrungen besonderer diagnostischer Wert zukommt, sind auch jetzt zu beachten. Es ist aber nicht zu leugnen, daß sie an Bedeutung viel verloren haben, nachdem die Röntgenuntersuchung mit weit größerer Sicherheit und Genauigkeit über das Vorhandensein sowie über die Größe, Form und Lage von Kavernen Auskunft gibt und nur selten versagt. Die Röntgenuntersuchung gestattet in sehr vielen Fällen auch dort den Nachweis von Kavernen, wo die physikalische Untersuchung durch Perkussion und Auskultation von diesen nichts ahnen läßt.

Die *Veränderungen im Röntgenbild* ergeben sich aus der Darstellung der anatomischen Verhältnisse, deren Schattenbild sie darstellen, und bedürfen deshalb keiner näheren allgemeinen Besprechung. Um so mehr wird bei der Schilderung der einzelnen Formen der tuberkulösen Veränderungen hierauf eingegangen werden. Allgemein ist nur die ganz überragende Wichtigkeit der Röntgenuntersuchung für die Erkennung feiner Lungenveränderungen überhaupt und ganz besonders für den Nachweis zentral gelegener Verdichtungsherde und Kavernen hervorzuheben. Eine Lungenuntersuchung ohne Röntgenuntersuchung ist als unvollständig und, wenn Verdacht auf Lungentuberkulose besteht, als fehlerhaft zu bezeichnen. Auch bei dieser hohen Wertschätzung der Röntgenuntersuchung darf diese aber nur im Rahmen der Gesamtuntersuchung angewandt werden, zumal ätiologisch verschiedenartige Erkrankungen ganz ähnliche und sogar gleichartige Veränderungen im Röntgenbild hervorrufen können.

Aus der vorstehenden Schilderung der wichtigsten anatomischen Zustandsbilder und der allgemeinen klinischen Erscheinungen, welche durch sie hervorgerufen werden, ergibt sich die Symptomatologie der einzelnen Formen der Lungentuberkulose. Diese ist entsprechend der Mannigfaltigkeit der zugrunde liegenden anatomischen Vorgänge sehr verschiedenartig. Im folgenden sollen die am meisten charakteristischen, häufig wiederkehrenden Bilder beschrieben werden.

Besondere Symptomatologie einzelner wichtiger Formen der Lungentuberkulose.

Primärherd und Primärkomplex. Die primäre Infektion verläuft meist unerkannt, da sie in der Regel keine wesentlichen Erscheinungen macht. Vielleicht ist das erste Auftreten von Übelkeit, Mattigkeit und Temperatursteigerungen, die allmählich zunehmen und dann erst beachtet zu werden pflegen, auf die primäre Infektion zu beziehen. Örtliche physikalische Symptome werden durch den kleinen Primärherd selbst nicht hervorgerufen. Wenn durch die Störung des Allgemeinbefindens eine ärztliche Untersuchung veranlaßt wird, so ergibt die Röntgendurchleuchtung bei noch fehlendem sonstigen physikalischen Befund meist schon die Zeichen des ausgebildeten Primärkomplexes. Diese bestehen in einem dem Primärherd entsprechenden Schattenfleck, der an irgendeiner Stelle im Lungenfeld gelegen ist, und einer durch Lymphknotenschwellung hervorgerufenen Verschattung im zugehörigen Lungenwurzelgebiet, welche durch ihre Größe und Form von dem normalen Hilusschatten zu unterscheiden ist (vgl. Abb. 21). Die Lymphknotenschatten sind gegen das helle Lungenfeld mit bogenförmig verlaufenden und bei Schwellung mehrerer aneinander liegender Lymphknoten mit Einkerbungen versehenen Rändern abgegrenzt (vgl. Abb. 23). Sowohl um den Primärherd selbst als um die geschwollenen Lymphknoten am Lungenhilus können perifokale Entzündungen, von REDEKER sog. Primärinfiltrierungen, auftreten und dadurch im Röntgenbild umfangreiche, meist unscharf begrenzte Verschattungen hervorgerufen werden. Es entstehen so hantelförmige Schattenbilder, bei denen die bipolaren

Anschwellungen durch einen dünneren Stiel miteinander verbunden werden. Dieser Stiel wird von den dazwischen liegenden geschwollenen Lymphbahnen, hyperämischen Blutgefäßen und entzündeten Bronchien gebildet. Am häufigsten können solche Bilder bei der systematischen Untersuchung von Kindern in solchen Familien entdeckt werden, in denen eine Person an offener Lungentuberkulose leidet. Oft werden ausgedehntere Verschattungen beobachtet, welche auch die Lymphknoten im anschließenden Mediastinum und an der Lungenwurzel der gegenüberliegenden Seite betreffen. Über die Lage der gewöhnlich befallenen Lymphknoten und ihre Beziehung zu den normalen Bestandteilen des Lungengerüstes, unter denen die Blutgefäße hauptsächlich schattenbildend hervortreten, unterrichtet Abbildung 34.

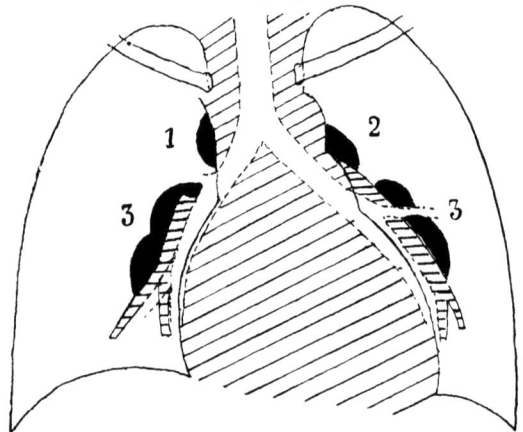

Abb. 34. Schematische Darstellung der Lage der Lymphknoten auf Grund zahlreicher Vergleiche von Röntgenbildern und anatomischen Befunden (von ASSMANN gezeichnet).
Es sind nur die für die Randbildung in Betracht kommenden Lymphknoten schwarz dargestellt. Dagegen sind aus Gründen der Klarheit die inmitten des Mediastinums liegenden Lymphknoten, welche sich im Röntgenbild nicht abheben, fortgelassen.
1 r. paratrachealer Lymphknoten, 2 li. tracheobronchialer Lymphknoten zwischen Aortenknopf und Bogen des Pulmonalisstammes, 3 bronchopulmonale Lymphknoten am Lungenhilus beiderseits.
Die Bronchiallumina sind ausgespart, die Bronchialwände gestrichelt. Die Äste der Arteria pulmonalis (lateral vom Bronchus) sind quergestreift.

Es ist in jedem Falle eine genaue Unterscheidung einer durch Lymphknotenschwellung hervorgerufenen Verschattung von den normalen Hilusgefäßschatten zu treffen; da beide wegen der benachbarten Lage von Lymphknoten und Blutgefäßen ohne Grenze ineinander übergehen, entstehen leicht diagnostische Schwierigkeiten. Eine seitliche bogenförmige oder gekerbte Begrenzung und eine örtliche Verbreiterung der Schatten läßt auf Schwellung von Lymphknoten schließen. Dagegen ist es nicht angängig, aus einer gleichmäßigen Verstärkung der Hilusschatten allein, sofern diese eine der Norm entsprechende Gestalt aufweisen, eine Vergrößerung der Lymphknoten herzuleiten, da eine solche allgemeine Schattenverstärkung auch durch eine vermehrte Blutgefäßfüllung, z. B. bei Stauungszuständen, hervorgerufen wird.

Im klinischen Bild der *Lymphknotentuberkulose* treten die toxischen Allgemeinerscheinungen: Fieber, Abgeschlagenheit, Blässe des Gesichtes, Appetitlosigkeit und Gewichtsabnahme, besonders bei jüngeren Kindern deutlich hervor und können zu einem schweren Zustand Anlaß geben. Durch Druck auf benachbarte Nerven kann ein schwer unterdrückbarer Reizhusten hervorgerufen werden, der ein diagnostisch wichtiges Verdachtssymptom auf Bronchialdrüsentuberkulose darstellt. Hochgradige Lymphknotenschwellungen der Hilusgegend bzw. des Mediastinums können durch Druck auf die Bronchien oder die Luftröhre ein exspiratorisches Keuchen veranlassen. Sie sind unter Umständen auch durch die Perkussion festzustellen, indem sie eine Schallverkürzung bzw. Dämpfung zwischen Wirbelsäule und Schulterblatt hervorrufen. Da sie die Schalleitung begünstigen, kann die normalerweise bei Kleinkindern nur über dem 7. Halswirbel, bei älteren Kindern bis zum 2. Brustwirbel hörbare Flüsterstimme bis zum 4. oder 5. Brustwirbel hinab wahrgenommen werden (D'ESPINEsches Zeichen). bei geringeren Schwellungen ist diese Erscheinung aber ebenso wie eine Schmerzhaftigkeit der beklopften Wirbeldorne (Spinalgesie) nur wenig ausgesprochen und deshalb als ein recht wenig zuverlässiges Zeichen zu bewerten, welches hinter den klaren Ergebnissen der Röntgenuntersuchung an Bedeutung weit zurücksteht.

Nach Rückgang des akut entzündlichen Stadiums tritt oft eine Rückbildung der anfangs durch Schwellung der Lymphknoten und ödematöse Durchtränkung der Umgebung hervorgerufenen Verschattung im Röntgenbild ein, welche schärfer gegen die Umgebung abgegrenzt wird. Die Intensität der Schatten nimmt demgegenüber meist infolge Eintritt von Verkäsung oder Verkalkung im Inneren der Lymphknoten zu (vgl. Abb. 35).

Wie bei der Schilderung der Ausbreitungsmöglichkeiten der Lungentuberkulose beschrieben wurde, kann um den Primärherd herum nicht nur eine

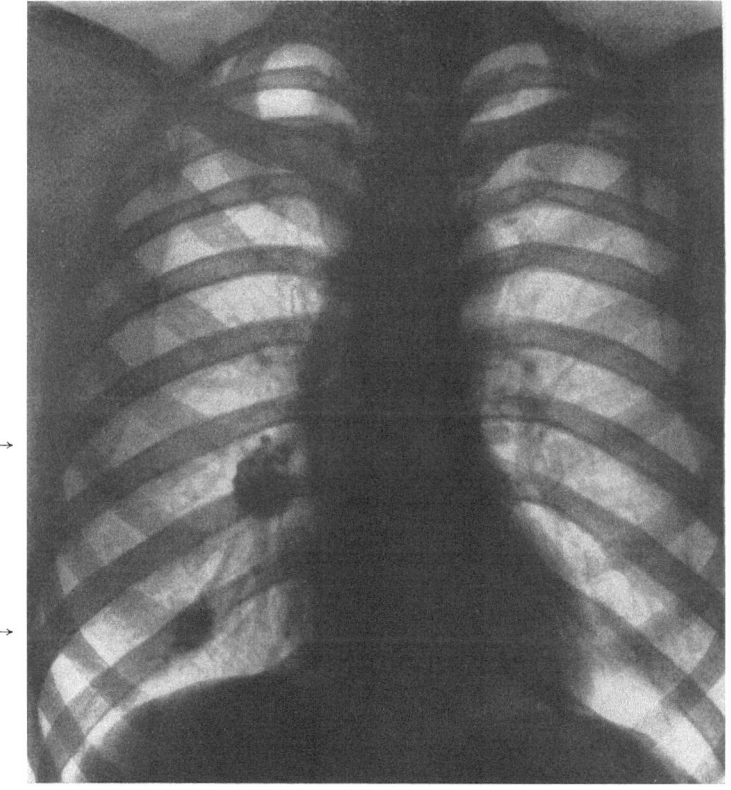

Abb. 35. Verkalkter Primärkomplex rechts.
Beim unteren Pfeil verkalkter Primärherd, beim oberen Pfeil verkalkte Lymphknoten am rechten Hilus.

flüchtige Infiltrierung entstehen, sondern eine fortschreitende Infiltration sich ausbilden, die in käsige Pneumonie übergeht. Dieses vor allem bei Säuglingen und Kleinkindern in den ersten beiden Lebensjahren beobachtete ungünstige Ereignis macht sich durch hohes Fieber, Kräfteverfall und bei größerer Ausdehnung der Infiltration auch durch Auftreten von Dämpfung und Bronchialatmen bemerkbar. Auch hier gibt das Röntgenbild über die Ausdehnung der Infiltration durch entsprechende Verschattung am deutlichsten Auskunft.

Hämatogene Streuungen. Oft im unmittelbaren Anschluß an eine tuberkulöse Erkrankung des Primärherdes und der Lymphknoten, mitunter auch später dieser folgend und häufig in Schüben verlaufend tritt eine *hämatogene Streuung* ein, welche gewöhnlich in erster Linie die Lunge, häufig aber auch andere Organe betrifft. Die von diesen neuen tuberkulösen Herden ausgehenden toxischen Wirkungen sind die gleichen wie bei der Lymphknotentuberkulose und treten im klinischen Bild meist nicht besonders unterschiedlich hervor. Durch Perkussion und Auskultation sind die kleinen Herde nicht nachweisbar. Im Röntgenbild können sie namentlich, wenn sie in größerer Zahl vorhanden sind, an einer zarten Fleckung der Lungenfelder erkannt werden (vgl. Abb. 36). Bei dichter Aussaat entsteht das Bild der Miliartuberkulose, welches später besonders geschildert werden wird (vgl. S. 599).

Häufig wird eine begleitende Pleuritis sicca oder exsudativa beobachtet. Hämatogene Streuungsherde in der Choreoidea des Auges, in den Nieren, in Knochen und Gelenken, in der Haut können durch das Auftreten von im Augenspiegel sichtbaren Tuberkeln des Augenhintergrundes, von Hämaturie, von Auftreibungen der Knochen, z. B. Spina ventosa, Gelenkschwellungen,

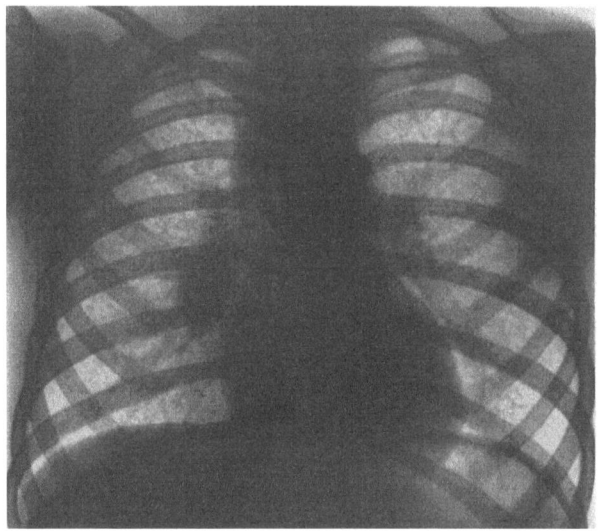

Abb. 36. Tuberkulöse Lymphknotenschwellung am rechten Hilus. Hämatogene Streuung feiner Knötchen in beiden Lungenfeldern.

verschiedenartigen Hautveränderungen in Gestalt von Tuberkuliden zum Ausdruck kommen. Mitunter werden in diesem Stadium knotenförmige hyperämische Verdickungen der Haut besonders auf der Streckseite der Unterschenkel und Unterarme beobachtet, welche als Erythema nodosum bezeichnet werden. Ihre tuberkulöse Natur ist freilich nicht allgemein anerkannt, wird aber besonders im nordischen Schrifttum immer wieder hervorgehoben; wahrscheinlich kommen gleichartige Bildungen aus verschiedener Ursache, sowohl infolge von Tuberkulose als auch bei Gelenkrheumatismus zustande. Am gefährlichsten ist eine Ansiedlung von Tuberkelbacillen in den Meningen, an welchen eine in der Regel tödlich endende tuberkulöse Meningitis entsteht. Im Gehirn auftretende Konglomerattuberkel können ebenfalls schwere, aber meist langsamer verlaufende Krankheitserscheinungen hervorrufen.

Je später die hämatogene Aussaat der Primärinfektion folgt, um so weniger stürmische Erscheinungen pflegt sie hervorzurufen, da die anfangs gesteigerte Empfindlichkeit der Gewebe allmählich zurückgeht und eine zunehmende Widerstandsfähigkeit sich ausbildet. In solchen über Jahre sich hinziehenden hämatogenen Schüben kommt es im späteren Kindes- und Jugendalter zu Iritis, ferner an der Haut zum Bild des Lupus pernio und zu multiplen Knochenherden, die als Ostitis multiplex cystoides bezeichnet werden und im Röntgenbild rundliche Aufhellungen der Knochenschatten hervorrufen. Auch kann das durch einen torpiden, meist gutartigen Verlauf und in der Regel fehlende Tuberkulinempfindlichkeit ausgezeichnete Bild des sog. Böckschen Sarkoids entstehen, bei welchem im Röntgenbild der Lunge rückbildungsfähige Flecken und Strangschatten sichtbar sind und Milz und Leber eine Vergrößerung und feste Beschaffenheit infolge von Einlagerung derber Knötchen zeigen.

Auf eine tuberkulöse Ätiologie zurückzuführen sind auch die in diesem Stadium bei Kindern häufigen *skrofulösen Erscheinungen,* welche besonders bei gleichzeitig vorhandener exsudativer Diathese sich entwickeln und in verschiedenartigen ekzematösen Veränderungen der Haut, Blepharitis, Augenbindehautphlyktänen und Lymphknotenschwellungen namentlich am Hals bestehen.

Miliartuberkulose. Die bei reichlicher hämatogener Aussaat von Tuberkelbacillen entstehende *Miliartuberkulose* ruft ein eigenartiges Krankheitsbild hervor. Sie nimmt am häufigsten ihren Ausgang von verkästen Lymphknoten oder seltener von verkästen Lungenherden. In manchen, aber nicht in allen Fällen wird bei der Autopsie ein Einbruch in den Ductus thoracicus (PONFICK) oder in die Wand von Lungenvenen, in welchen Intimatuberkel entstehen (WEIGERT), gefunden. Am häufigsten tritt die Miliartuberkulose im Sekundärstadium nach RANKE bei Kindern und jugendlichen Personen im Anschluß an eine ausgedehnte Lymphknotentuberkulose auf. Sehr viel seltener wird sie bei einer fortgeschrittenen Phthise der Erwachsenen im sog. Tertiärstadium

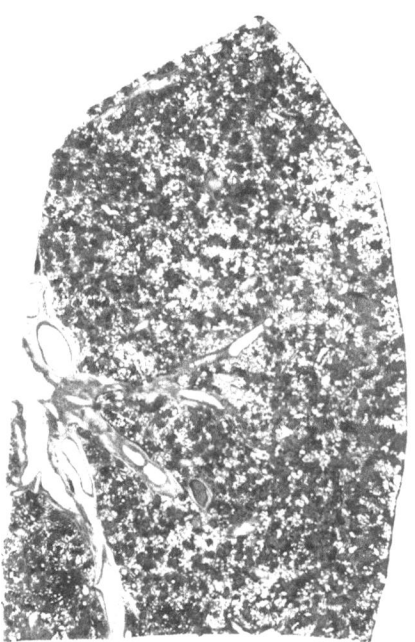

Abb. 37. Tuberkulöse Formen im anatomischen Übersichtsbild. Miliartuberkulose (disseminierte Knötchen).

beobachtet. Dies läßt darauf schließen, daß außer dem in allen Stadien vorkommenden Einbruch von Tuberkelbacillen in die Blutbahn die Empfänglichkeit des Organismus, die im Sekundärstadium am größten ist, und andererseits die Erhöhung seiner spezifischen Widerstandsfähigkeit, die bei der tertiären Phthise angenommen wird, von wesentlicher Bedeutung ist. Bei darniederliegenden Körperkräften kurz vor dem Tode wird eine Miliartuberkulose wieder häufiger angetroffen. Auch innersekretorische Einflüsse, welche die allgemeine Widerstandskraft des Organismus herabsetzen, und andere Infektionskrankheiten, namentlich Masern, begünstigen den Eintritt einer Miliartuberkulose.

Die Aussaat von Miliartuberkeln erfolgt oft in sehr zahlreichen Organen. Besonders reichlich pflegt sie in den Lungen, oft auch in der Milz und in der Leber zu sein. In der Regel sind die Lungen durchaus vorherrschend ergriffen (vgl. Abb. 37). Dabei zeigt sich eine besondere Disposition der oberen Lungenabschnitte, in denen auch bei gleichmäßiger Aussaat die einzelnen Tuberkel schneller zu wachsen und eine erheblichere Größe als in den tieferen Lungenteilen zu erreichen pflegen.

Die *klinischen Symptome* sind teils allgemeiner, teils örtlicher Natur. Die allgemeinen Symptome, welche den Charakter einer schweren Intoxikation tragen, stehen in der Regel im Vordergrund. Bei der akuten Form der Miliartuberkulose ist gewöhnlich hohes kontinuierliches Fieber von 39—40° vorhanden; bei der chronischen Form steigt die Temperatur von geringen subfebrilen Werten allmählich zu höheren Graden an. Der Puls ist namentlich bei hoch fieberhaften Fällen klein und frequent. Stets ist eine hochgradige Blässe ausgeprägt, welche von Blutleere der Hautcapillaren, weniger von einer Verminderung des Hämoglobingehaltes herrührt. Meist ist damit eine Cyanose der Lippen und Wangen verbunden, die je nach dem Grad des Lungenbefalles und der toxischen Allgemeinwirkung mehr oder minder stark ausgeprägt ist. In entsprechendem Maße ist die Atmung beschleunigt. Oft ist hochgradige Dyspnoe vorhanden, welche in geradezu pathognomonischem Gegensatz zu dem geringen physikalischen Befund über den Lungen steht. Aus diesem auffallenden Mißverhältnis allein kann oft der Verdacht auf das Vorliegen einer Miliartuberkulose geschöpft werden.

Bei genauerer Untersuchung ist freilich meist auch über den Lungen ein Abweichen vom normalen Verhalten festzustellen. Am meisten kennzeichnend, aber nicht immer vorhanden ist ein allgemein verbreitetes Knistern. Es kommt dadurch zustande, daß der Luftgehalt zahlreicher Alveolen durch die eingesprengten Miliartuberkel so stark eingeengt ist, daß ihre Wandungen im Exspirium aneinanderliegen und nur im Inspirium von dem Luftstrom auseinandergesprengt werden. In etwas fortgeschritteneren Stadien, bei welchen es oft zur Bildung kleiner bronchopneumonischer Herdchen kommt, kann auch klein- bis mittelblasiges Rasseln hörbar sein. Das Atemgeräusch ist nicht in erheblichem Maße verändert; häufig ist es etwas rauh oder unrein. Der Klopfschall zeigt keine ausgesprochene Dämpfung, nur bei Hinzutreten bronchopneumonischer Verdichtungen unter Umständen leichte Verkürzung. Dagegen ist häufig ein abnorm voller Schall hörbar, der durch ein bei der verstärkten Atmung auftretendes Emphysem hervorgerufen wird, ferner mitunter ein tympanitischer Beiklang, welcher durch eine Entspannung des Lungengewebes infolge Einlagerung der zahlreichen Knötchen zustande kommt. Bisweilen kann auch eine Erweiterung der Lungengrenzen festgestellt werden.

Weit deutlicher als die hörbaren Zeichen ist der im Röntgenbild sichtbare Befund. Die Lungenfelder erscheinen gesprenkelt bzw. getüpfelt, mit feinen Fleckchen übersät, deren Größe sich nach der Größe der Miliartuberkel richtet (vgl. Abb. 38). Dieser Befund ist äußerst charakteristisch und das wichtigste Mittel zur Diagnose, jedoch nicht pathognomonisch, da ganz ähnliche getüpfelte Bilder auch bei verstreuten Verdichtungsherden anderer Art vorkommen. So werden fast gleichartige Befunde bei Bronchiolitis obliterans und miliarer Carcinose beobachtet. Eine Verstreuung zahlreicher, aber meist etwas größerer und unscharf begrenzter Flecken findet sich bei unspezifischer Bronchiolitis, auch bei Dissemination spezifisch tuberkulöser auf dem Bronchialwege verstreuter Herdchen. Eine Tüpfelung mit meist noch stärker ausgeprägten, oft zackig gestalteten Flecken, wird bei der Staublunge beobachtet (vgl. Abb. 18). In seltenen Fällen können auch verstreute Knötchen bei Stauungszuständen im Lungenkreislauf, ferner bei der Lymphogranulomatose, Aktinomykose und Lues ähnliche Bilder erzeugen. Diese entfernteren, meist schon aus anderen klinischen Gründen auszuschließenden Möglichkeiten beeinträchtigen aber nur wenig den hohen diagnostischen Wert des Röntgenbefundes bei der Miliartuberkulose.

Das Blut weist bei Miliartuberkulose meist eine absolute Vermehrung der polynukleären Leukocyten und in der Regel eine relative, bisweilen auch eine absolute Verminderung der Lymphocyten auf. Diese ist von erheblichem differentialdiagnostischem Wert, namentlich gegenüber dem Typhus. Oft wird eine gewisse sekundäre Anämie mit Verminderung des Hämoglobingehaltes beobachtet.

Ein Nachweis von Tuberkelbacillen im strömenden Blut gelingt nicht immer. Er ist von keiner entscheidenden diagnostischen Bedeutung, da auch bei chronischer Lungenphthise ohne Miliartuberkulose nicht selten Tuberkelbacillen im Blut gefunden werden.

Im Urin ist oft eine febrile Albuminurie und bei schwerem Krankheitszustand häufig die Diazoreaktion festzustellen.

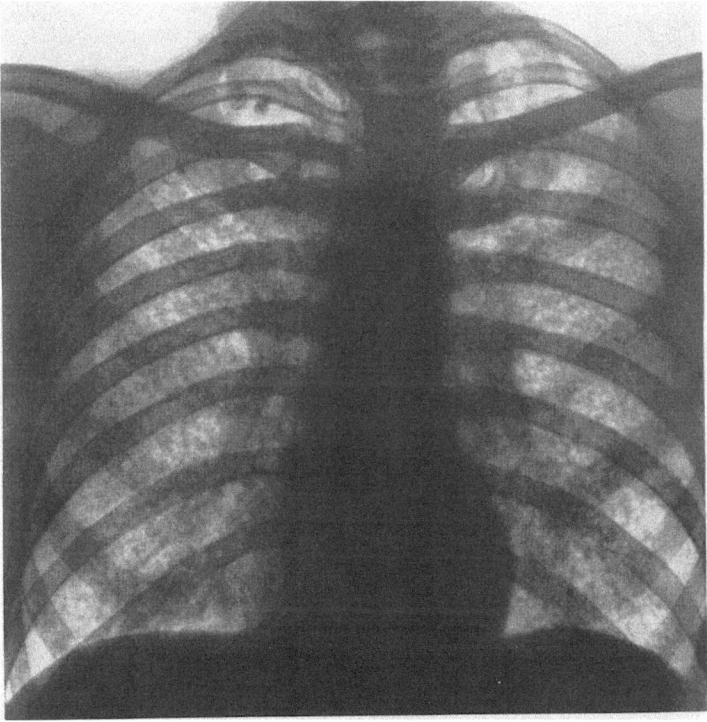

Abb. 38. Subakute Miliartuberkulose (Sektion).

Im Auswurf, der, wenn überhaupt, meist nur spärlich vorhanden ist, werden mitunter, aber keineswegs immer Tuberkelbacillen nachgewiesen.

Von großem diagnostischem Wert ist der Befund von Chorioidealtuberkeln, die durch Augenspiegelung im Augenhintergrund festgestellt werden können. Sie werden freilich meist nicht im Anfang, sondern erst im voll ausgebildeten Stadium der Erkrankung gefunden.

Außerordentlich erleichtert wird die Diagnose der allgemeinen Miliartuberkulose, wenn die hämatogene Streuung auch die Meningen ergriffen und das charakteristische Bild der Basalmeningitis erzeugt hat. Die dadurch ausgelösten Krankheitserscheinungen, Kopfschmerz, Nackensteifigkeit, Benommenheit usw., treten dann meist vorherrschend hervor, so daß demgegenüber der Lungenbefund leicht übersehen werden kann. Die meningeale Form der Miliartuberkulose ist bei Kindern im Sekundärstadium der Tuberkulose besonders häufig, bei Erwachsenen weit seltener.

Durch die Durchsetzung der Milz mit Miliartuberkeln und allgemeine Hyperämie wird oft eine palpable mäßige, selten erhebliche Vergrößerung dieses Organs hervorgerufen.

An der Leber ist auch bei einer Beteiligung derselben am krankhaften Prozeß klinisch meist nichts Wesentliches festzustellen. Am Magen-Darmkanal wird gewöhnlich Appetitlosigkeit, mitunter Verstopfung, andererseits auch Durchfall beobachtet.

In seltenen Fällen tritt auf der Haut ein roseolenartiger Ausschlag oder auch eine Aussaat von feinen Knötchen auf.

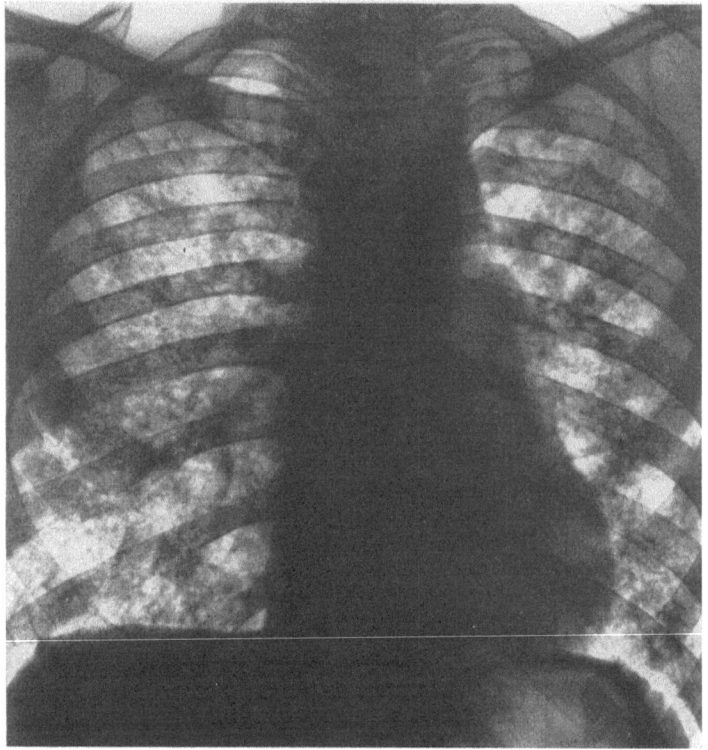

Abb. 39. Subchronische Miliartuberkulose. (Autoptische Kontrolle.)

Zusammenfassend sind als wichtigste diagnostische Zeichen das Mißverhältnis von Cyanose und Dyspnoe gegenüber einem geringen Lungenbefund, das getüpfelte Röntgenbild der Lunge und der Nachweis von Chorioidealtuberkeln im Augenhintergrund hervorzuheben.

In *differentialdiagnostischer* Hinsicht ist bei der hoch fieberhaften akuten Miliartuberkulose nach dem ersten Krankheitseindruck auch Typhus, Sepsis, schwere Grippe, zentrale Pneumonie, Endokarditis zu erwägen und durch hierauf gerichtete genaue Untersuchungen insbesondere des Blutes usw. auszuschließen.

Am schwierigsten ist die Unterscheidung von dem freilich sehr seltenen Krankheitsbild der Bronchiolitis obliterans, welche einen ganz ähnlichen klinischen und röntgenologischen Befund über der Lunge ergeben kann; doch pflegen hierbei weniger toxische Allgemeinerscheinungen ausgesprochen zu sein.

Der *Verlauf der akuten* Miliartuberkulose ist in der Regel innerhalb weniger Wochen tödlich. Die Krankheitsdauer beträgt meist 2 bis 3, seltener 6 bis 8 Wochen.

Weit weniger häufig und erst durch die allgemeine Anwendung der Röntgenuntersuchung mehr bekanntgeworden ist eine *chronische* Form der Miliartuberkulose, welche sich aus ganz geringen Anfängen mit leicht gesteigerter Temperatur erst allmählich zu einem schweren hochfieberhaften Krankheitsbild

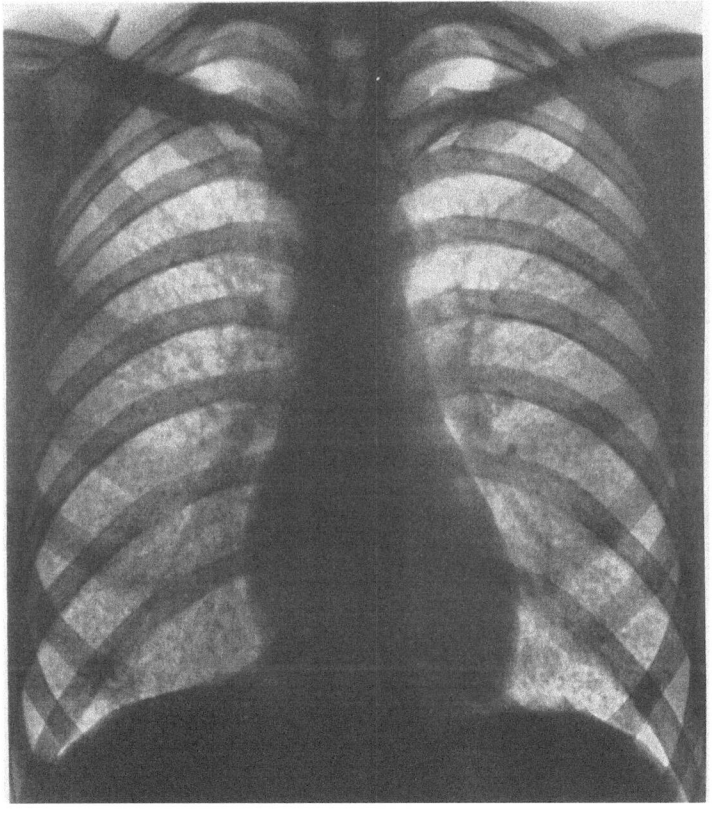

Abb. 40. Akute Miliartuberkulose, später geheilt.
Die Lungenfelder sind mit feinsten Fleckchen übersät. Auf Aufnahme nach einigen Wochen sind die Lungenfelder wieder völlig klar, keine Flecken mehr sichtbar.

entwickelt. Zunächst fehlt meist vollständig ein krankhafter Lungenbefund oder es ist höchstens hier und da spärliches Knacken hörbar. Die Patienten können noch umhergehen, ohne etwas von ihrer schweren Erkrankung zu ahnen, wenn schon im Röntgenbild eine dichte Übersäung mit kleinen Schattenflecken sichtbar ist. Die Schwere der Intoxikation ist aber doch schon an der meist hochgradigen Blässe kenntlich. In solchen Fällen ermöglicht nur das Röntgenbild die Diagnose. Mitunter wird erst dadurch, daß aus anderer Ursache eine Röntgenuntersuchung vorgenommen wird, der unerwartete Befund aufgedeckt. Trotz der Geringfügigkeit der anfänglichen Krankheitserscheinungen nehmen diese langsam fortschreitend unaufhaltsam zu. Nach Wochen oder mitunter erst nach mehreren Monaten steigt allmählich erst das Fieber, und es treten in immer mehr verbreitetem Maße knackende und Rasselgeräusche über der Lunge auf; es entwickelt sich eine allmählich zunehmende Cyanose und Dyspnoe, bis schließlich ein der akuten Miliartuberkulose ähnliches schweres und tödlich endendes Krankheitsbild zustande kommt.

Nur in seltenen, und zwar mehr in chronischen und subakuten als in den ganz akut einsetzenden Krankheitsfällen kommt Heilung vor, die durch bindegewebige Abkapselung der Miliartuberkel, noch seltener durch Resorption derselben erreicht wird (vgl. Abb. 40). Derartige Beobachtungen, die durch Röntgenuntersuchung belegt und zum Teil auch später bei dem aus anderer Ursache erfolgten Tod durch Autopsie bestätigt sind, stoßen zwar immer noch auf skeptische Beurteilung, sind aber auf Grund eigener Erfahrungen als gesicherte Tatsache zu betrachten.

Sepsis tuberculosa acutissima „Typhobacillose" (LANDOUZY). Außer der typischen Miliartuberkulose, welche durch Bildung hämatogen entstandener hirsekornähnlicher Tuberkel von typisch tuberkulösem Gewebsaufbau gekennzeichnet ist, kommt auch eine namentlich von französischen Klinikern beschriebene sepsisähnliche Form der Überschwemmung des Blutes mit Tuberkelbacillen vor, bei welcher lediglich nekrotische Herde gebildet werden. Diese lassen histologisch keinen charakteristischen tuberkulösen Aufbau erkennen, enthalten aber reichlich Tuberkelbacillen. Der Ausgangspunkt wird meist von einem latenten oder wenig umfangreichen Herd gebildet.

Das klinische Krankheitsbild weist nur uncharakteristische Erscheinungen wie Mattigkeit, Fieber, Kopfschmerzen auf, zeigt dagegen keinen Organbefund, auch keine im Röntgenbild erkennbaren Veränderungen an den Lungen, nur besteht meist eine Milzschwellung. Wegen der Ähnlichkeit mit den Erscheinungen beim Abdominaltyphus ist dies Krankheitsbild von LANDOUZY als „Typhobacillose" bezeichnet worden. Zur Sicherung der klinischen Diagnose ist der Nachweis von Tuberkelbacillen im strömendem Blut erforderlich, der durch Impfung auf Eiernährböden oder durch den Tierversuch geführt werden kann. Diese Tuberkelbacillensepsis kann akut tödlich verlaufen, aber auch nach kürzerer oder längerer Zeit zur Heilung gelangen.

Verschiedene Formen von Infiltrationen. In allen Stadien und auf allen Verbreitungswegen kommen Infiltrationen des Lungengewebes vor, so im Primärstadium im Anschluß an den Primärherd, an die diesen begleitenden Lymphknotenschwellungen, an hämatogene und lymphogene Streuungen, durch Verschleppung von bacillenhaltigem Material auf dem Bronchialweg. Die Infiltrationen können alle Übergänge von einem entzündlichen Ödem zur glatten Desquamativ-Pneumonie bis zur käsigen Pneumonie mit Ausgang in kavernöse Einschmelzung zeigen und dementsprechend einen ganz verschiedenartigen Verlauf nehmen. Während die käsigen Pneumonien entweder unmittelbar durch die Schwere der Intoxikation oder mittelbar durch Verstreuung von Kaverneninhalt in andere Lungengebiete in der Regel zum Tode führen, können nicht verkäsende tuberkulöse Infiltrationen sich weitgehend zurückbilden (vgl. Abb. 41 und 42). Insbesondere gilt dies von den aus einem entzündlichen Ödem bestehenden perifokalen bzw. kollateralen Entzündungen (TENDELOO). Einer auffallend schnellen Rückbildung sind Kompressionsatelektasen fähig, welche durch Druck von tuberkulösen Lymphknoten oder Lungenherden auf einen Bronchus zustande kommen. Sie bilden das anatomische Substrat vieler als *„flüchtige Infiltrierungen"* bezeichneter Verschattungen im Röntgenbild, die sich oft überraschend schnell wieder aufhellen (vgl. Abb. 22). Diese werden hauptsächlich im Kindesalter beobachtet und sind zuerst von SLUKA in der Umgebung der Hiluslymphknoten, später von ELIASBERG und NEULAND unter der Bezeichnung der „epituberkulösen Infiltrationen" beschrieben. Ähnliche schnell vorübergehende Verschattungen im Röntgenbild kommen im Anschluß an tuberkulöse Herde auch bei Erwachsenen vor, wie besonders von HAUDEK und FLEISCHNER gezeigt wurde.

Die *gelatinösen,* oft in Verkäsung übergehenden *Pneumonien* verursachen in der Regel hohes Fieber, welches im Gegensatz zu der croupösen Pneumonie meist nicht mit einem Schüttelfrost, sondern mehr allmählich beginnt. Die physikalischen Erscheinungen sind bei vollständigen Infiltrationen die gleichen wie bei der croupösen Pneumonie: Dämpfung und Bronchialatmen, Knistern, mitunter auch gröbere Rasselgeräusche. Auch der Auswurf kann zunächst ähnlich rostfarben sein. In diesem Stadium kann eine ätiologische Unterscheidung große Schwierigkeiten bereiten, sofern nicht jetzt schon Tuberkelbacillen im Auswurf gefunden werden. Im Gegensatz zur croupösen Pneumonie tritt aber keine kritische Entfieberung ein. Es zeigt sich

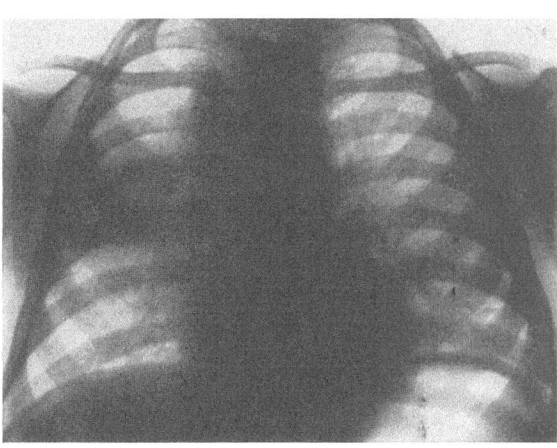

Abb. 41. Infiltrat bei tuberkulös infiziertem Kinde im unteren Abschnitt des rechten Oberlappens.

immer mehr eine schwere toxische Allgemeinwirkung auf den Körper, die in großer Mattigkeit, kleinem Puls, Appetitmangel und Abmagerung, vor allem aber einer auffallenden Blässe zum Ausdruck kommt. Es fehlt die bei der croupösen Pneumonie oft vorhandene Rötung des Gesichtes, auch ist die bei dieser häufige Atemnot gewöhnlich nicht so ausgesprochen. Der Auswurf nimmt bald eine schleimig eitrige Beschaffenheit, bisweilen auch eine schmutzig grünliche Farbe an. Später bei Ausbildung von Kavernen tritt das typisch

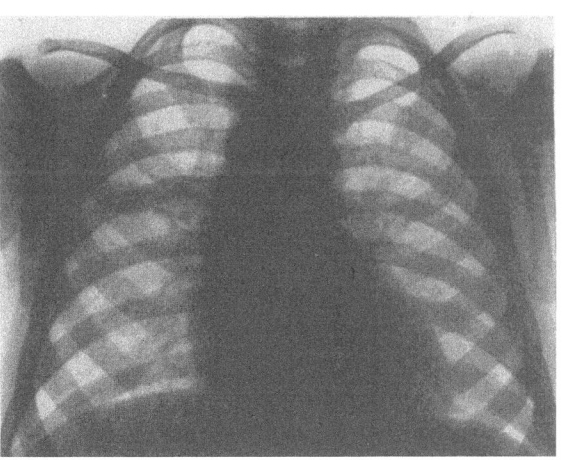

Abb. 42. Derselbe Fall wie in Abb. 41 nach 8 Monaten. Weitgehende Rückbildung der Verschattung.

geballte sogenannte münzenförmige Sputum auf, das nunmehr sehr reichlich Tuberkelbacillen enthält. Das Röntgenbild zeigt eine gleichmäßige Verschattung in den betreffenden Bezirken, welche keine ätiologischen Schlüsse gestattet (vgl. Abb. 43).

Die *lobulären Infiltrationen,* welche häufig durch Aspiration von bacillenhaltigem Material nach einer Hämoptöe oder von sonstigem Kaverneninhalt, sowie nach Durchbruch eines verkästen Lymphknotens in einem Bronchus auftreten, bieten ähnliche klinische Erscheinungen wie die Bronchopneumonien aus anderen Ursachen; sie sind aber auch durch die Schwere der allgemeinen Toxinwirkung, Blässe des Gesichtes, Mattigkeit, Appetitlosigkeit ausgezeichnet. Von physikalischen Zeichen sind Schallverkürzung bzw. Dämpfung mit tympanitischem Beiklang, Verschärfung des Atemgeräusches bis zum Bronchialatmen, Rasselgeräusche verschiedenartigen Kalibers oft von klingender Beschaffenheit hörbar. Im Röntgenbild finden sich unscharf begrenzte, unregelmäßige oft ineinanderfließende Verschattungen mit dazwischen liegenden Aufhellungen (vgl. Abb. 44). Je nach Zahl und Größe der Herde kann die Atmung mehr oder

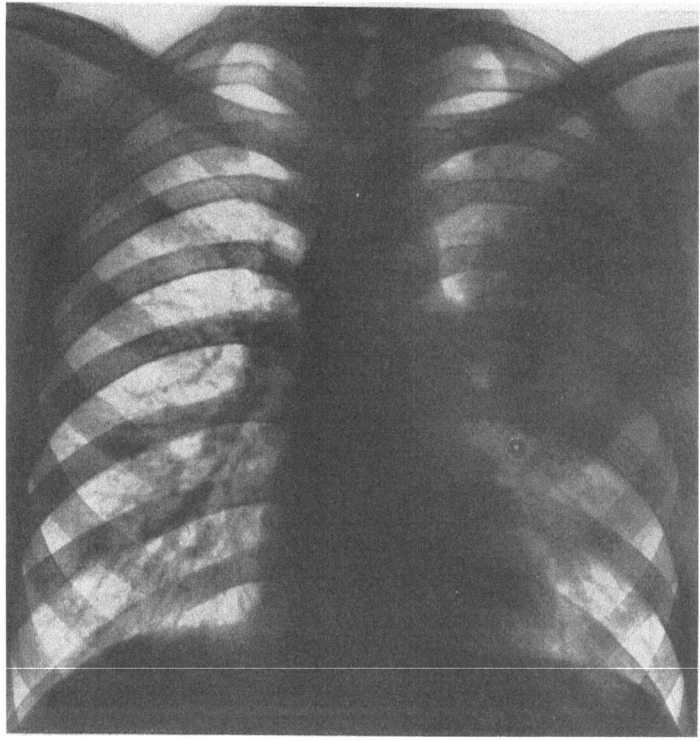

Abb. 43. Tuberkulöse käsige Pneumonie im linken Lungenfeld. (Bestätigung durch Autopsie.)

weniger beeinträchtigt sein. Bei reichlicher Verstreuung kleiner Herde gibt oft mehr eine stark hervortretende Dyspnoe und Cyanose sowie starker Hustenreiz einen Eindruck von der Schwere der Erkrankung als der verhältnismäßig geringe physikalische Befund, der sich auf knisternde und knackende Geräusche beschränken kann. Dämpfungen können hierbei ganz fehlen. Dagegen kann bei hochgradiger Dyspnoe durch Lufthunger eine Lungenerweiterung sich entwickeln. Der weitere Verlauf ist auch bei den lobulär-pneumonischen Formen in der Regel ungünstig. Sie bilden einen großen Teil der häufig im jugendlichen Alter auftretenden, als galoppierende Schwindsucht bezeichneten Erkrankungen.

Frühinfiltrat. Eine besonders wichtige Form tuberkulöser Infiltrationen, welche oft den ersten erkennbaren Beginn der Erwachsenentuberkulose darstellt, ist unter dem Namen Frühinfiltrat bekannt. Das Krankheitsbild entwickelt sich aus voller Gesundheit heraus, ganz kurz oder mehr allmählich zum Teil unter mittlerem bis hohem Fieber mit mäßiger Beeinträchtigung des Allgemeinbefindens und klingt nach einiger Zeit, durchschnittlich etwa 2—3 Wochen, langsam wieder ab. Physikalische Krankheitszeichen fehlen in der Regel gänzlich. Die Erscheinungen gleichen somit derartig einer Grippe, daß die Erkrankung sehr häufig für eine Grippe gehalten wird und vor Kenntnis dieses Krankheitsbildes wahrscheinlich meist so gedeutet wurde. Entwickelte sich nach einiger Zeit eine manifeste Lungentuberkulose, so hieß es, die Grippe sei in Tuberkulose übergegangen, oder die Grippe habe den Eintritt der Tuberkulose begünstigt; die echte tuberkulöse Natur der Ersterkrankung wurde dagegen meist verkannt.

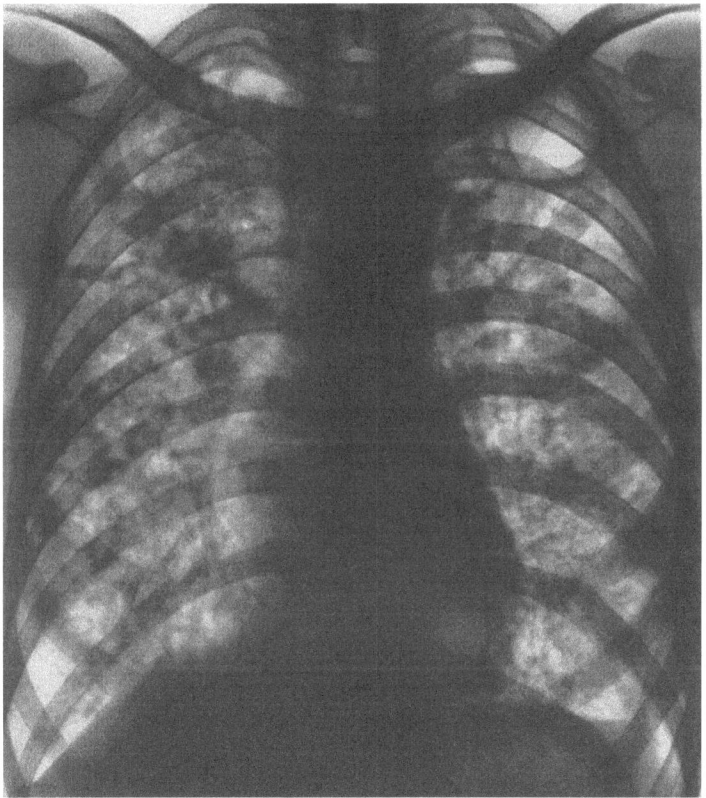

Abb. 44. Tuberkulöse bronchopneumonische (exsudative) Herde in beiden Lungenfeldern. Kaverne unterhalb der linken Clavicula (Pfeil). Von dieser ist wahrscheinlich die bronchogene Streuung ausgegangen.

In anderen Fällen verläuft der Beginn schleichend, ohne wesentliche Temperatursteigerung, oft unbemerkt: als einziges subjektives Zeichen ist mitunter nur ein unbestimmtes Mattigkeitsgefühl zu nennen; auch dieses kann ganz fehlen. Die Häufigkeit solcher Vorkommnisse ist erst in jüngster Zeit durch die immer mehr sich einbürgernden Röntgenreihenuntersuchungen nachgewiesen, bei denen derartige Befunde nicht ganz selten auch bei anscheinend ganz gesunden und beschwerdefreien Personen erhoben wurden, und zwar auch bei solchen, bei denen vor kurzem in früheren Untersuchungen ein normaler Lungenbefund festgestellt war, so daß hierdurch die frische Entstehung der Erkrankung sichergestellt ist (BRAEUNING, SZERREIKS u. a.).

Bei aufmerksamer Betrachtung ist mitunter ein leichtes Zurückbleiben einer Seite, namentlich in der Gegend der Schlüsselbeingruben zu bemerken, in der eine

Beeinträchtigung der Atmung am ehesten zum Ausdruck kommt. Änderungen des Klopfschalles oder Atemgeräusches werden hier in der Regel aber nicht beobachtet. Sofern solche überhaupt vorhanden sind, kann am ehesten ein feines Rasseln am Rücken zwischen Schulterblatt und Wirbelsäule etwa in der Höhe der Schulterblattgräte wahrgenommen werden. Erst das Röntgenbild gibt einen klaren Befund, indem eine rundliche Verschattung von gleichmäßiger Beschaffenheit und meist etwas unschärferer Begrenzung sichtbar ist. Diese ist in der überwiegenden Mehrzahl der Fälle unterhalb des Schlüsselbeines in den seitlichen Abschnitten gelegen (vgl. Abb. 25). Im Querbild bei frontalem Strahlengang erkennt man, daß die Verschattung gewöhnlich zentral im Inneren der Lunge sitzt, jedoch der Hinterfläche weit mehr als der Vorderfläche genähert ist. Sie wird hier in den Wirbelsäulenschatten hineinprojiziert. Bei größerer Ausdehnung kann sie bis nahe an die Rückenfläche heranreichen. Dieser Lieblingssitz des Frühinfiltrates entspricht dem subapikalen dorsalen paravertebralen Abschnitt des Oberlappens. Seltener kommen gleichartige Verschattungen in anderen Teilen der Lunge vor, in zweiter Linie verhältnismäßig am häufigsten in der Spitze des Unterlappens. Hier werden sie im gewöhnlichen Bild bei sagittalem Strahlengang in die Hilusgegend projiziert und oft fälschlich als Hilustuberkulose gedeutet (vgl. S. 584). Bei frontaler Durchleuchtung erkennt man aber, daß sie nahe der Rückenfläche gelegen sind. Verschattungen in den unteren Partien des Oberlappens haben nicht selten einen größeren Umfang. In der Regel fehlt eine nennenswerte Lymphknotenverschattung in der Hilusgegend. Dies ist im Gegensatz zum Verhalten bei einer Primärinfektion hervorzuheben.

Der weitere Verlauf kann sich so gestalten, daß mit dem Rückgang des Fiebers auch die Verschattung sich aufhellt. Auch ein völliges Verschwinden derselben ist möglich. Gewöhnlich tritt aber nur bei unscharf begrenzten Verschattungen eine Verkleinerung derselben ein, was auf einen Rückgang einer oft vorhandenen perifokalen Entzündung bezogen wird. Fehlt dieselbe und ist die Verschattung von vornherein schärfer begrenzt in Gestalt eines Rundherdes, so bleibt dieser in der Regel auch bestehen. Häufig tritt nach einiger Zeit eine zunächst nur angedeutete und unscharf abgesetzte, dann immer klarer hervortretende Aufhellung im Inneren ein, die schließlich den größten Teil der Verschattung ausmacht, so daß ein Schattenring mit hellem Zentrum entsteht; es hat sich eine Frühkaverne gebildet (vgl. Abb. 26, 27). Mit der beginnenden Einschmelzung stellt sich zuerst ein spärlicher Auswurf ein, in dem aber von vornherein und gerade besonders im Anfang reichlich Tuberkelbacillen gefunden werden, die aus dem Zerfallsmaterial des zentralen käsigen Herdes stammen. Nach Reinigung der Kaverne pflegt der Auswurf weniger Bacillen zu enthalten. Mitunter tritt im Einschmelzungsstadium eine Hämoptöe ein, welche zuerst auf den Ernst der Lage aufmerksam macht, sofern nicht eine Röntgenuntersuchung bereits Klarheit geschaffen hat.

Der weitere Verlauf ist sehr davon abhängig, ob nunmehr eine Behandlung einsetzt, die in der Regel am zweckmäßigsten in der Anlage eines Pneumothorax besteht. Unterbleibt ein Lungenkollaps, so können Bacillen von der Kaverne aus in andere Lungenabschnitte auf dem Bronchialweg verschleppt werden und hier Aspirationsmetastasen in Gestalt von broncho-pneumonischen Herden hervorrufen. Aus der Gegenüberstellung dieser Möglichkeit einer gefährlichen Verbreitung der Erkrankung und der anderen Möglichkeit, diesen unheilvollen Verlauf durch eine rechtzeitig eingeleitete Behandlung zu verhindern, ergibt sich die außerordentliche klinische Bedeutung der rechtzeitigen Erkennung dieser Frühinfiltrate und Frühkavernen. Mit Sicherheit ist sie nur durch die Röntgenuntersuchung herbeizuführen. Daher ist in allen darauf verdächtigen Fällen die Anwendung des Röntgenverfahrens unerläßliches Erfordernis.

Im klinischen Bild ist von ASSMANN in einigen Fällen eine frühzeitig auftretende Angina beobachtet, die bald wieder zurückgeht, und die Möglichkeit erwogen, daß es sich hierbei um eine hämatogene Aussaat von Tuberkelbacillen in dem lymphatischen Gewebe der Mandeln handeln könne.

Eine experimentelle Unterlage für diese Auffassung ist durch neue Untersuchungen von SCHWARTZ geschaffen, welcher bei Kaninchen durch intratracheale Reinfektion käsigpneumonische Herde, wie sie als Substrat des Frühinfiltrats angesehen werden, und von dort ausgehende, wenn auch nicht reichliche hämatogene Streuungsherde auftreten sah. In der Regel treten jedoch hämatogene Streuungen kaum in Erscheinung, da in diesem Stadium ein erhöhter Durchseuchungswiderstand von einer gewöhnlich schon in der Kindheit durchgemachten Primärinfektion her zu bestehen pflegt.

Acinös-nodöse Formen. Die *acinös-nodösen Formen* weisen im allgemeinen mildere klinische Erscheinungen auf und nehmen in der Regel einen langsameren Verlauf als die exsudativen (pneumonischen und broncho-pneumonischen) Prozesse. Entsprechend der geringeren Menge der von den produktiven Gewebsveränderungen abgeschiedenen Toxine sind die durch toxische Allgemeinwirkungen hervorgerufenen Symptome: Temperatursteigerungen, Schweiße, Herzklopfen, Blässe, Appetitlosigkeit, Gewichtsabnahme, Abmagerung in der Regel weniger stark ausgeprägt als bei der Resorption tuberkulöser Exsudate. Da es sich aber, wie eingangs bemerkt wurde, auch bei den acinös-nodösen Formen nur selten um rein produktive Vorgänge handelt, sondern daneben häufig Exsudationen vorhanden sind, so werden auch hierbei oft toxische Allgemeinerscheinungen, wenn auch meist nicht sehr erheblichen Grades beobachtet.

Örtliche physikalische Symptome finden sich entsprechend dem häufigen und anfänglich meist vorherrschenden Sitz der acinös-nodösen Prozesse vornehmlich im Spitzengebiet der Lunge. Die Voraussetzung dafür, daß die knötchenförmigen Bildungen hörbare Erscheinungen hervorrufen, ist einerseits eine größere Zahl derselben, so daß einzelne Gewebsabschnitte davon ziemlich dicht besetzt sind, oder andererseits begleitende entzündliche Veränderungen der Bronchialschleimhaut. Bei reichlichem Vorhandensein von Knötchen, welche das dazwischenliegende gesunde Lungengewebe komprimieren, zum Teil auch zu atelektatischen Zuständen Anlaß geben, entsteht eine Verkürzung und mitunter ein tympanitischer Beiklang des Klopfschalles. Infolge der verstärkten Leitfähigkeit der verdichteten Partien wird das Atemgeräusch verschärft, was besonders in dem normalerweise schwach hörbaren Exspirium hervortritt. Dies nimmt einen bronchovesiculären Charakter an. Die katarrhalischen Veränderungen der Schleimhaut geben je nach dem Kaliber der ergriffenen Bronchien, unter denen zunächst hauptsächlich die kleinen Bronchien befallen sind, zu klein- bis mittelblasigen Rasselgeräuschen Anlaß. Diese sind meist trockener Natur und haben, solange keine zusammenhängenden Verdichtungen bestehen, nicht klingenden Charakter.

Dieser Lungenspitzenkatarrh galt bisher fast allgemein als führendes und nahezu regelmäßiges erstes Kennzeichen einer beginnenden Lungentuberkulose. Die Entdeckung des Frühinfiltrats hat in dieser Anschauung Wandel geschaffen, indem bei dieser für den weiteren Verlauf weit wichtigeren Form der beginnenden Erwachsenentuberkulose gewöhnlich gar kein hörbarer Krankheitsbefund zu erheben ist (vgl. S. 607). Sind dagegen Rasselgeräusche in den Spitzen vorhanden, so sind hierdurch zwar katarrhalische Veränderungen in den Bronchien des Spitzengebietes bewiesen; es ist jedoch nicht ausgeschlossen, daß in tieferen mehr zentral gelegenen Abschnitten außerdem Veränderungen bestehen, von denen keine Fortleitung zur Oberfläche stattfindet. Tatsächlich zeigt die Röntgenuntersuchung sehr häufig, daß bei dem alleinigen Befund von Spitzengeräuschen doch auch in tieferen Abschnitten erhebliche krankhafte Veränderungen vorhanden sind, von denen die Perkussion und Auskultation nichts erkennen läßt.

610 H. ASSMANN: Krankheiten der Atmungsorgane.

Andersartige nichttuberkulöse katarrhalische Geräusche, welche sich nur auf das Spitzengebiet beschränken, sind selten und kommen deshalb differentialdiagnostisch nur wenig in Betracht. Sie finden sich u. a. bei behinderter Nasenatmung; ferner werden sie gelegentlich bei Grippe beobachtet, wobei zu betonen ist, daß es sich in den hier angezogenen Fällen um echte Grippe, nicht um pseudogrippöse tuberkulöse Erkrankungen handelt.

Die durch knötchenförmige Verdichtungen im Spitzengebiet hervorgerufenen Schallveränderungen betreffen nicht nur die Qualität desselben, sondern können

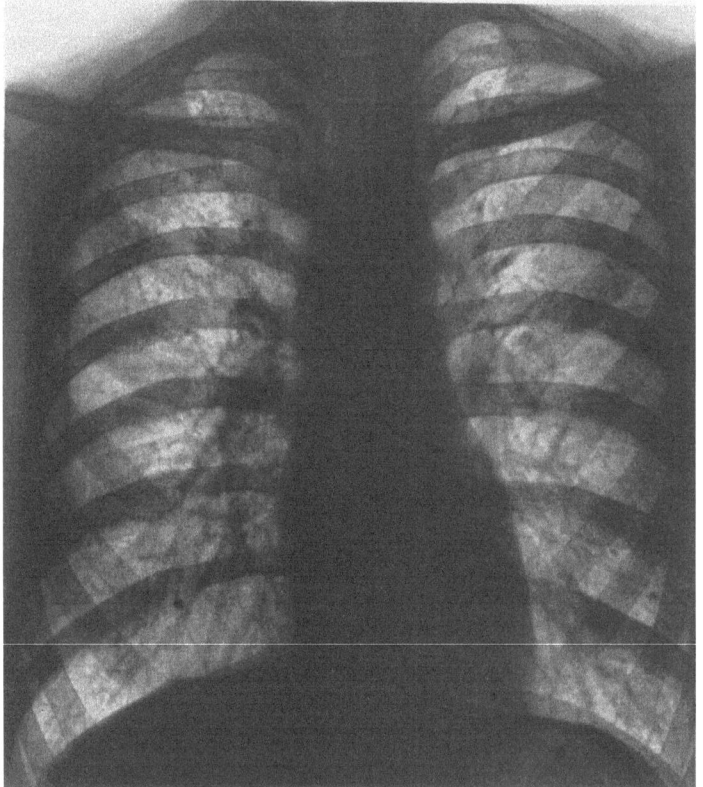

Abb. 45. Produktive indurierte Knötchen im rechten oberen Lungenfeld und im linken Spitzenfeld.

auch zu einer Einengung der Spitzenfelder führen, welche nach einer von KRÖNIG angegebenen Methode ausgemessen werden. Da die Ausdehnung derselben je nach der Bauart des Thorax etwas schwanken kann, ist zur Feststellung krankhafter auf Spitzenverdichtungen beruhender Veränderungen erforderlich, daß deutliche Unterschiede zwischen beiden Seiten festgestellt werden und daß keine gröberen Asymmetrien des Brustkorbes vorliegen, die an sich zu einem ungleichen Verhalten auf beiden Seiten Anlaß geben können.

Einen weit genaueren Einblick in die anatomischen Verhältnisse gewährt die Röntgenuntersuchung. Diese zeigt den acinös-nodösen Herden entsprechende Flecken in den Spitzenfeldern (vgl. Abb. 45), oft auch am oberen Lungenrand von kappenförmigen Spitzenschwielen herrührende streifenförmige Schatten. Mit zunehmender Induration der Knötchen, welche meist den granulierenden

Vorgängen folgt, treten die einzelnen Fleckchen immer schärfer hervor. Besonders intensive scharf gezeichnete Flecken entstehen durch eine später oft eintretende Verkalkung der Knötchen. In solchen abgeheilten Stadien ist dann das Röntgenbild der einzige Zeuge der ehemaligen entzündlichen Vorgänge. Auskultatorische Phänomene fehlen völlig oder sind höchstens in Gestalt eines etwas verschärften Atemgeräusches und knackender Nebengeräusche hörbar. Dieser Ausgang in Heilung durch Vernarbung ist bei der Spitzentuberkulose sehr häufig.

In einem weit kleineren Teil der Fälle, der in verschiedenen neuen Statistiken auf Grund fortlaufender Beobachtungen übereinstimmend auf etwa 7% geschätzt ist, entwickelt sich von einer derartigen Spitzentuberkulose aus eine abwärts schreitende Allgemeinerkrankung der Lungen, bei welcher nicht immer der acinösnodöse Charakter beibehalten wird. Durch bronchogene Verschleppung können auch von solchen anfänglich gewöhnlich gutartigen produktiven Spitzenprozessen exsudative Aspirationsherde ausgehen.

In anderen Fällen beschränken sich die in der Regel wahrscheinlich hämatogen entstandenen Knötchen von vornherein nicht auf das Spitzengebiet, in welchem sie freilich in der Regel am stärksten entwickelt sind, sondern sie erstrecken sich auch auf größere Abschnitte der Lunge; meist sind dabei die oberen Teile der Oberlappen hauptsächlich befallen. Derartige Streuungen werden nach der Benennung von BARD und NEUMANN als *Miliaris discreta* bezeichnet. Sie rufen bei spärlicher Verbreitung, namentlich wenn die zentralen Partien betroffen sind, nur geringe örtliche Symptome hervor; doch wird nach NEUMANN bei diesen Formen oft ein hartrandiger Milztumor angetroffen, der gleichfalls durch hämatogene Streuungen von Tuberkeln ins Milzgewebe hervorgerufen wird. Ferner treten nicht selten begleitende trockene oder seröse Entzündungen des Brustfelles auf. Bei folgender Induration entwickelt sich das Bild der *Fibrosa densa* und bei sehr ausgebreiteter Streuung das der *Fibrosa diffusa*. Dabei gibt die Narbenschrumpfung häufig zu sekundärer Lungenblähung des nicht tuberkulös veränderten Lungengewebes Anlaß.

Lungencirrhose. Bei starker Ausbildung indurativer Vorgänge, die am häufigsten und stärksten im Gefolge lymphohämatogener produktiver Veränderungen auftreten, entsteht das Bild der *Lungencirrhose*. Es ist gekennzeichnet durch die Folgeerscheinungen der eintretenden Narbenschrumpfung. Bei einseitigen cirrhotischen Prozessen fällt schon bei der Betrachtung des Brustkorbes eine Einziehung der Zwischenrippenräume und bei der Atmung ein Zurückbleiben der erkrankten Seite auf. Unter Umständen sind die Mediastinalorgane, Herz, Luftröhre usw. in die erkrankte Seite hineingezogen. Über den geschrumpften Lungenpartien ist Schallverkürzung und ein erheblich verschärftes, oft bronchiales Atemgeräusch hörbar. Durch eine begleitende Bronchitis können sowohl grobe Rhonchi als Rasselgeräusche entstehen. Infolge eines vikariierend auftretenden Emphysems ist der Schall über den übrigen Abschnitten der Lunge voll, oft hypersonor. Sowohl durch die Lungenschrumpfung, welche oft noch mit Bildung von Pleuraschwarten nach Abheilung entzündlicher Vorgänge der Pleura verbunden ist, als durch das vikariierende Emphysem erwachsen dem rechten Herzen erhöhte Widerstände. Es kommt dabei zur Hypertrophie des rechten Ventrikels, die eine Steigerung des Blutdruckes in den Lungenarterien und damit eine Verstärkung des 2. Pulmonaltones zur Folge hat. Bei ausgedehnteren cirrhotischen Veränderungen und Nachlassen der Herzkraft tritt eine Cyanose und Kurzatmigkeit ein, so daß diese Kranken den Eindruck von Herzleidenden erwecken.

Oft ist infolge des begleitenden Bronchialkatarrhs Husten vorhanden. In dem schleimigen Auswurf werden nicht immer Tuberkelbacillen gefunden, besonders dann nicht, wenn es infolge unregelmäßiger Schrumpfung zur Bildung von Bronchiektasen gekommen ist; denn in diesen wird ein reichliches schleimig-eitriges Sputum gebildet, das meist aus tuberkulosefreien Abschnitten stammt. Hierbei entwickeln sich oft Trommelschlegelfinger.

Der allgemeine Kräftezustand ist oft lange Zeit gut. Der Verlauf kann jahrelang wenig Veränderungen zeigen. Es können aber jederzeit nach Einbruch tuberkulöser Herde in die Bronchien, oft im Anschluß an eine Hämoptoe tuberkulöse Aspirationsherde in anderen Lungenteilen auftreten, welche in

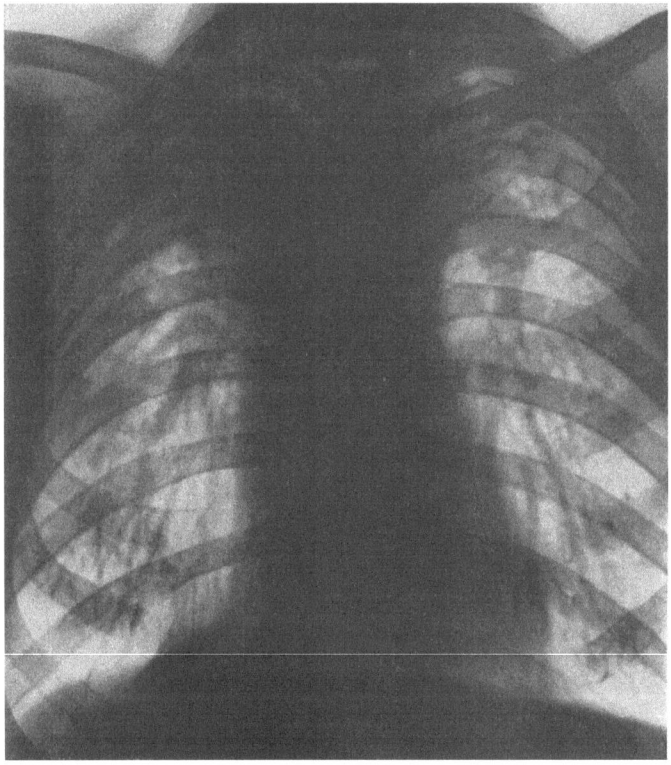

Abb. 46. Cirrhotische Tuberkulose beider Oberlappen.
Beide Lungenwurzeln sind hochgezogen, die vom Hilus nach unten ausstrahlenden Gefäßstreifen lang ausgestreckt.

Verkäsung übergehen und ein toxisches Krankheitsbild mit raschem Verfall hervorrufen können.

Das Röntgenbild einer Lungencirrhose weist bei zunehmender Induration und Schrumpfung, bei welcher auch sekundäre atelektatische Vorgänge eine beträchtliche Rolle spielen können, recht intensive Verschattungen auf. Diese können ganz gleichmäßig und dann von Infiltraten schwer unterscheidbar sein oder aber dazwischen Aufhellungen zeigen, die von nichtinduriertem lufthaltigem, oft emphysematösem Lungengewebe herrühren. Scharf umschriebene Aufhellungen innerhalb indurativer Verschattungen können auch durch Kavernen zustande kommen, die bei Lungencirrhose nicht selten angetroffen werden. Oft liegen mehrfache Hohlräume dicht beieinander. Sie haben nicht selten eine unregelmäßige, länglich ausgezogene Gestalt (sog. Strangkavernen).

In anderen Fällen treten in dem infolge Emphysem überhellen Lungenfeld verbreiterte Strangschatten hervor, welche von Bindegewebssträngen um die Bronchien und Gefäße herum gebildet werden.

Wenn die Schrumpfung, wie es die Regel ist, hauptsächlich die oberen Lungenabschnitte befällt, pflegen die Lungenwurzelschatten nach oben gezogen zu werden und die davon nach unten ausgehenden, sonst in geschwungener Form verlaufenden Gefäßschatten einen geraden langgestreckten Verlauf zu zeigen (vgl. Abb. 46). Bei Bildung von Bronchiektasen sind doppelte, den Bronchialwandungen entsprechende Streifen, welche durch die Breite des Bronchiallumens voneinander getrennt werden, oder ein wabenartiges Netzwerk im Lungenfeld sichtbar.

Die cirrhotischen Veränderungen spielen eine besonders große Rolle bei der *Altersphthise,* die gleichzeitig häufig mit Emphysem verbunden ist. Durch die Lungenblähung werden die von tuberkulösen Veränderungen hervorgerufenen physikalischen Symptome oft verdeckt. Überdies verhindert der starre nicht mehr schwingungsfähige Thorax das Zustandekommen von ausgesprochenen Schallunterschieden. Hierdurch wird die Diagnose einer Alterstuberkulose oft sehr erschwert. Häufig vorhandenes Rasseln und sonstige bronchitische Geräusche werden lediglich als Ausdruck einer im Alter häufigen chronischen Bronchitis angesehen. Unter diesen Umständen ist bei der Diagnose der Alterstuberkulose das Röntgenbild besonders wertvoll, da es die vorher beschriebenen, durch die indurativen tuberkulösen Veränderungen hervorgerufenen Schatten trotz Überlagerung durch geblähtes Lungengewebe deutlich erkennen läßt. Außer cirrhotischen Vorgängen, die oft jahrelang unverändert bestehen, kommt es gerade bei der Alterstuberkulose nicht selten plötzlich zur schnellen Entwicklung käsigpneumonischer Prozesse, die einen raschen, meist tödlichen Verlauf herbeiführen; diese geben im Röntgenbild zu entsprechenden Verschattungen Anlaß.

l) Komplikationen der Lungentuberkulose.

Die Lungentuberkulose ist oft vergesellschaftet mit tuberkulösen Erkrankungen anderer Organe. Meist, nicht immer ist dabei in der Lunge der Ausgangspunkt gelegen. Die häufige Infektion zahlreicher Organe auf dem Blutweg ist in dem Abschnitt über hämatogene Streuungen besprochen (vgl. S. 598). Die gefährlichste Ansiedlung der Tuberkelbacillen ist die in den Meningen, an denen sie zu dem schweren, fast stets tödlich endenden Krankheitsbild der tuberkulösen Meningitis führt. Auch an anderen Organen, so an den Nieren, den Genitalorganen beiderlei Geschlechtes, ferner an den serösen Häuten, am Peritoneum, am Perikard und der Pleura kann eine von einem Lungenherd ausgehende tuberkulöse Aussaat zu einer selbständig hervortretenden Erkrankung dieser Organe Anlaß geben.

Außer auf hämatogenem Wege kann die Pleura auch durch kontinuierliches Übergreifen von Herden der Lunge auf ihren serösen Überzug beteiligt werden. Die entstehende Brustfellentzündung kann entweder trockener oder flüssiger, seröser Art sein. Nach deren Abheilung kommt es oft zur Bildung von Adhäsionen und Schwarten, welche lang dauernde tuberkulöse Lungenprozesse außerordentlich häufig begleiten. Eine andersartige Beteiligung der Pleurahöhle kann dadurch zustande kommen, daß der seröse Pleuraüberzug über einem mit Emphysemblasen einhergehenden Narbenherde oder über einer Zerfallshöhle der Lunge einreißt und dadurch ein Pneumothorax entsteht. Dieser kann bald wieder resorbiert werden. Es kann aber auch ein seröses oder auch eitriges Exsudat und auf diese Weise ein Sero- bzw. Pyopneumothorax gebildet werden, welcher einen gefährlichen Krankheitszustand darstellt (vgl. S. 656).

Sehr häufig entstehen Folgeerkrankungen durch ausgehustete Tuberkelbacillen an der Schleimhaut des *Kehlkopfes*, seltener des Rachens und des Mundes und oft durch Verschlucken bacillenhaltigen Sputums auch des *Darmes*; die dadurch zustande kommenden Krankheitsbilder sind in besonderen Abschnitten beschrieben.

Eine weitere Folgeerscheinung, die bei chronischer Lungenphthise im Stadium hochgradiger Abzehrung nicht selten eintritt, ist die *amyloide Degeneration*, von welcher zahlreiche Organe betroffen werden. Störungen, die im klinischen Bild hervortreten, werden besonders durch eine amyloide Erkrankung des Darmes und der Nieren hervorgerufen, indem hartnäckige Durchfälle und eine oft hochgradige Albuminurie sowie auch Hautödeme entstehen.

Nicht wie bei den vorher genannten Zuständen als ursächliche Erkrankung, sondern als Folgeerscheinung tritt die Tuberkulose vielfach beim Diabetes mellitus auf. Diese Stoffwechselstörung begünstigt Eintritt und Fortschreiten einer tuberkulösen Erkrankung besonders der Lungen in außerordentlichem Maße. Oft werden dabei exsudative Entzündungen und sehr rasch sich vollziehende Einschmelzungen beobachtet. Es ist daher bei jedem Zuckerkranken eine dauernde Überwachung der Lungen erforderlich.

Ferner ist Anfälligkeit gegenüber Tuberkulose bei Rekonvaleszenten, welche Masern und Keuchhusten überstanden haben, hervorzuheben.

m) Diagnose.

Die *Diagnose* der klinischen Krankheitszustände und ihrer anatomischen Grundlage ergibt sich aus den vorher geschilderten Erscheinungen einschließlich des besonders wichtigen Röntgenbefundes. Nicht immer klar ist hierbei aber die Ätiologie der nach Form und Ausdehung richtig erkannten Krankheitsprozesse, wenn keine Tuberkelbacillen im Sputum nachweisbar sind oder überhaupt kein Auswurf vorhanden ist. Mitunter ist dies durch eine die Schleimsekretion fördernde Gabe einer Jodkalilösung (5 : 150 eßlöffelweise) zu erzielen. Versagt auch dieses Hilfsmittel, so kann die Diagnose der tuberkulösen Natur einer Lungenerkrankung große Schwierigkeiten bieten. Auch die Röntgenbefunde sind in ätiologischer Hinsicht nicht so kennzeichnend, wie dies von wenig erfahrener Seite oft geglaubt wird. Am meisten charakteristisch für eine Tuberkulose ist eine fleckige Zeichnung, welche von knötchenförmigen Herden hervorgerufen wird. Ähnliche Flecken können aber auch durch bronchopneumonische Herde bei Grippe, Asthma, ferner bei Lues, Lymphogranulomatose, Aktinomykose hervorgerufen werden. Bei chronischen Verdichtungsprozessen entstehen oft Zweifel zwischen tuberkulöser oder unspezifischer Pneumonie und Tumor, die erst nach längerer Beobachtung mit mehr oder minder großer Wahrscheinlichkeit geklärt werden können.

Besonders große Schwierigkeiten bereitet oft die Diagnose der beginnenden Tuberkulose, welche häufig keine bestimmten physikalischen Symptome aufweist und nur vieldeutige Allgemeinerscheinungen, wie Appetitlosigkeit, Blässe, subfebrile Temperaturen hervorruft. Eine genaue Röntgenuntersuchung vermag hier oft die in der Tiefe liegenden Krankheitsherde aufzudecken.

In zweifelhaften Fällen wäre es außerordentlich wichtig, wenn *spezifische Reaktionen* von gleichem diagnostischem Wert wie die WASSERMANNsche Reaktion bei der Syphilis zur Verfügung ständen. Den entsprechenden Zwecken dienen verschiedenartige *Tuberkulinreaktionen* an der Haut und Komplementbindungsreaktionen im Blutserum. Ihre diagnostische Bedeutung ist aber durch folgende Umstände beschränkt:

Die Tuberkulinreaktionen zeigen bei *positivem* Ausfall an, daß irgendein tuberkulöser Herd im Körper vorhanden ist. Dies ist bei erwachsenen Personen unter Kulturvölkern in der Regel der Fall. Durch den positiven Ausfall der Reaktion ist nicht entschieden, ob es sich um einen aktiven behandlungsbedürftigen oder einen längst abgeheilten praktisch belanglosen Krankheitsprozeß handelt. Im allgemeinen pflegen zwar die Reaktionen bei aktiven Krankheitsvorgängen stärker auszufallen als bei abgeheilten Zuständen; doch ist hierbei kein regelmäßiges, diagnostisch verwertbares Verhalten festzustellen.

Von größerem diagnostischen Wert ist ein *negativer* Ausfall der Tuberkulinreaktionen, insofern dieser ziemlich zuverlässig anzeigt, daß der Organismus nicht mit Tuberkulose infiziert worden ist. Jedoch kommen auch hiervon Ausnahmen vor. So fallen die Tuberkulinreaktionen bei hochgradiger Kachexie in fortgeschrittenen Stadien der Tuberkulose oft negativ aus. Dies ist freilich praktisch wenig belangreich, da diese Zustände gewöhnlich ohnehin diagnostisch klarliegen. Die Tuberkulinreaktionen können aber auch bei chronisch torpiden Prozessen, welche unter dem Bild des BOECKschen Sarkoids verlaufen, bei Miliartuberkulose, im Rekonvaleszenzstadium nach Masern negativ ausfallen.

Von besonderem Wert sind die Tuberkulinreaktionen bei Kindern, z. B. bei Reihenuntersuchungen in tuberkulös verdächtigen Familien, in denen sie anzeigen, ob eine Infektion erfolgt ist oder nicht. Ein positiver Ausfall der PIRQUETschen Probe und verwandter Reaktionen tritt etwa 3—7 Wochen nach der Infektion ein.

Die wichtigsten Tuberkulinreaktionen sind folgende:

A. Die *subcutane Tuberkulinprobe*, welche mit KOCHschem Alttuberkulin vorgenommen wird. Sie wird hier wegen ihrer historischen und grundsätzlichen Bedeutung an erster Stelle genannt, aber heute nur verhältnismäßig selten und wegen der Möglichkeit heftiger Reaktionen höchstens bei Erwachsenen angestellt. Sie kann nur bei fieberfreiem Verhalten angewandt werden, nachdem durch genaue Messungen an mehreren vorangehenden Tagen normale Temperaturen festgestellt worden sind. Sofern nach der Injektion keine Temperatursteigerung auftritt, werden ansteigende Dosen mit mehrtägigen Zwischenräumen gegeben, bis Temperaturerhöhung erfolgt. Man beginnt meist mit 0,2 mg, geht dann zu 0,5 bis 1 mg und erforderlichenfalls darauf auf 5 mg über. Unter Umständen kann bei bis dahin fieberfreiem Verhalten dann noch 1 cg als Höchstdosis gegeben werden.

Nach diesen subcutanen Einspritzungen können verschiedene Reaktionen auftreten:
1. Temperatursteigerung,
2. Rötung und Schwellung der Haut an der Injektionsstelle,
3. eine entzündliche Hyperämie am Ort des Krankheitsherdes.

Diese sog. Herdreaktion kann als diagnostisch wichtigstes Zeichen in deutlicher Weise bei sichtbaren Krankheitsprozessen z. B. an der Haut, am Kehlkopf, am Augenhintergrund nachgewiesen werden. An den Lungen sind Herdreaktionen nur selten mit Sicherheit festzustellen. Sie können sich hier im Auftreten oder in einer Verstärkung von Rasselgeräuschen äußern, ausnahmsweise auch in Auftreten einer im Röntgenbild als Verschattung sichtbaren perifokalen Entzündung um einen tuberkulösen Herd herum (LANGER). Gegenindikationen gegen die Anstellung der subcutanen Tuberkulinprobe sind kindliches Alter, ferner alle fieberhaften Prozesse, besonders allgemeine Miliartuberkulose, Nierentuberkulose, Neigung zu Hämoptoe, da Blutungen aus Lunge und Nieren hierdurch hervorgerufen werden können.

B. *Die Cutanreaktion nach* PIRQUET. Mittels einer Impflanzette oder eines von PIRQUET hierzu empfohlenen Impfbohrers werden an der Haut mehrere kleine Wunden gesetzt, die mit Tuberkulinlösungen von verschiedener Konzentration bzw. zur Kontrolle mit einem Tropfen physiologischer Kochsalzlösung betupft werden. Beherbergt der Organismus tuberkulöse Herde, so tritt meist schon nach der ersten, nicht selten aber auch erst nach einer zweiten Impfung an der mit Tuberkulin beschickten Impfstelle die Bildung einer Papel nach 24—48 Stunden auf, die später wieder zurückgeht.

C. Eine Abänderung dieser Reaktion stellt die *percutane Tuberkulinprobe* von MORO und HAMBURGER dar. Sie wird durch Einreiben einer Tuberkulinsalbe auf einen Hautbezirk des Bauches unterhalb des Schwertfortsatzes ohne Verletzung der Haut ausgeführt.

D. Bei der *intracutanen Tuberkulininjektion* nach MANTOUX wird eine Einspritzung einer Tuberkulinlösung in die Epidermis vorgenommen, in welcher eine kleine Quaddel in etwa Linsengröße gesetzt wird. Bei positivem Ausfall tritt nach 5—6 Stunden eine ödematöse Schwellung und Rötung ein, die weiter bis zu 48 Stunden zunimmt. Diese Probe gilt als die sicherste unter den örtlichen Tuberkulinreaktionen, die besonders im Kindesalter angewandt werden.

Weitere Reaktionen wie die konjunktivale Ophthalmoreaktion nach CALMETTE und WOLFF-EISNER sind wegen mitunter auftretender unangenehmer Reizerscheinungen nicht zu empfehlen.

Bei sämtlichen Tuberkulinreaktionen ist zu beachten, daß ein negativer Ausfall nach einmaliger Ausführung noch nicht zum Ausschluß einer stattgehabten früheren Infektion berechtigt. Um sichere Schlußfolgerungen ziehen zu können, ist daher in diesen Fällen eine Wiederholung der Probe nach etwa einer Woche erforderlich. Diese zeigt nicht selten ein positives Ergebnis, nachdem die erste Reaktion negativ ausgefallen ist, aber eine Sensibilisierung des Organismus bzw. eine Erhöhung der Tuberkulinempfindlichkeit bewirkt hat.

Unter verschiedenartigen *Serumreaktionen* haben die auf Komplementbindung beruhenden Reaktionen, insbesondere die nach BESREDKA, ferner die von NEUBERG-KLOPSTOCK und von WITEBSKY-KLINGENSTEIN und KUHN die größte Verbreitung gefunden. Sie fallen in der großen Mehrzahl, aber nicht ausnahmslos in allen Fällen von aktiver Tuberkulose, andererseits auch in einem nicht ganz geringen Prozentsatz klinisch gesunder Menschen positiv aus. Eine negative Reaktion findet sich oft bei abgeheilten tuberkulösen Herden, aber auch nicht ganz selten bei aktiven, insbesondere frischen tuberkulösen Erkrankungen. Außerdem sind Präcipitations- (LEHMANN-FACIUS-LÖSCHCKE) und Flockungsreaktionen (MEINICKE) angegeben worden. Die serologischen Reaktionen sind in diagnostischer Hinsicht im Rahmen der gesamten Untersuchungsergebnisse nur unterstützend, nicht für sich allein ausschlaggebend zu verwerten. Ihre Bedeutung liegt ihrem Wesen nach nicht auf rein differentialdiagnostischem Gebiet. Dagegen wird es vielleicht möglich sein, bei einer Übersicht über größere Erfahrungen mit ihrer Hilfe einen näheren Einblick in das Maß des Antikörpergehalts im Verlauf der Tuberkulose zu erhalten, welcher in verschiedenen Phasen desselben recht verschieden, so im allgemeinen bei tertiärer Phthise größer als im Sekundärstadium nach RANKE zu sein scheint.

Für die in praktischer Hinsicht wichtigste Frage, ob ein *aktiver* tuberkulöser Krankheitsprozeß vorliegt oder nicht, kann der Ausfall der serologischen Proben höchstens gewisse Hinweise bieten, aber nicht als zuverlässiger Maßstab angesehen werden. Eine größere Bedeutung in dieser Hinsicht hat das Verhalten der Temperatur, des Blutbildes (polynukleäre Leukocytose) und der Blutsenkung. Doch ist durch neuere Untersuchungen erwiesen, daß bei beginnenden fortschreitenden Tuberkulosen mit positivem Bacillenbefund alle diese Reaktionen, und zwar am häufigsten die Blutsenkungsbeschleunigung fehlen können. Ihr negativer Ausfall läßt also eine aktive Tuberkulose nicht ausschließen. Am maßgeblichsten für den Nachweis der Aktivität eines tuberkulösen Prozesses sind positiver Bacillenbefund und ein in wiederholten Röntgenuntersuchungen geführter Nachweis eines Fortschreitens der Erkrankung.

n) Prognose.

Die Prognose tuberkulöser Lungenerkrankungen ist nach der Art und Ausdehnung der Prozesse äußerst verschieden und auch bei Berücksichtigung dieser Umstände nicht sicher zu stellen. Es kann lediglich von einem durchschnittlich voraussichtlichen künftigen Verhalten gesprochen werden. In zahlreichen Fällen sind aber überraschende Änderungen in dem Sinne möglich, daß scheinbar gutartige Erkrankungen z. B. nach einer Hämoptoe oder nach dem Einbruch eines Käseherdes in einen Bronchus einen bösartigen Verlauf nehmen und andererseits schwere Zustände durch Resorption oder Vernarbung von Krankheitsherden eine entschiedene Wendung zum Besseren nehmen können. Im allgemeinen kann gesagt werden, daß vorwiegend produktive, zur Cirrhose neigende Erkrankungen verhältnismäßig gutartig zu verlaufen pflegen, daß dagegen exsudative pneumonische und broncho-pneumonische Vorgänge oft schwere toxische Krankheitszustände erzeugen und häufig Neigung zum Fortschreiten zeigen. Es ist jedoch unrichtig, wie dies häufig geschehen ist, allein aus dem exsudativen Charakter von Krankheitsprozessen eine sichere ungünstige Voraussage abzuleiten. Das nicht seltene Vorkommen einer glatten Resorption von verschiedenartigen kürzer oder länger dauernden Infiltrationen tuberkulöser Natur mit Ausgang in Heilung beweist, daß jede Verallgemeinerung einer ungünstigen Beurteilung exsudativer Prozesse falsch ist. Von ernster prognostischer Bedeutung ist stets der Nachweis von Zerfallshöhlen, die am deutlichsten im Röntgenbild erkennbar sind, und von Tuberkelbacillen im Sputum. In beiden Fällen, die häufig zusammentreffen, können vollständige Heilungen eintreten, namentlich wenn eine frühzeitige Behandlung, und zwar eine zumeist angezeigte Kollapstherapie einsetzt.

Die statistische Verfolgung des Schicksals von offentuberkulösen Kranken aller Art durch BRAEUNING hat gezeigt, daß 80% dieser Fälle innerhalb der folgenden 14 Jahre, und zwar meist bereits in den nächsten 2 Jahren an Lungentuberkulose verstarben. Dieses äußerst ungünstige Ergebnis rückt die verheerende Wirkung der Volksseuche Tuberkulose mit erschreckender Deutlichkeit vor Augen. Es ist dabei aber wohl zu beachten, daß in dieser wichtigen Statistik alle Offentuberkulösen erfaßt wurden, die in sehr verschiedenen Städten zur Beobachtung kamen. Bei einer Auslese der frühzeitig erkannten und behandelten Fälle auch von Offentuberkulösen können weit günstigere Erfahrungen gemacht werden. Hieraus ergibt sich die große Bedeutung der Frühdiagnose und Frühtherapie, die unter den Bekämpfungsmaßnahmen S. 623 näher ausgeführt sind.

Im übrigen hängt die Prognose des Einzelfalles keineswegs nur von dem Verhalten des krankhaften Zustandsbildes an sich, sondern auch von der ererbten oder erworbenen allgemeinen Widerstandskraft, ferner von Einwirkungen der Psyche und endlich auch von zahlreichen äußeren Umständen ab, welche wirtschaftliche Lage, Beruf, Familienverhältnisse usw. des Einzelnen betreffen. Im allgemeinen ist die Prognose um so günstiger, je früher die Diagnose gestellt und eine zweckentsprechende Behandlung eingeleitet wird. Für die prognostische Bewertung des Einzelfalles ist in der Regel eine gewisse Beobachtungszeit unerläßlich und eine serienweise Verfolgung im Röntgenbild von großer Wichtigkeit.

o) Therapie.

Bei der Therapie sind *allgemeine* Behandlungsmittel und *örtliche* Behandlung, insbesondere durch das Kollapsverfahren, zu unterscheiden. Sehr günstig ist es, wenn beide Behandlungsmaßnahmen gleichzeitig zur Anwendung gebracht werden können.

Allgemeine Therapie. Von größter Wichtigkeit ist die Einwirkung allgemeiner gesundheitsfördernder Einflüsse auf den Körper; hierzu gehören erstens *körperliche und seelische Ruhe*, zweitens *ausreichende* und *zweckmäßige Ernährung* und drittens *günstige klimatische Verhältnisse*. Alle diese Bedingungen sind in geeigneten Kurorten und ganz besonders in den an günstigen Stellen errichteten Lungenheilstätten vereinigt.

Fiebernde Kranke bedürfen vollständiger *Bettruhe*. Bei nur geringfügigen subfebrilen Zuständen und bei normaler Temperatur sind Liegekuren an geschützten Stellen im Freien, in Veranden usw. angezeigt. Um die Verdauung anzuregen, ist jedoch je nach Lage des Falles dazwischen etwas Bewegung zu empfehlen.

Die *Ernährung* muß leicht verdaulich und die Eßlust anreizend sein. Dabei sollen die Mahlzeiten geregelt, den natürlichen Bedürfnissen des Körpers entsprechend sein. Ausgesprochene Mastkuren sind nicht zu empfehlen, da ein übermäßiger Fettansatz nicht das Ziel der Behandlung darstellt. Auf vitaminreiche, obst- und gemüsehaltige Ernährung und ausreichenden Gehalt an Fett und Kohlehydraten ist Wert zu legen. Der Eiweißgehalt muß den Bedarf decken, ist aber nicht zu reichlich zu bemessen. Eine von GERSON angegebene, später von SAUERBRUCH und HERRMANNSDORFER etwas veränderte Kost, die durch Salz- und Fleischarmut und reichlichen Vitamingehalt ausgezeichnet ist und mit einem Zusatz von kalkhaltigem „Mineralogen" gegeben werden soll, hat bei der Lungentuberkulose in zahlreichen Nachprüfungen nicht solche Erfolge erkennen lassen, welche über das bei der vorher geschilderten allgemein üblichen Ernährung durchschnittliche Maß hinausgehen; dagegen werden die Ergebnisse bei der Behandlung von Haut- und Knochentuberkulose vielfach günstiger beurteilt.

Unter den *klimatischen Verhältnissen* spielen reine und stille Luft und Sonnenbestrahlung eine wichtige Rolle. Besonders günstige Bedingungen sind in den alpinen Hochkurorten (Davos, Arosa, Montana), ferner in zahlreichen Kurorten von subalpinem Klima, so im Schwarzwald und im Riesengebirge, gegeben. Auch in anderen deutschen Mittelgebirgen und in waldreichen Gegenden der Ebene finden sich geeignete, wenn auch nicht den vorher genannten Orten ganz gleichwertige klimatische Verhältnisse. Seeklima, insbesondere Nordseeklima, ist für Lungenkranke ungeeignet. Einem wärmeren südlichen Klima, wie es sich z. B. an der Riviera findet, kann im allgemeinen nicht eine ebenso anregende aktive Beeinflussung der Lungentuberkulose zugesprochen werden wie dem alpinen und subalpinen Klima. Hier finden fortgeschrittene Fälle, welche den stärkeren Einwirkungen eines Höhenklimas nicht gewachsen sind, namentlich in der Übergangszeit des Vorfrühlings, schonende äußere Bedingungen.

Was die *Sonnenbestrahlung* anbetrifft, so kann diese bei vorsichtiger Anwendung günstige Einwirkungen besonders auf gutartige, vorwiegend produktive und cirrhotische Prozesse ausüben. Dagegen ist vor stärkeren Sonnenbestrahlungen exsudativer Prozesse zu warnen, da die entzündlichen Vorgänge hierdurch mitunter angefacht und Einschmelzungen begünstigt werden. Bei Neigung zu Hämoptysen sind Sonnenbestrahlungen gänzlich zu vermeiden. Auch bei Berücksichtigung dieser Umstände und Beachtung der aufgestellten Gegenanzeigen ist bei den zur Sonnenbestrahlung zugelassenen Fällen ein vorsichtiges Vorgehen mit langsamer Zunahme der Bestrahlung einzelner Körperabschnitte und eine genaue Beobachtung des individuellen Verhaltens der einzelnen Fälle erforderlich.

Besondere Vorsicht ist bei der Anwendung von *Röntgenstrahlen* geboten, die ähnlich wie die Sonnenstrahlen wirken, aber weiter in die Tiefe dringen und unmittelbar an den Krankheitsherd selbst herangebracht werden können. Da hierbei Zellzerfall eintritt, auf welchen die unspezifische Reizkörperwirkung zurückgeführt wird, und auch darüber hinaus Gewebseinschmelzungen hervorgerufen werden können, sind Röntgenbestrahlungen bei exsudativen und kavernösen Prozessen und bei Neigung zu Hämoptysen verboten. Die Röntgentherapie der Lungentuberkulose kommt nur bei an sich schon in der Regel gutartig verlaufenden produktiven und cirrhotischen Prozessen in Frage. Hier wird sie unter Verwendung kleiner Dosen besonders von BACMEISTER empfohlen. Wegen der immerhin möglichen und schwer auszuschließenden Gefahr einer Aktivierung und Verschlimmerung des Krankheitsprozesses habe ich Röntgenbestrahlungen bei der Lungentuberkulose nie angewandt.

Eine *medikamentöse Behandlung* spielt bei der Lungentuberkulose nur zur Linderung besonderer Beschwerden eine Rolle. Es sind bei starkem Hustenreiz je nach Bedarf Codeinpräparate, ferner zur Lösung von zähschleimigem Sputum Emser Kränchenbrunnen mit heißer Milch, weiter Guajacpräparate, z. B. Guajacol oder Sirolin, gelegentlich zu empfehlen. Auf die Heilung des Krankheitsprozesses an sich haben sie kaum einen Einfluß.

Bei Eintritt einer *Hämoptoe* ist völlige Bettruhe und Eisblase auf die Brust in der Gegend der vermuteten Blutungsquelle angezeigt. Als überall sofort erhältliches Mittel kann reichlich Kochsalz, mehrere Teelöffel in Wasser, verabfolgt werden. Zu empfehlen sind intravenöse Injektionen von hypertonischer 10%iger Kochsalzlösung mit Calciumchloridzusatz oder Lösungen von gluconsaurem Calcium, ferner Gelatine per os, unter Umständen subcutane Injektion einer sterilen Lösung von Gelatine Merck. Auch intramuskuläre Seruminjektionen sowie Einspritzungen von Clauden und Koagulen können gegeben werden. Bei schweren Blutverlusten durch Hämoptysen sind Bluttransfusionen angezeigt. Wenn der Sitz der Quelle einer fortdauernden Blutung mit Wahrscheinlichkeit bekannt ist, kann die Anlage eines Pneumothorax versucht werden, da die Blutung mitunter durch die Kollapsbehandlung zum Stehen gebracht wird.

Nachtschweiße sind medikamentös sehr schwer zu bekämpfen. Es werden hierbei Gaben von Atropin bis 1 mg und von Agarizin bis 1 cg., ferner Salbeitee und Salvisat neben den üblichen zweckmäßigen Abreibungen mit Essigwasser empfohlen.

Zur Appetitanregung dienen Pepsinwein und Chininextrakte, z. B. Tinctura amara, zur Behandlung von Durchfällen Opiumtinktur und gerbsäurehaltige Präparate, z. B. Tannalbin. Bei schweren tuberkulösen Ulcerationen und Amyloidose des Darmes sind diese freilich ohne Erfolg.

Spezifische Therapie. Auf eine *spezifische Therapie* mittels Tuberkulin wurden anfangs nach der Entdeckung von Koch große Hoffnungen gesetzt; diese haben sich aber leider nicht erfüllt. Von einer günstigen Wirkung einer Tuberkulintherapie kann ein Beweis kaum erbracht werden, wenn der Kranke gleichzeitig unter bisher nicht vorhandene, klimatisch und diätetisch günstige Bedingungen z. B. in eine Heilstätte versetzt wird, wie dies meist geschieht. Im allgemeinen wird angenommen, daß eine vorsichtige, von erfahrener ärztlicher Seite geleitete Tuberkulintherapie bereits bestehende Heilungsneigungen von prognostisch günstigen produktiven und cirrhotischen Prozessen unterstützen kann. Aus der Auswahl derartiger Fälle ergibt sich aber, daß diese auch ohne spezifische Therapie einen günstigen Verlauf zu nehmen pflegen; deshalb sind hier Besserungen nicht für den Erfolg der Tuberkulintherapie beweiskräftig. Weit sicherer ist es möglich, sich von der ungünstigen Wirkung einer Tuberkulintherapie auf exsudative Prozesse zu überzeugen. Hierbei ist sie daher zu unterlassen. Eine strenge Gegenanzeige wird durch Neigung zu Hämoptoe, Komplikation mit tuberkulösen Nierenerkrankungen und anderen stark aktiven Krankheitszuständen gebildet.

Zur spezifischen Kur kann das von Koch empfohlene Alttuberkulin, welches die in Glycerinbouillon gelösten Stoffe der Bacillenkulturen enthält, ferner die gleichfalls von Koch angegebene Bacillenemulsion, welche aus den zerriebenen Bacillenleibern hergestellt ist, verwandt werden. Verschiedenartige andere Präparate, welche zum Teil vorübergehend erhebliches Aufsehen erregt haben, aber keine deutlichen Vorzüge vor den alten Kochschen Präparaten aufweisen, verdienen kaum besonders aufgeführt zu werden.

Eine Tuberkulinkur wird unter ständiger genauer Temperaturmessung mit steigenden Dosen des subcutan verabfolgten Mittels vorgenommen. Es wird mit sehr kleinen Dosen begonnen und nach Ablauf mehrerer Tage eine Steigerung der Dosis nur dann vorgenommen, wenn keine Fieberreaktion erfolgt ist. Die von einzelnen Autoren aufgestellten Dosierungsschemata sind recht verschiedenartig. Es muß auf diese verwiesen werden.

Eine spezifische Einwirkung auf tuberkulöse Prozesse wird ferner gewissen Goldpräparaten zugeschrieben, unter denen besonders Chrysolgan, Triphal, Solganal und Sanocrysin genannt werden. Die Beurteilung entspricht etwa der der Tuberkulinbehandlung.

Kollapstherapie. Gegenüber der recht skeptischen Einstellung vieler kritischer Tuberkulosetherapeuten zu den spezifischen und chemotherapeutischen Behandlungsmethoden wird der Kollapstherapie im Verein mit der Allgemeinbehandlung einstimmig ein hoher Wert beigemessen. Die Erzeugung eines Lungenkollapses bezweckt in erster Linie, klaffende Hohlräume zu schließen, zur narbigen Ausheilung zu bringen und damit die gefährlichste Quelle der Bacillenstreuung auszuschalten, ferner auch die Abheilung sonstiger tuberkulöser Herde durch Entspannung und Ruhigstellung der Lunge zu begünstigen. Die Wirkung des Kollapses macht sich auch in einer Hemmung des Lymphstromes geltend, wodurch eine Verbreitung von Bacillen und ihren Toxinen verhindert wird, und in einer Blutstauung, welche die Bindegewebsbildung und Vernarbung befördert. Für die Kollapsbehandlung sind hauptsächlich, aber nicht ausschließlich einseitige Erkrankungen geeignet.

Die Methoden der Kollapstherapie sind: 1. Pneumothorax, 2. Phrenicusexhairese, 3. Thorakoplastik; hierzu kommen unter besonderen seltenen Bedingungen der Oleothorax und die Plombe.

Das von FORLANINI und BRAUER eingeführte *Pneumothoraxverfahren* hat zur Voraussetzung, daß ein freier Pleuraspalt vorliegt. Es ist namentlich bei vorwiegend einseitig fortschreitenden Prozessen angezeigt. Besonders geeignet sind frische Erkrankungen mit Frühkavernen. Eine Gegenanzeige stellen ausgedehnte Infiltrationen mit starrwandigen Höhlen, Insuffizienzerscheinungen des Herzens, Lungenemphysem, starrer Thorax, vorgerücktes Alter und schwere allgemeine Erkrankungen dar. Wenn auch einseitige Prozesse die weitaus günstigste Aussicht eröffnen, kann doch auch bei doppelseitigen Erkrankungen das Pneumothoraxverfahren angewandt werden, und zwar dann auf beiden Seiten. Der Pneumothorax wird dann in der Regel zuerst auf der schwerer, dann auf der leichter erkrankten Seite hergestellt.

Die Anlegung eines *Pneumothorax* geschieht durch Einlassen von Gas, wozu filtrierte Luft oder anfangs Sauerstoff oder Kohlensäure, später Stickstoff verwendet werden kann, mittels einer geeigneten Nadel unter ständiger Beobachtung des Manometerdruckes. Ein Einlassen von Gas soll nur erfolgen, wenn das Manometer deutliche Druckschwankungen bei der Atmung und einen negativen Druck anzeigt. Die normalen Druckwerte im Pleuraraum sind etwa minus 6 bis minus 8, bei tiefem Inspirium minus 12 bis minus 20, im Exspirium minus 3 bis minus 5. Die Menge der einzufüllenden Luft richtet sich nach den Druckverhältnissen. Ein Überdruck ist zu vermeiden, außer wenn aus besonderer Indikation zur Stillung einer Hämoptoe absichtlich eine stärkere Kompressionswirkung entfaltet werden soll. In der Regel betragen die Gasmengen bei der ersten Füllung 200—300, bei späteren Füllungen etwa 500—800 ccm. Die Verhältnisse der Brusthöhle sind vor und nach jeder Füllung durch Röntgendurchleuchtung festzustellen. Die zeitlichen Zwischenräume zwischen den einzelnen Füllungen sind je nach der Resorption des Gases verschieden; sie betragen zwischen den ersten Füllungen nur wenige, etwa 2—3 Tage, später längere Zeit; bei vollständigem, lange bestehendem Pneumothorax oft mehrere, etwa 3—4 Wochen. Die Gesamtdauer eines künstlichen Pneumothorax ist auf etwa 2—4 Jahre zu bemessen. Nur in frischen Fällen mit verhältnismäßig geringfügigen Veränderungen kommen kürzere Zeiten, die jedoch 1 Jahr nicht unterschreiten sollen, in Betracht.

Ein häufiges Hindernis für die Technik der Anlage eines vollständigen Pneumothorax und seiner Auswirkung stellen Pleuraadhäsionen dar. Zum Teil können diese durch allmähliche Dehnung bei Nachfüllungen gelöst werden. Ist dies nicht möglich, so können strangförmige Adhäsionen unter Führung einer endoskopischen Vorrichtung galvanokaustisch oder mittels Diathermie nach dem Verfahren von JACOBAEUS durchbrannt werden. Bei vervollkommneter Technik (MAURER) können unter Umständen auch flächenhafte Verwachsungen durch extrapleurale Abtrennung mittels Diathermie beseitigt werden.

Die so weitgehend verbesserte Pneumothoraxtherapie ist als das wichtigste Hilfsmittel in der Tuberkulosebehandlung neben der möglichst außerdem durchzuführenden klimatischen und diätetischen Allgemeinbehandlung zu bezeichnen.

In Fällen, bei denen eine Kollapstherapie angezeigt erscheint, aber infolge von ausgedehnten Verwachsungen oder aus anderen Gründen ein Pneumothorax nicht angelegt werden kann, kommt die Ausführung einer *Phrenicusexhairese* in Frage. Diese von STÜRTZ angegebene Methode bezweckt auch die Ruhigstellung einer Lunge; sie wird durch Ausschaltung der Bewegung einer Zwerchfellhälfte bewirkt. Außerdem wird durch Fortfall des Zuges und Hochstand des Zwerchfells der Raum, den die Lunge in einer Brustkorbhälfte einnimmt, verkleinert und dadurch eine freilich unvollständige Kollapswirkung erzielt. Dieser Einfluß betrifft hauptsächlich den Unterlappen, er macht sich aber in geringerem Maße auch auf die oberen Lungenabschnitte geltend. Eine Anzeige für die Phrenicusexhairese stellen somit solche einseitigen fortschreitenden Prozesse dar, bei welchen ein Pneumothorax nicht ausführbar und andererseits eine Thorakoplastik noch nicht unbedingt erforderlich erscheint, und zwar vorwiegend Erkrankungen eines Unterlappens. Außerdem kommt eine Phrenicusexhairese als ergänzender Eingriff in Frage, wenn bei einem Pneumothorax Verwachsungen der Lungenbasis mit dem Zwerchfell bestehen, sowie zur Vorbereitung einer Thorakoplastik. Es kann auch in besonders geeigneten Fällen ein Pneumothorax der einen Seite mit einer Phrenicusexhairese der anderen Seite kombiniert werden.

Die *Thorakoplastik*, welche durch die Fortschritte der modernen Thoraxchirurgie unter dem Vorgang von SAUERBRUCH heute sehr vervollkommnet ist, vermag einen Lungenkollaps auch in den Fällen herbeizuführen, in denen die vorher genannten Verfahren versagen. Der erhebliche operative Eingriff an sich und mehr noch unbeabsichtigte Folgeerscheinungen desselben stellen nicht zu unterschätzende Gefahren dar, die aber mit der weiteren Ausbildung der operativen Technik und durch eine unter keinen Umständen außer acht zu lassende sorgfältige Pflege nach der Operation immer mehr verringert werden. Die Gefahr steht aber vielfach in keinem Verhältnis zu den trüben Aussichten, welche den der Thorakoplastik zugeführten Fällen ohne diese bevorstehen würden. Es handelt sich hier hauptsächlich um einseitige kavernöse Prozesse, bei denen ein Pneumothorax wegen Verwachsungen der Pleura nicht ausführbar oder wegen starrer Wandungen der Höhlen wirkungslos ist. Bei der Plastik kommt es hauptsächlich darauf an, daß die Raumeinengung und Gestaltung des Thorax den Verhältnissen des Einzelfalles angepaßt wird. Wichtig ist vor allem, daß die Resektion der Rippen in den paravertebralen Partien weit genug nach unten durchgeführt wird, so daß ein vollständiger Kollaps sämtlicher krankhafter Lungenabschnitte zustande kommt. Bei Krankheitsprozessen, welche lediglich auf die oberen Partien der Lunge beschränkt sind, kann ein von GRAF als „isolierte Entrippung von Spitzen- und Oberfeld" bezeichnetes Verfahren, bei welchem die oberen Rippen möglichst vollständig ausgelöst werden, Gutes leisten.

Welche der genannten Kollapsmethoden anzuwenden ist, bedarf eingehender Überlegung, bei welcher alle Verhältnisse des Einzelfalles, auch solche wirtschaftlicher, beruflicher Art usw. zu berücksichtigen sind. In der Regel ist zunächst die Anlegung des Pneumothorax zu versuchen. Mißlingt diese, so empfiehlt sich dann oft folgerichtiger Weise je nach der Lage des Falles zur Phrenicusexhairese oder zur Thorakoplastik überzugehen, falls der Allgemeinzustand und die äußeren Bedingungen dieses zulassen. Die weiterhin genannten Methoden, der Oleothorax und die Plombierung, kommen nur selten unter besonderen Verhältnissen in Betracht.

Der *Oleothorax*, d. h. die Einfüllung von Öl in den Thoraxraum, die nur mittels verhältnismäßig weiter Kanülen vorgenommen werden kann, hat sich besonders bei der Behandlung von tuberkulösen Empyemen bewährt, die im Gegensatz zu andersartigen Empyemen durch Rippenresektion gewöhnlich nicht zur Ausheilung zu bringen sind. Ferner wird ein Oleothorax in solchen Fällen angewandt, bei denen eine Neigung zur Bildung starker Pleuraadhäsionen besteht, welche die Pneumothoraxbehandlung stören.

Die *Plombierung* dient vorwiegend dem Zweck, einen Kollaps starrwandiger Kavernen herbeizuführen, der durch eine Pneumothoraxbehandlung nicht zu erreichen ist. Nach Ausführung einer Rippenresektion wird an einer vorher genau ausgewählten Stelle eine Einspritzung in den Pleuraspalt mit erwärmtem Paraffin vorgenommen, welches später erstarrt. Im Verhältnis zur Thorakoplastik ist dieses Verfahren als ein geringerer, weniger gefährlicher Eingriff zu bezeichnen. Demgegenüber sind aber die Erfolge im Durchschnitt weniger sicher und weniger vollständig.

Neuerdings wird in Fällen, bei denen ein Pneumothorax und eine Lösung von Adhäsionen durch Strangdurchbrennung nicht ausführbar ist, versucht eine *extrapleurale Lösung* der mit der Pleura verwachsenen Lunge *(Pneumolyse)* im Umfang der Erkrankung, also am häufigsten im Bereiche der Lungenspitze und oberen Lungenabschnitte, vorzunehmen. In den entstehenden extrapleuralen Raum wird entweder Luft eingeführt und durch Nachfüllungen ein extrapleuraler Pneumothorax unterhalten oder Paraffin bzw. Öl eingefüllt. Es sind hiermit zunächst recht günstige Erfolge erzielt worden; doch läßt sich über die Dauerergebnisse noch kein bestimmtes Urteil abgeben.

p) Vorbeugungs- und Bekämpfungsmaßnahmen.

Der Verhütung einer tuberkulösen Erkrankung dienen Maßnahmen, welche die allgemeine Widerstandskraft erhöhen, und Schutzmaßnahmen gegen eine Infektion.

Eine *Hebung der Widerstandskraft* wird durch eine allgemeine gesundheitliche Lebensweise, Kräftigung des Körpers durch richtig bemessene körperliche Betätigung, Abhärtung gegen Kälte und Witterungseinflüsse, ausreichende Ernährung, gesunde Wohnungsverhältnisse erreicht. Eine körperliche Erziehung der Jugend, welche unter sorgfältiger Überwachung erfolgen muß, dient diesem Zweck in hervorragendem Maße.

Die *Schutzmaßnahmen gegen eine Infektion* bestehen in Aufdeckung der Infektionsquelle, welche die Offentuberkulösen für die Umgebung darstellen, in Verhinderung einer Ausstreuung des tuberkulösen Materiales durch Erziehung und Bewahrung der Offentuberkulösen in besonderen Anstalten, Desinfektion des Sputums, Meldepflicht der offentuberkulösen Fälle, ärztliche Beratung vor der Eheschließung. Das deutsche Ehegesundheitsgesetz vom 18. 10. 35 schreibt vor, daß eine Ehe nicht geschlossen werden darf, wenn aus ihr Gefahren für einen der Ehepartner oder die Nachkommenschaft erwachsen. Dies trifft insbesondere zu, wenn einer der Eheleute offentuberkulös oder wenn beide offentuberkulös und dabei fortpflanzungsfähig sind. Bei Trägern einer geschlossenen Tuberkulose ist die Frage, ob eine Eheschließung für unbedenklich zu halten oder davor zu warnen ist, unter Berücksichtigung vieler Umstände, von denen einer erblichen Veranlagung ein besonderes Gewicht beizumessen ist, genau zu prüfen und von Fall zu Fall zu entscheiden.

Unter die Schutzmaßnahmen, welche eine Infektion verhüten sollen, können auch Schutzimpfungen gerechnet werden, wie sie z. B. in Frankreich in ausgedehntem Maße an Neugeborenen mit einem besonderen Tuberkulosestamm von stark abgeschwächter Virulenz (Bacillus CALMETTE-GUERIN) ausgeführt werden. Ein sicherer Beweis für einen Erfolg derartiger Schutzimpfungen ist aber bisher nicht erbracht worden.

In praktischer Hinsicht von überragender Bedeutung ist die *Erfassung der Frühfälle*. Sie kann durch sorgfältige Untersuchung Tuberkulöser, tuberkuloseverdächtiger und tuberkulosegefährdeter Personen erreicht werden. Namentlich ist die Umgebung von Offentuberkulösen in Beruf und Familie systematisch und wiederholt zu untersuchen und dauernd zu überwachen. Dort, wo große Menschenmassen in gegenseitiger naher Berührung vereinigt sind, ist eine Untersuchung der Neueintretenden und eine systematische, in gewissen Zeitabständen zu wiederholende *Reihenuntersuchung* der gesamten Teilnehmerschaft erforderlich, um nichterkannte Offentuberkulöse aufzufinden, welche eine hohe Gefahr für die Umgebung darstellen. Da Kinder und Jugendliche besonders gefährdet sind, ist bei diesen auf derartige Massenuntersuchungen der größte Wert zu legen. Wie in dem Abschnitt über Diagnostik ausgeführt wurde, sind dabei Röntgendurchleuchtungen neben den übrigen Untersuchungsmethoden unerläßlich. Größte Sorgfalt ist auf die Untersuchung von Lehrern, Erziehern, Aufsichtspersonal von Kindern und Jugendlichen zu verwenden. Bei der Bewachung von kleinen Kindern durch alte Personen ist besonders zu berücksichtigen, daß hinter einem Altersemphysem und einer scheinbar chronischen Bronchitis sich nicht selten eine viel verkannte Alterstuberkulose verbirgt.

Sind Frühfälle ermittelt, so sind diese sofort einer *Frühbehandlung* zuzuführen, unter welcher den Kollapsmethoden eine hervorragende Bedeutung zur Beseitigung des Bacillengehaltes des Sputums beizumessen ist. Offentuberkulöse sind möglichst in Bewahrungsanstalten unterzubringen und, sofern dieses sich auf die Dauer nicht durchführen läßt, wenigstens zu Hause im eigenen Schlafzimmer zu isolieren und vom Umgang mit Kindern zurückzuhalten.

Die *Desinfektion* betrifft in erster Linie das Sputum, das in einer Desinfektionsflüssigkeit, z. B. in 5% Chloraminlösung, aufzufangen und bei umhergehenden Kranken in Spuckfläschchen zu entleeren ist. Außerdem sind auch Fußböden und Wände in der Umgebung des Bettes von Offentuberkulösen sowie seine Leibwäsche, Eßgeräte usw. fortlaufend zu desinfizieren.

Die meisten dieser Aufgaben sind nur durch ein verständnisvolles und reibungsloses Zusammenarbeiten aller in Betracht kommenden Stellen, des praktischen Arztes, des unter Umständen zugezogenen Lungenfacharztes, der Fürsorgestellen, der Heilstätten, der beamteten Ärzte und Medizinal- sowie Polizeibehörden zu lösen. Von größter Bedeutung für die allgemeine Bekämpfung der Tuberkulose hat sich hierbei die aktive Tätigkeit der Fürsorgestellen erwiesen, die überall in die einzelnen Kreise der Familie, der Berufe usw. eindringen und Reihenuntersuchungen der gefährdeten Umgebung durchführen und die Kranken und ihre Umgebung unter dauernder Beobachtung halten. Dem Zwecke einer erfolgreichen Bekämpfung dieser Volksseuche, die eine der wichtigsten ärztlichen Aufgaben darstellt, dient endlich eine eindringliche, dem Verständnis des Laien angepaßte allgemeine Aufklärungsarbeit.

16. Lymphogranulomatose der Lunge.

Die Lymphogranulomatose erzeugt häufig Schwellung der broncho-pulmonalen Lymphknoten, besonders in der Hilusgegend, und wesentlich seltener granulomatöse Herde von verschiedenartiger Größe in vereinzelter oder verstreuter Form in den Lungen. Diese Veränderungen sind im Röntgenbild als entsprechende Verschattungen und Flecken deutlich sichtbar (vgl. Abb. 47). Ein physikalischer Lungenbefund ist gewöhnlich nicht zu erheben. Therapeutisch ist Röntgenbestrahlung zu empfehlen, welche die Granulombildung zur Verkleinerung oder zum Schwinden bringt, Rückfälle aber nicht verhindert.

17. Aktinomykose der Lunge.

Die Strahlenpilzkrankheit der Lunge entsteht durch Einatmung von aktinomyceshaltigen Bestandteilen von Gräsern oder Getreidegrannen, oder sie geht von anderen Aktinomycesherden im Körper aus, die sich am häufigsten in der Mundhöhle bzw. dem Kieferknochen finden; von dorther kann der Strahlenpilz durch Aspiration auf dem Bronchialweg oder auf dem Blutweg in die Lunge verschleppt werden.

Der Strahlenpilz ist ein fadenförmiger Spaltpilz, der sich rechtwinkelig verzweigt und sowohl Fäden als Sporen und strahlenartige Knollen bilden kann. Im menschlichen und tierischen Körper treten charakteristische Drusen auf; diese bestehen im Inneren aus einem Gemenge verfilzter Pilzfäden und sind von einem Strahlenkranz davon ausgehender länglicher Kölbchen umgeben. Die Drusen sind kleinstecknadelkopfgroße Körnchen von grauer oder gelber Farbe, die mit dem bloßen Auge gerade erkannt werden können. Sie werden in den Krankheitsherden, die in den verschiedensten Organen des Körpers vorkommen, und auch in der eitrigen Absonderung von Fisteln sowie im Auswurf gefunden.

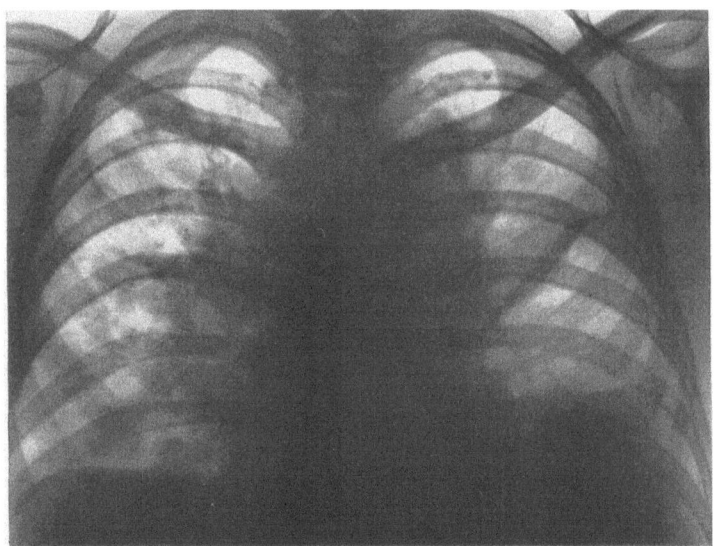

Abb. 47. Lymphogranulomatose der Lunge. (Autoptische Kontrolle.)

Pathologische Anatomie. Die Actinomyceserkrankung der Lunge verläuft unter recht verschiedenartigen Bildern. Am häufigsten finden sich bronchopneumonische Herde, die im Gegensatz zur Lungentuberkulose meist im Unterlappen gelegen sind. Es kommen auch zusammenhängende größere Verdichtungen der Lunge und ferner sehr selten miliar verstreute Knötchen ähnlich wie bei der Miliartuberkulose vor. Die durch den Strahlenpilz erzeugten Granulationswucherungen zeigen einerseits Neigung zu Zerfall, andererseits zu Bindegewebsbildung und anschließender Narbenschrumpfung. Häufig wird die Pleura in Gestalt einer trockenen oder serösen Entzündung, die bald in Schwartenbildung übergeht, ergriffen. Eine besondere Eigenart des aktinomykotischen Prozesses liegt in seinem kontinuierlichen Fortschreiten auf die Umgebung, wobei die verschiedensten Organe ohne Rücksicht auf die Gewebsdifferenzierung ergriffen werden. Es pflanzt sich die Erkrankung von Lunge und Brustfell auf die benachbarten Mediastinalorgane und die Knochen der Wirbelsäule und der Rippen sowie auf die Weichteile der Brustwand fort. Von hier kann sie auf das Unterhautzellgewebe übergreifen, in dem Verdickungen von weicher Konsistenz entstehen. Die gebildeten Granulome schmelzen oft ein, und es entstehen in dem zundrigen morschen nekrotischen Gewebe Fisteln, welche einen dünnflüssigen Eiter absondern.

Klinische Symptome. Die bronchopneumonischen und pneumonischen Lungenherde und anschließenden Entzündungen der Bronchialschleimhaut erzeugen Fieber, Husten, schleimig-eitrigen Auswurf, dem mitunter etwas Blut beigemengt ist. Die physikalischen Symptome bestehen in umschriebenen Veränderungen des Klopfschalles und des Atemgeräusches sowie feuchten Rasselgeräuschen. Der Befund erinnert außerordentlich an den bei entsprechenden Formen der Lungentuberkulose. Auffällig ist im Gegensatz zu dieser nur die häufige Lokalisation in den Unterlappen. Auch das Röntgenbild zeigt meist Veränderungen wie bei der Lungentuberkulose in Gestalt von vielfach konfluierenden Flecken und Schattensträngen. Außerdem kommen bei zusammenhängenden pneumonischen Prozessen auch größere Verschattungen vor. Bei Übergang in Cirrhose werden Schrumpfungserscheinungen beobachtet. Starke Verdachtsmomente im klinischen Bild sind Fistelbildungen der Haut und röntgenologisch nachzuweisende Nekroseherde in den benachbarten Knochen, besonders in Rippen und Wirbelkörpern. Eine sichere Diagnose wird nur durch das Auffinden von Aktinomycesdrusen im Auswurf oder im Eiter von Fisteln ermöglicht.

Differentialdiagnostisch kommt hauptsächlich die Lungentuberkulose in Betracht, mit welcher die Fälle von Aktinomykose, namentlich im Beginn, sehr häufig verwechselt werden, ferner chronisch-pneumonische Prozesse und endlich das Bronchialcarcinom.

Der *Verlauf* ist meist langdauernd; oft besteht kontinuierliches oder mehr schubweise auftretendes Fieber. Allmählich pflegt allgemeine Entkräftung und eine sekundäre Anämie einzutreten. Oft endet die Krankheit tödlich; doch kommen auch Heilungen entweder spontan oder häufiger durch Behandlung zustande.

Therapie. Bei Lungenaktinomykose werden verhältnismäßig große Jodkalidosen von täglich 2 g und mehr sowie Röntgenbestrahlungen empfohlen, von denen besonders neuerdings günstige Einwirkungen berichtet werden. Eine operative Therapie hat deshalb meist nicht gute Aussichten, weil es nur selten gelingt, alles krankhafte Gewebe zu entfernen und eine Weiterverbreitung von zurückbleibenden Krankheitsresten her zu verhindern.

18. Streptothrichose, Sporothrichose, Soor, Pneumomykose, Blastomykose.

Sehr viel seltener sind andersartige Pilzerkrankungen der Lunge. Unter diesen verläuft die von der gleichfalls Fäden, aber nicht Drusen bildenden Streptothrix hervorgerufene Streptothrichose sehr ähnlich wie die Aktinomykose. Durch Soor, ferner durch die Schimmelpilze Aspergillus und Mucor hervorgerufene Mykosen erzeugen ebenso wie die Streptotrichose und Blastomykose langwierige bronchopneumonische Prozesse. Es handelt sich um seltene Erkrankungen, die in der Regel nur Menschen mit verminderter Widerstandskraft, besonders Diabetiker, befallen.

19. Lungensyphilis.

Die Syphilis tritt an der Lunge in recht verschiedener Form auf.

Ziemlich häufig werden Lungenveränderungen durch *hereditäre Lues* bei Neugeborenen und Kindern in den ersten Wochen hervorgerufen. Die hierbei auftretende *Pneumonia alba* ist durch geringe Exsudation und mangelhafte Blutfüllung ausgezeichnet. Klinisch wird Dämpfung, verschärftes Atmen, Husten gefunden. Die Erkrankung verläuft in der Regel tödlich.

Bei der *erworbenen Syphilis* der Erwachsenen wird eine Beteiligung der Atemwege im *Sekundärstadium* mitunter in Gestalt einer diffusen Bronchitis wahrgenommen, die wenig charakteristische Züge aufweist.

Ein ausgesprocheneres Gepräge haben die Formen, die bei der *tertiären* Lues beobachtet werden. Es handelt sich hier teils um ulceröse Prozesse der Trachea und Bronchien, die starke Neigung zur Stenosenbildung zeigen, teils um luische Veränderungen an der Lunge selbst. Unter diesen können gummöse Bildungen, die in Gestalt rundlicher Herde auftreten, und interstitielle pneumonische Prozesse unterschieden werden, die in der Regel in der Hilusgegend lokalisiert sind und von hier aus strahlenförmige Ausläufer in die Umgebung aussenden. Auffälligerweise wird die rechte Lunge weit häufiger befallen als die linke.

Endlich kommen selten diffus verstreute Herdchen ähnlich wie bei der Miliartuberkulose vor.

Die luischen Gewebsbildungen neigen wie die tuberkulösen oft zur Verkäsung, aber weit seltener als diese zum Zerfall, dagegen in ausgesprochener Weise zur Bindegewebsbildung mit folgender Narbenschrumpfung. Hierdurch entstehen in der Lunge oft cirrhotische Verdichtungen, an der Pleura unregelmäßig gestaltete Schwarten mit strahligen Narben und an den Bronchien Stenosen und Verziehungen sowie sekundär Bronchiektasenbildung.

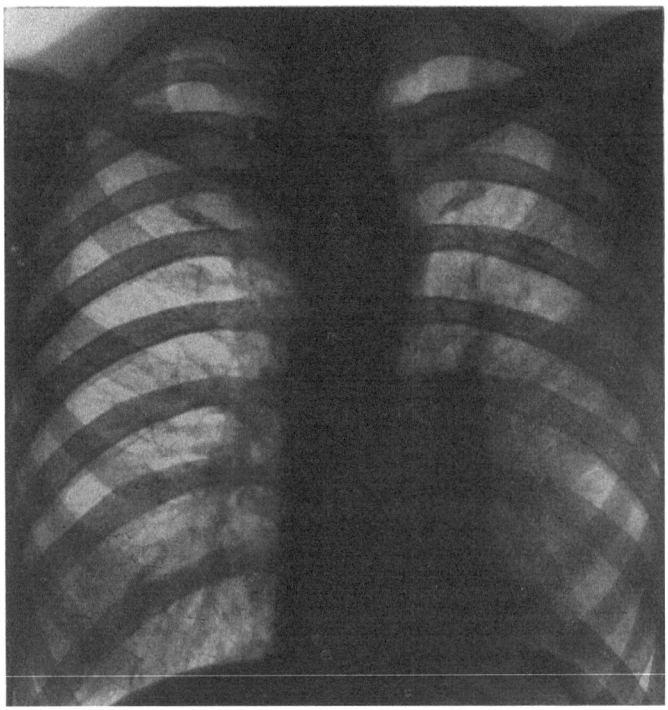

Abb. 48. Lungenlues. Verschattung infolge gummöser Infiltration im mittleren und unteren linken Lungenfelde.

Klinische Symptome. Das klinische Bild der *ulcerösen gummösen Erkrankungen der Luftröhre und ihrer Äste* besteht in Fieber, Hustenreiz, Absonderung eines schleimigen, nur selten mit Blut untermischten Sputums. Ein Verdacht auf Lues wird besonders im folgenden Narbenstadium bei einer Trachealstenose durch das Auftreten von Atemnot, Stridor und Erstickungserscheinungen erregt, sofern eine Kompression der Luftröhre durch Geschwülste, Aneurysmen usw. ausgeschlossen werden kann. Der durch luische Geschwüre in den Atmungswegen hervorgerufene Krankheitszustand ist meist recht schwerer Art und die Prognose zweifelhaft.

Die auf luischer Basis beruhenden *Bronchiektasien* erzeugen dieselben klinischen Symptome wie Bronchiektasien anderer Herkunft (vgl. S. 496).

Die *Gummata* der Lunge rufen Fieber, aber nur selten einen mit dem Ohre wahrnehmbaren physikalischen Befund hervor. Im Röntgenbild sind charakteristische rundliche Schatten in den Lungenfeldern sichtbar.

Häufiger sind *pneumonische* und *bronchopneumonische Prozesse interstitieller Art,* die meist die Hilusgegend und die mittleren Abschnitte der rechten Lunge betreffen. Im Röntgenbild sind entsprechende Verschattungen im mittleren Lungenfeld und von der Lungenwurzel ausstrahlende Schattenstreifen sichtbar (vgl. Abb. 48). Oft besteht ziemlich hohes kontinuierliches oder unregelmäßiges Fieber. Häufig sind Nachtschweiße und eine allgemeine Entkräftung vorhanden, so daß das Krankheitsbild eine große Ähnlichkeit mit der Lungentuberkulose, aber auch mit unspezifischen chronisch-pneumonischen Prozessen aufweisen kann. Ein Verdacht auf die luische Entstehung wird durch den Nachweis luischer Veränderungen an anderen Organen, z. B. an Kehlkopf, Aorta, Nervensystem, ferner durch den positiven Ausfall der WASSERMANNschen Reaktion des Blutes erweckt; doch kann es sich auch um ein zufälliges Zusammentreffen einer unspezifischen Lungenveränderung mit einer luischen Allgemeininfektion handeln. Unter Umständen kann die Diagnose ex juvantibus erhärtet werden, indem ein vorher schwer beeinflußbarer krankhafter Lungenprozeß nach einer antiluischen Behandlung eine deutliche Besserung zeigt.

Die *Differentialdiagnose* hat Lungentuberkulose, Tumor und unspezifische chronische Pneumonie zu berücksichtigen. Verhältnismäßig häufig sind luische Lungenprozesse mit tuberkulösen Veränderungen kombiniert.

Der *Verlauf* ist meist chronisch. Die Beeinträchtigung des allgemeinen Kräftezustandes ist in der Regel erheblich. Tödlicher Ausgang kommt vor. In vielen Fällen ist aber eine günstige Beeinflussung durch eine antiluische Behandlung möglich.

Die *Therapie* ist gegen die luische Infektion zu richten. Oft wirkt eine Neosalvarsankur oder eine Behandlung mit Wismutpräparaten sowie ganz besonders Jodkalium in verhältnismäßig großen Dosen per os günstig ein. Es ist nicht selten eine auch im Röntgenbild nachweisbare Lösung von Infiltraten und Resorption von gummösen Gewebsbildungen festzustellen. Am schwersten sind luische Stenosen der Luftröhre und der Bronchien zu beeinflussen.

20. Lungentumoren.

a) Gutartige Geschwülste.

Unter den Lungengeschwülsten sind gutartige Tumoren wie *Fibrome, Chondrome, Osteome* wegen ihres seltenen Vorkommens und des Mangels klinisch wichtiger Erscheinungen ohne wesentliche praktische Bedeutung.

Wichtiger sind *Dermoide* und *Teratome,* die in der Regel vom Mediastinum ausgehen, aber häufig in eine Seite des Brustkorbes hineinwuchern und die Lunge zur Seite drängen. Diese kugeligen Tumoren können beträchtliche Größe erreichen und raumbeschränkend wirken. Da sie in der Regel an der Vorderfläche des Brustkorbes gelegen sind, rufen sie eine bretthart Dämpfung hervor und können auch eine leichte Vorwölbung der Brustwand herbeiführen. Das Röntgenbild zeigt rundliche Verschattungen mit haarscharf begrenzten Rändern, ähnlich wie bei einer Echinokokkencyste (vgl. Abb. 49).

b) Bronchialcarcinom.

Sehr viel häufiger und von größter klinischer Wichtigkeit sind die bösartigen Geschwülste, unter denen das *Bronchialcarcinom* weitaus überwiegt.

Während der Lungenkrebs früher als seltene Erkrankung galt, wird er jetzt auffallend häufig beobachtet. Dieses ist nicht nur auf eine Verbesserung der Diagnostik durch die Röntgenuntersuchung zurückzuführen, sondern beruht auf einer tatsächlichen Zunahme der Häufigkeit, wie aus anatomischen Statistiken einwandfrei hervorgeht.

Dabei sind bemerkenswerterweise erhebliche örtliche Unterschiede der Häufigkeit vorhanden, die aber fast überall eine Zunahme erkennen läßt. Eine besonders starke Häufung von Fällen wird nach eigenen Erfahrungen in Sachsen beobachtet.

Die Frage der *Ätiologie* ist beim Lungenkrebs ebenso wie bei anderen Krebsleiden nicht geklärt. Doch sind bedeutsamerweise gerade hierbei gewisse befördernde Einflüsse deutlich erkennbar. Auffällig ist zunächst, daß das männliche Geschlecht sehr viel häufiger erkrankt als das weibliche; das Zahlenverhältnis ist etwa 5:1. Am häufigsten befallen ist das Alter von 50—65 Jahren;

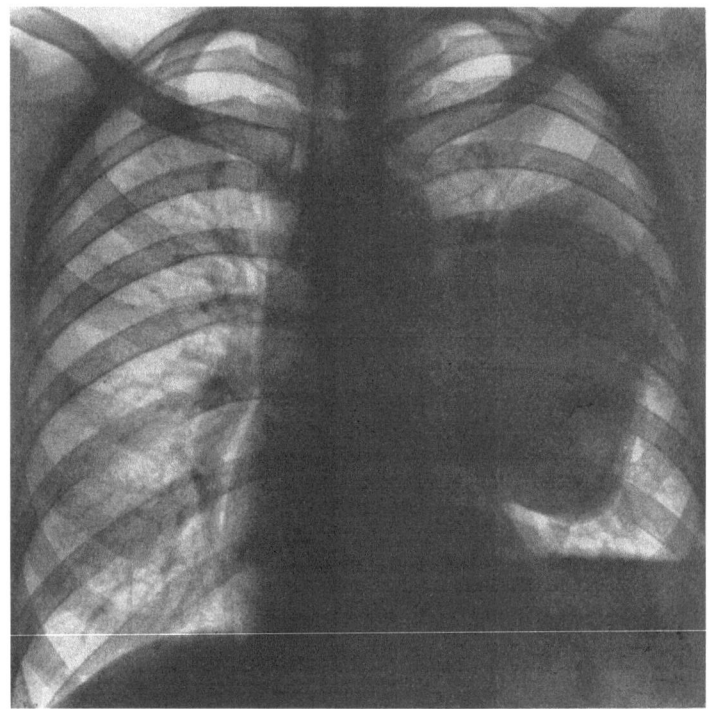

Abb. 49. Vom Mediastinum ausgehendes Teratom der linken Brusthöhle. (Operative Bestätigung.)

doch tritt der Lungenkrebs schon in den 40er Jahren und auch noch im hohen Greisenalter auf. Verhältnismäßig häufig werden starke Raucher davon befallen. Außerdem ist eine größere Häufigkeit bei manchen Berufen, so Zigarrenarbeitern, Hutmachern beobachtet. Es ist hieraus zu schließen, daß gewisse mechanische oder chemische Schädlichkeiten, die einen chronischen Reiz auf die Bronchialschleimhaut ausüben, hierdurch die Entstehung des Krebses begünstigen.

Mit noch größerer Deutlichkeit wird diese Annahme durch das Vorkommen des *Schneeberger Lungenkrebses* bewiesen, d. h. eines Bronchialcarcinoms, welchem ein erheblicher Teil der in den Schneeberger und ebenso in den Joachimstaler Gruben beschäftigten Bergarbeiter nach jahrelanger Tätigkeit im Bergbau erliegt. Systematische Untersuchungen bei den Schneeberger und Joachimstaler Bergleuten haben ergeben, daß diese nach einer Arbeitsdauer von mehreren Jahren nahezu regelmäßig eine im Röntgenbild nachweisbare Pneumonokoniose infolge Einlagerung von Steinstaubteilen und reaktiver Bindegewebswucherung in den Lungen sich zuziehen. Während in Steinstaublungen, die in anderen Bergbaubetrieben erworben sind, gewöhnlich kein Carcinom entsteht, entwickelt sich bei den Schneeberger und Joachimstaler Bergleuten später in einem beträchtlichen Teil der Fälle der Lungenkrebs, bei der Belegschaft einer bestimmten Grube in nahezu 100%. Ob hierbei mechanischen, chemischen oder aktinischen Einflüssen, die in diesen Kobalt-, Arsen- und Uranerze führenden, radiumhaltigen Gruben in Betracht kommen, die Hauptschuld beizumessen ist, ist bisher nicht sicher entschieden; am ehesten ist wohl an eine Radiumwirkung zu denken. Die ursächliche Bedeutung äußerer Reize bei der Krebsentstehung geht hieraus jedenfalls unverkennbar hervor.

Worauf die allgemeine Zunahme der Häufigkeit des Lungenkrebses zurückzuführen ist, ist nicht erwiesen. In Analogie zu der befördernden Wirkung gewisser reizender Staubarten wird an die in größerem Maße bei der Zunahme des Autoverkehrs und der Teerung der Straßen entwickelten Staubteilchen und Gase gedacht, ohne daß aber sichere Anhaltspunkte hierfür erbracht worden sind. Weniger einleuchtend ist eine andere Ansicht, nach welcher der Grippe, die seit der Epidemie von 1918 große Menschenmengen ergriffen hat, reizende, zum Krebs disponierende Einflüsse auf die Bronchialschleimhaut zugeschrieben werden.

Pathologische Anatomie. Der *Lungenkrebs* ist in den meisten Fällen richtiger als *Bronchialkrebs* zu bezeichnen, da seine histologische Beschaffenheit meist für einen Ausgang von den Schleimdrüsen der Bronchien spricht. Hierbei wird freilich häufig eine Metaplasie von zylindrischem Epithel in Plattenepithel beobachtet. In weit selteneren Fällen wird ein Ausgang vom Alveolarepithel der Lunge angenommen.

Der örtlichen Verbreitung nach werden *Hilus-* und *Lappenkrebse* unterschieden. Die Hilustumoren gehen von der Schleimhaut eines großen Bronchus in der Gegend der Lungenwurzel aus, an welchem sie häufig eine Stenosierung verursachen, und verbreiten sich entlang den die Bronchien und Blutgefäße umgebenden Lymphbahnen in die Peripherie, indem sie von der Lungenwurzel ausstrahlende Ausläufer nach verschiedenen Richtungen entsenden. Die Lappentumoren bilden zusammenhängende derbe Geschwülste, welche einen Lappen ganz oder teilweise erfüllen. Häufig treten zu der eigentlichen Krebsentwicklung atelektatische und pneumonische Prozesse hinzu, welche auf das klinische Bild einen wesentlichen Einfluß haben. Außerdem wird eine dritte Art des Lungenkrebses unterschieden, welche sich von einem primären Bronchialtumor ausgehend entlang den Lymphgefäßen nach allen Richtungen weiter verbreitet und so eine *Lymphangitis carcinomatosa* hervorruft. Dieses Bild findet sich aber nicht nur beim Bronchialcarcinom, sondern auch bei einem primären Carcinom anderer Organe, insbesondere des Magens.

Klinische Symptome werden im Beginn des Lungenkrebses meist ganz vermißt. Erst allmählich treten Brustschmerzen, Husten und Auswurf auf. Am störendsten macht sich in vielen Fällen ein schwer unterdrückbarer Hustenreiz bemerkbar, der nur zur unvollkommenen Entleerung eines zähen, glasigen Auswurfs führt. Diesem kann gelegentlich Blut beigemengt sein. Dagegen sind massige Hämoptysen selten; es kommen aber auch diese vor und können vereinzelt den Tod durch Verblutung herbeiführen. Am meisten kennzeichnend für Bronchialkrebs sind wiederholte kleine Blutungen, besonders wenn sie in den 50er oder 60er Jahren bei Männern auftreten, die früher nie an der Lunge gelitten haben. Solche gelegentlichen Blutbeimengungen zum Auswurf sind weit häufiger als ein gleichmäßig von Blutfarbstoff durchsetztes sog. himbeergeleeartiges Sputum, welches oft als charakteristisches Zeichen des Bronchialkrebses genannt wird, tatsächlich nach eigenen Erfahrungen hierbei aber nur selten vorkommt. Häufig weicht die Beschaffenheit des schleimig-eitrigen Auswurfs gar nicht von der bei einer gewöhnlichen chronischen Bronchitis ab. Tumorbestandteile in Gestalt einzelner Bröckel, die sich von der zerfallenden Geschwulst ablösen, werden nur selten gefunden. Bei ihrer histologischen Untersuchung kann der Nachweis von Krebszellen in charakteristischen Verbänden die Diagnose sichern. Dagegen ist eine oft irrtümlich behauptete Krebsdiagnose aus einzelnen Zellen des Auswurfs nicht möglich.

Die Atmung ist in fortgeschrittenen Fällen beschleunigt und besonders bei einer begleitenden zähen Bronchitis sowie vor allem bei der Lymphangitis carcinomatosa dyspnoisch. Im weiteren Verlauf tritt meist eine allgemeine

Kachexie und sekundäre Anämie ein. Oft wird ein unregelmäßiges Fieber beobachtet, das in der Regel durch bronchopneumonische Prozesse hervorgerufen wird.

Häufig werden durch Krebswucherungen in den Lungen und auch durch davon ausgehende *metastatische Geschwülste im Mediastinum* markante Kompressionserscheinungen hervorgerufen.

Solche Drucksymptome sind: Heiserkeit infolge Lähmung des Nervus recurrens, Stauungszustände, insbesondere Ödeme und Cyanose im Gebiet der

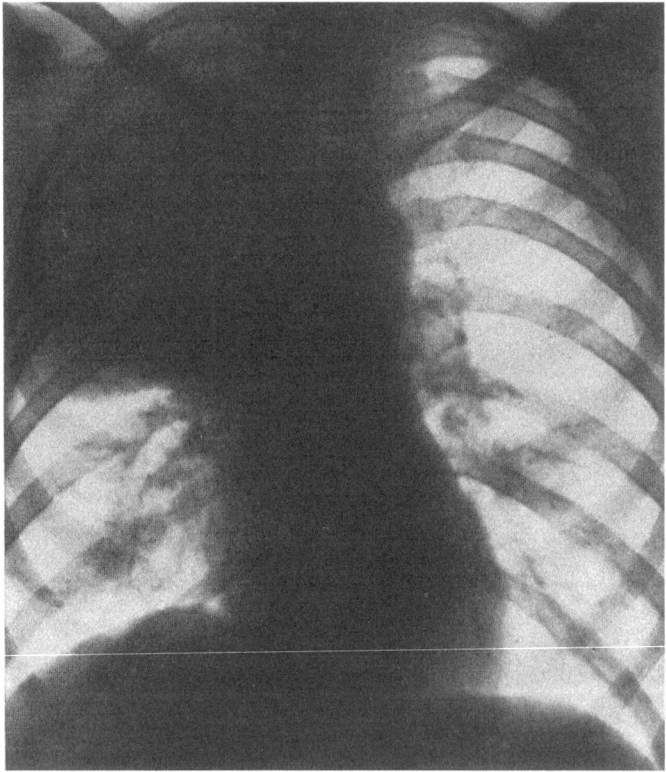

Abb. 50. Rechtes Oberlappencarcinom. (Autoptische Kontrolle.)

Vena cava superior, Schluckbeschwerden durch Umwachsung oder Verziehung des Oesophagus, in den Arm ausstrahlende Schmerzen durch Druck auf den Plexus brachialis. Die Beschwerden, welche von derartigen Folgeerscheinungen ausgelöst werden, sind nicht selten viel erheblicher als die örtlichen Störungen, welche der primäre Tumor hervorruft, und erregen bisweilen zuerst die Aufmerksamkeit.

Oft stehen andererseits Erscheinungen einer *Bronchusstenose* im Vordergrund, welche durch Schrumpfung der Krebsgeschwulst am Ort ihrer Entstehung hervorgerufen werden. Es tritt dann in den peripherwärts davon gelegenen Lungenabschnitten eine Luftverarmung, oft auch völlige Atelektase ein. Bei entsprechendem Sitz der Geschwulst kann ein Kollaps eines ganzen Lappens entstehen. Infolge dieser Raumverminderung, in anderen Fällen freilich auch infolge von Schmerzen, die durch den Krankheitsprozeß besonders bei Übergreifen auf die Pleura ausgelöst werden, bleibt die betreffende Brustseite bei der Atmung zurück. Die Zwischenrippenräume sind eingezogen. Die entsprechende Zwerchfellhälfte zeigt im Röntgenbild Hochstand und Bewegungsbehinderung. Eine stridoröse Atmung kommt nicht durch einseitige Bronchialstenose, sondern bei Einengung der Luftröhre, welche auch durch metastatische Tumoren bewirkt werden kann, zustande.

Solche Zeichen der Raumverminderung und Bewegungsbeschränkung bei der Atmung infolge Bronchusstenose sind weit häufiger als Erscheinungen der

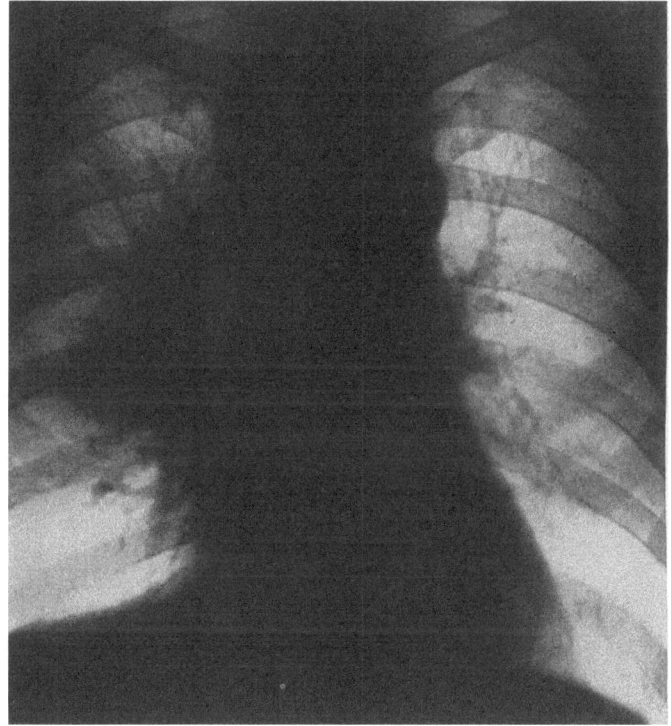

Abb. 51. Rechtes Hiluscarcinom (Autopsie).
Am rechten Hilus diffuse Verschattung und davon ausstrahlende Streifen.

Raumvergrößerung durch den Tumor. Oft erwecken die Symptome der Bronchusstenose geradezu den Verdacht auf Bronchialkrebs, da dieser die häufigste Ursache derselben darstellt.

Neben der *Atelektase* spielen sehr häufig *pneumonische Prozesse,* welche sich an die Geschwulstbildung anschließen, im klinischen Bild eine wichtige Rolle. Oft wird hierdurch hohes Fieber und reichlicher Auswurf erzeugt. Die pneumonischen Erscheinungen entwickeln sich mitunter ganz plötzlich und beginnen mit Schüttelfrost, so daß der Eindruck einer primären croupösen Pneumonie oder eines bronchopneumonischen Schubes erweckt wird. Häufig erzeugen *chronisch-pneumonische Prozesse* ein langdauerndes, mit mittlerem Fieber einhergehendes Krankheitsbild, dessen Entstehung durch einen Bronchialkrebs kaum vermutet werden kann. Nicht selten entsteht durch bakterielle Zersetzungsvorgänge eine putride Bronchitis, mitunter sogar eine *Lungengangrän.* Auch ohne eine solche können Zerfallserscheinungen im Tumor sich einstellen, welche

Kavernensymptome hervorrufen. Auch eitrige Einschmelzungen mit *Absceßbildung* kommen vor.

Häufig wird das *Brustfell* mitgriffen. Es kann sowohl eine trockene, fibrinöse als besonders eine seröse Entzündung zustande kommen, welche oft durch eine hämorrhagische Beschaffenheit ausgezeichnet ist. Auch Pleuraempyeme kommen vor.

Physikalische Symptome des Lungenkrebses sind in den Anfängen desselben wenig ausgesprochen. Später werden sie oft mehr durch die genannten Folgeerscheinungen als durch den Tumor selbst bedingt. Als reine Tumorsymptome

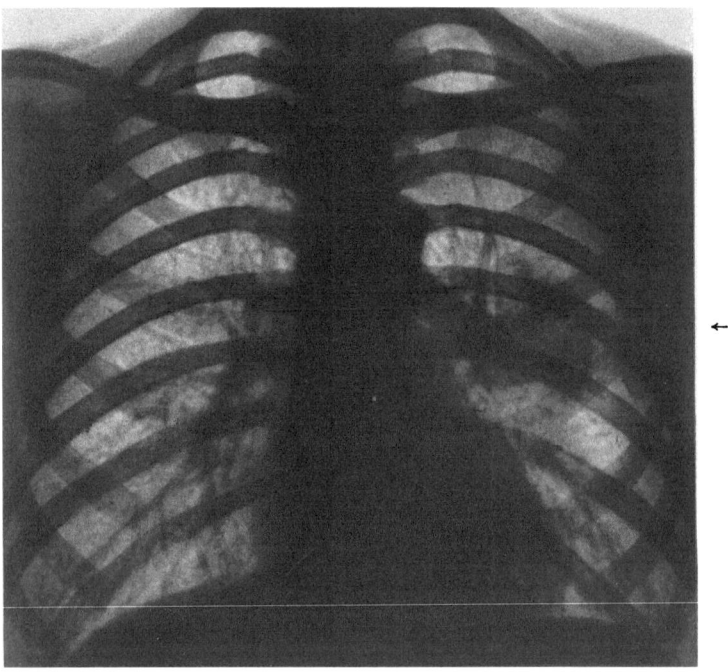

Abb. 52. Linkes Hiluscarcinom (Autopsie).
Unscharf begrenzte Verschattung in der Umgebung des linken Hilus (Pfeil).

sind Dämpfung, die bei einem Sitz nahe der Brustwand bretthart sein kann, abgeschwächtes oder aufgehobenes Atemgeräusch, seltener Vorwölbung der Intercostalräume zu nennen. Bei einer Bronchusstenose wird dagegen Einziehung derselben, ferner abgeschwächtes Atemgeräusch beobachtet. Bei pneumonischen und bronchopneumonischen Komplikationen treten die hierfür kennzeichnenden Verdichtungserscheinungen, besonders verschärftes Atmen, sowie auch Rasselgeräusche auf.

Von größter diagnostischer Bedeutung ist das *Röntgenbild* namentlich deshalb, weil es die Verhältnisse im Innern der Lunge erkennen läßt, die mit dem Ohr in der Regel nicht wahrgenommen werden können. Die im Röntgenbild sichtbaren Veränderungen richten sich ganz nach der anatomischen Beschaffenheit des Tumors, die, wie vorher ausgeführt wurde, sehr verschiedenartig sein kann, und nach den etwa vorhandenen begleitenden atelektatischen und pneumonischen Prozessen.

Die *Hiluscarcinome* rufen Verschattungen in der Gegend der Lungenwurzel hervor (vgl. Abb. 51, 52 und 53), von denen strangartige Ausläufer ins Lungenfeld ausstrahlen können.

Bei *Lappentumoren*, bei welchen die durch die Geschwülste hervorgerufenen Veränderungen oft unlösbar mit atelektatischen und pneumonischen Vorgängen verknüpft sind, werden Verschattungen der Lungenfelder von entsprechender Ausdehnung erzeugt, die oft mit der Lappengrenze scharf abschneiden. Die

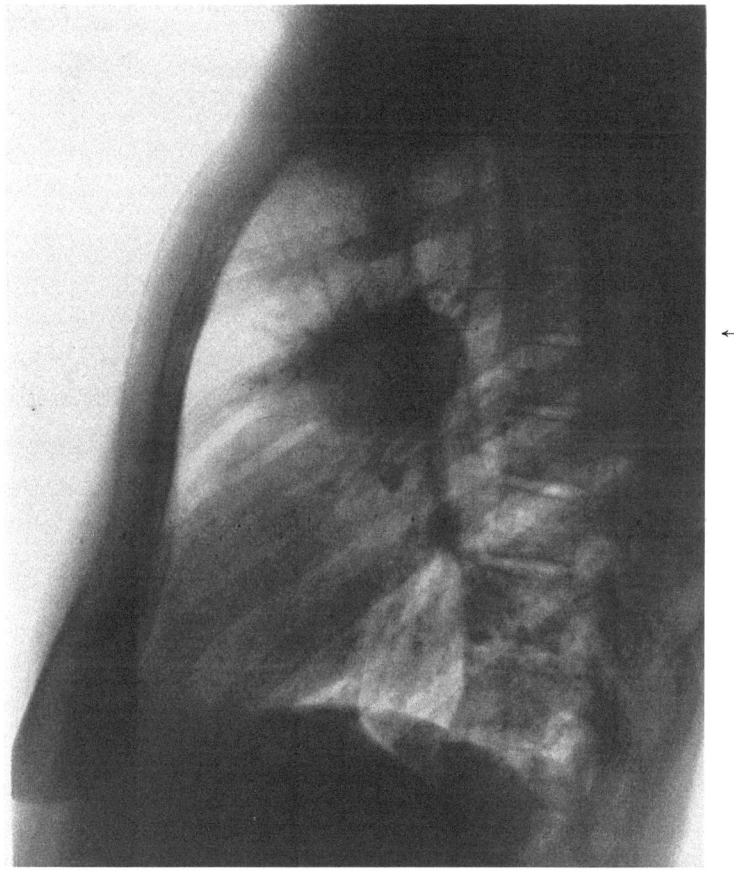

Abb. 53. Linkes Hiluscarcinom im Querbild. Derselbe Fall wie in Abb. 52.
Rundliche Verschattung am linken Hilus (Pfeil).

Bilder sind von einer Pneumonie nicht zu unterscheiden (vgl. Abb. 50 und 9). Bei örtlich beschränkter Entwicklung der Geschwulst innerhalb eines einzelnen Lappens können umschriebene, mitunter rundlich gestaltete Verschattungen entstehen. Kavernöse Einschmelzungen können als rundliche Aufhellungen innerhalb einer Verschattung erkennbar sein.

Bei der *Lymphangitis carcinomatosa* findet sich ein fein verteiltes Netzwerk von Schattensträngen, welches die Lungenfelder durchzieht (vgl. Abb. 56).

Bei carcinomatöser *Bronchusstenose* kommt eine Verschattung des peripher gelegenen Lungenabschnittes, eine Bewegungsbehinderung und Hochziehung der Zwerchfellhälfte sowie unter Umständen eine Verziehung und inspiratorische Bewegung des Mediastinums in die erkrankte Seite hinein zustande.

Oft werden alle diese Zeichen der Lungen- und Bronchialerkrankungen durch eine gleichmäßige Verschattung verdeckt, welche von einem begleitenden *Pleuraexsudat* hervorgerufen wird. In solchen Fällen ist zu diagnostischen Zwecken die Anlage eines Pneumothorax empfohlen worden, die aber auch nur selten Klarheit schafft, da der kollabierte Lungenstumpf gewöhnlich wenig Einzelheiten erkennen läßt.

Von großem diagnostischen Wert ist dagegen die *Füllung des Bronchialbaumes mit schattengebender Substanz*, z. B. einer 40%igen Jodipinlösung, welche durch den Kehlkopf mittels einer Kanüle eingespritzt wird. Die hierdurch

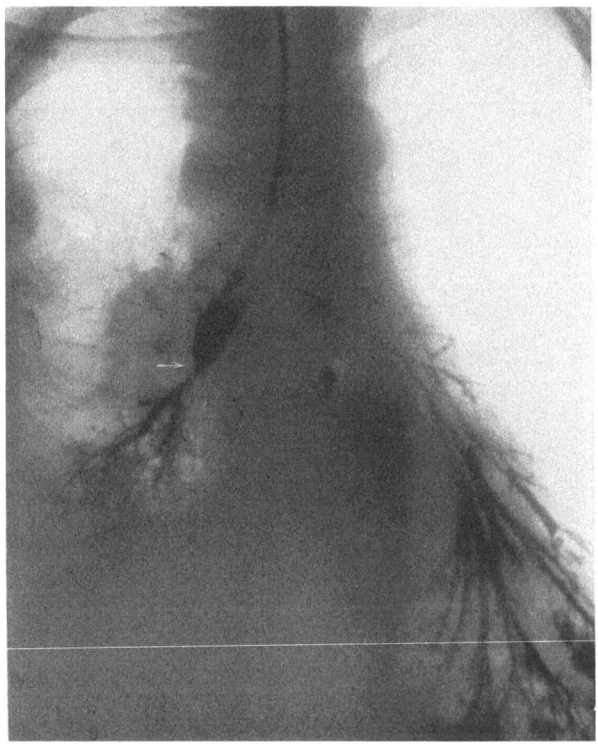

Abb. 54. Bronchuscarcinom mit Stenosierung des rechten Unterlappenbronchus (Pfeil). Füllung mit Jodipin. (Autoptische Kontrolle.)

hergestellten Ausgüsse des Bronchialbaumes lassen sehr scharf Einengungen, Verschlüsse und Verziehungen desselben erkennen (vgl. Abb. 54).

Eine andere wertvolle diagnostische Methode, welche den Tumor bzw. eine dadurch hervorgerufene Enge bei geeignetem Sitz sichtbar macht, ist die *Bronchoskopie*; ihre Anwendung erfordert eine große ärztliche Erfahrung.

Eine allgemeine Folgeerscheinung der Krebsentwicklung, zum Teil auch der begleitenden entzündlichen Prozesse, ist eine Beschleunigung der Blutsenkung, welche beim Lungenkrebs meist sehr ausgesprochen ist. Infolge Resorption toxischer Stoffe treten nicht selten Trommelschlegelfinger auf, mitunter auch eine in den peripheren Abschnitten der Gliedmaßen ausgesprochene multiple Periostitis (Osteoarthropathie hypertrophiante pneumique PIERRE MARIE).

Die *Diagnose* ist im Beginn wegen der anfänglichen Geringfügigkeit der Beschwerden und des Mangels charakteristischer physikalischer Symptome schwierig. Im späteren Verlauf wird sie durch die häufigen Folgeerscheinungen, die mitunter den Eindruck eines selbständigen Krankheitsbildes erwecken, oft erschwert.

Am meisten trägt die Röntgenuntersuchung zur Klärung bei; doch dürfen auch deren wertvolle Ergebnisse nicht allein für sich, sondern nur im Rahmen der klinischen Gesamtuntersuchung verwertet werden. Die größten Schwierigkeiten bereitet oft die Unterscheidung von einer *chronischen unspezifischen Pneumonie*; sie kann oft erst nach längerer Beobachtung des Verlaufes mit mehr oder minder großer Wahrscheinlichkeit getroffen werden. Vor einer Verwechslung mit *Tuberkulose*, die nach dem klinischen Bild zumal in Rücksicht auf den häufigen Bluthusten oft zuerst angenommen wird, bewahrt meist eine sorgfältige Röntgen- und Sputumuntersuchung. Durch die geschilderten häufigen Folgeerscheinungen des Bronchialkrebses kann auch eine Differentialdiagnose gegenüber Aortenaneurysma, das ähnliche Kompressionssymptome hervorruft, ferner gegenüber primären Tumoren des Mediastinums und des Oesophagus in Frage kommen.

Der Bronchialkrebs bildet häufig *Metastasen* im Knochensystem, die zu erheblichen Zerstörungen derselben führen können. Auf diese Weise kommen Spontanfrakturen, ferner Zusammenbruch von Wirbelkörpern mit Kompression des Rückenmarkes zustande. Eine weitere Metastasenbildung des Bronchialkrebses findet auffälligerweise verhältnismäßig oft im Gehirn statt, in welchem sonst metastatische Geschwülste nur äußerst selten beobachtet werden. Mitunter werden die ersten Krankheitszeichen durch einen *Hirntumor* hervorgerufen, dessen metastatische Natur erst offenbar wird, wenn bei einer genauen allgemeinen Untersuchung durch Röntgendurchleuchtung unerwartet ein primärer Bronchialkrebs entdeckt wird.

Sarkome der Lunge. Lungensarkome sind sehr viel seltener als Carcinome. Sie bilden gleichmäßig zusammengesetzte, meist rundliche Geschwülste, welche gegen die Umgebung deutlich abgegrenzt sind und infolge ihres expansiven Wachstums vorspringende Ränder zeigen. Durch die klinische Untersuchung wird bei entsprechender Ausdehnung der Geschwulst intensive Dämpfung und aufgehobenes bzw. stark abgeschwächtes Atemgeräusch gefunden.

Therapie der bösartigen Lungengeschwülste. Abgesehen von symptomatischen Mitteln, welche gegen den sehr lästigen Reizhusten in Gestalt von Codein, Dicodid usw. gegeben werden, kommen nur Röntgenbestrahlungen in Betracht; diese vermögen freilich nur in seltensten Fällen den Krebs zu vernichten, häufiger einen wesentlichen Rückgang der im Röntgenbild sichtbaren Veränderungen und auch der dadurch hervorgerufenen Beschwerden herbeizuführen. Später tritt meist ein weiteres unaufhaltsames Wachstum ein, das schließlich zum Tode führt. Eine operative Entfernung kommt nur in Ausnahmefällen bei scharf abgegrenzten Geschwülsten in Frage; sie kann in solchen besonders gelagerten Fällen eine Heilung herbeiführen.

c) Sekundäre Lungengeschwülste.

Häufig treten in den Lungen *metastatische Geschwülste* auf, die auf dem Blut- oder Lymphweg dorthin verschleppt sind. Sie sind in der Regel in der Vielzahl vorhanden. Den Ausgangspunkt bilden besonders oft Krebse der Mamma und des Magens, seltener solche anderer Organe. Sehr häufig sind Lungenmetastasen bei Sarkomen, namentlich der Knochen, und bei Hypernephromen. Klinische Symptome werden selbst bei erheblicher Zahl und Größe von sekundär entstandenen Geschwulstknoten in der Lunge meist ganz vermißt. Ihr Nachweis ist durch die Röntgenuntersuchung möglich. Diese zeigt in der Regel rundliche Verschattungen von verschiedener Größe, die besonders bei den Sarkomen

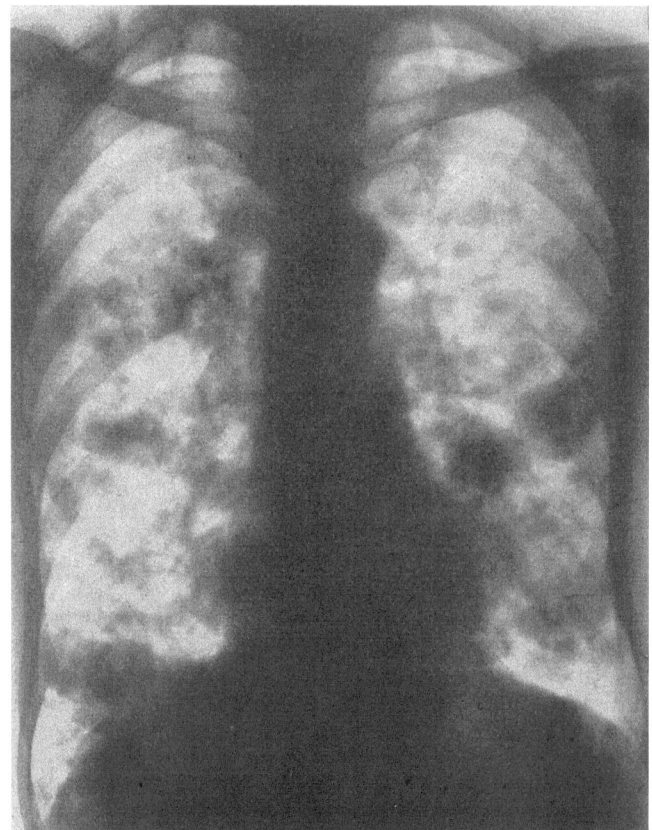

Abb. 55. Multiple metastatische Sarkomknoten in den Lungen.

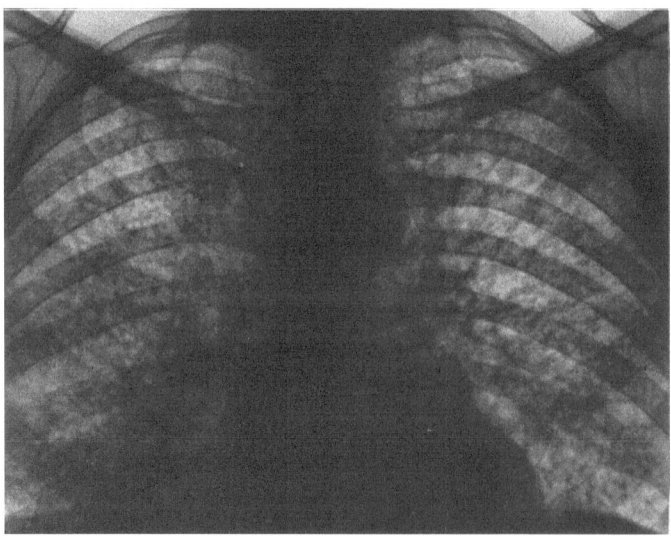

Abb. 56. Lymphangitis carcinomatosa (Autopsie).

und Hypernephromen ganz scharf begrenzt sind (vgl. Abb. 55). Carcinomatöse Metastasen sind in der Regel kleiner und oft nicht ganz so scharf gezeichnet. Bei hämatogener Verbreitung kommt sehr selten eine Verstreuung von miliaren Carcinomknötchen vor, welche dem Bild einer Miliartuberkulose sehr ähnlich sehen kann.

Weit häufiger wird eine Verbreitung des Carcinoms auf dem Lymphweg beobachtet. Hierbei kann es sowohl von einem primären Bronchialcarcinom als besonders häufig von einem oft nur kleinen Magencarcinom aus zu einer hochgradigen Infiltration des Lymphgefäßsystems der Lunge kommen. Bei der hierdurch entstandenen *Lymphangitis carcinomatosa* sind die Lymphgefäße ganz von Krebssträngen erfüllt und bilden ein starres Gerüst um die Gefäße und Bronchien. Hierdurch wird eine mitunter sehr hochgradige Dyspnoe und Cyanose hervorgerufen, die in auffallendem Gegensatz zum Mangel eines krankhaften physikalischen Befundes steht. Gerade hierdurch kann der Verdacht auf die vorliegende Erkrankung erweckt werden. Im Röntgenbild erscheinen die Lungenfelder von zahlreichen, sich in gleichmäßiger Weise verteilenden, schließlich in ein feines Netzwerk übergehenden Strängen durchsetzt (vgl. Abb. 56).

21. Lungenechinococcus.

Der Lungenechinococcus tritt je nach Verbreitung der Echinokokkenkrankheit überhaupt, wie beim Leberechinococcus näher geschildert ist, in verschiedenen Gegenden in sehr verschiedenartiger Häufigkeit auf. In Deutschland ist er in Mecklenburg am meisten verbreitet. Es handelt sich ausschließlich um die cystische Form des Parasiten, den Echinococcus granulosus, während die in den Alpenländern vorwiegende alveoläre Form des Echinococcus nicht in der Lunge, sondern fast nur in der Leber beobachtet wird.

Die Einschleppung erfolgt in der Regel auf hämatogenem Wege, indem die Onkosphären aus den verschluckten Eiern im Magen-Darmkanal frei werden, dessen Wände durchbohren und so in die Blutbahn gelangen. Selten kommt Durchbruch eines Leberechinococcus durch das Zwerchfell in die Lunge zustande.

Die Echinococcuscyste kann sehr verschiedenartige Größe zeigen, bis Kindskopfgröße erreichen. Im Inneren sind die Cysten mit wasserklarer Flüssigkeit erfüllt. An den Innenwandungen können Tochterblasen entwickelt sein, aber auch fehlen. Außerdem ist die Echinokokkencyste gewöhnlich von einer dünnen reaktiv gebildeten Bindegewebsschicht umgeben. Wenn der Parasit abstirbt, können die Wandungen verkalken.

Die *klinischen Symptome* bestehen in Druckgefühl, Brustschmerzen, die meist von einer Beteiligung der Pleura herrühren, gelegentlich Husten. Mitunter treten Hämoptysen auf, die sich wiederholen können und bisweilen zu erheblichem Blutverlust Anlaß geben.

Durch die physikalische Untersuchung wird bei einem Sitz des Echinococcus nahe der Brustwand Dämpfung und aufgehobenes bzw. abgeschwächtes Atemgeräusch gefunden.

Das *Röntgenbild* zeigt haarscharf begrenzte, in der Regel rundliche Verschattungen innerhalb eines hellen Lungenfeldes (vgl. Abb. 57). Ähnliche Schatten werden bei Dermoidcysten und Teratomen (vgl. Abb. 49), sehr selten bei Sarkomen und gewissen Formen von Carcinom gefunden. Durch Komplikationen kann dieser klare Befund getrübt werden, so kann durch pneumonische Reizzustände der Nachbarschaft Bronchialatmen erzeugt und im Röntgenbild eine diffuse Verschattung in der Umgebung hervorgerufen werden.

Weiterhin kann eine seröse Pleuritis oder auch ein Empyem auftreten und Dämpfung und aufgehobenes Atemgeräusch über den unteren Lungenpartien sowie eine entsprechende Verschattung im Röntgenbild hervorrufen.

Komplikationen entstehen ferner durch sekundäre Infektion der Echinokokkencyste. Hierbei kann es zu hohen Fiebersteigerungen und Bildung eines Lungenabscesses kommen.

Bei Durchbruch durch die Bronchialwand wird der Inhalt der Cyste in das Bronchiallumen entleert. Hierdurch können starker Reizhusten, Erstickungszustände und allgemeine anaphylaktische Erscheinungen in Gestalt von Hautquaddeln sowie von Kollapszuständen hervorgerufen werden. Durch das Aushusten der Flüssigkeit kann Spontanheilung, andererseits auch eine Infektion der Resthöhle mit Eiterbildung erfolgen. Das Röntgenbild zeigt bei Aushusten der Flüssigkeit einen rundlichen luftgefüllten Hohlraum mit oder ohne Bildung eines Flüssigkeitsspiegels am Grunde desselben. Bei Durchbruch eines Leber-

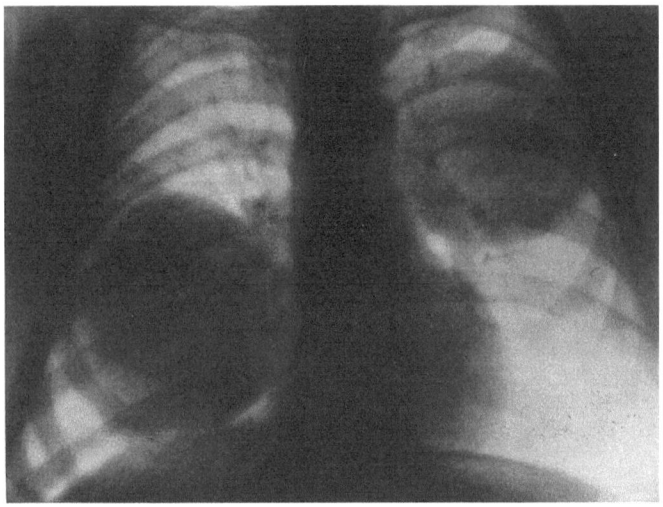

Abb. 57. Beidseitiger Lungenechinococcus. (Nach BEHRENROTH.)

echinococcus in die Lunge ist ein verbindender Schattenstiel zwischen Zwerchfell und Echinokokkenblase beschrieben worden.

Die *Diagnose* kann nach dem Röntgenbild mit Wahrscheinlichkeit, aber nicht mit völliger Sicherheit gestellt werden, da gleichartige Schatten in seltenen Fällen bei den genannten Tumoren beobachtet werden. Sicherheit verschafft ein positiver Ausschlag einer *Komplementbindungsreaktion* im Blut oder einer *intracutanen Probe*, die mit Hydatidenflüssigkeit angestellt wird. Ein negativer Ausfall dieser Probe läßt jedoch Echinokokken nicht ausschließen.

Ein Verdacht auf Echinococcus kann ferner durch Nachweis einer erheblichen *Eosinophilie* des Blutes erweckt werden, die aber auch aus anderer Ursache eintreten kann und andererseits keineswegs regelmäßig bei Echinococcus angetroffen wird. Bei Durchbruch einer Echinokokkencyste in das Bronchiallumen können im Sputum charakteristische Häkchen nachgewiesen werden.

Therapie. Sofern überhaupt ein aktives Eingreifen am Platze erscheint, kann die Behandlung nur eine operative sein. Dieses ist dann geboten, wenn durch den Echinococcus Druckerscheinungen ausgeübt werden oder ein Wachstum desselben durch mehrfache Röntgenuntersuchungen nachgewiesen wird. Eine dringende Indikation zum Eingriff besteht bei einer Infektion der Echinokokkencyste, sofern dieselbe nicht vollständig ausgehustet wird. Es ist in jedem Falle zu prüfen, ob überhaupt ein Eingriff notwendig ist. Bei abgestorbenen und verkalkten Echinokokken liegt keine Anzeige hierfür vor, ebenfalls nicht, wenn keine erheblichen Krankheitserscheinungen dadurch ausgelöst werden und kein Wachstum bei Röntgenkontrolle beobachtet wird.

Vor Punktionen der Cyste, die von unerfahrener Seite nicht selten vorgenommen sind, muß gewarnt werden. Es kann infolge der bei der Punktion entstehenden Druckschwankung ein Durchbruch des Echinococcus in das Bronchiallumen erfolgen und damit eine Erstickungsgefahr und ein schwerer Shockzustand ausgelöst werden. Wird eine Punktion ausgeführt, so ergibt sie wasserklare Flüssigkeit, in welcher bei mikroskopischer Untersuchung Echinokokkenhäkchen und bei chemischer Untersuchung Bernsteinsäure nachgewiesen werden kann.

22. Distomum pulmonale.

Durch den in Ostasien und in Zentralamerika vorkommenden Lungenegel, der vom Magen-Darmkanal auf dem Blutweg in die Lunge einwandert, können Hämoptysen und Entzündungszustände der Lunge erzeugt werden. Im Sputum können Eier des Leberegels, die ovaläre Gestalt haben und mit einem Deckel versehen sind, nachgewiesen werden. Im Röntgenbild sind stecknadelkopfgroße Herdschatten beschrieben worden, die durch verkalkte Eier des Parasiten hervorgerufen sein sollen.

D. Erkrankungen des Brustfelles.
1. Brustfellentzündung (Pleuritis).

Ätiologie. Die Entzündungen des Brustfelles entstehen entweder von vorneherein an der Pleura selbst oder im Anschluß an eine Erkrankung anderer Organe. Bei dieser sekundären Entwicklung kann sich die Erkrankung kontinuierlich von der Nachbarschaft, am häufigsten von der Lunge auf das Brustfell fortsetzen, oder es erfolgt eine Infektion des Brustfelles auf dem Blut- oder Lymphwege von einem entfernten Krankheitsherd aus.

Weitaus die häufigste Ursache aller entzündlichen Erkrankungen des Brustfelles ist eine *tuberkulöse Infektion* desselben. Auch die ganz überwiegende Zahl der scheinbar primären Pleuritiden, die früher meist für rheumatischer Natur gehalten wurden, ist tuberkulöser Natur. Zwar sind Tuberkelbacillen in solchen Pleuraergüssen meist nicht ohne weiteres zu finden, doch gelingt der Nachweis mittels Impfung auf Meerschweinchen oder auf HOHNschen Eiernährböden in etwa $3/4$ der Fälle. Auch dann, wenn bei sorgfältiger Röntgenuntersuchung ein tuberkulöser Lungenherd nicht nachzuweisen ist, folgt der Pleuritis auffallend oft nach einem ein- oder mehrjährigen krankheitsfreien Zwischenraum eine manifeste Lungentuberkulose. Es ist in diesen Fällen mit großer Wahrscheinlichkeit anzunehmen, daß geringfügige tuberkulöse Herde in latenter Form schon vorher vorhanden waren und die Ursache der scheinbar primären Pleuritis gebildet haben. Besonders häufig wird eine tuberkulöse Pleuritis auf dem Wege der hämatogenen Streuung im Sekundärstadium nach RANKE, nicht selten aber auch in unmittelbarer Ausbreitung einer örtlichen Erkrankung der Lunge bei der sog. tertiären Phthise beobachtet.

Auch an andersartige Lungenerkrankungen schließen sich Brustfellentzündungen häufig an, so besonders an Pneumonie, an Lungengangrän, Abseß, Aktinomykose, Lues usw., ferner an Lungeninfarkte.

Sehr oft werden Lungentumoren carcinomatöser oder sarkomatöser Art von primärer oder metastatischer Natur von Flüssigkeitsergüssen im Pleuraraum begleitet. Am häufigsten werden sie bei Bronchialcarcinomen, ferner bei Carcinomen der Mamma und des Magens, oft auch bei Lymphosarkomen der intrathorakalen Lymphknoten beobachtet. Auch beim Krebs der Speiseröhre wird oft ein meist einseitiger Pleuraerguß gefunden; dieser ist aber selbst in der Regel nicht carcinomatöser, sondern entzündlicher Natur, durch sekundäre Infektion des zerfallenden Tumors hervorgerufen.

Metastatisch werden Entzündungen des Brustfelles von eitriger Beschaffenheit häufig bei einer septischen Allgemeininfektion z. B. mit Streptokokken, ferner seröse Ergüsse bei rheumatischer Polyarthritis angetroffen. Eine früher gewöhnlich für rheumatisch gehaltene, an verschiedenen serösen Häuten sich abspielende Entzündung, die sog. Polyserositis, wird jedoch jetzt meist auf eine tuberkulöse Ätiologie zurückgeführt.

Auf dem Lymphwege wird eine Infektion im Bereich des Abdomens z. B. beim subphrenischen Absceß, ferner bei Entzündungen und Nekrosen des Pankreas, bei paranephritischen Abscessen, eitrigen Entzündungen der Gallenblase usw. nicht selten durch die Lymphspalten des Zwerchfelles auf die Pleura fortgeleitet. Ein hierbei entstehender sog. *sympathischer Pleuraerguß,* der selbst in der Regel nicht von eitriger Beschaffenheit ist, kann so einen wichtigen Wegweiser für eine versteckte eitrige Erkrankung im Abdomen bilden.

Beschaffenheit. Der Beschaffenheit nach wird eine *trockene* und eine *feuchte* Entzündung unterschieden. Bei der flüssigen Entzündung wird wieder eine *seröse* bzw. *serofibrinöse* und eine *eitrige* Form getrennt, zwischen denen aber Übergänge vorkommen.

a) Pleuritis sicca.

Eine *trockene Brustfellentzündung* entsteht durch die vorher genannten Infektionen, am häufigsten auf tuberkulöser Grundlage oder im Anschluß an eine Pneumonie oder einen Lungeninfarkt, ferner auch in der Folge von Tumoren durch Abscheidung von Fibrin auf der Pleuraoberfläche. Der Belag kann so zart sein, daß er nur als leichte Trübung an Stelle der spiegelnden Oberfläche erscheint; es können aber auch aus Fibrin bestehende netzartige Auflagerungen und grobe Fibrinflocken sowie dicht zusammenhängende Beläge gebildet werden.

Symptome. Die hierdurch entstehenden Rauhigkeiten der Oberfläche rufen bei der respiratorischen Verschiebung der Pleurablätter ein Reibegeräusch hervor. Dieses kann je nach der Beschaffenheit der fibrinösen Auflagerungen von verschiedenem Kaliber sein. Bisweilen ist es sehr zart, kaum hörbar, von feinstem Rasseln nur schwer zu unterscheiden. Andererseits kann durch dicke unregelmäßige Beläge, zumal wenn diese bei eintretender vasculärer und bindegewebiger Organisation eine derbe Beschaffenheit annehmen, ein grobes Reibegeräusch entstehen, das treffenderweise mit Lederknarren bezeichnet wird. Dieses Reiben kann sowohl gehört als durch die auf die Brustseite gelegte Hand gefühlt werden. Oft wird es auch von dem Kranken selbst wahrgenommen. Ein gemeinsames Kennzeichen der so verschiedenartigen feinen und groben Geräusche besteht darin, daß das Reiben meist in beiden Atmungsphasen, sowohl im In- als Exspirium vorhanden ist. Es ist dies zum Unterschied gegenüber oft sehr ähnlich klingendem Rasseln und knarrenden Bronchialgeräuschen hervorzuheben, die meist nur inspiratorisch hörbar sind. Es kommen freilich trockene, in den Bronchien entstehende Geräusche auch im Exspirium vor; diese werden aber gewöhnlich durch Husten verändert, während die Pleurageräusche hierdurch nicht beeinflußt werden. Aus einfacher Überlegung folgt, daß bei vollkommener Verwachsung der Pleurablätter Reibegeräusche nicht entstehen können. Die erfahrungsgemäß häufig irrtümlich geäußerte Ansicht, daß bei Pleuraschwarten Reiben zu hören sei, ist wohl darauf zurückzuführen, daß in atelektatischen Lungenbezirken in der Umgebung von Pleuraschwarten knackende und bronchitische Geräusche entstehen, die mit Reiben verwechselt werden.

Der Perkussionsschall zeigt nur unwesentliche Veränderungen. Mitunter ist eine leichte Schallverkürzung, jedoch keine Dämpfung zu hören. Auch das Atemgeräusch ist kaum verändert, nur oft etwas abgeschwächt. Infolge der Schmerzen, welche durch die Entzündung hervorgerufen werden, kann die Ausdehnung der erkrankten Brustkorbhälfte sichtbar behindert sein. Ebenso pflegt die bei der Röntgendurchleuchtung zu übersehende Bewegung der betreffenden Zwerchfellhälfte eingeschränkt und dementsprechend die perkutorisch nachweisbare Verschieblichkeit der unteren Lungenränder vermindert zu sein.

Das Lungenfeld zeigt bei der Röntgenuntersuchung keine wesentlichen Veränderungen, höchstens eine geringfügige Verminderung der Helligkeit, sofern nicht außerdem krankhafte Herde in der Lunge vorhanden sind.

Von Allgemeinsymptomen ist eine meist vorhandene, aber nicht sehr beträchtliche Temperatursteigerung und eine nicht sehr erhebliche Beeinträchtigung des Befindens zu erwähnen.

Die subjektiven Beschwerden bestehen in Bruststichen, die besonders bei tiefer Atmung, ferner beim Gähnen, Niesen, unter Umständen auch beim Schlucken auftreten. Mitunter besteht anfänglich Reizhusten ohne nennenswerte Expektoration. Der Husten läßt aber meist bald nach. In der Regel sind die Schmerzen am häufigsten im Beginn der Erkrankung, wenn oft noch kein objektiver Befund zu erheben ist. Tritt dieser nach einigen Tagen auf, so pflegen die Schmerzen schon wesentlich abgeklungen zu sein.

Behandlung. Zur Behandlung sind hauptsächlich physikalische Mittel anzuwenden, welche der Linderung des Schmerzes dienen und eine die Aufsaugung begünstigende Hyperämie hervorrufen sollen. Am meisten haben sich PRIESSNITZsche Umschläge, im weiteren Verlauf auch andere Wärmeanwendungen, z. B. die elektrische Föhndusche und Diathermie bewährt. Empfehlenswert sind ferner Einreibungen mit Schmierseife oder Jodvasogen. Bei heftigen Schmerzen und Hustenreiz können besonders am Anfang Codeinpräparate gegeben werden.

b) Pleuritis exsudativa serosa und serofibrinosa.

Entweder im Anschluß an eine zunächst trockene Brustfellentzündung oder häufig von vornherein mit Abscheidung von Flüssigkeit entwickelt sich aus den vorher genannten Ursachen die exsudative Pleuritis.

Beschaffenheit. Das entzündliche Pleuraexsudat ist am häufigsten von seröser oder sero-fibrinöser Beschaffenheit, von gelblicher oder gelbgrünlicher Farbe, durchsichtig oder nur wenig getrübt.

Zum Unterschied von den ähnlich aussehenden Stauungstranssudaten ist das spez. Gewicht höher als 1015, der Eiweißgehalt höher als 3%, meist 4—6%. Die RIVALTAsche Probe, bei welcher man einen Tropfen der Exsudatflüssigkeit in eine stark verdünnte Essigsäurelösung (1 Tropfen konz. Essigsäure auf 200 cm Wasser) fallen läßt, ergibt die Bildung einer weißlichen Trübung am Rand des niedersinkenden Tropfens.

Bei der *mikroskopischen Untersuchung* werden bei den akut auftretenden Exsudaten meist polynukleäre Leukocyten oder eine Mischung von polynukleären Leukocyten und Lymphocyten — dies besonders im Entwicklungsstadium tuberkulöser Ergüsse —, bei der chronischen Form dagegen hauptsächlich Lymphocyten gefunden. Zuweilen wird bei Exsudaten verschiedener Herkunft ein mehr oder weniger reichlicher Gehalt an eosinophilen Leukocyten beobachtet. Hiermit nicht zu verwechseln sind sog. pseudoeosinophile Zellen, die durch Schrumpfung neutrophiler Leukocyten entstehen. Außerdem sind meist Pleuraendothelien in verschiedener Häufigkeit vorhanden; sie lassen keinen Schluß auf die Ätiologie der vorliegenden Erkrankung zu. Nicht selten wird eine mehr oder weniger starke Beimengung von Erythrocyten angetroffen, die dem Exsudat eine schon mit dem bloßen Auge wahrnehmbare hämorrhagische Beschaffenheit verleihen. Sie wird oft bei tuberkulösen und besonders häufig bei Tumorergüssen beobachtet. Von krankheitserregenden Bakterien werden Tuberkelbacillen bei den tuberkulösen Ergüssen sowohl von seröser als von eitriger Beschaffenheit nur selten im Ausstrich, weit häufiger durch das Impfverfahren nachgewiesen.

Bei den durch Eitererreger hervorgerufenen Empyemen sind dagegen Streptokokken, Pneumokokken, seltener Staphylokokken in der Regel im Ausstrichpräparat sichtbar, ebenso Colibacillen und andere Fäulnisbakterien bei jauchigen Exsudaten, welche z. B. bei Lungengangrän und im Anschluß an Oesophaguscarcinom entstehen.

Räumliche Verteilung und Symptome. Die Flüssigkeit sammelt sich im freien Pleuraraum in gesetzmäßiger Weise zuerst und am stärksten an den Stellen an, an welchen die Retraktionskraft der mit elastischen Kräften versehenen Lunge am größten ist. Dies ist in den am weitesten von der Lungenwurzel entfernten, also in den dorsalen lateralen Partien des Unterlappens der Fall. Gleichzeitig wirkt auf die am tiefsten liegenden Abschnitte bei aufrechter Haltung des Oberkörpers die Schwerkraft am stärksten ein. Dementsprechend findet in der Regel die erste und stärkste Ansammlung im Sinus phrenicocostalis statt. Da die Retraktionskraft der Lunge, wenn auch in verschiedener Stärke, in allen Lungenabschnitten vorhanden ist, so ziehen sich zugleich auch andere Lungenteile in weiter Ausdehnung nach der Lungenwurzel zurück, sobald die Zwischenlagerung eines Mediums zwischen die Pleurablätter möglich ist. Die Folge hiervon ist, daß die Flüssigkeit besonders bei größeren Ergüssen weit hinaufreichend schalenförmig die Lunge umgibt. Da dieser Flüssigkeitsmantel sich nach oben hin schnell und stark verdünnt, ist er durch Perkussion und Auskultation in seiner wahren Ausdehnung gewöhnlich nicht nachzuweisen; besser kann er durch die Röntgendurchleuchtung erkannt werden. Bei mittleren Ergüssen breitet sich die Flüssigkeit hauptsächlich in den vom Hilus am meisten entfernten lateralen Partien in dicker Schicht aus. Dementsprechend reicht die durch die Perkussion festgestellte Dämpfung, welche zunächst hinten unten nachzuweisen ist, bei mittleren Ergüssen in den lateralen Partien höher als in den medialen hinauf und läßt in den medialen Abschnitten eine Zone hellerer Schalles frei. Diese sowohl hinten als vorne nach den Seiten aufsteigende Begrenzungslinie der Dämpfung ist ELLIS-DAMOISEAUsche Kurve benannt. Der medial davon an der Hinterfläche gelegene, bis zur Wirbelsäule reichende dreieckige Bezirk hellerer Schalles wird als GARLANDsches Dreieck bezeichnet. Bei größeren Ergüssen macht sich die Schwerkraft stärker bemerkbar und bewirkt eine Ausbreitung der Dämpfung von unten nach oben mit einer immer mehr der Horizontalen sich nähernden Begrenzung. Die durch beträchtliche pleuritische Ergüsse hervorgerufene Dämpfung ist recht intensiv; in der Regel ist auch ein vermehrtes Resistenzgefühl vorhanden. Eine oberhalb einer pleuritischen Dämpfung wahrnehmbare leichtere Verkürzung des Perkussionsschalls, welche im Bereich der komprimierten entspannten Lunge zu hören ist, läßt oft einen tympanitischen Beiklang erkennen, welcher durch die Entspannung des Lungengewebes zustande kommt.

Namentlich bei größeren Pleuraergüssen kann auch auf der anderen *gesunden* Seite an der Hinterfläche der Wirbelsäule eine Dämpfung beobachtet werden. Sie ist von schmaler bandförmiger Gestalt, unten an der Basis einige Zentimeter breit und verjüngt sich nach oben hin allmählich. Dieser schmale paravertebrale Dämpfungsbezirk wird das GROCCO-RAUCHFUSSsche *Dreieck* genannt. Seine Entstehung wird teils auf Verdrängung des Mediastinums nach der gesunden Seite, teils auf Behinderung der Mitschwingungen der Wirbelkörper auf der gesunden Seite durch das Exsudat der anderen Seite zurückgeführt. Dem Nachweis des GROCCO-RAUCHFUSSschen Dreiecks wird differentialdiagnostische Bedeutung beigemessen, da es bei einer einseitigen pneumonischen Dämpfung nicht beobachtet wird.

Die *Röntgendurchleuchtung* ergibt zuerst eine Ausfüllung des Sinus phrenicocostalis bei sagittalem Strahlengang und eine Verschattung des dorsalen Sinus bei frontalem Strahlengang, die am deutlichsten bei tiefer Einatmung zu erkennen ist. Kleinere Exsudate als 200 ccm können auch dem röntgenologischen

Nachweis entgehen. Bei Wachsen des Exsudates ist eine immer höher hinaufreichende, lateralwärts ansteigende Verschattung festzustellen, welche medialwärts unscharf gegen das hellere, nur leicht getrübte Lungenfeld abgegrenzt ist (vgl. Abb. 58). Der seitliche Anstieg der Verschattung ist teils durch den tatsächlichen seitlichen Anstieg der Flüssigkeitsschicht, teils auch dadurch hervorgerufen, daß der Flüssigkeitsmantel bei sagittalem Strahlengange in den lateralen Teilen in wesentlich größerem Querschnitt getroffen wird als in den

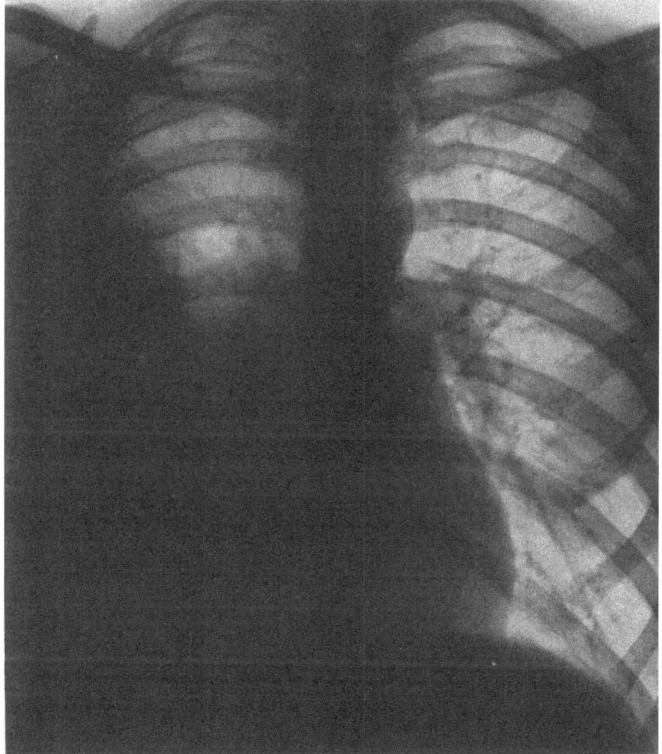

Abb. 58. Rechtsseitiges Pleuraexsudat.

medialen Abschnitten, bei welchen andererseits der entsprechend größere Querschnitt der zum Teil noch lufthaltigen Lunge aufhellend wirkt. Bei zunehmendem Erguß steigt die Verschattung an und ihre Grenze nähert sich wie die der perkutorisch nachgewiesenen Dämpfung immer mehr einer waagerechten Linie. Eine Verschieblichkeit bei Lagewechsel, die durch die Perkussion meist nicht oder nur in sehr geringem Grad nachweisbar ist, kann auch durch die Röntgendurchleuchtung nur bei starker Änderung der Lage, z. B. bei Kopftieflage und Beckenhochlagerung festgestellt werden.

Das Atemgeräusch über der Dämpfung ist aufgehoben oder stark abgeschwächt. Darüber und medialwärts an der Stelle der nach der Lungenwurzel zu retrahierten zusammengedrückten Lunge ist fernklingendes Bronchialatmen hörbar. Bisweilen wird an der oberen Begrenzung der Dämpfung Ägophonie, d. h. eine an Ziegenmeckern erinnernde Veränderung des Stimmklanges, wahrgenommen. Über den atelektatischen Lungenbezirken sind mitunter vereinzelte knackende Geräusche hörbar. Der Stimmfremitus ist über den gedämpften Partien aufgehoben.

Sehr wichtig ist eine genaue *Inspektion* und *Palpation*. Außer einem Zurückbleiben der erkrankten Seite bei der Atmung ist namentlich bei größeren Ergüssen ein Verstrichensein, unter Umständen sogar eine Vorwölbung der Zwischenrippenräume festzustellen. Dies ist von erheblicher differentialdiagnostischer Bedeutung gegenüber einer pneumonischen Infiltration, bei welcher ebenfalls perkutorisch eine Dämpfung und bei Röntgendurchleuchtung eine Verschattung, mitunter auch auskultatorisch ein aufgehobenes Atemgeräusch statt des in der Regel vorhandenen Bronchialatmens, aber keine Vorwölbung der Brustwand gefunden wird. Die vermehrte Ausdehnung der von einem Exsudat erfüllten Brustkorbhälfte kann auch durch die Kyrtometrie nachgewiesen werden, bei welcher ein biegsamer Bleidraht in einer Horizontalebene um den Brustkorb gelegt und durch Übertragung auf ein Papier ein Querschnittsbild des Thorax gewonnen wird.

Infolge eines einseitigen Pleuraexsudates tritt meist eine *Veränderung der Lage der Mediastinalorgane* ein. Die Ursache ist nur bei großen Exsudaten in einem auf die Umgebung ausgeübten positiven Druck zu sehen. Die auch bei kleinen Flüssigkeitsergüssen eintretende Verlagerung des Mediastinums nach der gesunden Seite beruht vielmehr darauf, daß die erhaltene Retraktionskraft der gesunden Lunge die Mediastinalorgane zu sich hinüberzieht, nachdem die ihr entgegenwirkende, normalerweise das Gleichgewicht haltende Retraktionskraft auf der kranken Seite vermindert bzw. aufgehoben ist.

Die Verlagerung betrifft hauptsächlich das Herz. Dies ist schon perkutorisch sowie an dem sicht- und fühlbaren Spitzenstoß nachzuweisen und in deutlichster Weise durch die Röntgendurchleuchtung zu erkennen. Durch große Exsudate, welche einen positiven Druck ausüben, kann das Herz erheblich nach der anderen Seite verschoben werden. Durch das Exsudat wird ferner das Zwerchfell herabgedrückt und rechts die Leber, links die Milz nach abwärts gedrängt, ferner auf der linken Seite der bei Gasfüllung des Magens vorhandene tympanitische Schall im TRAUBEschen Raume durch eine Dämpfung ersetzt.

Die *Allgemeinsymptome*, welche durch eine exsudative Pleuritis hervorgerufen werden, bestehen in Fieber, Schwäche, Appetitlosigkeit und mehr oder weniger starker Beeinträchtigung des Befindens. Das Aussehen der Patienten ist meist blaß. Bei größeren Ergüssen gesellt sich dazu eine gewisse Cyanose. Der Puls ist meist beschleunigt, bei großen Exsudaten von verminderter Füllung. Im Blut wird eine starke Beschleunigung der Senkungsgeschwindigkeit und ein polynukleäre Leukocytose mäßigen Grades gefunden. Alle diese Erscheinungen sind meist stärker ausgesprochen als bei der Pleuritis sicca. Die Erhöhung der Temperatur beträgt manchmal nur mittlere Grade, sie kann aber auch hohe Werte bis 40° erreichen.

Häufig ist der Beginn langsam schleichend, in anderen Fällen setzt aber plötzlich mitunter sogar mit Schüttelfrost hohes Fieber ein, so daß anfangs die Unterscheidung von einer Pneumonie Schwierigkeiten bereiten kann. Oft geht das Fieber dem örtlichen Befund voran, der mitunter auch bei sorgfältigster Untersuchung erst nach mehreren Tagen bis zu einer Woche durch das Ohr festgestellt werden kann. Die Röntgendurchleuchtung ergibt freilich meist schon früher eine Ausfüllung des phrenico-costalen Winkels.

Bei Zunahme des Ergusses ist die ausgeschiedene Urinmenge vermindert. Der Urin ist hochgestellt, dunkel; dabei ist der Gehalt des Urins an Kochsalz vermindert, da dieses in erheblicher Menge in das Pleuraexsudat übergeht. Bei Rückgang des Ergusses setzt eine überschießende Diurese ein, die dann längere Zeit anhält. Die Beobachtung der Menge und Beschaffenheit des Urins gibt daher einen diagnostischen Hinweis auf die Phase der Zunahme oder Abnahme des Ergusses.

Die subjektiven Beschwerden bestehen ähnlich wie bei der Pleuritis sicca in Seitenstichen und Schmerzen bei tiefer Atmung, beim Niesen, Lachen usw. Hierzu gesellt sich bei größeren Ergüssen Atemnot. Bei sehr großen Flüssigkeitsansammlungen kann schwere Dyspnoe und Erstickungsgefahr auftreten.

Verlauf. In der Regel klingen die akuten Krankheitserscheinungen allmählich ab, und das Fieber geht langsam nach wochenlanger Dauer zurück. Bei der Resorption des Exsudates erfordert die Beschaffenheit der Lunge besondere Aufmerksamkeit. Einmal ist jetzt besonders auf Erkrankungsherde der Lunge zu fahnden, die oft erst nach Schwinden des Exsudates im Röntgenbild deutlich hervortreten; sodann ist die Wiederentfaltung der Lunge genau zu verfolgen. Wenn diese nicht bald nach Rückgang des Ergusses eintritt, ist eine Verkleinerung und Schrumpfung der betreffenden Brustseite, die mit Verengerung der Zwischenrippenräume und oft auch einer Verkrümmung der Wirbelsäule einhergeht, die Folge, der durch eine rechtzeitig einsetzende Übungsbehandlung vorgebeugt werden muß.

Behandlung. Die *Behandlung* besteht wie bei der trockenen Brustfellentzündung in physikalischen Heilmethoden, in erster Linie PRIESSNITZschen Umschlägen, und den übrigen bei der Pleuritis sicca angeführten Maßnahmen. Bei Ergüssen sind zur Förderung der Resorption nach Abklingen des Fiebers oft noch stärkere Mittel, z. B. die Anwendung des Glühlichtkastens, angezeigt. Von Medikamenten, unter denen Salicylpräparate und Diuretin oft gegeben werden, ist ein wesentlicher Erfolg kaum zu erwarten. Bei Reizhusten sind Codeinpräparate zu verabfolgen. Besteht erhebliche Atemnot, so ist eine sofortige Punktion erforderlich, welche 1—1$^1/_2$ Liter betragen kann. Die Entleerung einer größeren Menge auf einmal ist nicht zu empfehlen, weil an der dadurch plötzlich vom Druck befreiten atelektatischen Lunge bei der schnellen Entfaltung ein Lungenödem mit Abhusten einer schaumigen Flüssigkeit unter heftigem Hustenreiz auftreten kann (Expectoration albumineuse). Bei großen Exsudaten, die mehrere Liter Flüssigkeit betragen, ist daher eine in Abständen wiederholte Entleerung angezeigt. Ein Teil der abgelassenen Flüssigkeit kann durch Luft im Anschluß an die Punktion ersetzt werden. Eine zu schnelle Entleerung ist auch deshalb nicht erwünscht, weil durch das Exsudat eine willkommene Ruhigstellung der Lunge bewirkt wird, durch welche oft darin enthaltene Krankheitsherde günstig beeinflußt werden.

Was die Technik der Entleerung anbetrifft, so empfiehlt sich, um ein doppeltes Einstechen bei der Probepunktion und beim Ablassen der Flüssigkeit zu vermeiden, schon zu der Punktion eine Kanüle mit seitlichem Ansatz zu verwenden, an welche dann zur Entleerung ein Schlauch angeschlossen werden kann. Dieser kann mit einem Aspirationsapparat (Potain, Dieulafoy) verbunden werden, oder es wird eine einfache Heberwirkung angewandt, indem der an die Kanüle anzusetzende Schlauch mit steriler Flüssigkeit gefüllt und mit einem kleinen Trichter verbunden wird, welcher in ein auf den Boden gestelltes, mit einer geringen Flüssigkeitsmenge gefülltes Gefäß eingetaucht wird. Eine sicherere Regelung des Ablaufes, die bei niederem Druck und bei Anwesenheit von Fibringerinnseln auf Schwierigkeiten stoßen kann, ist durch Verwendung von Aspirationsvorrichtungen möglich.

Während bei großen Flüssigkeitsergüssen eine oder mehrere Punktionen erforderlich sind, können kleine Exsudate auch ohne Punktion lediglich durch Anregung der Resorption behandelt werden. Sofern aber die Aufsaugung nicht bald vonstatten geht, ist auch dabei die Anwendung einer Punktion zu empfehlen. Wenn die Resorption in Gang gekommen ist und sowohl das Fieber als alle Reizerscheinungen von seiten des Brustfelles geschwunden sind, ist mit vorsichtigen Atemübungen zu beginnen, um den Eintritt von Schrumpfungserscheinungen zu verhindern. Dies kann zunächst in schonendster Weise durch Ausatmenlassen und Blasen in einen Gummiballon, später durch anschließende gymnastische Übungen erreicht werden. Hierbei ist eine sorgfältige Beobachtung des Zustandes der Lungen und der Temperatur erforderlich, da vermieden werden muß, daß gleichzeitig vorhandene Lungenherde durch zu starke Bewegungen aktiviert werden.

Sehr wichtig ist eine Nachbehandlung und lang dauernde Schonung unter günstigen allgemeinen diätetischen und klimatischen Bedingungen, damit der Körper seine Widerstandskraft wiedererlangen kann. Auch späterhin in den nächsten Jahren nach Überstehen einer Pleuritis sind Nachuntersuchungen einschließlich Röntgenuntersuchung erforderlich, damit etwa aufflackernde tuberkulöse Herde rechtzeitig erkannt und behandelt werden können.

c) Eitrige Brustfellentzündung (Empyem).

Pleuraexsudate von *eitriger* Beschaffenheit kommen im Anschluß an eitrige Erkrankungen der Lunge, welche an die Oberfläche der Pleura heranreichen wie Lungenabsceß oder Gangrän, ferner im Anschluß an croupöse Pneumokokkenpneumonien sowie an mischinfizierte Grippepneumonien, bei welchen Streptokokken die Hauptrolle zu spielen pflegen, endlich bei Lungentumoren und zerfallenden Oesophaguscarcinomen und andererseits metastatisch bei septischen Prozessen aller Art vor.

Von besonderer Beschaffenheit sind die *tuberkulösen* Empyeme, welche sich im Anschluß an eine tuberkulöse Erkrankung der Lunge entwickeln und hierbei teils spontan, teils im Laufe einer Pneumothoraxbehandlung auftreten. Sie sind dadurch ausgezeichnet, daß der Eiter von dünnflüssiger Beschaffenheit ist und die Leukocyten starke Zerfallserscheinungen aufweisen. Außer den spezifischen Erregern, welche manchmal nur durch Meerschweinchenimpfung oder Kulturverfahren nachgewiesen werden können, werden in einem Teil der Fälle mischinfizierende Streptokokken und andere Bakterien angetroffen.

Die *physikalischen Symptome* des Empyems gleichen denen der übrigen Pleuraexsudate. Als Besonderheit ist eine gelegentlich vorhandene, leichte ödematöse Hautschwellung der Brustwand und eine Druckempfindlichkeit der Zwischenrippenräume hervorzuheben. Mit Sicherheit läßt sich aber eine eitrige Beschaffenheit von Pleuraexsudaten aus den physikalischen Symptomen nicht erschließen. Auf ein Empyem verdächtig sind besonders hohe und zwischen tiefen Morgenremissionen und starken abendlichen Anstiegen schwankende Temperaturen, ferner eine erhebliche Beeinträchtigung des Allgemeinbefindens sowie eine ausgesprochene polynukleäre Leukocytose des Blutes. Besteht Verdacht auf ein Empyem, so sind Probepunktionen unbedingt angezeigt.

Wird das Empyem nicht entleert, so kann ein Spontandurchbruch eintreten. Er erfolgt am häufigsten nach außen (Empyema necessitatis), in der Regel an den unteren vorderen Teilen der Brustwand. Seltener ist ein Durchbruch in die Lunge; er macht sich meist durch ein plötzliches maulvolles Aushusten von Eiter bemerkbar.

Die *Behandlung* der durch die bekannten Eitererreger hervorgerufenen Empyeme besteht in Entleerung des Eiters. Zu seiner vollständigen Entfernung ist meist eine Rippenresektion erforderlich. Nur in den Fällen ist von einem sofortigen operativen Eingriff Abstand zu nehmen, in denen der Zustand des Herzens oder ein schwer gestörtes Allgemeinbefinden eine Gefahr für das Leben befürchten läßt. Dies ist insbesondere bei schweren Grippepneumonien der Fall. Als dann ist zunächst der Eiter durch Punktion, unter Umständen mit Hilfe von Aspiration ein- oder mehrmals zu entleeren. Auch kann die BUELAUsche

Heberdrainage angewandt werden. Oft bleibt freilich dabei ein Restempyem zurück, welches zur vollständigen Beseitigung schließlich doch eine Rippenresektion erfordert. Mit dieser kann aber gewartet werden, bis die oft schwer toxische Pneumonie abgeheilt und der lebensbedrohliche Zustand mit Hilfe von Punktionen, Herzbehandlung usw. überwunden ist.

Bei nicht mischinfizierten tuberkulösen Empyemen ist eine Öffnung der Brusthöhle nach Möglichkeit zu vermeiden, weil auf diesem Wege gewöhnlich keine Ausheilung einzutreten pflegt. Statt dessen sind wiederholte Punktionen oder die Anlage eines Oleothorax, der sich hierbei in manchen Fällen besonders bewährt hat, zu empfehlen. Bei Mischinfektionen mit Eitererregern, welche zu hohem Fieber Anlaß geben und schwere toxische Erscheinungen hervorrufen, ist meist eine operative Eröffnung unvermeidlich, aber wenig aussichtsreich.

d) Abweichende Formen von Pleuritis.

Von dem geschilderten Bilde der entzündlichen Erkrankungen des Brustfelles, welche dasselbe in ganz diffuser Weise ergreifen, kommen Abweichungen verschiedener Art vor. Verhältnismäßig häufig sind insbesondere abgegrenzte bzw. abgesackte Erkrankungen. In dieser Hinsicht ist zunächst eine auf den Zwerchfellüberzug beschränkte Brustfellentzündung (Pleuritis diaphragmatica) zu erwähnen.

Ein Verdacht auf eine *Pleuritis diaphragmatica* wird durch Schmerzen erregt, welche in die Oberbauch- und Magengegend, bisweilen auch bis in die Schulter ausstrahlen und besonders beim Schlucken, Husten und Gähnen auftreten. Mitunter besteht eine Druckempfindlichkeit an umschriebener Stelle, vorn unterhalb des Rippenrandes in der Parasternallinie (Bouton diaphragmatique), die von einem gewissen diagnostischen Wert ist.

Wenn die die Brustwand bekleidende Pleura unversehrt ist, fehlen Reibegeräusche bei der Pleura diaphragmatica vollständig. Bei dem Mangel sonstiger physikalischer Symptome ist die Röntgenuntersuchung von besonderem Wert. Diese zeigt einen Hochstand und häufig, nicht immer, eine Behinderung der Beweglichkeit des Zwerchfells auf der erkrankten Seite. Links wird dabei oft eine große hochstehende Magenblase beobachtet.

Abgesackte Exsudate, insbesondere Empyeme, *zwischen der costalen und pulmonalen Pleura* werden häufig bei Grippepneumonien mit Streptokokkenmischinfektion angetroffen. Um sie aufzufinden, dürfen wiederholte Punktionen nicht gescheut werden. Sie sind besonders an den Stellen auszuführen, welche durch eine örtliche Druckempfindlichkeit und unter Umständen durch ein leichtes entzündliches Ödem der Brustwand ausgezeichnet sind.

In den Fällen, in welchen die Röntgenuntersuchung durch Nachweis einer abgegrenzten Verschattung einen Anhalt für ein abgesacktes Exsudat gibt, empfehle ich dringend, sich nicht mit einer oberflächlichen Orientierung durch Betrachtung von Aufnahmen zu begnügen, sondern den Patienten vor dem Röntgenschirm auf einem Drehschemel in diejenige Stellung zu bringen, in welcher sich die Verschattung am deutlichsten randständig abhebt, und diese mit einem auf die Oberfläche der Brustwand gehaltenen metallenen Instrument, z. B. einem Perkussionshammerstiel, zur Deckung zu bringen. Eine an dieser Stelle unmittelbar angeschlossene Punktion hat mir in vielen Fällen ein positives Ergebnis gebracht, in welchen vorher wiederholt ausgeführte Punktionen erfolglos verlaufen waren.

Die sog. *mediastinalen Pleuraexsudate* sind zwischen Pleura pulmonalis und Pleura mediastinalis, häufiger vorn neben dem Herzen oder den großen Gefäßen als hinten neben der Wirbelsäule gelegen. Ausgesprochene Dämpfungen sind an diesen Stellen nur selten wahrzunehmen und vorn nicht klar von der Herzdämpfung abzugrenzen. Zu erwähnen ist jedoch das extraperikardiale Reiben, welches zwischen der dem Perikard anliegenden Pleura und der Pleura pulmonalis

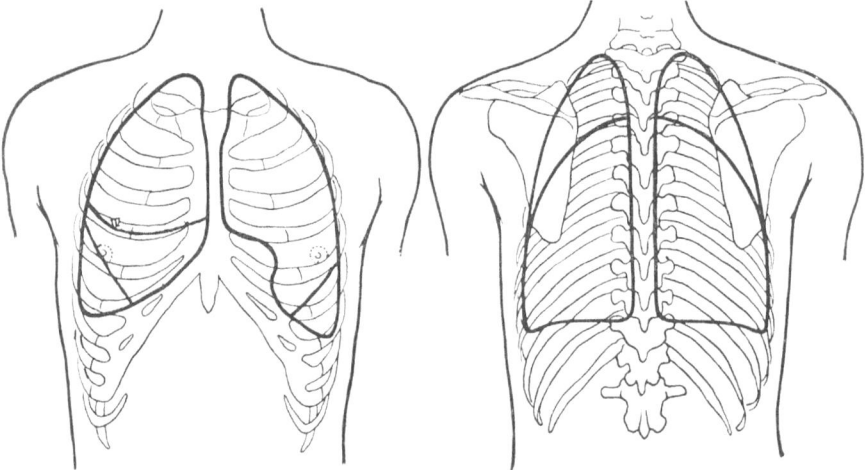

Abb. 59. Lungenlappengrenzen nach CORNING.

entsteht und vom echten perikardialen Reiben durch die Abhängigkeit von der Atmung zu unterscheiden ist. Im Röntgenbild sind meist bandförmige Verschattungen sichtbar, welche vorn dem Herz- und Gefäßschatten oder hinten

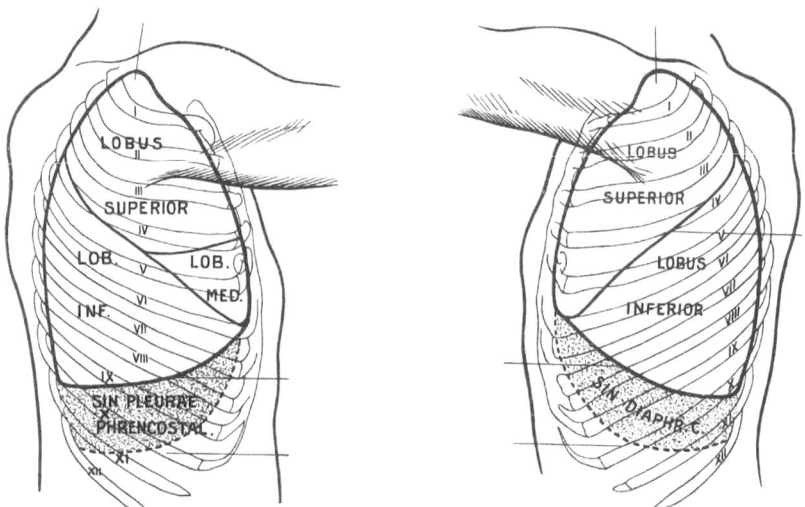

Abb. 60. Lungenlappengrenzen bei seitlicher Ansicht nach CORNING.

der Wirbelsäule benachbart sind. Bei Verdacht auf ein Empyem sind Punktionen an diesen Stellen nach sorgfältiger Prüfung der Brustwand auf Druckschmerz und genauer Orientierung im Röntgenbild erforderlich.

Eine besondere Gruppe der abgesackten Exsudate stellen die *interlobären Ergüsse* dar. Von der größten praktischen Wichtigkeit sind die *interlobären Empyeme*, da sie häufig hohes Fieber hervorrufen, dessen Ursache bei dem

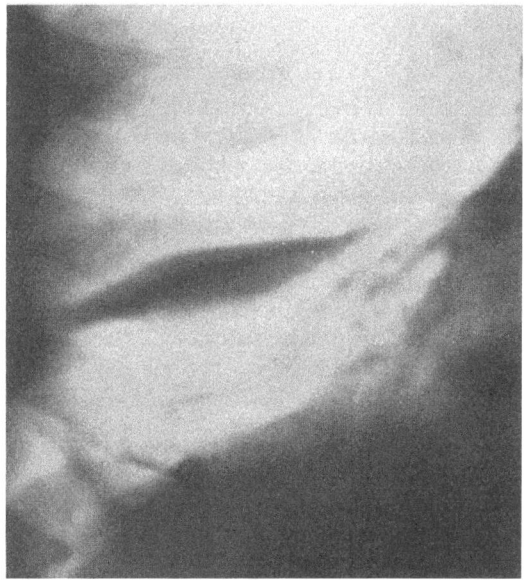

Abb. 61. Interlobäre Pleuritis im großen schrägen Spalt rechts bei Kreuzhohlstellung. Querbild desselben Falles in Abb 62.

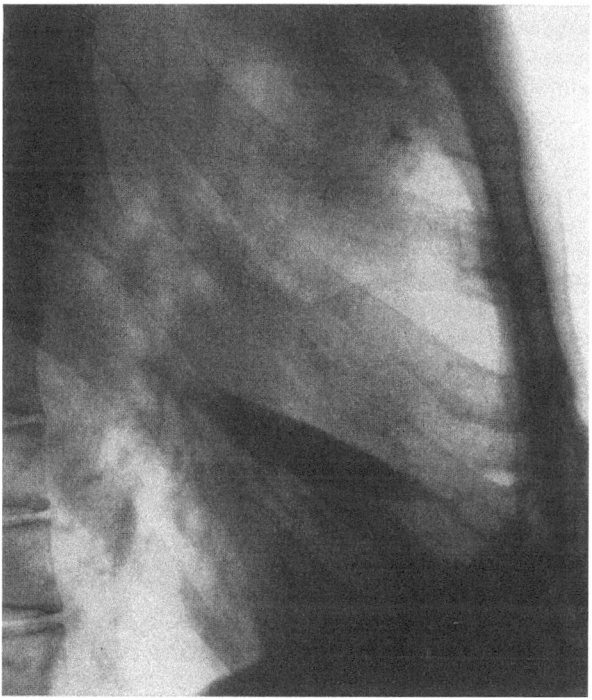

Abb. 62. Interlobäre Pleuritis im großen schrägen Spalt rechts. Querbild bei frontalem Strahlengange des Falles von Abb. 61.

versteckten Ort der Erkrankung oft lange Zeit nicht gefunden wird. Der Sitz und die Ausdehnung der interlobären Exsudate ist von der Lage der Lappenspalten abhängig. In Betracht kommt hauptsächlich der große Spalt zwischen Ober- und Unterlappen und der Spalt zwischen Ober- und Mittellappen rechts im Bereich der vorderen 4. Rippe. Der Oberunterlappenspalt mündet in die freie Pleurahöhle im Bereich der vorderen Axillarlinie; er zieht von dort nach oben dorsalwärts und ist an der Hinterfläche der Lunge etwa in Höhe der 4. Rippe gelegen. Bei Verdacht auf ein dort entwickeltes Exsudat ist an diesen Stellen, in erster Linie etwa in der mittleren Axillarlinie in Höhe des 6. Intercostalraumes zu punktieren. Besonders sorgfältig ist auf druckempfindliche Stellen namentlich in der Axillarlinie zu achten und, wenn diese vorhanden sind, hier mit der Nadel in die Tiefe einzugehen.

Bei großen interlobären Exsudaten im Ober- und Unterlappenspalt ist oft ein tympanitischer Schall sowie ein Schettern (Geräusch des gesprungenen Topfes) an der Vorderfläche der Brust im Bereich des komprimierten atelektatischen Oberlappens zu hören. Diese Erscheinung kann freilich auch bei großen freien Pleuraexsudaten zustande kommen.

Bei Exsudaten im Obermittellappenspalt rechts, der in Höhe der 4. Rippe vorn gelegen ist, ist diese Gegend auf Druckempfindlichkeit und Dämpfung zu untersuchen. Hierbei wird eine tympanitische Dämpfung über dem durch das interlobäre Exsudat gedrückten atelektatischen Mittellappen an der Vorderfläche der Brust zwischen 4. und 6. Rippe gefunden.

Eine wertvolle Hilfe zur Diagnose dieser schwierigen Verhältnisse kann die *Röntgenuntersuchung* liefern, indem sie umschriebene Verschattungen anzeigt, die dem Sitz der Lappenspalte entsprechen und beiderseitig scharf begrenzt sind (vgl. Abb. 61 und 62). Die Untersuchung darf sich hierbei nicht nur auf eine Aufnahme oder Durchleuchtung im sagittalen Durchmesser beschränken, sondern muß auch im frontalen, unter Umständen auch in schrägen Durchmessern durchgeführt werden, wie es die anatomische Anordnung der Lappenspalten ergibt. Eine Orientierung an einem anatomischen Modell ist dringend zu empfehlen (vgl. Abb. 59 und 60).

Auch die Ergebnisse einer sorgfältigen Röntgenuntersuchung leisten nicht selten bei der Diagnose interlobärer Empyeme nur unvollkommene Dienste, wenn nämlich eine Infiltration der benachbarten Lappenabschnitte oder neben dem interlobären ein freies Pleuraexsudat vorhanden ist. In dem allgemein getrübten Lungenfeld ist dann die Verschattung des Empyems oft nicht oder nur undeutlich zu erkennen. In solchen schwierigen Fällen, bei welchen ein hohes remittierendes Fieber auf einen innereren Eiterherd hinweist, darf man sich durch den Nachweis eines freien serösen Pleuraexsudates nicht abhalten lassen, durch wiederholte tiefe Punktionen besonders an druckempfindlichen Stellen der Brustwand nach versteckten Eiterherden zu suchen.

2. Hydrothorax.

Seröse Flüssigkeitsergüsse von wäßriger, nicht entzündlicher Beschaffenheit, wie sie bei Stauungszuständen des Herzens und ferner bei Neigung zu Flüssigkeitsansammlungen in den Geweben und großen Körperhöhlen, insbesondere bei Nierenentzündungen, entstehen, werden *Hydrothorax* genannt. Sie treten meist doppelseitig auf, sind aber auf beiden Seiten oft in verschiedener Stärke ausgeprägt.

Von den entzündlichen Ergüssen unterscheiden sie sich durch ihr geringeres spezifisches Gewicht unter 1015, einen geringeren Gehalt an Eiweiß unter 3% und insbesondere an Fibrin sowie eine negative RIVALTAsche Probe. Bei lange bestehenden Stauungstransudaten und vornehmlich bei nephritischen Ergüssen ist oft eine leicht entzündliche Beschaffenheit vorhanden.

Die physikalischen Symptome, welche ein Hydrothorax hervorruft, sind nahezu die gleichen wie beim pleuritischen Exsudat, nur ist hier oft eine leichtere Verschiebbarkeit bei Lagewechsel nachzuweisen.

Die *Behandlung* hat in erster Linie die Grundkrankheit, das Herz- oder Nierenleiden zu berücksichtigen. Es sind dabei die üblichen diätetischen Maßnahmen einzuschlagen. Bei Stauungszuständen von seiten des Herzens sind diuretische Mittel, z. B. Diuretin, Euphyllin, Salyrgan, Novurit angezeigt. Bei größeren Ergüssen, welche die Atmung beeinträchtigen, ist eine Entleerung durch Punktion zu empfehlen, um das Herz möglichst schnell zu entlasten.

3. Chylothorax.

Ergüsse von trüber milchiger Beschaffenheit finden sich beim sog. *Chylothorax*. Es werden echt chylöse und pseudochylöse Ergüsse unterschieden. Ein echter Chylothorax kommt durch Übertritt von chylöser Flüssigkeit aus dem Ductus thoracicus in die Brusthöhle zustande, wenn der Milchbrustgang verletzt oder z. B. durch Geschwülste im Mediastinum wie Sarkome oder Oesophaguscarcinome komprimiert und sein Inhalt gestaut ist. Hierbei kann ein Austritt von Flüssigkeit durch eröffnete Lymphspalten oder ein Durchtritt durch die durchlässig gewordenen Gefäßwandungen erfolgen.

Eine sog. pseudochylöse Beschaffenheit von Pleuraergüssen kommt durch Verfettung von Pleuraendothelien zustande, welche sich mitunter, namentlich bei chronisch entzündlichen Prozessen und bei Tumoren der Pleura, in reichlichem Maße findet.

Die chylöse Flüssigkeit läßt bei mikroskopischer Untersuchung zahlreiche feinste Fettkörnchen, nicht größere Tropfen erkennen; beim Stehenlassen des Punktats setzt sich eine rahmartige Schicht ab. Bei pseudochylösen Ergüssen finden sich bei der mikroskopischen Untersuchung Fetttropfen von verschiedener Größe.

4. Hämatothorax.

Blutergüsse in die Pleura kommen durch Verletzung von Blutgefäßen, ferner bei Neigung zu Diapedesisblutungen durch innere Erkrankungen (hämorrhagische Diathese), z. B. bei Skorbut, WERLHOFscher Krankheit und Leukämie vor. Bei frischen Ergüssen wird flüssiges, nicht gerinnendes Blut, in alten Ergüssen eine schmutzige bräunliche Flüssigkeit angetroffen, in welcher bei mikroskopischer Untersuchung Hämatoidinkrystalle und mitunter reichlich Cholesterintafeln zu finden sind.

Die *Behandlung* hat die Ursache zu berücksichtigen. Es ist erstaunlich, wie leicht im Kriege Lungenschüsse, die keine sehr großen Gefäße verletzten, aber in der Regel zu einem Hämatothorax mäßigen Grades führten, oft ertragen wurden. Die Behandlung ist meist rein konservativ. Bei inneren Erkrankungen mit Blutungsneigung ist zu versuchen, die Blutstillung durch geeignete Mittel wie Clauden, Koagulen, Vitamin C (Cebion) zu befördern. Unter Umständen sind Bluttransfusionen empfehlenswert. Ein chirurgischer Eingriff ist nur angezeigt, wenn ein Fortschreiten der Blässe und Kleinerwerden des Pulses einen Grund zur Annahme einer andauernden größeren Blutung ergibt.

5. Pleuraschwarte.

Nach Resorption von entzündlichen fibrinösen Ausschwitzungen und Ergüssen sowie von Blutungen in die Pleurahöhle entwickeln sich bindegewebige Verwachsungen zwischen den Pleurablättern. Diese bestehen in manchen Fällen nur in zarten Adhäsionen, in anderen, vor allem nach eitrigen Entzündungsprozessen und Blutungen, in dicken Schwarten, die unter Umständen auch verkalken und sogar verknöchern können.

Symptome. Infolge Behinderung der inspiratorischen Bewegungen und durch narbige Schrumpfung der bindegewebigen Verwachsungen kommt es zu einer Verkleinerung der betroffenen Brustkorbhälfte, die sichtbar und durch die Kyrtometrie an einer Verminderung des Querschnitts festzustellen ist. Die Zwischenrippenräume sind dabei eingeengt und eingezogen. An der Wirbelsäule bildet sich bei höheren Graden der Schrumpfung oft eine nach der gesunden Seite ausgebogene Verkrümmung der Wirbelsäule aus. Die stärksten Schrumpfungen werden beim nachgiebigen kindlichen Thorax beobachtet.

Bei der Atmung dehnt sich die erkrankte Seite weniger aus, was besonders deutlich in den infraklavikulären Partien zu beobachten ist. Bei der Röntgendurchleuchtung fällt eine Beschränkung der respiratorischen Beweglichkeit des Zwerchfells auf. Oft ist insbesondere die normale inspiratorische Entfaltung des phrenicocostalen Winkels behindert. Bei örtlichen Verwachsungen an der Basis der Lunge werden zackige Bildungen an der Zwerchfellbegrenzung im Inspirium beobachtet, deren Spitze gegen das Lungenfeld gerichtet ist.

Durch die Perkussion ist bei stärkeren Schwarten eine Schallverkürzung sowie eine Behinderung der respiratorischen Verschieblichkeit der unteren Lungengrenzen festzustellen. Bei zarten Verwachsungen braucht die Verschieblichkeit aber nicht in merklicher Weise behindert zu sein, wie die Erfahrungen bei Anlage des künstlichen Pneumothorax lehren, die auch bei erhaltener Verschieblichkeit nicht immer gelingt.

Der Stimmfremitus ist bei erheblicher Schwartenbildung vermindert, ferner ist hierbei das Atemgeräusch abgeschwächt. Sonstige Veränderungen des Atemgeräusches fehlen gewöhnlich; doch können, wenn gleichzeitig atelektatische oder bronchiektatische Veränderungen in der Lunge unter der Pleuraschwarte vorhanden sind, hiervon herrührende knackende Geräusche bisweilen wahrgenommen werden.

Im *Röntgenbild* rufen die Pleuraschwarten Trübungen der Lungenfelder hervor. Bei Verkalkung und Verknöcherung entstehen besonders intensive, meist unregelmäßig gestaltete, fleckige Verschattungen. *Interlobärschwarten* erscheinen im Röntgenbild innerhalb des Lungenfeldes als streifige oder schmale bandartige Schatten, welche dem Verlauf der Lungenspalten entsprechen. Sie kommen in verschiedenen Durchmessern, in recht verschiedener Gestalt und Deutlichkeit zum Ausdruck, je nachdem ihr breiter oder schmaler Durchmesser im Strahlengang liegt. Die hierbei entstehenden Schattenbilder sind treffend mit einer Wetterfahne verglichen worden.

Durch die Schrumpfung von Pleuraschwarten können *Verziehungen der Mediastinalorgane* bewirkt werden. Insbesondere wird oft das Herz in die geschrumpfte Brustkorbhälfte hineingezogen. Die Verlagerung kann so hohe Grade erreichen, daß bei Schrumpfung der linken Seite der Spitzenstoß in der Axillarlinie fühlbar ist. Die Verlagerung des Herzens ist sowohl perkutorisch als meist besonders deutlich durch die Röntgendurchleuchtung festzustellen. In manchen Fällen kann freilich der Herzschatten innerhalb einer durch die Pleuraschwarte hervorgerufenen allgemeinen Verschattung nicht differenziert werden. Auch die übrigen Mediastinalorgane, insbesondere die Luftröhre und ihre Verzweigungen, sowie die Speiseröhre und bis zu einem gewissen Grad auch die großen Blutgefäße, können eine Verziehung nach der geschrumpften Seite erleiden, wie auch besonders deutlich bei der Röntgendurchleuchtung zu erkennen ist. Durch Hochziehung der linken Zwerchfellhälfte wird der Magen aufwärts verlagert und zeigt dann oft eine starke Gasansammlung, die auch durch die Perkussion an einem besonders lauten tympanitischen Schall in dem weit nach oben reichenden TRAUBEschen Raum nachzuweisen ist.

Infolge der Behinderung der Atembewegungen, welche nicht nur für die Lüftung, sondern auch für die Ansaugung des venösen Blutes eine erhebliche Bedeutung haben, ferner durch die in manchen Fällen erfolgende Verziehung des Herzens können erhebliche *Störungen des Kreislaufs* entstehen. Manche Fälle einer sonst nicht erklärbaren Cyanose sind bei fehlendem Herzbefund auf ausgedehnte Pleuraverwachsungen zurückzuführen.

Wenn die narbigen Schrumpfungsvorgänge sich auch auf größere Teile der oft gleichzeitig erkrankten Lunge erstrecken, so entstehen vermehrte Widerstände für das rechte Herz, das hypertrophisch wird und schließlich erlahmen kann, wie es in den Abschnitten über Erkrankungen der Lunge und des Herzens geschildert ist.

Eine *Behandlung* von bereits ausgebildeten Pleuraschwarten verspricht wenig Erfolg. Um so wichtiger sind die vorbeugenden Maßnahmen, die im Resorptionsstadium von Brustfellentzündungen und Ergüssen der Bildung von Verwachsungen und Schwarten nach Möglichkeit entgegenwirken sollen. Wenn die entzündlichen Erscheinungen geschwunden sind, sollen, soweit der Zustand der oft an der Erkrankung mitbeteiligten Lunge dieses zuläßt, Atembewegungen und in der Folge gymnastische Übungen vorgenommen werden, die vorsichtig zu beginnen und allmählich zu steigern sind. Hierbei ist das Verhalten der Lunge und der Körpertemperatur sorgfältig zu überwachen.

6. Pneumothorax.

Ein Eindringen von Luft in die Pleurahöhle kann durch die äußere Brustwand bei Verletzungen und Fistelbildungen oder durch die Lunge bei Einreißen des Pleuraüberzuges derselben zustande kommen.

Die häufigste Ursache ist eine tuberkulöse Erkrankung der Lunge, bei welcher die Pleuraoberfläche arrodiert wird. Ebenso können aber auch andere zerstörende Lungenprozesse wie Gangrän, Absceß, Lungentumoren, welche der Pleuraoberfläche benachbart sind, zu einem Pneumothorax Anlaß geben. Ferner wird dieser beim Platzen von subpleuralen Emphysemblasen, die auf angeborener Grundlage vorkommen, beobachtet.

Auslösend wirken oft plötzliche Anstrengungen beim Sport, bei schwerer Arbeit usw., welche zu einer Steigerung des intraalveolären Druckes in den Lungen führen. Hierbei kommt es auch gar nicht selten bei gesunden Lungen zu einem Einreißen der Pleura, bei welcher in diesen Fällen eine verminderte Widerstandsfähigkeit anzunehmen ist.

Es kann ein *offener*, ein *Ventil-* und ein *geschlossener Pneumothorax* unterschieden werden. Beim offenen Pneumothorax ist eine Verbindung mit der äußeren oder mit der in den Lungen vorhandenen Luft dauernd vorhanden, beim Ventilpneumothorax besteht sie nur bei der Einatmung, nicht bei der Ausatmung, beim geschlossenen Pneumothorax gar nicht. Der Druck in der Pleurahöhle ist beim offenen Pneumothorax gleich dem atmosphärischen Druck. Beim geschlossenen Pneumothorax kann er sehr verschieden stark, teils geringer, teils größer als der atmosphärische Druck sein. Beim Ventilpneumothorax öffnet sich das Ventil nur im Inspirium und schließt sich im Exspirium, so daß die Luft nur bei der Einatmung in die Brusthöhle eindringen, aber nicht bei der Ausatmung herausströmen kann; es entwickelt sich daher hierbei gewöhnlich ein sogenannter Spannungspneumothorax mit erhöhtem Druck.

Die Wirkung auf das Befinden beim Eintritt des Pneumothorax ist sehr verschiedenartig. Oft hat plötzlicher Eintritt eines Spontanpneumothorax die Empfindung eines stechenden Schmerzes und Atemnot, zuweilen auch einen

Shockzustand zur Folge. In anderen Fällen ruft er so wenig subjektive Beschwerden hervor, daß die Veränderung vom Kranken überhaupt nicht bemerkt und mitunter erst vom Arzt bei einer Röntgendurchleuchtung gelegentlich einer aus anderen Gründen vorgenommenen Lungenuntersuchung erkannt wird. Anfänglich vorhandene Atembeschwerden pflegen beim offenen und geschlossenen Pneumothorax, welcher nicht mit erhöhten Druckwerten einhergeht, bald nachzulassen. Die Ventilation einer gesunden Lunge reicht in der Regel aus, um das Sauerstoffbedürfnis des nicht schwer arbeitenden Menschen zu befriedigen. Beim Spannungspneumothorax hingegen, der zu einer Verdrängung des Mediastinums und zu einer Behinderung des Gasaustausches auch in der gesunden Lunge führt, tritt meist eine beträchtliche Dyspnoe auf, die, wenn nicht Abhilfe geschaffen wird, unter Umständen tödlich enden kann.

Ein weit ernsteres Ereignis als der in der Regel nicht sehr bedrohliche einseitige Pneumothorax stellt ein *Doppelpneumothorax* dar, wenn dabei die Lungen in wesentlichem Maße kollabiert sind. Bei den selten beobachteten Fällen von gleichzeitig auftretendem doppelseitigen Spontanpneumothorax ist teils plötzlicher Tod erfolgt, teils konnte eine einsetzende schwere Dyspnoe durch Absaugen der Luft gemildert und das Leben erhalten werden. Bei einem künstlich herbeigeführten doppelseitigen Pneumothorax, bei dem die Luftfüllung der beiden Brustkorbhälften nacheinander vorgenommen und ein stärkerer Grad des Lungenkollapses vermieden wird, ist die Atmung dagegen meist auffällig wenig beeinträchtigt. Es ist erstaunlich, wie gut ein solcher Doppelpneumothorax, der jetzt bei doppelseitiger Lungentuberkulose nicht selten angewandt wird, von dem Patienten ertragen wird. Einer unserer Kranken mit beiderseitigem Pneumothorax hat sich sogar — natürlich ohne ärztliches Wissen — am Fußballspiel beteiligt, ohne Beschwerden zu bekommen.

Physikalische Symptome. Ist eine Pleurahöhle mit einer beträchtlichen Luftmenge gefüllt, so wird die betreffende Brusthälfte erweitert. Bei der Betrachtung fällt ein Verstrichensein der Zwischenrippenräume und fehlende inspiratorische Einziehung derselben auf. Oft, nicht immer, ist eine Verminderung der respiratorischen Bewegung dieser Seite zu beobachten. Der Klopfschall ist voll und zeigt dann einen tympanitischen Beiklang, wenn die Luft im Pneumothorax nicht unter erheblichem Druck steht. Beim Spannungspneumothorax ist Tympanie nicht deutlich ausgesprochen. Bei aufmerksamer Perkussion fällt ferner die aufgehobene Verschieblichkeit und Tiefstand der unteren Lungengrenzen auf, indem auch die Komplementärräume der Brustkorbhälfte mit Luft gefüllt sind. Rechts vorn reicht der volle Lungenschall dann nicht nur bis zur 6., sondern bis zur 7. oder 8. Rippe heran. Der Stimmfremitus ist meist abgeschwächt.

Das Atemgeräusch ist in der Regel abgeschwächt oder kaum hörbar. Mitunter tritt amphorisches Atmen auf; es ist am lautesten beim offenen, gelegentlich aber auch beim geschlossenen Pneumothorax zu hören; es kommt bei diesem dadurch zustande, daß das in der nicht völlig kollabierten Lunge entstehende Atemgeräusch an den glatten Wandungen des Pleuraraumes Resonanzerscheinungen hervorruft. Mitunter werden auch metallisch klingende Nebengeräusche gehört. Bei entsprechenden Spannungsgraden ist durch Stäbchenplessimeterperkussion, die am Rücken ausgeführt wird, ein an der Vorderfläche hörbares metallisches Klingen zu erzeugen und umgekehrt. Der Stimmfremitus ist aufgehoben oder abgeschwächt.

Die *Röntgendurchleuchtung* zeigt einen gleichmäßig hellen Raum, innerhalb dessen die mehr oder weniger zusammengefallene Lunge zu erkennen ist (vgl. Abb. 63). Bei vollständigem Kollaps ist nur in der Gegend der Lungenwurzel eine von dem luftleeren Lungenstumpf herrührende kleine rundliche Verschattung neben der Wirbelsäule sichtbar. In anderen Fällen ist die Lunge noch mehr entfaltet, und es können an ihr respiratorische Volumschwankungen beobachtet werden. Ist nur wenig Luft in den freien Pleuraraum eingedrungen, so umgibt diese allseitig schalenförmig die nur wenig zurückgesunkene Lunge. Oft sind von dieser zur Brustwand hinziehende Adhäsionsstränge zu erkennen.

Das *Zwerchfell* steht tief und zeigt bei vollständigem Lungenkollaps bei der Atmung eine paradoxe Bewegung, d. h. es steigt bei der Einatmung auf- und

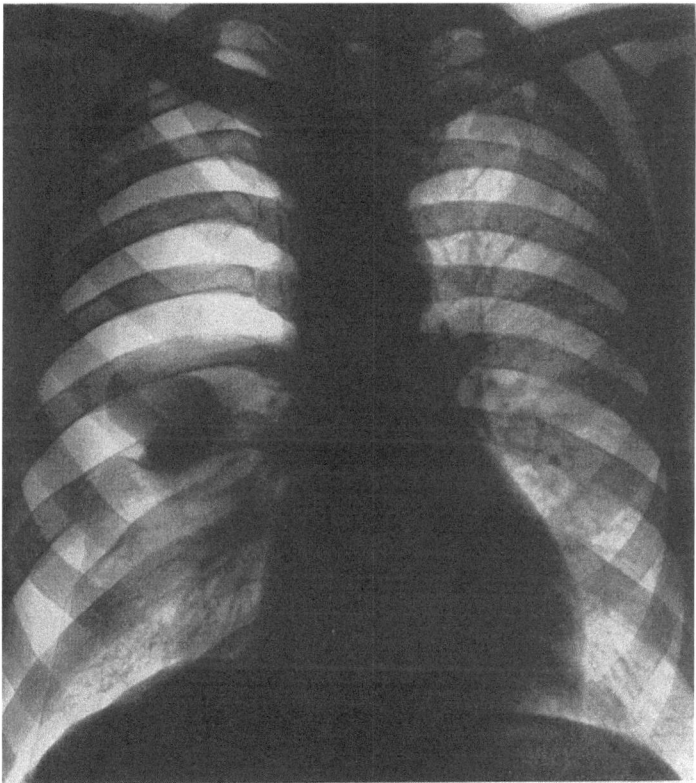

Abb. 63. Spontanpneumothorax rechts.

bei der Ausatmung abwärts. Dies kommt dadurch zustande, daß die zusammengefallene, nicht erweiterungsfähige Lunge der inspiratorischen Ausdehnung der Brustwand nicht zu folgen vermag. Durch die hierbei innerhalb des Pleuraraumes auftretende Luftverdünnung wird das Zwerchfell im Inspirium nach oben angesogen. Nimmt die Lunge dagegen noch an den Atembewegungen wesentlich teil, so ist auch die Zwerchfellbewegung normalsinnig, nur ist ihr Ausschlag vermindert.

Infolge der veränderten Druckverhältnisse treten oft sehr merkliche *Verlagerungen der Mediastinalorgane*, namentlich des Herzens ein. Bei rechtsseitigem Pneumothorax, der unter erheblichem Druck steht, kann das Herz etwa bis zur vorderen linken Axillarlinie verdrängt werden. Bei linksseitigem Pneumothorax ist die Herzdämpfung auf der linken Seite aufgehoben, sie kann dagegen über dem Sternum und rechts davon festgestellt werden. Am deutlichsten gibt die Röntgendurchleuchtung über die Verlagerung der Mediastinalorgane, an welchen hauptsächlich die Luftröhre stark teilzunehmen pflegt, Auskunft. Dabei kann in manchen Fällen an gewissen sog. schwachen Stellen des Mediastinums, die sowohl im vorderen Mediastinum zwischen Herz und Brustwand als im hinteren Mediastinum zwischen Herz und Wirbelsäule gelegen sind, eine bruchsackähnliche Vorwölbung der mediastinalen Pleurablätter in die gegenüberliegende Seite hinein wahrgenommen werden.

Durch die Senkung des Zwerchfells kann rechts ein Tiefertreten der Leber, links von Magen und Milz hervorgerufen werden.

Sero- und Pyopneumothorax. Oft ist der Eintritt von Luft in die Pleurahöhle von einem Flüssigkeitserguß in dieselbe begleitet. Die Exsudation einer serösen Flüssigkeit wird teils auf Entzündungserreger, welche mit der Luft in die Pleurahöhle eintreten, teils auf den aseptisch wirkenden Reiz der Luft an sich zurückgeführt. Ist eine tuberkulöse Erkrankung der Lunge vorhanden, so sind, wie neue Impfversuche lehren, nicht nur bei dem infolge zerstörender Lungenprozesse eintretenden Spontanpneumothorax, sondern auch beim therapeutisch gesetzten künstlichen Pneumothorax meist tuberkulöse Prozesse an der Pleura selbst anzunehmen.

Ein Pyopneumothorax entsteht durch Durchbruch eines Eiterherdes der Lunge oder einer tuberkulösen Kaverne in die Pleurahöhle, ferner bei infizierten penetrierenden Verletzungen der Brustwand, unter Umständen auch durch sekundäre Infektion eines Seropneumothorax.

Die *physikalischen Symptome* bei gleichzeitigem Vorhandensein von Flüssigkeit und Luft im Pleuraraum sind unabhängig von der Beschaffenheit der Flüssigkeit folgende: An der Stelle der Flüssigkeit, die sich in den unteren Abschnitten ansammelt, besteht Dämpfung. Die obere Begrenzung derselben gegen den darüber befindlichen lauten Schall des Luftraumes zeigt deutliche Verschieblichkeit bei Lagewechsel und stellt sich stets horizontal im Sinne der Wasserwaage ein. Dies Verhalten ist sehr deutlich sowohl bei der Perkussion als bei der Röntgendurchleuchtung festzustellen. Bei Schütteln des Patienten ist ein Wellenschlagen des Flüssigkeitsspiegels bei der Röntgendurchleuchtung sichtbar und zuweilen schon auf Entfernung hörbar (succussio Hippocratis). Auch der Kranke selbst kann diese Geräusche deutlich wahrnehmen. Abgesackte Ansammlungen von Flüssigkeit und Luft sind bezüglich genauerer Einzelheiten ihrer Gestalt und Verteilung nur durch die Röntgenuntersuchung klar zu erkennen.

Das Hinzutreten eines serösen Ergusses zu einem Pneumothorax ist in der Regel nicht mit wesentlichen Störungen des Allgemeinbefindens verbunden, sofern der Erguß nicht beträchtliche Größe erreicht und ein Druckgefühl hervorruft. Ein Pyopneumothorax erzeugt dagegen meist hohes Fieber und infolge der toxischen Wirkungen der Eitererreger beträchtliche Störungen des Allgemeinbefindens. Er ist als ernstes Ereignis aufzufassen.

Behandlung der verschiedenen Arten des Pneumothorax. Bei dem unkomplizierten *Pneumothorax*, der nicht mit einer wesentlichen Druckerhöhung im Pleuraraum einhergeht, ist in der Regel keine eingreifende Behandlung notwendig. Es genügt, daß der Patient zunächst Ruhe hält. Ist der plötzliche Eintritt mit Atemnot verbunden, so kann eine Linderung der Beschwerden durch Codein oder Morphium erreicht werden. Gewöhnlich ist dies kaum erforderlich. Steht der Pneumothorax dagegen unter erhöhtem Druck, wie dies besonders beim Ventilmechanismus der Fall ist, und wird dadurch eine zunehmende Dyspnoe erzeugt, so ist eine Punktion zum Ablassen der Luft angezeigt. Beim Wiederauftreten eines Überdrucks im Ventilpneumothorax ist die Punktionsnadel so lange liegen zu lassen und dadurch die Verbindung mit dem äußeren Atmosphärendruck aufrecht zu erhalten, bis das Ventil geschlossen ist.

Auch ein *Seropneumothorax* erfordert in der Regel kein Eingreifen; nur sind große Exsudate durch Punktion zu entleeren.

Ein *Pyopneumothorax* auf tuberkulöser Grundlage ohne Mischinfektion ist auch in der Regel konservativ zu behandeln. Unter Umständen kann bei großen Eiteransammlungen eine Entleerung des Eiters durch Punktion und die Herstellung eines Oleothorax empfehlenswert sein.

Ein von vorneherein durch Eitererreger hervorgerufener und meist auch ein mischinfizierter tuberkulöser Pneumothorax erfordert dagegen operative Behandlung. Der Eiter ist durch Rippenresektion zu entfernen bzw. unter Umständen durch BUELAUsche Drainage abzusaugen.

7. Pleuratumoren.

Tumoren der Pleura kommen selten primär, häufig dagegen metastatisch vor. Die primären Tumoren der Pleura sind Endotheliome oder Sarkome. Die metastatischen Tumoren nehmen von verschiedenen primären Geschwülsten, am häufigsten von Carcinomen der Lunge oder der Mamma ihren Ausgang.

Sowohl die primären als die metastatischen Tumoren gehen oft mit Flüssigkeitsergüssen in die Pleurahöhle einher. Diese sind gewöhnlich von seröser Beschaffenheit, sehr häufig hämorrhagisch. Bezüglich des spezifischen Gewichts, Eiweißgehalts und der RIVALTAschen Probe verhalten sie sich ähnlich wie tuberkulöse Exsudate. Bei der mikroskopischen Untersuchung finden sich außer Lymphocyten und Leukocyten oft mehr oder weniger verfettete Pleuraendothelzellen. Da diese gelegentlich auch bei entzündlichen Ergüssen gefunden werden, kommt ihnen eine sichere differentialdiagnostische Bedeutung nicht zu.

Gelegentlich fehlen auch Ergüsse, und die Pleuratumoren entwickeln sich unter dem Bilde von Schwarten.

Größere Geschwülste kommen bei den seltenen primären Tumoren mitunter vor und sind dann im Röntgenbild als unregelmäßige rundlich begrenzte Verschattungen, die meist breitbasig der Brustwand aufsitzen, sichtbar. Bei den metastatischen Tumoren der Pleura werden erhebliche Geschwulstbildungen gewöhnlich vermißt.

Eine *Behandlung* der malignen Pleuratumoren ist in der Regel aussichtslos. Ausgedehnte Exsudate sind abzulassen. Durch eine Röntgenbestrahlung ist nur beim Lymphosarkom, kaum bei anderen Sarkomen oder Endotheliomen der Pleura auf einen Erfolg zu rechnen. Zuweilen auftretende erhebliche Schmerzen erfordern die Darreichung von Morphium.

Literatur.

ALEXANDER u. BAER: Praktisches Lehrbuch der Tuberkulose. Leipzig: Johann Ambrosius Barth 1931. — ASSMANN, H.: Die klinische Röntgendiagnostik der inneren Erkrankungen, 5. Aufl. Berlin: F. C. W. Vogel 1934. — ASSMANN, H., BEITZKE u. BRAEUNING: Ergebnisse der gesamten Tuberkuloseforschung. Leipzig: Georg Thieme.

HENKE-LUBARSCH: Handbuch der speziellen pathologischen Anatomie und Histologie, Bd. 3. Berlin: Julius Springer 1931.

LANDOIS: Lehrbuch der Physiologie des Menschen, 21. Aufl., bearbeitet von ROSEMANN. Berlin u. Wien: Urban & Schwarzenberg 1935.

STAEHELIN: Handbuch der inneren Medizin, herausgegeben von G. v. BERGMANN u. R. STAEHELIN, 2. Aufl., Bd. II/2. Berlin: Julius Springer 1930. — STRÜMPELL-SEYFARTH: Lehrbuch der speziellen Pathologie und Therapie der inneren Krankheiten, 31./32. Aufl. Berlin: F. C. W. Vogel 1934.

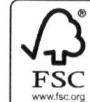

MIX
Papier aus verantwortungsvollen Quellen
Paper from responsible sources
FSC® C105338

If you have any concerns about our products,
you can contact us on
ProductSafety@springernature.com

In case Publisher is established outside the EU,
the EU authorized representative is:
**Springer Nature Customer Service Center GmbH
Europaplatz 3, 69115 Heidelberg, Germany**

Printed by Libri Plureos GmbH
in Hamburg, Germany